安徽省高等学校省级质量工程项目（一流教材建设）

高等学校规划教材·公共卫生系列

高等医学院校系列规划教材

高等院校精编教材

预防保健学

（第4版）

沈 彤 郝加虎◎主编

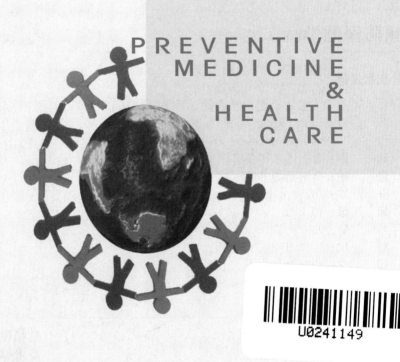

PREVENTIVE
MEDICINE
&
HEALTH
CARE

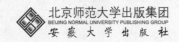

北京师范大学出版集团
BEIJING NORMAL UNIVERSITY PUBLISHING GROUP

安徽大学出版社

图书在版编目(CIP)数据

预防保健学/沈彤,郝加虎主编. —4 版. —合肥:安徽大学出版社,2024.2
高等学校规划教材.公共卫生系列
ISBN 978-7-5664-2569-0

Ⅰ.①预… Ⅱ.①沈… ②郝… Ⅲ.①预防(卫生)—高等学校—教材 Ⅳ.①R1

中国国家版本馆 CIP 数据核字(2023)第 001665 号

预防保健学(第 4 版)

沈　彤　郝加虎 主编

出版发行：北京师范大学出版集团
　　　　　安 徽 大 学 出 版 社
　　　　　(安徽省合肥市肥西路 3 号 邮编 230039)
　　　　　www.bnupg.com
　　　　　www.ahupress.com.cn
印　　刷：合肥远东印务有限责任公司
经　　销：全国新华书店
开　　本：787 mm×1092 mm　1/16
印　　张：40.25
字　　数：980 千字
版　　次：2024 年 2 月第 4 版
印　　次：2024 年 2 月第 1 次印刷
定　　价：89.00 元
ISBN 978-7-5664-2569-0

策划编辑：刘中飞　武溪溪　　　　　　　　装帧设计：李　军
责任编辑：武溪溪　陈玉婷　　　　　　　　美术编辑：李　军
责任校对：王梦凡　　　　　　　　　　　　责任印制：赵明炎

版权所有　侵权必究

反盗版、侵权举报电话：0551—65106311
外埠邮购电话：0551—65107716
本书如有印装质量问题，请与印制管理部联系调换。
印制管理部电话：0551—65106311

《预防保健学(第 4 版)》编委会

主　审　朱启星

主　编　沈　彤　郝加虎

副主编　（按姓氏笔画排序）

　　　　　姚文兵　姚应水　蒋建华　谢　虹　操基玉

编　委　（按姓氏笔画排序）

丁　锐（安徽医科大学）　　　　万宇辉（安徽医科大学）

王　君（安徽医科大学）　　　　王　静（安徽医科大学）

文育锋（皖南医学院）　　　　　李　李（安徽医科大学）

阮　亮（安徽医科大学）　　　　苏　虹（安徽医科大学）

苏普玉（安徽医科大学）　　　　杨万水（安徽医科大学）

沈　彤（安徽医科大学）　　　　张志华（安徽医科大学）

张家祥（安徽医科大学）　　　　陈道俊（安徽医学高等专科学校）

陈　燕（皖南医学院）　　　　　金岳龙（皖南医学院）

周承藩（安徽医科大学）　　　　赵素娟（安徽医科大学）

郝加虎（安徽医科大学）　　　　姚文兵（蚌埠医科大学）

姚应水（皖南医学院）　　　　　陶兴永（安徽医科大学）

曹秀菁（安徽医科大学）　　　　蒋建华（安徽医科大学）

谢　虹（蚌埠医科大学）　　　　翟金霞（安徽医科大学）

潘发明（安徽医科大学）　　　　操基玉（安徽医科大学）

秘　书　张家祥　赵素娟

前　言

　　《预防保健学》第1～3版是根据高等医学院校非预防医学专业本科教学特点而编写的,旨在弥合临床医学等非预防医学专业与预防医学间的裂痕,培养学生预防保健学理念和群体医学思维方式。自出版发行以来,该教材被多所高等医学院校选用,也被作为全科医生培训教材和执业医生考试参考书,在非预防医学专业医学生的公共卫生与预防保健知识和能力培养中发挥重要作用。自2016年第3版出版以来,我国卫生与健康事业快速发展,国家部署了健康中国战略的重大决策,并实施了健康中国行动。

　　为了适应我国新时代卫生与健康事业发展对医学人才培养的新要求,安徽大学出版社于2020年启动了《预防保健学》的修订工作,并于2021年4月在合肥召开了《预防保健学(第4版)》编写研讨会,明确了教材修订工作的编写原则、指导思想和主要内容。本版教材以习近平新时代中国特色社会主义思想为指导,围绕健康中国战略,紧密结合健康中国行动,以全方位全周期保障人民健康为基础,体现"三基"(基本理论、基本知识、基本技能)和"五性"(思想性、科学性、先进性、启发性和适用性),依据新时代医学专业人才培养目标,按照生物-心理-社会医学模式,全面介绍公共卫生与预防医学、环境与健康、全生命周期的健康保健等知识,树立学生大卫生、大健康的观念,努力培养学生开展疾病预防、保健和康养等基本技能。为了提高学生学习效率,本教材提供了电子课件和课后练习题。

　　本教材承袭了前三版的基本框架和体系,全书分为5篇共15章。根据近年来公共卫生与预防医学的发展,在第3版的基础上,除了更新国家有关卫生健康法律、法规、政策和卫生标准外,绪论部分增加健康中国战略和健康中国行动,预防保健学的主要内容及学习意义。第一章增加公共卫生体系和职能、全球公共卫生等。第二章增加临床预防服务、将健康融入所有政策和疾病监测等。第三章增加logistic回归。第四章将疾病的分布描述改为疾病的流行强度。第五章增加碳达峰和碳中和、生活垃圾分类处理等。第六章增加大气结构及其特征、大气的理化性状及其卫生学意义。第八章增加食品安全风险评估和保健食品。第十章增加新型冠状病毒感染有关内容。第十一章增加WHO非传染性疾病防控新策略。第十三章增加儿童心理卫生问题与神经心理发育障碍、孤独症谱系障碍等。第十五章增加临终关怀内容。通过增删和修改部分内容,使得本教材的内容更加新颖充实。

　　本次修订过程中,安徽医科大学汪耿夫副教授、安庆医药高等专科学校李济平教授为本书文稿的编排作了大量工作,在此一并致谢。虽然全体编委通力合作,力图使本教材在前三版的基础上进一步创新和突破,但因水平有限和时间紧迫,书中难免存在错误与疏漏,恳切希望各院校师生批评指正。

沈　彤　郝加虎

2023 年 9 月

目　录

第一篇　预防保健学概述

第二篇　预防保健学基本方法

第三篇　环境与健康

第四篇　疾病预防与控制

第五篇　特定人群保健

绪　论

健康是促进人的全面发展的必然要求,是经济社会发展的基础条件,是国家富强和人民幸福的重要标志,也是广大人民群众的共同追求。人类对健康的认识是伴随着时代变化和医学发展而逐步深入的。随着生物-心理-社会医学模式的确立,"无病即是健康"的时代一去不复返,健康具有了更广泛的含义。世界卫生组织(World Health Organization,WHO)对健康的定义为:健康不仅仅是没有疾病或虚弱,还包括身体、精神和社会适应的完好状态。1978年,WHO在《阿拉木图宣言》中提出"人人享有基本医疗保健",这已成为世界各国共同奋斗的目标。当今,人们对健康的追求已成为对美好生活需要的重要组成部分,民众对医疗卫生服务的需求已不再是满足于有病就医,而是追求全生命周期健康和健康生命的延长。现代医学发展理念已从以疾病治疗为中心向以健康促进为中心转变,医疗卫生服务也从疾病诊疗提升拓展为预防、诊疗和康养,服务生命全周期、健康全过程。

现代医学按研究对象和工作任务可分为基础医学、临床医学、公共卫生和预防医学、医学工程等不同部分。它们之间既有区别,又相互联系并相互渗透,成为医学不可分割的重要组成部分,共同促进个体和人群健康。本书主要介绍预防保健学的基本理论和相关技能。

一、我国卫生健康事业发展成就与工作方针

新中国成立特别是改革开放以来,我国逐步建立了医疗服务、公共卫生、医疗保障和药品供应等医疗卫生服务和保障体系,居民健康水平和健康素养持续提高,卫生健康事业取得举世瞩目的成就。中国特色社会主义进入新时代,国家实施健康中国战略,推进健康中国行动,医疗卫生和健康服务能力与质量进一步提升,城乡环境面貌得到明显改善,疾病防治成效显著,为全面建成小康社会、开启全面建设社会主义现代化国家新征程奠定了坚实的健康基础。

(一)我国卫生健康事业发展现状与主要成就

1. 居民健康水平和健康素养持续提高　通过开展爱国卫生运动、国家免疫规划和重大疾病防治工作,有效控制了严重威胁居民健康的重大传染病,全国甲、乙类传染病报告发病率已从1949年的20000/10万下降到2022年的172.4/10万。衡量人民健康水平的三大主要指标较新中国成立初期均有了较大提升,人均期望寿命由35岁提高到2021年的78.3岁,婴儿死亡率、孕产妇死亡率分别从200‰、1500/10万下降到2022年的4.9‰、15.7/10万,这些主要健康指标均居于中高收入国家前列。近年来,逐步树立大卫生、大健康的观念,公众作为"健康第一责任人"的意识不断增强,促进健康的职业和生活环境得到明显改善,健康文明生活习惯逐步养成,全民健康素养稳步提高。

2. 医疗卫生服务体系日益完善,服务能力与质量大力提升　新中国成立初期,全国只有医疗卫生机构3670个,医疗床位8.5万张,卫生人员50.5万人,医疗设备简陋,医疗技

术水平低下,人民群众的基本医疗卫生得不到保障。经过 70 多年的建设和发展,我国已建立覆盖城乡的基本医疗卫生服务三级网络。2022 年末,全国医疗卫生机构总数达 1032918 个,床位 975 万张,卫生人员达 1441.1 万人。医疗卫生机构中医院 36976 家,基层医疗卫生机构 979768 个,专业公共卫生机构 12436 个。完善的医疗卫生服务体系为城乡居民提供了综合、连续、安全、有效、方便、价廉的医疗卫生保健服务,在突发公共卫生事件、重大自然灾害中,发挥着保障人民群众生命安全、维护社会稳定的重要作用。同时,医疗卫生和健康服务能力与服务质量均显著提升,截至 2022 年底,二级及以上公立医院中,55.5％开展了预约诊疗,90.8％开展了临床路径管理,65.8％开展了远程医疗服务,92.2％开展了优质护理服务。

3. 医疗保障制度不断健全　新中国成立之初,国家就建立了公费医疗和劳保医疗制度;20 世纪 60 年代建立了农村合作医疗制度,90 年代启动医疗保障制度改革,2002 年建立新型农村合作医疗制度,2009 年启动新一轮医药卫生体制改革,形成了以职工基本医疗保险、城镇居民基本医疗保险和新型农村合作医疗为主体的城乡居民基本医疗保障制度。在看病就医得到基本保障后,2013 年建立了疾病应急救助制度,近年来又发展了商业健康保险。目前,我国已建立起以基本医疗保险为主体,社会医疗救助和补充医疗保险为补充的多层次、覆盖全民的医疗保障制度。

4. 卫生健康法治建设逐步加强　新中国成立后,国家颁布了一系列卫生法律法规,为我国卫生健康法律体系建设奠定了基础。改革开放后,全国人民代表大会常务委员会颁布实施了《中华人民共和国传染病防治法》《中华人民共和国药品管理法》《中华人民共和国食品安全法》《中华人民共和国执业医师法》等卫生健康相关法律;其中,2019 年通过的《中华人民共和国基本医疗卫生与健康促进法》是我国卫生与健康领域第一部基础性、综合性法律,为人人享有基本医疗保障的权益提供了法律保障。国务院还颁布实施了《医疗机构管理条例》《艾滋病防治条例》《突发公共卫生事件应急条例》等行政法规。目前,已初步形成涵盖医疗服务、公共卫生、食品药品等健康相关产品管理、中医药和医疗保障等方面(包括 15 部法律、38 部行政法规、90 余部部门规章和 1300 多项卫生标准,以及大量地方性法规规章)的卫生健康法律体系,成为中国特色社会主义法律制度体系的重要组成部分。卫生健康法律体系的建立,基本实现了卫生健康工作有法可依、有章可循,为全面推进健康中国建设提供有力法制保障。

5. 深化医药卫生体制改革统筹推进　2009 年,中央作出深化医改的重大决策部署,坚持把基本医疗卫生制度作为公共产品向全民提供的核心理念,坚持保基本、强基层、建机制的基本原则,坚持统筹安排、突出重点、循序推进的基本路径,深化医改取得重大进展和明显成效。随着健康中国战略的实施和健康中国行动的推进,建立了分级诊疗制度,组建医疗联合体,推进家庭医生签约服务和“互联网＋医疗健康”,健全药品供应保障体系,实施公共卫生服务项目,完善综合监管制度,基本医疗卫生服务可及性和可负担性得到极大提高,极大缓解了群众看病难、看病贵问题。截至 2018 年,我国 80％以上居民 15 分钟内就能到达最近的医疗点,远程医疗协作网覆盖所有地级市和所有贫困县,为保障人民生命安全和身体健康提供有力支撑。

6. 实施健康中国战略,推进健康中国行动　2016 年,中共中央、国务院印发《“健康中国 2030”规划纲要》,提出健康中国建设的目标和任务;党的十九大作出实施健康中国战略的重大决策部署。实施健康中国战略强调,坚持预防为主,倡导健康文明生活方式,预防控制重大疾病,是维护国家公共安全的重要保障。2019 年,我国启动健康中国行动,卫生健康工作理念和服务方式从以治病为中心向以健康为中心转变,从依靠卫生健康系统向社会整体联动转变,从注重治已病向注重治未病转变,从宣传倡导向人人行动转变。党的二十大提出推进健康中国建设。

(二)我国卫生健康工作方针

卫生健康工作方针是国家针对社会发展的不同历史阶段,结合卫生工作的实际情况,以党和国家的路线、方针、政策为依据,在一定历史阶段提出的卫生工作发展的总方向和卫生基本政策。新中国成立以来,为了满足不同时期人民群众对卫生和健康的需求,我国卫生与健康工作方针历经多次调整优化。

新中国建立之初,针对疾病丛生、传染病肆虐、卫生资源极其短缺的落后局面,1949 年确定了"面向工农兵、预防为主、团结中西医、卫生工作与群众运动相结合"的卫生工作方针,促使我国医疗卫生工作得到快速发展,全国居民健康水平有了实质性提高。随着医学模式的转变和人民群众对卫生健康需求的日益增长,1991 年提出"预防为主,依靠科技进步,动员全社会参与,中西医并重,为人民健康服务"的卫生工作方针。1996 年 12 月,全国卫生工作会议确立"以农村为重点,预防为主,中西医并重,依靠科学与教育,动员全社会参与,为人民健康服务,为社会主义现代化建设服务"的新时期卫生工作方针。

2016 年 8 月,全国卫生与健康大会确立了"以基层为重点,以改革创新为动力,预防为主,中西医并重,将健康融入所有政策,人民共建共享"的新时代卫生健康工作方针。其中,"以基层为重点"既涵盖农村又包含城镇基层社区;"以改革创新为动力"是新形势下提出的卫生健康工作方针的新内容,也是新时代促进卫生与健康事业发展的必然选择;"预防为主"是一直坚持的基本方针;"中西医并重"是我国卫生健康工作的独特之处;"将健康融入所有政策"是推进健康中国建设的新举措;"人民共建共享"则是卫生工作与群众运动相结合方针的发展和完善。

(三)健康中国战略

2016 年,全国卫生与健康大会明确把人民健康放在优先发展的战略地位,以普及健康生活、优化健康服务、完善健康保障、建设健康环境、发展健康产业为重点,加快推进健康中国建设,努力全方位、全周期保障人民健康,是全面建成小康社会、基本实现社会主义现代化的重要基础,是全面提升中华民族健康素质、实现人民健康与经济社会协调发展的国家战略。为此,国家制定《"健康中国 2030"规划纲要》,提出"三步走"的目标,即到 2020 年,建立覆盖城乡居民的中国特色基本医疗卫生制度,主要健康指标居于中高收入国家前列;到 2030 年,促进全民健康的制度体系更加完善,主要健康指标进入高收入国家行列;到 2050 年,建成与社会主义现代化国家相适应的健康国家。

"共建共享、全民健康"是建设健康中国的战略主题。其核心是以人民健康为中心,坚持新时代卫生与健康工作方针,针对生活行为方式、生产生活环境以及医疗卫生服务等健康影响因素,坚持政府主导与调动社会和个人的积极性相结合,推动人人参与、人人尽力、人人享有,落实预防为主,推行健康生活方式,减少疾病发生,强化早诊断、早治疗、早康复,实现全民健康。

(四)健康中国行动

2019年6月24日,国务院印发《国务院关于实施健康中国行动的意见》,并成立健康中国行动推进委员会,发布《健康中国行动(2019—2030年)》和《健康中国行动组织实施和考核方案》等健康中国行动有关文件。实施健康中国行动的基本原则是:普及知识、提升素养,自主自律、健康生活,早期干预、完善服务,全民参与、共建共享。

健康中国行动的总体目标是:到2022年,健康促进政策体系基本建立,全民健康素养水平稳步提高,健康生活方式加快推广,重大慢性病发病率上升趋势得到遏制,重点传染病、严重精神障碍、地方病、职业病得到有效防控,致残和死亡风险逐步降低,重点人群健康状况显著改善。到2030年,全民健康素养水平大幅提升,健康生活方式基本普及,居民主要健康影响因素得到有效控制,因重大慢性病导致的过早死亡率明显降低,人均健康预期寿命得到较大提高,居民主要健康指标水平进入高收入国家行列,健康公平基本实现。

健康中国行动的主要任务是:从全方位干预健康影响因素、维护全生命周期健康和防控重大疾病三方面出发,组织实施15项重大专项行动。第一,全方位干预健康影响因素,针对影响健康的行为与生活方式、环境等因素,实施健康知识普及、合理膳食、全民健身、控烟、心理健康促进、健康环境促进6项行动。第二,维护全生命周期健康,针对妇幼、中小学生、劳动者、老年人等重点人群特点,实施妇幼健康促进、中小学健康促进、职业健康保护、老年健康促进4项行动。第三,防控重大疾病,针对心脑血管疾病、癌症、慢性呼吸系统疾病、糖尿病四类重大慢性病以及传染病和地方病的预防控制,实施心脑血管疾病防治、癌症防治、慢性呼吸系统疾病防治、糖尿病防治、传染病及地方病防控5项行动。每一个专项行动都确定了政府、社会、家庭和个人层面的分工,每一项任务都有责任部门持续监测相关指标和完成任务的时间节点。

二、我国的基本医疗卫生服务

基本医疗卫生服务是指维护人体健康所必需、与经济社会发展水平相适应、公民可公平获得的,采用适宜药物、适宜技术、适宜设备提供的疾病预防、诊断、治疗、护理和康复等服务,包括基本公共卫生服务和基本医疗服务。

(一)我国的基本公共卫生服务

我国的基本公共卫生服务由国家免费提供。国家采取措施,保障公民享有安全有效的基本公共卫生服务,控制影响健康的危险因素,提高疾病的预防控制水平。主要包括:

1.建立健全突发事件卫生应急体系　制定和完善应急预案,组织开展突发事件的医疗救治、卫生学调查处置和心理援助等卫生应急工作,有效控制和消除危害。

2.建立传染病防控制度　制定传染病防治规划并组织实施,加强传染病监测预警,坚持预防为主、防治结合,联防联控、群防群控、源头防控、综合治理,阻断传播途径,保护易感人群,降低传染病的危害。任何组织和个人应当接受、配合医疗卫生机构为预防、控制、消除传染病危害依法采取的调查、检验、采集样本、隔离治疗、医学观察等措施。

3.实行预防接种制度　国家实行预防接种制度,加强免疫规划工作。居民有依法接种免疫规划疫苗的权利和义务。政府向居民免费提供免疫规划疫苗。

4.建立慢性非传染性疾病防控与管理制度　对慢性非传染性疾病及其致病危险因素开

展监测、调查和综合防控干预,及时发现高危人群,为患者和高危人群提供诊疗、早期干预、随访管理和健康教育等服务。

5.加强职业健康保护　县级以上人民政府应当制定职业病防治规划,建立健全职业健康工作机制,加强职业健康监督管理,提高职业病综合防治能力和水平。用人单位应当控制职业病危害因素,采取工程技术、个体防护和健康管理等综合治理措施,改善工作环境和劳动条件。

6.发展妇幼保健事业　建立健全妇幼健康服务体系,为妇女、儿童提供保健及常见病防治服务,保障妇女、儿童健康。国家采取措施,为公民提供婚前保健、孕产期保健等服务,促进生殖健康,预防出生缺陷。

7.发展老年人保健事业　国务院和省级人民政府将老年人健康管理和常见病预防等纳入基本公共卫生服务项目。

8.发展残疾预防和残疾人康复事业　完善残疾预防和残疾人康复及其保障体系,采取措施为残疾人提供基本康复服务。县级以上人民政府应当优先开展残疾儿童康复工作,实行康复与教育相结合。

9.发展精神卫生事业　建设完善精神卫生服务体系,维护和保障公民心理健康,预防、治疗精神障碍。采取措施,加强心理健康服务体系和人才队伍建设,促进心理健康教育、心理评估、心理咨询与心理治疗服务的有效衔接,设立为公众提供公益服务的心理援助热线,加强未成年人、残疾人和老年人等重点人群的心理健康服务。

(二)我国的基本医疗服务

我国的基本医疗服务实行分级诊疗制度和家庭医生签约服务,主要由政府举办的医疗卫生机构提供,鼓励社会力量举办的医疗卫生机构提供基本医疗服务。

1.分级诊疗制度　非急诊患者首先到基层医疗卫生机构就诊,实行首诊负责制和转诊审核责任制,逐步建立基层首诊、双向转诊、急慢分治、上下联动的机制,并与基本医疗保险制度相衔接。县级以上地方人民政府根据本行政区域医疗卫生需求,整合区域内政府举办的医疗卫生资源,因地制宜建立医疗联合体等协同联动的医疗服务合作机制。

2.家庭医生签约服务　建立家庭医生服务团队,与居民签订协议,根据居民健康状况和医疗需求提供基本医疗卫生服务。

三、我国医疗卫生服务体系

我国医疗卫生服务体系包括医疗卫生服务体系和支撑与保障体系。

(一)医疗卫生服务体系

我国已建立城乡全覆盖、功能互补、连续协同的医疗卫生服务体系,由基层医疗卫生机构、医院、专业公共卫生机构等组成。

1.基层医疗卫生机构　基层医疗卫生机构是指乡镇卫生院、社区卫生服务中心(站)、村卫生室、医务室、门诊部和诊所等,主要提供预防、保健、健康教育、疾病管理,为居民建立健康档案,常见病、多发病的诊疗以及部分疾病的康复、护理,接收医院转诊患者,向医院转诊超出自身服务能力的患者等基本医疗卫生服务。

2.医院　医院主要提供疾病诊治,特别是急危重症和疑难病症的诊疗,突发事件医疗处置和救援以及健康教育等医疗卫生服务,并开展医学教育、医疗卫生人员培训、医学科学研究和对基层医疗卫生机构的业务指导等工作。

3.专业公共卫生机构　专业公共卫生机构是指疾病预防控制中心、专科疾病防治机构、健康教育机构、急救中心(站)和血站等,主要提供传染病、慢性非传染性疾病、职业病、地方病等疾病预防控制和健康教育、妇幼保健、精神卫生、院前急救、采供血、食品安全风险监测评估、出生缺陷防治等公共卫生服务。

我国对医疗卫生机构实行分类管理,医疗卫生服务体系坚持以非营利性医疗卫生机构为主体、营利性医疗卫生机构为补充。医疗卫生机构应当遵守法律、法规、规章,建立健全内部质量管理和控制制度,对医疗卫生服务质量负责。医疗卫生机构应当按照临床诊疗指南、临床技术操作规范和行业标准以及医学伦理规范等有关要求,合理进行检查、用药、诊疗,加强医疗卫生安全风险防范,优化服务流程,持续改进医疗卫生服务质量。国家对医疗卫生技术的临床应用进行分类管理。各级各类医疗卫生机构应当分工合作,为公民提供预防、保健、治疗、护理、康复、安宁疗护等全方位全周期的医疗卫生服务。

(二)支撑与保障体系

除了医疗卫生机构,我国的医疗卫生服务体系还包括健康信息化服务、药品供应保障、医疗保障、医疗卫生综合监督管理等支撑和保障体系。

1.健康信息化服务体系　国家推进全民健康信息服务,推动健康医疗大数据、人工智能等的应用发展,加快医疗卫生信息基础设施建设,制定健康医疗数据采集、存储、分析和应用的技术标准,运用信息技术促进优质医疗卫生资源的普及与共享。采取措施,推进医疗卫生机构建立健全医疗卫生信息交流和信息安全制度,应用信息技术开展远程医疗服务,构建线上线下一体化医疗服务模式。

2.药品供应保障体系　完善药品供应保障制度,建立工作协调机制,保障药品的安全、有效、可及。实施基本药物制度,遴选适当数量的基本药物品种,满足疾病防治基本用药需求。建立健全以临床需求为导向的药品审评审批制度。建立健全药品研制、生产、流通、使用全过程追溯制度,加强药品管理,保证药品质量。维护药品价格秩序,加强药品分类采购管理和指导。加强对医疗器械的管理,完善医疗器械的标准和规范,提高医疗器械的安全有效水平。

3.医疗保障体系　国家建立以基本医疗保险为主体,商业健康保险、医疗救助、职工互助医疗和医疗慈善服务等为补充的、多层次的医疗保障体系。鼓励发展商业健康保险,满足人民群众多样化健康保障需求。国家完善医疗救助制度,保障符合条件的困难群众获得基本医疗服务。

4.医疗卫生综合监督管理体系　国家建立机构自治、行业自律、政府监管、社会监督相结合的医疗卫生综合监督管理体系。县级以上人民政府卫生健康主管部门对医疗卫生行业实行属地化、全行业监督管理。

四、我国卫生健康事业面临的问题与挑战

我国卫生健康事业的成绩世界瞩目。但是,我国当前卫生健康发展不平衡和不充分的情况依然存在,主要表现为人民日益增长的卫生健康服务需求与健康服务供给总体不足和不平衡之间的矛盾,同时,健康领域发展与经济社会发展的协调性矛盾依然突出,卫生健康

工作面临多重挑战。

1.传染病防控形势依然严峻　新中国建立以来,我国传染病得到了有效控制。但近些年来,全球新发、突发传染病疫情不断出现,如艾滋病、O_{139}霍乱、传染性非典型肺炎(SARS)、甲型H_1N_1流感、高致病性H_7N_9禽流感、中东呼吸综合征、埃博拉出血热和新型冠状病毒感染等。结核病、性传播疾病、血吸虫病和布鲁菌病等传染病呈现"复燃"趋势。WHO发布的《2020年全球结核病报告》估计,全球每年大约有1000万人发生结核病,其中8.5%的患者来自中国。常见多发传染病如病毒性肝炎、霍乱、痢疾、流感、疟疾等在部分地区的流行形势依然严峻。人群流动性和全球化进展加快了传染病在全球的传播速度,甚至造成全球大流行。因此,传染病仍是当前严重威胁人民群众生命健康的主要疾病,防控形势依然严峻。

2.慢性非传染性疾病负担沉重　WHO的统计报告显示,2019年全球范围内慢性非传染性疾病占排名前十死因中的七个,造成约4.01亿人死亡,占疾病负担的50%以上。我国数据显示,心血管疾病、肿瘤、慢性呼吸系统疾病和糖尿病等慢性非传染性疾病已经成为我国居民的主要死因,导致的死亡人数占总死亡人数的88%。慢性非传染性疾病占我国疾病总负担的70%以上,而且发病呈现年轻化趋势。我国人群中吸烟、过量饮酒、缺乏锻炼、不合理膳食等不健康生活方式比较普遍,由此引起的超重和肥胖等问题日益严重。

3.心理健康和精神卫生防治工作任重道远　精神疾病是影响人民健康生活的重要因素。我国抑郁障碍为主的心境障碍和焦虑障碍患病率呈上升趋势,阿尔茨海默病患病率持续上升。人民群众日益增长的心理健康需求和相关行业发展水平不平衡、不充分之间的矛盾比较突出,心理健康和精神卫生防治工作任重道远。

4.伤害问题不容忽视　伤害已经成为危害人类健康的第三大疾病负担,每年造成440万人死亡,并导致暂时性和永久性伤残而严重影响人群健康和生命质量。我国因伤害死亡人数每年约68万人,约占死亡总人数的7%。目前最为常见的伤害有道路交通事故伤害、跌倒、自杀、溺水、中毒等,这些伤害所导致的死亡占全部伤害死亡的84%左右。

5.环境健康问题日益突出　在健康的影响因素中,环境因素占17%。环境因素对健康的影响已成为不容忽视的重要内容。随着自然环境的演变和经济社会的发展,我国环境污染、气候变暖、臭氧损耗、生态破坏、能源耗竭等环境问题越来越受到人们的关注,与环境健康相关的心血管疾病、呼吸系统疾病和恶性肿瘤等问题日益突出。

6.职业健康面临新挑战　截至2022年底,我国16～59岁劳动人口为8.8亿,是世界上劳动人口最多的国家。随着经济转型升级,我国职业病危害因素更为复杂多样,尘肺病、职业中毒和噪声聋等传统的职业病危害尚未得到根本控制,社会心理因素和不良工效学因素所致精神疾患和肌肉骨骼损伤等工作相关疾病问题越发明显,职业健康工作面临诸多新问题和新挑战。

7.人口老龄化进程加快　最新资料显示,我国60岁及以上人口有2.6亿人,其中,65岁及以上人口1.9亿人,人口老龄化进程加快。人口老龄化将减少劳动力的供给数量、增加家庭养老负担和基本公共服务供给的压力。老年人口增加使慢性非传染性疾病、精神心理健康、意外跌倒致伤以及传染病等问题随之增加。增加老年人的护理和医疗资源,促进老年人的健康,提高其生活质量,促进健康老龄化的发展是我国社会发展面临的重大挑战。

8. 妇女儿童健康服务供给不足　目前,我国重点人群妇女和儿童的健康服务供给不足,如出生缺陷防治体系不健全,生殖健康和儿童早期发展服务均有待提高。中小学生近视、肥胖,农村留守儿童生理和心理等问题也比较突出。

9. 食品安全问题严重　我国的食品安全标准体系不够完善,食品安全风险监测评估和新食品原料安全性审查技术能力急需加强,农兽药残留、重金属污染等污染物限量及检验方法仍需提升和改进,食源性疾病监测预警工作机制需要创新,食品安全监管体制有待健全。

10. 全民健康信息化与群众需求仍有差距　目前,全民健康信息化的功能仍不够完善,尤其是区域共享、服务整合等协同类的功能以及移动互联网、大数据、人工智能等新技术类的应用方面,全民健康信息化与群众需求仍有一定差距。

五、预防保健学的主要内容及学习意义

(一)预防保健学的主要内容

1. 预防保健学概述　此部分重点介绍公共卫生和预防医学,内容包括公共卫生和预防医学的概念及两者之间的关系、公共卫生目标和策略、公共卫生服务、现代医学模式与健康相关因素、疾病的三级预防策略、预防服务及健康管理等。

2. 预防保健学基本方法　预防医学运用流行病学与医学统计学等方法,研究人群健康状况及疾病发生与分布的规律,揭示病因,评价预防疾病和促进健康措施的效果等。流行病学与医学统计作为方法学,在医学领域被广泛应用。因此,流行病学与医学统计学方法也是本教材的主要内容,重点介绍流行病学原理、研究设计、资料统计分析的原理与方法。

3. 环境与健康　环境与健康的关系是本教材的重点内容,除论述环境因素对人体健康影响的一般规律外,还重点阐述生活环境、职业环境、食物以及社会心理和行为因素对健康的影响,利用有益环境因素和控制有害环境因素的预防措施的理论依据及实施原则。

4. 疾病预防与控制　此部分重点阐述传染病、慢性非传染性疾病的预防与控制,以及突发公共卫生事件应急管理。主要内容包括传染病的流行状况、发生、流行和影响因素,以及控制措施和监测;慢性非传染性疾病的流行状况、危险因素、预防与控制策略以及监测;突发公共卫生事件的定义、分级和特征,应急管理体系和卫生应急处置等。

5. 特定人群保健　除了一般人群,特定人群(儿童、妇女和老年人)也存在一定的个体易感性,他们的健康和保健问题在全生命周期健康中有重要意义,尤其是制定疾病预防和保健策略与措施时,应受到特别重视。为此,本教材对儿童、妇女和老年保健进行了重点介绍。

(二)学习预防保健学的意义

研究表明,全世界80%的医疗支出用在了可以预防的疾病上。这说明预防保健是最经济、最有效的医学手段,学习疾病和损伤的预防措施,以及促进和维护健康已成为医学教育的重要内容。学习预防保健学的目的如下:

1. 从大卫生和大健康观念加强对疾病的全面认识　通过对生物-心理-社会医学模式的理解,加强对疾病病因、转归的全面认识。树立大卫生和大健康观念,全方位、全生命周期掌握环境因素对健康影响的一般规律,充分认识、改善和利用环境因素是预防疾病、促进健康、提高生命质量的重要措施。

2.建立"预防为主"的理念 掌握公共卫生与预防医学理念,以及健康促进和健康教育的知识与技能,并运用三级预防策略处理医疗保健服务中的有关问题。

3.提高突发公共卫生事件的应急处置能力 突发公共卫生事件是医务工作者必须面对的新情况,对有关内容的学习,有助于全面提高突发公共卫生事件的处理和控制效率及能力。

4.提升医学研究能力 医学研究是医务工作者的基本技能之一,要想设计好医学研究项目并进行资料的分析与处理,需要预防医学的流行病学方法和统计学知识,因此,掌握预防医学的知识将会提升医学研究能力,促进临床研究的转化和卫生决策。

（沈 彤）

扫码查看练习题

第一篇 预防保健学概述

预防保健学（第4版）

YUFANG BAOJIAN XUE

第一章　公共卫生

在与疾病斗争的历史长河中，人类逐渐积累了丰富的实践经验，掌握了预防疾病的有效手段，懂得如何通过改善环境和规范自身行为来促进健康，"公共卫生"（public health）一词也由此产生。公共卫生又称公共健康，是保障大众健康的公共事业，对国民健康、国家经济建设、保障国家繁荣富强和发展具有战略意义。因此，不论是发达国家还是发展中国家，都将公共卫生放在了重要的位置。在未来的疾病预防与控制、促进健康的行动中，公共卫生将继续发挥其强大的作用。

第一节　公共卫生概述

公共卫生具有丰富的内涵和外延，随着社会经济的发展，人们的不同需求和供给等发生了变化，与此同时，人们对公共卫生的认知也随着时代变迁、社会发展、科技进步、国家政治经济和意识形态的变迁而改变。此外，不同的群体对公共卫生的理解也不一样，目前学术界对公共卫生的定义不尽相同。

20 世纪以来，公共卫生的概念逐渐完善，早期比较有代表性的定义是由美国公共卫生教授 Winslow 提出的：公共卫生是通过有组织的社区努力来预防疾病、延长寿命、促进健康和提高效益的一门科学和艺术。该定义指出了公共卫生该做什么，界定了公共卫生的范围和目标，强调要控制传染病，进一步通过有组织的社区努力实现健康促进，保障每个人都能拥有健康和长久的寿命。目前该定义被引用最多、影响最为广泛，1952 年被 WHO 采用并沿用至今。

1995 年美国医学会提出，公共卫生就是履行社会责任，以确保提供居民包括生产和生活环境、生活行为方式和医疗服务等维护健康的条件。2003 年，全国卫生工作会议首次提出中国对公共卫生的定义：公共卫生就是组织社会共同努力，改善环境卫生条件，预防、控制传染病和其他流行疾病，培养良好的卫生习惯和文明的生活方式，提供医疗卫生服务，达到预防疾病和促进健康的目的。公共卫生是一项社会系统工程，政府主要通过制定法律、法规和政策，促进公共卫生事业的发展，对社会、民众和医疗卫生机构执行公共卫生法律法规实施监督检查，维护公共卫生秩序，组织社会各界和广大民众同应对突发公共卫生事件和传染病流行，教育民众养成良好的卫生习惯和健康文明的生活方式，培养高素质的公共卫生管理和技术人才，为促进人民健康服务。这是我国对公共卫生含义的认真总结，也是我国公共卫生事业发展的方向，对我国公共卫生体系的建设具有重大意义。

一、公共卫生体系与职能

公共卫生理论的实现依靠多个方面,包括各级政府宏观上对卫生组织系统的领导、卫生政策的制定与实施、多个学科对影响健康因素的研究等,这体现了公共卫生职责的重要性,也体现了公共卫生系统建设的复杂性,由多个组织和机构共同参与建立并发挥作用。

(一)公共卫生体系

公共卫生体系的建设切实关乎人民群众的身体健康和社会稳定,与社会大众切身利益密切相关。健全的公共卫生体系能够提供完善的卫生服务,有效地预防疾病和伤害,高效地应对和控制突发公共卫生事件,提供良好的健康教育活动和健康促进服务等。除了卫生领域,公共卫生体系的建设还需要社会各个方面的参与,如政府组织机构的筹建,相关政策、法律、规定的制定和实践,公共卫生基础设施的建设等。

1.公共卫生体系的定义   美国疾病预防与控制中心(CDC)将"公共卫生体系"(public health system)定义为:包含辖区内所有有利于提供公共卫生服务的公共、私人及志愿机构。它将公共卫生体系看作对健康有影响的相互关联、相互作用的机构之和,公众健康的维护依靠这些机构的努力和行动。公共卫生是国家和全体国民共同努力的公共事业,需要政府、社会、团体和民众的广泛参与。因此,公共卫生体系是在一定的权限范围内提供必要的公共卫生服务的公共、民营和志愿组织的总体。它常常被描述为具有不同功能、相互联系和作用的组织网络(图1-1-1)。在这个网络中,各级政府的公共卫生机构是公共卫生体系的支柱,是负责公共卫生实施的业务部门,承担着政府保障人群健康的职责。然而,它们必须与政府的其他部门以及其他社会组织建立和维持伙伴关系,与社区、医疗保健服务提供体系、学术机构、企业和媒体一起协调工作。

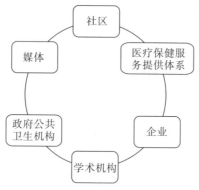

图 1-1-1   公共卫生体系相关关系和作用的组织网络

2.公共卫生体系的构成   政府公共卫生机构是整个公共卫生体系中最重要的组成部分,在公共卫生体系的运行中发挥关键性作用。但是仅依靠政府公共卫生机构是不能完成公共卫生的所有职能的。一个完善的公共卫生体系可以细分为诸多的子体系。目前,我国公共卫生体系是政府主导下的社会各部门共同参与的卫生系统,主要由以下6类构成:①公共卫生政策法律体系:国家制定关于公共卫生的法律、法规及相关的卫生政策,以及完善执法环境,加强执法监督,改善执法的条件和手段。各级政府设立的卫生健康主管部门负责本地区卫生规划的制定、公共卫生事业的行政管理以及卫生资源的分配。②疾病预防控制体系:以省、市、县三级疾病预防控制机构为中心,以乡镇卫生院、村卫生室为基础,形成覆盖所有地区的疾病预防控制网络。③综合监督管理体系：为了保障卫生法律法规的有效实施，维护公共卫生秩序和医疗服务秩序、保护人民健康、促进经济发展，必须建立一个完善的卫生执法和卫生监督体系。卫生监督体系以省、市、县三级卫生监督机构为主体，形成卫生监督网络。④公共卫生应急管理体系：无论是发达国家还是发展中国家，如果缺乏完善的公共卫生应急管理体系，在突发公共卫生事件来临时，就有可能造成事件扩大，甚至出现无法遏制的不良后果，所以建立一套完整的公共卫生应急管理体系是必要的。我国的公共卫生应急管理体系由政府及其卫生健康主管部门、环境保护部门、民政部门、财政部门、人力资源和社会保障部门，协同医院、疾病预防控制中心、卫生监督部门等构成。⑤医疗救治体系：医疗救治体系是现代公共卫生体系的重要组成部分，是为了应对突发事件而建立的一系列网状网络，由各级各类医疗机构、各级院前急救机构、各级采供血机构等组成，配备先进的医疗设备和专业的医疗救治人员。⑥基本医疗和卫生服务体系：主要包括预防服务提供组织、医疗服务提供组织、基层卫生服务提供组织、妇幼卫生服务提供组织等。

(二)公共卫生职能

公共卫生职能属于公共产品，涉及的实践活动主要由政府管辖的公共卫生机构负责，但政府不一定能履行和实现全部职能，因此还需要非政府组织、非营利组织和私营机构来协作参与。

1.公共卫生职能的定义　公共卫生职能是指那些旨在消除健康的危险因素、预防和控制疾病及伤害、保护和促进人群健康，并履行降低健康不公平性的一系列活动。公共卫生职能在实践的过程中，卫生行政主管部门起主导作用，并最终提升和促进人群的健康水平，预防和控制疾病在人群中的蔓延。

2.公共卫生职能的界定　1998年，WHO提出了公共卫生的9项基本职能，包括：①监控健康状况；②传染病与非传染性疾病的预防、监测和控制；③健康促进；④公共卫生立法；⑤为弱势人群和高危人群提供个体卫生保健服务；⑥公共卫生管理和人力资源供给；⑦职业卫生；⑧保护环境；⑨特殊公共卫生服务。在此基础之上，2002年WHO西太平洋区域办事处提出了更为具体的公共卫生9项基本职能：①健康状况的监控和分析；②流行病学监测及疾病预防与控制；③制定公共卫生政策和规划；④对卫生系统和服务实施战略性管理，以改善人群健康；⑤制定和执行法律法规，以保护公众健康；⑥公共卫生人力资源发展和规划；⑦健康促进、社会参与和赋予能力；⑧保证个体和人群卫生服务的质量；⑨研究、发展和实施创新性的公共卫生措施。

中国公共卫生职能根据国家基本的国情，分为以下10个方面：①疾病的预防与控制，对正在发生或者可能发生的疾病和危害健康的事件采取预防和控制措施，对于有明确病因的疾病，通过特异性手段消除病因或者危险因素，进行健康保护；②监测人群疾病或者健康状况，收集、整理、分析、发布与人群健康状况相关的信息，建立并更新目标人群的健康档案，及时完成当地卫生年鉴的编写；③积极开展健康教育与健康促进活动，制作科学有效的宣传教育材料，设计推进健康教育活动；④制定并及时修订疾病预防与控制相关的公共政策和规划，保持与健康领域相关的卫生政策的一致性，努力实现健康和公共卫生服务的公平性；⑤执行与卫生领域相关的法律、法规、政策、规章和卫生标准，积极依法开展卫生行政许可、资质认定和卫生监督工作，并对规程和执法行为进行督查；⑥鼓励社会参与，发展多部门间的协作关系，并进行监督和管理；⑦保证公共卫生服务质量，制定科学合理的公共卫生服务标准,确定有效的测量工具,监督改善公共卫生服务的质量及安全性;⑧保证公共卫生服务的实用性和可及性,帮助弱势群体获取必需的卫生服务资源;⑨加强公共卫生体系建设工作,包括人才队伍、公共卫生信息系统、公共卫生实验室,以及公共卫生体系的基础结构等;⑩发展和实行创新性的公共卫生措施,对公共卫生的相关提议进行研究,制定创新性的公共卫生措施,指导公共卫生实践工作,最后,加强与国外学术组织和机构的交流沟通。

二、公共卫生目标与策略

公共卫生目标是公共卫生实践的行动纲领,是公共卫生事业的发展方向,而公共卫生策略则是实现公共卫生目标的方法和行动方针。两者的最终目的都是预防和控制疾病,促进个人和人群的健康。

(一)公共卫生目标

2006年,我国"十一五"规划中首次提出"逐步推进基本公共服务均等化"政策目标,这一重大理论命题被提至国家议程。2009年,国家确定基本公共卫生服务项目,为全国城乡居民免费提供9大类22项基本公共卫生服务,2015年增加为12大类46项,2017年确立为14大类55项基本公共卫生服务。"十四五"期间将继续围绕基本公共卫生服务均等化的目标,进一步增加和完善基本公共卫生服务内容和均等化机制。

2016年,中共中央、国务院发布的《"健康中国2030"规划纲要》中提出,到2030年,全民健康素养水平大幅提升,健康生活方式基本普及,居民主要健康影响因素得到有效控制,因重大慢性病导致的过早死亡率明显降低,人均健康预期寿命得到较大提高,居民主要健康指标水平进入高收入国家行列,健康公平基本实现。

(二)公共卫生策略

公共卫生策略是为了开展公共卫生实践而制定的引领全局的指导思想和行动方针,具有战略性和全局性,在合理的公共卫生策略的指引下,公共卫生实践才能更好地控制疾病和促进健康。

1. 监测(surveillance) 公共卫生实践的依据来自监测,其重要性不言而喻。公共卫生监测是指连续、系统地收集疾病或其他健康相关资料,经过分析、解释后形成信息,并及时将信息反馈给所有需要知道这些信息的人或机构,以便采取公共卫生行动或干预措施,并评价所采取行动的干预效果。公共卫生监测主要包括疾病监测、症状监测、健康危险因素监测、死因监测等。我国通过建立区域、国家乃至全球性疾病监测、报告、预警体系以及应急机制,有效地监控人群的健康状况和疾病的流行情况。对于卫生信息规划,确定了基于社区居民健康档案的三级信息平台,既有利于社区诊断、健康问题和健康危险因素分析,进而开展社区干预,也有利于健康信息整合、健康管理和疾病预防控制。

2. 干预(intervention) 公共卫生的核心问题在于干预,干预是将公共卫生计划、策略和措施变成实践的过程,成功的公共卫生干预的施行需要社会多部门参与。通过政策制定,告知和赋予个体解决健康问题的能力;动员社区合作和资源配置,确定和解决健康问题;制定政策和规划,支持个体和社区的健康行动。

3. 评价(evaluation) 评价是一种比较手段,将实际的干预情况与预期的计划目标进行比较,以此来了解实际情况、进行质量控制、总结结果和得出结论。公共卫生干预前后的评价是公共卫生工作顺利开展所必需的,应该将评价贯穿于干预措施实施过程中的每个阶段。公共卫生评价可以为后续工作的改进提供客观依据;可以评价个体和人群卫生服务的效果、可及性和质量;可以探索和创新解决健康问题的方法。

三、全球公共卫生

全球化是指社会间相互依赖关系日益密切,某地发生的任何事件都有可能对世界上其他地区产生一定影响。2019 年,新型冠状病毒感染疫情的暴发严重威胁人类的生命健康,引起了一场全球性的公共卫生危机,这既是对各个国家的公共卫生体系的考验,也是对全球公共卫生治理的考验。

(一)全球公共卫生的定义

全球公共卫生是以公共卫生的理论为基础,利用预防医学、临床医学、环境卫生学、社会医学等不同学科的知识与技术,理解与改善全球人口健康的科学。通过研究全球疾病负担、环境与健康、行为生活方式与健康、妇幼保健与生殖健康、老龄化与慢性病防治、突发公共卫生事件应对等内容,提出相应的治理措施和策略,在全球范围内广泛开展,从群体和个人层面进行行为指导,以提高全球范围内的健康水平,实现全球健康公平。

全球化进程除了加快经济领域的全球流通,也加大了全球公共卫生事业各方面的联系,让各国的公共卫生问题变得“牵一发而动全身”。全球化进程影响着决定健康的各种因素,如经济的全球化发展使物质生活得以提高,改善了公共卫生健康服务,并且社会的经济、文化和环境条件的改变间接地影响着人们的行为和生活方式。此外,全球化影响着个体和群体,改变了人们的健康状态和疾病传播流行趋势,如全球化导致人口大量流动,这为控制传染病的流行带来了挑战。全球化也使国家内与国家间的卫生水平出现较大差异,在卫生全球化的过程中,既有高水平国家,也有低水平国家。

(二)全球公共卫生实践

目前,我们可以看到 WHO 在全球公共卫生发展方面作出的努力。1978 年,WHO 在苏联阿拉木图举行的会议上提出要重视初级卫生保健服务,并在 2000 年实现“人人享有卫生保健”的目标。1981 年,WHO 领导的消灭天花战役取得胜利,成功消灭天花并促进了扩大免疫规划的建立,计划为全球儿童提供有效的疫苗。2005 年,WHO 通过成员国宣言,提出通过更加公平有效的筹资体系,促进全民健康覆盖的实现,并在 2010 年提出一系列的策略和措施。2020 年 5 月,第 73 届世界卫生大会提出促进全球公共卫生的决定。这些建议涉及:①加强全球免疫工作;②宫颈癌防治;③结核病研究和创新的全球战略;④眼部护理,包括预防视力障碍和失明;⑤加强食品安全;⑥公共卫生、创新和知识产权全球战略和行动计划的努力;⑦健康老龄化行动十年;⑧流感防范。

在控制全球公共卫生事件时,WHO 发挥了良好的指导和协调作用。新型冠状病毒感染疫情防控期间,WHO 充分利用自身优势,致力于所有国家挽救生命,收集、整理、分析、综合全世界各个国家公共卫生领域专家的意见和科学依据,就技术问题向各国卫生部门提出指导意见,并提供相应的帮助,指导在整个卫生部门加强必要的预防、治疗和护理服务,在应对新型冠状病毒感染疫情的全球公共卫生治理中发挥了关键作用。

此外,联合国也在全球公共卫生领域发挥了重要作用,主要是从经济社会领域发展的角度去看待全球公共卫生问题。2000 年发布的《联合国千年宣言》指出,促进男女平等、降低儿童死亡率、改善产妇保健、与艾滋病和疟疾等其他疾病作斗争。2015 年 9 月,联合国可持续发展峰会通过的《变革我们的世界——2030 年可持续发展议程》中提出,到 2030 年,将非传染性疾病导致的早死减少三分之一,大幅减少因环境污染所导致的患病和死亡人数。2019 年 9 月,联合国召开的全民健康覆盖问题高级别政治会议通过的《全民健康覆盖问题高级别会议政治宣言》中强调,每个地方的每个人都应该有机会获得负担得起的高质量医疗服务,并呼吁政治领导人制定法律、投入资金、与全社会合作,使全民健康覆盖成为现实。

(三)中国参与全球公共卫生治理的情况

中国在全球公共卫生治理的参与是全方面的,促进了全球公共卫生的发展。2000 年,根据联合国《千年发展目标》制订并且落实详细的目标计划,到 2015 年基本实现了千年发展目标,在教育、卫生、妇幼等领域取得显著成就,并在 2020 年消除了绝对贫困人口,促进了全球事业的发展。2016 年《"健康中国 2030"规划纲要》提出新时期健康中国建设的宏伟蓝图,对公共卫生事业的发展提出新的指导和要求,包括强化公共卫生服务以及均等化服务,加强公共卫生与临床医学复合型高层次人才的培养等。2019 年新型冠状病毒感染疫情暴发后,中国及时向 WHO 通报信息,与 WHO 保持密切合作,为全球抗击新型冠状病毒感染疫情作出积极的努力并为国际社会提供支持,推动构建人类卫生健康共同体。同时,中国积极打造新型合作平台,在"一带一路"的框架下,大力发展沿线国家的基础设施,深化医疗卫生合作,提升了沿线国家面对公共卫生危机的反应能力,为推动完善全球公共卫生治理作出贡献。

第二节　公共卫生服务

《"健康中国 2030"规划纲要》中指出,要推动健康服务的供给侧改革,提供系统连续的预防、治疗、康复、健康促进一体化服务,提升健康服务的公平性、可及性、有效性,实现早诊早治早康复。这为公共卫生服务的发展提供了方向。

一、基本公共卫生服务

基本公共卫生服务是指由疾病预防控制机构、城市社区卫生服务中心、乡镇卫生院等城乡基层医疗卫生机构向全体居民直接提供的最低水平的公共卫生服务,是公益性的公共卫生干预措施,主要起到疾病预防控制作用。

(一)基本公共卫生服务均等化

2006 年第十届全国人大四次会议提出基本公共卫生服务均等化的概念。中国共产党第十六届六中全会通过的《中共中央关于构建社会主义和谐社会若干重大问题的决定》提出,完善公共财政制度,逐步实现基本公共卫生服务均等化。2009 年发布的《中共中央国务院关于深化医药卫生体制改革的意见》第五则规定,我国应促进基本公共卫生服务均等化。党的十七大报告明确指出,缩小区域发展差距,必须注重实现基本公共卫生服务均等化,引导生产要素跨区域合理流动。2019 年 9 月,国家卫生健康委等部门发布的《关于做好 2019 年基本公共卫生服务项目工作的通知》指出,基本公共卫生服务项目是实现基本公共卫生服务均等化的重要内容,主要针对老幼、妇儿、慢性疾病患者等弱势群体,向全社会人群提供最基本的公共卫生服务。党的十九大报告提出,从2020年到2035年,基本公共服务均等化基本实现。我国的基本公共卫生服务是根据我国所处的发展阶段,基于政府利用可支配的公共资源,满足全体公民最集中、迫切和最低水平的公共需求。

1.基本公共卫生服务均等化的概念　基本公共卫生服务均等化有三方面含义:一是城乡居民,无论年龄、性别、职业、地域、收入等,都享有同等权利。二是服务内容将根据国力改善、财政支出增加而不断扩大。三是体现以预防为主的服务原则与核心理念。实施基本公共卫生服务均等化并不是平均化,不是每个人都得到完全相同的基本公共卫生服务。基本公共卫生服务的部分项目是针对老年人、孕产妇等特殊人群和高血压、糖尿病、结核病等患病人群的。

基本公共卫生服务主要由乡镇卫生院、村卫生室、社区卫生服务中心(站)负责具体实施。村卫生室、社区卫生服务站分别接受乡镇卫生院和社区卫生服务中心的业务管理,合理承担基本公共卫生服务任务。其他基层医疗卫生机构也可以按照政府部门的部署来提供相应的服务。

2.基本公共卫生服务均等化的意义　促进基本公共卫生服务均等化对我国城乡居民健康具有重要的现实意义,基本公共卫生服务均等化有利于实现改善民生,使我国城乡居民的基本健康得到保障,减小城乡居民的疾病负担。同时,对于目前城乡发展和贫富差距较大的局面,促进基本公共卫生服务均等化可以调节收入分配,减少城乡间的贫富差距以及社会发展不安定的因素,也有利于推进我国城乡的一体化发展。

(二)国家基本公共卫生服务内容

目前,基本公共卫生服务主要为三大类人群提供14大类服务。1～6项为全人群服务,7～11项为特殊人群服务,12～14项为患病人群服务。

1.居民健康档案的建立　辖区内常住居民(指居住半年以上的户籍及非户籍居民)和国家基本公共卫生服务规定的重点人群可以到乡镇卫生院、村卫生室、社区卫生服务中心等接受服务,由医务人员建立居民健康档案。健康档案是陪伴居民终生的健康资料,详实、完整地记录居民一生各个阶段的健康状况以及预防、医疗、保健、康复等信息。内容包括:①个人基本信息,如姓名、性别等基础信息,既往史、家族史等基本健康信息;②健康体检,包括一般健康检查、生活方式、健康状况及疾病用药情况、健康评价等;③重点人群健康管理记录,包括国家规定的各类重点人群的健康管理记录;④健康管理记录和其他医疗卫生服务记录,包括上述记录之外的其他接诊、会诊、转诊记录等。

2.健康教育　健康教育是通过信息传播和行为干预,帮助个体和群体掌握卫生保健知识,树立健康观念,在获得信息、提升认识的前提下,自愿采纳有利于自身健康的行为和生活方式的教育活动与过程。健康教育的对象是辖区内所有常住居民,包括户籍和非户籍居民。健康教育更注重让受教育的对象产生内化的过程,突出个体在改变行为生活方式的自愿性。2020年,第十三届中国健康教育与健康促进大会指出,要推动健全国家健康教育制度,落实好健康中国行动重点任务,不断加强健康促进与教育能力建设。健康教育服务的基本内容包括:①宣传普及《中国公民健康素养——基本知识与技能(2015年版)》,配合有关部门开展促进公民健康素养行动,使人们获得、理解基本健康信息与服务,作出有益于健康的决策;②对青少年、妇女、老年人、残疾人、0～6岁儿童家长等人群进行健康教育;③开展合理膳食、控制体重、适当运动、心理平衡、改善睡眠、限盐、控烟、限酒、科学就医、合理用药、戒毒等健康生活方式和可干预危险因素的健康教育;④开展心脑血管疾病、呼吸系统疾病、内分泌系统疾病、肿瘤、精神疾病等重点慢性非传染性疾病和结核病、肝炎、艾滋病等重点传染性疾病的健康教育;⑤开展食品卫生、职业卫生、放射卫生、环境卫生、饮水卫生、学校卫生和计划生育等公共卫生问题的健康教育;⑥开展突发公共卫生事件应急处置、防灾减灾、家庭急救等方面的健康教育;⑦宣传普及医疗卫生法律法规及相关政策。健康教育服务的形式包括提供健康教育材料、设置健康教育专栏、开展公共健康咨询活动、举办健康知识讲座、开展个体化健康教育等。

3. 传染病及突发公共卫生事件报告和处理   服务对象包括辖区内的常住、户籍和流动人口。突发公共卫生事件是指突然发生,造成或者可能造成社会公众健康严重损害的重大传染病疫情、群体性不明原因疾病、重大食物和职业中毒以及其他严重影响公众健康的事件。传染病防控的目的是阻断各种病原体在人与人、动物与动物或人与动物之间相互传播及其疾病控制。服务的内容包括:①传染病疫情和突发公共卫生事件风险管理:在疾病预防控制机构和其他专业机构指导下协助开展传染病疫情和突发公共卫生事件风险排查、收集和提供风险信息,并参与风险评估和应急预案制(修)订;②传染病和突发公共卫生事件的发现与登记:首诊医生在诊疗过程中发现传染病患者及疑似患者后,按要求填写《中华人民共和国传染病报告卡》,或通过电子病历、电子健康档案自动抽取符合交换文档标准的电子传染病报告卡,如发现或怀疑为突发公共卫生事件,按要求填写《突发公共卫生事件相关信息报告卡》;③传染病和突发公共卫生事件相关信息报告;④传染病和突发公共卫生事件的处理;⑤协助上级专业防治机构做好结核病和艾滋病患者的宣传、指导服务以及非住院患者的治疗管理工作。

4. 卫生计生监督协管   服务对象为辖区内的所有居民。卫生计生监督是指国家卫生行政机关或法律、法规授权的组织及其工作人员执行和实施卫生法律、法规和规章的规定,对公民、法人和其他组织贯彻卫生法规的情况进行督促检查,处理具体卫生行政事务的活动。卫生计生监督协管服务内容包括:①食源性疾病及相关信息报告:发现或怀疑有食源性疾病、食品污染等对人体健康造成危害或可能造成危害的线索和事件,及时报告。②饮用水卫生安全巡查:协助卫生计生监督执法机构对农村集中式供水、城市二次供水和学校供水进行巡查,协助开展饮用水水质抽检服务,发现异常情况及时报告;协助有关专业机构对供水单位从业人员开展业务培训。③学校卫生服务:协助卫生计生监督执法机构定期对学校传染病防控开展巡访,发现问题隐患及时报告;指导学校设立卫生宣传栏,协助开展学生健康教育;协助有关专业机构对校医(保健教师)开展业务培训。④非法行医和非法采供血信息报告:协助定期对辖区内非法行医、非法采供血开展巡访,发现相关信息及时向卫生计生监督执法机构报告。⑤计划生育相关信息报告:协助卫生计生监督执法机构定期对辖区内计划生育机构的计划生育工作进行巡查,协助对辖区内与计划生育相关的活动开展巡访,发现相关信息及时报告。

5. 免费提供避孕药具   服务对象为辖区内的所有居民。2017年,免费提供避孕药具被纳入国家基本公共卫生服务管理,由省级卫生计生部门作为本地区免费避孕药具采购主体,并依法实施避孕药具采购。省、地市、县级计划生育药具管理机构负责避孕药具免费存储、调拨等工作。不断完善避孕药具服务网络,并加强落实与监督检查,努力满足育龄期群众的避孕需求。避孕药具包括：①口服避孕药；②外用避孕药；③天然胶乳橡胶避孕套；④复合型聚氨酯避孕套；⑤宫内节育器；⑥避孕针；⑦皮下埋植剂。

6. 健康素养促进　服务对象为辖区内的所有居民。健康素养是指个人获取和理解基本健康信息和服务，并运用这些信息和服务作出正确决策，以维护和促进自身健康的能力。服务内容包括：①树立科学的健康观：树立个人健康责任意识，倡导健康生活方式，建立和谐医患关系；②提高基本医疗素养：采取多种形式切实提高辖区居民获取并利用医疗和基本公共卫生服务的能力；③提高慢性病防治素养：针对目标人群开展心脑血管病、糖尿病等重点慢性病的健康教育工作，围绕合理膳食、适量运动、戒烟限酒、心理平衡等生活方式进行干预；④提高传染病防治素养：宣传传染病防治法律和政策，依法加强传染病防治健康教育；⑤提高妇幼健康素养：各级妇幼保健机构、计划生育技术服务机构以及其他医疗卫生机构要将妇幼健康教育纳入日常工作，普及妇幼保健、优生优育、生殖健康知识和技能，提高妇幼健康素养水平，促进妇女儿童和育龄人群合理利用妇幼保健服务；⑥提高中医养生保健素养：利用提供诊疗服务的时机，普及中医养生保健基本知识和技能。

7. 儿童健康管理　服务对象为辖区内常住的 0～6 岁儿童。通过开展儿童保健服务，促进儿童身心健康发育，减少疾病的发生。服务内容包括：①新生儿家庭访视；②新生儿满月健康管理；③婴幼儿健康管理；④学龄前儿童健康管理；⑤健康问题处理。在最新的健康服务中，增加了儿童心理行为发育问题早期筛查、儿童生长发育监测图、儿童眼保健的相关内容。

8. 孕产妇健康管理　服务对象为辖区内常住的孕产妇，即在辖区居住半年以上户籍及非户籍的从怀孕开始至产后 42 天这段时期的妇女。服务内容包括：①孕早期健康管理；②孕中期健康管理；③孕晚期健康管理；④产后访视；⑤产后 42 天健康检查。《孕产妇保健手册》包括孕产妇的基本信息、既往史、家族史、个人史及一般体检，如妇科检查和血常规、尿常规、血型、肝功能、肾功能、乙型肝炎检查等，有条件的地区还可以进行血糖、阴道分泌物、梅毒血清学试验、艾滋病（HIV）抗体检测等实验室检查。

9. 老年人健康管理　服务对象为辖区内 65 岁及以上的常住居民，凡是在社区居住半年以上的老年人，无论户籍或非户籍人口，都能在居住地的乡镇卫生院、村卫生室或社区卫生服务中心（站）享受到老年人健康管理服务。老年健康管理的主要目标是提高老年人群的健康水平，保障生活质量，而健康管理是实现健康老龄化的有效途径。通过对老年人进行健康体检，可以评估老年人的健康状态，进行早期指导和干预，可以促进健康和预防疾病的发生、发展，减少并发症的发生，降低致残率和致死率。服务的内容是每年为老年人提供一次健康管理服务，包括：①生活方式和健康状态评估，评估是健康指导的依据，对老年人的基本健康状况、生活方式、慢性病常见症状、既往病史、目前的用药和生活自理能力进行评估；②较为全面的体格检查和辅助检查；③健康指导，对高血压、糖尿病等慢性病进行管理，对体检或辅助检查发现的异常进行定期复查或转院诊疗；④告知下一次体检的时间。

10. 中医药健康管理　2013 年，国家卫生和计划生育委员会、国家中医药管理局联合印发了《中医药健康管理服务规范》，将我国人均基本公共卫生服务经费补助由每年 25 元提高到 30 元，增加了中医药健康管理的服务项目。2017 年，《国家基本公共卫生服务规范（第 3 版）》正式纳入规范。服务对象包括辖区内 65 岁及以上老年人和 0～36 月龄儿童。服务内容包括：①每年为老年人提供 1 次中医体质辨识服务，内容包括中医体质辨识和中医药保健指导。②在儿童 6、12、18、24、30、36 月龄时对儿童家长进行儿童中医药健康指导,具体内容包括:第一,向家长提供儿童中医饮食调养、起居活动指导。第二,在儿童 6、12 月龄时给家长传授摩腹和捏脊方法;在 18、24 月龄时传授按揉迎香穴、足三里穴的方法;在 30、36 月龄时传授按揉四神聪穴的方法。

11. 预防接种　服务对象为辖区内 0~6 岁儿童和其他重点人群。服务目的是通过给适宜的对象接种疫苗,使个体及群体获得并维持高度的免疫水平,建立一道免疫屏障,用以预防和控制特定传染病的发生和流行。服务内容包括:①预防接种管理:包括及时为辖区内所有居住满 3 个月的 0~6 岁儿童建立预防接种证和预防接种卡等儿童预防接种档案。通过适宜方式,通知儿童监护人,告知接种疫苗的种类、时间、地点和相关要求,进行预防接种,部分地区可入户接种。每半年对辖区内儿童接种卡进行 1 次核查和整理,查缺补漏,并进行补种。②预防接种实施:根据国家免疫规划疫苗免疫程序,对适龄儿童进行常规接种,在部分地区进行重点人群种或应急接种等。③疑似预防接种异常反应(adverse events following immunization,AEFI)处理:如发现疑似预防接种异常反应,接种人员应按照《全国疑似预防接种异常反应监测方案》等的要求进行报告和处置。

12. 慢性病(高血压、糖尿病)健康管理　高血压的服务对象为辖区内 35 岁及以上常住居民中原发性高血压患者。通过指导改善生活方式和合理使用药物,可以最大程度地降低血压水平,控制高血压的发展,提高生活质量,减轻家庭和社会的负担。服务内容包括:①筛查:每年至少测量 1 次血压,及早发现高血压,转诊到有条件的上级医院确诊并取得治疗方案,在 2 周内随访转诊结果;②随访评估:对原发性高血压患者,每年要提供至少 4 次面对面随访,同时测量血压,有危急情况者处理后紧急转诊;③分类干预:将高血压患者的血压控制在满意标准,如将普通高血压患者、糖尿病或肾病患者的血压降至 140/90 mmHg 以下,将大于或等于 65 岁的高血压患者的血压降至 150/90 mmHg 以下;④健康体检:对原发性高血压患者,每年进行 1 次较全面的健康检查并与随访相结合。

糖尿病的服务对象为辖区内 35 岁及以上常住居民中 2 型糖尿病患者。通过对糖尿病患者的全面监测、分析和评估,并进行干预和连续性、综合性的健康管理,达到控制疾病发展、防止并发症的发生和发展的目的。服务内容包括:①筛查:对工作中发现的 2 型糖尿病高危人群进行有针对性的健康教育,建议其每年至少测量 1 次空腹血糖,并接受医务人员的健康指导。②随访评估:对确诊的 2 型糖尿病患者,每年提供 4 次免费空腹血糖检测,至少进行 4 次面对面随访,随访评估 5 方面内容,分别为:a. 测量空腹血糖和血压,并评估是否存在危急情况;b. 若不需紧急转诊,询问上次随访到此次随访期间的症状;c. 测量体重,计算体重指数,检查足背动脉搏动;d. 询问患者疾病情况和生活方式,包括心脑血管疾病、吸烟、饮酒、运动、主食摄入情况等;e. 了解患者服药情况。③干预分类:针对血糖控制的不同情况进行分类干预。④健康体检:对确诊的 2 型糖尿病患者,每年进行 1 次较全面的健康体检,体检可与随访相结合。

13. 严重精神障碍患者管理　服务对象为辖区内常住居民中诊断明确、在家居住的严重精神障碍患者,主要包括精神分裂症、分裂情感性障碍、偏执性精神病、双相情感障碍、癫痫所致精神障碍、精神发育迟滞伴发精神障碍等。服务内容包括:①患者信息管理:包括患者来源、全面评估、建立居民健康档案、填写个人信息补充表等;②随访评估:包括危险性评估、精神状况、躯体疾病、社会功能、服药情况、实验室检查结果、失访处置等;③分类干预:将患者分为稳定、基本稳定和不稳定3类，进行相对应的干预，并根据患者病情的控制情况，对患者及其家属进行有针对性的健康教育和生活技能训练等方面的康复指导，对家属提供心理支持和帮助；④健康体检：在患者病情许可的情况下，征得监护人与(或)患者本人同意后，每年进行1次健康检查，可与随访相结合。

14.结核病患者健康管理 服务对象为辖区内确诊的常住肺结核患者。我国对待肺结核的防治策略是以控制传染源为核心，通过早期发现、识别可疑症状者，并对患者采取联合用药和规律服药等措施，控制结核病的发生和发展。服务内容包括：①筛查及推介转诊；②第一次入户随访；③督导服药和随访管理；④结案评估。国家卫生和计划生育委员会、财政部和国家中医药管理局联合下发的《关于做好2015年国家基本公共卫生服务项目工作的通知》要求，以县(市、区)为单位，报告发现的结核病患者(包括耐多药患者)管理率达到90%以上，全国管理患者90万人左右。此外，要求优化考核内容，将服务质量、居民知晓率、服务对象满意度、资金管理拨付和使用情况等作为重点考核内容。

(三)基本公共卫生服务实施情况

国家基本公共卫生服务实施至今，其内容不断扩大，人均筹资水平和国家的财政投入不断加大，服务项目也逐渐增多，见表1-2-1。

表1-2-1 国家基本公共卫生服务项目变迁情况

年份	项目	
2009年	1.建立居民健康档案 2.健康教育 3.预防接种 4.传染病和突发公共卫生事件报告和处理 5.0～36个月儿童健康管理	6.孕产妇健康管理 7.老年人健康管理 8.慢性病患者健康管理 9.重性精神病患者管理
2011年	将0～36个月儿童健康管理改为0～6岁儿童健康管理，新增卫生监督协管服务	
2013年	新增中医药健康管理服务	
2015年	新增结核病患者健康管理	
2017年	新增免费提供避孕药具和健康素养促进	
2019年	将原重大公共卫生服务和计划生育项目中妇幼卫生、老年健康服务、医养结合、卫生应急、孕前检查等内容纳入其中	

综上所述，实施国家基本公共卫生服务项目仍然是未来一段时间甚至相当长时期内国家卫生与健康工作的重点，同时也是实现"健康中国2030"总体目标的重要保证之一。

二、重大公共卫生服务

重大公共卫生服务在2009年新医改方案的"基本公共卫生服务均等化"中被提及，区别于常规的公共卫生服务，重大公共卫生服务具有投入经费巨大、实施范围和影响逐步扩大的特点。针对严重威胁妇女、儿童、老年人等重点人群的传染病、慢性病、地方病、职业病等重大疾病和严重威胁，以及突发公共卫生事件预防和处置的需要，国家和地方制定和实施重大公共卫生服务项目，并进行实时充实和调整。在2009年新医改方案中设置的重大公共卫生服务项目包括农村育龄妇女免费领取叶酸项目，农村孕产妇住院分娩补助项目，孕产妇乙肝、梅毒、艾滋病免费筛查项目，农村妇女乳腺癌、宫颈癌免费筛查项目等。

2015 年,国家医改确定的重大公共卫生服务项目共六大类,主要包括重点疾病预防控制、妇幼健康服务、卫生人员培养培训、食品安全保障、健康素养促进和综合监督管理。地方可以根据居民疾病流行特征进行调整,例如,安徽省 2017 年实施的重大公共卫生项目有 9项:①实施结核病、艾滋病等重大疾病防控;②国家免疫规划;③农村孕产妇住院分娩补助;④贫困白内障患者复明;⑤农村改水改厕等重大公共卫生服务项目;⑥15 岁以下人群补种乙肝疫苗;⑦农村妇女孕前和孕早期增补叶酸预防神经管缺陷;⑧农村妇女乳腺癌、宫颈癌筛查;⑨婚前医学检查。2016 年国务院印发的《"十三五"卫生与健康规划》指出,要加强脑卒中等慢性病的筛查和早期发现工作。

（郝加虎）

扫码查看练习题

第二章　预防医学

　　20 世纪 80 年代以来,全球经济的快速发展使环境污染和生态破坏日益严重,健康影响因素大量增加,突发公共卫生事件频发,人类健康遭受到很大威胁。21 世纪以来,预防医学得到了极大的关注和发展,以预防为主的策略已成为 WHO 全球卫生战略的共识。

第一节　预防医学概述

　　在人类与自然灾害和疾病的斗争中,长期的防治疾病和促进健康的研究实践,使医学得以形成并得到长足发展。随着现代社会和医学技术的进步,医学的内涵更加广泛和丰富,逐渐从治疗疾病到预防疾病,从以疾病为中心到以健康为中心,从保护个人健康到保护群体健康,再到更加主动的促进健康和延长寿命。预防医学与临床医学、基础医学成为现代医学的核心,它们根据自身特点和任务,相互交叉、相互渗透、相互融合,共同保护人群健康,其中预防医学起到主导作用。

一、预防医学的概念

　　预防医学(preventive medicine)是以人群为主要研究对象,应用生物医学、环境医学和社会科学等理论,运用流行病学与卫生统计学等方法,研究疾病发生和发展的规律,探究环境因素与人群疾病和健康之间的关系,分析和评价环境中致病因素对人群健康的影响,通过提出和实施防治疾病的策略和措施,来达到促进人群健康、预防疾病、提高生命质量等目的的一门综合性学科。预防医学由流行病学、卫生统计学、环境卫生学、职业卫生与职业医学、营养与食品卫生学、卫生毒理学、健康教育学、社会医学、行为医学、卫生管理学等 20 多门二级学科构成,涉及内容丰富、全面。

二、预防医学研究的内容与特点

　　预防医学研究的内容与特点都是从预防医学的基本理念出发,将自然科学与社会科学结合起来,共同维护、促进和保障人群与个人健康,具有重要的社会功能。

(一)研究内容

　　预防医学研究的内容非常广泛,涵盖所有为减少疾病发生,促进和保护健康的策略和措施的医学和非医学领域。目前管理学在预防医学领域中逐渐发展,学者用系统论的方法和思想去管理预防医学,使其进入了一个新的阶段。具体来说,预防医学的研究内容包括 4 个方面:

　　1.研究环境因素对人类健康影响的规律和联系　环境是以人为主体的外部世界,是人类生存条件和发展的根基,也是与人类健康密切相关的重要条件。预防医学包括研究自然环境和生活环境的环境卫生学、研究职业环境因素的职业卫生与职业医学、研究饮食和营养因素的营养与食品卫生学,以及研究社会环境与健康的社会医学。

环境卫生学主要研究自然环境和生活环境与人群健康的关系,采用流行病学和卫生统计学等方法揭示其对健康的影响。环境卫生学通过识别、评价、利用对人体健康有关的有利因素,控制、避免、消除不利因素,从而达到维护、促进人体健康的目的。

职业卫生与职业医学是研究劳动条件与职业从事者健康之间关系的学科,主要任务是识别、评价、预测、控制不良劳动条件对职业从事者健康的影响,提出控制或消除这些职业有害因素的方法和措施,创造安全卫生的职业环境。

营养与食品卫生学主要研究膳食与机体相互作用及其对健康的影响、作用机制以及据此提出预防疾病、保护和促进健康的措施、政策和法规。

社会医学是从社会的角度研究社会环境和健康之间关系的一门学科,主要通过流行病学、卫生统计学、社会学、管理学等方法,探究社会因素与人类健康之间的关系和相互作用的规律,并制定相应的社会策略和措施,保护并增进人类的健康和社会活动水平,提高生命质量。

2. 研究疾病和健康状况的三间分布特征及其影响因素　疾病分布的主要内容是描述疾病的发病、患病、死亡的群体现象及其规律和分布特点,即通过现场调查和资料收集,在科学归纳和分析比较的基础上,全面系统地描述疾病在不同人群、时间、地区的频率变化和分布特征。了解疾病的分布特征是流行病学的首要任务,为形成病因假设和探索病因提供线索,也为临床医学和卫生服务需求提供重要信息,同时也给制定和评价防治疾病及促进健康的策略和措施提供科学依据。掌握疾病的分布特点,通过描述、分析、实验和理论等流行病学研究方法,探讨疾病和各种因素与人体健康的关系和影响作用。

3. 研究和制定预防疾病、促进健康的策略和措施　预防为主是防治疾病的指导思想和行动方针,主要目的是消灭和消除疾病,将疾病对人类生活的影响降到最低,至少要推迟疾病的发生或者延缓其发展。预防策略是引领全局行动的指导思想,具有战略性和全局性;预防措施是为了实现目标所采取的具体的方法和步骤,具有战术性和局部性,策略和措施二者相辅相成、相互影响。在正确的预防策略的指导下,采取和运用一些行之有效的必要的预防措施,才能达到预防疾病、促进健康的目的。同时,通过总结、评价、改善措施的应用,使预防工作的效果不断提升。相反,如果采取了不合适的策略,则不会达到预期的目标。此外,如果仅仅采取措施,缺乏策略的指导,只凭借局部经验的话,其效果未必理想。措施的应用和发展可以促进策略的改变,例如麻疹疫苗和脊髓灰质炎疫苗的应用,改变了这两种传染性疾病的预防策略。

目前,与传统的疾病预防理念相比,全球性的预防策略有了新的变化,从关注疾病的近端危险因素转变到关注疾病的远端危险因素,更加强调远端危险因素和常见危险因素的控制。预防策略突出第一级预防、全人群策略的重要性,大力开展监测活动,并且实现真正意义上的循证决策。

4. 研究卫生服务实践中卫生保健和疾病防治的组织和管理方法　在全球的卫生服务实践中,许多问题广泛存在。宏观层面有战略规划、资源投入、机构协调、人才培养和团队建设不足等问题,微观层面有不同区域间的资源配置、服务人员数量和服务水平有较大差异等问题。这些问题的存在促使卫生系统需作出全局性和针对性的改变,如要求医疗卫生系统和疾病预防控制系统提升原有体系战略规划、统筹协调、循证决策的功能,加强相关人才的培养,强调科学研究的前瞻性和延续性,更专注于从预防、治疗到康复的全面健康管理,提升基层卫生系统的功能,保障公众健康,提高全民健康水平与生命质量。

(二)特点

预防医学与医学中其他学科有着不同的分工和侧重点,它们既有区别也有联系,预防医学的主要特点概括如下:

1. 预防医学的研究对象主要是群体,研究的重点是环境与人群健康的关系,既着眼于健康人群,也关注疾病发生、发展的全过程,将人与环境作为整体进行研究,并采取预防疾病的策略和措施,减少疾病的发生和促进健康水平。

2. 预防医学重视采用比较的观点研究人群健康,注重微观与宏观、传统与循证的结合,发展侧重于影响健康的因素和人群健康的关系,以流行病学和卫生统计学等学科的原理和方法,描述和分析各种环境因素对健康的影响及其与疾病的病因关联,以充分认识疾病的本质。

3. 预防医学采取的策略和措施具有先行性,以群体的视角进行疾病的预防和控制,制定卫生政策,将临床医疗和预防保健相结合,具有良好的预防作用和人群健康效应。

三、预防医学与公共卫生的关系

预防医学与公共卫生之间既有联系也有一定区别,两者在公共卫生理论研究和公共卫生实践当中相辅相成、相互影响、相互促进,共同为人群的健康作出不同方面的努力。

1. 区别 预防医学与公共卫生的主要区别见表 2-1-1。

表 2-1-1 预防医学与公共卫生的区别

项目	预防医学	公共卫生
性质	属于医学范畴,是现代医学的一个重要分支和学科体系	属于行政管理范畴,是政府、社会和团体为保障全体民众健康提供的服务和相应的服务体系
从业人员	公共卫生医师	包括公共卫生医师在内的多学科的专业人员
服务对象	个体和人群	人群、社区、环境、个体
工作重点	侧重于中、微观调控,包括疾病预防、预防接种、健康教育等	侧重于宏观调控,包括健康诊断、疾病预防、预防接种、环境卫生、政策制定等

2. 联系 预防医学和公共卫生有许多不同,但是它们有着共同的目标和工作对象,是密不可分的整体。预防医学是公共卫生措施的理论和实践的具体体现,注重理论性的研究,研究环境、人群和健康之间的联系;而公共卫生则将这些研究成果转化为政策和措施,并最终保障人群健康。此外,公共卫生工作实践为预防医学添加新的内容,不断完善学科的知识体系,使其更加科学,当二者紧密结合,在相互促进中不断发展时,才能更好地发挥效力。最后,在开展公共卫生实践时,涉及的范围会变得广泛,除了预防医学,还需要其他学科的理论和方法加以支持,实践过程中需要依靠卫生行政管理部门和社会各方力量,体现"大卫生观"。

第二节　现代医学模式与健康相关因素

医学模式的确立和发展是一个动态的过程,随着现代医学和技术的飞速发展,现代医学模式被提出,它使医学带有一定的倾向、风格和特征。健康相关因素影响着现代医学模式的发展,使其包含的内容更加全面。

一、现代医学模式

模式(model)就是从不断重复出现的事件中发现和抽象出来的规律,是解决问题时形成的经验的高度总结归纳。医学模式(medical model)是指医学整体的思维方式,是在不同的历史时期,人类在与疾病抗争和处理医学各领域问题的实践中得出的对医学本质的概括,是人类观察处理疾病和健康问题的基本思想和主要方法,也是人类对健康观和疾病观等医学观念的总体概括。人类主观地通过对医学客观实践的概述,来对健康和疾病之间的关系和机制作出描述,明确治疗疾病和促进健康等实践行动的思路,并提高其效率。例如,20世纪学者发现了生物因素、心理因素和社会因素会对人们的健康产生影响,于是提出了生物-心理-社会医学模式,即现代医学模式。

(一)医学模式的演变

由医学模式的定义我们知道,医学模式随着时间的推移并不是一成不变的,每一种医学模式的形成和演变都有一个历史过程,它不单单是医学自身的发展,也融合了时代的经济、政治、文化、科学等诸多因素的影响。医学模式的变化体现在当时的人们用什么样的方法和观点看待疾病和健康问题。

医学模式的发展按照时间顺序主要经过了以下几种模式。神灵主义医学模式(spiritualism medical model)是远古时期的医学模式,是人类历史上第一个有结构的医术体系,它将人类的健康与疾病、生存与死亡都归因于无所不在的神灵,人类对健康的保护和疾病的防治主要采取占卜、祭祀、祈祷等方式,以巫医、巫术为其主要代表。自然哲学医学模式(natural philosophical medical model)是运用朴素的辩证法和唯物主义观来解释健康和疾病现象,把哲学思想与医疗实践联系起来,以直观的自然因素现象说明生理病理过程的一种医学模式。代表性学说有古希腊的“四液体”学说、印度的“三元素”学说、中国的“阴阳五行”学说等。机械论医学模式(mechanistic medical model)是基于机械唯物主义观点,以机械运动的原理解释一切生命现象的医学观和方法论。机械论医学模式将医学引入实验医学时代,促进了解剖学、生理学等学科的发展,奠定了近代医学的基础,但忽视了生命的复杂性、人的社会性和生物学特性。

生物医学模式(biomedical model)是基于生物科学认识健康与疾病,反映病因、宿主和自然环境三者内在规律联系的医学观和方法论。该模式认为健康就是要维持宿主、环境和病原体三者之间的动态平衡,平衡一旦被破坏就会生病。生物医学模式推动整个医学由经验时代迈向实验时代。在同急性传染病抗争过程中,人们逐步提出了符合传染病为主的疾病谱的“流行病学三角模式”,取得了第一次公共卫生革命的重大胜利。但是,生物医学模式也有其局限性,它只注重人的生物属性,忽视了人的社会属性、复杂的心理活动和心理社会因素,对慢性病病人的健康问题和生活质量的下降没有良好的解决措施,对当时人类面临的健康问题不能进行圆满的解释和有效的解决。

(二)现代医学模式的产生与意义

20 世纪 50 年代以来,世界上许多国家影响人群生命健康的主要疾病已经由传染病转变为慢性非传染性疾病,控制慢性非传染性疾病成为第二次公共卫生革命的主要任务。传统的生物医学模式已经不再适应当时医学的发展。

现代医学模式,即生物-心理-社会医学模式(bio-psycho-social medical model),由美国医学家 Engle G. L. 于 1977 年首次提出,他认为:"为了理解疾病的决定因素以及达到合理的治疗和卫生保健模式,医学模式必须考虑到病人及其生活环境,并通过医生的作用和卫生保健制度来制约疾病的破坏作用。"合理的医学模式应该考虑到人和人周围的一切环境,生物-心理-社会医学模式是从医学整体论出发,观察、认识、分析并处理人类健康和疾病问题的医学观和方法论。这一模式代表了现代医学的发展方向,揭示了现代医学的本质和规律。在生物-心理-社会医学模式下,健康包含生理、心理、精神、社会四个方面,因此,影响健康的因素不仅仅是生物学因素,还包括行为生活方式和外界环境等多种因素的综合作用。在这种认识的基础上,人类对疾病的治疗预防和控制、健康的促进以及卫生服务实践提出了更高的要求。

随着医学和社会的发展,人们认识到新发传染病、环境污染、生态破坏已经成为危害人类健康的重要因素,于是出现了一些新的医学模式,如生物-心理-社会-生态医学模式,从生态学、社会学的角度防治疾病,侧重外环境即自然环境和社会环境对人体健康的影响,同时也注意到身体的内环境的作用。为了保持健康,必须做到内外环境一致,保持内外环境之间的平衡,从而达到预防疾病的目的。生物-心理-社会-生态医学模式强调人类与自然界及其生物共生共存,相互适应,以现代科学的方法和策略保持人与自然的良性循环。

现代医学模式的发展对人类社会有着极大的意义。第一,它为医学的发展指明了方向,健康和疾病的研究不应局限在生物学领域,要从生理、心理、社会因素出发,综合分析人类健康问题的病因、病理、诊断、治疗、康复等过程。第二,现代医学模式对近代医学的发展起到了巨大的推动作用,在这一期间,各种理化检测手段和高技术在医学领域的应用,加深了人们对疾病病因的研究,广泛的疫苗接种、杀菌灭虫减少了传染病的发病率。第三,现代医学模式揭示了医学发展的本质和规律,医生诊疗的过程需进行调整,从生理、心理、社会三个维度进行综合考虑,同时也更加强调关心病人。第四,现代医学模式揭示了医疗卫生事业改革的方向,预防为主成为重要的指导原则和工作方针,要求医疗卫生单位调整服务模式,扩大服务范围,增加服务内容并提高服务质量。

二、影响健康的相关因素

根据 WHO 对健康的定义,人们开始意识到除生物因素外,只要是影响机体内外环境改变的因素,都会对健康产生影响。目前认为,影响健康的主要因素包括生物学因素、环境因素、行为与生活方式因素、卫生服务因素四大类(图 2-2-1)。值得注意的是,随着社会经济的快速发展,人口老龄化、城镇化的速度加快,现代生活方式改变了疾病谱,对健康也产生了复杂深远的影响。

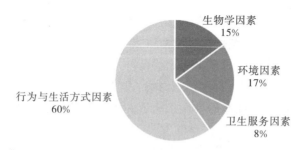

图 2-2-1   WHO 提出的影响健康的相关因素及其所占比例

(一)生物学因素

生物学因素是指对健康和寿命产生影响的遗传因素,是人类的基本生物学特性,是健康的基本决定因素,已经有大量的动物实验和人类学研究证实,遗传因素影响着个体的健康状况和疾病。某些遗传或者非遗传的内在缺陷、变异、老化会导致人体发育畸形、代谢障碍、内分泌失调和免疫功能失调等,如先天性心脏病的发生,研究指出,其致病因素中有 75%～90% 明确是遗传和环境因素。在社区人群中,特定的人群特征,如年龄、民族、婚姻、对某些疾病的易感性等,构成了影响该社区健康水平的生物学因素。

(二)环境因素

环境因素是指对健康和寿命产生影响的环境要素,包括自然环境(物理、化学和生物因素)和社会环境(个人收入、社会地位、教育、文化背景、工作条件等),良好的自然和社会环境是健康的保障,而环境污染、人口老龄化和贫困是当今世界面临的严重威胁人类健康的三大社会问题。

自然环境是人类生存发展的必要条件,与人类的健康密切相关,自然环境中存在着许多对人体健康有益的因素,如适宜的光照、洁净的空气、干净的水源、适宜的居住条件等;自然环境中也存在着许多对健康不利的因素,这些因素按自身性质可分为物理因素、化学因素和生物因素。随着人类社会和科学技术的发展,人类有了改造自然环境的能力,然而有些环境因素并不能完全控制,仍会对健康产生影响。

社会环境包括政治制度、经济水平、文化教育、人口状况、科技发展等诸多因素,健康状况的改善与经济水平的提高有关,文化教育水平的提高可增加个人的收入,与之相关的生活条件和自我保健能力也会得到相应的提高。此外,在繁荣和福利公平的社会,人们会拥有更高的健康水平。随着目前研究的深入,学者发现许多疾病的症状并不能完全由生物和环境因素进行解释,进而心理社会因素被逐渐关注。它能更好地解释除生物和环境因素以外的个人行为、性格、思维、情感等对疾病的发生和发展的作用,而早期的心理社会干预有益于疾病的预防。

(三)行为与生活方式因素

行为与生活方式因素是指人们受文化、民族、经济、社会、风俗、家庭和同辈影响的生活习惯和行为,包括危害健康行为与不良生活方式。生活方式是指在一定的环境条件下,人们的各种生活行为习惯及适应特定社会生活条件的样态和特征。自第二次公共卫生革命开始,不良的行为与生活方式已经成为危害人们健康、导致疾病及死亡的主要原因。大量研究已证实,不良的生活方式和危害健康的行为是影响居民健康最主要的危险因素。

(四)卫生服务因素

卫生服务因素是指卫生机构和卫生人员为了防治疾病、增进健康,运用卫生资源和各种手段,有计划、有目的地向个人、群体和社会提供必要卫生服务活动的过程。这要求各级医疗、预防机构和卫生服务中心等的医疗卫生资源配置需公平,拥有完整的服务网络,对大众来说,卫生服务要有可及性,卫生制度保障要有合理性,这样才能对人群的健康发挥重要的保护作用。如果卫生服务和社会医疗保障体系存在缺陷,则不会对社会大众的健康提供有效和可靠的保护。

第三节　预防保健策略

健康是人们全面发展的必然要求,实现健康的核心是制定和实施有效的促进健康的策略和措施,通过国家、社会和个人的努力,预防和控制疾病,改善自然和社会环境,提供必要的医疗卫生服务,创造人人享有卫生保健的社会。

一、疾病的三级预防

从健康疾病连续谱理论和疾病的自然史来看,在疾病发生之前有着很长的一段时间,可以采取有关措施去预防疾病发生,这给疾病预防提供了最佳机会。通过早期发现、早期诊断、早期干预,也可以延缓疾病发展。即使到了发病期,也可以通过有效的治疗和干预,防止疾病的加重和并发症的发生。20世纪60年代,哈佛大学的Kaplan B. H. 根据疾病发生发展过程,提出了对疾病采取三级预防的理论。三级预防以全民为对象,以健康为目标,是预防医学工作的基本原则和核心策略。

(一)第一级预防

第一级预防(primary prevention)又称病因预防,是在疾病尚未发生时针对病因或危险因素采取措施,降低有害因素或因子暴露的水平,增强个体对抗有害暴露的能力,预防疾病的发生,或至少推迟疾病的发生。第一级预防是预防疾病和消灭疾病的根本措施。

为实现第一级预防而采取的措施可以有多种,如从宏观层面上建立健全社会、经济、文化体制,用法律法规等途径出台管理办法,从制度上建立健康的保护机制。对于大气、水源、土壤、食品等,可制定各种法规和卫生标准,用以创造和保护有利于健康的自然条件和社会条件,减少致病因素。对于机体,这里既包括群体,也包含个体,可以采取的措施既包括促进健康、生育咨询等非特异性措施,也包括免疫接种等特异性措施。人群的第一级预防主要有两方面内容:①健康促进:开展健康教育,培养良好的行为与生活方式,提高抗病能力,注意合理营养、心理平衡和体育锻炼。②健康保护:有组织地进行预防接种,提高人群免疫水平,预防传染性疾病;做好妊娠期和儿童期的卫生保健,合理用药和社区康复等。

对于人群的第一级预防有两种重要策略,即高危人群策略(high-risk strategy of prevention)和全人群策略(population-based strategy of prevention)。高危人群策略是以临床思维为导向的实现第一级预防的策略,它针对人群中发病风险较高的一小部分个体,针对疾病的危险因素采取有针对性的措施,降低暴露水平和未来的发病风险。例如,对慢性病高危人群进行有针对性的干预,如通过戒烟、减少肉类食用、控制食盐摄入、多食用新鲜水果蔬菜和低脂乳制品,适量进行户外活动和体育锻炼等行为生活方式的改变,来预防慢性病的发生。全人群策略是以公共卫生思维为导向的实现第一级预防的策略。通过消除有害暴露,尤其是那些难以察觉和控制的环境暴露因素,或者对疾病产生的原因采取措施,降低整个人群的有害暴露水平和整个人群总的疾病负担。例如,反式脂肪酸对人们的健康有危害作用,可诱发肿瘤、冠心病、2 型糖尿病等疾病,WHO 和联合国在《膳食营养与慢性病》中建议:为了心血管健康,应尽量控制食物中反式脂肪酸的含量,最多不超过总能量的 1%。之后各国政府相继出台政策,限制包装食物中反式脂肪酸的含量,用来降低全人群的摄入量。两种策略各有自己的优势和不足,在解决问题时,两种策略往往同时实施,互为补充,共同发挥作用。

(二)第二级预防

第二级预防(secondary prevention)又称临床前期预防,或者"三早"预防,即早发现、早诊断、早治疗。第二级预防是在疾病早期症状体征尚未表现出来时,通过及早发现并诊断疾病,及时给予适当的治疗,及早治愈,至少控制疾病不发展到更严重的阶段或者减缓其进程,减少对更复杂的治疗措施的需要。

第二级预防对于那些临床前期有可能逆转的疾病具有重大意义,主要措施包括普查、筛检、健康体检、高危人群检查和自我检查等,用以早期发现疾病。例如通过乳房自检发现乳腺癌,在高危人群中筛查糖尿病,对食管癌、大肠癌、乳腺癌、宫颈癌等疾病进行筛检,以早期发现疾病等。"三早"预防的关键是提高医务人员的诊断水准和建立有效的检测方法。干预措施主要包括药物治疗、早期康复、心理辅导、早期训练等。

(三)第三级预防

第三级预防(tertiary prevention)又称临床预防。第三级预防措施在疾病的症状体征明显表现出来之后实施。通过采取及时、有效的治疗和康复措施,预防疾病恶化及急性事件、合并症和残疾的发生,最大限度地保护个体的机体健康和社会功能,提高生活质量,延长寿命。第三级预防的主要措施包括疾病的治疗与监护、家庭护理和社区康复、心理治疗与指导等。例如,对急性心肌梗死或严重心律失常患者进行抢救和治疗,以防止冠心病危及生命;通过药物治疗和训练,改善阿尔茨海默病患者认知功能的退化等。

三级预防在预防疾病发生、发展时的作用并不是分开的,在实践中会有重叠的现象,另外,对于不同类型的疾病,三级预防的侧重点并不相同,相似的措施也会因为疾病的不同而被划到不同的预防级别。对于大多数疾病而言,都应针对病因强调第一级预防,对于病因不明的疾病,采用第二级预防和第二级预防,重点是第二级预防。对于慢性非传染性疾病而言,在做好第一级预防的同时,要兼顾第二级预防和第三级预防。

以预防高血压为例,说明三级预防策略。高血压作为我国重大的公共卫生问题,对我国的经济发展、社会稳定有一定的影响。2012—2015 年在全国≥18 岁的人群中进行抽样调查,结果显示,中国成人高血压患病率为 27.9%,约 3 亿人,每年平均新增高血压患者约 1000 万,并且低龄化趋势明显。研究显示,高血压可能与年轻人生活缺乏规律性、饮食不合理、缺乏锻炼以及存在较多不良嗜好有关。积极开展预防高血压的策略和措施已经刻不容缓。目前,我国对高血压的预防主要采取三级预防策略,针对全人群、高危人群和患者三种对象开展预防。第一级预防主要针对全人群,通过开展健康教育、积极改善行为生活方式等措施减少危险因素的发生。第二级预防主要针对高危人群,通过定期测量血压等措施早期发现、诊断和治疗高血压。第三级预防主要针对患者,通过对患者进行规范化管理和治疗,使血压下降至正常水平,并积极预防心脑血管疾病等并发症的发生。

二、预防保健服务

随着我国社会的发展,人们在生产生活中接触到的危险因素逐渐增多,患病的风险也逐渐增加,预防保健服务就显得越来越重要,其有助于人们及时发现疾病、减少疾病的发生。

(一)社区预防服务

社区预防服务是指以社区为范围、以群体为对象开展的预防工作,其特点是以全社区人群为主要研究对象,强调社区中各职能部门之间的协调配合以及社区人群的积极参与,它是人群健康预防服务落实到社区的具体体现。社区预防服务的基本内容包括健康教育和健康促进、慢性非传染性疾病的预防与控制、传染病预防与控制、营养与食品卫生、环境与职业卫生和重点人群的预防保健。根据美国社区卫生服务专家组的评价,控烟和体育锻炼两项干预措施尤为重要。

1.控烟　个人的控烟措施包括:①充分了解吸烟和二手烟暴露的严重危害;②自身不吸烟,劝导家庭成员不吸烟或主动戒烟,教育未成年人不吸烟,让家人免受二手烟危害;③在禁止吸烟场所劝阻他人吸烟,依法投诉举报在禁止吸烟场所的吸烟行为,支持维护无烟环境。

社会的控烟措施包括:①提倡无烟文化,提高社会文明程度,积极利用世界无烟日、世界心脏日、国际肺癌日等卫生健康主题日开展控烟宣传;②关注青少年吸烟问题,为青少年营造远离烟草的环境;③鼓励企业、单位出台室内全面无烟规定,为员工营造无烟工作环境,为员工戒烟提供必要的支持;④充分发挥居(村)委会的作用,协助控烟政策在辖区内得到落实;⑤鼓励志愿服务组织、其他社会组织和个人通过各种形式参与控烟工作或者为控烟工作提供支持。

政府的控烟措施包括:①在全国范围内加强各级机构的控烟工作,实现室内公共场所、室内工作场所和公共交通工具全面禁烟;②加大控烟宣传教育力度,完善烟草危害警示内容和形式,提高公众对烟草危害健康的认知程度;③逐步建立和完善戒烟服务体系,将询问患者吸烟史纳入日常的门诊问诊中,推广简短戒烟干预服务和烟草依赖疾病诊治;④禁止向未成年人销售烟草制品。

2.体育锻炼　个人行为包括:①了解运动对健康的益处,提高身体活动意识,培养运动习惯;②选择适合自己的运动方式、强度和运动量,减少运动风险,并坚持运动;③建议特殊人群(如孕妇、慢性病患者、残疾人、老年人等)在医生和运动专业人士的指导下进行运动;④以体力劳动为主的人群,要注意劳逸结合,避免"过劳",通过运动促进身体的全面发展。

社会措施包括:①建立健全群众身边的健身组织;②举办各类全民健身赛事,实施群众冬季运动推广普及计划,弘扬群众身边的健身文化,鼓励开展全民健身志愿服务,普及体育健身文化知识,增强健身意识;③鼓励将国民体质测定纳入健康体检项目,各级医疗卫生机构开展运动风险评估,提供健身方案或运动促进健康的指导服务。

政府措施包括:①推进基本公共体育服务体系建设,统筹建设全民健身场地设施;②构建科学健身体系,建立针对不同人群、不同环境、不同身体状况的运动促进健康指导方法,推动形成"体医结合"的疾病管理与健康服务模式;③制订实施特殊人群的体质健康干预计划,鼓励和支持新建工作场所建设适当的健身活动场地。

(二)临床预防服务

20世纪70年代,加拿大卫生福利部首先提出了临床预防服务的理论和研究方法。临床预防服务(clinical preventive service)是指在临床场所(包括社区卫生服务工作者在家庭和工作场所)对健康者和无症状"患者"的健康危险因素进行评价,然后通过实施个体的预防干预措施来预防疾病和促进健康。临床预防服务体现了第一级预防和第二级预防的思想,服务对象主要包括个体健康者和无症状"患者",即使没有相应的症状和体征,医务人员也应注意个体未来的健康问题。健康教育和健康促进是实施临床预防服务的重要措施。

1.临床预防服务的内容

(1)对求医者的健康咨询。通过收集求医者的健康危险因素信息,与求医者共同制订改变不健康行为和生活方式的计划,督促求医者执行干预计划等,促使他们自觉地采纳有益于健康的行为和生活方式,消除或减轻影响健康的危险因素,预防疾病,促进健康,提高生活质量。健康咨询可通过"5A"模式开展,"评估(assess)"是对求医者的健康状况、知识、态度及自信心进行评估,包括预期的目标、解决的顺序及采用的技能、方法、时间等。"劝告(advise)"是指为求医者提供改变不健康的行为和危险因素后的益处,服务的提供者要拉近与服务对象的心理距离,形成"共情"。"达成共识(agree)"是指根据求医者的能力和兴趣,与医生共同设定一个改善行为和健康的计划,并督促求医者建立健康的生活方式或者遵医行为。"协助(assist)"是指医生找出计划中求医者可能会遇到的困难,帮助寻找解决问题的办法或技巧。"安排随访(arrangement)"是指明确下一次随访时间和方式。

(2)健康筛检。健康筛检是指在临床前期或早期的疾病阶段,运用快速、简便的试验、检查或其他方法,将未察觉或未诊断疾病的人群中那些可能有病或缺陷但表面健康的个体,同那些可能无病者鉴别开来的一系列医疗卫生服务措施。筛检的目的是发现隐匿的病例和高危人群,了解疾病的自然史,揭示疾病的"冰山现象",并指导分配有限的卫生资源。目前,可以有效地发现早期疾病的筛检试验有定期测量血压和血糖、称量体重、胆固醇测定、视敏度筛查、老年人听力测试、子宫颈癌筛查、乳腺癌筛查、结直肠癌筛查等。早期疾病筛查和及时处置可以减少并发症和伤残率,也可以节省大量的卫生资源。

(3)免疫规划。免疫规划是指根据国家传染病防治规划,使用有效疫苗对易感人群进行预防接种所制定的规划、计划和策略。按照国家或者省、自治区、直辖市确定的疫苗品种、免疫程序或者接种方案,在人群中有计划地进行预防接种,可以预防和控制特定传染病的发生和流行。例如,对适龄儿童接种乙肝疫苗、卡介苗、脊髓灰质炎疫苗、百白破疫苗等可以预防相应传染病。

(4)化学预防。化学预防是指对无症状的人使用药物、营养素、生物制剂或其他天然物质作为第一级预防措施,用以提高人群抵抗疾病的能力,防止某些疾病的发生。常用的化学预防方法有:对育龄或妊娠妇女和幼儿补铁,减少缺铁性贫血的发生;在缺氟地区补充氟化物,降低龋齿患病率;孕期妇女补充叶酸,降低神经管缺陷婴儿出生的危险;绝经后妇女使用雌激素,预防骨质疏松和心脏病等。

(5)病例发现。病例发现是指通过对病人做一些检查和测验等,发现病人就诊原因以外的疾病,做到早发现、早诊断、早治疗。如为感冒的老年人测量血压,以监测病人是否患有高血压病。

(6)预防性治疗。预防性治疗是指通过一些治疗手段,预防疾病的发生和发展,如对结肠息肉进行切除,以预防发展为结肠癌。

2.临床预防服务的意义　医务人员有大量的机会去接触很多"患者",开展预防的可及性强。通过对个体健康危险性的量化评估,获得控制疾病危险因素的干预措施,有效地调动个人改善不良行为与生活方式的积极性,提高患者对医务人员建议的依从性。医务人员通过随访密切关注患者的健康,有利于早期发现疾病并及时治疗,改善患者的生活质量并延长寿命,最终提高人群期望寿命和人群生活质量。因此,临床预防服务受到更多的重视,预防与治疗一体化的服务方式是良好的医学服务模式,已成为医学发展的一个方向。

3.临床预防服务的原则　主要包括:①重视危险因素的收集:临床医疗服务的基础来自收集到的全面的个人信息、体检、实验室检查等资料,之后再进行危险度的评估;②医患双方共同决策:对待"患者"的态度应充满尊重和重视,医务人员将不利于健康的危险因素等信息告诉"患者"后,应尊重其选择,鼓励医患双方积极讨论、共同决策,作出最佳的选择;③以健康咨询和教育为先导:在临床预防服务的内容中,医生偏爱筛检和化学预防,这些与临床更为接近,服务对象也更易接受,但是,健康教育比筛检和化学预防更有作用,通过健康教育改变人们的行为生活方式是最有效的预防措施;④合理选择健康筛检的内容:对于不同的人群、个人和危险因素,要有相应的筛检内容,循证医学是一个良好的方向;⑤根据不同年龄阶段的特点开展针对性的临床预防服务:不同年龄阶段有不同的生理特点,所处的环境也不甚相同,因此,临床预防服务也需要根据个体不同年龄阶段的生理特点和主要的健康问题进行针对性的服务。

(三)健康管理

健康管理是对个人或人群的健康危险因素进行全面、系统和针对性的监管过程,其目的是以最小的投入获取最大的健康目的,根据个人的健康状况来进行评价,即根据个人的疾病危险因素,由医生进行个体指导,动态追踪危险因素并及时进行干预,减少健康危险因素的威胁,早期发现并治疗疾病,预防并发症的产生,从而有效避免早亡和提高生命质量。目前,健康管理主要用于慢性非传染性疾病的预防。

1.健康危险因素评估的概念　健康危险因素评估(health risk factor assessment)是指从个体或群体健康信息咨询或调查、体检和实验室检查等过程中收集各种与健康相关的危险因素信息,为进一步开展针对性的干预措施提供依据。健康危险因素评估的主要目的是促进人们改变不良的生活行为和生活方式,改善人群的健康状况。

2.健康危险因素评估的方法

(1)健康危险因素信息收集。危险因素是指机体内外存在的使疾病发生和死亡概率增加的诱发因素,如不良行为(吸烟等)、疾病家族史、暴露于不良的环境、有关职业以及血压和血清胆固醇浓度过高、超重、心电图异常、既往病史等。健康危险因素信息收集就是收集这些危险因素的过程。由于至少有几百种健康危险因素可以增加个体未来患病的危险性,因此,应根据下述原则来确定收集危险因素的优先次序:①危险因素导致特定疾病的严重性;②危险因素是否有普遍性;③危险因素的危险程度;④某危险因素能否被准确地检测;⑤有无证据表明采取干预措施后可促进健康;⑥上述诸方面与其他优先的健康问题相比如何。

(2)危险度评估。危险度评估是指根据所收集到的健康危险因素,对个人健康状况及未来患病和(或)死亡危险可能性的量化估计。危险因素评估是阐明一系列健康问题必不可少的起点。在临床预防服务中,大多数被服务对象还没有发生特定的疾病,因此,要求医务人员具备将患者的危险因素与未来可能发生的主要健康问题联系起来的思维模式。

3. 健康维护计划的制订与实施

(1)健康维护计划的概念。健康维护计划(health maintenance schedule)是指在特定的时期内,依据患者的年龄、性别以及具体的危险因素等计划进行的一系列干预措施。具体包括做什么、间隔多久、何时做等。

(2)健康维护计划制订的原则。①根据危险度评估结果找出最主要的危险因素进行干预;②结合"患者"的具体情况、资源的可用性和实施的可行性,选择合适的、具体的干预措施;③计划的制订应与"患者"共同商量确定;④确定行为改变的目标要切实可行,应该从小而简单开始;⑤确定筛检频率的两个因素是筛检试验的灵敏度和疾病的进展,而不是疾病发生的危险度。

(3)健康维护计划的实施。首先是建立健康维护流程表,在此基础上,为了有效地纠正某些高危人群的行为危险因素,还需要与"患者"共同制订另外一份某项健康危险因素干预行动计划。其次,在实施的过程中,要为患者提供健康教育资料。最后,在实施的过程中,需要加强健康维护的随访,跟踪"患者"执行计划的情况以及感受和要求,以便及时发现曾被忽视的问题。

三、将健康融入所有政策

"将健康融入所有政策"(Health in All Policies,HiAP)是 WHO 历次全球健康促进大会的重要成果之一,1978 年国际初级卫生保健会议上,WHO 和联合国儿童基金会发表的《阿拉木图宣言》中指出,健康是世界范围内的重要的社会目标,这不仅需要各国卫生部门的参与,还需要其他社会、经济等部门的参与,这成为"将健康融入所有政策"的思想基础。2013 年,WHO 把"将健康融入所有政策"确定为第八届全球健康促进大会的主题,并在《赫尔辛基宣言》中指出,"将健康融入所有政策"是实现联合国可持续发展目标的组成部分,随后发布了行动框架,对各国的实施提出了具体要求。2016 年,中国政府把"将健康融入所有政策"写入了卫生健康工作方针。

(一)将健康融入所有政策的内涵

WHO 在第八届全球健康促进大会上把"将健康融入所有政策"的概念界定为一种旨在改善人群健康和健康公平的公共政策制定方法,它要求增强各部门之间的协同合作,避免健康有害因素,从而提高人群健康水平和健康公平性。这个定义系统地考虑了公共政策的实施可能带来的影响,它并不规定健康是每一项政策的核心,但是强调为了达到健康这个目标,需要卫生部门和教育、环境、农业等部门密切合作,避免公共政策对公众健康产生不良影响。

"将健康融入所有政策"的实施需考虑以下方面:第一,建立跨部门的合作组织架构,定期对话,加强各部门间的联系,共同参与政策的制定。第二,在公共讨论话题中倡导健康保护以及解决健康社会问题的决定因素。第三,建立健康影响评价评估制度,建立健康影响评价的流程和体系。第四,促进部门之间、合作机构之间的协作。第五,人员能力建设培养,不仅包括政策制定者和管理者,还包括更广泛的需要提升健康素养水平的人群。第六,通过借鉴和吸取国际社会已有的成功经验和教训来加强自己的组织机构和能力建设。

(二)我国"将健康融入所有政策"的实施现状

在 2016 年全国卫生与健康大会上,"将健康融入所有政策"被列为我国卫生与健康工作方针,成为我国卫生工作发展的主要思想。2016 年 10 月,《"健康中国 2030"规划纲要》重申了"健康优先的原则",公共政策的制定需要融入健康的理念与成分。2016 年 11 月,第九届全国健康促进大会指出,"将健康融入所有政策"是实现可持续发展目标的重要方法。2021 年,政协第十三届全国委员会会议指出,要坚持大健康理念,宣传和倡导"将健康融入所有政策",广泛宣传公共政策对公众健康的重要影响作用,坚持以"政府主导、多部门协作、全社会参与"的理念指导和推动各地积极开展健康促进县(区)建设和健康支持性环境建设。

"将健康融入所有政策"策略实施以来,我国已取得一定成就。一些"将健康融入所有政策"的具体行动的实施也在为国民的健康作出贡献。但是,值得注意的是,我国健康不公平现象依然存在,"将健康融入所有政策"的道路依旧需要拓宽。

四、疾病监测

疾病监测是预防和控制疾病工作的重要组成部分,是制定疾病防治策略的基础。通过对疾病的结果进行监测,将关于疾病的资料进行科学的分析,制定有关的疾病预防策略,并进行科学的评价,提出修改意见,将策略和措施变得更加完善。我国的疾病监测工作历史可分为三个阶段:第一阶段在 1978 年之前,是疾病监测工作的萌芽期,这一阶段主要是被动地收集数据,以传染病的报告为主。第二阶段在 1978 至 2002 年,是疾病监测工作的发展期,这一时期,监测的内容逐渐增多,包括传染病的报告、人口相关资料的收集、行为危险因素的监测收集分析,并对监测的信息进行年度报告。第三阶段在 2003 年 SARS 发生之后,疾病的预防控制得到加强,建立传染病与突发公共卫生事件的网络直报系统,并以此为基础建立多个疾病的信息管理平台。

(一)疾病监测的定义

疾病监测(disease surveillance),也称流行病学监测(epidemiological surveillance),是指长期、连续、系统地收集、核对、分析疾病动态分布及其影响因素的资料,形成有用的信息,并将信息传达给需要了解这些信息的人员和机构,为决策、制定、实施、评价、调整有关的政策或者干预措施提供帮助。疾病监测具有评价公共卫生状况和干预效果、预测卫生服务需求、确定疾病的危险因素和高危人群的作用。疾病监测工作的内容包括健全监测机构、收集和分析资料并将信息进行及时的反馈,最后将监测到的信息用于卫生决策和指导疾病的防治。

(二)疾病监测的种类

疾病监测包括传染病监测、慢性非传染性疾病监测、医院感染监测和死因监测等。

1. 传染病监测　2005 年世界卫生大会通过的《国际卫生条例》规定,天花、由野毒株引起的脊髓灰质炎、新亚型病毒引起的人类流感、严重急性呼吸综合征需在任何情况下进行通报,同时还规定 20 多种全球预警和应对的传染病。我国根据《中华人民共和国传染病防治法》规定,将目前法定报告的传染病分为甲、乙、丙三类。传染病监测的内容包括:①及时发现传染病病例、新发传染病以及新的公共卫生问题;②监测病例在时间、地点、人群等方面的分布特征,确定传染病的暴发和流行情况,以便及时控制;③监测人群对传染病的易感性,病原体的型别、毒力、耐药情况;④监测动物宿主和媒介昆虫的种类、分布以及病原体的携带情况;⑤了解疾病的变化趋势,识别高危人群和地区;⑥监测公共卫生干预措施的实施效果。

2. 慢性非传染性疾病监测　随着社会的发展,疾病谱发生了改变,疾病监测的范围包含慢性非传染性疾病,监测的内容根据不同国家和地区主要的卫生问题而改变。我国监测的慢性非传染性疾病主要有恶性肿瘤、心脑血管疾病、高血压、出生缺陷、职业病等。监测内容主要有:①人群中慢性非传染性疾病的发病和死亡水平及变化情况;②慢性非传染性疾病的危险因素及其干预情况;③人们的行为生活方式、卫生服务、社会的支持措施等社会因素的变化情况。

3. 医院感染监测　医院感染监测(monitoring of nosocomial infection)是指长期、系统、连续地收集、分析医院感染在一定人群中的发生、分布及其影响因素,并将监测结果报送和反馈给有关部门和科室,为医院感染的预防、控制和管理提供科学依据。医院感染监测的内容包括:①建立有效的医院感染监测与通报制度,及时诊断医院感染病例,分析发生医院感染的危险因素,采取针对性的预防与控制措施,并将医院感染监测控制质量纳入医疗质量管理考核体系;②培养医院感染控制专职人员和临床医务人员识别医院感染暴发的意识与能力,发生医院感染暴发时,应分析感染源和感染途径,采取有效的控制措施;③建立医院感染报告制度,发生医院感染暴发时,医疗机构应报告所在地的县(区)级地方人民政府卫生行政部门。

4. 死因监测　死因监测是了解人群的死亡水平、死亡原因及变化规律,获得人口期望寿命等重要指标的一项基础工作,可以确定不同时期主要的死因及疾病防治的重点,是制定社会经济发展规划、评价居民健康水平、优化卫生资源配置的重要依据。2013年,由国家卫生和计划生育委员会牵头,整合并扩建具有省级代表性的全国死因监测系统,为产出我国及各省份死亡水平、死因模式和期望寿命等健康相关指标奠定了基础。

5. 第二代监测　第二代监测是指以血清学监测和行为学监测相结合的综合监测,达到提高敏感性和监测效率的目的。以 HIV 监测为例,第一代 HIV 监测包括对特殊人群的 HIV 感染进行监测以及医疗机构对艾滋病进行报告两项内容。理论和实践证明,第一代 HIV 监测不能提供有关行为或社会特征的信息,并且缺少 HIV 流行因素的决定特征,不能满足监测的所有要求。第二代 HIV 监测在血清学和临床监测的基础上增加了行为监测调查,包括对感染途径和感染行为等高危变量进行调查,更加符合我国控制艾滋病的需要。

6. 其他卫生问题的监测　包括危险因素监测、营养监测、环境监测、学校卫生监测、药物不良反应监测、症状监测等,对于不同的卫生问题,为达到不同的目的,可开展不同内容的监测活动。如症状监测是指通过长期、连续、系统地收集特定临床症候群或与疾病相关的现象的发生频率,从而对某类疾病的发生或流行进行早期探查、预警和作出快速反应的监测方法。2020年新型冠状病毒感染疫情中对发热症状的监测就属于症状监测,对控制新型冠状病毒感染疫情传播流行工作发挥了重要的作用。

(郝加虎)

扫码查看练习题

第二篇 预防保健学基本方法

第三章　医学统计方法

第一节　医学统计学概述

医学统计学(medical statistics)是应用统计学的原理和方法,结合医学实践,研究医学资料或信息的搜集、整理和分析的一门学科。人们对疾病的易感性不一样,对药物的敏感性也不同,那么,疾病的流行情况如何及药物的疗效怎么样呢?这些问题就必须依靠医学统计学来解决。现代医学发展迅速,许多新的问题等待着我们去研究和解决,如基因组学、代谢组学、蛋白质组学等大数据的统计分析问题,因此,医学统计学已成为促进医学发展的一门重要学科,是医学科研中不可缺少的一种分析和解决问题的重要工具。越来越多的医务工作者认识到它在医学科学中的地位和重要作用,使医学统计学的应用范围更加广泛。

一、医学统计学基本概念

(一)总体与样本

总体(population)是根据研究目的所确定的性质相同的所有个体某种变量值的集合。例如调查某地成年男子的身高,变量为身高(单位:cm),每个人的身高为变量值,所有人的身高便组成了总体。个体总数已知的总体称为有限总体,无确切范围的总体称为无限总体。医学研究中的总体大多是无限总体,而现实情况下直接研究总体的情况有时是不可能的,所以只能从中随机抽取有代表性的一部分个体进行研究,并用研究的结果去推断总体,即我们所称的抽样研究。而这种从总体中随机抽取有代表性的一部分个体称为样本(sample)。

(二)同质和变异

我们称具有相同性质的一类事物为同质(homogeneity),而在同质条件下,就同一观察指标来说,各观察单位表现出来的数量间存在着差异,这种客观存在的差异性称为变异(variation)。例如,研究儿童的身体发育情况,同性别、同年龄儿童(统计上称为"同质"观察单位)的身高有高有低,各不相同,称为身高的变异。日常生活中,有时也可以看到,同性别中,有的低年龄儿童的身高高于高年龄儿童的身高,但总的来说,儿童的身高总是随年龄增长而增加,这是客观规律。同理,喂以同种饲料,同种属、同性别、年龄相近的小白鼠所增加的体重(单位:g)亦各不相同,但客观规律是饲料所含营养成分越多,所增加的体重越多。上例中的个体变异表现为定量,如身高的高低、所增加体重的多少;有时亦可表现为定性,如临床疗效的有效和无效;有时表现为等级形式,如用某药治疗某种病人后的痊愈、好转、恶化等。同质观察单位之间的个体变异是生物的重要特征,是偶然性的表现,是由于生物体内外环境中多种因素的综合影响造成的,其中许多因素是未知的,也是难以控制的。统计学研究的是有变异的事物,统计学的任务就是在同质分组的基础上,通过对个体变异的研究,透过偶然现象反映同质事物的本质特征和规律。

(三)参数与统计量

根据总体所有个体值统计计算出来的描述总体的特征量,称为总体参数(population parameter)。总体参数一般用希腊字母表示,如总体均值用 μ 表示;与总体参数相对应,根据样本所有个体值统计计算出来的描述样本的特征量,称为样本统计量(sample statistic)。样本统计量用拉丁字母表示,如样本均值用 $\bar{x}$ 表示,总体参数一般是不知道的,抽样研究的目的就是用样本统计量来推断相应的总体参数,包括区间估计和假设检验。

(四)误差

统计上的误差泛指测得值与真值之差,包括以下 3 种。

1. 系统误差(systematic error) 由于各种人为原因,如仪器未校正、方法未统一、操作不一致所产生的误差称为系统误差。这种误差的倾向性偏大或偏小,在实际工作中应尽可能避免。

2. 随机测量误差(random measurement error) 由于非人为的原因所产生的误差,如控制了系统误差仍然使结果产生偏差,称为随机测量误差。如在光电比色分析中,同一份样品经多次测量所得到的光密度值不可能完全相同,这就是随机测量误差。其特点是误差无倾向性,但应控制在一定容许范围内。

3. 抽样误差(sampling error) 尽管控制了系统误差和随机测量误差,但由于抽样的原因,样本指标和总体指标仍不相同,这种误差是由抽样造成的,称为抽样误差。抽样误差产生的原因是个体之间存在差异,这是不可避免的,但其有一定的规律性,是可以控制的。

(五)概率

概率(probability)是描述某事件发生的可能性大小的一个度量,常用 P 表示。必然事件的概率为 1,不可能事件的概率为 0,随机事件的概率在 0~1 之间,越接近 1 发生的可能性就越大,越接近 0 发生的可能性就越小。统计学上将不太可能发生的事件称为小概率事件,一般认为 $P \leqslant 0.05$ 称为小概率事件。小概率事件在一次试验中的不可能性称为小概率原理,如中大奖(1/10 万)、车祸(2/10 万~4/10 万)等。

(六)定量资料

对每一个观察单位用定量的方法测定某项指标所得到的变量值称为定量资料(quantitative data),也称为数值变量资料。如调查某地 10 岁男童的身体发育状况,每个人的身高(单位:cm)、体重(单位:kg)、血压(单位:kPa)、胸围(单位:cm)、牙长(单位:mm)等均属于定量资料,其显著特点是具有度量衡单位。

(七)定性资料

1. 分类变量(或名义变量)资料 将观察单位按照性质或类别不同分组计数所得的资料称为分类变量资料,又称计数资料(enumeration data)。如生存和死亡、治愈和未愈、有效和无效、ABO 血型分布等资料。

2. 有序定性变量(或等级变量)资料 根据观察单位的某种属性的不同程度分组,然后清点每组中的个数所得的资料称为有序定性变量资料,又称等级资料(ranked data),它既有计数资料的特点,又有半定量的特性,故又称为半定量资料。如某些临床检验的结果－,±,＋,＋＋,＋＋＋,＋＋＋＋,口腔病理分级0,Ⅰ,Ⅱ,Ⅲ,Ⅳ等呈等级关系。

(八)数据转换

根据分析需要,各类变量可以相互转化。如人的血压值为计量资料,若按正常血压和异常血压分为两组就成了二分类计数资料;有时也可以将分类资料数量化,如男、女用0,1表示,多项的治疗结果评分用0,1,2,…表示,输入计算机并进行处理。

(九)随机化

随机化(randomization)是指在科研中把每个受试对象按照机会均等的原则进行安排,如对象的抽取、实验组、实验先后顺序等影响实验结果的因素均应加以随机化处理,以保证结果科学可比。注意随机不等于随便。常用的随机化方法有抽签法和随机数字法。

二、医学统计工作的基本步骤

(一)设计

设计是统计工作中最关键的一环。设计的内容包括资料搜集、整理和分析等全过程的总体设想和安排,要周密考虑,细致安排。良好的设计是成功的关键。

(二)收集资料

收集资料的任务是按设计要求取得完整、准确、可靠的原始数据。经常性资料包括统计报表和医疗日常工作记录,如病历,可随时获得;一时性资料需通过专题调查或实验获得。

(三)整理资料

整理资料的任务是净化原始数据,按"同质合并,异质分开"的原则,使其系统化、条理化,以便于进一步计算和统计分析。

(四)分析资料

资料的统计分析包括:

1.统计描述　用统计图和统计表及统计指标对资料的数量特征及其分布规律进行描述。

2.统计推断　由样本的信息推论总体的特征,抽样研究的目的就是了解总体情况,主要包括参数估计和假设检验两个方面。

第二节　数值变量资料的统计描述和统计推断

一、数值变量资料的统计描述

(一)频数表的编制方法

为了解数值变量的分布规律,当观察值个数较多时,可编制频数分布表,简称频数表。下面通过例题来说明如何编制频数表。

例3-2-1　某地101例30～49岁骨科病人血清总胆固醇值(mmol/L)测定结果如下,试编制频数表。

4.77	3.37	6.14	3.95	3.56	4.23	4.31	4.21	5.69	4.12
4.56	4.37	5.39	6.30	5.21	7.22	5.54	3.93	5.21	6.51
5.18	5.77	4.79	5.12	5.20	5.10	4.70	4.74	3.50	4.69
4.38	4.89	6.25	5.32	4.50	4.63	3.61	4.44	4.43	4.25
4.03	5.85	4.09	3.35	4.08	4.79	5.30	4.97	3.18	3.97
5.16	5.10	5.86	4.79	5.34	4.24	4.32	4.77	6.36	6.38
4.88	5.55	3.04	4.55	3.35	4.87	4.17	5.85	5.16	5.09
4.52	4.38	4.31	4.58	5.72	6.55	4.76	4.61	4.17	4.03
4.47	3.40	3.91	2.70	4.60	4.09	5.96	5.48	4.40	4.55
5.38	3.89	4.60	4.47	3.64	4.34	5.18	6.14	3.24	4.90
3.05									

1.找出最大值和最小值计算极差　本例最大值是 7.22,最小值是 2.70,最大值与最小值之差称为极差 R(range)。

$$R=7.22-2.70=4.52$$

2.确定组数、组距和组段　一般设 8~15 个组,平均 10 组左右;常用极差的 1/10 取整作组距,本例极差的 1/10 为 0.452,取整为 0.5;第一组段包括最小值在内,最后一个组段要包括最大值在内,并写出其下限及上限,各个组段应界限分明,第一组段写为"2.5~",最后一个组段写为"7.0~7.5"。

3.列表划记　把确定的组段序列制成表的形式,采用计算机或划记法将原始数据汇总,得出各组段的观察例数,即频数,如表 3-2-1 中第(1)(2)栏。

表 3-2-1　某地 101 例 30~49 岁骨科病人血清总胆固醇值

组段(mmol/L) (1)	频数 (2)
2.5~	1
3.0~	8
3.5~	9
4.0~	23
4.5~	25
5.0~	17
5.5~	9
6.0~	6
6.5~	2
7.0~7.5	1
合计	101

(二)频数分布的两个特征

一组变量值如何表达呢? 观察频数表可以知道数据的分布特征,离开频数表就不得而知了。频数分布有两个重要特征,即集中趋势(central tendency)和离散趋势(dispersion tendency)。从表 3-2-1 中可以看到,总胆固醇值向中央部分靠拢,中间者居多就是集中趋势,从中央到两侧逐渐减少就是离散趋势。用集中趋势和离散趋势就可以全面描述一组变量值,后面我们可以学到。

(三)频数分布的类型

根据频数分布的对称性,频数分布可以分为对称分布和偏态分布两种。所谓"对称分布",是指集中位置在正中间,左右两侧基本对称。所谓"偏态分布",是指集中位置不在正中间,而是偏向一侧,左右两侧不对称,偏向小的一侧为正偏态分布,偏向大的一侧为负偏态分布。不同类型的分布资料宜用不同的统计分析方法。

(四)频数表的用途

1. 揭示资料的分布特征和分布类型。

2. 便于进一步计算指标并作统计分析。

3. 发现可疑值或者离群值,离群值在数据的两端,值得怀疑,应仔细检查和核对。

(五)定量资料的集中趋势——平均数

平均数是统计学中应用最广泛、最重要的一个指标体系。它表示一组定量数据的平均水平或集中趋势,是集中趋势的特征值。平均数有多种,如均值、中位数、几何平均数、众数、调和平均数等,常用的有均值、几何平均数和中位数。

1. 均值　均值(mean)是算术平均数(arithmetic mean)的简称,反映一组观察值在数量上的平均水平或集中位置,总体均值用 μ 表示,样本均值用 $\bar{x}$ 表示。

(1)均值的计算方法。

①直接法。即将所有观察值 $X_1,X_2,X_3,\cdots,X_n$ 直接相加再除以观察值的个数 n。

$$\bar{x} = \sum X/n \qquad\qquad \text{公式(3-2-1)}$$

式中,$\sum$ 是求和符号。

例 **3-2-2**　5 名 17 岁女中学生的肺活量(L)分别是 2.45,2.87,1.98,2.56,2.33。求平均肺活量。

$$\bar{x} = \frac{2.45+2.87+1.98+2.56+2.33}{5} = \frac{12.19}{5} = 2.44(\text{L})$$

②加权法。频数表资料用加权法,公式为

$$\bar{x} = \frac{\sum fX}{\sum f} \qquad\qquad \text{公式(3-2-2)}$$

式中,X 为组中值,f 为每组频数。

例 **3-2-3**　试求表 3-2-2 资料的均值。

表 3-2-2　某地 101 例 30~49 岁骨科病人血清总胆固醇均值的计算

组段(mmol/L) (1)	频数 f (2)	组中值 X (3)	fX (4)=(2)(3)
2.5~	1	2.75	2.75
3.0~	8	3.25	26
3.5~	9	3.75	33.75
4.0~	23	4.25	97.75
4.5~	25	4.75	118.75
5.0~	17	5.25	89.25

续表

组段(mmol/L) (1)	频数 f (2)	组中值 X (3)	fX (4)=(2)(3)
5.5～	9	5.75	51.75
6.0～	6	6.25	37.5
6.5～	2	6.75	13.5
7.0～7.5	1	7.25	7.25
合计	101		478.25

$$\bar{x} = \frac{1 \times 2.75 + 8 \times 3.25 + \cdots + 2 \times 6.25 + 1 \times 7.25}{1 + 8 + 9 + \cdots + 2 + 1} = \frac{478.25}{101} = 4.735(\text{mmol/L})$$

30～49 岁骨科病人血清总胆固醇均值为 4.735 mmol/L。

(2)均值的两个重要特性。

①离均差之和为零。

$$\sum (X - \bar{x}) = 0$$

②离均差平方和最小。

$$\sum (X - \bar{x})^2 < \sum (X - a)^2 (a \neq \bar{x})$$

(3)均值的应用。均值因能反映全部观察值的平均水平或集中位置而应用最广泛。它最适用于对称分布资料,尤其是正态分布资料。偏态分布资料常用几何平均数或中位数。

2.几何平均数　几何平均数(geometric mean,G)适用于呈对数正态分布的资料,或呈等比关系的资料。如医学中常用的抗体滴度、血清效价等。

(1)几何平均数的计算方法。

①直接法。

$$G = \lg^{-1}\left(\frac{\sum \lg X}{n}\right) \qquad 公式(3-2-3)$$

例 3-2-4　3 人血清抗体效价分别为 1∶10,1∶100,1∶1000,求其平均效价。

$$G = \lg^{-1}\left(\frac{\lg 10 + \lg 100 + \lg 1000}{3}\right) = \lg^{-1} 2 = 100$$

故 3 人血清抗体效价的平均效价为 1∶100。

②加权法。

$$G = \lg^{-1}\left(\frac{\sum f \lg X}{\sum f}\right) \qquad 公式(3-2-4)$$

例 3-2-5　测得 46 名正常人的血清乙型肝炎表面抗原(HbsAg)滴度如下,求其平均滴度。

滴度	1∶8	1∶16	1∶32	1∶64	1∶128
人数	17	15	11	3	0

$$G = \lg^{-1}\left(\frac{17 \times \lg 8 + 15 \times \lg 16 + 11 \times \lg 32 + 3 \times \lg 64}{46}\right)$$
$$= \lg^{-1} 1.2041$$
$$= 16.0$$

故其平均滴度为 1：16。

（2）几何平均数的应用。①几何平均数用于对数正态分布资料或呈倍数关系的等比资料等；②观察值不能为零或同时出现正负值；③同组资料 $G < \bar{x}$。

3. 中位数和百分位数　一组变量值由小到大排列，位次居中的观察值就是中位数（median, M）。百分位数（percentile）是一种位置指标，用 P_X 表示。一个百分位数 P_X 将一群变量值分为两部分，理论上有 $X\%$ 的观察值比它小，有（$100 - X\%$）的观察值比它大。P_{50} 就是中位数，故中位数是一个特定的百分位数。

（1）计算方法。直接法：由小到大排列。

$$n \text{ 为奇数} \quad M = X_{\left(\frac{n+1}{2}\right)} \qquad\qquad 公式（3-2-5）$$

$$n \text{ 为偶数} \quad M = \frac{1}{2}\left[X_{\frac{n}{2}} + X_{\left(\frac{n}{2}+1\right)}\right] \qquad\qquad 公式（3-2-6）$$

式中，下标 $\left(\frac{n+1}{2}\right)$、$\left(\frac{n}{2}\right)$、$\left(\frac{n}{2}+1\right)$ 为有序数列的位次，$X_{\left(\frac{n+1}{2}\right)}$、$X_{\left(\frac{n}{2}\right)}$、$X_{\left(\frac{n}{2}+1\right)}$ 为相应位次的观察值。

例 3-2-6　某病患者 7 人的潜伏期分别为 1, 2, 3, 5, 10, 15, 20 天，求其中位数。

$M = X_{\left(\frac{7+1}{2}\right)} = X_4 = 5$（天）

例 3-2-7　例 3-2-6 中又多 1 例，其潜伏期为 22 天，求中位数。

$M = \frac{1}{2}\left[X_{\frac{8}{2}} + X_{\left(\frac{8}{2}+1\right)}\right] = \frac{1}{2} \times (X_4 + X_5) = \frac{1}{2} \times (5 + 10) = 7.5$（天）

（2）用频数表法计算中位数和百分位数。

步骤是：①按所分组段，由小到大计算累计频数和累计频率，如表 3-2-2 第（3）（4）栏；②确定 P_X 所在组段，按下式计算 M 或 P_X。

$$P_X = L + \frac{i}{f_X}\left(n \cdot x\% - \sum f_L\right) \qquad\qquad 公式（3-2-7）$$

式中，L、i、f_X 分别为 P_X 所在组的下限、组距和频数，$\sum f_L$ 为小于 L 的各组段的累计例数，求中位数 M 时，$X = 50$，$M = P_{50}$。

例 3-2-8　50 例咽峡炎患者的潜伏期如表 3-2-3 所示，求 M, P_{25}, P_{75}, $P_{2.5}$, $P_{97.5}$。

表 3-2-3　50 例咽峡炎患者潜伏期的 M 和 P_X 的计算

潜伏期（小时） （1）	人数 f （2）	累计频数 $\sum f$ （3）	累计频率（%） （4）=（3）/n
12～	1	1	2
24～	7	8	16
36～	11	19	38
48～	11	30	60
60～	7	37	74
72～	5	42	84
84～	4	46	92
96～	2	48	96
108～120	2	50	100
合计	50		

本例 $n = 50$，求 P_X 的关键在于找出 P_X 所在组，P_X 在累计频数 $\sum f$ 略大于 $n \cdot X\%$ 组内，

本例知 50% 在 38% 与 60% 之间,故 $P_{50}(M)$ 在"48～"组段内,将有关数据代入公式(3-2-7)。

$$M = 48 + \frac{12}{11} \times (50 \times 50\% - 19) = 54.5(小时)$$

同理,有

$$P_{25} = 36 + \frac{12}{11} \times (50 \times 25\% - 8) = 40.9(小时)$$

$$P_{75} = 72 + \frac{12}{5} \times (50 \times 75\% - 37) = 73.2(小时)$$

$$P_{2.5} = 24 + \frac{12}{7} \times (50 \times 2.5\% - 1) = 24.4(小时)$$

$$P_{97.5} = 108 + \frac{12}{2} \times (50 \times 97.5\% - 48) = 112.5(小时)$$

(3)中位数和百分位数的应用。

①中位数常用于描述偏态分布资料、开口资料和分布未明的资料。开口资料即数据的一端或两端无确切界限,如某人转氨酶 $>40(U/L)$,此资料不能求出均值和几何平均数。

②百分位数常用于确定医学参考值范围,当数据不呈正态分布时,样本含量要足够大,常取 95% 医学参考值范围。单侧过高为异常时取 P_{95},过低为异常时取 P_5,双侧取 $P_{2.5}$～$P_{97.5}$。

(六)定量资料离散程度的指标

前面已述及频数分布有两个重要特征,即集中趋势与离散趋势,只有把两者结合起来才能全面反映资料的分布特征。为了进一步说明这个问题,先看下例。

例 3-2-9 三组同年龄男童体重(单位:kg)如下,试描述其集中趋势与离散趋势。

甲组	20	21	22	23	24	$\overline{x}_甲 = 22$ kg
乙组	14	19	22	15	30	$\overline{x}_乙 = 22$ kg
丙组	14	20	22	24	30	$\overline{x}_丙 = 22$ kg

这三组的 $\overline{x}$ 都是 22 kg,但它们各组的数据分布并不相同,即变异程度不一样。表示离散程度的常用指标有全距、四分位数间距、方差、标准差和变异系数等。

1. 全距　全距(range,R)亦称极差,为一组观察值中最大值与最小值之差,反映了个体差异的范围,全距大,说明变异度大,反之,说明变异度小。如例 3-2-9 中的全距为

$$R_甲 = 24 - 20 = 4(kg)$$

$$R_乙 = 30 - 14 = 16(kg)$$

$$R_丙 = 30 - 14 = 16(kg)$$

甲组的变异程度最小,乙组和丙组的变异程度相同,但其数据分布仍不相同,说明全距虽然计算简单,但并不全面,只考虑数据两端值,且不稳定。

2. 四分位数间距($Q_U - Q_L$)　上四分位数 Q_U 即 P_{75},下四分位数 Q_L 即 P_{25},$Q_U - Q_L$ 包括一组观察值的一半。其数值越大,变异度越大,反之,变异度越小。如例 3-2-8 中已求得 $Q_U = 73.2$(小时),$Q_L = 40.9$(小时),$Q_U - Q_L = 73.2 - 40.9 = 32.3$(小时)。

用四分位数间距反映变异程度的大小,比极差稳定,但并未考虑所有变量值,常用于表示偏态分布资料的变异度。

3. 方差(variance)　从例 3-2-9 中可看出乙组和丙组的极差相等,但可直观地看出乙组

的变异程度较大,因为19和25比20和24更远离22(kg),而极差不能反映。需考虑每一个观察值,先求离均差 $X-\mu$,而离均差之和 $\sum(X-\mu)$ 等于零,不能反映变异度的大小。故将离均差先平方再求和,即离均差平方和 $\sum(X-\mu)^2$,它除了与变异度有关,还与变量值的个数 N 有关,故 $\sum(X-\mu)^2/N$ 即为总体方差 σ^2。

4. 标准差(standard deviation)　因方差单位为原单位的平方,故将其开平方,这就是总体标准差。

$$\sigma=\sqrt{\frac{\sum(X-\mu)^2}{N}} \qquad 公式(3\text{-}2\text{-}8)$$

标准差越大,说明个体差异越大,均值的代表性就越差。实际工作中,当 μ 未知时,只能用 $\bar{x}$ 来估计,即用 $n-1$ 代替 N,则

$$s=\sqrt{\frac{\sum(X-\bar{x})^2}{n-1}} \qquad 公式(3\text{-}2\text{-}9)$$

分母 $n-1$ 为自由度(记为 ν),统计量 $\nu=n-1$ 限制条件的个数,此公式为标准差的无偏估计。

离均差平方和常用 SS 或 l_{XX} 表示。

$$SS=l_{XX}=\sum(X-\bar{x})^2=\sum X^2-(\sum X)^2/n$$

标准差的计算分式常用

$$直接法\ s=\sqrt{\frac{\sum X^2-\dfrac{(\sum X)^2}{n}}{n-1}} \qquad 公式(3\text{-}2\text{-}10)$$

$$加权法\ s=\sqrt{\frac{\sum fX^2-\dfrac{(\sum fX)^2}{\sum f}}{\sum f-1}} \qquad 公式(3\text{-}2\text{-}11)$$

式中,f 为相同观察值的个数,即频数。

例 3-2-10　求例 3-2-9 中数据的标准差。

$$n_1=n_2=n_3=5,\sum X=110$$

$$\sum X_{甲}{}^2=2430 \qquad \sum X_{乙}{}^2=2566 \qquad \sum X_{丙}{}^2=2556$$

$$s_{甲}=\sqrt{\frac{2430-\dfrac{110^2}{5}}{5-1}}=1.58(kg)$$

$$s_{乙}=\sqrt{\frac{2566-\dfrac{110^2}{5}}{5-1}}=6.04(kg)$$

$$s_{丙}=\sqrt{\frac{2556-\dfrac{110^2}{5}}{5-1}}=5.83(kg)$$

可见甲组的变异度最小,丙组次之,乙组的变异度最大。

例 3-2-11　求表 3-2-2 中 101 名骨科病人血清总胆固醇值的标准差。

由表可知 $\sum f = 101, \sum fX = 478.25$,再用(3)、(4) 栏相乘后相加得到

$$\sum fX^2 = 2342.3125$$

$$s = \sqrt{\frac{2342.3125 - \dfrac{478.25^2}{101}}{101 - 1}} = 0.88(\text{mmol/L})$$

5. 变异系数(coefficient of variation,CV)　变异系数为标准差 s 与均值 $\bar{x}$ 之比,用百分数表示,计算公式为

$$CV = \frac{s}{\bar{x}} \times 100\% \qquad\qquad 公式(3\text{-}2\text{-}12)$$

CV 是相对数,用于反映单位不同或均值相差较大的多组资料的变异度。

例 3-2-12　某地调查了 100 名 19 岁女大学生,其身高均值为 160.82 cm,标准差为 5.04 cm,体重均值为 51.33 kg,标准差为 5.10 kg,试比较两者的变异度。

身高 $CV = \dfrac{5.04}{160.82} \times 100\% = 3.13\%$

体重 $CV = \dfrac{5.10}{51.33} \times 100\% = 9.94\%$

说明该地 19 岁女大学生的体重变异度大于身高变异度。

二、正态分布及其应用

(一)正态分布的概念和特征

正态分布是一种特殊的频数分布。它的高峰位于中央,两侧逐渐下降且左右对称,是两端永不与横轴相交的钟型曲线(图 3-2-1)。

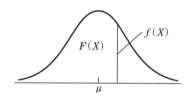

图 3-2-1　正态分布

1. 正态分布的图形　正态分布的密度函数 $f(X)$ 为

$$f(X) = \frac{1}{\sigma\sqrt{2\pi}} e^{-\frac{1}{2}\left(\frac{X-\mu}{\sigma}\right)^2} \quad (-\infty < X < +\infty) \qquad 公式(3\text{-}2\text{-}13)$$

式中,μ 为总体均值,σ 为总体标准差,π 为圆周率,e 为自然对数的底,X 为变量,当 μ,σ 已知时,以 X 为横轴,$f(X)$ 为纵轴,即可给出正态分布曲线的图形。

任何正态分布 $N(\mu,\sigma^2)$ 均可变换成均值为 0,标准差为 1 的标准正态分布 $N(0,1)$。

$$z = \frac{X-\mu}{\sigma} \qquad\qquad 公式(3\text{-}2\text{-}14)$$

z 称为标准正态离差。

标准正态分布的密度函数 $f(z)$ 为

$$f(z) = \frac{1}{\sqrt{2\pi}} e^{-\frac{z^2}{2}} \quad (-\infty < X < +\infty) \qquad 公式(3\text{-}2\text{-}15)$$

标准正态分布如图 3-2-2 所示。

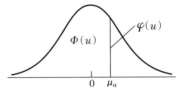

图 3-2-2　标准正态分布

2. 正态分布的特征

(1) 正态曲线在横轴上方,均值处的纵坐标最高。

(2) 正态分布以均值为中心,左右对称。

(3) 正态分布有两个参数,即均值 μ 与标准差 σ。μ 是位置参数,σ 是变异度参数。

(4) 正态曲线下面积分布有一定规律。

(二) 正态曲线下面积的分布规律

实际工作中,需了解正态曲线下、横轴上某一区间的面积占总面积的百分数,以估计该区间的频数分布或变量值落在该区间的概率。正态曲线下一定区间的面积可以通过对标准正态分布的密度函数 $f(z)$ 进行积分来求得,即

$$\varphi(z) = \int_{-\infty}^{z} \frac{1}{\sqrt{2\pi}} e^{-\frac{z^2}{2}} \mathrm{d}z \qquad 公式(3\text{-}2\text{-}16)$$

$\varphi(z)$ 反映标准正态曲线下、横轴上有 $-\infty$ 到 z 的面积,为了省去计算的麻烦,统计学家按 $\varphi(z)$ 编制了标准正态曲线下的面积表(表 3-2-4),由此表可查出曲线下某区间的面积。查表时应注意:①曲线下面积为从 $-\infty$ 到 z 的面积;②当 μ,σ 和 X 已知时,先求得 z 值,再查表 3-2-4;③总面积为 100% 或 1。常用总面积的 95% 和 99%。

表 3-2-4　标准正态分布曲线下的面积,$\varphi(-z)$ 值

z	0.00	0.01	0.02	0.03	0.04	0.05	0.06	0.07	0.08	0.09
-3.0	0.0013	0.0013	0.0013	0.0012	0.0012	0.0011	0.0011	0.0011	0.0010	0.0010
-2.9	0.0019	0.0018	0.0018	0.0017	0.0016	0.0016	0.0015	0.0015	0.0014	0.0014
-2.8	0.0026	0.0025	0.0024	0.0023	0.0023	0.0022	0.0021	0.0021	0.0020	0.0019
-2.7	0.0035	0.0034	0.0033	0.0032	0.0031	0.0030	0.0029	0.0028	0.0027	0.0026
-2.6	0.0047	0.0045	0.0044	0.0043	0.0041	0.0040	0.0039	0.0038	0.0037	0.0036
-2.5	0.0062	0.0060	0.0059	0.0057	0.0055	0.0054	0.0052	0.0051	0.0049	0.0048
-2.4	0.0082	0.0080	0.0078	0.0075	0.0073	0.0071	0.0069	0.0068	0.0066	0.0064
-2.3	0.0107	0.0104	0.0102	0.0099	0.0096	0.0094	0.0091	0.0089	0.0087	0.0084
-2.2	0.0139	0.0136	0.0132	0.0129	0.0125	0.0122	0.0119	0.0116	0.0113	0.0110
-2.1	0.0179	0.0174	0.0170	0.0166	0.0162	0.0158	0.0154	0.0150	0.0146	0.0143
-2.0	0.0228	0.0222	0.0217	0.0212	0.0207	0.0202	0.0197	0.0192	0.0188	0.0183
-1.9	0.0287	0.0281	0.0274	0.0268	0.0262	0.0256	0.0250	0.0244	0.0239	0.0233

续表

z	0.00	0.01	0.02	0.03	0.04	0.05	0.06	0.07	0.08	0.09
−1.8	0.0359	0.0351	0.0344	0.0336	0.0329	0.0322	0.0314	0.0307	0.0301	0.0294
−1.7	0.0446	0.0436	0.0427	0.0418	0.0409	0.0401	0.0392	0.0384	0.0375	0.0367
−1.6	0.0548	0.0537	0.0526	0.0516	0.0505	0.0495	0.0485	0.0475	0.0465	0.0455
−1.5	0.0668	0.0655	0.0643	0.0630	0.0618	0.0606	0.0594	0.0582	0.0571	0.0559
−1.4	0.0808	0.0793	0.0778	0.0764	0.0749	0.0735	0.0721	0.0708	0.0694	0.0681
−1.3	0.0968	0.0951	0.0934	0.0918	0.0901	0.0885	0.0869	0.0853	0.0838	0.0823
−1.2	0.1151	0.1131	0.1112	0.1093	0.1075	0.1056	0.1038	0.1020	0.1003	0.0985
−1.1	0.1357	0.1335	0.1314	0.1292	0.1271	0.1251	0.1230	0.1210	0.1190	0.1170
−1.0	0.1587	0.1562	0.1539	0.1515	0.1492	0.1469	0.1146	0.1423	0.1401	0.1379
−0.9	0.1841	0.1814	0.1788	0.1762	0.1736	0.1711	0.1685	0.1660	0.1635	0.1611
−0.8	0.2119	0.2090	0.2061	0.2033	0.2005	0.1977	0.1949	0.1922	0.1894	0.1867
−0.7	0.2420	0.2389	0.2358	0.2327	0.2296	0.2266	0.2236	0.2206	0.2177	0.2148
−0.6	0.2743	0.2709	0.2676	0.2643	0.2611	0.2578	0.2546	0.2514	0.2483	0.2451
−0.5	0.3085	0.3050	0.3015	0.2981	0.2946	0.2912	0.2877	0.2843	0.2810	0.2776
−0.4	0.3446	0.3409	0.3372	0.3336	0.3300	0.3264	0.3228	0.3192	0.3156	0.3121
−0.3	0.3821	0.3783	0.3745	0.3707	0.3669	0.3632	0.3594	0.3557	0.3520	0.3483
−0.2	0.4207	0.4168	0.4129	0.4090	0.4052	0.4013	0.3974	0.3936	0.3807	0.3859
−0.1	0.4602	0.4562	0.4522	0.4483	0.4443	0.4404	0.4364	0.4325	0.4286	0.4247
−0.0	0.5000	0.4960	0.492	0.4880	0.4840	0.4801	0.4761	0.4721	0.4681	0.4641

注:$\varphi(z)=1-\varphi(-z)$。

(三)正态分布的应用

许多医学现象如同质人群的身高、体重、红细胞数等,以及实验中的随机误差,呈正态分布或近似正态分布,有些资料经数据转换(如平方根转换、倒数转换等)后可成正态分布或近似正态分布。

1. 确定医学参考值范围　医学参考值范围是指正常人的解剖、生理、生化等方面指标的被动范围,正常人是指排除了影响所研究指标的疾病和有关因素的同质人群。常用95%的医学参考值范围。根据资料的不同选用不同的方法。

(1)正态分布法:适用于正态分布和近似正态分布资料。双侧:$\bar{x}\pm z\cdot s$,单侧:上界$\bar{x}+z\cdot s$,下界$\bar{x}-z\cdot s$。常用 z 值可根据表 3-2-5 查出。

表 3-2-5　常用 z 值表

参考值范围(%)	单侧	双侧
80	0.842	1.282
90	1.282	1.645
95	1.645	1.960
99	2.326	2.576

（2）百分位数法：常用于偏态分布资料。双侧：$P_{2.5} \sim P_{97.5}$，单侧：上界 P_{95}，下界 P_5。

2. 正态分布是许多统计方法的理论基础 如 t 分布、F 分布、χ^2 分布和 Poisson 分布的极限均为正态分布。在一定条件下，可按正态分布来近似。

三、数值变量资料的统计推断

（一）参数估计

1. 均值的抽样误差 前面已经介绍了样本与总体的关系，在医学科研中常用抽样研究的方法，用样本推断总体特征，这叫统计推断（statistical inference）。由于存在个体差异，样本均值一般不恰好等于总体均值，这种由抽样引起的样本均值与总体均值之差 $(\overline{x} - \mu)$ 称为均值的抽样误差。抽样误差在抽样研究中是不可避免的。

数理统计证明：从正态分布 $N(\mu, \sigma^2)$ 中随机抽取一定的样本 n，其样本均值 $\overline{x}$ 的分布仍服从正态分布；即使总体不呈正态分布，只要 n 很大，$\overline{x}$ 的分布也近似服从正态分布 $N(\mu, \sigma_{\overline{x}}^2)$。

$$\sigma_{\overline{x}} = \frac{\sigma}{\sqrt{n}} \qquad \text{公式(3-2-17)}$$

样本均值的标准差 $\sigma_{\overline{x}}$ 称为标准误（standard error），是说明均值抽样误差大小的指标。$\sigma_{\overline{x}}$ 大，抽样误差也大，反之，抽样误差也小。而在实际工作中，只有用 s 估计 σ，故标准误的估计值计算公式为

$$s_{\overline{x}} = \frac{s}{\sqrt{n}} \qquad \text{公式(3-2-18)}$$

例 3-2-13 用例 3-2-1 某地 101 例 30～49 岁骨科病人血清总胆固醇值资料计算标准误。

$$s_{\overline{x}} = \frac{0.88}{\sqrt{101}} = 0.0876 (\text{mmol/L})$$

2. t 分布 样本均值 $\overline{x}$ 的分布服从正态分布 $N(\mu, \sigma_{\overline{x}}^2)$，按照标准正态分布变换方法，$N(\mu, \sigma_{\overline{x}}^2)$ 也可变换成标准正态分布 $N(0,1)$，$Z = (\overline{x} - \mu)/\sigma_{\overline{x}}$，由于 σ 往往未知，常用 s 作为 σ 的估计值，则 $\dfrac{\overline{x} - \mu}{s_{\overline{x}}}$ 服从 t 分布。

$$t = \frac{\overline{x} - \mu}{s_{\overline{x}}} \qquad \text{公式(3-2-19)}$$

t 分布的特征：

（1）以 0 为中心，左右对称，呈单峰分布。

（2）t 分布是一簇曲线，分布参数为自由度 ν。t 分布的高峰比正态分布略低，两侧尾部翘得比正态分布略高。ν 越大，曲线越近正态分布，当 $\nu = \infty$ 时，t 分布即为 Z 分布。

由于 t 分布是一簇曲线，为了便于应用，统计学家编制了 t 界值表（表 3-2-6）。由表 3-2-6 可知，在同一自由度下，t 界值越大，P 值越小；在同一 P 值下，随着自由度增加，t 界值减小，并逐渐趋于稳定的 Z 值。

3. 总体均值的估计 用样本指标（统计量）估计总体指标（参数）称为参数估计（parameter estimation）。总体均值的估计有两种方法：一是点估计，直接用统计量 $\overline{x}$ 估计总体参数 μ，因未考虑抽样误差，此法并不常用；二是参数估计，此法较常用，即按一定的概率

估计总体均值所在的数值范围,常用 95％可信区间(credibility interval),其通式为

$$\bar{x} \pm t_{0.05} s_{\bar{x}} \qquad \text{公式(3-2-20)}$$

当 σ 已知或 σ 未知但 n 足够大(如 $n > 100$)时,用公式

$$\bar{x} \pm 1.96 \sigma_{\bar{x}}(\text{或} \ s_{\bar{x}}) \qquad \text{公式(3-2-21)}$$

表 3-2-6 t 界值表

自由度 ν	概率,P									
单侧:	0.25	0.20	0.10	0.05	0.025	0.01	0.005	0.0025	0.001	0.0005
双侧:	0.50	0.40	0.20	0.10	0.05	0.02	0.01	0.005	0.002	0.001
1	1.000	1.376	3.078	6.314	12.706	31.821	63.657	127.321	318.309	636.619
2	0.816	1.061	1.886	2.920	4.303	6.965	9.925	14.089	33.327	31.599
3	0.765	0.978	1.638	2.353	3.182	4.541	5.841	7.453	10.215	12.924
4	0.741	0.941	1.533	2.132	2.776	3.747	4.604	5.598	7.173	8.610
5	0.727	0.920	1.476	2.015	2.571	3.365	4.032	4.773	5.893	6.869
6	0.718	0.906	1.440	1.943	2.447	3.143	3.707	4.317	5.208	5.959
7	0.711	0.896	1.415	1.895	2.365	2.998	3.499	4.029	4.785	5.408
8	0.706	0.889	1.397	1.860	2.306	2.896	3.355	3.833	4.501	5.041
9	0.703	0.883	1.383	1.833	2.262	2.821	3.250	3.690	4.297	4.781
10	0.700	0.879	1.372	1.812	2.228	2.764	3.169	3.581	4.144	4.587
11	0.697	0.876	1.363	1.796	2.201	2.718	3.106	3.497	4.025	4.437
12	0.695	0.873	1.356	1.782	2.179	2.681	3.055	3.428	3.930	4.318
13	0.694	0.870	1.350	1.771	2.160	2.650	3.012	3.372	3.852	4.221
14	0.692	0.868	1.345	1.761	2.145	2.624	2.977	3.326	3.787	4.140
15	0.691	0.866	1.341	1.753	2.131	2.602	2.947	3.286	3.733	4.073
16	0.690	0.865	1.337	1.746	2.120	2.583	2.921	3.252	3.686	4.015
17	0.689	0.863	1.333	1.740	2.110	2.567	2.898	3.222	3.646	3.965
18	0.688	0.862	1.330	1.734	2.101	2.552	2.878	3.197	3.610	3.922
19	0.688	0.861	1.328	1.729	2.093	2.539	2.861	3.174	3.579	3.883
20	0.687	0.860	1.325	1.725	2.086	2.528	2.845	3.153	3.552	3.850
30	0.683	0.854	1.310	1.697	2.042	2.457	2.750	3.030	3.385	3.646
40	0.681	0.851	1.303	1.684	2.021	2.423	2.704	2.971	3.307	3.551
50	0.679	0.849	1.299	1.676	2.009	2.403	2.678	2.937	3.261	3.496
100	0.677	0.845	1.290	1.660	1.984	2.364	2.626	2.871	3.174	3.390
∞	0.6745	0.8416	1.2816	1.6449	1.9600	2.3263	2.5758	2.8070	3.0902	3.2905

例 3-2-14 由例 3-2-2 中 5 名 17 岁女中学生的肺活量资料得 $\bar{x} = 2.44$ L,$s = 0.33$ L,试估计该地 17 岁女中学生肺活量的 95％可信区间。

本例 $n = 5$,$\nu = 4$,$t_{0.05,4} = 2.776$。

$$\bar{x} \pm t_{0.05,4} s_{\bar{x}} = 2.44 \pm 2.776 \times 0.33/\sqrt{5} = 2.03 \sim 2.85 (\text{L})$$

该地 17 岁女中学生肺活量均值的 95％可信区间为 2.03～2.85 L。

例 3-2-15 由例 3-2-1 中 101 名 30～49 岁骨科病人血清总胆固醇值 $\bar{x} = 4.735$ mmol/L,$s = 0.88$ mmol/L,求该地骨科病人血清总胆固醇值均值的 95％可信区间。

$$\bar{x} \pm 1.96 s_{\bar{x}} = 4.735 \pm 1.96 \times 0.88/\sqrt{101} = 4.563 \sim 4.907 (\text{mmol/L})$$

该地区 30～49 岁骨科病人血清总胆固醇值均值的 95% 可信区间为 4.563～4.907 mmol/L。

(二)假设检验

1. 假设检验的基本原理　假设检验亦称显著性检验,是统计推断的另一个非常重要的方面,下面通过实例进行说明。

例 3-2-16　根据大量调查显示,健康成年男子脉搏的均值为 72 次/分,某医生在山区随机调查了 25 名健康成年男子,其脉搏的均值为 74.2 次/分,标准差为 6.5 次/分,能否认为该山区健康成年男子的脉搏高于一般人群?

本例已知总体均值 $\mu_0 = 72$ 次/分,样本均值 $\bar{x} = 74.2$ 次/分,$\bar{x}$ 与 μ_0 不等,其产生的原因有两种:①总体不同,$\mu \neq \mu_0$;②总体相同,$\mu = \mu_0$,差别由抽样误差造成。要直接判断 $\mu \neq \mu_0$ 是不可能的,但可利用 $\mu = \mu_0$,即差别由抽样误差造成的可能性即概率来判断,若概率小,按小概率原理拒绝 $\mu = \mu_0$,从而判断 $\mu \neq \mu_0$,否则接受 $\mu = \mu_0$。

2. 假设检验的基本步骤

(1)建立检验假设,确定检验水准。假设有两种,一是假设总体相同,$\mu = \mu_0$,称为检验假设,即无效假设,又称零假设(null hypothesis),用 H_0 表示;二是假设总体不同,$\mu \neq \mu_0$,称为备择假设(alternative hypothesis),用 H_1 表示。

检验水准 α 是预先确定的概率值,即小概率事件的标准,一般情况下取 $\alpha = 0.05$,但正态性检验、方差齐性检验常取 $\alpha = 0.1$。

(2)选择正确的检验方法和计算统计量。根据资料类型和分析目的以及检验方法的适用条件来选择检验方法。如选用 t 检验计算 t 统计量。

(3)确定 P 值。所谓 P 值,是指从 H_0 所规定的总体随机抽得不低于(或不高于)现有统计量的概率。根据计算出的检验统计量查相应的界值表,即可得到概率 P。

(4)判断结果。按检验水准 α 得出统计结论,即有或无统计学意义。统计结论必须和专业结论有机结合,才能得出恰如其分、符合客观实际的最终结论。

3. 假设检验应注意的问题

(1)要有严密的抽样设计。应随机抽取样本,组间应具可比性,实行随机分组等。

(2)正确选定假设检验方法。应根据资料类型、分析目的和设计方案等选用适当的检验方法。

(3)正确理解"有统计学意义"。统计学上的"意义"不应理解为差异的大小,而是认为两者是否相同或不同。表述常用"差异有(无)显著性",不应写成"有(无)显著性差别"。实际差异的大小应结合专业知识来确定。

(4)结论不能绝对化。因统计结论具有概率性质,与数学上的证明不同,它会犯错误,故在报告结论时应写成"根据此资料认为……",并标明统计量和 P 值。

4. 假设检验与可信区间的区别与联系

(1)假设检验中第一类错误与第二类错误。假设检验的核心是推断 H_0:当 H_0 是真实的,拒绝 H_0 就是错误的,不拒绝 H_0 则是正确的;当 H_0 是不真实的,拒绝 H_0 就是正确的,不拒绝 H_0 则是错误的。这里显然存在两种正确推断和两种错误推断,排列如下:

	拒绝 H_0,接受 H_1	不拒绝 H_0
H_0 真实	第一类错误(α)	正确推断($1-\alpha$)
H_0 不真实	正确推断($1-\beta$)	第二类错误(β)

为区别这两种错误,统计学上规定:拒绝 H_0 所犯的错误为第一类错误(又称Ⅰ型错误,type Ⅰ error);不拒绝 H_0 所犯的错误为第二类错误(又称Ⅱ型错误,type Ⅱ error)。如果把 H_0 视作阴性事件,而把 H_1 视作阳性事件,则两种错误的意义如下:

第一类错误　　　拒绝真实的 H_0　　　假阳性

第二类错误　　　接受错误的 H_0　　　假阴性

一般假设检验取双侧 α 为 0.05,这是指当 H_0 为真实时,出现第一类错误的概率称为第一类错误,符号为 α;与此相对,当 H_1 为真实时,出现第二类错误的概率称为第二类错误,符号为 β。β 未知,多取 β 值大于 α 值,如 $\alpha=0.05$,则 $\beta=0.10$。

实际应用假设检验时,当 $P\leqslant\alpha$ 而拒绝 H_0 接受 H_1,要注意第一类错误的出现;当 $P>\alpha$ 而不拒绝 H_0,要注意第二类错误的出现。尤其是,第二类错误 β 表示失去对真实的 H_1 作出肯定结论的概率,故 $1-\beta$ 就是对真实的 H_1 作出肯定结论的概率,常被用来表达某假设检验方法的检验功效(power of test),国内学者称它为把握度,即假设检验对真实的 H_1 作出肯定结论的把握程度。

(2)正确理解可信区间的含义。可信区间一旦形成,要么包含总体参数,要么不包含总体参数,二者必取其一,无概率可言。所谓 95% 的可信度,是针对可信区间的构建方法而言的。以均值的可信区间为例,其含义是:如果重复 100 次抽样,每次样本含量均为 n,每个样本均按 $\bar{x}\pm t_{0.05}s_{\bar{x}}$ 构建可信区间,则在此 100 个可信区间内,理论上有 95 个包含总体均值,而有 5 个不包含总体均值。

在区间估计中,总体参数虽未知,但却是固定的值,而不是随机变量值。因此,95% 的可信区间不能理解为总体参数有 95% 的可能落在该区间内;更不能理解为有 95% 的总体参数在该区间内,而 5% 的参数不在该区间内,因为相应的总体参数只有一个。

(3)假设检验与可信区间的关系。假设检验与可信区间既有区别又有联系,假设检验是检验质的不同,而可信区间是推断量的大小,可信区间有时有假设检验的功能,在实际资料分析中可以结合使用。

可信区间估计与假设检验是统计学中两种重要的、独特的思维方式,它们在原理上相通,均基于抽样误差理论,只是考虑问题的角度不同。在实际工作中,假设检验与可信区间估计可以联合使用。

四、t 检验

(一)样本均值与总体均值的比较

样本均值 $\bar{x}$ 与总体均值 μ_0 比较的目的,是推断该样本是否来自某已知总体;这里的总体均值 μ_0 一般为理论值、标准值或经大量观察所得并为人们接受的公认值和稳定值。

解决这个问题有两种思路:

(1)运用可信区间估计方法,若由样本信息估计的总体均值 μ 的可信区间没有覆盖已知

总体均值 μ_0，则可推断该样本并非来自已知均值的总体。

(2)运用假设检验方法，先假设样本均值 $\bar{x}$ 代表的总体均值 μ 等于某已知总体均值 μ_0，再判断样本提供的信息是否支持这种假设。若不支持，则可推断该样本并非来自已知均值的总体。

例 3-2-17　测得 25 例某病女性病人的血红蛋白(Hb)含量，其均值为 150(g/L)，标准差为 16.5(g/L)。而该地正常成年女性的 Hb 含量均值为 132(g/L)。问该病女性病人的 Hb 含量是否与当地正常女性的 Hb 含量不同？

本例为样本均值与已知总体均值的比较，其目的是推断病人的平均血红蛋白含量(未知总体均值 μ)与正常女性的平均血红蛋白含量(已知总体均值 μ_0)间有无差别。从资料提供的信息来看，样本均值 150 与总体均值 132 并不相等，其原因可有以下两个方面：①样本对应的总体均值等于 132，差别仅仅是由抽样误差所致的；②除抽样误差外，病人与正常人还存在本质上的差异。

两种情况只有一个是正确的，且二者必居其一，需要我们作出推断。一般来说，抽样误差比本质上的差别要小，且抽样误差是有规律的。究竟是哪种原因导致 $\bar{x}$ 与 μ 间的差别，可以通过假设检验作出判断，其步骤如下。

①建立假设(在假设的前提下有规律可循)。先假设病人的平均血红蛋白含量与正常人的相等，该假设称为零假设，记为 H_0，表示目前的差异是由抽样误差引起的，对应于上述第一种情况。当这个假设 H_0 被拒绝时，另一个与之对立的假设就被接受，即病人的平均血红蛋白含量与正常人的不等，该假设称为备择假设，记为 H_1，表示目前的差异是由本质上的差别引起的，对应于上述第二种情况。两种假设可表示为：

H_0：$\mu=132$，病人与正常人的平均血红蛋白含量相等；

H_1：$\mu\neq132$，病人与正常人的平均血红蛋白含量不等。

其中 H_0 假设比较单纯、明确，且在该假设的前提下就有规律可循，而 H_1 假设包含的情况比较复杂，因此，检验是针对 H_0 的。

②确定检验水准 α(确定最大允许误差)。设定检验水准的目的就是确定拒绝假设 H_0 时的最大允许误差。医学研究中一般取双侧 $\alpha=0.05$。

③计算检验统计量(计算样本与总体的偏离)。样本均值 $\bar{x}$ 与总体均值 μ_0 间的差别可以用统计量 t 来反映：

$$t=\frac{\bar{x}-\mu_0}{s/\sqrt{n}} \qquad\qquad 公式(3-2-22)$$

统计量 t 表示，在标准误的尺度下，样本均值 $\bar{x}$ 与总体均值 μ_0 的偏离。这种偏离称为标准 t 离差(standard t deviation)。根据抽样误差理论，在 H_0 的假设前提下，统计量 t 服从自由度为 $n-1$ 的 t 分布，即 t 值在 0 附近的可能性大，远离 0 的可能性小，离 0 越远可能性越小。

本例中，已知 $n=25$，$\bar{x}=150$(g/L)，$s=16.5$(g/L)，$\mu_0=132$(g/L)，则检验统计量 t 为

$$t=\frac{\bar{x}-\mu_0}{s/\sqrt{n}}=\frac{150-132}{16.5/\sqrt{25}}=5.4545$$

④计算概率 P(与统计量 t 值对应的概率)。根据第③步算得现有样本与已知总体的标准 t 离差为 5.4545。若要确定该信息是否支持零假设 H_0，需要计算 P 值，即在 H_0 成立的前

提下,获得现有这么大的标准 t 离差以及更大离差 $|t| \geqslant 5.4545$ 的可能性。

$$P = P(|t| \geqslant 5.4545)$$

按 $\nu = 25 - 1 = 24$,根据 t 界值表得 $t_{0.05,24} = 2.064$,$t = 5.4545 > 2.064$,故 $P < 0.05$。

⑤结论(根据小概率原理作出推断)。根据 t 分布曲线下面积的分布规律(抽样分布规律),在 H_0 成立的前提下出现现有差别或更大差别的可能性 $P(|t| \geqslant 5.4545)$ 小于 0.05,是小概率事件,这在一次试验中是不太可能发生的。然而不太可能发生的事件在一次试验中居然发生了,即现有样本信息不支持 H_0,因此,拒绝 H_0。若 $P > 0.05$,说明在 H_0 成立的前提下出现现有差别或更大差别的可能性 $P(|t| \geqslant 5.4545)$ 不是小概率事件,因此,没有理由拒绝 H_0。可见,抉择的标准为:

当 $P \leqslant \alpha$ 时,拒绝 H_0,接受 H_1;

当 $P > \alpha$ 时,不拒绝 H_0。

本例 $P < 0.05$,按 $\alpha = 0.05$ 的水准,拒绝 H_0,接受 H_1,差别有统计学意义,可以认为该病女性病人的 Hb 含量与正常女性的 Hb 含量不同。

(二)配对设计定量资料的差值均值与总体差值均值 0 的比较

配对设计有两种情况:①自身配对:同一对象接受两种处理,如同一标本用两种方法进行检验,同一患者接受两种处理方法;②异体配对:将条件相近的实验对象配对,并分别给予两种处理。在进行配对资料的 t 检验时,首先应求出各对数据间的差值 d,将 d 作为变量值计算均值。若两处理因素的效应无差别,理论上差值 d 的总体均值 μ_d 应为 0,故可将该检验理解为样本均值 $\bar{d}$ 与总体均值 $\mu_d = 0$ 的比较。

例 3-2-18　现用两种测量血压的仪器对 12 名妇女进行收缩压(SBP)(mmHg)测量,资料见表 3-2-7,问两种方法的检测结果有无差别?

表 3-2-7　用两种方法检测 12 名妇女的收缩压的结果(mmHg)

被测者号 (1)	水银血压计法 (2)	电子血压计法 (3)	差值 d (4)=(3)-(2)	d^2 (5)
1	120	115	-5	25
2	110	125	15	225
3	108	112	4	16
4	123	129	6	36
5	130	136	6	36
6	120	126	6	36
7	90	90	0	0
8	110	116	6	36
9	102	98	-4	16
10	105	112	7	49
11	96	100	4	16
12	80	88	8	64
合计			53	555

本例中,同一受试对象(每名妇女)接受了两种试验仪器的测量,所得数据为配对定量资料,可用配对资料的 t 检验进行假设检验。这时,t 值计算公式为

$$t = \frac{\overline{d} - 0}{s_d / \sqrt{n}} \qquad 公式(3\text{-}2\text{-}23)$$

式中，$\overline{d}$ 为差值均值，s_d 为差值标准差，n 为差值的个数，$s_d/\sqrt{n}$ 为差值均值的标准误。假设检验步骤如下：

$H_0 : \mu_d = 0$，两仪器检测结果相同；

$H_1 : \mu_d \neq 0$，两仪器检测结果不同。

双侧 $\alpha = 0.05$。

已知　$n = 12, \overline{d} = \sum d/n = 53/12 = 4.42 (\text{mmHg})$

差值的标准差为

$$s_d = \sqrt{\frac{\sum d^2 - (\sum d)^2/n}{n-1}} = \sqrt{\frac{555 - 53^2/12}{12-1}} = 5.40 (\text{mmHg})$$

则检验统计量：$t = \dfrac{4.42 - 0}{5.40/\sqrt{12}} = 2.83$

按 $\nu = n - 1 = 12 - 1 = 11$，查 t 界值表，得 $t_{0.02,11} = 2.718, t > t_{0.02,11}$，则 $P < 0.02$，差别有统计学意义，可以认为两种仪器检测的结果不同。

（三）两样本均值比较的 t 检验

有些研究的设计不能按照配对设计进行研究，只能把独立的两组相互比较，如感染组与非感染组、新药组与对照组。两个样本均值比较的目的在于推断两个样本所代表的两总体均值 μ_1 和 μ_2 是否相等。此时，t 检验的公式为

$$t = \frac{\overline{X}_1 - \overline{X}_2}{s_{\overline{X}_1 - \overline{X}_2}} \qquad 公式(3\text{-}2\text{-}24)$$

式中，$\overline{X}_1$ 和 $\overline{X}_2$ 为两样本均值，$s_{\overline{X}_1 - \overline{X}_2}$ 为均值之差的标准误。

$$s_{\overline{X}_1 - \overline{X}_2} = \sqrt{s_c^2 \times \left(\frac{1}{n_1} + \frac{1}{n_2}\right)} \qquad 公式(3\text{-}2\text{-}25)$$

s_c^2 为两样本合并方差，是两样本方差的加权平均。

$$s_c^2 = \frac{(n_1 - 1)s_1^2 + (n_2 - 1)s_2^2}{n_1 + n_2 - 2} \qquad 公式(3\text{-}2\text{-}26)$$

n_1 和 n_2 是两组的样本含量，按自由度 $\nu = n_1 + n_2 - 2$（合并自由度）的 t 分布界定 P 值来进行统计推断。

应用 t 检验对两样本均值进行比较时，要求原始数据满足如下三个条件：①独立性（independence）：各观察值间是相互独立的，不能相互影响。②正态性（normality）：两组均值比较时，要求两组数据服从正态分布；配对设计时，要求差值服从正态分布。可用正态性检验来确认。③方差齐性（homogeneity of variance）：两样本所对应的正态总体方差相等，可由方差齐性检验来认定。

1. 两组方差齐的 t 检验

例 3-2-19　为研究某种蛋白质与系统性红斑狼疮（以下简称"狼疮"）的关系，测试了某医院中 15 名狼疮患者和 12 名正常人血清中该蛋白质的含量（$\mu g/dL$），结果见表 3-2-8。试比较正常人与狼疮患者的该蛋白质含量是否有差异。

表 3-2-8 正常人和狼疮患者血清中某蛋白质的含量比较

分组	n	$\overline{x} \pm s$
正常组	12	271.89 ± 10.38
狼疮组	15	235.21 ± 14.39

$H_0 : \mu_1 = \mu_2$，正常人与狼疮患者的该蛋白质含量相等；

$H_1 : \mu_1 \neq \mu_2$，正常人与狼疮患者的该蛋白质含量不等。

双侧 $\alpha = 0.05$。

因

$$\overline{X}_1 = \frac{\sum X_1}{n_1} = \frac{3262.7}{12} = 271.89 \qquad s_1^2 = 10.38^2$$

$$\overline{X}_2 = \frac{\sum X_2}{n_2} = \frac{3528.1}{15} = 235.21 \qquad s_2^2 = 14.39^2$$

则

$$s_c^2 = \frac{11 \times 10.38^2 + 14 \times 14.39^2}{12 + 15 - 2} = 163.3679$$

计算检验统计量：

$$t = \frac{271.89 - 235.21}{\sqrt{163.3679 \times (1/12 + 1/15)}} = 7.409$$

$$\nu = n_1 + n_2 - 2 = 12 + 15 - 2 = 25$$

按自由度 25 查 t 界值表得 $t_{0.001,25} = 3.725$，$t > t_{0.001,25}$，$P < 0.001$，差别有统计学意义，可以认为狼疮患者的该蛋白质含量较低。

在两个样本均值比较时，若两组样本含量都很大（如 n 均大于 50），可用 Z 检验，其计算公式为

$$z = \frac{\overline{X}_1 - \overline{X}_2}{s_{\overline{X}_1 - \overline{X}_2}} = \frac{\overline{X}_1 - \overline{X}_2}{\sqrt{s_1^2/n_1 + s_2^2/n_2}} \qquad\qquad 公式(3-2-27)$$

z 为标准正态离差，按正态分布界定 P 值并作出推断结论。

例 3-2-20 某学校于 2010 年和 2013 年抽查部分 12 岁男童，对其发育情况进行评估，其中身高的有关资料如下。试比较这两个年度 12 岁男童身高均值有无差别。

2010 年：$n_1 = 120$ $\overline{X}_1 = 139.9$ cm $s_1 = 7.5$ cm；

2013 年：$n_2 = 153$ $\overline{X}_2 = 143.7$ cm $s_2 = 6.3$ cm。

$H_0 : \mu_1 = \mu_2$，即该市两个年度 12 岁男童平均身高相等；

$H_1 : \mu_1 \neq \mu_2$，即该市两个年度 12 岁男童平均身高不等。

双侧 $\alpha = 0.05$。

按式 $s_{\overline{X}_1 - \overline{X}_2} = \sqrt{s_1^2/n_1 + s_2^2/n_2} = \sqrt{7.5^2/120 + 6.3^2/153} = 0.8533$

计算检验统计量：$z = \dfrac{|\overline{X}_1 - \overline{X}_2|}{s_{\overline{X}_1 - \overline{X}_2}} = \dfrac{|139.9 - 143.7|}{0.8533} = 4.4532 > Z_{0.01} = 2.58$

得 $P < 0.01$，差别有统计学意义，可以认为该市 2013 年 12 岁男童平均身高比 2010 年 12 岁男童的高。

2. 两个样本方差的齐性检验 两样本均值的 t 检验，理论上要求两相应总体的方差相等，即所谓的方差齐性。即使两总体方差相等，也可能由于抽样误差导致两样本方差不同，

则样本方差不相等是否由于抽样误差所致，可用方差齐性检验，即检验 $\sigma_1^2=\sigma_2^2$ 的假设是否成立。因此，若已知两样本方差 s_1^2 和 s_2^2，可据此推断各自所代表的总体方差是否相等。

Levene's 方差齐性检验的检验统计量是方差之比 F，其计算公式为

$$F = s_1^2/s_2^2, \nu_1 = n_1 - 1, \nu_2 = n_2 - 1 \qquad 公式(3-2-28)$$

式中，s_1^2 为较大方差，s_2^2 为较小方差，ν_1、ν_2 为相应的自由度，n_1、n_2 为相应的样本含量。由于取 $s_1^2 > s_2^2$，必然有统计量 $F > 1$，算得 F 值后，需要查 F 界值表(方差齐性检验用)(表3-2-9)，得 P 值，按所取 α 水准作出统计推断。

例 3-2-21　对表 3-2-8 资料进行方差齐性检验。

H_0：两总体方差相等，即 $\sigma_1^2 = \sigma_2^2$；

H_1：两总体方差不等，即 $\sigma_1^2 \neq \sigma_2^2$。

$\alpha = 0.05$。

已知：$s_1 = 14.39$，$s_2 = 10.38$。则检验统计量：

$$F = 14.39^2/10.38^2 = 1.9219$$

按自由度(14,11)查 F 界值表(表3-2-9)，得双侧 $F_{0.05,(14,11)} = 3.360$，$F < F_{0.05,(14,11)}$，$P > 0.05$，接受 H_0，可认为两总体方差相等。

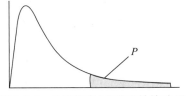

表 3-2-9　F 界值表(方差齐性检验用)

分母的自由度 ν_2	分子的自由度，ν_1														
	1	2	3	4	5	6	7	8	9	10	12	15	20	30	60	∞
1	647.79	799.50	864.16	899.58	921.85	937.11	948.22	956.66	963.28	968.63	976.71	984.87	993.10	1001.41	1009.80	1018.26
2	38.51	39.00	39.17	39.25	39.30	39.33	39.36	39.37	39.39	39.40	39.41	39.43	39.45	39.46	39.48	39.50
3	17.44	16.04	15.44	15.10	14.88	14.73	14.62	14.54	14.47	14.42	14.34	14.25	14.17	14.08	13.99	13.90
4	12.22	10.65	9.98	9.60	9.36	9.20	9.07	8.98	8.90	8.84	8.75	8.66	8.56	8.46	8.36	8.26
5	10.01	8.43	7.76	7.39	7.15	6.98	6.85	6.76	6.68	6.62	6.52	6.43	6.33	6.23	6.12	6.02
6	8.81	7.26	6.60	6.23	5.99	5.82	5.70	5.60	5.52	5.46	5.37	5.27	5.17	5.07	4.96	4.85
7	8.07	6.54	5.89	5.52	5.29	5.12	4.99	4.90	4.82	4.76	4.67	4.57	4.47	4.36	4.25	4.14
8	7.57	6.06	5.42	5.05	4.82	4.65	4.53	4.43	4.36	4.30	4.20	4.10	4.00	3.89	3.78	3.67
9	7.21	5.71	5.08	4.72	4.48	4.32	4.20	4.10	4.03	3.96	3.87	3.77	3.67	3.56	3.45	3.33
10	6.94	5.46	4.83	4.47	4.24	4.07	3.95	3.85	3.78	3.72	3.62	3.52	3.42	3.31	3.20	3.08
11	6.72	5.26	4.63	4.28	4.04	3.88	3.76	3.66	3.59	3.53	3.43	3.33	3.23	3.12	3.00	2.88
12	6.55	5.10	4.47	4.12	3.89	3.73	3.61	3.51	3.44	3.37	3.28	3.18	3.07	2.96	2.85	2.72
13	6.41	4.97	4.35	4.00	3.77	3.60	3.48	3.39	3.31	3.25	3.15	3.05	2.95	2.84	2.72	2.60
14	6.30	4.86	4.24	3.89	3.66	3.50	3.38	3.29	3.21	3.15	3.05	2.95	2.84	2.73	2.61	2.49
15	6.20	4.77	4.15	3.80	3.58	3.41	3.29	3.20	3.12	3.06	2.96	2.86	2.76	2.64	2.52	2.40

续表

分母的自由度 ν_2	分子的自由度，ν_1															
	1	2	3	4	5	6	7	8	9	10	12	15	20	30	60	∞
16	6.12	4.69	4.08	3.73	3.50	3.34	3.22	3.12	3.05	2.99	2.89	2.79	2.68	2.57	2.45	2.32
17	6.04	4.62	4.01	3.66	3.44	3.28	3.16	3.06	2.98	2.92	2.82	2.72	2.62	2.50	2.38	2.25
18	5.98	4.56	3.95	3.61	3.38	3.22	3.10	3.01	2.93	2.87	2.77	2.67	2.56	2.44	2.32	2.19
19	5.92	4.51	3.90	3.56	3.33	3.17	3.05	2.96	2.88	2.82	2.72	2.62	2.51	2.39	2.27	2.13
20	5.87	4.46	3.86	3.51	3.29	3.13	3.01	2.91	2.84	2.77	2.68	2.57	2.46	2.35	2.22	2.09
21	5.83	4.42	3.82	3.48	3.25	3.09	2.97	2.87	2.80	2.73	2.64	2.53	2.42	2.31	2.18	2.04
22	5.79	4.38	3.78	3.44	3.22	3.05	2.93	2.84	2.76	2.70	2.60	2.50	2.39	2.27	2.14	2.00
23	5.75	4.35	3.75	3.41	3.18	3.02	2.90	2.81	2.73	2.67	2.57	2.47	2.36	2.24	2.11	1.97
24	5.72	4.32	3.72	3.38	3.15	2.99	2.87	2.78	2.70	2.64	2.54	2.44	2.33	2.21	2.08	1.94
25	5.69	4.29	3.69	3.35	3.13	2.97	2.85	2.75	2.68	2.61	2.51	2.41	2.30	2.18	2.05	1.91
26	5.66	4.27	3.67	3.33	3.10	2.94	2.82	2.73	2.65	2.59	2.49	2.39	2.28	2.16	2.03	1.88
27	5.63	4.24	3.65	3.31	3.08	2.92	2.80	2.71	2.63	2.57	2.47	2.36	2.25	2.13	2.00	1.85
28	5.61	4.22	3.63	3.29	3.06	2.90	2.78	2.69	2.61	2.55	2.45	2.34	2.23	2.11	1.98	1.83
29	5.59	4.20	3.61	3.27	3.04	2.88	2.76	2.67	2.59	2.53	2.43	2.32	2.21	2.09	1.96	1.81
30	5.57	4.18	3.59	3.25	3.03	2.87	2.75	2.65	2.57	2.51	2.41	2.31	2.20	2.07	1.94	1.79
40	5.42	4.05	3.46	3.13	2.90	2.74	2.62	2.53	2.45	2.39	2.29	2.18	2.07	1.94	1.80	1.64
60	5.29	3.93	3.34	3.01	2.79	2.63	2.51	2.41	2.33	2.27	2.17	2.06	1.94	1.82	1.67	1.48
120	5.15	3.80	3.23	2.89	2.67	2.52	2.39	2.30	2.22	2.16	2.05	1.94	1.82	1.69	1.53	1.31
∞	5.02	3.69	3.12	2.79	2.57	2.41	2.29	2.19	2.11	2.05	1.94	1.83	1.71	1.57	1.39	1.00

3.方差不齐时两样本均值比较的 t' 检验　如果两样本方差齐性检验认为两总体方差不等，则前面介绍的 t 检验就不适用，此时需要用 t' 检验。t' 统计量的公式为

$$t' = \frac{\mid \overline{X}_1 - \overline{X}_2 \mid}{\sqrt{\frac{s_1^2}{n_1} + \frac{s_2^2}{n_2}}} \qquad 公式(3-2-29)$$

t' 检验的界值为

$$t'_\alpha = \frac{s_{\overline{X}_1}^2 \times t_{\alpha,\nu_1} + s_{\overline{X}_2}^2 \times t_{\alpha,\nu_2}}{s_{\overline{X}_1}^2 + s_{\overline{X}_2}^2} \qquad 公式(3-2-30)$$

式中，t_{α,ν_1}，t_{α,ν_2} 分别是自由度为 $\nu_1 = n_1 - 1$，$\nu_2 = n_2 - 1$ 的 t 分布的双侧界值。t'_α 实际上是 t_{α,ν_1} 和 t_{α,ν_2} 的加权平均。若 $t' < t'_\alpha$，则 $P > \alpha$，不拒绝 H_0；若 $t' \geq t'_\alpha$，则 $P \leq \alpha$，拒绝 H_0，接受 H_1。如果是方差不齐的两组定量资料之间的比较，也可以用后面的秩和检验的方法。

4.两样本几何平均数比较的 t 检验　在医学资料中，有些单峰偏态分布的资料通过对数转换后成为正态分布或近似正态分布，如抗体滴度的分布等。这类资料的平均水平可用几何平均数来表示。比较两样本几何平均数的目的是推断它们各自所代表的总体几何平均数有无差别。此时，先对原始数据 X 作对数变换 $\ln X$，对变换后的数据 $\ln X$ 作 t 检验即可（具体例题可以参考相关统计学教材）。

五、方差分析

方差分析(analysis of variance,ANOVA)是进行多个均值比较的最常用方法之一。该方法是在 1928 年由英国统计学家 R. A. Fisher 首先提出的,因此该方法也称为 F 检验。

(一)方差分析的基本思想

前面介绍了配对资料的 t 检验和两样本均值的 t 检验,方差分析在应用上可认为是这两种 t 检验的扩展,主要用于两组或两组以上数据的分析,其基本思想可用下面例子来说明。

例 3-2-22 某妇幼保健院用甲、乙和丙三种方案治疗血红蛋白含量不满 10 g/dL 的婴幼儿贫血患者,甲方案为每天口服 2.1% 硫酸亚铁 1 mL/kg 体重,乙方案为每天口服 2.5% 硫酸亚铁 0.6 mL/kg 体重,丙方案为每天口服鸡肝粉 2 g/kg 体重。治疗 1 个月后,记录下每名受试者血红蛋白的上升克数,资料见表 3-2-10。问三种治疗方案对婴幼儿贫血的疗效是否相同?

表 3-2-10 用甲、乙、丙三种方案治疗婴幼儿贫血的疗效观察

治疗方案	血红蛋白增加量(g/dL)									
甲	1.8	0.5	2.3	3.7	2.4	2.0	1.5	2.7	1.1	0.9
($n=20$)	1.4	1.2	2.3	0.7	0.5	1.4	1.7	3.0	3.2	2.5
乙	5.0	0.2	0.5	0.3	1.9	1.0	2.4	−0.4	2.0	1.6
($n=20$)	2.0	0.0	1.6	3.0	1.6	0.0	3.0	0.7	1.2	0.7
丙	2.1	1.9	1.7	0.2	2.0	1.5	0.9	1.1	−0.2	1.3
($n=20$)	−0.7	1.3	1.1	0.2	0.7	0.9	0.8	−0.3	0.7	1.4

对于上述三组数据,可将变异分为三类:

1. 总变异($SS_{总}$) 通过治疗后 60 个贫血婴幼儿的血红蛋白上升程度各不相同,这种变异为总变异,其大小可用每一个变量值 X_{ij} 与总均值 $\overline{X}$ 的离均差平方和(sum of squares of deviations from mean,SS)来表示,即 $SS_{总} = \sum\sum(X_{ij}-\overline{X})^2$。显然,$SS_{总}$ 的大小与总例数 N 的大小有关(确切地说,与总的自由度 $\nu_{总}=N-1$ 有关)。

2. 组间变异($SS_{组间}$) 甲、乙、丙三种治疗方案(三组间)的血红蛋白上升的平均水平 $\overline{X}_i$ 也不相等,这种变异称为组间变异,它可能包含不同治疗方案对血红蛋白上升程度的影响(不同治疗方案的疗效可能不同),也包括随机误差,其大小可用各组均值 $\overline{X}_i$ 与总均值 $\overline{X}$ 的离均差平方和来表示,即 $SS_{组间} = \sum n_i(\overline{X}_i-\overline{X})^2$,$SS_{组间}$ 的大小也与各组例数的多少有关,其组间自由度 $\nu=K-1$(K 为组数,本例 $K=3$)。为消除例数的影响,可计算组间均方 $MS_{组间} = SS_{组间}/(K-1)$。

3. 组内变异($SS_{组内}$) 三个治疗组组内的血红蛋白上升值也不一致,这种变异称为组内变异,它反映了血红蛋白上升值的随机误差(包括个体差异和其他随机因素的干扰),其大小可用三组中每一组的每个变量值 X_{ij} 与该组均数 $\overline{X}_i$ 的离均差平方和来表示,即 $SS_{组内} = \sum\sum(X_{ij}-\overline{X}_i)^2$。$SS_{组内}$ 的大小也与各组例数 n_i 有关,其自由度 $\nu_{组内}$ 为 $N-K$(其中 $N=\sum n_i$,K 为组数),因此,组内均方为 $MS_{组内}=SS_{组内}/(N-K)$。

上述三种变异的关系可表示为

$$SS_总 = SS_{组间} + SS_{组内}, \nu_总 = \nu_{组间} + \nu_{组内}$$

如果三种治疗方案效果相同,也即三组样本均值来自同一总体($H_0: \mu_1 = \mu_2 = \mu_3$),那么从理论上说,组间变异应该等于组内变异,因为两者均只反映随机误差(包括个体差异),这时若计算组间均方与组内均方的比值

$$F = MS_{组间} / MS_{组内} \qquad 公式(3\text{-}2\text{-}31)$$

则 F 值在理论上应等于 1,但由于抽样误差的影响,F 值通常接近 1,而并不正好等于 1。相反,若三种疗法效果不同,则组间变异就会增大,F 值则明显大于 1,要大到什么程度才有统计学意义呢? 可通过查 F 界值表(方差分析用)(表 3-2-13)得到 P 值,将其与事先规定的 α 值比较后作出判断。

方差分析的优点归纳起来有三点:①不受比较组数的限制;②可同时分析多个因素的作用;③可分析因素间的交互作用。

总之,方差分析的意义是按照实验设计和研究目的把总变异分成若干部分,其自由度也分解成若干部分,划分得越细,各部分的含义越明确,对结论越易解释;同时,残余的变异即误差部分越小,越能够提高检验的灵敏度和结论的准确性。

(二)完全随机设计多个样本均值的比较

医学研究中,研究的处理因素只有一个。如在对贫血儿童的不同治疗方案的疗效研究中,要研究的处理因素只有一个,即治疗方案;在给予不同饲料后观察大鼠体重的变化时,要研究的处理因素是饲料种类。完全随机设计方差分析适用于对多个均值资料作分析的统计方法。

表 3-2-10 资料中每一种方案只治疗了 20 名患者,这 20 名患者只能作为某种治疗方案治疗婴幼儿贫血全部患者中的一个样本,故三个样本均值分别为 $\overline{X}_A = 1.840$、$\overline{X}_B = 1.415$、$\overline{X}_C = 0.930$,而用三种方案治疗婴幼儿贫血患者 1 个月后血红蛋白增加量的总体均值 μ_A、μ_B、μ_C 是未知的。对这份资料作方差分析,实际上就是通过对三个样本均值进行假设检验,来判断三个总体均值是否相等。

假设 $H_0: \mu_A = \mu_B = \mu_C$,即各总体均值相等,然后通过样本数据计算 F 值。步骤如下:

设备组样本含量、合计、均值分别为 n_i、$\sum X_i$ 和 $\overline{x_i}$。总样本含量为 $N = n_1 + n_2 + \cdots + n_k$,总合计为 $\sum X$,总均值为 $\overline{x}$。

为计算方便,先计算 C 值:

$$C = \left(\sum X\right)^2 / N \qquad 公式(3\text{-}2\text{-}32)$$

计算总的离均差平方和 $SS_总$:

$$SS_总 = \sum X^2 - C \qquad 公式(3\text{-}2\text{-}33)$$

计算组间变异,即组间离均差平方和 $SS_{组间}$:

$$SS_{组间} = \sum n_i \left(\overline{X}_i - \overline{X}\right)^2 = \sum \frac{\left(\sum X_i\right)^2}{n_i} - C \qquad 公式(3\text{-}2\text{-}34)$$

计算组内变异,即组内离均差平方和 $SS_{组内}$:

$$SS_{组内} = \sum s_i^2 (n_i - 1) = SS_总 - SS_{组间} \qquad 公式(3\text{-}2\text{-}35)$$

根据公式 3-2-31 计算 F 值,再算得在 H_0 成立的前提下,获得该 F 值及更大 F 值的概

率 P。若 $P<\alpha$,则可判断 H_0 并不成立,而接受 H_1;相反,若 $P>\alpha$,说明上述概率并不太小,还不能认为 H_0 不成立,故不拒绝 H_0。

对表 3-2-10 资料中三样本均值进行方差分析。

1. 建立假设

$H_0:\mu_A=\mu_B=\mu_C$,三种治疗方案治疗婴幼儿贫血的疗效相同;

H_1:三种治疗方案治疗婴幼儿贫血的疗效不全相同或全不相同。

$\alpha=0.05$。

2. 计算各组基础数据 $\sum X_i$ 和 $\sum X_i^2$ 以及总的 $\sum X$ 和 $\sum X^2$,见表 3-2-11。

表 3-2-11 方差分析基础数据

	甲	乙	丙	总和
$\sum X_i$	36.80	28.30	18.60	83.70
$\sum X_i^2$	83.56	72.01	28.86	184.43

3. 分别计算 $SS_{总}$、$SS_{组间}$ 和 $SS_{组内}$。

$C=83.70^2/60=116.7615$

总变异:$SS_{总}=184.43-116.7615=67.6685$

组间变异:$SS_{组间}=\dfrac{36.80^2+28.30^2+18.60^2}{20}-116.7615=8.2930$

组内变异:$SS_{组内}=0.9133^2\times19+1.2971^2\times19+0.7800^2\times19=59.3747$

也可用总变异减去组间变异:$SS_{组内}=67.6685-8.2930=59.3755$

4. 列出方差分析表,见表 3-2-12。

表 3-2-12 单因素方差分析表

变异来源	SS	ν	MS	F	P
总	67.6685	59			
组间	8.2930	2	4.1465	3.98	0.0241
组内(误差)	59.3755	57	1.0417		

表 3-2-13 F 界值表(方差分析用)

分母的自由度 ν_2	分子的自由度,ν_1											
	1	2	3	4	5	6	7	8	9	10	11	12
26	4.23	3.37	2.98	2.74	2.59	2.47	2.39	2.32	2.27	2.22	2.18	2.15
	7.72	5.53	4.64	4.14	3.82	3.59	3.42	3.29	3.18	3.09	3.02	2.96
27	4.21	3.35	2.96	2.73	2.57	2.46	2.37	2.31	2.25	2.20	2.17	2.13
	7.68	5.49	4.60	4.11	3.78	3.56	3.39	3.26	3.15	3.06	2.99	2.93
28	4.20	3.34	2.95	2.71	2.56	2.45	2.36	2.29	2.24	2.19	2.15	2.12
	7.64	5.45	4.57	4.07	3.75	3.53	3.36	3.23	3.12	3.03	2.96	2.90
29	4.18	3.33	2.93	2.70	2.55	2.43	2.35	2.28	2.22	2.18	2.14	2.10
	7.60	5.42	4.54	4.04	3.73	3.50	3.33	3.20	3.09	3.00	2.93	2.87
30	4.17	3.32	2.92	2.69	2.53	2.42	2.33	2.27	2.21	2.16	2.13	2.09
	7.56	5.39	4.51	4.02	3.70	3.47	3.30	3.17	3.07	2.98	2.91	2.84

续表

分母的自由度 ν_2	分子的自由度,ν_1											
	1	2	3	4	5	6	7	8	9	10	11	12
32	4.15	3.29	2.90	2.67	2.51	2.40	2.31	2.24	2.19	2.14	2.10	2.07
	7.50	5.34	4.46	3.97	3.65	3.43	3.26	3.13	3.02	2.93	2.86	2.80
34	4.13	3.28	2.88	2.65	2.49	2.38	2.29	2.23	2.17	2.12	2.08	2.05
	7.44	5.29	4.42	3.93	3.61	3.39	3.22	3.09	2.98	2.89	2.82	2.76
36	4.11	3.26	2.87	2.63	2.48	2.36	2.28	2.21	2.15	2.11	2.07	2.03
	7.40	5.25	4.38	3.89	3.57	3.35	3.18	3.05	2.95	2.86	2.79	2.72
38	4.10	3.24	2.85	2.62	2.46	2.35	2.26	2.19	2.14	2.09	2.05	2.02
	7.35	5.21	4.34	3.86	3.54	3.32	3.15	3.02	2.92	2.83	2.75	2.69
40	4.08	3.23	2.84	2.61	2.45	2.34	2.25	2.18	2.12	2.08	2.04	2.00
	7.31	5.18	4.31	3.83	3.51	3.29	3.12	2.99	2.89	2.80	2.73	2.66
42	4.07	3.22	2.83	2.59	2.44	2.32	2.24	2.17	2.11	2.06	2.03	1.99
	7.28	5.15	4.29	3.80	3.49	3.27	3.10	2.97	2.86	2.78	2.70	2.64
44	4.06	3.21	2.82	2.58	2.43	2.31	2.23	2.16	2.10	2.05	2.01	1.98
	7.25	5.12	4.26	3.78	3.47	3.24	3.08	2.95	2.84	2.75	2.68	2.62
46	4.05	3.20	2.81	2.57	2.42	2.30	2.22	2.15	2.09	2.04	2.00	1.97
	7.22	5.10	4.24	3.76	3.44	3.22	3.06	2.93	2.82	2.73	2.66	2.60
48	4.04	3.19	2.80	2.57	2.41	2.29	2.21	2.14	2.08	2.03	1.99	1.96
	7.19	5.08	4.22	3.74	3.43	3.20	3.04	2.91	2.80	2.71	2.64	2.58
50	4.03	3.18	2.79	2.56	2.40	2.29	2.20	2.13	2.07	2.03	1.99	1.95
	7.17	5.06	4.20	3.72	3.41	3.19	3.02	2.89	2.78	2.70	2.63	2.56
60	4.00	3.15	2.76	2.53	2.37	2.25	2.17	2.10	2.04	1.99	1.95	1.92

表 3-2-13 中,总自由度为 $N-1=60-1=59$,组间自由度 $=$ 组数(K) $-1=3-1=2$,组内自由度 $=$ 总自由度 $-$ 组间自由度 $=59-2=57$。各均方 $MS=SS/\nu$,$F=MS_{组间}/MS_{组内}=4.1465/1.0417=3.98$,该 F 值分子的自由度 $\nu_{组间}=2$,分母的自由度 $\nu_{组内}=57$,查 F 界值表（方差分析用）（表 3-2-13）得 $F_{0.05,(2,57)}=3.15$,$F>F_{0.05,(2,57)}$,则 $P<0.05$。拒绝 H_0,接受 H_1,故可认为三种治疗方案的治疗效果不一样。

（三）两因素设计的多个样本均值的比较

研究者希望了解某种处理因素有无作用,但同时又存在对这个研究可能有影响的另一因素,为了能反映该因素的作用（或排除这一因素的影响）,就需要进行包含这两个因素的实验设计,可对其数据作两因素多个样本均值的比较（或称双因素方差分析,two-way analysis of variance）,这样可以提高检验功效。

例 3-2-23 在抗基因突变药物筛选试验中,将 20 只狼疮鼠按不同窝别分为 5 组,分别观察三种药物对狼疮鼠抗 FCR 基因突变效果,资料见表 3-2-14。问三种药物是否存在抗基因突变作用?

表 3-2-14　三种药物抗基因突变效果的比较(单位:mg/dL)

窝别(配伍组)	对照	A	B	C	配伍组合计
I	0.80	0.36	0.17	0.28	1.61
II	0.74	0.50	0.42	0.36	2.02
III	0.31	0.20	0.38	0.25	1.14
IV	0.48	0.18	0.44	0.22	1.32
V	0.76	0.26	0.28	0.13	1.43
处理组合计 $\sum X_i$	3.09	1.50	1.69	1.24	7.52($\sum X$)
$\sum X_i^2$	2.0917	0.5196	0.6217	0.3358	3.5688($\sum X^2$)

本例的主要目的是研究三种药物对狼疮鼠抗基因突变的效果,药物是处理因素。但是,不同窝别的狼疮鼠对抗基因突变的反应若有差别,这种差别必定影响对药物效应的分析。因此,在实验设计时,可将不同窝别的狼疮鼠视为干扰因素,并作为配伍组,则在数据分析时就可以将处理因素的作用与干扰因素的影响区分开,提高检验功效。

双因素方差分析的原理类似于单因素方差分析,前者仅在后者的基础上,从误差中再分离出配伍组效应,使误差减少,达到提高检验功效的目的。其检验步骤如下:

实验因素:

H_0:三种药物对狼疮鼠抗基因突变的效果与对照组相同,即 $\mu_{对照} = \mu_A = \mu_B = \mu_C$;

H_1:三种药物对狼疮鼠抗基因突变的效果与对照组不全相同或全不相同。

$\alpha = 0.05$。

干扰因素:

H_0:5 个窝别狼疮鼠抗基因突变的反应相同;

H_1:5 个窝别狼疮鼠抗基因突变的反应不全相同或全不相同。

$\alpha = 0.05$。

计算统计量:

1.计算 C 值

$$C = \frac{\left(\sum X\right)^2}{bk} = \frac{7.52^2}{5 \times 4} = 2.82752$$

式中,b 为配伍因素水平数,k 为处理因素水平数。本例配伍因素有 5 个水平,处理因素有 4 个水平。

2.计算总的离均差平方和 $SS_{总}$

$$SS_{总} = \sum X^2 - C = 3.5688 - 2.82752 = 0.74128$$

3.计算处理组间离均差平方和 $SS_{处理}$

$$SS_{处理} = \sum \frac{\left(\sum X_i\right)^2}{b_i} - C = \frac{3.09^2}{5} + \frac{1.50^2}{5} + \frac{1.69^2}{5} + \frac{1.24^2}{5} - 2.82752 = 0.41084$$

式中,b_i 为各处理组例数。

4.计算配伍组间离均差平方和 $SS_{配伍}$

$$SS_{配伍} = \sum \frac{\left(\sum X_j\right)^2}{k_j} - C = \frac{1.61^2}{4} + \frac{2.02^2}{4} + \frac{1.14^2}{4} + \frac{1.32^2}{4} + \frac{1.43^2}{4} - 2.82752 = 0.11233$$

式中，k_j 为各配伍组例数。

5. 计算误差离均差平方和 $SS_{误差}$

$SS_{误差} = SS_总 - SS_{处理} - SS_{配伍} = 0.74128 - 0.41084 - 0.11233 = 0.21811$

6. 计算自由度

总自由度：$\nu_总 = 总例数 - 1 = 20 - 1 = 19$

处理组自由度：$\nu_{处理} = 处理组数 - 1 = 4 - 1 = 3$

配伍组自由度：$\nu_{配伍} = 配伍组数 - 1 = 5 - 1 = 4$

误差自由度：$\nu_{误差} = \nu_总 - \nu_{处理} - \nu_{配伍} = 19 - 3 - 4 = 12$

7. 列出方差分析表

表 3-2-15　两因素方差分析表

变异来源	SS	ν	MS	F	P
总	0.74128	19			
处理	0.41084	3	0.13695	7.53	<0.01
配伍	0.11233	4	0.02808	1.54	>0.05
误差	0.21811	12	0.01818		

表 3-2-15 中 $MS = SS/\nu$，例如 $MS_{处理} = 0.41084/3 = 0.13695$。$F = MS_{处理}/MS_{误差} = 0.13695/0.01818 = 7.53$，查 F 界值表（方差分析用）（表 3-2-13）得

$F_{0.05,(3,12)} = 3.49$ $\qquad$ $F_{0.05,(4,12)} = 3.26$

$F_{0.01,(3,12)} = 5.95$ $\qquad$ $F_{0.01,(4,12)} = 5.41$

显然，处理组间均值的检验结果是 $F > F_{0.01,(3,12)} = 5.95$，$P < 0.01$，拒绝 H_0，接受 H_1，差别有统计学意义，可以认为三种药物对狼疮鼠抗基因突变的效果与对照组不同；但配伍组间差别无统计学意义，即各窝狼疮鼠抗基因突变的反应相同。

（四）多组均值的多重比较

例 3-2-23 单因素方差分析结果显示，三种治疗方案之间的差异有统计学意义，上述结论仅说明三种治疗方案的效果有差别，并不表示任何两种治疗方案的效果均有差别。若要了解各种治疗方案相互间有无差别，还需作进一步的两两比较。在方差分析认为多组均值间差异有统计学意义的基础上，若需了解究竟哪些组均值之间有差别，或是否各组间均有差别，可用多个样本均值的两两比较（又称多重比较，multiple comparison）。由于对比的组数 K 大于 2，若仍用前述 t 检验分别对每两个对比组作比较，需经过 $m = C_K^2 = K(K-1)/2$ 次比较，若每次比较的第一类错误率为 α，则多次比较后，至少犯一次第一类错误的概率为 $1 - (1-\alpha)^m$，比预先设定的 α 要大。比如，$K = 6$，$m = C_6^2 = 15$ 次，若 $\alpha = 0.05$，则至少一次错误地拒绝 H_0 的概率为 $1 - (1-\alpha)^m = 0.54$，比 0.05 大多了。此时易将无差别的两均值错判为有差别，故多个样本均值的两两比较不宜用前述两样本均值 t 检验。

多个样本均值的比较可分为两种情况：一是仅考虑某指定组与其他各组比较，例如有一组为对照组，想要了解其他各实验组与该对照组间是否有差别；二是各组均要相互比较，以了解任何两组间是否有差别。多重比较的方法有很多种，下面介绍两种常用的方法，即适用于多组间两两比较的 q 检验和适用于某指定组与其他各组比较的 q' 检验。

1. 多个样本均值间的两两比较　常用的统计方法为 q 检验（又称 Student-Newman-

Keuls 法,即 SNK 法),统计量为 q。

$$q = \frac{\overline{X}_A - \overline{X}_B}{\sqrt{\dfrac{\text{MS}_{误差}}{2}\left(\dfrac{1}{n_A} + \dfrac{1}{n_B}\right)}} \qquad 公式(3\text{-}2\text{-}36)$$

式中,$\overline{X}_A$、$\overline{X}_B$ 为两对比组的样本均值,$\text{MS}_{误差}$为方差分析中算得的误差均方(或称组内均方),n_A 和 n_B 分别为两对比组样本例数。

例如对表 3-2-10 资料作两两比较。假设检验过程及计算过程如下:

$H_0 : \mu_A = \mu_B$,每次对比时两个总体均值相等;

$H_1 : \mu_A \neq \mu_B$,每次对比时两个总体均值不等。

$\alpha = 0.05$。

将三个样本均值按从大到小顺序重新排列并编上组次:

组次	1	2	3
均值	1.840	1.415	0.930
组别(治疗方案)	甲	乙	丙

列出两两比较计算结果,见表 3-2-16。

表 3-2-16　三个样本均值两两比较的 q 检验

对比组 甲与乙	两均值之差 $(\overline{X}_A - \overline{X}_B)$	组数 a	q 值	q 界值 $\alpha = 0.05$	P
(1)	(2)	(3)	$(4) = \dfrac{(2)}{误差}$	(5)	(6)
1 与 3	0.910	3	3.9877	3.40	<0.05
1 与 2	0.425	2	1.8624	2.83	>0.05
2 与 3	0.485	2	2.1253	2.83	>0.05

表中第(1)列表示相互比较的两组。两两比较的次数为 3。

第(2)列为两对比组样本均值之差,如第 1 组与第 3 组对比,$\overline{X}_A - \overline{X}_B = 1.84 - 0.93 = 0.91$,其余类推。

第(3)列为 a 值,它表示样本均值按大小顺序排列时,A、B 两对比组所包含的组数。例如表 3-2-16 第一行 1 与 3 对比,包含了 1、2、3 三个组,故 $a=3$,其余类推。

第(4)列为 q 值,按公式(3-2-36)计算。本例已知 $\text{MS}_{误差} = 1.0417$,各组例数均为 20,则 q 值的分母部分为 $\sqrt{1.0417/20} = 0.2282$,故第一行 $q = 0.910/0.2282 = 3.9877$,其余类推。

表 3-2-17　q 界值表(Student-Newman-Keuls 法)

上行:$P = 0.05$　　　下行:$P = 0.01$

ν	组数,a								
	2	3	4	5	6	7	8	9	10
5	3.64	4.60	5.22	5.67	6.03	6.33	6.58	6.80	6.99
	5.70	6.98	7.80	8.42	8.91	9.32	9.67	9.97	10.24
6	3.46	4.34	4.90	5.30	5.63	5.90	6.12	6.32	6.49
	5.24	6.33	7.03	7.56	7.97	8.32	8.61	8.87	9.10
7	3.34	4.16	4.68	5.06	5.36	5.61	5.82	6.00	6.16

续表

ν	组数，a								
	2	3	4	5	6	7	8	9	10
	4.95	5.92	6.54	7.01	7.37	7.68	7.94	8.17	8.37
8	3.26	4.04	4.53	4.89	5.17	5.40	5.60	5.77	5.92
	4.75	5.64	6.20	6.62	6.96	7.24	7.77	7.68	7.86
9	3.20	3.95	4.41	4.76	5.02	5.24	5.43	5.59	5.74
	4.60	5.43	5.96	6.35	6.66	6.91	7.13	7.33	7.49
10	3.15	3.88	4.33	4.15	4.91	5.12	5.30	5.46	5.60
	4.48	5.27	5.77	6.14	6.43	6.67	6.87	7.05	7.21
12	3.08	3.77	4.20	4.51	4.75	4.95	5.12	5.27	5.39
	4.32	5.05	5.50	5.84	6.10	6.32	6.51	6.67	6.81
14	3.03	3.70	4.11	4.41	4.64	4.83	4.99	5.13	5.25
	4.21	4.89	5.32	5.63	5.88	6.08	6.26	6.41	6.54
16	3.00	3.65	4.05	4.33	4.56	4.74	4.90	5.03	5.15
	4.13	4.79	5.19	5.49	5.72	5.92	6.08	6.22	6.35
18	2.97	3.61	4.00	4.28	4.49	4.67	4.82	4.96	5.07
	4.07	4.70	5.09	5.38	5.60	5.79	5.94	6.08	6.20
20	2.95	3.58	3.96	4.23	4.45	4.62	4.77	4.90	5.01
	4.02	4.64	5.02	5.29	5.51	5.69	5.84	5.97	6.09
30	2.89	3.49	3.85	4.10	4.30	4.46	4.60	4.72	4.82
	3.89	4.45	4.80	5.05	5.24	5.40	5.54	5.65	5.76
40	2.86	3.44	3.79	4.04	4.23	4.39	4.52	4.63	4.73
	3.82	4.37	4.70	4.93	5.11	5.26	5.39	5.50	5.60
60	2.83	3.40	3.74	3.98	4.16	4.31	4.44	4.55	4.65
	3.76	4.28	4.59	4.82	4.99	5.13	5.25	5.36	5.45
120	2.80	3.36	3.68	3.92	4.10	4.24	4.36	4.47	4.56
	3.70	4.20	4.50	4.71	4.87	5.01	5.12	5.21	5.30
∞	2.77	3.31	3.63	3.86	4.03	4.17	4.29	4.39	4.47
	3.64	4.12	4.40	4.60	4.76	4.88	4.99	5.08	5.16

第(5)列由 q 界值表（表 3-2-17）查出 $\alpha=0.05$ 时的界值。本例 $\nu_{误差}=57$，当 $a=3$ 时，$q_{0.05,(57,3)}=3.40$，$q_{0.05,(57,2)}=2.83$。

第(6)列是根据第(5)列的数据得出的 P 值。按 $\alpha=0.05$ 判断水准，1 与 3 对比组拒绝 H_0，接受 H_1，说明甲方案与丙方案间差别有统计学意义；而其余两对比组均不拒绝 H_0，说明还看不出有统计学意义。

2．多个实验组与一个对照组均值间的两两比较　常用 q' 检验，又称 Duncan 法，其计算公式为

$$q' = \frac{|\overline{X}_T - \overline{X}_C|}{\sqrt{\dfrac{MS_{组内}}{2}\left(\dfrac{1}{n_T} + \dfrac{1}{n_C}\right)}} \qquad 公式(3-2-37)$$

式中，$\overline{X}_T$ 与 n_T 为实验组均值和样本例数，$\overline{X}_C$ 与 n_C 为对照组均值和样本例数。该公式与公

式(3-2-36)类似,区别仅在于算得 q' 值后需查 q' 界值表(表 3-2-18)。q' 界值表中的 $\nu_{误差}$ 仍为方差分析中误差项自由度,a 仍为两对比组包含的组数。

设表 3-2-16 中的甲组为对照组,乙、丙两组为实验组,要求将乙组、丙组分别与对照组比较。

$H_0:\mu_A=\mu_B$,甲组总体均值与乙组总体均值相等;

$H_1:\mu_A\neq\mu_B$,甲组总体均值与乙组总体均值不等。

$\alpha=0.05$。

将样本均值从大到小排列,并编上组次:

组次	1	2	3
均值	1.840	1.415	0.930
组别	甲(对照组)	乙	丙

(1)比较对照组(甲)与乙组的均值:

$$q'=(1.840-1.415)/\sqrt{1.0417/20}=1.8622$$

以 $\nu_{误差}=57,a=2$,查 q' 界值表,得 $q'_{0.05,(57,2)}=2.83$,$q'<q'_{0.05,(57,2)}$,$P>0.05$,故可认为甲、乙两种治疗方案的疗效一致。

(2)比较对照组(甲)与丙组的均值:

$$q'=(1.840-0.930)/\sqrt{1.0417/20}=3.9874$$

以 $\nu_{误差}=57,a=3$,查 q' 界值表,得 $q'_{0.05,(57,3)}=2.98$,$q'>q'_{0.05,(57,3)}$,$P<0.05$,故可认为甲、丙两种治疗方案的疗效不同,甲法优于丙法。

3. 双因素设计多重均值的两两比较 如果有必要,也可按照设计要求用 q 检验或 q' 检验对各处理组均值进行两两比较。

表 3-2-18 q' 界值表(Duncan 法)

上行:$P=0.05$ 下行:$P=0.01$

ν	2	3	4	5	6	7	8	9	10	12	14	16
						组数,a						
1	17.97	17.97	17.97	17.97	17.97	17.97	17.97	17.97	17.97	17.97	17.97	17.97
	90.03	90.03	90.03	90.03	90.03	90.03	90.03	90.03	90.03	90.03	90.03	90.03
2	6.09	6.09	6.09	6.09	6.09	6.09	6.09	6.09	6.09	6.09	6.09	6.09
	14.04	14.04	14.04	14.04	14.04	14.04	14.04	14.04	14.04	14.04	14.04	14.04
3	4.50	4.50	4.50	4.50	4.50	4.50	4.50	4.50	4.50	4.50	4.50	4.50
	8.26	8.50	8.60	8.70	8.80	8.90	8.90	9.00	9.00	9.00	9.10	9.20
4	3.93	4.01	4.02	4.02	4.02	4.02	4.02	4.02	4.02	4.02	4.02	4.02
	6.51	6.80	6.90	7.00	7.10	7.10	7.20	7.20	7.30	7.30	7.40	7.40
5	3.64	3.74	3.79	3.83	3.83	3.83	3.83	3.83	3.83	3.83	3.83	3.83
	5.70	5.96	6.11	6.18	6.26	6.33	6.40	6.44	6.50	6.60	6.60	6.70
6	3.46	3.58	3.64	3.68	3.68	3.68	3.68	3.68	3.68	3.68	3.68	3.68
	5.24	5.51	5.65	5.73	5.81	5.88	5.95	6.00	6.00	6.10	6.20	6.20
7	3.35	3.47	3.54	3.58	3.60	3.61	3.61	3.61	3.61	3.61	3.61	3.61
	4.95	5.22	5.37	5.45	5.53	5.61	5.69	5.73	5.80	5.80	5.90	5.90
8	3.26	3.39	3.47	4.52	3.55	3.56	3.56	3.56	3.56	3.56	3.56	3.56

续表

ν	组数,a											
	2	3	4	5	6	7	8	9	10	12	14	16
	4.74	5.00	5.14	5.23	5.32	5.40	5.47	5.51	5.50	5.60	5.70	5.70
9	3.20	3.34	3.41	3.47	3.50	3.52	3.52	3.52	3.52	3.52	3.52	3.52
	4.60	4.86	4.99	5.08	5.17	5.25	5.32	5.36	5.40	5.50	5.50	5.60
10	3.15	3.30	3.37	3.43	3.46	3.47	3.47	3.47	3.47	3.47	3.47	3.47
	4.48	4.73	4.88	4.96	5.06	5.13	5.20	5.24	5.28	5.36	5.42	5.48
12	3.08	3.23	3.33	3.36	3.40	3.42	3.44	3.44	3.46	3.46	3.46	3.46
	4.32	4.55	4.68	4.76	4.84	4.92	4.96	5.02	5.07	5.13	5.17	5.22
14	3.03	3.18	3.27	3.33	3.37	3.39	3.41	3.42	3.44	3.45	3.46	3.46
	4.21	4.42	4.55	4.63	4.70	4.78	4.83	4.87	4.91	4.96	5.00	5.04
16	3.00	3.15	3.23	3.30	3.34	3.37	3.39	3.41	3.43	3.44	3.45	3.46
	4.13	4.34	4.45	4.54	4.60	4.67	4.72	4.76	4.79	4.84	4.88	4.91
18	2.97	3.12	3.21	3.27	3.32	3.35	3.37	3.39	3.41	3.43	3.45	3.46
	4.07	4.27	4.38	4.46	4.53	4.59	4.64	4.68	4.71	4.76	4.79	4.82
20	2.95	3.10	3.18	3.25	3.30	3.34	3.36	3.38	3.40	3.43	3.44	3.46
	4.02	4.22	4.33	4.40	4.47	4.53	4.58	4.61	4.65	4.69	4.73	4.76
22	2.93	3.08	3.17	3.24	3.29	3.32	3.35	3.37	3.39	3.42	3.44	3.45
	3.99	4.17	4.28	4.36	4.42	4.48	4.53	4.57	4.60	4.65	4.68	4.71
24	2.92	3.07	3.15	3.22	3.28	3.31	3.34	3.37	3.38	3.41	3.44	3.45
	3.96	4.14	4.24	4.33	4.39	4.44	4.49	4.53	4.57	4.62	4.64	4.67
26	2.91	3.06	3.14	3.21	3.27	3.30	3.34	3.36	3.38	3.41	3.43	3.45
	3.63	4.11	4.21	4.30	4.36	4.41	4.46	4.50	4.53	4.58	4.62	4.65
28	2.90	3.04	3.13	3.20	3.26	3.30	3.33	3.35	3.37	3.40	3.43	3.45
	3.91	4.08	4.18	4.28	4.34	4.39	4.43	4.47	4.51	4.56	4.60	4.62
30	2.89	3.04	3.12	3.20	3.25	3.29	3.32	3.35	3.37	3.40	3.43	3.44
	3.89	4.06	4.16	4.22	4.32	4.36	4.41	4.45	4.48	4.54	4.58	4.61
40	2.86	3.01	3.10	3.17	3.22	3.27	3.30	3.33	3.35	3.39	3.42	3.44
	3.82	3.99	4.10	4.17	4.24	4.30	4.34	4.37	4.41	4.46	4.51	4.54
60	2.83	2.98	3.08	3.14	3.20	3.24	3.28	3.31	3.33	3.37	3.40	3.43
	3.76	3.92	4.03	4.12	4.17	4.23	4.27	4.31	4.34	4.39	4.44	4.47
100	2.80	2.95	3.05	3.12	3.18	3.22	3.26	3.29	3.32	3.36	3.40	3.42
	3.71	3.86	3.98	4.06	4.11	4.17	4.21	4.25	4.29	1.35	4.38	4.42
∞	2.77	2.92	3.02	3.09	3.15	3.19	3.23	3.26	3.29	3.34	3.38	3.41
	3.64	3.80	3.90	3.98	4.04	4.09	4.14	4.17	4.20	4.26	4.31	4.34

（五）方差分析的正确应用

1. 方差分析对原始数据的要求与 t 检验一样，即要求资料满足独立性、正态性和方差齐性。

2. 变量变换　有时由于原始资料不能满足分析方法的要求，可对原始数据进行变量变换，使其达到或基本达到分析要求，如正态化、方差齐性、直线化等。一般认为，通过变量变换达到方差齐性要求的资料，其正态性问题也会有所改善。

（1）对数转换（logarithmic transformation）。将原始数据的对数值作为分析数据,其最常用的形式为 $y=\lg X$,也可选用 $y=\lg(X+k)$ 或 $y=\lg(k-X)$。当原始数据有 0 时,可用 $\lg(X+k)$ 进行数据转换,其中 k 为一小值。对数转换可用于服从对数正态分布的资料、部分正偏态资料、等比资料,特别是各组的 s 与 $\bar{x}$ 的比值相差不大（各组的变异系数相近）的资料。

（2）平方根转换（square root transformation）。将原始资料的平方根 $y=\sqrt{X}$ 或 $y=\sqrt{X+k}$ 作为分析数据。平方根转换可用于服从 Poisson 分布的资料、轻度偏态资料和样本的方差与均值呈正相关的资料。

（3）平方根反正弦转换（square root arcsine transformation）。将原始资料的平方根反正弦变换值 $y=\sin^{-1}\sqrt{X}$ 作为分析数据。平方根反正弦函数转换可用于原始数据为率的资料,例如,观察不同致畸物质对孕鼠的影响,在分娩后记录每个孕鼠子代中畸形的发生率。此时一窝小鼠为一个观察单位,其致畸率为观察值。在分析时,可将致畸率用平方根反正弦函数变换,其变换值接近正态性和方差齐性。

3. 两两比较　当方差分析拒绝 H_0,认为各组总体均值不等或不全相等时,才有必要进行两两比较。两两比较不能用 t 检验,因为此时将人为地增加第一类错误概率。

4. 在两样本均值比较时,$\sqrt{F}=t$。若此时用 q 检验或 q' 检验,亦得到同样的结论。这说明在两样本均值比较时,t 检验、F 检验、q 检验及 q' 检验是等价的。

当 $n>2$ 时,q' 检验的检验功效高于 q 检验。因此,当实验研究按一个对照组与多个实验组均值比较而设计时,用 q' 检验可得到较好的功效。

（潘发明）

第三节　分类变量资料的统计描述和统计推断

一、分类变量资料的统计描述

如果变量的观察结果是分类的,则该变量为分类变量,对其观察结果一般用相对数（relative number）指标来进行统计描述。常用的相对数指标包括率、构成比和相对比。

（一）常用相对数

1. 率（rate）　率又称频率指标,用于说明某现象或某事物发生的频率或强度。计算公式为

率＝（发生某现象或某事物的观察单位数/可能发生某现象或某事物的观察单位总数）

$\qquad\times 100\%$（或 $1000\text{‰}\cdots\cdots$）　　　　　　　　　　　　　　公式（3-3-1）

根据习惯用法,算得的率一般保留一位或两位小数,常用的有百分率（%）、千分率（‰）、万分率（1/万）和十万分率（1/10 万）。医学领域中常用的率有发病率、患病率、有效率、病死率和死亡率等。

2. 构成比（proportion）　构成比又称构成指标,用于说明某一事物内部各组成部分所占的比重或分布,常以百分数表示。计算公式为

构成比＝（某一组成部分的观察单位数/同一事物各组成部分的观察单位总数）$\times 100\%$

公式（3-3-2）

各组成部分的构成比之和应为 100%。医学领域中常用的构成比指标有死因构成比等。

3. 相对比(relative ratio)　相对比又称比,是两个有关联指标 A 与 B 之比。当 A 指标大于 B 指标时,结果用倍数表示;反之,用百分数表示。用比可说明 A 为 B 的若干倍或百分之几。计算公式为

$$比＝A/B \qquad\qquad 公式(3-3-3)$$

式中,A、B 两个指标必须有关联。A、B 两个指标可以是绝对数、相对数或平均数等。例如,某地区 2012 年 18 岁及以上人口的高血压患病率为 25.20%,2015 年患病率升为 27.90%,27.90%/25.20%＝1.107,则 2015 年的患病率是 2012 年的 1.107 倍。

A、B 两指标的性质可以相同,也可以不同。如 A 表示某家医院的病床数为 1000 张,B 表示该家医院的护士人数为 100 名,1000/100＝10,则说明该家医院每名护士平均护理 10 张病床。

(二)应用相对数的注意事项

1. 计算相对数时分母一般不宜过小　只有当观察单位足够多时,计算出的相对数才比较稳定,且能客观反映实际情况。否则,偶然性会使相对数的计算结果波动性很大,此时最好用绝对数表示。如果必须用率表示,可同时列出其可信区间。

2. 分析时注意构成比和率的区别　构成比和率是两个性质不同的指标。构成比说明事物内部各组成部分所占的比重,即只说明分布,不能说明某现象发生的频率或强度。但实际应用中,以构成比代替率进行资料分析的错误现象时有发生。例如,表 3-3-1 所示为某时期某 4 个地区的尘肺发病情况比较,其中甲地区的发病人数占总发病人数的 9.3%,所占比重最低,但这并不能说明该地区尘肺的发病强度低。要比较 4 个地区尘肺的发病强度,应分别计算 4 个地区的发病率(第 5 栏数据)。甲地区的发病人数构成比最低的原因是该地区的接尘人数最少,发病人数也相应最少,但其发病强度并不是最低。这时如果用构成比代替率来分析,就会得出错误结论。

表 3-3-1　某时期某 4 个地区的尘肺发病情况比较

地区 (1)	接尘人数 (2)	发病人数 (3)	构成比(%) (4)	发病率(‰) (5)
甲	446	5	9.3	11.2
乙	1553	16	29.6	10.3
丙	2941	20	37.0	6.8
丁	4482	13	24.1	2.9
合计	9422	54	100.0	5.7

3. 合计率的计算　对观察单位不等的几个率,不能直接相加取均值求其合计率,而应用合计的数据来计算。例如表 3-3-1 中 4 个地区尘肺的合计发病率应该为 54/9422＝5.7‰,而不是将甲、乙、丙、丁 4 个地区的发病率相加除以 4。

4. 比较相对数时应注意资料的可比性　由于影响率或构成比等相对数指标的因素很多,因此,在进行分析比较时,除了研究因素,其他影响因素应尽可能相同或相近,相同条件下的比较才有实际意义。例如,在临床疗效评价的研究中,应注意研究方法的标准化、观察对象的同质性,即观察各组的病例在年龄、性别、病程、病情、治疗时间及环境等方面的可比性,否则所得结论是不可靠的。另外,还要注意这些影响因素在各组的内部构成是否相近。

如果比较的两组年龄、性别等构成不同,则只能分年龄或性别比较各亚组的率,或者用标准化法比较其标准化率。例如,某市甲、乙两家医院某传染病治愈率的比较,具体数据见表3-3-2,甲医院各型传染病的治愈率均低于乙医院,但甲医院合计的传染病治愈率却高于乙医院,原因是两家医院该传染病病人的病情构成有差别,可采用标准化法进行比较。一般采用标准化法的直接法,具体计算过程为:选定统一的病情构成标准(普通型 400 人、重型 400人、暴发型 200 人,分别为甲、乙两家医院的合计),结合原有各个类型传染病的治愈率大小计算甲、乙两家医院的标准化率,甲医院该传染病的标准化率＝[(400×60.0%＋400×40.0%＋200×20.0%)/(400＋400＋200)]×100%＝44.0%;乙医院该传染病的标准化率＝[(400×65.0%＋400×45.0%＋200×25.0%)/(400＋400＋200)]×100%＝49.0%,即"甲医院该传染病的治愈效果低于乙医院"。

表 3-3-2　某市甲、乙两家医院某传染病治愈率的比较

类型	甲医院			乙医院		
	病人数	治愈数	治愈率(%)	病人数	治愈数	治愈率(%)
普通型	300	180	60.0	100	65	65.0
重型	100	40	40.0	300	135	45.0
暴发型	100	20	20.0	100	25	25.0
合计	500	240	48.0	500	225	45.0

5.对样本相对数指标的比较应作假设检验　在抽样研究中,所得样本率或样本构成比存在抽样误差,因此,不能凭样本统计量的大小下结论,而必须进行差别的假设检验(见后面介绍)。

二、分类变量资料的统计推断

(一)率的抽样误差、标准误及其参数估计

1.率的抽样误差、标准误　与均值一样,率也存在抽样误差。率的标准差即率的标准误,计算公式为

$$s_p = \sqrt{\frac{\pi(1-\pi)}{n}}$$
公式(3-3-4)

式中,π 为总体率。当总体率未知时,用样本率 p 估计,率的标准误通常采用以下公式进行估计:

$$s_p = \sqrt{\frac{p(1-p)}{n}}$$
公式(3-3-5)

样本率 p 的抽样分布情况为:当 $\pi > 0.5$ 时,为正偏态;当 $\pi < 0.5$ 时,为负偏态;当 $\pi = 0.5$ 时,为对称分布。而当 n 较大、p 及 $(1-p)$ 都不太小时,例如 np 或 $n(1-p)$ 均大于 5 时,率的抽样分布才近似服从正态分布。

2.率的参数估计　率的参数估计的内容主要是计算总体率的95%可信区间。当样本量 n 足够大,且样本率 p 和 $(1-p)$ 都不太小时,即 np 和 $n(1-p)$ 均大于 5 时,样本率 p 的抽样分布近似服从正态分布,可用近似正态分布法估计总体率,通常计算总体率的95%可信区间 $p \pm 1.96 \times s_p$。

例 3-3-1　从某地人群中随机抽取 144 人,检查乙型肝炎表面抗原携带状况,阳性率为

9.20%，求该地人群的乙型肝炎表面抗原阳性率的95%可信区间。

本例 $n=144$，$p=9.20\%$。先按公式（3-3-5）计算 s_p：

$$s_p=\sqrt{\frac{0.092\times(1-0.092)}{144}}=0.0241=2.41\%$$

样本阳性率的95%可信区间为 $9.20\%\pm1.96\times2.41\%$，即该地人群的乙型肝炎表面抗原阳性率的95%可信区间为 $4.48\%\sim13.92\%$。

近似正态分布法仅用于当样本例数 n 较大，且样本率 p 不接近0或1时，否则改用其他方法（可参见相关文献）。

（二）率的假设检验

1. 单个样本率的 Z 检验 抽样误差理论告诉我们，从总体率为 π_0 的总体中随机抽取样本的样本率 p 很可能不等于总体率 π_0。样本率与总体率的差异是本质上的差别还是由抽样误差所致的，需通过假设检验进行推断。当样本的样本含量 n 较大（n 一般大于或等于50）时，可用 Z 检验。

统计量 Z 的计算公式为

$$Z=\frac{p-\pi_0}{s_p}=\frac{p-\pi_0}{\sqrt{\dfrac{\pi_0(1-\pi_0)}{n}}} \qquad 公式（3-3-6）$$

例 3-3-2 据大型的临床随访研究表明，一般的胃溃疡病患者中有25%会出现胃出血症状。某医生观察了300例65岁的胃溃疡病患者，其中有99例出现胃出血症状。问老年胃溃疡病患者与一般患者的胃出血症状发生率是否有差别？

根据题意，一般胃溃疡病患者胃出血症状的总体发生率 $\pi_0=25\%$，老年胃溃疡病患者胃出血症状的总体发生率 π 未知，但其样本发生率 $p=(99/300)\times100\%=33\%$。

建立假设和检验水准：

$H_0:\pi=\pi_0$，老年胃溃疡病患者中胃出血症状的发生率与一般患者无差别；

$H_1:\pi\neq\pi_0$，老年胃溃疡病患者中胃出血症状的发生率与一般患者有差别。

双侧 $\alpha=0.05$。

$$Z=\frac{p-\pi}{s_p}=\frac{p-\pi_0}{s_p}=\frac{0.33-0.25}{\sqrt{\dfrac{0.25\times(1-0.25)}{300}}}=3.2$$

$Z>Z_{0.05}$（双侧）$=1.96$

得 $P<0.05$，按 $\alpha=0.05$ 水准，拒绝 H_0，差别有统计学意义。可以认为老年胃溃疡病患者中胃出血症状的发生率与一般患者有差别；结合该题，$33\%>25\%$，可以认为老年胃溃疡病患者较一般患者易出现胃出血症状。

2. 两独立样本率比较的 Z 检验 两独立样本率比较的目的是推断两独立样本的总体率是否相等。当两个样本的样本含量较大（$n\geq50$）时，可用 Z 检验。

例 3-3-3 某肿瘤医院4年来共治疗食管癌患者134例，每例均观察满5年，其中单纯手术治疗组观察84例，存活57例，存活率 $p_1=67.9\%$；联合治疗（手术＋术后化疗）组观察50例，存活41例，存活率 $p_2=82.0\%$。问两组的存活率有无差别？

资料显示，两组患者的5年存活率不同。由于样本率存在抽样误差，要想知道两组存活率间的差别是治疗方法本质上的差别，还是仅仅由抽样误差所致，需通过假设检验进行推断。两组样本含量均不低于50，可采用两独立样本率比较的 Z 检验，具体步骤如下。

建立假设和检验水准：

H_0：两总体存活率无差别，即 $\pi_1 = \pi_2$；

H_1：两总体存活率有差别，即 $\pi_1 \neq \pi_2$。

双侧 $\alpha = 0.05$。

检验统计量 Z 为

$$Z = \frac{p_1 - p_2}{s_{p_1-p_2}} = \frac{p_1 - p_2}{\sqrt{p_c(1-p_c)(1/n_1 + 1/n_2)}} \qquad 公式(3\text{-}3\text{-}7)$$

式中，p_1、p_2 分别为两样本率；n_1、n_2 分别为两样本例数；p_c 为合计率，$p_c = (x_1 + x_2)/n$，x_1、x_2 分别为两样本中的阳性数，$n = n_1 + n_2$；分母是 $p_1 - p_2$ 的标准误。

本例

$$Z = \frac{|0.679 - 0.820|}{\sqrt{0.731(1-0.731)(1/84 + 1/50)}} = 1.780$$

$Z = 1.780 < 1.96$

得 $P > 0.05$，按 $\alpha = 0.05$ 水准，不拒绝 H_0，差别无统计学意义，故尚不能认为单纯手术疗法与联合疗法对食管癌患者的治疗效果有差别。

注意：这里所介绍的两独立样本率比较的 Z 检验，仅当 $n_1 p_1$、$n_2 p_2$、$n_1(1-p_1)$、$n_2(1-p_2)$ 均大于 5 时才适用。

三、χ^2 检验

(一)两独立样本率比较的 χ^2 检验

在两样本含量 n_1、n_2 均 >50 时，两样本率比较的 χ^2 检验(chi-square test)与 Z 检验是等价的，同时，其应用的领域要比 Z 检验大得多。

将例 3-3-3 资料整理成表 3-3-3 形式的分类频数表。

表 3-3-3　134 例胃癌患者治疗后 5 年存活率的比较

处理	存活数	死亡数	合计治疗数	存活率(%)
联合治疗	41(a)	9(b)	50($a+b$)	82.0
单纯手术治疗	57(c)	27(d)	84($c+d$)	67.9
合计	98($a+c$)	36($b+d$)	134($n=a+b+c+d$)	73.1

1.四格表资料　表中基本数据是 a、b、c、d，其余数据都是从这四个基本数据推算出来的，所以这种资料称为四格表资料。

2.假设内容

H_0：两总体存活率无差别，即 $\pi_1 = \pi_2$；

H_1：两总体存活率有差别，即 $\pi_1 \neq \pi_2$。

双侧 $\alpha = 0.05$。

3.H_0 条件下的理论频数　如果两个样本来自同一总体，即"单纯手术治疗组"与"联合治疗组"的胃癌患者 5 年存活率相同，则可以用合计的存活率 73.1%(即 98/134)作为总体率的点估计。在这样的假设下,单纯手术治疗组理论存活数应为 $50\times(98/134)=36.57$,联合治疗组理论存活数应为 $84\times(98/134)=61.43$;同理,合计死亡率为 $36/134$,则仿此算得两组理论死亡数分别为 13.43、22.57。我们把 36.57、61.43、13.43、22.57 这四个根据 H_0 计算出来的频数称为理论频数(theoretical frequency),用 T 表示。

理论频数 T 的计算可用下式:

$$T_{RC} = n_R \times \frac{n_C}{n} \qquad 公式(3\text{-}3\text{-}8)$$

式中,T_{RC} 表示第 R 行(row)第 C 列(column)的理论频数,n_R 为某个频数所在行的合计,n_C 为某个频数所在列的合计,n 为总例数。如表 3-3-4 中,第 1 行第 1 列的理论频数为 $T_{11}=50\times(98/134)=36.57$,结果同前。同时,据此可求得 T_{12}、T_{21} 及 T_{22},结果见表 3-3-4。

表 3-3-4　134 例胃癌患者按 H_0 计算的理论频数

处理	存活数	死亡数	合计	H_0 假设的 5 年存活率(%)
联合治疗	36.57	13.43	50	73.1
单纯手术治疗	61.43	22.57	84	73.1
合计	98	36	134	73.1

4. χ^2 检验的基本思想　如果 H_0 假设成立,则实际频数(actual frequency,A)与理论频数 T 应该比较接近。如果实际频数与理论频数相差较大,超出了抽样误差所能解释的范围,则可以认为 H_0 假设不成立,即两样本所来自两总体的总体率有本质上的差别。

具有某种属性的实际频数 A_i 与理论频数 T_i 之间的抽样误差可以用 χ^2 统计量表示:

$$\chi^2 = \sum \frac{(A_i - T_i)^2}{T_i} \qquad 公式(3\text{-}3\text{-}9)$$

χ^2 统计量服从 χ^2 分布,即 χ^2 值反映了实际频数与理论频数吻合的程度。如果两总体率相同的假设成立,则实际频数与理论频数的差异是由抽样误差所致的,故一般不会很大,χ^2 值也就不会很大;在一次抽样研究中,出现较大 χ^2 值的可能性(即概率)P 较小。因此,若根据实际样本资料求得一个较大 χ^2 值对应的 P 值 $\leqslant\alpha$(检验水准),根据小概率原理,就有理由怀疑 H_0 的真实性,因而拒绝它;若 $P>\alpha$,则不拒绝 H_0。χ^2 值与 P 值的对应关系可查 χ^2 界值表(表 3-3-5)。

由公式(3-3-9)还可以看出,χ^2 值的大小除取决于 $|A-T|$ 外,还与基本数据的格子数有关(因为每格的 $(A-T)/T$ 都大于或等于 0,故 χ^2 值一般随着格子数的增多而增大),即 χ^2 值的大小与列联表的自由度有关。列联表(包括四格表以及多行×多列表)的自由度是指在表中周边合计数不变的前提下,格子中基本数据可以自由变动的格子数。如表 3-3-3 中基本数据有 4 个,其中任一个数据发生变化,其余三个数据由于受周边合计数的限制,不能随意变动,故其自由度为 1;若基本数据的格子数超过 4 个,则自由度也必然大于 1。$R\times C$ 表的自由度 ν 按公式(3-3-10)求得。

$$\nu = (R-1)\times(C-1) \qquad 公式(3\text{-}3\text{-}10)$$

四格表由 2 行 2 列组成,故 $\nu=1$。

不同自由度情况下的 χ^2 分布曲线如图 3-3-1 所示。

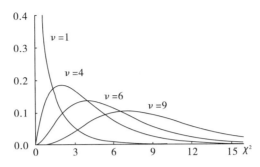

图 3-3-1 不同自由度情况下的 χ^2 分布曲线

表 3-3-5 χ^2 界值表

自由度	检验水准 α					
	0.5	0.25	0.1	0.05	0.03	0.01
1	0.455	1.323	2.706	3.841	5.024	6.635
2	1.386	2.773	4.605	5.991	7.378	9.210
3	2.366	4.108	6.251	7.815	9.348	11.345
4	3.357	5.385	7.779	9.488	11.143	13.277
5	4.351	6.626	9.236	11.070	12.833	15.086
6	5.348	7.841	10.645	12.592	14.449	16.812
7	6.346	9.037	12.017	14.067	16.013	18.475
8	7.344	10.219	13.362	15.507	17.535	20.090
9	8.343	11.389	14.684	16.919	19.023	21.666
10	9.342	12.549	15.987	18.307	20.483	23.209
11	10.341	13.701	17.275	19.675	21.920	24.725
12	11.340	14.845	18.549	21.026	23.337	26.217
13	12.340	15.984	19.812	22.362	24.736	27.688
14	13.339	17.117	21.064	23.685	26.119	29.141
15	14.339	18.245	22.307	24.996	27.488	30.578
16	15.338	19.369	23.542	26.296	28.845	32.000
17	16.338	20.489	24.769	27.587	30.191	33.409
18	17.338	21.605	25.989	28.869	31.526	34.805
19	18.338	22.718	27.204	30.144	32.852	36.191
20	19.337	23.828	28.412	31.410	34.170	37.566
21	20.337	24.935	29.615	32.671	35.479	38.932
22	21.337	26.039	30.813	33.924	36.781	40.289
23	22.337	27.141	32.007	35.172	38.076	41.638
24	23.337	28.241	33.196	36.415	39.364	42.980
25	24.337	29.339	34.382	37.652	40.646	44.314
26	25.336	30.435	35.563	38.885	41.923	45.642
27	26.336	31.528	36.741	40.113	43.195	46.963
28	27.336	32.62	37.916	41.337	44.461	48.278
29	28.336	33.711	39.087	42.557	45.722	49.588
30	29.336	34.800	40.256	43.773	46.979	50.892

自由度	检验水准 α					
	0.5	0.25	0.1	0.05	0.03	0.01
31	30.336	35.887	41.422	44.985	48.232	52.191
32	31.336	36.973	42.585	46.194	49.480	53.486
33	32.336	38.058	43.745	47.400	50.725	54.776
34	33.336	39.141	44.903	48.602	51.966	56.061
35	34.336	40.223	46.059	49.802	53.203	57.342
36	35.336	41.304	47.212	50.998	54.437	58.619
37	36.336	42.383	48.363	52.192	55.668	59.893
38	37.335	43.462	49.513	53.384	56.896	61.162
39	38.335	44.539	50.660	54.572	58.120	62.428
40	39.335	45.616	51.805	55.758	59.342	63.691
41	40.335	46.692	52.949	56.942	60.561	64.950
42	41.335	47.766	54.090	58.124	61.777	66.206
43	42.335	48.840	55.230	59.304	62.990	67.459
44	43.335	49.913	56.369	60.481	64.201	68.710
45	44.335	50.985	57.505	61.656	65.410	69.957
46	45.335	52.056	58.641	62.830	66.617	71.201
47	46.335	53.127	59.774	64.001	67.821	72.443
48	47.335	54.196	60.907	65.171	69.023	73.683
49	48.335	55.265	62.038	66.339	70.222	74.919
50	49.335	56.334	63.167	67.505	71.420	76.154
60	59.335	66.981	74.397	79.082	83.298	88.379
70	69.334	77.577	85.527	90.531	95.023	100.425
80	79.334	88.130	96.578	101.879	106.629	112.329
90	89.334	98.650	107.565	113.145	118.136	124.116
100	99.334	109.141	118.498	124.342	129.561	135.807

对表 3-3-3 资料按公式(3-3-9)计算 χ^2 值：

$\chi^2 = (41-36.57)^2/36.57 + (9-13.43)^2/13.43 + (57-61.43)^2/61.43 + (27-22.57)^2/22.57$

$= 3.19$

$\chi^2 < \chi^2_{0.05} = 3.84$，按 $\nu = (2-1) \times (2-1) = 1$，查 χ^2 界值表，得 $P > 0.05$，按 $\alpha = 0.05$ 水准不拒绝 H_0，差别无统计学意义。故尚不能认为单纯手术疗法与联合疗法对胃癌患者的治疗效果有差别。

5. 四格表资料专用公式 由于理论频数均是根据四格表中实际频数计算出来的，故 χ^2 值计算公式(3-3-9)可以简化，直接用专用公式(3-3-11)计算 χ^2 值。

$$\chi^2 = \frac{(ad-bc)^2 n}{(a+b)(c+d)(a+c)(b+d)} \qquad 公式(3-3-11)$$

式中，a、b、c、d 分别为四格表的 4 个实际频数，总例数 $n = a+b+c+d$。仍以表 3-3-3 中资料为例，$\chi^2 = (41 \times 27 - 9 \times 57)^2 \times 134/(50 \times 84 \times 98 \times 36) = 3.19$，结果同前。

6.四格表 χ^2 值的校正 由于 χ^2 分布是一种连续性分布，χ^2 界值是根据此连续性分布的理论公式计算出来的，但两个或多个率比较的原始数据却属于定性资料，是不连续的，故公式(3-3-9)只是一个近似计算公式。当四格表(或行×列表，详见后文)中的理论频数均不太小时，这种计算的近似程度比较高，得到的结果会比较客观。如果四格表中出现了较小的理论频数，依据公式(3-3-9)或公式(3-3-11)计算出来的 χ^2 值往往偏大，相应的 P 值偏小，从而人为地增大了 I 型误差。为校正这种偏性，可采用校正 χ^2，用 χ_C^2 表示，可用公式(3-3-12)或公式(3-3-13)计算 χ_C^2。

$$\chi_C^2 = \sum \frac{(A_i - T_i - 0.5)^2}{T_i} \qquad 公式(3\text{-}3\text{-}12)$$

$$\chi_C^2 = \frac{\left(ad - bc - \frac{n}{2}\right)^2 n}{(a+b)(c+d)(a+c)(b+d)} \qquad 公式(3\text{-}3\text{-}13)$$

公式(3-3-12)是对公式(3-3-9) χ^2 检验基本公式的校正；公式(3-3-13)则是对公式(3-3-11)四格表专用公式的校正，两者是等价的，这种校正称为连续性校正(continuity correction)。

对于四格表的连续性校正，统计学家们尚有不同的意见。一般认为，理论频数 T 较小(如 $1 \leqslant T < 5$)且总例数 n 不太小(如 $n \geqslant 40$)时，校正的意义较大；当 n 或 T 过小(如 $T < 1$ 或 $n < 40$ 时)或 χ^2 检验所得 P 值接近检验水准 α 时，都不宜采用 χ^2 检验，而应改用四格表确切概率法(又称 Fisher 精确概率法)，见后面内容。

例 3-3-4 表 3-3-6 资料表示使用泼尼松与使用氨甲蝶呤对系统性红斑狼疮的疗效，问两组患者的总体完全缓解率有无差别？

表 3-3-6 两组药物的完全缓解率比较

治疗组	完全缓解	未完全缓解	合计	完全缓解率(%)
泼尼松	2(4.68)	10(7.32)	12	16.67
氨甲蝶呤	14(11.32)	15(17.68)	29	48.28
合计	16	25	41	39.02

H_0：两种药物治疗后患者的总体完全缓解率相等，即 $\pi_1 = \pi_2$；

H_1：两种药物治疗后患者的总体完全缓解率不等，即 $\pi_1 \neq \pi_2$。

$\alpha = 0.05$。

本例第一个格子中 a 的理论频数最小，$T_{11} = 12 \times 16/41 = 4.68 < 5, n > 40$，故考虑用校正公式计算 χ_C^2 值。$\chi_C^2 = (2 \times 15 - 10 \times 14 - 41/2)^2 \times 41/(12 \times 29 \times 16 \times 25) = 5.016 > \chi_{0.05,1}^2 = 3.84$，按 $\nu = 1$ 查 χ^2 界值表，得 $P < 0.05$，按 $\alpha = 0.05$ 水准拒绝 H_0，差异有统计学意义。故根据本资料认为两种药物的总体完全缓解率有差别。

对于两组大样本率的比较，Z 检验和 χ^2 检验是等价的，即自由度为 1 的 $\chi^2 = Z^2$。对于表 3-3-3 资料，$Z = 1.780$，$\chi^2 = 3.190$，显然，$1.780^2 \approx 3.190$。同理，校正的 Z 检验与校正的 χ^2 检验是等价的。尽管两种方法的思路不同，但结果等价，殊途同归。因此，两组大样本率的比较可以用 Z 检验，也可以用 χ^2 检验。

(二)四格表的 Fisher 确切概率检验

若四格表资料观察例数太少，χ^2 检验因近似程度较差，易导致分析的偏性(尤其是当所得概率接近检验水准时),故改用四格表的 Fisher 确切概率检验(Fisher's exact probability test),即四格表概率的直接计算法。本法不属于 χ^2 检验范畴,但可作为四格表 χ^2 检验应用上的补充。

四格表 Fisher 确切概率检验的基本思想是:在四格表的周边合计(如表 3-3-7 中的 16、13、20、9)不变的条件下,用公式(3-3-14)直接计算表内四个数据的各种组合的概率。

$$P_i = \frac{(a+b)!(c+d)!(a+c)!(b+d)!}{a!b!c!d!n!} \quad i=1,2,3,\cdots \quad 公式(3-3-14)$$

式中,a、b、c、d、n 的意义同表 3-3-3,"!"为阶乘的符号。

双侧检验时,需按公式(3-3-14)分别计算两侧所有 $|A-T|$ 值等于及大于现有样本 $|A-T|$ 值的四格表的 P_i 值,然后相加,即得双侧检验的 P 值,见例 3-3-5。单侧检验时,按研究目的,只需计算一侧所有 $|A-T|$ 值等于及大于现有样本 $|A-T|$ 值的四格表的 P_i 值,然后相加,即为单侧检验的 P 值。

例 3-3-5　医院观察了 29 例脑瘤患者,资料见表 3-3-7。试分析大脑两半球恶性肿瘤所占比例有无差异。

表 3-3-7　大脑两半球恶性肿瘤所占比例

部位	良性	恶性	合计	恶性所占百分比(%)
左半球	13(11.0345)	3(4.9655)	16	18.75
右半球	7(8.9655)	6(4.0345)	13	46.15
合计	20	9	29	—

本例 $n=29<40$,不满足 χ^2 检验或校正 χ^2 检验的条件,宜采用四格表 Fisher 确切概率法。

H_0:大脑两半球恶性肿瘤所占比例相等;

H_1:大脑两半球恶性肿瘤所占比例不等。

$\alpha=0.05$。

按公式(3-3-8)求理论频数 T。显然,每个格子的 $|A-T|$ 值均等于 1.9655。

列出周边合计不变的情况下 a、b、c、d 的各种组合,共 10 种,具体组合如下。同一四格表每个格子的 $|A-T|$ 值是相等的,因而计算某一四格表的 $|A-T|$ 值时,只需计算表中任一格的 $|A-T|$ 值就行了;两侧的 $|A-T|$ 值较大而中间的较小。

7	9		8	8		9	7		10	6		11	5
13	0		12	1		11	2		10	3		9	4

　　　(1)　　　　　　(2)　　　　　　(3)　　　　　　(4)　　　　　　(5)

12	4		13	3		14	2		15	1		16	0
8	5		7	6		6	7		5	8		4	9

　　　(6)　　　　　　(7)　　　　　　(8)　　　　　　(9)　　　　　　(10)

$|A-T|$	4.0345	3.0345	2.0345	1.0345	0.0345
$|A-T|$	0.9655	1.9655	2.9655	3.9655	4.9655

计算各种组合四格表的 $|A-T|$ 值,其中现有样本中 $|A-T|$ 的差值为 1.9655,而

$|A-T| \geqslant 1.9655$ 者为第(1)、(2)、(3)、(7)、(8)、(9)、(10),共 7 种组合,其两个率的差别均是大于或等于现有差别的情况。

按公式(3-3-14)分别计算各表的 P_i。如第(1)个组合四格表的确切概率 P_1 为:$P_1 =$ $(16!\ 13!\ 20!\ 9!)/(7!\ 9!\ 13!\ 0!\ 29!)=0.001142$,其余类推。求出各 P_i 后,再求第(1)、(2)、(3)、(7)、(8)、(9)、(10)各组合四格表的概率 P_i 之和,即为确切概率 P 的大小。

$$P = \sum P_i = P_1 + P_2 + P_3 + P_7 + P_8 + P_9 + P_{10}$$
$$= 0.001142 + 0.016706 + 0.089098 + 0.095952 + 0.020561 + 0.002056 + 0.000071$$
$$= 0.225586$$

按 $\alpha=0.05$ 水准,$P=0.225586>0.05$,不拒绝 H_0,差异无统计学意义。故尚不能认为大脑两半球恶性肿瘤所占比例有差别。

本例共有 7 个四格表的 $|A-T| \geqslant 1.9655$,故计算工作量较大。由于所有组合四格表的确切概率的总和等于 1,为减少计算工作量,我们可以先计算 $|A-T|<1.9655$ 的各个四格表概率之和,再从 1 中减去,即:$P=1-(P_4+P_5+P_6)=1-(0.228686+0.311844+0.233883)=1-0.774413=0.225587$,结果与前面的结果近似。

注意事项:本例为两样本例数不等的双侧检验,而所有可能的四格表的概率分布是不对称的,故必须分别计算两侧所有 $|A-T|$ 值等于或大于样本 $|A-T|$ 值的四格表 P_i 值。若两样本例数相等,由于所有可能的四格表的概率分布是对称的,故只需计算一侧的累计 P 值,再乘以 2,即可得双侧检验的 P 值,从而避免重复计算的烦琐。

(三)配对四格表的 χ^2 检验

在定性资料的统计分析中,如为两组率之间的比较,设计类型是配对设计,则要按配对设计 χ^2 检验来完成,不能采用成组设计 χ^2 检验,否则会降低统计学的检验效能。

例 3-3-6 某医院采用甲、乙两种方法测定 60 例某肿瘤患者体内某基因表达阳性率,甲法测定的阳性率为 70.0%,乙法测定的阳性率为 38.3%,两种方法一致测定的阳性率为 26.7%。试比较甲、乙两种方法测定的阳性率是否有差异。

现将资料整理为配对四格表。首先根据题意可知:$n=a+b+c+d=60$,$(a+b)/60=70.0\%$,$(a+c)/60=38.3\%$,$a/60=26.7\%$,从而算出 $a=16$,$b=26$,$c=7$,$d=11$。如表 3-3-8 所示。

表 3-3-8　两种方法测定结果比较

甲法	乙法		合计
	＋	－	
＋	16(a)	26(b)	42
－	7(c)	11(d)	18
合计	23	37	60

该实验结果表明:甲(＋)乙(＋)为 a,甲(＋)乙(－)为 b,甲(－)乙(＋)为 c,甲(－)乙(－)为 d。由于甲、乙两法相同之处为一致阳性数 a 和一致阴性数 d,如果要比较甲、乙两法有无优劣之分,只要比较 b 和 c 即可,采用配对四格表 χ^2 检验(或 McNemar 检验);如果要了解甲、乙两法测定结果之间有无相关关系,则要考虑 a、b、c、d,采用前面一般四格表 χ^2 检验中的公式(3-3-11)进行计算。

配对四格表 χ^2 检验专用公式为

$$\chi^2 = \frac{(b-c)^2}{b+c}$$　　　　公式(3-3-15)

若 $b+c<40$，应该对公式(3-3-15)进行校正，计算 χ_C^2 值。校正公式为

$$\chi_C^2 = \frac{(|b-c|-1)^2}{b+c}$$　　　　公式(3-3-16)

配对四格表 χ^2 检验的步骤如下：

1.建立检验假设，确定检验水准

H_0：两种方法测定的总体阳性率相同，即 $\pi_1 = \pi_2$；

H_1：两种方法测定的总体阳性率不同，即 $\pi_1 \neq \pi_2$。

$\alpha = 0.05$。

2.计算检验统计量 χ^2 值　对于表 3-3-8 中数据，因为 $b+c = 26+7 = 33 < 40$，按公式(3-3-16)计算 $\chi_C^2 = (|26-7|-1)^2/(26+7) = 9.818$。

ν 为 b，c 两个格子中数值的合计不变时可以自由取值的格子数，即为 1。

3.确定 P 值，作出统计推断。查 χ^2 界值表，得 $\chi^2_{0.005,1} = 7.88$，计算的 χ_C^2 值 $9.818 > 7.880$，$P < 0.005$，按 $\alpha = 0.05$ 水准，拒绝 H_0，差异有统计学意义，可认为甲、乙两种方法的测定结果有差别。根据样本资料，可进一步得出"甲法测定的总体阳性率比乙法测定的高"。

(四)多个率或构成比的 χ^2 检验

1.多个样本率比较　表 3-3-3 中是两个率的比较，其基本数据只有四个格子，排成 2 行 2 列，构成 2×2 表或四格表；如果是多(R)个率的比较，其基本数据有 R 行 2 列，构成 R×2 表，用以表述 R 个率的基本数据，见表 3-3-9。R×2 表的 χ^2 检验用于推断 R 个样本率各自所代表的总体率是否相等，其基本思想同前。χ^2 值可按公式(3-3-9)计算，但用公式(3-3-17)计算更为方便，两式等价。

$$\chi^2 = n\left(\sum \frac{A^2}{n_R n_C} - 1\right)$$　　　　公式(3-3-17)

式中，A 为每一个基本格子中的实际频数，n_R 为实际频数所对应的行合计，n_C 为实际频数所对应的列合计，n 为样本含量。

例 3-3-7　某地调查了 2010—2013 年四个年度中小学男生的肥胖检出状况，见表 3-3-9，问各年度间学生肥胖率有无差别？

H_0：四个年度学生的肥胖率相等，即 $\pi_1 = \pi_2 = \pi_3 = \pi_4$；

H_1：四个年度学生的肥胖率不等或不全相等。

$\alpha = 0.05$。

表 3-3-9　某地各年度学生肥胖检出率的比较

年份	肥胖人数	正常人数	合计	检出率(%)
2010	279	4702	4981	5.60
2011	271	2089	2360	11.48
2012	367	2161	2528	14.52
2013	784	4199	4983	15.73
合计	1701	13151	14852	11.45

按公式(3-3-17)计算,得

$$\chi^2 = 14852 \times [279^2/(4981 \times 1701) + 4702^2/(4981 \times 13151) + 271^2/(2360 \times 1701) + 2089^2/(2360 \times 13151) + 367^2/(2528 \times 1701) + 2161^2/(2528 \times 13151) + 784^2/(4983 \times 1701) + 4199^2/(4983 \times 13151) - 1] = 281.6263$$

按公式(3-3-10),$\nu = (4-1) \times (2-1) = 3$。查 χ^2 界值表,$\chi^2_{0.01,3} = 11.345$,$281.6263 > 11.345$,得 $P < 0.01$。按 $\alpha = 0.05$ 水准,拒绝 H_0,差异有统计学意义。故可认为该地四个年度中小学男生的肥胖检出率不相等。

2. 多个构成比之间的比较 多(R)个率的比较构成 $R \times 2$ 表,见表3-3-9;如果有 R 个都分为 C 个类别的构成比($R > 2$ 或 $C > 2$),则其基本数据有 R 行 C 列,组成 $R \times C$ 表,又称行×列表,见表3-3-10。2×2 表、$R \times 2$ 表是行×列表的特殊情形。

对多(R)个构成比检验的目的是推断各样本分别代表的各总体构成比是否相同,用 χ^2 检验,基本思想同前。首先假设各样本所代表的总体构成比相同,均等于合计的构成比,据此,可算得每个格子的理论频数(见表3-3-10括号内数据)。如果 H_0 假设内容是真实的,则每个格子的理论频数与实际频数相差一般不会很大,即 χ^2 值一般不会很大;若根据样本信息算得一个很大的 χ^2 值,则有理由怀疑 H_0 的成立,进而拒绝它。

例3-3-8 某市对城市和农村小学三、四年级学生体重状况进行了抽样调查,资料见表3-3-10,试考察该地城乡儿童体重状况的构成比有无差别。

表 3-3-10 某地城乡儿童体重状况构成比较

地区	营养类型			合计
	消瘦	肥胖	正常	
城市	44(39.96)	9(6.30)	52(61.74)	105
农村	44(51.04)	6(8.70)	95(85.26)	145
合计	88	15	147	250

表3-3-10是一个 2×3 表,提供的是样本构成比。样本构成比同样存在抽样误差,若要推断总体构成比有无差别,必须进行假设检验,检验过程如下:

H_0:城乡儿童体重状况的总体构成比相同;

H_1:城乡儿童体重状况的总体构成比不同。

$\alpha = 0.05$。

仍用公式(3-3-17)计算检验统计量:

$$\chi^2 = 250 \times [44^2/(105 \times 88) + 9^2/(105 \times 15) + 52^2/(105 \times 147) + 44^2/(145 \times 88) + 6^2/(145 \times 15) + 95^2/(145 \times 147) - 1] = 6.9563$$

按 $\nu = (3-1) \times (2-1) = 2$,查 χ^2 界值表,$\chi^2_{0.05,2} = 5.991$,$6.9563 > 5.991$,得 $P < 0.05$,按 $\alpha = 0.05$ 水准,拒绝 H_0,差异有统计学意义。可认为该市城乡儿童体重状况的构成比不同。

3. $R \times C$ 表 χ^2 检验的两两比较 对于多个率或多个频率分布比较的 χ^2 检验,结论为拒绝 H_0 时,仅表示多组之间有差别,即多组中至少有两组的总体率或总体构成比是不同的,但并不是任两组之间都有差别。若要明确哪两组之间不同,还需进一步做多组间的两两比较,需要分割 $R \times C$ 列联表,并对每两个率或构成比之间有无统计学意义作出结论。比如,例3-3-7有4个处理组,两两比较有6种对比,要把表3-3-9分割成6个四格表,对每个四格表分别进行 χ^2 检验。但要注意的是,进行6次 χ^2 检验,必将增大犯第Ⅰ类错误的机会。解决这一问题的办法是,在进行多组率两两比较的时候,根据比较的次数修正检验水准。例如,原来检验水准 $\alpha=0.05$,进行 4 组间的两两比较,共比较 6 次,于是每一次两两比较的检验水准都应为 $\alpha'=0.05/6=0.0083$。

4. $R \times C$ 列联表 χ^2 检验注意事项 $R \times C$ 列联表 χ^2 检验要求理论频数不宜太小,一般不宜有 1/5 以上格子的理论频数小于 5,或不宜有一个格子的理论频数小于 1,否则有可能产生偏性。如果出现理论频数不满足此要求的情况,可考虑选择如下方法进行处理:①增加样本含量,这是最佳的方法;②结合专业知识考虑是否可以将该理论频数对应格子所在的行或列与其他的行或列合并,这要根据样本的专业特性来确定;③删除该理论频数对应格子所在的行或列,但这样会损失信息;④改用 $R \times C$ 表的确切概率法,可以用计算机软件实现。

第四节   非参数检验

一、两成组设计资料的秩和检验

两组等级资料或两组不满足参数检验(如 t 检验)的定量资料比较的目的是,通过两个随机样本推断两个总体分布位置是否相同。Wilcoxon 两样本比较法主要适用于分布类型未知、等级变量或者不满足参数检验条件(如服从正态分布、方差齐性)的资料情况。

(一)基本思想

例 3-4-1   某实验室检测了两组各 6 人的尿蛋白,结果如下,问所得两组结果有无差异?

A 组:－、±、＋、＋、＋、＋＋

B 组:＋、＋＋、＋＋、＋＋、＋＋＋、＋＋＋

首先建立假设:

H_0:A、B 两组尿蛋白的总体分布相同;

H_1:A、B 两组尿蛋白的总体分布不同。

$\alpha=0.05$。

两样本比较秩和检验的基本思想是:如果比较的两个样本(样本含量分别为 n_1 和 n_2)来自同一总体(即 H_0 成立),则 n_1 样本的秩和 T 与其理论秩和 $n_1(N+1)/2$ 之差 $[T-n_1(N+1)/2]$ 纯系抽样误差所致,故此差值一般不会很大。若从现有样本中算得的 T 与其理论秩和相差很大,则说明从 H_0 假定的总体中随机抽得现有样本以及更极端样本的概率 P 很小,故按检验水准拒绝 H_0。因此,可以根据 T 的抽样分布作出判断。

本例中,$n_1=6$,$n_2-n_1=0$,$\alpha=0.05$(双侧),查表 3-4-1(Wilcoxon 两组比较的 T 界值表)得界值 26～52。此界值说明,若两组尿蛋白的总体分布相同,则统计量 T 有 95% 的可能在 26 到 52 之间(不包括 26 和 52 界值本身)。本例 $T=25<26$,说明在 H_0 成立的条件下,获得该样本以及更极端样本的可能性小于 0.05,故拒绝 H_0,可认为两组尿蛋白的总体分布不同。

表 3-4-1 Wilcoxon 两组比较的 T 界值表

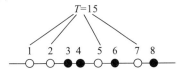

	单侧	双侧
1 行	$P=0.050$	$P=0.10$
2 行	$P=0.025$	$P=0.05$
3 行	$P=0.010$	$P=0.02$
4 行	$P=0.005$	$P=0.01$

n_1（较小）	n_2-n_1										
	0	1	2	3	4	5	6	7	8	9	10
2				3~13	3~15	3~17	4~18	4~20	4~22	4~24	5~25
							3~19	3~21	3~23	3~25	4~26
3	6~15	6~18	7~20	8~22	8~25	9~27	10~29	10~32	11~34	11~37	12~39
			6~21	7~23	7~26	8~28	8~31	9~33	9~36	10~38	10~41
					6~27	6~30	7~32	7~35	7~38	8~40	8~43
							6~33	6~36	6~39	7~41	7~44
4	11~25	12~28	13~31	14~34	15~37	16~40	17~43	18~46	19~49	20~52	21~55
	10~26	11~29	12~32	13~35	14~38	14~42	15~45	16~48	17~51	18~54	19~57
		10~30	11~33	11~37	12~40	13~43	13~47	14~50	15~53	15~57	16~60
			10~34	10~38	11~41	11~45	12~48	12~52	13~55	13~59	14~62
5	19~36	20~40	21~44	23~47	24~51	26~54	27~58	28~62	30~65	31~69	33~72
	17~38	18~42	20~45	21~49	22~53	23~57	24~61	26~64	27~68	28~72	29~76
	16~39	17~43	18~47	19~51	20~55	21~59	22~63	23~67	24~71	25~75	26~79
	15~40	16~44	16~49	17~53	18~57	19~61	20~65	21~69	22~73	22~78	23~82
6	28~50	29~55	31~59	33~63	35~67	37~71	38~76	40~80	42~84	44~88	46~92
	26~52	27~57	29~61	31~65	32~70	34~74	35~79	37~83	38~88	40~92	42~96
	24~54	25~59	27~63	28~68	29~73	30~78	32~82	33~87	34~92	36~96	37~101
	23~55	24~60	25~65	26~70	27~75	28~80	30~84	31~89	32~94	33~99	34~104
7	39~66	41~71	43~76	45~81	47~86	49~91	52~95	54~100	56~105	58~110	61~114
	36~69	38~74	40~79	42~84	44~89	46~94	48~99	50~104	52~109	54~114	56~119
	34~71	35~77	37~82	39~87	40~93	42~98	44~103	45~109	47~114	49~119	51~124
	32~73	34~78	35~84	37~89	38~95	40~100	41~106	43~111	44~117	46~122	47~128
8	51~85	54~90	56~96	59~101	62~106	64~112	67~117	69~123	72~128	75~133	77~139
	49~87	51~93	53~99	55~105	58~110	60~116	62~122	65~127	67~133	70~138	72~144
	45~91	47~97	49~103	51~109	53~115	56~120	58~126	60~132	62~138	64~144	66~150
	43~93	45~99	47~105	49~111	51~117	53~123	54~130	56~136	58~142	60~148	62~154

续表

n_1 (较小)	n_2-n_1										
	0	1	2	3	4	5	6	7	8	9	10
9	66~105	69~111	72~117	75~123	78~129	81~135	84~141	87~147	90~153	93~159	96~165
	62~109	65~115	68~121	71~127	73~134	76~140	79~146	82~152	84~159	87~165	90~171
	59~112	61~119	63~126	66~132	68~139	71~145	73~152	76~158	78~165	81~171	83~178
	56~115	58~122	61~128	63~135	65~142	67~149	69~156	72~162	74~169	76~176	78~183
10	82~128	86~134	89~141	92~148	96~154	99~161	103~167	106~174	110~180	113~187	117~193
	78~132	81~139	84~146	88~152	91~159	94~166	97~173	100~180	103~187	107~193	110~200
	74~136	77~143	79~151	82~158	85~165	88~172	91~179	93~187	96~194	99~201	102~208
	71~139	73~147	76~154	79~161	81~169	84~176	86~184	89~191	92~198	94~206	97~213

(二)方法步骤

例 3-4-2 用某药治疗老年性慢性支气管炎患者 403 例,疗效见表 3-4-2 第(1)~(3)栏。问该药对此两型老年性慢性支气管炎的疗效是否相同?

1. 建立检验假设

H_0:两型老年性慢性支气管炎的疗效分布相同;

H_1:两型老年性慢性支气管炎的疗效分布不同。

$\alpha=0.05$。

2. 编秩 本例各等级重复人数较多,故先计算各等级合计人数,见第(4)栏,再确定秩次范围,计算平均秩次。例如"治愈"组共有 83 人,秩次范围应为 1~83,平均秩次为 $(1+83)/2=42$。据此得第(5)、(6)栏。

3. 求秩和 T 将表 3-4-2 中第(2)、(3)栏每组各等级例数与第(6)栏相应等级的平均秩次相乘,再求和,见第(7)、(8)栏。求得 $T_1=40682.5$,$T_2=40723.5$,$T_1+T_2=40682.5+40723.5=81406$。又 $N=n_1+n_2=403$,即 $T_1+T_2=N(1+N)/2=81406$,表明秩和计算无误。

表 3-4-2 某药治疗两型老年性慢性支气管炎疗效比较

疗效 (1)	人数		合计 (4)	秩次范围 (5)	平均秩次 (6)	秩和	
	喘息型 (2)	单纯型 (3)				喘息型 (7)=(2)×(6)	单纯型 (8)=(3)×(6)
治愈	23	60	83	1~83	42	966	2520
显效	83	98	181	84~264	174	14442	17052
好转	65	51	116	265~380	322.5	20962.5	16447.5
无效	11	12	23	381~403	392	4312	4704
合计	$n_1=182$	$n_2=221$	403	—	—	$T_1=40682.5$	$T_2=40723.5$

4. 确定检验统计量 T 若两样本例数不等,以例数较少者为 n_1,规定 n_1 组的秩和为 T;若例数相等,则任取一组的秩和为 T。故本例 $n_1=182$,$n_2=221$,检验统计量 $T=T_1=40682.5$。

5. 确定 P 值,作出推断结论 可酌情选用查表法或正态近似法。①查表法:若 $n_1\leqslant10$,且 $n_2-n_1\leqslant10$,可直接查 T 界值表。先从表左侧找到相应的 n_1,再从表上方找到相应的 n_2

$-n_1$, n_1 与 n_2-n_1 相交处有对应的 4 行界值。表中所列范围表示在 H_0 成立的条件下,统计量 T 有相应的概率位于该范围内。若统计量 T 值在界值范围内,则其 P 值大于相应的概率;若 T 值在界值范围外或等于界值,则其 P 值小于或等于相应的概率。②正态近似法:当 $n_1 > 10$ 或 $n_2-n_1 > 10$ 时,T 分布已接近均值为 $n_1(N+1)/2$、方差为 $n_1 n_2(N+1)/12$ 的正态分布,故可按公式(3-4-1)直接计算 Z 值,按标准正态分布界定 P 值并作出推断结论。

$$Z = \frac{\mid T - n_1(N+1)/2 \mid - 0.5}{\sqrt{n_1 n_2(N+1)/12}} \qquad 公式(3\text{-}4\text{-}1)$$

公式(3-4-1)中 0.5 为连续性校正数,因为 Z 分布是连续的,而 T 分布是不连续的。

公式(3-4-1)是在无相同观察值(即无相同秩次)时使用的,相同秩次不太多时可得近似值,但若相同秩次过多(如超过 25%),用公式(3-4-1)计算的 Z 值偏小,应按公式(3-4-2)进行校正。Z 经校正后可略增大,P 值相应减小。

$$Z_C = \frac{Z}{\sqrt{C}}, C = 1 - \sum (t_j^3 - t_j)/(N^3 - N) \qquad 公式(3\text{-}4\text{-}2)$$

式中,t_j 为第 j 个相同秩次的个数。如表 3-4-2 中治疗转归"治愈"的有 83 个,"显效"的有 181 个,"好转"的有 116 个,"无效"的有 23 个,即 $t_1 = 83$, $t_2 = 181$, $t_3 = 116$, $t_4 = 23$,则:

$\sum (t_j^3 - t_j) = (83^3 - 83) + (181^3 - 181) + (116^3 - 116) + (23^3 - 23) = 8074188$。

将例 3-4-2 中数据代入公式(3-4-1),得

$Z = \dfrac{\mid 40682.5 - 182 \times (403+1)/2 \mid - 0.5}{\sqrt{182 \times 221 \times (403+1)/12}} = 3.3669$

本例相同秩次较多,需用公式(3-4-2)进行校正:

$C = 1 - \sum (t_j^3 - t_j)/(N^3 - N) = 1 - 8074188/65450424 = 0.8766$

$Z_C = \dfrac{3.3669}{\sqrt{0.8766}} = 3.5961 > Z_{0.01}$

$P < 0.01$,按 $\alpha = 0.05$ 水准,拒绝 H_0,差异有统计学意义。可认为某药物治疗老年性慢性支气管炎喘息型与单纯型的疗效有差别。根据题意,将疗效从好到差编秩,且喘息型与单纯型的平均秩和分别为 223.53(40682.5/182)、184.27(40723.5/221),前者大于后者,说明药物治疗单纯型的疗效要优于喘息型。

二、配对设计资料的符号秩和检验

配对设计资料主要是对差值进行分析。检验配对样本的差值是否来自中位数为 0 的总体,来推断两个总体中位数是否相等,从而达到推断两种处理的效应是否相同的目的。

(一)基本思想

例 3-4-3 对 11 份工业污水测定氟离子浓度(mg/L),每份水样同时采用电极法和分光光度法进行测定,结果见表 3-4-3 的第(2)、(3)栏。就总体而言,这两种方法的测定结果有无差别?

表 3-4-3　两种方法测定 11 份工业污水中氟离子浓度结果

样品号 (1)	氟离子浓度(mg/L)		差值 d_i (4)	秩次 (5)
	电极法(2)	分光光度法(3)		
1	10.5	8.8	1.7	4
2	21.6	18.8	2.8	9
3	14.9	13.5	1.4	3
4	30.2	27.6	2.6	8
5	8.4	9.1	−0.7	−1.5
6	7.7	7.0	0.7	1.5
7	16.4	14.7	1.7	5
8	19.5	17.2	2.3	6
9	127.0	155.0	−28.0	−10
10	18.7	16.3	2.4	7
11	9.5	9.5	0.0	—
			$T_+=43.5, T_-=11.5$	

本例为定量变量配对设计的小样本资料,其配对差值经正态性检验得 $W=0.4561, P=0.0001$,即差值不服从正态分布,故不宜选用配对 t 检验。现采用 Wilcoxon 符号秩和检验。

Wilcoxon 配对符号秩和检验的基本思想是:在配对样本中,假定两种处理的效应相同,则所有差值的总体分布为对称分布,并且差值的总体中位数为 0。若此假设成立,样本差值的正秩和与负秩和应相差不大,均接近 $n(n+1)/4$;当正负秩和相差悬殊,超出抽样误差可解释的范围时,则有理由怀疑该假设,从而拒绝 H_0。

(二)方法步骤

1.建立假设,确定检验水准

H_0:差值的总体中位数等于 0;

H_1:差值的总体中位数不等于 0。

$\alpha=0.05$。

2.计算检验统计量 T 值

(1)求差值 d_i,见表 3-4-3 第(4)栏。

(2)编秩:依差值的绝对值由小到大编秩,本例有两个差值,都是 1.7,可顺次编秩为 4、5,或取平均秩次 $(4+5)/2=4.5$;而有一个差值为 0.7,另一个差值为 −0.7,本应编秩次为 1、2,但由于两个差值符号不同,故必须取平均秩次 $(1+2)/2=1.5$。

(3)分别求正、负秩和:$T_+=43.5, T_-=11.5$,现 $(T_+)+(T_-)=10\times(10+1)/2-55$,表明秩和计算无误。

(4)确定统计量 T:$T=11.5$ 或 $T=43.5$。

3.确定 P 值,作出推断

由 $n=10, T=11.5$ 或 $T=43.5$,查表 3-4-4(Wilcoxon 配对比较的 T 界值表),得双侧 $P>0.10$。按照 $\alpha=0.05$ 水准,不拒绝 H_0,故据此资料尚不能认为两种方法的测定结果有差别。

注意事项:由表 3-4-4 可知,当 $n\leqslant5$ 时,配对符号秩和检验不能得出双侧有统计学意义的概率,故 n 必须大于 5。

表 3-4-4　Wilcoxon 配对比较的 T 界值表

n	单侧:0.05 双侧:0.10	0.025 0.050	0.01 0.02	0.005 0.010
5	0～15			
6	2～19	0～21		
7	3～25	2～26	0～28	
8	5～31	3～33	1～35	0～36
9	8～37	5～40	3～42	1～44
10	10～45	8～47	5～50	3～52
11	13～53	10～56	7～59	5～61
12	17～61	13～65	9～69	7～71
13	21～70	17～74	12～79	9～82
14	25～80	21～84	15～90	12～93
15	30～90	25～95	19～101	15～105
16	35～101	29～107	23～113	19～117
17	41～112	34～119	27～126	23～130
18	47～124	40～131	32～139	27～144
19	53～137	46～144	37～153	32～158
20	60～150	52～158	43～167	37～173
21	67～164	58～173	49～182	42～189
22	75～178	65～188	55～198	48～205
23	83～193	73～203	62～214	54～222
24	91～209	81～219	69～231	61～239
25	100～225	89～236	76～249	68～257
26	110～241	98～253	84～267	75～276
27	119～259	107～271	92～286	83～295
28	130～276	116～290	101～305	91～315
29	140～295	126～309	110～325	100～335
30	151～314	137～328	120～345	109～356
31	163～333	147～349	130～366	118～378
32	175～353	159～369	140～388	128～400
33	187～374	170～391	151～410	138～423
34	200～395	182～413	162～433	148～447
35	213～417	195～435	173～457	159～471
36	227～439	208～458	185～481	171～495
37	241～462	221～482	198～505	182～521
38	256～485	235～506	211～530	194～547
39	271～509	249～531	224～556	207～573

续表

n	单侧:0.05 双侧:0.10	0.025 0.050	0.01 0.02	0.005 0.010
40	286～534	264～556	238～582	220～600
41	302～559	279～582	252～609	233～628
42	319～584	294～609	266～637	247～656
43	336～610	310～636	281～665	261～685
44	353～637	327～663	296～694	276～714
45	371～664	343～692	312～723	291～744
46	389～692	361～720	328～753	307～774
47	407～721	378～750	345～783	322～806
48	426～750	396～780	362～814	339～837
49	446～779	415～810	379～846	355～870
50	466～809	434～841	397～878	373～902

三、完全随机设计多组资料的秩和检验

多组等级资料或多组不满足参数检验(如方差分析)的定量资料的秩和检验是两组比较秩和检验的扩展,称为 H 检验,又称 Kruskal-Wallis 法。

(一)基本思想及方法步骤

例 3-4-4　某医院用三种复方治疗老年性慢性支气管炎,数据见表 3-4-5 第(1)～(4)栏,试比较其疗效有无差别。

1. 建立假设,确定检验水准

H_0:三种药物的疗效总体分布相同;

H_1:三种药物的疗效总体分布不同或不全相同。

$\alpha = 0.05$。

2. 编秩　编秩方法同上。先计算各等级合计人数,见表 3-4-5 第(5)栏;再确定秩次范围,计算平均秩次,结果见第(6)、(7)栏。

3. 求秩和 T　三个处理组的秩和计算即第(8)、(9)、(10)栏的合计。

4. 按公式(3-4-3)计算检验统计量 H。

表 3-4-5　三种复方治疗老年性慢性支气管炎疗效比较

疗效 (1)	例数			合计 (5)	秩次 范围 (6)	平均 秩次 (7)	秩和		
	复方Ⅰ (2)	复方Ⅱ (3)	复方Ⅲ (4)				复方Ⅰ (8)=(2)×(7)	复方Ⅱ (9)=(3)×(7)	复方Ⅲ (10)=(4)×(7)
控制	36	4	1	41	1～41	21	756	84	21
显效	115	18	9	142	42～183	112.5	12937.5	2025	1012.5
好转	184	44	25	253	184～436	310	57040	13640	7750
无效	47	35	4	86	437～522	479.5	22536.5	16782.5	1918
合计	382	101	39	522			93270	32531.5	10701.5

$$H = \frac{12}{N(N+1)} \sum \frac{R_i^2}{n_i} - 3(N+1) \qquad 公式(3\text{-}4\text{-}3)$$

式中,n_i 为各组例数,$N = \sum n_i$,R_i 为各组秩和。将本例数据代入公式(3-4-3),得

$H = [12/(522 \times (522+1))] \times (93270^2/382 + 32531.5^2/101 + 10701.5^2/39) - 3 \times (522+1)$
$= 21.6325$

若相同秩次较多(如本例),按公式(3-4-3)算得的 H 值偏小,尚需按公式(3-4-4)进行校正:

$$H_C = H/C, C = 1 - \sum (t_j^3 - t_j)/(N^3 - N) \qquad 公式(3\text{-}4\text{-}4)$$

式中,t_j 为第 j 个相同秩次的个数。本例各等级的合计数即为相同秩次的个数,故:$\sum (t_j^3 - t_j) = (41^3 - 41) + (142^3 - 142) + (253^3 - 253) + (86^3 - 86) = 19762020$,$C = 1 - 19762020/(522^3 - 522) = 0.8611$,$H_C = H/C = 21.6325/0.8611 = 25.1219$。

5.确定 P 值,作出推断结论 若组数 $K=3$,每组例数$\leqslant 5$,可直接查表 3-4-6(H 界值表)得到 P 值;若 $K \geqslant 4$,或最大样本例数大于 5,则 H 近似服从 $\nu = K-1$ 的 χ^2 分布,可查前面介绍的 χ^2 界值表,得到 P 值。本例因每组例数远远超过 5,故按 $\nu = K-1 = 3-1 = 2$ 查 χ^2 界值表,得 $\chi^2_{0.005,2} = 10.60$,$H_C > \chi^2_{0.005,2}$,$P < 0.005$。按 $\alpha = 0.05$ 水准,拒绝 H_0,差异有统计学意义,可认为三种药物的疗效有差别。

本法的基本思想与单因素方差分析类似。假设有 K 个对比组,各组样本的含量、秩和、平均秩和分别记为 n_j、R_j、$\overline{R}_j$;$N = n_1 + n_2 + \cdots + n_K$。则总秩和为 $N(N+1)/2$,总秩和的平均值为 $(N+1)/2$。假设没有相同的等级,则秩次的总离均差平方和为

$$Q_{总} = \sum_{i=1}^{N} \left(i - \frac{N+1}{2} \right)^2 = N(N-1)/12 \qquad 公式(3\text{-}4\text{-}5)$$

秩次的组间离均差平方和为

$$Q_{组间} = \sum_{j=1}^{K} n_j \left(\overline{R}_j - \frac{N+1}{2} \right)^2 = \sum_{j=1}^{K} \frac{R_j^2}{n_j} - \frac{N(N+1)^2}{4} \qquad 公式(3\text{-}4\text{-}6)$$

可见,由公式(3-4-3)定义的 H 值有

$$H = \frac{Q_{组间}}{Q_{总}/(N-1)} \qquad 公式(3\text{-}4\text{-}7)$$

即统计量 H 的核心部分是秩次的组间变异与总变异之比。显然,H 越大,说明组间变异越大,反之亦然。当有相同等级时,按公式(3-4-4)进行校正。

将 Kruskal-Wallis 法用于两组比较时,与前面章节的 Wilcoxon 法等价。

表 3-4-6 H 界值表(三独立样本比较的秩和检验用)

n	n_1	n_2	n_3	P 0.05	P 0.01
7	3	2	2	4.71	
	3	3	1	5.14	
8	3	3	2	5.36	
	4	2	2	5.33	
	4	3	1	5.21	
	5	2	1	5.00	

续表

n	n_1	n_2	n_3	P	
				0.05	0.01
9	3	3	3	5.60	7.20
	4	3	2	5.44	6.44
	4	4	1	4.97	6.67
	5	2	2	5.16	6.53
	5	3	1	4.96	
10	4	3	3	5.79	6.75
	4	4	2	5.46	7.04
	5	3	2	5.25	6.91
	5	4	1	4.99	6.96
11	4	4	3	5.60	7.14
	5	3	3	5.65	7.08
	5	4	2	5.27	7.21
	5	5	1	5.13	7.31
12	4	4	4	5.69	7.65
	5	4	3	5.66	7.45
	5	5	2	5.34	7.34
13	5	4	4	5.66	7.76
	5	5	3	5.71	7.58
14	5	5	4	5.67	7.82
15	5	5	5	5.78	8.00

(二)完全随机设计资料中两两比较的秩和检验

经过多组比较的 Kruskal-Wallis 检验拒绝 H_0 后,需进一步作两两比较,推断哪些总体分布不同。两两比较的方法较多,此处仅介绍扩展的 t 检验法,在各组例数相等或不等时均可使用。统计量 t 值的计算公式如下:

$$t = \frac{|\overline{R}_A - \overline{R}_B|}{\sqrt{\frac{N(N+1)(N-1-H)}{12(N-K)}\left(\frac{1}{n_A} + \frac{1}{n_B}\right)}} \qquad 公式(3\text{-}4\text{-}8)$$

$$\nu = N - K$$

式中,$\overline{R}_A$ 和 $\overline{R}_B$ 为两对比组 A 与 B 的平均秩次;n_A 与 n_B 为样本含量;K 为处理组数;N 为总例数;H 为 Kruskal-Wallis 的 H 检验中算得的统计量 H 或 H_C 值。公式(3-4-8)中的分母为 $\overline{R}_A - \overline{R}_B$ 的标准误。

例 3-4-5 请分析例 3-4-4 资料中哪些总体间分布有差异。

1. 检验假设

H_0:三个处理组中任意两个总体分布均相同;

H_1:三个处理组中至少有两个总体分布不同。

$\alpha = 0.05$。

2. 各组平均秩次 $\overline{R}_i$　设复方 I 组为第 1 组,复方 II 组为第 2 组,复方 III 组为第 3 组,则:

$\overline{R}_1 = 93270/382 = 244.16$,$\overline{R}_2 = 32531.5/101 = 322.09$,$\overline{R}_3 = 10701.5/39 = 274.40$。

3. 列出两两比较计算表,求得 t 值,见表 3-4-7。

表 3-4-7　例 3-4-5 资料的两两比较

对比组 (1)	n_A (2)	n_B (3)	$\|\overline{R}_A-\overline{R}_B\|$ (4)	t (5)	P (6)
1 与 2	382	101	77.93	4.716	<0.001
1 与 3	382	39	30.24	1.218	>0.20
2 与 3	101	39	47.69	1.713	>0.05

表中第(5)栏为按公式(3-4-8)计算的 t 值。本例 $N=522$,$K=3$,$H_c=23.3120$,则 1 与 2 比较时,$t=4.716$(具体计算省略),仿此得表 3-4-7 第(5)栏。

4. 确定 P 值,作出推断结论　根据表 3-4-7 第(5)栏中的 t 值,按 $\nu=522-3$ 查 t 界值表,得 P 值,见表 3-4-7 第(6)栏。按 $\alpha=0.05$ 水准,拒绝 H_0,可认为三种方剂疗效的总体分布不全相同,差别主要在于复方Ⅰ组与复方Ⅱ组之间,其余组间差别无统计学意义。

四、随机区组设计资料的秩和检验

随机区组设计的等级资料或不满足参数检验的定量资料比较,可采用 M. Friedman 检验来推断多个相关样本所来自的多个总体分布是否有差别。该检验是由 M. Friedman 在配对设计符号秩和检验的基础上提出的,需计算检验统计量 M 值,故又称 M 检验。

(一)基本思想及方法步骤

例 3-4-6　用某新药治疗血吸虫病患者 3 天,治疗前及治疗后 1 周、2 周、4 周分别测定 7 例患者的血清谷丙转氨酶(SGPT)的变化,以观察该新药对肝功能的影响。原始测定结果见表 3-4-8 中第(2)、(4)、(6)、(8)栏内容,问血吸虫病患者在治疗前后不同时间段的 SGPT 有无差别?

表 3-4-8　用某新药治疗血吸虫病患者前后 SGPT 的测定结果

患者序号 (1)	治疗前 (2)	秩次 (3)	治疗后					
			1 周 (4)	秩次 (5)	2 周 (6)	秩次 (7)	4 周 (8)	秩次 (9)
1	63	2	188	4	138	3	54	1
2	90	1	238	4	220	3	144	2
3	54	1	300	4	82	2	92	3
4	45	1	140	3	213	4	100	2
5	54	2	175	4	150	3	36	1
6	72	1	300	4	163	3	90	2
7	64	1	207	4	185	3	87	2
R_i		9		27		21		13

1. 建立假设,确定检验水准

H_0:治疗前后不同时间段 SGPT 的总体分布相同;

H_1:治疗前后不同时间段 SGPT 的总体分布不同或不全相同。

$\alpha=0.05$。

2. 编秩　将每一个区组(每例患者作为一个区组)内的四个数值从小到大编秩,遇到相同数值取平均秩次。例如,第 1 例患者治疗前后的四个数值分别为 63、188、138、54,按从小到大顺序所编的秩次为 2、4、3、1。编秩结果见表 3-4-8 中的第(3)、(5)、(7)、(9)栏。

3. 求秩和　分别求出四个时间段的秩和 R_i，见表 3-4-8 中最后一行内容。

4. 按公式(3-4-9)计算平均秩和 $\overline{R}$

$$\overline{R} = \sum R_i / K \qquad 公式(3-4-9)$$

其中 $K=4$，代表 4 个时间段。本例中，$\overline{R}=(9+27+21+13)/4=17.5$。

5. 按公式(3-4-10)计算检验统计量 M

$$M = \sum_{i=1}^{K} (R_i - \overline{R})^2 \qquad 公式(3-4-10)$$

本例中，$M=(9-17.5)^2+(27-17.5)^2+(21-17.5)^2+(13-17.5)^2=195$。

6. 确定概率 P 值，作出推论　查表 3-4-9(随机区组比较的 M 界值表)，检验水准为 0.05、区组数 b 为 7、处理组数 $K=4$ 时的 M 界值为 92，本例计算的 M 值 195 大于 M 界值 92，则 P 值小于 0.05。按 $\alpha=0.05$ 水准，拒绝 H_0，差异有统计学意义，可认为血吸虫病患者治疗前后四个时间段的 SGPT 水平总体分布不同或不全相同。

表 3-4-9　随机区组比较的 M 界值表($\alpha=0.05$)

区组数 b	$K=3$	$K=4$	$K=5$	$K=6$
2	—	20	38	64
3	18	37	64	104
4	26	52	89	144
5	32	65	113	183
6	42	76	137	222
7	50	92	167	272
8	50	105	190	310
9	56	118	214	349
10	62	131	238	388
11	66	144	261	427
12	72	157	285	465
13	78	170	309	504
14	84	183	333	543
15	90	196	356	582

Friedman M 检验的基本思想是：假设 H_0 成立，各区组内的数值从小到大所编的秩次 1,2,…,K 应以相等的概率出现在各个处理组内，各处理组的秩和理论上应该相同。由于存在抽样误差，各处理组的秩和不大可能出现较大差别；M 值反映了由现有样本获得的 K 个处理组的秩和与平均秩和 $\overline{R}$ 之间的吻合程度，M 值越大，越有理由怀疑各处理组的总体分布不同。

随着区组数 b 和处理组数 K 的增大，M 值近似服从 $\nu=K-1$ 的 χ^2 分布，此时可用 χ^2 近似法，按公式(3-4-11)计算 χ^2 值，查 χ^2 界值表，确定概率 P 值，从而作出结论。

$$\chi^2 = \frac{12}{bK(K+1)} \sum R_j^2 - 3b(K+1) \qquad 公式(3-4-11)$$

(二)随机区组设计中两两比较的秩和检验

当随机区组设计的秩和检验后认为各总体分布不同或不全相同时,可进一步做两两比较的秩和检验。具体计算方法及步骤见例3-4-7。

例 3-4-7 对例3-4-6中四个时间段的SGPT进行两两比较的秩和检验。

1.建立假设,确定检验水准

H_0:治疗前后不同时间段SGPT中任意两个总体分布相同;

H_1:治疗前后不同时间段SGPT中任意两个总体分布不同。

$\alpha = 0.05$。

2.将各处理组的秩和从大到小或从小到大排列 由前面得知,血吸虫病患者治疗前及治疗后1周、2周、4周SGPT的秩和分别为9、27、21、13,按从大到小顺序将各组秩和排成为1(治疗后1周)、2(治疗后2周)、3(治疗后4周)、4(治疗前)。

3.列出两两比较的计算表 表(3-4-10)中的 a 是指各组按秩和从大到小顺序排成后某两个对比组之间所包括的组数,比如,治疗后1周的秩和最大,排第一,治疗前的秩和最小,排第四,若这两个组比较,则包括1、2、3、4共4组,即 $a=4$,其余仿此。

表 3-4-10 四个时间段 SGPT 两两比较的秩和检验结果

对比组 A 与 B (1)	秩和之差 $R_A - R_B$ (2)	包含的组数 a (3)	q (4)	P (5)
治疗后1周与治疗后2周	6	2	1.76	>0.05
治疗后1周与治疗后4周	14	3	4.10	<0.05
治疗后1周与治疗前	18	4	5.27	<0.05
治疗后2周与治疗后4周	8	2	2.34	>0.05
治疗后2周与治疗前	12	3	3.51	<0.05
治疗后4周与治疗前	4	2	1.17	>0.05

表3-4-10中的 q 值按公式(3-4-12)计算。

$$q = \frac{|R_A - R_B|}{\sqrt{\dfrac{bK(K+1)}{12}}} \qquad 公式(3\text{-}4\text{-}12)$$

式中,b 为区组数,K 为处理组数,本例中 $b=7$,$K=4$。

4.确定概率 P 值,作出推论 根据表3-4-10中第(4)栏中 q 值,按 $\nu = \infty$ 查 q 界值表,从而得到概率 P 值,见表3-4-10的第(5)栏。本例中,按 $\alpha = 0.05$ 水准,可认为治疗后1周、2周时SGPT相比治疗前有所升高,治疗后4周时SGPT相比治疗后1周有所下降。

第五节 相关与回归分析

一、线性相关

(一)线性相关的概念

当两个数值变量之间的一个变量增大时,另一个变量也增大(或减少),我们称这种现象为"共变",也就是有相关关系。若两个变量同时增加或同时减少,变化趋势是同向的,则两变量之间的关系称为正相关(positive correlation);若一个变量增加时,另一个变量减少,变化趋势是反向的,则两变量之间的关系称为负相关(negative correlation)。相关关系分为线性(linear)和非线性(non-linear)两种。

线性相关系数(linear correlation coefficient)又称积差相关系数(product moment correlation coefficient),简称相关系数(correlation coefficient),是反映两变量间线性相关的程度和方向的一个统计指标。样本相关系数用英文字母 r 表示,总体相关系数用希腊字母 ρ 表示,计算公式为

$$r = \frac{\sum(X-\overline{X})(Y-\overline{Y})}{\sqrt{\sum(X-\overline{X})^2\sum(Y-\overline{Y})^2}} = \frac{l_{XY}}{\sqrt{l_{XX}l_{YY}}} \qquad 公式(3\text{-}5\text{-}1)$$

式中, $l_{XX} = \sum(X-\overline{X})^2 = \sum X^2 - \frac{1}{n}(\sum X)^2$,表示 X 的离均差平方和;

$l_{YY} = \sum(Y-\overline{Y})^2 = \sum Y^2 - \frac{1}{n}(\sum Y)^2$,表示 Y 的离均差平方和;

$l_{XY} = \sum(X-\overline{X})(Y-\overline{Y}) = \sum XY - \frac{1}{n}(\sum X)(\sum Y)$,表示 X 与 Y 的离均差积和。

相关系数是一个无量纲的统计指标,其取值范围为 $-1 \leqslant r \leqslant 1$。相关系数大于 0 为正相关,小于 0 为负相关,等于 0 为零相关。相关系数的绝对值越大,表示两变量间的相关程度越密切;相关系数越接近于 0,表示两变量间的相关程度越不密切。

将两变量在直角坐标系中作散点图,横轴变量记为 X,纵轴变量记为 Y,如图 3-5-1 所示。图 3-5-1(a)中,两变量的散点呈椭圆形分布,变化趋势同向,为正相关;图 3-5-1(b)中,两变量的变化趋势反向,为负相关;图 3-5-1(c)中,两变量的散点在一条直线上,即 X 与 Y 有函数关系,为完全正相关;图 3-5-1(d)中,两变量的散点亦在一条直线上,但趋势反向,为完全负相关;图 3-5-1(e)中,散点呈圆形分布,无趋势,故 X 和 Y 无相关关系;图 3-5-1(f)中,散点呈很规则的抛物线形,表示 X 和 Y 间有非线性的相关关系,但相应的 $r=0$,这是因为 r 所表示的仅仅是线性关系;图 3-5-1(g)中,散点分布平行于 X 轴,表示 X 增加或减少时,Y 的取值没有变化,故 X 和 Y 无相关关系;图 3-5-1(h)与图 3-5-1(g)相似,Y 增加或减少时,X 的取值没有变化,故两者无相关关系。

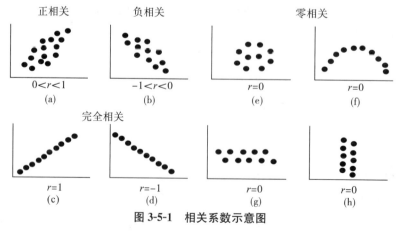

图 3-5-1　相关系数示意图

例 3-5-1 某妇幼保健院测量了 10 名 3 岁男童体重(X,kg)与体表面积(Y,$\times 10^3\,cm^2$），数据见表 3-5-1,试作相关分析。

表 3-5-1 **10 名 3 岁男童体重(X,kg)与体表面积(Y,$\times 10^3\,cm^2$)**

编号	X (1)	Y (2)	X^2 (3)	Y^2 (4)	XY (5)
1	11.0	5.283	121.00	27.91009	58.11300
2	11.8	5.299	139.24	28.07940	62.52820
3	12.0	5.358	144.00	28.70816	64.29600
4	12.3	5.292	151.29	28.00526	65.09160
5	13.1	5.602	171.61	31.38240	73.38620
6	13.7	6.014	187.69	36.16820	82.39180
7	14.4	5.830	207.36	33.98890	83.95200
8	14.9	6.102	222.01	37.23440	90.91980
9	15.2	6.075	231.04	36.90563	92.34000
10	16.0	6.411	256.00	41.10092	102.57600
合计	134.4	57.266	1831.24	329.48336	775.59460

（1）画散点图,判断是否有线性趋势。按(X,Y)实测值在直角坐标图上画出 10 个点,如图 3-5-2 所示。由散点图可以判断,两变量间有线性趋势,且为正相关。可以作线性相关分析。

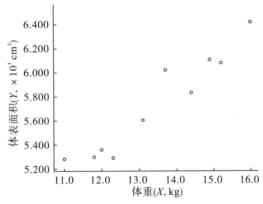

图 3-5-2 **10 名 3 岁男童体重与体表面积散点图**

（2）计算样本相关系数 r。分别计算 X 和 Y 的均值、离均差平方和以及 X 与 Y 的离均差积和,得 $\overline{X}=13.44,\overline{Y}=5.7266,l_{XX}=24.9040,l_{YY}=1.5439,l_{XY}=5.9396$。

按公式（3-5-1）得相关系数 $r=\dfrac{5.9396}{\sqrt{24.9040\times1.5439}}=0.9579$。

(二)相关系数的假设检验

样本相关系数 r 是总体相关系数 ρ 的估计值,与其他统计量一样,相关系数也存在抽样误差。即使从一个总体相关系数 $\rho=0$ 的总体中随机抽样,样本相关系数也往往不等于 0。因此,在算得样本相关系数后,还不能根据 r 的大小对 X、Y 间的相关关系作出判断,需进一步检验 r 是否来自 $\rho=0$ 的总体。

相关系数的假设检验用 t 检验。

$$t = \frac{r - \rho}{\sqrt{\dfrac{1-r^2}{n-2}}} \qquad\qquad 公式(3\text{-}5\text{-}2)$$

式中，$\sqrt{\dfrac{1-r^2}{n-2}}$ 为相关系数的标准误，记为 s_r。按自由度 $\nu = n-2$ 的 t 分布作出推断。

表 3-5-1 资料的检验步骤如下。

(1)建立检验假设：

$H_0:\rho=0$，体重与体表面积无相关关系；

$H_1:\rho\neq0$，体重与体表面积有相关关系。

$\alpha=0.05$。

(2)在 H_0 成立的情况下，按公式(3-5-2)计算检验统计量 t 值：

$$t = \frac{r-\rho}{\sqrt{\dfrac{1-r^2}{n-2}}} = \frac{r-0}{\sqrt{\dfrac{1-r^2}{n-2}}} = \frac{0.9579}{\sqrt{\dfrac{1-0.9579^2}{10-2}}} = 9.4369$$

$$\nu = n-2 = 10-2 = 8$$

按自由度 $\nu=8$ 查 t 界值表，得 $P<0.001$。按 $\alpha=0.05$ 水准，拒绝 H_0，差异有统计学意义，故可认为 3 岁男童的体重与体表面积之间有正相关关系。

(三)应用线性相关时的注意事项

(1)从散点图能直观地看出两变量间有无线性关系，所以，在进行相关分析前，应先绘制散点图，当散点有线性趋势时，才进行线性相关分析。

(2)线性相关分析要求两个变量都是随机变量，而且仅适用于二元正态分布资料。

(3)出现异常值时慎用相关分析。如图 3-5-3(a)中有一个观察点远离众散点，相关系数的数值受此点影响较大，考虑此点的分析结果为正相关；删除此点后的分析结果为不相关。

(4)相关关系不一定是因果关系。某对夫妇生儿种树，每天记录下儿子的身长及树高数据，并进行相关分析，发现两者的相关关系有统计学意义。可两者并非因果关系，是由于时间变量与两者的潜在联系，造成了身长与树高相关的假象。两变量之间的相关系数有统计学意义，欲下因果关系的结论，还需从专业角度作进一步研究。

(5)分层资料盲目合并易出假象。如图 3-5-3(b)、(c)、(d)所示，(b)图中，本不相关的两样本合并后可造成相关的假象；(c)图中，原本分层看各具相关性，合并后却不显示相关性；(d)图中，原本为两份正相关的资料，合并后却变成负相关。

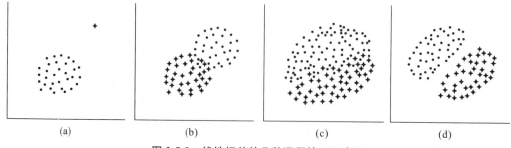

图 3-5-3　线性相关的几种误用情况示意图

二、线性回归

(一)线性回归的概念

与相关分析不同的是,回归分析中通常把一个变量称为自变量(independent variable),或解释变量(explanatory variable),用 X 表示;另一个变量称为因变量(dependent variable),或反应变量(response variable),用 Y 表示。通常自变量影响因变量,或者说因变量依赖于自变量。线性关系是变量间关系中最简单的一种,一个自变量与一个因变量之间的线性回归称为简单回归(simple regression),也称为直线回归,其中因变量为服从正态分布的定量变量。自变量 X 与因变量 Y 之间的关系可用直线回归方程来表达。

直线回归方程的一般表达式为

$$\hat{Y} = a + bX \qquad\qquad 公式(3\text{-}5\text{-}3)$$

由于变量 X 与变量 Y 的关系具有非确定性,故式中以 $\hat{Y}$ 表示按回归方程所求得的估计值,它是当 X 固定时,Y 的总体均值 $\mu_{Y \cdot X}$ 的估计值。式中,a 为回归直线在 Y 轴上的截距(intercept),b 为回归系数(regression coefficient),即回归直线的斜率(slope)。$b > 0$,表示 Y 随 X 的增大而增大或 Y 随 X 的减小而减小;$b < 0$,表示 Y 随 X 的增大而减小或 Y 随 X 的减小而增大;$b = 0$,表示回归直线与 X 轴平行,即 X 与 Y 无直线回归关系。

直线回归方程中 a 和 b 的估计方法是最小二乘法(least square method),其基本思想是:使各实测值 Y 与回归直线上对应的估计值 $\hat{Y}$ 之差的平方和 $\sum (Y - \hat{Y})^2$ 最小。在这个准则下,可导出 a 和 b 的最小二乘估计(least square estimation)如下:

$$b = \frac{\sum (X - \overline{X})(Y - \overline{Y})}{\sum (X - \overline{X})^2} = \frac{l_{XY}}{l_{XX}}, a = \overline{Y} - b\overline{X} \qquad\qquad 公式(3\text{-}5\text{-}4)$$

例 3-5-2 我们仍以例 3-5-1 的资料为例,试作直线回归分析。

(1)与相关分析一样,进行回归分析前要先作散点图,以判断两变量间是否呈线性趋势。由图 3-5-2 可见,体重与体表面积间有线性趋势。

(2)求直线回归方程。在相关分析中已算得 X 和 Y 的均值$(\overline{X}, \overline{Y})$、离均差平方和与离均差积和$(l_{XX}, l_{YY}, l_{XY})$,即 $\overline{X} = 13.44$,$\overline{Y} = 5.7266$,$l_{XX} = 24.9040$,$l_{YY} = 1.5439$,$l_{XY} = 5.9396$。按公式(3-5-4)计算得回归系数和截距为

$b = \dfrac{5.9396}{24.9040} = 0.2385 (\times 10^3 \, \text{cm}^2 / \text{kg})$

$a = 5.7266 - 0.2385 \times 13.44 = 2.5212 (\times 10^3 \, \text{cm}^2)$

由此可列出直线回归方程:

$$\hat{Y} = 2.5212 + 0.2385X$$

(3)绘制回归直线。在自变量 X 的实测范围内,任取相距较远且易读数的两个 X 值,代入直线回归方程,求得两点$(X_1, \hat{Y}_1)$,$(X_2, \hat{Y}_2)$,过这两点作直线即为所求回归直线。本例取 $X_1 = 12$,得 $\hat{Y}_1 = 5.3832$;取 $X_2 = 15$,得 $\hat{Y}_2 = 6.0987$。所得直线如图 3-5-4 所示。

注意事项:所绘直线必然通过$(\overline{X}, \overline{Y})$,若纵坐标、横坐标均是从原点$(0,0)$开始,将此线

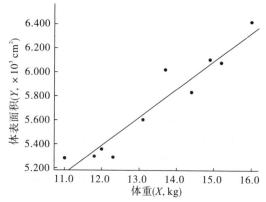

图 3-5-4　10 名 3 岁男童体重与体表面积的直线回归

左端延长与纵轴相交，交点的纵坐标必等于截距 a。这两点可以用来核对图线绘制是否正确。所绘制的回归直线一般不宜超过样本自变量的取值范围，因为回归直线是依据样本所建的，在样本自变量的取值范围外，两变量间的关系是否还是直线关系，尚不清楚。

（二）回归系数的假设检验

前面计算出的 b 为样本回归系数。而抽样误差理论表明，即使从总体回归系数 $\beta=0$ 的总体中抽样，所得样本回归系数往往不等于 0。因此，要想知道前面所建立的回归方程是否成立，即 X 与 Y 间是否有直线回归关系，必须进行假设检验。

回归系数的检验用 t 检验和方差分析。

1. t 检验

H_0：总体回归系数 $\beta=0$；

H_1：总体回归系数 $\beta\neq0$。

$\alpha=0.05$。

检验统计量 t 值的计算公式如下：

$$t_b = \frac{|b-\beta|}{s_b}, \nu = n-2 \qquad \text{公式(3-5-5)}$$

求得 t_b 后，按自由度 $\nu=n-2$ 查 t 界值表，界定 P 值，按检验水准 α 作出推断。公式（3-5-5）中 s_b 为样本回归系数的标准误，计算公式为

$$s_b = \frac{s_{Y\cdot X}}{\sqrt{l_{XX}}} \qquad \text{公式(3-5-6)}$$

式中，$s_{Y\cdot X}$ 为剩余标准差（residual standard deviation），亦称标准估计误差（standard error of estimate），常用于评价回归方程的拟合精度。

$$s_{Y\cdot X} = \sqrt{\frac{\sum(Y-\hat{Y})^2}{n-2}} \qquad \text{公式(3-5-7)}$$

本例中，有

H_0：总体回归系数 $\beta=0$，即体重与体表面积之间无线性回归关系；

H_1：总体回归系数 $\beta\neq0$，即体重与体表面积之间有线性回归关系。

$\alpha=0.05$。

$n = 10; l_{XX} = 24.9040; b = 0.2385; \sum (Y - \hat{Y})^2 = 0.127318$。按公式（3-5-7）及公式（3-5-6）得：

$$s_{Y \cdot X} = \sqrt{\frac{0.127318}{10 - 2}} = 0.12615; \quad s_b = \frac{0.12615}{\sqrt{24.9040}} = 0.02528$$

$$t_b = \frac{0.2385}{0.02528} = 9.434, \nu = 10 - 2 = 8$$

按 $\nu = 8$ 查 t 界值表，得 $P < 0.001$。按 $\alpha = 0.05$ 水准，拒绝 H_0，样本回归系数 b 与 0 之间的差异有统计学意义。可以认为 3 岁男童的体重与体表面积之间有线性回归关系。

2. 方差分析

假设内容同 t 检验。

H_0：总体回归系数 $\beta = 0$；

H_1：总体回归系数 $\beta \neq 0$。

$\alpha = 0.05$。

方差分析的基本原理可用图 3-5-5 直观表达，某一个散点 $p(X, Y)$ 到水平线 $Y = \overline{Y}$ 的距离 $Y - \overline{Y}$ 可分成两段：

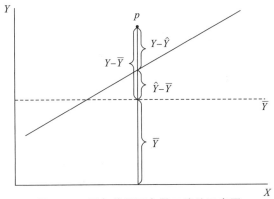

图 3-5-5　回归前后因变量 Y 残差示意图

第一段长度为 $Y - \hat{Y}$，是 p 点到回归直线的纵向距离，即前述的实测值 Y 与其估计值 $\hat{Y}$ 之差，称为残差（residual）。

第二段长度为 $\hat{Y} - \overline{Y}$，是估计值 $\hat{Y}$ 与均值 $\overline{Y}$ 之差。它的大小与回归系数 b 有关，b 越大，$\hat{Y} - \overline{Y}$ 也越大；反之越小。

经数学推导可得下式：

$$\sum (Y - \overline{Y})^2 = \sum (\hat{Y} - \overline{Y})^2 + \sum (Y - \hat{Y})^2 \qquad \text{公式（3-5-8）}$$

用符号表示为

$$SS_{总} = SS_{回} + SS_{残} \qquad \text{公式（3-5-9）}$$

$SS_{总}$ 为 Y 的离均差平方和，反映了在回归之前的 Y 的变异；$SS_{残}$ 为回归之后的残差平方和。显然，$SS_{残} < SS_{总}$，而（$SS_{总} - SS_{残}$）正是回归的贡献，记为 $SS_{回}$，称为回归平方和。$SS_{回}$ 反映了在 Y 的总变异中由于 X 与 Y 的线性关系而使之减少的部分，即在 Y 的总变异中可以用 X 解释的部分，$SS_{回}$ 越大，说明回归效果越好。

上述三项的自由度分别为

$$\nu_{总} = n - 1, \nu_{回} = 1, \nu_{残} = n - 2, \nu_{总} = \nu_{回} + \nu_{残} \qquad 公式(3\text{-}5\text{-}10)$$

利用方差分析的基本原理,构造检验统计量 F 为

$$F = \frac{MS_{回}}{MS_{残}} \qquad 公式(3\text{-}5\text{-}11)$$

其中

$$MS_{回} = SS_{回}/\nu_{回}, MS_{残} = SS_{残}/\nu_{残} \qquad 公式(3\text{-}5\text{-}12)$$

求得 F 值后查 F 界值表,得到 P 值,并按 α 检验水准作回归系数 β 是否为 0 的结论,即推断 X 与 Y 的线性回归关系是否成立。

本例中方差分析的计算表见表 3-5-2。

表 3-5-2　方差分析计算表

变异来源	SS	ν	MS	F	P
回归	1.417	1	1.417	89.010	<0.001
残差	0.127	8	0.016		
总	1.544	9			

按 $\alpha = 0.05$ 水准,拒绝 H_0,差异有统计学意义。可认为 3 岁男童的体重与体表面积之间有线性回归关系。

另外,简单线性回归分析中回归系数的 t 检验和方差分析结果等价,方差分析后的 F 值是 t 检验后 t 值的平方,本例中,$F = 89.010, t = 9.435, F \approx t^2$。

(三)总体回归系数 β 的置信区间

前面计算得到的样本回归系数 $b = 0.2385$ 只是总体回归系数 β 的一个点估计值。类似于总体均值置信区间的计算,β 的 $1 - \alpha$ 置信区间可由公式(3-5-13)计算:

$$b \pm t_{a/2, n-2} s_b \qquad 公式(3\text{-}5\text{-}13)$$

式中,s_b 为样本回归系数 b 的标准误;$t_{a/2, n-2}$ 为对应于残差自由度 $n - 2$ 的 t 界值。

例 3-5-3　试估计例 3-5-2 资料的总体回归系数 β 的 95% 置信区间。

前面已算得 $b = 0.2385$,$s_b = 0.02528$,$\nu = 8$,查 t 界值表得 $t_{0.05/2, 8} = 2.306$。按公式(3-5-13)求得 β 的 95% 置信区间为

$$(0.2385 - 2.306 \times 0.02528, 0.2385 + 2.306 \times 0.02528) = (0.1802, 0.2968)(\times 10^3 \, cm^2/kg)$$

(四)应用回归分析时的注意事项

1. 作简单线性回归分析要有实际意义,不要把毫无关联的两种现象强加在一起作回归分析。在理论上,任何成对的两组数值都可以获得一个线性回归方程,如同时测量儿童的身高与小树的高度获得的两组数值。将这两组数值作简单线性回归分析,也会获得一个有统计学意义的线性回归方程。很明显,二者只是一种数量上的伴随关系,不存在内在的联系,也就没有实际意义。

2. 在作线性回归分析前,一定要绘制散点图,观察全部数据点的分布趋势,只有存在线性趋势时,才可以进行线性回归分析。另外,散点图还能提示资料有无离群点,即远离绝大多数点的分布范围的点。由于离群点对回归分析的影响较大,因此,需要核查离群点发生的情况,若为测定、记录等人为失误,应及时更正;若为客观存在的特异值,应慎重对待。

3. 线性回归方程的适用范围一般以自变量的取值范围为限,若无充分理由说明超过自

变量取值范围仍是直线,应该避免外延(即超过自变量取值范围计算$\hat{Y}$值)。

4.作线性回归分析有统计学意义不等于有实际意义,考察线性回归方程的实际效果常用决定系数 $R^2 = \dfrac{SS_{回}}{SS_{总}}$ 的大小反映,而不是线性回归分析的假设检验中概率 P 值的大小。

三、线性相关与线性回归的区别和联系

(一)两者的区别

1.资料要求 线性相关要求 X、Y 服从双变量正态分布,对这种资料进行回归分析称为Ⅱ型回归,即可以把 X 当自变量,也可以把 X 当因变量,反之亦然。线性回归要求 Y 在给定 X 值时服从正态分布,X 是精确测量和严格控制的变量,这时的回归称为Ⅰ型回归,即不可以把 X 当因变量、Y 当自变量进行回归分析。

2.应用 线性相关用来反映两个变量间的互依关系,谁为 X、谁为 Y 都可以;线性回归用来反映两个变量间的依存关系,即一个变量(因变量 Y)如何依存于另一个变量(自变量 X)而变化。

3.意义 相关系数 r 说明具有线性关系的两个变量之间的密切程度和相关方向;回归系数 b 表示 X 每变化一个单位所引起 Y 的平均变化量。

4.取值范围 $-1 \leqslant r \leqslant 1$,$-\infty < b < \infty$。

(二)两者的联系

1.符号 对既可作相关分析又可作回归分析的同一组资料,计算出的 r 与 b 正负号相同。

2.假设检验 对同一组资料,相关系数和回归系数的假设检验等价,即有 $t_r = t_b$。

3.相互换算 对同一组资料,相关系数和回归系数可通过下式换算:$b = r\dfrac{s_Y}{s_X}$,式中的 s_X、s_Y 分别为 X、Y 变量值的标准差。

4.用回归解释相关 由决定系数 $R^2 = \dfrac{SS_{回}}{SS_{总}}$ 可知,当 Y 的总平方和固定时,回归平方和的大小决定了相关的密切程度,回归平方和越接近总平方和,则 R^2 越接近 1,相关的效果越好,说明回归效果越好,相关的密切程度也越高。

四、等级相关

(一)等级相关的概念

对那些不服从正态分布的定量变量资料、总体分布未知的资料和原始数据用等级表示的资料,都不宜用线性相关系数来描述相关性。此时,可采用等级相关(又称秩相关)来描述两个变量间关联的程度与方向。这类方法对原变量的分布不作要求,属于非参数统计方法。其中最常用的统计量是 Spearman 等级相关系数 r_s。它介于 -1 和 1 之间,$r_s > 0$ 为正相关,$r_s < 0$ 为负相关。类似于线性相关,等级相关系数 r_s 是总体等级相关系数 ρ_s 的估计值。

例 3-5-4 某研究者研究 10 例 6 个月至 7 岁贫血患儿的血红蛋白含量与贫血体征之间的相关性,结果见表 3-5-3,试作等级相关分析。

表 3-5-3   贫血患儿的血红蛋白含量(g/dL)和贫血体征

病人编号 (1)	血红蛋白含量 x (2)	秩次 p (3)	贫血体征 y (4)	秩次 q (5)
1	5.0	1	+++	10.0
2	5.8	2	++	8.0
3	6.1	3	+	6.0
4	7.3	4	—	3.0
5	8.8	5	++	8.0
6	9.1	6	++	8.0
7	11.1	7	—	3.0
8	12.3	8	—	3.0
9	13.5	9	—	3.0
10	13.8	10	—	3.0
合计	—	55	—	55

将两变量 x、y 成对的观察值分别从小到大排序编秩,以 p 表示 x 的秩次,q 表示 y 的秩次,见表中秩次栏,观察值相同的取平均秩次;将 p、q 替换公式(3-5-1)中的 X 与 Y,算得

$l_{pp}=82.5, l_{qq}=70.5, l_{pq}=-56.5$

$$r_s = \frac{l_{pq}}{\sqrt{l_{pp}l_{qq}}} = -0.741$$

(二)等级相关系数的假设检验

等级相关系数的假设内容为

$H_0:\rho_s=0$;

$H_1:\rho_s\neq0$。

$\alpha=0.05$。

对例 3-5-4 的等级相关系数作假设检验。

前面已算得 $r_s=-0.741$,n=10,查表 3-5-4(r_s 界值表),$|r_s|>r_{s0.05,10}=0.648, P<0.05$,按 $\alpha=0.05$ 水准,拒绝 H_0。可以认为贫血患儿的血红蛋白含量与贫血体征之间有负相关关系。

表 3-5-4 r_s 界值表(Spearman 相关系数检验用)

n	单侧:0.25 双侧:0.50	0.10 0.20	0.05 0.10	0.025 0.05	0.01 0.02	0.005 0.01	0.001 0.002
4	0.600	1.000	1.000				
5	0.500	0.800	0.900	1.000	1.000		
6	0.371	0.657	0.829	0.886	0.943	1.000	
7	0.321	0.571	0.714	0.786	0.893	0.929	1.000
8	0.310	0.524	0.643	0.738	0.833	0.881	0.952
9	0.267	0.483	0.600	0.700	0.783	0.833	0.917
10	0.248	0.455	0.564	0.648	0.745	0.794	0.879
11	0.236	0.427	0.536	0.618	0.709	0.755	0.845
12	0.217	0.406	0.503	0.587	0.678	0.727	0.818

| n | 单侧:0.25 | 0.10 | 0.05 | 0.025 | 0.01 | 0.005 | 0.001 |
	双侧:0.50	0.20	0.10	0.05	0.02	0.01	0.002
13	0.209	0.385	0.484	0.560	0.648	0.703	0.791
14	0.200	0.367	0.464	0.538	0.626	0.679	0.771
15	0.189	0.354	0.446	0.521	0.604	0.654	0.750
16	0.182	0.341	0.429	0.503	0.582	0.635	0.729
17	0.176	0.328	0.414	0.485	0.566	0.615	0.713
18	0.170	0.317	0.401	0.472	0.550	0.600	0.695
19	0.165	0.309	0.391	0.460	0.535	0.584	0.677
20	0.161	0.299	0.380	0.447	0.520	0.570	0.662
21	0.156	0.292	0.370	0.435	0.508	0.556	0.648
22	0.152	0.284	0.361	0.425	0.496	0.544	0.634
23	0.148	0.278	0.353	0.415	0.486	0.532	0.622
24	0.144	0.271	0.344	0.406	0.476	0.521	0.610
25	0.142	0.265	0.337	0.398	0.466	0.511	0.598
26	0.138	0.259	0.331	0.390	0.457	0.501	0.587
27	0.136	0.255	0.324	0.382	0.448	0.491	0.577
28	0.133	0.250	0.317	0.375	0.440	0.483	0.567
29	0.130	0.245	0.312	0.368	0.433	0.475	0.558
30	0.128	0.240	0.306	0.362	0.425	0.467	0.549
31	0.126	0.236	0.301	0.356	0.418	0.459	0.541
32	0.124	0.232	0.296	0.350	0.412	0.452	0.533
33	0.121	0.229	0.291	0.345	0.405	0.446	0.525
34	0.120	0.225	0.287	0.340	0.399	0.439	0.517
35	0.118	0.222	0.283	0.335	0.394	0.433	0.510
36	0.116	0.219	0.279	0.330	0.388	0.427	0.504
37	0.114	0.216	0.275	0.325	0.383	0.421	0.497
38	0.113	0.212	0.271	0.321	0.378	0.415	0.491
39	0.111	0.210	0.267	0.317	0.373	0.410	0.485
40	0.110	0.207	0.264	0.313	0.368	0.405	0.479
41	0.108	0.204	0.261	0.309	0.364	0.400	0.473
42	0.107	0.202	0.257	0.305	0.359	0.395	0.468
43	0.105	0.199	0.254	0.301	0.355	0.391	0.463
44	0.104	0.197	0.251	0.298	0.351	0.386	0.458
45	0.103	0.194	0.248	0.294	0.347	0.382	0.453
46	0.102	0.192	0.246	0.291	0.343	0.378	0.448
47	0.101	0.190	0.243	0.288	0.340	0.374	0.443
48	0.100	0.188	0.240	0.285	0.336	0.370	0.439
49	0.098	0.186	0.238	0.282	0.333	0.366	0.434
50	0.097	0.184	0.235	0.279	0.329	0.363	0.430

（三）无序分类变量间的相关分析

无序分类变量间的相关程度和方向常用列联系数（contingency of coefficient）r_n 来表示。

1. 四格表资料的相关分析

例 3-5-5　某医师采用两种方法检测 200 例儿童寄生虫卵感染情况，观察结果见表 3-5-5，试分析两种方法检测的结果有无联系。

表 3-5-5　两种方法检测寄生虫卵感染的结果比较

乙法	甲法		合计
	+	−	
+	84(a)	16(b)	100($a+b$)
−	20(c)	80(d)	100($c+d$)
合计	104($a+c$)	96($b+d$)	200(n)

可按公式（3-5-14）计算列联系数 r_n，来描述变量间的密切程度和相关方向，其意义类似于定量资料相关分析中的直线相关系数 r。

$$r_n = \frac{ad - bc}{\sqrt{(a+b)(c+d)(a+c)(b+d)}}$$　　公式（3-5-14）

本例 $r_n = \dfrac{84 \times 80 - 16 \times 20}{\sqrt{100 \times 100 \times 104 \times 96}} = 0.6405$

列联系数 r_n 在 −1 和 +1 之间，其正负号表示相关方向，且绝对值越大，相关程度越密切；$r_n = 0$ 时，表示无相关。

2. 行×列表资料的相关分析

例 3-5-6　某人按两种血型系统统计某地 6094 人的血型分布，结果见表 3-5-6，问两种血型的分布间有无关系？

表 3-5-6　某地 6094 人按两种血型系统划分结果

ABO 血型	MN 血型			合计
	M	N	MN	
O	431	490	902	1823
A	388	410	800	1598
B	495	587	950	2032
AB	137	179	325	641
合计	1451	1666	2977	6094

反映行×列表资料相关关系的列联系数种类很多，其中 Cramér 修正列联系数 C 较适合于定性资料的相关分析，其公式为

$$C = \sqrt{\frac{\chi^2}{n \times \min(R-1, C-1)}}$$　　公式（3-5-15）

式中，χ^2 为行×列表资料 χ^2 检验后的 χ^2 值，n 为样本含量，$\min(R-1, C-1)$ 表示取（行数−

1)或(列数－1)中的最小值。与 r 及 r_n 不同，C 的取值范围在 0 和 1 之间，0 表示不相关；越接近于 1，表示关系越密切；1 表示完全相关。注意，C 只表示两指标间的相关程度，并不表示相关方向。

本例 $C=\sqrt{\dfrac{8.5952}{6094\times\min(4-1,3-1)}}\approx0.0266$

可知：两种血型分类系统的列联系数很小。

3. 列联系数的假设检验　四格表资料列联系数的假设检验采用四格表资料的 χ^2 检验，使用公式(3-3-11)进行计算。

表 3-5-5 资料列联系数的假设检验步骤如下：

H_0：两种方法检测寄生虫卵的结果不相关；

H_1：两种方法检测寄生虫卵的结果存在相关关系。

$\alpha=0.05$。

$\chi^2=\dfrac{(84\times80-16\times20)^2\times200}{100\times100\times104\times96}=82.05，\nu=1$

查 χ^2 界值表，得 $P<0.005$，按 $\alpha=0.05$ 水准，拒绝 H_0，接受 H_1，认为甲、乙两种方法检测寄生虫卵的结果存在相关关系。

同理，行×列表资料列联系数的假设检验采用行×列表资料的 χ^2 检验，使用公式(3-3-17)进行计算。

表 3-5-6 资料列联系数的假设检验步骤如下：

H_0：两种血型的分布无关；

H_1：两种血型的分布有关。

$\alpha=0.05$。

$\chi^2=6094\times\left(\dfrac{431^2}{1823\times1451}+\dfrac{388^2}{1598\times1451}+\cdots+\dfrac{325^2}{641\times2977}-1\right)=8.5952$

$\nu=(4-1)\times(3-1)=6$

查 χ^2 界值表，得 $P>0.05$，按 $\alpha=0.05$ 水准，不拒绝 H_0，尚不能认为两种血型的分布有关。

五、logistic 回归

(一)logistic 回归的概念

前面介绍了线性回归中因变量为服从正态分布的定量变量。而在医学研究中，常常探讨某分类变量(如发病与否、肿瘤的各个亚型等)的可能影响因素，即因变量为分类变量，此时不宜采用线性回归方法，而应采用 logistic 回归进行分析。

例 3-5-7　表 3-5-7 是子宫内膜癌的病例对照研究数据，暴露因素是雌激素的使用情况。问：使用过雌激素是不是子宫内膜癌的危险因素？危险强度为多少？

表 3-5-7　子宫内膜癌的病例对照研究数据

分组	使用过雌激素($X=1$)	未使用过雌激素($X=0$)
病例组($Y=1$)	55(a)	128(b)
对照组($Y=0$)	19(c)	164(d)

该研究旨在建立子宫内膜癌患病率(P)与使用雌激素间的数量关系模型,估计雌激素的使用对子宫内膜癌患病的风险。由于因变量 Y 为二分类变量,不满足线性回归分析条件,考虑对患病率 P 进行数据变换:

$$\text{logit}(P) = \ln\left(\frac{P}{1-P}\right) = \ln(\text{Odds}) \qquad \text{公式(3-5-16)}$$

式中,Odds 称为"优势"。将取值在 $0 \sim 1$ 间的 P 值转换为 $(-\infty, +\infty)$ 范围内的 $\text{logit}(P)$ 值,这个变换即为 logit 变换。通过 logit 变换可以建立 $\text{logit}(P)$ 与 X 的线性模型。

$$\text{logit}(P) = a + bX \qquad \text{公式(3-5-17)}$$

变换公式(3-5-17),得

$$\frac{P}{1-P} = e^{(a+bX)} \qquad \text{公式(3-5-18)}$$

$$P = \frac{e^{(a+bX)}}{1 + e^{(a+bX)}} \qquad \text{公式(3-5-19)}$$

或

$$P = \frac{1}{1 + e^{-(a+bX)}} \qquad \text{公式(3-5-20)}$$

因为公式(3-5-19)和公式(3-5-20)的右端在数学上属于 logistic 函数,所以公式(3-5-17)、公式(3-5-19)和公式(3-5-20)均称为单个自变量的 logistic 回归模型。

若自变量扩展到 m 个,则多个自变量的 logistic 回归模型为

$$\text{logit}(P) = a + b_1 X_1 + \cdots + b_m X_m \qquad \text{公式(3-5-21)}$$

或

$$P = \frac{e^{(a+b_1 X_1 + \cdots + b_m X_m)}}{1 + e^{(a+b_1 X_1 + \cdots + b_m X_m)}} \qquad \text{公式(3-5-22)}$$

或

$$P = \frac{1}{1 + e^{-(a+b_1 X_1 + \cdots + b_m X_m)}} \qquad \text{公式(3-5-23)}$$

式中,a 为常数项(截距),b_1、b_2、$\cdots$、b_m 为各个自变量的偏回归系数。

最常采用极大似然估计(maximum likelihood estimate,MLE)法估计 logistic 回归方程中的参数,其基本思想是选择能有最大概率获得当前样本的参数值作为参数的估计值。具体计算过程参见相关文献。

对例 3-5-7 进行单因素 logistic 回归分析,得 logistic 回归方程:

$$\text{logit}(P) = -0.248 + 1.311X$$

(二)回归系数的假设检验

采用 Wald 检验对 logistic 回归模型的回归系数进行检验,具体检验过程如下:

$H_0: \beta = 0$;

$H_1: \beta \neq 0$。

$Z = \dfrac{b-0}{s_b}$, $\text{Wald}\chi^2 = Z^2$

获得概率 P 值大小,从而作出结论。

例 3-5-7 中回归系数 $b = 1.311$,$s_b = 0.291$,$\text{Wald}\chi^2 = 20.296$,$P < 0.001$,拒绝 H_0,总体回归系数不为 0,即使用雌激素对子宫内膜癌的患病有影响。

(三)优势比的解释及意义

优势比(odds ratio,OR)一般是指暴露组的优势(Odds$_1$)与非暴露组的优势(Odds$_0$)之比。设暴露组的患病率为 P_1,非暴露组的患病率为 P_0,暴露组 $X=1$,非暴露组 $X=0$,根据以上公式及例 3-5-7 的 logistic 回归方程,可以得到:

暴露组:$logit(P_1)=-0.248+1.311\times1=ln(Odds_1)$

非暴露组:$logit(P_0)=-0.248+1.311\times0=ln(Odds_0)$

$$logit(P_1)-logit(P_0)=(-0.248+1.311\times1)-(-0.248+1.311\times0)=1.311$$
$$=ln(Odds_1)-ln(Odds_0)=ln(Odds_1/Odds_0)$$

$ln(Odds_1/Odds_0)=1.311$

$OR=Odds_1/Odds_0=e^b=e^{1.311}=3.710$

OR 值的专业意义为:使用雌激素患子宫内膜癌的风险是不使用雌激素者的 3.710 倍。

(四)优势比的 95% 置信区间

回归系数 b 的抽样分布近似服从正态分布,则总体回归系数 β 的 95% 置信区间为 $b\pm1.96s_b$;而 OR 的估计值为 e^b,则 OR 的 95% 置信区间为 $e^{(b\pm1.96s_b)}$。

例 3-5-7 中 OR 值 3.71 的 95% 置信区间为 (2.097,6.562)。

SPSS 软件的 logistic 回归分析结果见表 3-5-8。

表 3-5-8 例 3-5-7 的 logistic 回归分析结果表

变量名	参数估计值	标准误	Waldχ^2	P 值	OR	OR 95% 置信区间
常数项	-0.248	0.118	4.416	0.036		
X	1.311	0.291	20.296	<0.0001	3.710	2.097~6.562

（王　静）

第六节　随访资料分析

在临床诊疗工作评价中,因为无法在短时间内明确判断慢性疾病的预后情况,一般不宜用治愈率、病死率等指标来考核。因此,只能对患者进行长期随访,统计一定时期后的生存或死亡情况,以判断诊疗效果,这就是生存分析。

生存分析还适用于现场追踪研究(发病为阳性)、临床疗效试验(痊愈或显效)、动物试验(发病或死亡)等。它不但可以分析结局变量,还可以考察研究对象出现某种结局所经历的时间,这段时间称为生存时间(survival time)。通过分析随访资料中的生存时间,能客观准确地评判诊疗、干预的效果。到目前为止,生存分析的研究方法已逐步完善,常用的方法包括描述生存规律和进行组间比较的参数和非参数检验,以及分析影响生存期因素的回归模型等。

本节主要介绍描述生存规律的寿命表和乘积限估计法,用于组间比较的 log-rank 检验和作预后因素分析的 Cox 回归模型。

一、随访资料的概念及特点

(一)生存时间

在医学研究中,对于肿瘤、心脑血管疾病等慢性疾病,要考察其治疗方法的优劣、疾病预后的好坏以及影响疾病预后的因素,通常采用病例随访研究的方法。对某一疾病作随访研究时,一般是从某一规定的时刻开始,观察到某一规定时刻截止,而研究对象是从研究开始以后陆续进入观察的。

生存时间不单是指通常意义上病人从发病到死亡所经历的时间跨度,而是泛指从某起始事件到某终点事件所经历的时间跨度,其三要素为起始事件、终点事件和时间单位。生存时间的度量单位可以是小时、日、月、年等,常用符号 T 表示。生存时间根据其不同的特点,可以分为以下两种类型:

1. 完全数据(complete data) 随访中要规定一个事件作为随访结局,例如,病人死于研究疾病。如果病人的随访结果是规定的结局,则称观察到的数据为完全数据。某个观察对象具有明确的结局时,该观察对象所提供的关于生存时间的信息是完整的。

2. 截尾数据(censored data) 在随访中,由于受客观条件限制,很难将全部的观察对象都观察到规定的结局。在规定的观察截止时刻,一组观察对象除了出现规定的结局,还有以下 3 种可能结果:①死于其他疾病;②由于迁移等而失去联系(失访);③随访截止时尚未出现规定的结局。这种从观察起点到截尾时点所经历的生存时间称为截尾数据,又称删失值或终检值。

获取生存时间时,要注意以下几点:

1. 随访结局可以不是死亡 随访的结局根据研究问题的性质和目的不同可以是死亡、复发、恢复等,但要明确结局事件。例如,肿瘤病人已做了手术切除治疗,我们随访观察他是否复发,复发就是我们规定的结局。

2. 确定进入随访观察的起点时间 随访研究中,无论是同时进入观察还是陆续进入观察,对所有观察对象都要规定将某一事件作为进入观察的起点事件。例如病人确诊、治疗开始或手术时间、动物试验中染毒等,起点事件要有明确的时间界限。

3. 时间尺度 医学研究一般用日历时间作为时间尺度,但在某些医学问题研究中,不以日历时间作为时间尺度可能更能反映所研究的问题。例如,对儿童龋齿出现的随访研究中,常以儿童第几颗牙出现龋齿作为时间尺度。

(二)生存数据的特点

生存数据在结构上有它自己的特点,主要表现为:

1. 生存数据一般应有 2 个效应变量,包括生存时间(天数)和结局(死亡与否、是否阳性等)。

2. 生存数据往往包含截尾数据 在随访研究中,由于某种原因未能明确观察到随访对象发生事先定义的终点事件,以致不能获得确切的生存时间,而只能获得进入观察至失访时的这段时间。虽然数据不完整,但这些数据仍然提供了其实际生存时间的信息,应充分利用这部分资料。如果在分析总结时剔除这部分观察对象,则会导致样本信息丢失,结果使数据产生偏移。因此,一般随访研究的样本数据中不可避免地包含截尾数据,但是对于截尾数据占据的比例有要求。

3. 生存数据分布类型复杂 生存时间资料常通过随访获得,因观察时间长且难以控制混杂因素,故其分布常呈偏态,如呈指数分布、Weibull 分布、对数正态分布、对数 logistic 分布、Gamma 分布或更为复杂的分布。医学问题中生存时间分布有时呈现不规则状态,因而难以用传统的统计方法对这类数据进行处理。

(三)生存数据的统计描述

1. 生存概率和死亡概率 生存概率(probability of survival)表示从某单位时段开始存活的个体到该时段结束时仍存活的可能性大小,记为 p。某年生存概率的计算公式为

$$p = \frac{某年活满 1 年人数}{某年年初人口数} \qquad 公式(3\text{-}6\text{-}1)$$

死亡概率(probability of death)是指在某单位时段开始时存活的个体到该时段结束前死亡的可能性大小,记为 q。某年死亡概率的计算公式为

$$q = \frac{某年内死亡人数}{某年年初人口数} \qquad 公式(3\text{-}6\text{-}2)$$

2. 生存率和生存曲线 在描述生存规律的数量指标中,以往常用的指标是某个特定时刻的生存率(如 3 年生存率、5 年生存率)。这一指标的主要缺陷是不能反映整个生存规律,一个理想的指标应该可以反映任意时刻的生存情况,即生存率(survival rate)。生存率是任意时刻 t 的函数,其意义是研究个体生存时间长于 t 的概率。若令 T 为生存期,$s(t)$ 为任意时刻 t 的生存率,得

$$s(t) = P(T \geqslant t), 0 \leqslant t \leqslant +\infty \qquad 公式(3\text{-}6\text{-}3)$$

$s(t)$ 也称为生存率函数,简称生存函数(survival function)。

如果资料中无截尾数据,则生存率为

$$s(t) = \frac{t 时刻仍存活的例数}{观察总例数} \qquad 公式(3\text{-}6\text{-}4)$$

若含有截尾数据,则需要分时段计算生存概率。假定观察对象在各个时段的生存事件独立,应用概率乘法定理将各时段的生存概率相乘,得到生存率,即

$$s(t) = p_1 \cdot p_2 \cdot \cdots \cdot p_i \cdot \cdots \cdot p_k \qquad 公式(3\text{-}6\text{-}5)$$

式中,$p_i(i=1,2,\cdots,k)$ 为各时段的生存概率,由此可见,生存率是多个时段生存概率的累积,因此,生存率也称为累积生存概率(cumulative probability of survival)。

生存曲线(survival curve)是指以随访时间 t 为横轴,生存率 $s(t)$ 为纵轴,在直角坐标系中作图画出的曲线,从图上可粗略估计出中位生存期或半数生存期,即生存曲线上取生存率为 50% 时所对应的时间。

3. 风险函数(hazard function) 如果考虑已活到 t 时刻的患者在时刻 t 附近的瞬间死亡危险性,根据数学上的极限性质,可表示为

$$h(t) = \lim_{\Delta t \to 0} \frac{(t \leqslant T < t + \Delta t \mid T \geqslant t)}{\Delta t} \qquad 公式(3\text{-}6\text{-}6)$$

$h(t)$ 称为风险函数,相当于条件瞬间死亡率或年龄别死亡率。这是生存分析中一个特别重要的函数,为处理生存分析问题带来了极大方便。

累积风险函数(cumulative hazard function)记为 $H(t)$,它与生存函数之间的关系为

$$H(t) = -\ln s(t) \qquad 公式(3\text{-}6\text{-}7)$$

生存函数 $s(t)$ 和风险函数 $h(t)$ 在不同的生存时间分布中(如 Weibull 分布、logistic 分布等)有其特定的函数形式。这里不再赘述,可参考有关专著和文献。

(四)生存分析的主要任务

1. 根据一组特定的生存数据,对其生存函数 $s(t)$ 和风险函数 $h(t)$ 以及中位生存期等指标进行估计。常用的估计方法有寿命表(life table)估计法和乘积限估计法(product-limit estimate,又称 Kaplan-Meier 法)。

2. 对不同的观察组检验 $s(t)$ 有无统计学意义,从而比较不同治疗方法或药物的临床效果。常用的单因素组间比较的方法有对数秩和检验(log-rank test)、广义 Wilcoxon 检验等。

3. 对可能影响生存期或预后的各因素在各种回归模型下进行变量筛选和评价。常见的生存分析模型有 Cox 回归模型。

4. 为达到以上目的,需要进行恰当的流行病学和临床上的设计,如确定样本含量的大小、未观察到规定结局数据的比例和观察截止时间等。

二、生存率的比较

(一)生存率估计

生存率估计方法分为参数法和非参数法两类。参数法要结合专业知识和实际问题本身的特性,应用一定的统计方法选择特定的生存时间分布形式(如前面提到的指数分布、Weibull 分布、对数正态分布等)来拟合实际资料,求得特定分布中的参数,以此来描述生存和死亡规律。这种方法计算起来较为复杂,但若资料确实服从某种特定的分布,那么对资料内在的特点和规律的表达会更准确。非参数法对生存资料的分布类型没有相应的要求,适用面比较广。医学研究中,大量生存资料的分布是不规则、不确定或未知的分布,因而常用非参数法估计生存率。非参数法估计生存率主要有寿命表法(life table method)和 Kaplan-Meier 法,二者均应用定群寿命表的基本原理,先求出各个时段的生存概率,然后根据概率乘法定理计算生存率。寿命表法适用于按生存时间区间分组的大样本资料;Kaplan-Meier 法适用于仅含个体生存时间的大样本或小样本资料。

1. 寿命表法　应用寿命表法计算生存率的基本原理和过程主要是:首先将整个随访时间划分成若干个时间段,然后分别计算每个时间段内开始时的观察病人数、死亡数和失访数,进而计算每个时间段内的死亡概率和生存概率。随访开始至 t 时刻时尚生存也就相当于随访对象在 t 时刻前各个时间段内均生存。那么,根据概率的乘法原理,t 时刻的生存率为 t 时刻前各时间段内生存概率的乘积。下面结合实例简要介绍用寿命表法计算生存率的步骤。

例 3-6-1　某医院随访观察 296 例晚期肝癌患者确诊后的生存情况,见表 3-6-1,试计算患者确诊后的逐月生存率。

(1)确定分组时间段。根据随访时间和病例生存时间的长短以及随访病例的多少确定组段数和时间段,最后一个时间段的终点在无穷大处。本例以月为单位,把观察生存时间分成 12 个时间段。

(2)设某时间段的期初观察人数为 n_i,期内死亡人数为 d_i,期内失访人数为 $w_i(i=1,2,\cdots,k)$。首先计算第一个时间段 t_0 的 n_0、d_0 和 w_0,可知,$n_1=n_0-d_0-w_0$,以此类推,得

$$n_{i+1}=n_i-d_i-w_i,i=1,2,\cdots,k \qquad 公式(3\text{-}6\text{-}8)$$

表 3-6-1　296 例晚期肝癌患者生存率计算(时间单位:月)

随访月数 t_i(1)	期初观察人数 n_i(2)	期内死亡人数 d_i(3)	期内失访人数 w_i(4)	校正人数 n'_i(5)	死亡概率 q_i(6)	生存概率 p_i(7)	生存率 $s(t_i)$(8)	生存率的标准误 $SE[s(t_i)]$(9)
0~	296	94	10	291	0.323	0.677	0.677	0.027
1~	192	74	15	184.5	0.401	0.599	0.406	0.029
2~	103	22	10	98	0.224	0.776	0.315	0.028
3~	71	22	6	68	0.324	0.676	0.213	0.026
4~	43	5	5	40.5	0.123	0.877	0.187	0.026
5~	33	6	6	30	0.200	0.800	0.150	0.025
6~	21	4	1	20.5	0.195	0.805	0.121	0.024
7~	16	2	1	15.5	0.129	0.871	0.105	0.023
8~	13	3	2	12	0.250	0.750	0.079	0.022
9~	8	2	0	8	0.250	0.750	0.059	0.020
10~	6	2	2	5	0.400	0.600	0.035	0.018
11~	2	2	—	2	1.000	0.000	0.000	—

(3)校正人数 n'_i 的计算。由于在 t_i 时段内的失访人数 w_i 并未观察至该时段的终点,因而该时段内的有效人数并非为 n_i。设 w_i 个失访个体在该时段内为均匀分布,即假定 w_i 个体平均观察半个时段,那么校正人数为

$$n'_i = n_i - w_i/2 \qquad \text{公式}(3\text{-}6\text{-}9)$$

(4)死亡概率 q_i 和生存概率 p_i 的计算。q_i 是指在 t_i 时间段始端仍活着的患者在该时段内死亡的可能性,其计算公式为

$$q_i = d_i/n'_i \qquad \text{公式}(3\text{-}6\text{-}10)$$

本例 q_i 的计算结果见表 3-6-1 第(6)栏。

p_i 是指在 t_i 时间段始端仍活着的患者在该时段内生存的概率,其计算公式为

$$p_i = 1 - q_i \qquad \text{公式}(3\text{-}6\text{-}11)$$

本例 p_i 的计算结果见表 3-6-1 第(7)栏。

(5)生存率 $s(t_i)$ 的计算。根据概率的乘法法则,$s(t_i)$ 的计算公式为

$$s(t_i) = p_0 p_1 \cdots p_{i-1} \qquad \text{公式}(3\text{-}6\text{-}12)$$

本例 $s(t_i)$ 的计算结果见表 3-6-1 第(8)栏。

(6)生存率标准误 $SE[s(t_i)]$ 的计算。生存率是依据实际资料(样本)计算得到的,故有抽样波动,需要对其标准误 $SE[s(t_i)]$ 进行估计,其近似计算公式为

$$SE[s(t_i)] = s(t_i) \cdot \sqrt{\frac{q_0}{p_0 n'_0} + \frac{q_1}{p_1 n'_1} + \cdots + \frac{q_{i-1}}{p_{i-1} n'_{i-1}}} \qquad \text{公式}(3\text{-}6\text{-}13)$$

求得生存率和生存率的标准误,就可以对这批随访对象在整个随访期间的生存规律进行描述,并可按正态近似原理,对总体生存率的可信区间作出估计。

2.乘积限估计法　当数据量较少时,为充分利用每个数据的信息,必须采用更为精确的估计方法。这些估计方法中应用最多、效率较高的是乘积限估计法(product-limit estimator),此法是 Kaplan-Meier 在 1958 年提出的,故又称 Kaplan-Meier 法。

该法的基本思想与寿命表法基本相同,所不同的是该法将生存时间(包括截尾数据)由小到大依次排列,并对其中的每个死亡点进行死亡概率、生存概率和生存率估计。下面结合实例对其计算方法作简要介绍。

例 3-6-2 某中医研究院用猪苓提取物治疗 16 例白血病患者,其生存数据经有序排列后如下,试计算患者不同时间的生存率。

$2^+,4,6^+,6^+,7.5^+,8.5,9^+,10,12^+,13,18,19^+,24,26,31,43^+$

(1)对生存时间进行编秩。将生存时间(包括截尾时间)从小到大排序并编号,遇到相同生存时间只排一个;有相同截尾时间或生存时间与截尾时间相同时,则分别列出。本例见表 3-6-2 中第(1)、(2)栏。

表 3-6-2 16 例急性白血病患者生存数据的乘积限估计

序号 i (1)	生存时间 t_i (2)	观察人数 n_i (3)	死亡人数 d_i (4)	死亡概率 q_i (5)	生存概率 p_i (6)	生存率 $s(t_i)$ (7)	标准误 SE$[s(t_i)]$ (8)
1	2	16	0	0	1.000	1.000	—
2	4	15	1	0.067	0.933	0.933	—
3	6	14	0	0	1.000	0.933	0.064
4	6	13	0	0	1.000	0.933	—
5	7.5	12	0	0	1.000	0.933	—
6	8.5	11	1	0.091	0.909	0.848	0.100
7	9	10	0	0	1.000	0.848	—
8	10	9	1	0.111	0.889	0.754	—
9	12	8	0	0	1.000	0.754	0.125
10	13	7	1	0.143	0.857	0.646	0.147
11	18	6	1	0.167	0.833	0.538	0.157
12	19	5	0	0	1.000	0.538	—
13	24	4	1	0.250	0.750	0.404	0.166
14	26	3	1	0.333	0.667	0.269	0.156
15	31	2	1	0.500	0.500	0.135	0.123
16	43	1	0	0	1.000	—	—

(2)计算观察人数 n_i 和死亡人数 d_i。先分别列出各死亡点上的死亡人数,然后计算每个死亡点或截尾点上的观察人数 n_i,其计算公式为

$$n_{i+1} = n_i - d_i(w_i)$$

公式(3-6-14)

本例 n_i 和 d_i 的计算结果列于表 3-6-2 中第(3)、(4)栏。

(3)计算死亡概率 q_i 和生存概率 p_i。q_i 和 p_i 的计算公式为

$$q_i = d_i/n_i, p_i = 1 - q_i$$

所有截尾点上的 q_i 为 0,p_i 为 1。本例 q_i 和 p_i 的计算结果列于表 3-6-2 中第(5)、(6)栏。

(4)计算生存率 $s(t_i)$。类似于寿命表法,$s(t_i)$ 的计算公式为

$$s(t_i) = p_0 \cdot p_1 \cdots p_{i-1}$$

本例 $s(t_i)$ 的计算结果见表 3-6-2 中第(7)栏。

(5)计算生存率标准误 SE$[s(t_i)]$。由于 $s(t_i)$ 是依据样本资料计算的,有抽样误差,需要

对其标准误 $SE[s(t_i)]$ 进行估计。乘积限估计的标准误的近似计算公式为

$$SE[s(t_i)] = s(t_i) \cdot \sqrt{\sum_{j=1}^{i} \frac{d_j}{n_j(n_j - d_j)}} \qquad 公式(3-6-15)$$

本例生存率标准误的计算结果列于表 3-6-2 中第(8)栏。

(二)组间生存率的比较

医学随访研究中,常将患者按随机化方法分配到两种或多种治疗组中,然后随访观察和比较其生存时间的长短和生存率的大小,以此来考察各种治疗方案的优劣;或者分析和比较同一治疗方案下具有不同特征患者的生存率的大小,以此来探讨影响这种疗法的因素。因此,组间生存率比较实际上是两条或多条生存曲线的比较。生存率的假设检验方法有参数法和非参数法两类。参数法要求生存时间服从某种概率分布,对实际资料拟合分布并求得其相应的参数,然后通过比较不同组的分布参数来比较生存率是否相同。非参数法对资料的分布没有要求,适用面比较广,常见的有对数秩和检验、Wilcoxon 检验和似然比检验,似然比检验要求资料服从指数分布。这里主要介绍对数秩和检验和 Wilcoxon 检验 2 种方法。

1. 对数秩和检验　对数秩和检验(log-rank test),又称 log-rank 检验,是 Mantel 等人在 1966 年提出的。这种方法是在组间生存率相同的检验假设(H_0)下,对每组生存数据依据在各个时刻尚存活的患者数和实际死亡人数,计算期望死亡人数,然后将期望死亡人数与实际死亡人数进行比较,作假设检验。这种方法适合两组或多组生存率比较。这种方法在两组生存率比较时,计算方法比较简单,故下面结合实例对两组比较的计算方法作详细介绍,然后推广到多组检验方法。

例 3-6-3　某中医研究院用猪苓提取物治疗急性白血病患者 16 例,并设对照组 10 例,试比较两种疗法的优劣。对照组的生存数据如下:

对照组 $1.5, 2^+, 3.5, 6, 6.5, 6.5^+, 11, 11^+, 13, 17$

(1)建立检验假设:

H_0:两种疗法治疗急性白血病患者的生存率相同;

H_1:两种疗法治疗急性白血病患者的生存率不相同。

$\alpha = 0.05$

(2)将两组资料混合后统一排序并给定编号,当遇到相同生存时间或相同截尾时间时,只排一个时间点,但应分别列出,且截尾时间在后。

(3)分别计算 t_i 时间上每一组的观察人数 n_{gi}、死亡人数 d_{gi} 和截尾数据 w_{gi}(g 为组变量),以及两组合计的观察人数 n_i 和死亡人数 d_i。本例计算结果分别列于表 3-6-3 中第(2)、(3)、(4)栏,(7)、(8)、(9)栏和(12)、(13)栏。

(4)计算各组在时间 t_i 上的期望死亡人数 e_{gi}。依据 H_0:$s_1(t_1) = s_2(t_2)$,得

$$e_{gi} = n_{gi} \cdot d_i / n_i \qquad 公式(3-6-16)$$

(5)分别求各组实际死亡人数的和与期望死亡人数的和,并计算 χ^2 统计量。

实际死亡人数的和为

$$D_g = \sum_{i=1}^{l} d_{gi} \qquad 公式(3-6-17)$$

期望死亡人数的和为

$$E_g = \sum_{i=1}^{l} e_{gi} \quad (l \leqslant n) \qquad 公式(3-6-18)$$

构造的 χ^2 统计量为

$$\chi^2 = \sum_{g=1}^{2} \frac{(D_g - E_g)^2}{E_g} \qquad 公式(3\text{-}6\text{-}19)$$

在 H_0 成立的条件下，χ^2 值服从自由度为 1 的 χ^2 分布。本例的 χ^2 统计量为

$$\chi^2 = \frac{(8-11.788)^2}{11.788} + \frac{(7-3.212)^2}{3.212} = 5.684$$

由于 $\chi^2 = 5.684 > \chi^2_{0.05,1} = 3.84$，因此，$P < 0.05$，两组样本生存率之间的差异有统计学意义。可以认为用猪苓提取物合用化疗治疗急性白血病的生存期大于对照疗法。

表 3-6-3　对数秩和检验计算表

编号 i	时间 t_i (1)	用猪苓组（第1组）					对照组（第2组）					合计	
		n_{1i} (2)	d_{1i} (3)	w_{1i} (4)	e_{1i} (5)	v_{1i} (6)	n_{2i} (7)	d_{2i} (8)	w_{2i} (9)	e_{2i} (10)	v_{2i} (11)	n_i (12)	d_i (13)
1	1.5	16	0	0	0.615	0.237	10	1	0	0.385	0.237	26	1
2	2^+	16	0	1	0	0	9	0	1	0	0	25	0
3	3.5	15	0	0	0.652	0.227	8	1	0	0.348	0.227	23	1
4	4	15	1	0	0.682	0.217	7	0	0	0.318	0.217	22	1
5	6	14	0	0	0.667	0.238	7	1	0	0.333	0.238	21	1
6	6^+	14	0	2	0	0	6	0	0	0	0	20	0
7	6.5	12	0	0	0.667	0.222	6	1	0	0.333	0.222	18	1
8	6.5^+	12	0	0	0	0	5	0	1	0	0	17	0
9	7.5^+	12	0	1	0	0	4	0	0	0	0	16	0
10	8.5	11	1	0	0.733	0.196	4	0	0	0.267	0.196	15	1
11	9^+	10	0	1	0	0	4	0	0	0	0	14	0
12	10	9	1	0	0.692	0.213	4	0	0	0.308	0.213	13	1
13	11	8	0	0	0.667	0.222	4	1	0	0.333	0.222	12	1
14	11^+	8	0	0	0	0	3	0	1	0	0	11	0
15	12^+	8	0	1	0	0.303	2	0	0	0	0	10	0
16	13	7	1	0	1.556	0.122	2	1	0	0.444	0.303	9	2
17	17	6	0	0	0.857	0	1	1	0	0.143	0.122	7	1
18	18	6	1	0	1.000	0	0	0	0	0	—	6	1
19	19^+	5	0	1	0	0	0	0	0	0	—	5	0
20	24	4	1	0	1.000	0	0	0	0	0	—	4	1
21	26	3	1	0	1.000	0	0	0	0	0	—	3	1
22	31	2	1	0	1.000	0	0	0	0	0	—	2	1
23	43^+	1	0	1	0	—	0	0	0	0	—	1	0
合计	—	—	8	—	11.788	2.197	—	7	—	3.212	—	—	—

精确法 χ^2 统计量的计算公式为

$$\chi^2 = (D_g - E_g)^2 / v_g \qquad\qquad \text{公式}(3\text{-}6\text{-}20)$$

其中

$$v_g = \sum_{i=1}^{l} \frac{n_{gi}(n_i - n_{gi})d_i(n_i - d_i)}{n_i^2(n_i - 1)} \qquad\qquad \text{公式}(3\text{-}6\text{-}21)$$

例 3-6-2 的数据用精确法公式计算得：$\chi^2 = \dfrac{(8-11.788)^2}{2.197} = 6.531$，其结论同近似法。

对于多组生存率比较，H_0 各组生存率相同，其近似法 χ^2 统计量的计算方法与两组相同，此时设有 m 组，$g = 1, 2, \cdots, m$，这时自由度 $v = m - 1$，检验水准 $\alpha = 0.05$，$P < 0.05$，结论只能认为几组生存率差异有统计学意义，具体是哪两组之间存在差异，还需要进行两两比较，这里采用 Bonferroni 法对检验水准进行校正，结果与校正后的检验水准进行比较。校正后的检验水准为

$$\alpha' = \frac{0.05}{m \times (m-1)/2}$$

2. Wilcoxon 检验法 当 $g = 1, 2, \cdots, m$ 时，Wilcoxon 检验法 χ^2 统计量的计算公式可表示为

$$\chi^2 = s'V^{-1}s, v = m - 1 \qquad\qquad \text{公式}(3\text{-}6\text{-}22)$$

式中，$s = (s_1, s_2, \cdots, s_{m-1})$，$s'$ 为向量 s 的转置。

$$s_g = \sum_{i=1}^{l} w_i(d_{ig} - d_i n_{ig}/n_i), g = 1, 2, \cdots, m \qquad\qquad \text{公式}(3\text{-}6\text{-}23)$$

记为 $V = [V_{gh}]_{(m-1)(m-1)}$，是 $(m-1)(m-1)$ 矩阵：

$$V_{gh} = \sum_{i=1}^{l} w_i^2 (n_i n_{ih} \delta_{gh} - n_{ih} n_{ig}) d_i (n_i - d_i) / [n_i^2(n_i - 1)] \qquad\qquad \text{公式}(3\text{-}6\text{-}24)$$

上面 s_g 和 V_{gh} 计算公式中的 w_i 为权重，这里 $w_i = n_i$。

对于例 3-6-2 资料，若用 Wilcoxon 检验法，得 $\chi^2 = 5.2822$，结论同 log-rank 检验法。

3. Wilcoxon 检验法与 log-rank 检验法比较 log-rank 检验法和 Wilcoxon 检验法实际上可以用统一公式来表示，即 Wilcoxon 检验法的公式。公式中的权重 $w_i = 1$ 时为 log-rank 检验法，$w_i = n_i$ 时为 Wilcoxon 检验法。因而可以发现，log-rank 检验法中，生存时间较长的个体在检验中权重较大，生存时间较短的个体在检验中权重较小，在生存率（曲线）比较中，这种方法对尾部较为敏感；而 Wilcoxon 检验法则与 log-rank 检验法相反，生存时间较短的个体在检验中权重较大，比较中对数据头部的差别较为敏感。在理论和实践中均发现，当生存资料各死亡点的危险率在两组或多组间成比例时，log-rank 检验法的效率高于 Wilcoxon 检验法，宜选用 log-rank 检验法。当生存资料各时点的危险率不成比例时，Wilcoxon 检验法的效率高于 log-rank 检验法，宜选用 Wilcoxon 检验法。

三、Cox 比例风险回归模型

1972 年，英国统计学家 D. R. Cox 提出了半参数生存分析数学模型——Cox 比例风险回归模型（Cox proportional hazard regression model），简称 Cox 回归模型。目前，Cox 回归模型已成为生存分析中理论较为完善、应用最广泛的统计模型，主要应用 Cox 回归模型进行慢性病的预后分析。实践证明，Cox 回归模型对许多生存资料都有用。本节简要介绍 Cox 回归模型的结构、意义、参数估计和假设检验方法。

(一)Cox 回归模型的结构及流行病学意义

前面介绍的寿命表法和 Kaplan-Meier 法可以进行单个分组变量的生存分析,为了同时分析众多变量对生存时间和生存结局的影响,在多因素共存的条件下,单一因素的比较会受到其他因素的干扰和混杂,组间难以达到均衡,且不能分析和考察因素间的关系(如交互作用)和进行定量评价,因此,需应用多因素回归模型的方法。生存分析中,最典型、最常用的就是 Cox 回归模型。

1. Cox 回归模型的结构   Cox 回归模型的基本形式为

$$h(t,X) = h_0(t) \cdot \exp(\beta'X) = h_0(t) \cdot \exp(\beta_1 x_1 + \beta_2 x_2 + \cdots + \beta_k x_k)$$

公式(3-6-25)

式中,X 是可能影响生存时间的有关因素,也称协变量,可以是定量变量,也可以是定性变量;t 为生存时间;$h(t,X)$ 是具有协变量 X 的个体在时刻 t 时的风险函数,假定这些变量的取值在其生存时间中不发生变化;$h_0(t)$ 是所有协变量取值为 0 时的风险函数,称为基线风险函数(baseline hazard function);$\beta_i(i=1,2,\cdots,k)$ 为回归系数。

2. Cox 回归模型的流行病学意义   应用部分似然函数理论对模型中的 β 作出估计时,其意义在于当某个协变量 x_i 为二分类变量时,$x_i=1$ 相对于 $x_i=0$ 的危险性为

$$RR = \frac{h_0(t) \cdot \exp(\beta_1 x_1 + \cdots + \beta_i 1 + \cdots + \beta_p x_p)}{h_0(t) \cdot \exp(\beta_1 x_1 + \cdots + \beta_i 0 + \cdots + \beta_p x_p)} = e^{\beta_i} \qquad 公式(3-6-26)$$

从上式可以看出,$x_i=1$ 相对于 x_i 在任意时间的危险性是一个常数 e^{β_i},亦即两组病人的相对危险性为一个常数,成比例危险模型由此而得名。

当 x_i 为多分类有序变量或连续变量时,e^{β_i} 表示变量每增加一个单位,个体增加或减少的相对危险性。变量 x_i 是危险因素还是保护因素,要视 β_i 的正负值和变量的取值而定。

(二)Cox 回归模型的参数估计与假设检验

1. Cox 回归模型的似然函数   借助部分似然函数(partial likelihood function),采用最大似然估计获得 Cox 回归模型参数。部分似然函数的计算公式为

$$L = q_1 q_2 \cdots q_i \cdots q_k = \prod_{i=1}^{k} q_i = \prod_{i=1}^{k} \frac{\exp(\beta_1 x_{i1} + \beta_2 x_{i2} + \cdots + \beta_m x_{im})}{\sum_{s \in R(t_i)} \exp(\beta_1 x_{s1} + \beta_2 x_{s2} + \cdots + \beta_m x_{sm})}$$

公式(3-6-27)

式中,q_i 为第 i 死亡时点的条件死亡概率。公式(3-6-27)中分子部分为第 i 个个体存在 t_i 死亡时点的风险函数 $h(t_i)$,分母部分为处于风险的个体,即生存时间 $T \leqslant t_i$ 的所有死亡包括截尾个体的风险函数之和 $\sum_{j=1}^{n} h_j(t)$。分子、分母中的基线风险函数 $h_0(t)$ 正好抵消,$h_0(t)$ 无论等于多少,都不会对部分似然函数的结果产生影响。一般的似然函数应包含所有 n 个个体点,而上述公式只包含了 k 个死亡时点,而忽略了截尾时点的似然函数,故称之为部分似然函数或偏似然函数。

为计算方便,对 Cox 回归模型的偏似然函数两边取对数,得对数偏似然函数。

$$\ln L(\beta) = \sum_{i=1}^{d} \left[x_i \beta' - \ln \sum_{s \in R(t_i)} \exp(x_i \beta') \right] \qquad 公式(3-6-28)$$

求 $\frac{\partial \ln L}{\partial \beta_j} = 0$ 的解,便可获得 β_j 的最大似然函数估计值 b_j。

2. Cox 回归的假设检验   D. R. Cox 于 1972 年和 1975 年发表的文章,以及以后十多年

中许多学者对部分似然函数的大样本性质作了证明,提出部分似然可代替普通似然对参数 β 进行统计推断。常用的回归系数假设检验方法有似然比检验、Wald 检验和计分检验,这里主要介绍前面两种。

(1)似然比检验(likelihood ratio test)。设原模型参数为 $\beta=(\beta_0,\beta_1,\cdots,\beta_p)$,并求得对数部分的似然函数值 $\ln L(\beta)$;需检验的参数 $\beta^{(1)}=(\beta_0,\beta_1,\cdots,\beta_k)(k<p)$,并从模型中剔除,那么 $H_0:\beta^{(1)}=(\beta_0,\beta_1,\cdots,\beta_k)=0$,新模型的参数 $\beta^{(2)}=(\beta_{k+1},\cdots,\beta_p)$,同样可求得 $\ln L(\beta^{(2)})$,于是可获得似然比统计量 λ 为

$$\lambda=-2\left[\ln L(\beta^{(2)})-\ln L(\beta)\right]$$

λ 渐进服从自由度为 k 的 χ^2 分布。

(2)Wald 检验。设 $\beta=(\beta^{(1)},\beta^{(2)})$,其中 $\beta^{(1)}=(\beta_0,\beta_1,\cdots,\beta_k),\beta^{(2)}=(\beta_{k+1},\cdots,\beta_p)$,欲对 $\beta^{(1)}$ 作检验,设 $H_0:\beta^{(1)}=0$,则 Wald 统计量 λ 渐进服从 χ^2 分布。

$$\lambda=\beta^{(1)}\xi_{k\times k}$$

式中,$\xi_{k\times k}$ 为 $\xi_{p\times p}$ 中的一部分。

对于任何一个参数 β_ξ 的检验,Wald 统计量为

$$U_\xi=\frac{\hat{\beta_\xi}}{\mathrm{SE}(\hat{\beta_\xi})}$$

U_ξ 值服从标准正态分布。

例 3-6-4　某医院将 25 例某种癌症患者在不同日期随机分配至两治疗组,分别以 A、B 两种治疗方法进行治疗,治疗后继续对这些人进行随访,直至某个时间点结束,资料见表 3-6-4。试进行 Cox 回归模型分析。

表 3-6-4　25 例癌症患者预后资料

编号	生存日数	疗法	肾功能损害	编号	生存日数	疗法	肾功能损害
1	8	A	+	14	490[+]	B	−
2	180	B	−	15	676[+]	A	−
3	232	B	−	16	18	B	+
4	452	A	−	17	300	B	−
5	58	A	+	18	496	A	−
6	540[+]	B	−	19	560[+]	A	−
7	220	A	−	20	210	B	−
8	63	A	+	21	63	A	+
9	195	B	−	22	528	A	−
10	76	B	−	23	396	B	−
11	70	B	−	24	365	A	−
12	52	A	−	25	23	B	+
13	13	B	+				

在本例中,治疗方案(group)是研究因素,而肾功能(kidney)是混杂因素。用 SPSS 软件分析,Cox 回归模型及变量的 Wald 检验结果见表 3-6-5。

表 3-6-5 25 例癌症患者资料的 Cox 回归分析结果

变量	系数	标准误	z	P
group	1.243078	0.599318	2.074	0.049
kidney	4.105455	1.64533	3.525	0.002

所得 Cox 回归模型如下:

$$h(t) = h_0(t) \cdot \exp(1.243 \text{group} + 4.105 \text{kidney})$$

或为

$$\ln \frac{h(t)}{h_0(t)} = 1.243 \text{group} + 4.105 \text{kidney}$$

进一步解释肾功能正常者接受 B 方案治疗比接受 A 方案在某时刻死亡的相对危险度:

$$RR = \frac{h(t \mid \text{group}=1, \text{kidney}=0)}{h(t \mid \text{group}=0, \text{kidney}=0)} = \frac{h_0(t) \cdot \exp(1.243 \times 1 + 4.015 \times 0)}{h_0(t) \cdot \exp(1.243 \times 0 + 4.015 \times 0)}$$

$$= \exp(1.243)$$

$$= 3.466$$

同样,对肾功能不正常者,也可以计算出接受 B 方案治疗比接受 A 方案在某时刻死亡的相对危险度 RR=3.466。

第七节 统计表与统计图

统计表和统计图是统计描述的重要方法。医学科学研究资料经过整理和计算各种统计指标后,所得结果除了用适当的文字说明,常将统计资料及其指标以表格形式列出,这种方法称为统计表(statistical tables);或将统计资料形象化,利用点的位置、线段的升降、直条的长短或面积的大小等形式直观表示事物间的数量关系,这种方法称为统计图(statistical chart)。统计表与统计图可以代替冗长的文字叙述,表达清楚,对比鲜明。

一、常用统计表

(一)统计表的结构与编制

1.列表的原则 首先,统计表编制要重点突出,即一张表一般表达一个中心内容,便于分析比较。其次,统计表要主谓分明,层次清楚,即标目的安排和分组要合理,符合逻辑。通常主语放在表的左边,作为横标目,宾语放在右边,作为纵标目,从左向右读,构成完整的一句话。最后,统计表应简单明了,一切文字、数字和线条都应尽量从简。

2.统计表的结构 统计表由标题、标目、线条、数字和说明构成,如下表所示。

表号 标题		
横标目名称	纵标目	合计
横标目	数字	
合计		

(1)标题。标题要能概括表的内容,写在表的上端中央,一般应注明时间与地点。

(2)标目。标目是表格内的项目。以横、纵向标目分别说明主语与谓语,文字简明,层次清楚。分别说明每行和每列内容或数字的意义,注意标明指标的单位。

(3)线条。线条不宜过多,常用 3 条线表示,即三线表。表的上下两条边线可以用较粗的横线,一般省去表内的线条,但合计可用横线隔开。表的左右两侧的边线可省去,表的左上角一般不用对角线。

(4)数字。数字以阿拉伯数字表示。表内的数字必须正确,小数的位数应一致并对齐,暂缺与无数字分别以"…""-"表示,为"0"者记作"0",不应有空项。

(5)说明。说明一般不列入表内。必要说明者可在表的下方加以说明。

(二)统计表的种类

通常按分组标志多少将统计表分为简单表与组合表。

1. 简单表(simple table) 简单表由一组横标目和一组纵标目组成,见表 3-7-1。

表 3-7-1 某年某省不同地区的卫生系统反应性评分比较

地区	调查人数	评分均值
省会城市	333	703.08 ± 22.06
一般城市	152	506.85 ± 31.43
县及乡村	614	677.65 ± 17.12

2. 复合表(combinative table) 复合表是由 2 组及以上的横标目和纵标目结合起来或 1 组横标目和 2 组及以上纵标目结合起来以表达它们之间关系的统计表,见表 3-7-2。

表 3-7-2 某年某省不同地区、性别的卫生系统反应性评分比较

地区	男		女	
	调查人数	评分均值	调查人数	评分均值
省会城市	217	707.81 ± 20.21	116	694.26 ± 25.21
一般城市	100	514.55 ± 28.36	52	488.86 ± 31.46
县及乡村	300	670.09 ± 14.43	314	687.25 ± 15.25

二、常用统计图

统计图将统计数据形象化,让读者更易于领会统计资料的核心内容,易于做分析比较,并且可以给读者留下深刻的印象。但统计图一般不能获得确切的数值,只能提供概略的情况,常结合统计表一起使用。医学领域中常用的统计图有条图、饼图、百分条图、折线图、直方图、散点图、箱式图与统计地图等。

(一)绘制统计图的基本要求

1.根据资料的性质和分析目的选用适当的图形。

2.标题应说明资料的内容、时间和地点,一般位于图的下方。

3.图的纵、横轴应注明标目及对应单位,尺度应等距或具有规律性,一般自左而右、自上而下、由小到大。

4.为使图形美观并便于比较,统计图的长宽比例一般为 7：5,有时为了说明问题,也可以加以变动。

5.比较、说明不同事物时,可用不同颜色或线条表示,常附图例说明,但图例说明内容不宜过多。

(二)常用统计图的适用条件与绘制

1.条图　条图(bar graph)用等宽长条的高度表示按性质分类资料各类别的数值大小,用于表示它们之间的对比关系,一般有单式条图(图 3-7-1)与复式条图(图 3-7-2)之分。

制图要求:

(1)一般以横轴为基线,表示各个类别;纵轴表示其数值大小。

(2)纵轴尺度必须从 0 开始,中间不宜折断。在同一图内,尺度单位代表同一数量时,必须相等。

(3)各直条宽度应相等,各直条之间的间隙也应相等。

(4)直条的排列通常由高到低,以便比较。

(5)复式条图的绘制方法同上,不同的是复式条图以组为单位,一组包括 2 个以上直条。直条所表示的类别应用图例说明,同一组的直条间不留空隙。

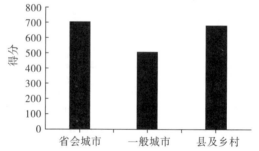

图 3-7-1　某年某省不同地区的卫生系统反应性评分比较

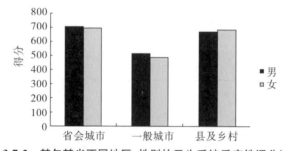

图 3-7-2　某年某省不同地区、性别的卫生系统反应性评分比较

2.饼图 饼图(pie graph)适用于百分构成比资料,表示事物各组成部分所占的比重或构成。以圆形的总面积代表100%,把面积按比例分成若干部分,以角度大小来表示各部分所占的比重(图3-7-3)。

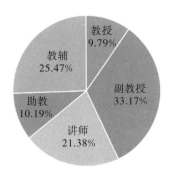

图 3-7-3 某年某单位专业技术人员构成

制图要求:

(1)先绘制一个大小适当的圆形。由于圆心角为360°,因此,每1%相当于3.6°角,将统计资料中各部分的百分比分别乘以360°,即得各部分扇面的角度。

(2)饼图上各部分自圆的12点开始由大到小按顺时针方向依次绘制,其他置最后。所得各部分的扇形面积即代表某一构成部分。

(3)圆中各部分用线分开,注明简要文字及百分比,或用图例说明。

(4)如有2种或2种以上性质类似的资料相比较,应绘制直径相同的圆,并使各圆中各部分的排列次序一致,以利于比较。

3.百分条图 百分条图(percent bar graph)的意义及适用资料与饼图相同,不同的是表现形式不一样。百分条图亦称构成条图,以直条总长度作为100%,直条中各段表示事物各组成部分的构成情况(图3-7-4)。

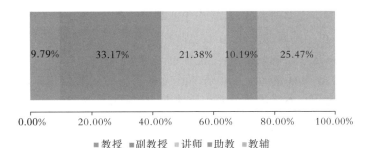

图 3-7-4 某年某单位专业技术人员构成

制图要求:

(1)先绘制一个标尺,尺度分成5格或10格,每格代表20%或10%,总长度为100%,尺度可绘制在图的上方或下方。

(2)绘一直条,全长等于标尺的100%,直条宽度可以任意选择,一直条内相对面积的大小代表数量的百分比。

(3)直条各部分用线分开,并注明简要文字及百分比,或用图例表示。

(4)资料一般按各构成由大到小、自左至右依次排列,其他置后。

4. 折线图 折线图（line graph）适用于连续性资料，以不同的线段升降来表示资料的变化，可表明一事物随另一事物（如时间）改变而变动的情况（图3-7-5）。常见的有纵横轴均为算术尺度，表示时间变化趋势的普通折线图；还有纵轴为对数尺度，横轴为算术尺度，表示消长趋势的半对数图（semi-logarithmic graph）（图3-7-6）。

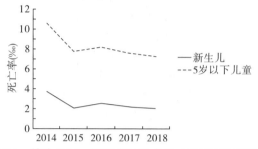

图 3-7-5 某地 2014－2018 年新生儿和 5 岁以下儿童死亡率

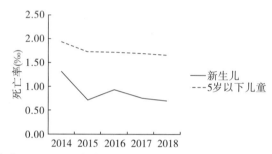

图 3-7-6 某地 2014－2018 年新生儿和 5 岁以下儿童死亡率（纵轴为对数尺度）

绘制要求（普通折线图）：

（1）横轴表示某一连续变量（时间或年龄等）；纵轴表示某种率或频数，其尺度必须等距（或具有规律性）。

（2）同一图内不应有太多的曲线，通常小于或等于5条，以免观察不清。

（3）如有几条线，可用不同的图线（实线、虚线等）来表示，并用图例说明。

（4）图线应按实际数字绘制成折线，不能任意改为光滑曲线。

5. 直方图 直方图（histogram）用于表达连续性资料的频数分布。以不同直方形面积代表数量，各直方形面积与各组的数量成正比关系（图3-7-7）。

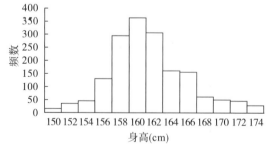

图 3-7-7 2021 年某高校某专业女大学生身高分布

制图要求：

(1)一般纵轴表示被观察现象的频数(或频率)，横轴表示连续变量，以各矩形(宽为组距)的面积表示各组段频数的大小。

(2)直方图的各直条间不留空隙；各直条间可用直线分隔，也可不用直线分隔。

(3)组距不等时，横轴仍表示连续变量，但纵轴表示每个横轴单位的频数。

6.散点图　散点图(scatter diagram)以直角坐标系中各点的密集程度和趋势来表示两现象间的关系(图 3-7-8)。根据点的散布情况，可推测两种事物或现象之间有无相关关系，故常在对资料进行相关分析之前使用。

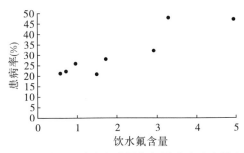

图 3-7-8　某地区饮水氟含量与氟骨症患病率散点图

制图要求：

(1)一般横轴代表自变量或可进行精确测量、严格控制的变量，纵轴则代表与自变量有依存关系的因变量。

(2)纵轴和横轴的尺度起点可根据需要设置。

7.箱式图　箱式图(box plot)通过 5 个统计量反映数据的分布特征及类型，用于两组或多组连续型资料分布情况的比较。箱式图箱子的两端分别是上四分位数和下四分位数，中间横线是中位数，两端连线分别是除离群值外的最小值和最大值，另外，标记可能的离群值。箱子矩形越长，表示资料的变异程度越大，反之，表示资料的变异程度越小。横线在箱子矩形中点表示分布对称，否则表示不对称(图 3-7-9)。

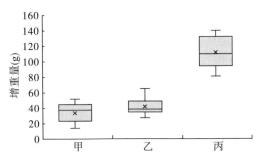

图 3-7-9　3 种不同营养液喂养小鼠的增重量

制图要求：

(1)横轴表示研究对象，纵轴表示测量值。

(2)箱子矩形的大小及长宽没有规定，以美观为好。

第八节　统计软件应用

一、常见统计软件简介

(一)SAS 软件简介

在国际上,SAS(Statistical Analysis System)软件被誉为数据统计分析的标准软件系统。SAS 软件研究所于 1976 年成立,并正式推出 SAS 系统。SAS 系统具有十分完备的数据管理、统计分析和运筹决策等功能。SAS 系统是由多个功能模块组合成的软件系统,其基础部分是 BASE SAS 模块。该模块也是 SAS 系统的核心,承担着主要的数据管理任务,并且在此模块中可以对 SAS 系统用户的使用环境进行设置,进行用户语言的处理,调用其他 SAS 模块和产品。SAS 系统具有比较灵活的功能扩展接口和强大的功能模块,在 BASE SAS 的基础上,还可以通过增加不同的模块而增加不同的功能,包括 SAS/STAT(统计分析模块)、SAS/GRAPH(绘图模块)、SAS/INSIGHT(交互数据分析模块)、SAS/ETS(经济计量学和时间序列分析模块)、SAS/OR(运筹学模块)、SAS/IML(交互式矩阵程序设计语言模块)等。SAS 是用汇编语言编写而成的,通常使用 SAS 需要编写程序,比较适合统计专业人员使用,对于非统计专业人员,学习 SAS 比较困难。

(二)SPSS 软件简介

SPSS 全称为"Statistical Product and Service Solutions",中文译为"统计产品与服务解决方案"。最初软件全称为"社会科学统计软件包"(Solutions Statistical Package for the Social Sciences),但是随着 SPSS 软件产品服务领域的扩大和服务深度的增加,SPSS 软件公司已于 2000 年正式将英文全称更改为"Statistical Product and Service Solutions",这标志着 SPSS 的战略方向正在作出重大调整。该软件是公认最优秀的统计分析软件包之一。SPSS 原是为大型计算机开发的,其版本为 SPSSx。到 20 世纪 80 年代末,推出 SPSS for Windows 版本,SPSS 软件公司根据统计理论与技术的发展,不断增加新的统计分析方法,使其功能日臻完善。SPSS for Windows 版本更加直观易用,它采用现今广为流行的电子表格形式作为数据管理器,使用户对变量命名、定义数据格式、数据输入与修改等过程的操作一气呵成;菜单式选择统计分析命令简明快捷;采用对象连接和嵌入技术,使计算结果可方便地被其他软件调用,实现数据共享,提高工作效率。作为统计分析工具,SPSS 理论严谨、内容丰富,具有数据管理、统计分析、趋势研究、制表绘图、文字处理等功能,几乎无所不包。SPSS 使用 Windows 的窗口方式展示各种管理和分析数据方法的功能,使用对话框展示出各种功能选择项,操作者只要粗通统计分析原理,就可以使用该软件进行各种数据分析。因此,它以易于操作的优势而成为非统计专业人员应用最多的统计软件。

(三)Stata 软件简介

Stata 是由美国计算机资源中心(Computer Resource Center)研制的统计分析软件,现为 Stata 公司的产品。Stata 是一套为其使用者提供数据分析、数据管理以及绘制专业图表等功能的完整性及整合性统计软件。从 1985 年至今,已连续推出了十几个版本,随着版本的不断升级,其功能也越来越丰富,包含线性混合模型、均衡重复反复及多项式普罗比模式。用 Stata 绘制的统计图形相当精美,图形可直接被图形处理软件或文字处理软件(如 Word 等)调用。它具有操作灵活、简单、易学易用等特点,是一款非常轻便的统计分析软件。

Stata 软件包括四种版本:Small 版本(学生版,适用于教学)、IC 版本(InterCooled,标准版)、SE 版本(Special Edition,特别版)和 MP 版本(MultiProcessor 多核处理器版),其中 MP 版本的功能最为强大。由于在 Stata 软件中能便捷地实现多种先进统计方法,因此,它越来越受到用户的推崇,并和 SAS、SPSS 一起被称为新的三大权威统计软件。

二、实例操作

由于篇幅的限制,本节使用 SPSS for Windows 23.0 版本,选择代表性例题作 SPSS 操作示范。读者在掌握一些基本知识后,应能独立学习 SPSS 的其他内容。

(一)数值资料的统计分析

1.描述性统计分析 描述性统计分析主要用以计算描述集中趋势和离散趋势的各种统计量。离散(Dispersion)栏主要有标准差(Std Deviation)、最小值(Minimum)、方差(Variance)、最大值(Maximum)等对话框;集中趋势(Central Tendency)栏主要有均值(Mean)、中位数(Median)、众数(Mode)等对话框。

例 3-8-1 10 名成年女子的胆固醇(mg/dL)含量为 178.6、160.2、131.5、142.3、145.6、140.2、131.2、135.4、153.2、133.1,对以上数据进行描述性分析。

分析过程:

(1)录入数据,将变量定义为"胆固醇",如图 3-8-1 所示。

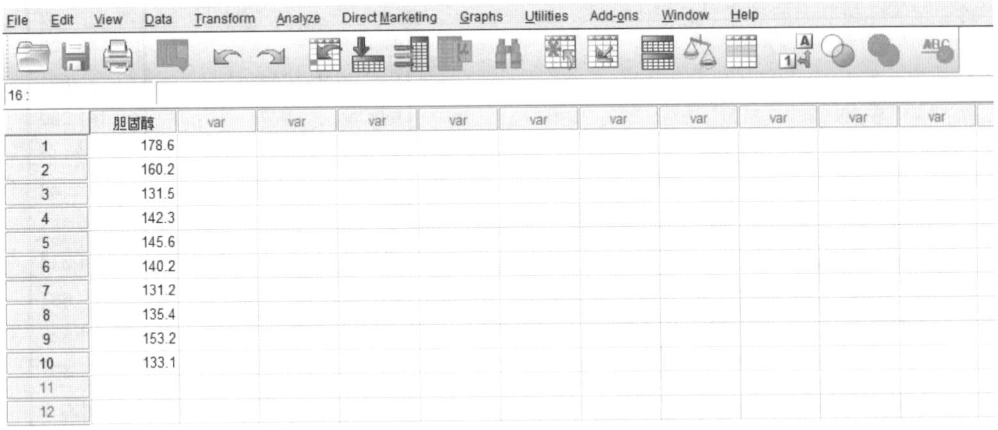

图 3-8-1 描述统计量录入格式

(2)点击 Analyze 菜单,选择 Descriptive Statistics 中的 Frequencies...选项,选中变量列表中的"胆固醇"并移入 Variable(s)框,如图 3-8-2 所示。

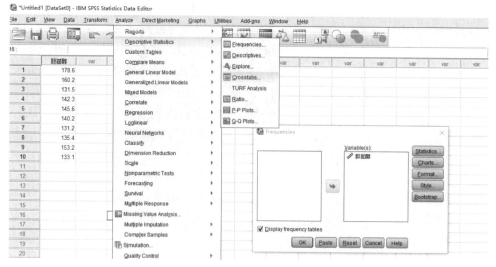

图 3-8-2　描述统计量调出 **Frequencies** 选项

（3）点击 Statistics 按钮，在 Frequencies：Statistics 对话框选中 Quartiles（四分位数间距）、Mean（均值）、Median（中位数）、Std. deviation（标准差）、S. E. mean（标准误）等选项，选好后点击"Continue""OK"，程序运行，如图 3-8-3 所示，运行结果如图 3-8-4 所示。

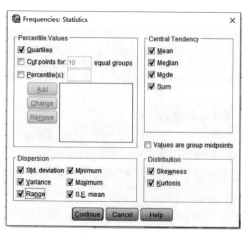

图 3-8-3　描述统计量变量选择过程

Statistics		
胆固醇		
N	Valid	10
	Missing	0
Mean		145.130
Std. Error of Mean		4.7891
Median		141.250
Mode		131.2ᵃ
Std. Deviation		15.1446
Variance		229.358
Skewness		1.336
Std. Error of Skewness		.687
Kurtosis		1.525
Std. Error of Kurtosis		1.334
Minimum		131.2
Maximum		178.6
Sum		1451.3
Percentiles	25	132.700
	50	141.250
	75	154.950

a. Multiple modes exist. The smallest value is shown

图 3-8-4　描述统计量变量结果输出

2.单样本均值比较的 t 检验

例 3-8-2 通过调查发现,某地一般健康成年女子的胆固醇含量均值为 175.5 mg/dL,今从某山区测量 10 名成年女子的胆固醇(mg/dL)含量为 178.6、160.2、131.5、142.3、145.6、140.2、131.2、135.4、153.2、133.1,问该山区成年女子的胆固醇含量是否与该地一般健康成年女子的胆固醇含量不同?

(1)录入数据,将变量定义为"胆固醇",如图 3-8-5 所示。

(2)点击 Analyze 菜单,选择 Compare Means 中的 One-sample T Test...选项,选中变量列表中的"胆固醇"并移入 Test Variable(s)框,在 Test Value 中输入已知的总体均值,点击"OK",程序运行,如图 3-8-5 所示,运行结果如图 3-8-6 所示。

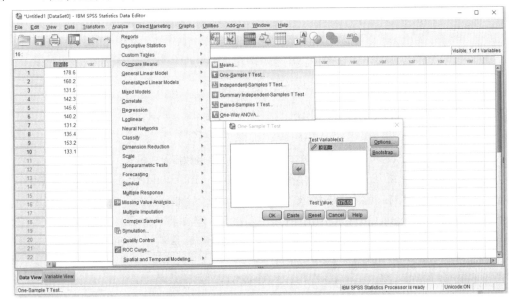

图 3-8-5 单样本均值比较的 t 检验操作步骤

One-Sample Statistics

	N	Mean	Std. Deviation	Std. Error Mean
胆固醇	10	145.130	15.1446	4.7891

One-Sample Test

	Test Value = 175.50					
					95% Confidence Interval of the Difference	
	t	df	Sig. (2-tailed)	Mean Difference	Lower	Upper
胆固醇	-6.341	9	.000	-30.3700	-41.204	-19.536

图 3-8-6 单样本均值比较的 t 检验结果输出

3.两独立样本均值比较的 t 检验

例 3-8-3 某学校对某年级的综合成绩进行抽样研究,12 名男生和 12 名女生的成绩分别为

男生:72　84　64　90　76　85　54　83　88　84　75　62

女生:90 76 85 63 89 86 58 78 77 82 85 94

问不同性别学生的综合成绩是否有差别？

（1）录入数据，将变量定义为"成绩""性别"（男生为1，女生为2），如图 3-8-7 所示。

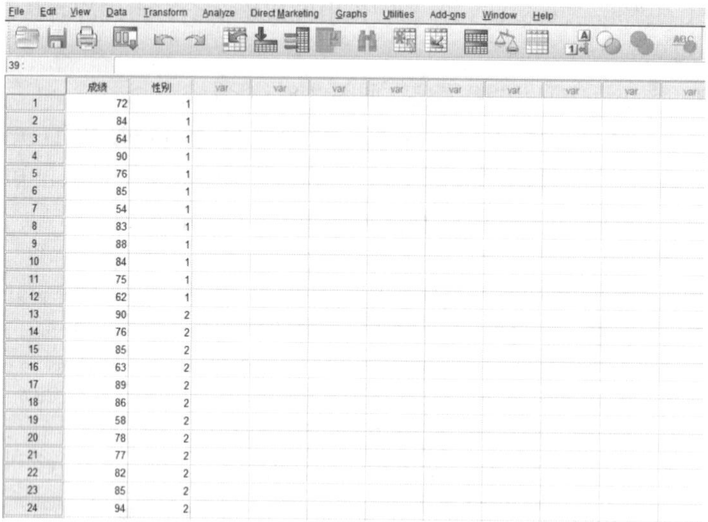

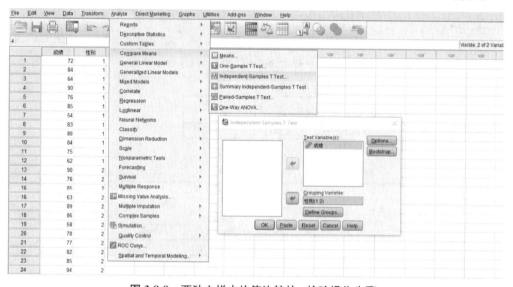

图 3-8-7 两独立样本均值比较的 t 检验数据录入格式

（2）点击 Analyze 菜单，选择 Compare Means 中的 Independent-Samples T Test... 选项，选中变量列表中的"成绩"并移入 Test Variable（s）框，选择"性别"进入 Grouping Variable 框，点击 Define Groups 弹出 Define Groups 定义框，在 Group 1 中输入"1"，在 Group 2 中输入"2"，点击"OK"，程序运行，如图 3-8-8 所示，运行结果如图 3-8-9 所示。

图 3-8-8 两独立样本均值比较的 t 检验操作步骤

Group Statistics

	性别	N	Mean	Std. Deviation	Std. Error Mean
成绩	男	12	76.42	11.429	3.299
	女	12	80.25	10.738	3.100

Independent Samples Test

		Levene's Test for Equality of Variances		t-test for Equality of Means						
		F	Sig.	t	df	Sig. (2-tailed)	Mean Difference	Std. Error Difference	95% Confidence Interval of the Difference	
									Lower	Upper
成绩	Equal variances assumed	.165	.689	-.847	22	.406	-3.833	4.527	-13.222	5.555
	Equal variances not assumed			-.847	21.915	.406	-3.833	4.527	-13.224	5.557

图 3-8-9 两独立样本均值比较的 *t* 检验结果输出

4. 配对设计 *t* 检验

例 3-8-4 如本章中例 3-2-18 所示,SPSS 操作过程如下:

(1)录入数据,将变量定义为"序号""水银血压计法""电子血压计法",如图 3-8-10 所示。

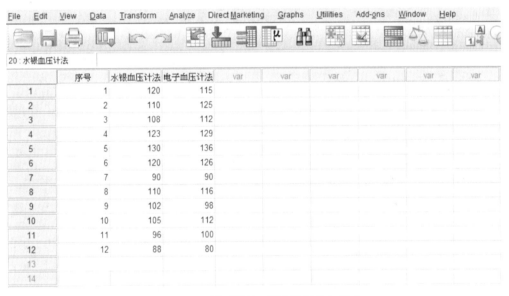

图 3-8-10 配对设计 *t* 检验数据录入格式

(2)点击 Analyze 菜单,选择 Compare Means 中的 Paired-samples T Test...选项,选中变量列表中的"水银血压计法"并移入 Variable 1 框,选中"电子血压计法"并移入 Variable 2 框,点击"OK",程序运行,如图 3-8-11 所示,运行结果如图 3-8-12 所示。

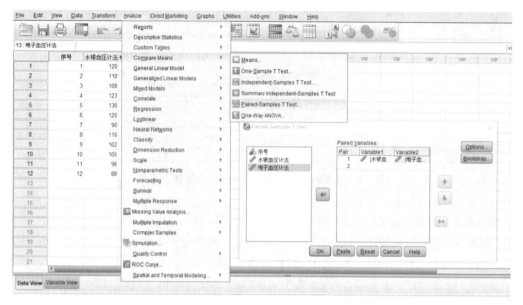

图 3-8-11　配对设计 t 检验操作步骤

Paired Samples Statistics

		Mean	N	Std. Deviation	Std. Error Mean
Pair 1	水银血压计法	108.50	12	13.194	3.809
	电子血压计法	111.58	12	16.790	4.847

Paired Samples Correlations

		N	Correlation	Sig.
Pair 1	水银血压计法 & 电子血压计法	12	.939	.000

Paired Samples Test

		Paired Differences					t	df	Sig. (2-tailed)
		Mean	Std. Deviation	Std. Error Mean	95% Confidence Interval of the Difference Lower	Upper			
Pair 1	水银血压计法 - 电子血压计法	-3.083	6.331	1.828	-7.106	.939	-1.687	11	.120

图 3-8-12　配对设计 t 检验结果输出

5. 完全随机设计的方差分析

例 3-8-5　某医院采用甲、乙、丙三种方案治疗贫血患者,治疗 1 个月后,测量每名受试者血红蛋白的增加量,测量结果如表 3-8-1 所示,试问三种方案对治疗贫血的疗效是否相同?

表 3-8-1　三种方案治疗贫血的疗效观察

治疗方案	血红蛋白增加量(g/dL)								
甲	1.8	0.5	2.3	3.7	2.4	2.0	1.5	2.7	1.1	0.9
乙	2.0	0.2	0.5	0.3	1.9	1.0	2.4	0.4	2.0	1.6
丙	0.7	1.3	1.1	0.2	2.0	1.5	1.1	3.0	1.2	0.7

(1)录入数据,将变量定义为"血红蛋白增加量""分组",如图 3-8-13 所示。将甲组的数据定义为 1,乙组的数据定义为 2,丙组的数据定义为 3。

	血红蛋白增加量	分组	var	var	var	var	var	var	var
17 :									
1	1.8	1.0							
2	.5	1.0							
3	2.3	1.0							
4	3.7	1.0							
5	2.4	1.0							
6	2.0	1.0							
7	1.5	1.0							
8	2.7	1.0							
9	1.1	1.0							
10	.9	1.0							
11	2.0	2.0							
12	.2	2.0							
13	.5	2.0							
14	.3	2.0							
15	1.9	2.0							
16	1.0	2.0							
17	2.4	2.0							
18	.4	2.0							
19	2.0	2.0							
20	1.6	2.0							
21	.7	3.0							
22	1.3	3.0							

图 3-8-13 完全随机设计的方差分析数据录入格式

(2)点击 Analyze 菜单,选择 Compare Means 中的 One Way ANOVA…项,选择"血红蛋白增加量"进入 Dependent List 框,选择"分组"进入 Factor 框,如图 3-8-14 所示。如果作多个样本均值间两两比较,点击 Post Hoc Multiple Comparisons 对话框,选择 SNK 法(q 检验)或 LSD 法等进行两两比较,点击"Continue""OK",程序运行,运行结果如图 3-8-15 所示。

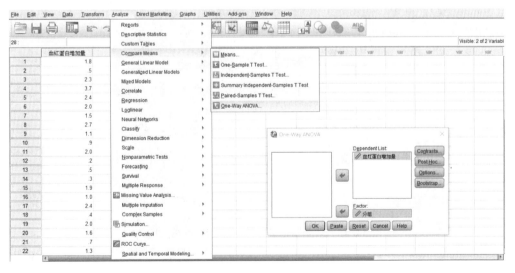

图 3-8-14 完全随机设计的方差分析操作步骤

➡ **Oneway**

ANOVA

血红蛋白增加量

	Sum of Squares	df	Mean Square	F	Sig.
Between Groups	2.701	2	1.350	1.837	.179
Within Groups	19.846	27	.735		
Total	22.547	29			

Post Hoc Tests

Multiple Comparisons

Dependent Variable: 血红蛋白增加量

LSD

(I) 分组	(J) 分组	Mean Difference (I-J)	Std. Error	Sig.	95% Confidence Interval	
					Lower Bound	Upper Bound
1.0	2.0	.6600	.3834	.097	-.127	1.447
	3.0	.6100	.3834	.123	-.177	1.397
2.0	1.0	-.6600	.3834	.097	-1.447	.127
	3.0	-.0500	.3834	.897	-.837	.737
3.0	1.0	-.6100	.3834	.123	-1.397	.177
	2.0	.0500	.3834	.897	-.737	.837

图 3-8-15　完全随机设计的方差分析结果输出

(二)分类资料的统计分析

1. 独立四格表资料 χ^2 检验

例 3-8-6　如本章中例 3-3-3 所示,SPSS 操作过程如下:

(1)录入数据,将变量定义为"处理方法"(联合治疗＝1,单纯治疗＝2)、"治疗结局"(存活＝1,死亡＝2)、"频数",如图 3-8-16 所示。

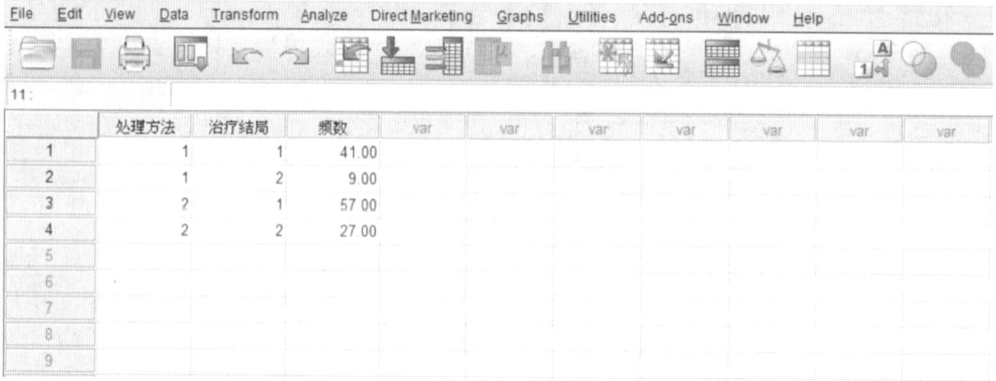

	处理方法	治疗结局	频数	var	var	var	var	var	var	var
1	1	1	41.00							
2	1	2	9.00							
3	2	1	57.00							
4	2	2	27.00							
5										
6										
7										
8										
9										

图 3-8-16　独立四格表资料 χ^2 检验数据录入格式

(2)点击 Data 菜单,选择 Weight Cases...,如图 3-8-17 所示。在"Frequency Variable"框中放入本次需要加权的变量"频数"。

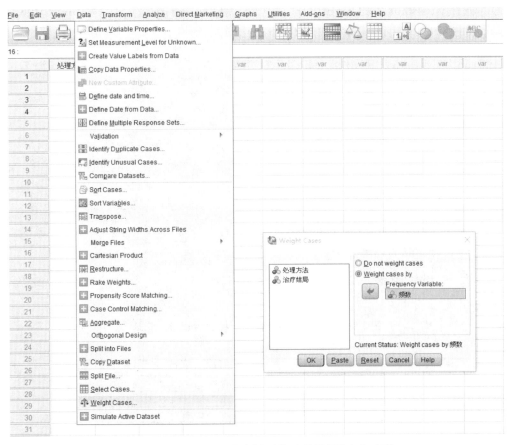

图 3-8-17　独立四格表资料 χ^2 检验数据频数加权步骤

（3）点击 Analyze 菜单，选择 Descriptive Statistics 中的 Crosstabs... 选项，选中变量列表中的"处理方法"并移入 Row(s)框，将"治疗结局"移入 Column(s)框，如图 3-8-18 所示。

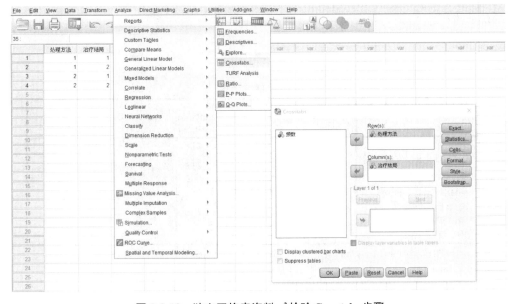

图 3-8-18　独立四格表资料 χ^2 检验 Crosstabs 步骤

（4）选择 Crosstabs 中的 Statistics...选项，选中 Chi-square 后点击"Continue""OK"，程序运行，如图 3-8-19 所示，运行结果如图 3-8-20 所示。

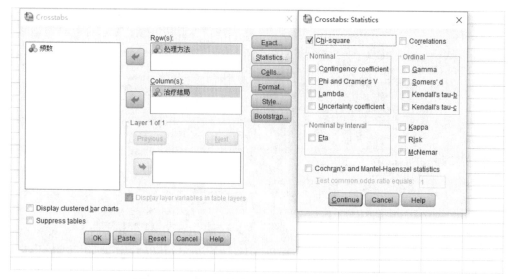

图 3-8-19　独立四格表资料 χ^2 检验 Statistics 步骤

Case Processing Summary

	Cases					
	Valid		Missing		Total	
	N	Percent	N	Percent	N	Percent
处理方法 * 治疗结局	134	100.0%	0	0.0%	134	100.0%

处理方法 * 治疗结局 Crosstabulation

Count

		治疗结局		Total
		存活	死亡	
处理方法	联合化疗	41	9	50
	单纯化疗	57	27	84
Total		98	36	134

Chi-Square Tests

	Value	df	Asymptotic Significance (2-sided)	Exact Sig. (2-sided)	Exact Sig. (1-sided)
Pearson Chi-Square	3.191[a]	1	.074		
Continuity Correction[b]	2.512	1	.113		
Likelihood Ratio	3.321	1	.068		
Fisher's Exact Test				.106	.055
Linear-by-Linear Association	3.167	1	.075		
N of Valid Cases	134				

a. 0 cells (0.0%) have expected count less than 5. The minimum expected count is 13.43.

b. Computed only for a 2x2 table

图 3-8-20　独立四格表资料 χ^2 检验结果输出

2. 配对四格表资料 χ^2 检验

例 3-8-7 如本章中例 3-3-6 所示，SPSS 操作过程如下：

（1）录入数据，将变量定义为"甲法"（＋＝1，－＝2）、"乙法"（＋＝1，－＝2）、"频数"，如图 3-8-21 所示。

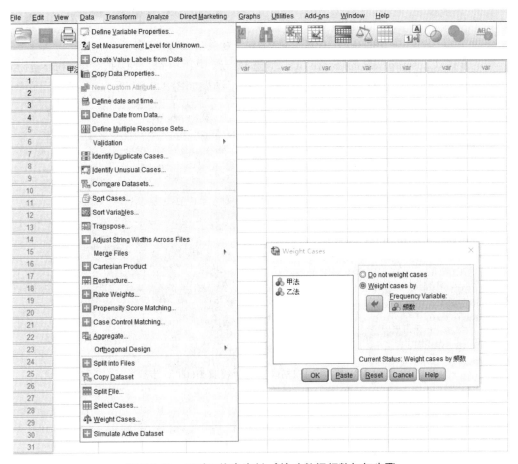

图 3-8-21 配对四格表资料 χ^2 检验数据录入格式

（2）点击 Data 菜单，选择 Weight Cases...，如图 3-8-22 所示。在"Frequency Variable"框中放入本次需要加权的变量"频数"。

图 3-8-22 配对四格表资料 χ^2 检验数据频数加权步骤

（3）点击 Analyze 菜单，选择 Descriptive Statistics 中的 Crosstabs... 选项，选中变量列表中的"甲法"并移入 Row(s)框，将"乙法"移入 Column(s)框，如图 3-8-23 所示。

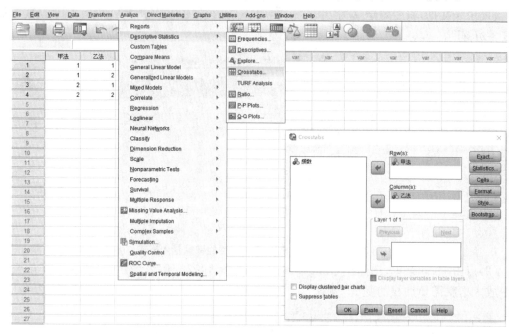

图 3-8-23　配对四格表资料 χ^2 检验 Crosstabs 步骤

（4）选择 Crosstabs 中的 Statistics... 选项，选中 Chi-square 和 McNemar 后点击"Continue""OK"，程序运行，如图 3-8-24 所示，运行结果如图 3-8-25 所示。

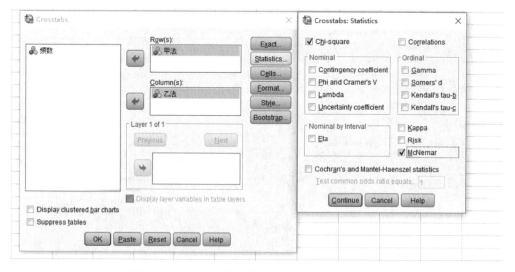

图 3-8-24　配对四格表资料 χ^2 检验 Statistics 步骤

Case Processing Summary

	Cases					
	Valid		Missing		Total	
	N	Percent	N	Percent	N	Percent
甲法 * 乙法	60	100.0%	0	0.0%	60	100.0%

甲法 * 乙法 Crosstabulation

Count

		乙法		Total
		阳性	阴性	
甲法	阳性	16	26	42
	阴性	7	11	18
Total		23	37	60

Chi-Square Tests

	Value	df	Asymptotic Significance (2-sided)	Exact Sig. (2-sided)	Exact Sig. (1-sided)
Pearson Chi-Square	.003[a]	1	.954		
Continuity Correction[b]	.000	1	1.000		
Likelihood Ratio	.003	1	.954		
Fisher's Exact Test				1.000	.588
Linear-by-Linear Association	.003	1	.954		
McNemar Test				.001[c]	
N of Valid Cases	60				

a. 0 cells (0.0%) have expected count less than 5. The minimum expected count is 6.90.

b. Computed only for a 2x2 table

c. Binomial distribution used.

图 3-8-25　配对四格表资料 χ^2 检验结果输出

（文育锋）

扫码查看练习题

第四章　流行病学方法

第一节　流行病学概述

流行病学(epidemiology)是人类在与疾病作斗争的过程中逐渐发展起来的一门学科,其思想萌发于 2000 多年前,但学科的基本形成不过百余年。早期的流行病学重点研究人类疾病的分布和发生的频率,然后扩展到研究疾病的影响因素,目前已在防制疾病和促进健康中发挥重要作用。美国疾病预防控制中心的报告中指出,20 世纪全球公共卫生的十大成就(如疫苗接种、安全和健康的饮食、传染病控制、降低心脑血管疾病死亡率、控烟、饮水加氟、母婴保健等)的取得都直接或间接地与流行病学研究有关。《流行病学词典》的主编 Last 教授称流行病学是"公共卫生之母",它不仅是预防医学的骨干学科,还是现代医学的一门重要的基础学科。

一、流行病学的定义

(一)流行病学定义

流行病学的英文来源于希腊文 epi(在……之中)、demos(人群)和 logos(研究),直译即为"研究人群中发生的事情的学问",在医学范畴中自然首先是指人群的疾病问题。由于不同时期人们面临的主要疾病和健康问题不同,因此流行病学的定义也具有鲜明的时代特点。

我国研究者在多年实践的基础上,总结和提炼出来的流行病学定义为:流行病学是研究人群中疾病与健康状况的分布及其影响因素,并研究防制疾病及促进健康的策略和措施的科学。该定义与 Last 提出的定义一致,既符合目前我国公共卫生实践的现状,又充分显示了学科的本质。

(二)现代流行病学定义的诠释

流行病学的定义虽然可以简要概括为一句话,但其内涵丰富,具体包括以下内容。

1.流行病学研究内容的三个层次　流行病学是从以传染病为主的研究内容发展起来的,目前已扩大到所有的疾病和健康状态,包括疾病、伤害和健康三个层次。其中疾病包括传染病和非传染性疾病等一切疾病;伤害包括意外、残疾、智障和身心损害等;健康状态包括身体生理生化的各种机能状态、疾病前状态和长寿等。

2.流行病学研究任务的三个阶段　第一阶段的任务是"揭示现象",即揭示疾病流行或分布的现象,可通过描述性流行病学方法来实现。第二阶段的任务是"找出原因",即从分析现象入手,找出流行与分布的规律和原因,可借助分析性流行病学方法来检验或验证病因假设。第三阶段的任务是"探求对策和措施",即合理利用前两个阶段的结果,找出预防或控制的策略与措施,可采用实验流行病学方法来验证。

3. 流行病学研究的三种基本方法　从方法学看,流行病学研究方法主要包括观察法、实验法和数理法三大类,其中尤以观察法最为重要。方法学中思维的逻辑推理是任何学科及日常生活都离不开的,流行病学工作当然也不例外。

4. 流行病学学科的三大要素　流行病学内涵可以概括成原理、方法和应用三部分。流行病学主要是一门应用科学,同时也是一门方法学,有别于理论科学。纯理论的内容在流行病学中是比较少且不够成熟的,因此以原理代替理论较为适宜。

二、流行病学的思维和观点

流行病学作为一门医学科学的基础学科和方法学,其学术体系中体现着如下一些思维和观点。

(一)群体的观点

流行病学始终着眼于人群中的问题,研究人群中的疾病现象与健康状况,即从人群的各种分布现象入手,将分布作为研究一切问题的起点,而不仅是考虑个体的患病与治疗问题,更不是考虑它们如何反映在器官和分子水平上。人群组成了社会,人群的疾病或健康现象不可避免地被打上社会的烙印,即研究他们的分布,少不了研究职业、宗教信仰、居住地点等社会特征的分布。分析资料时,也要关注行为生活方式、社会经历、经济条件等社会因素的影响。因此,流行病学的研究结果是"群体诊断",是对人群中的疾病和健康状况的概括。流行病学方法也借用了社会学的研究方法,如调查中的非概率抽样、问卷的设计及其技巧的使用、处理资料时的定性分析方法等。进行决策及采取措施时,更常运用社会手段,如加强宣传教育,改善生活与经济条件,改进卫生设施及医疗保健服务等。流行病学是医学中渗透或结合了诸多社会因素的一门学科。

(二)比较的观点

在流行病学研究中自始至终贯穿着比较的思想,比较是流行病学研究方法的核心。只有通过对比调查和对比分析,才能从中发现疾病发生的原因或线索,如比较素食者与非素食者寿命的长短等。流行病学工作常常是比较患者群体与正常人群或亚临床人群的某种概率的差异,这可能是流行病学工作的独特之处。在对比差异的同时,我们还可以看两个或两个以上的结果之间有无相关现象,即不是看二者的差异,而是看二者之间是否符合,这也是一种比较。例如,进行某项结果的一致性检验、分析剂量反应关系、计算相关系数等。

(三)概率论的观点

在描述各种分布情况时,流行病学极少使用绝对数,多数使用频率指标,因为绝对数不能显示人群中发病的强度或死亡的危险度。频率实际上就是一种概率,流行病学强调的是概率,而概率必须有正确的分母数据才能求得。此外,流行病学工作要求有数量,而且是数量足够大的人群,分布本身就要求群体和数量。所谓"大数量",不是越大越好,而是要有足够的、合理的数量,数量过多反而会增加无谓的经济负担和工作难度,而数量过少则难以正确地说明问题。合理的数量需要统计学方法来正确估计。

(四)社会心理的观点

人群健康与环境有着密切的关系。疾病的发生不仅仅和人体的内环境有关,还必然会受到自然环境和社会环境的影响和制约。在研究疾病的病因和流行因素时,应该全面考察研究对象的生物、心理和社会生活状况。

(五)预防为主的观点

作为公共卫生和预防医学的一门分支学科,流行病学始终坚持"预防为主"的方针,并将此作为学科的研究内容之一。与临床医学不同的是,它面向的是整个人群,着眼于疾病的预防,特别是第一级预防,保护人群健康。

(六)发展的观点

纵观流行病学的历史可以看出,针对不同时期的主要卫生问题,流行病学的定义、任务是不断发展的,研究方法也在不断完善,尤其是流行病学科,不断从其他学科的发展中汲取新的思想,产生了许多新的分支,这些都标志着学科的发展特征。

三、流行病学的研究方法概述

流行病学既是一门应用学科,也是逻辑性很强的科学研究方法。它以医学为主的多学科知识为依据,利用观察和询问等手段来调查社会人群中的疾病和健康状况,描述频率和分布,通过归纳、综合分析提出假说,进而采用分析性研究对假说进行检验,最终通过实验研究来证实。在对疾病的发生规律了解清楚之后,还可以上升到理论高度,用数学模型预测疾病的发生发展。

流行病学研究采用观察法、实验法和数理法,又以观察法和实验法为主。观察法按是否事先设立对照组,又进一步分为描述性研究和分析性研究。因此,流行病学研究按设计类型可分为描述流行病学、分析流行病学、实验流行病学和理论流行病学四类,每种类型又包括多种研究设计。描述流行病学主要是描述疾病或健康状态的分布情况,起到揭示现象、为病因研究提供线索的作用,即提出假设;而分析流行病学主要是检验或验证科研假设;实验流行病学则用于证实或确证假设(图 4-1-1)。每种方法各有其适用性和优缺点,详见后述内容。

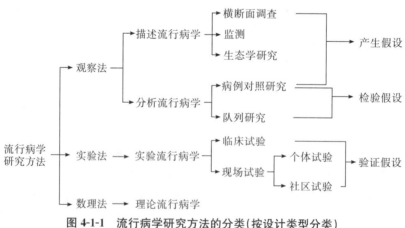

图 4-1-1　流行病学研究方法的分类(按设计类型分类)

四、流行病学的用途

伴随着现代医学的发展,流行病学原理和方法也得到快速发展,流行病学的用途也越来越广泛,已深入医药卫生、疾病预防和公共卫生事业等各个领域。下面将从五个方面进行概述。

(一)疾病预防控制和健康促进

流行病学的根本任务之一就是预防疾病。疾病三级预防的指导思想包括:无病时预防使其不发生(病因预防);疾病的早期发现、早期诊断、早期治疗("三早"预防,即临床前期预防);发生后使其得到控制或尽快康复("康复防残",即临床预防或疾病管理)。这一用途的作用在传染病、寄生虫病和慢性非传染性疾病的预防上已显而易见。例如,通过免疫接种来降低人群易感性;利用杀灭钉螺来消灭血吸虫病;采取控制高血压、戒烟、限酒、合理膳食和积极的体育锻炼等综合措施来预防冠心病。另外,流行病学还在健康促进方面具有重要的作用,主要涵盖以医学干预措施为主的预防、健康教育,以及以立法、经济或社会措施为主的健康保护。

(二)疾病的监测

疾病的监测是贯彻预防为主方针的一项有效措施。监测地区可大可小,时间可以是长期也可以是短期,疾病可以是一种或多种,可以是传染病也可以是非传染性疾病或其他(如伤残或健康状态),既监测发生的疾病,又监测已执行的措施。我国目前已建立全国传染病监测系统和死因监测系统等。

(三)疾病病因和危险因素的研究

为了彻底达到预防疾病的目的,必须进行疾病病因的探索。因为只有透彻地了解疾病发生或流行的原因,才能更好地防制乃至消灭某一疾病。流行病学中必定要有发掘病因及疾病危险因素的工作。

疾病的病因有单一的(如传染病中的麻疹、伤害中的刀割伤等),也有多因的(如高血压、高血脂、吸烟、肥胖等,这些都是导致冠心病的危险因素),流行病学的主要用途之一就是尽量逐个澄清这些危险因素。流行病学工作并不拘泥于找到全部病因,若找到一些关键的危险因素,也能在很大程度上解决防病的问题。如吸烟可致肺癌,但吸烟只是肺癌的一个危险因素,病因可能是烟草中的某个成分;尽管如此,控制吸烟仍能有效地预防肺癌。

流行病学工作常常遇到"未明原因"(指一时原因不明,并不意味着原因根本不能查明)疾病的调查。这些疾病是突然暴发的或是短时期内多发的,临床医务人员一时不能作出诊断。基于流行病学观点,采取流行病学调查分析的方法,从寻找危险因素入手,再配合临床检查和实验室检验,最终这类暴发的疾病大多都能找到原因。这种研究的实例很多,如1972年发现上海大规模的皮炎流行是由桑毛虫引起的;2005年,四川省发生不明原因疾病疫情,后查明为人感染猪链球菌病所导致的。

(四)疾病的自然史

疾病在个体中有一个自然发展过程,如亚临床期、症状早期、症状明显期、症状缓解期和恢复期,在传染病中有潜伏期、前驱期、发病期和恢复期,这是个体的疾病自然史。疾病在人群中也有其自然发生的规律,称为人群的疾病自然史。如对慢性肝炎或迁延性肝炎患者进行定期随访,研究其转归状况和规律,有助于采取有效措施,以促进其恢复健康。自然史研究既有理论意义,也有实际意义。如通过自然史观察,了解到乙型肝炎有很大可能是通过孕妇垂直传播给新生儿的,故采用接种疫苗来实现早期预防。

(五)疾病防治的效果评价

这涉及防治疾病效果的最终判断。如观察儿童接种某种疫苗后,是否阻止了相应疾病的发生,可用实验流行病学的方法比较接种儿童和对照儿童的发病情况。在社区中实行大规模干预,如饮水加氟以预防龋齿,减少吸烟以降低肺癌等疾病的发生率,也需使用流行病学实验方法来评价。类似的评价也可用于卫生工作或卫生措施效果的评价,这属于卫生事业管理流行病学。在评价人群有关疾病、健康诸问题时,个体测量是方法之一,实验室检测也是方法之一,但归根结底要看在人群中的效果,看是否降低人群发病率,是否提高治愈率和增加健康率等。只有人群中的结果才能最终说明人群中的问题,因此,只有流行病学才能承担此项任务。

第二节 疾病的分布

疾病分布(distribution of diseases)主要是用来描述疾病的群体现象,通常以疾病的频率为指标,描述疾病事件(发病、患病、死亡等)在不同时间、不同地区(空间)、不同人群(人间)中的存在状态及其发生、发展规律,在流行病学中简称三间分布,它是流行病学研究的起点和基础。每种疾病都有其特有的分布特征,疾病的分布受到病因包括遗传因素与环境因素等的影响。研究疾病分布具有重要意义:①它是研究疾病的流行规律和探索病因的基础;②认识疾病分布的基本特征,将为临床诊疗和卫生服务需求等提供重要信息;③对疾病分布规律及其决定因素进行分析,可为合理制定疾病的防控策略和措施提供科学依据,同时也为评价干预措施实施的效果提供依据。

一、疾病频率常用的测量指标

流行病学的根本任务在于预防和控制疾病,从而减少疾病负担,即疾病对人群的危害及对社会和经济所造成的影响。而频率测量正是定量研究疾病分布特征的有效方法,用相应的指标描述疾病频率,便于认识各种病因对人群健康的危害。常用的疾病频率测量指标如下。

(一)发病率

1.定义 发病率(incidence)表示在一定期间内,一定范围人群中某病新发生的病例出现的频率。

$$发病率 = \frac{一定时期内某人群中某病新病例数}{同期该人群暴露人口数} \times K \qquad 公式(4-2-1)$$

式中,$K = 100\%$、$1000‰$ 或 $100000/10$ 万……

观察时间的单位可根据所研究的疾病病种及研究问题的特点决定,通常选用"年"。

2.分子与分母的确定 分子是一定期间内的新发患者数。若在观察期间内一个人多次发病,则应计为多个新发病例数,如流感、腹泻等在 1 年中可能多次罹患。对发病时间难以确定的一些疾病,可将初次诊断的时间作为发病时间,如恶性肿瘤、精神疾病等。分母中的暴露人口是指观察期间内某地区人群中可能发生该病的人,对那些不可能再成为新发病例的,如因已经感染了传染病或因接种疫苗而获得免疫力的,理论上不应计入分母内,但实际工作中不易划分。当描述某些地区的某病发病率时,分母多用该地区该期间内的平均人口,这时应注明分母用的是平均人口。如观察时间以"年"为单位,平均人口可为年初人口与年终人口之和除以 2,或以当年的年中(7 月 1 日零时整)人口数表示。

发病率可按不同特征(如年龄、性别、职业、民族、婚姻状况、病因等)分别计算,即发病专率。由于发病率的水平受很多因素的影响,所以在对比不同资料时,应考虑年龄、性别等构成差异的影响,进行发病率的标化或使用发病专率。

3.应用 发病率可用来反映疾病对人群健康的影响,发病率高,说明疾病对健康影响大;反之,说明疾病对健康影响小。发病率可用于描述疾病的分布,其变化可能反映病因因素的变化,也可能是某些预防措施的结果。通过比较不同特征人群的某病发病率,可进行病因学的探讨和防制措施的评价。

(二)患病率

1.定义 患病率(prevalence rate)也称现患率或流行率,是指某特定时间内一定人群中某病新旧病例所占的比例。患病率可按观察时间的不同分为时点患病率(point prevalence rate)和期间患病率(period prevalence rate),时点患病率较为常用。通常患病率的时点在理论上是无长度的,但实际调查或检查时一般不超过 1 个月。而期间患病率所指的是特定的一段时间,通常超过 1 个月,可能为几个月,但调查时间应尽可能缩短。

$$时点患病率 = \frac{某一时点某人群中某病新旧病例数}{该时点人口数} \times K \qquad 公式(4\text{-}2\text{-}2)$$

$$期间患病率 = \frac{某观察期间某人群中某病的新旧病例数}{同期的平均人口数} \times K \qquad 公式(4\text{-}2\text{-}3)$$

式中,$K = 100\%$、$1000‰$ 或 $100000/10$ 万……

2.影响患病率的因素

(1)引起患病率升高的主要因素包括:①病程延长;②未治愈者的寿命延长;③发病率增高;④病例迁入;⑤易感者迁入;⑥健康者迁出;⑦诊断水平提高;⑧报告率提高。

(2)引起患病率降低的主要因素包括:①病程缩短;②病死率增高;③发病率下降;④病例迁出;⑤健康者迁入;⑥治愈率提高。

3.患病率与发病率、病程的关系 发病率和病程的变化均可以影响到患病率。例如,由于临床医疗水平的提高,患者免于死亡,但并未治愈,病程延长,这可导致患病率增加。反之,患病率的下降既有可能是由发病率下降所致,也可能由于患者恢复快或死亡快,病程缩短所致。如果发病率增高,但同时病程缩短,患病率仍有可能降低。图 4-2-1 反映的是患病率与发病率的关系,上游下来的水流表示发病率,下游流出的水流分别表示疾病的死亡或治愈,中间的水池则表示患病率。

当某地某病的发病率和该病的病程在相当长的时间内保持稳定且患病率较低(小于10%)时,患病率、发病率和病程三者的关系可以用公式来描述:患病率≈发病率×病程。例如,有学者曾调查美国明尼苏达州人群的癫痫患病率为 376/10 万,发病率为 30.8/10 万,则病程约为 12.2 年。

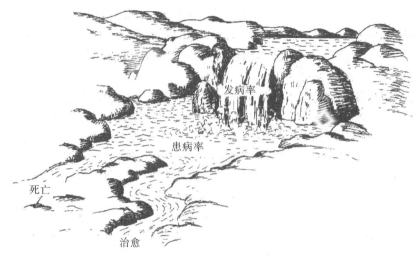

图 4-2-1　发病率和患病率的关系

4.应用　患病率是横断面研究常用的指标,常用来反映病程较长的慢性病的流行情况及其对人群健康的影响程度,如冠心病、肺结核等。患病率可为医疗设施规划,估计医院床位、卫生设施及人力的需要量、医疗费用的投入等提供科学依据。

(三)感染率

1.定义　感染率(infection rate)是指在某个时间内受检人群的样本中,某病现有感染人群所占的比例。

$$感染率=\frac{受检者中的感染人数}{受检人数}\times 100\%　　　　公式(4-2-4)$$

感染者或感染状态可通过检出某病病原体的方法来发现,也可采用血清学或其他方法。

2.应用　感染率常用于研究某些传染病或寄生虫病的感染情况、流行态势和分析防制工作的效果,特别是对那些隐性感染、病原携带及轻型和不典型病例的调查较为有用,如乙型肝炎、脊髓灰质炎、结核、寄生虫病等。感染率也可为制定防制措施提供依据。

(四)死亡率

1.定义　死亡率(mortality rate)表示在一定期间内、一定人群中,死于某病(或死于所有原因)的频率。

$$死亡率=\frac{某人群某年总死亡人数}{该人群同年平均人口数}\times K　　　　公式(4-2-5)$$

式中,$K=100\%$、$1000‰$或 $10000/万\cdots\cdots$

公式(4-2-5)的分子为死亡人数,分母为可能发生死亡事件的总人口数(通常为平均人口数)。未经过调整的死亡率也称粗死亡率(crude mortality rate)。死亡率也可按不同特征,如年龄、性别、职业、民族、婚姻状况及病因等分别计算,即死亡专率。计算时,应注意分母必须是与分子相对应的人口。对不同地区的人口死亡率进行比较时,需注意不同地区人口构成的不同对结果可能产生的影响。为消除年龄构成不同所造成的影响,需将死亡率进行调整(标化)后才能进行比较。

2.应用　死亡率是用于衡量某一时期、某一地区人群死亡危险性大小的一个常用指标。它可反映一定地区内不同时期人群的健康状况和卫生保健工作的水平,也可为该地区卫生保健工作的需求和规划提供科学依据。某些病死率高的恶性肿瘤的死亡率与发病率十分接近,其死亡率基本上可以代替该病的发病率,而且死亡率的准确性高于发病率,因此常用作病因探讨的指标。死亡专率则可以提供某病死亡在人群、时间、地区上变化的信息,可用于探讨病因和评价防制措施的效果。

(五)病死率

1.定义　病死率(fatality rate)表示在一定时期内,患某病的全部患者中因该病死亡者所占的比例。一定时期对于病程较长的疾病可以是 1 年,病程短的可以以"月"或"天"为单位。理论上应该是分母中的每个成员都已经发生明确的结局,然后计算其中发生死亡结局的患者所占的比例。但在实际工作中,对于病程短的疾病可以做到在每个成员都已经发生明确的结局后进行计算,而对于病程长的疾病则很难做到。

$$病死率=\frac{某时期内因某病死亡人数}{同期某病的患者数}\times100\% \qquad 公式(4\text{-}2\text{-}6)$$

2.应用　病死率表示确诊疾病的死亡概率,可用于反映疾病的严重程度。该指标也可反映诊治能力等医疗水平。病死率多用于急性传染病,较少用于慢性病。一种疾病的病死率会随着病因、环境、宿主以及医疗水平等的变化而变化。用病死率作为指标来评价不同医院的医疗水平时,应注意可比性。因为医疗设备好、规模较大的医院,其接受危重型患者的比例高于医疗设备欠缺和规模较小的医院,因此,大医院中有些疾病的病死率可能高于小医院。

(六)生存率

1.定义　生存率(survival rate)又称存活率,是指接受某种治疗的患者或某病患者中,经若干年随访(通常为 1、3、5 年)后,尚存活的患者数所占的比例。

$$生存率=\frac{随访满\ n\ 年尚存活的病例数}{随访满\ n\ 年的病例数}\times100\% \qquad 公式(4\text{-}2\text{-}7)$$

2.应用　生存率反映了疾病对生命的危害程度,主要用于评价某种治疗的远期疗效。在某些慢性病如恶性肿瘤、心血管疾病、结核病等的研究中经常应用。

二、疾病的流行强度

疾病流行强度是指某种疾病在某地区、一定时期内、某人群中发病数量的变化以及病例和病例之间联系的紧密程度,以发病率描述某种疾病在一定地区和时间内新发病例的变化特征,常用散发、暴发和流行等表示。

1.散发(sporadic)　散发是指发病率呈历年的一般水平,各病例间在发病时间和地点方面无明显联系,散在发生。确定散发时多与此前三年该病的发病率进行比较。散发适用于范围较大的地区。

2.暴发(outbreak)　暴发是指在一个局部地区或集体单位中,短时间内突然有很多临床症状相同的患者出现。传染病暴发时患者多有相同的传染源或传播途径,大多数患者常同时出现在该病的最短和最长潜伏期内,如幼儿园的麻疹、流行性脑脊髓膜炎等的暴发。非传染性疾病也可呈暴发状态,如食物中毒、桑毛虫皮炎暴发等。

3.流行(epidemic)　流行是指某病在某地区显著超过该病历年的发病率水平。相比散发,流行时各病例之间呈现明显的时间和空间联系。有时疾病会迅速蔓延,短期内可跨越一省、一国或一洲，当其发病率水平超过该地一定历史条件下的流行水平时，称为大流行（pandemic），如 2009 年甲型 H_1N_1 流感、2019 年新型冠状病毒感染（COVID-19）的全球大流行。

三、疾病的分布特征

疾病的流行特征通过描述疾病在不同人群、不同时间和不同地区的分布形式得以表现。流行特征是判断和解释病因的根据，也是形成病因假设的重要来源。所以，不论是描述性流行病学研究，还是分析性流行病学研究，最初都着手于疾病的流行特征分析。

1. 人群分布　人群可根据不同的自然或社会属性，如年龄、性别、职业、民族和种族、宗教、婚姻与家庭、流动人口等进行分组或分类，不同疾病在某一属性（如年龄）上有其分布特点。

（1）年龄。年龄是人群最主要的人口学特征之一，与疾病之间的关联相比其他因素更加密切。根据人口普查数据结果，2000 年、2010 年随着年龄的增加，人群死亡率水平的变化比率如图 4-2-2 所示。

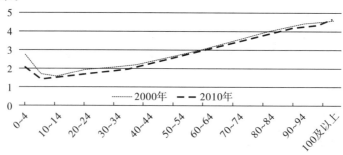

图 4-2-2　2000 年、2010 年不同年龄段对数死亡率折线图（死亡率单位为 1/10 万）

随着年龄的增长，几乎大部分疾病的发生频率都会发生显著变化。一般来说，慢性病的发病水平有随年龄增长而逐渐升高的趋势，而急性传染病的发病率有随年龄增长而下降的趋势。如随年龄增长糖尿病的患病率增加十分明显，而急性呼吸道传染病则以婴幼儿为易感人群。对某些疾病的发生频率来说，年龄的分布特征特别明显，几乎特异地发生在一个特殊的年龄组中。如 45～64 岁的人群关节炎的发病率是 45 岁以下人群的 10 倍，是 65 岁以上人群的 2 倍。国外研究发现，非故意伤害的高发生率出现在一个特定的年龄组中，而且可以明确找出一个特定的有损健康的原因。

年龄分布出现差异的原因包括：①接触或暴露于病原因子的机会不同。如水痘可见于同在一起学习或玩耍的小学生或托儿所、幼儿园中的婴幼儿。②不同个体的免疫水平有差异。由于胎儿可经胎盘得到来自母体的 IgG 抗体而获得被动免疫，因此 6 个月以内新生儿很少发生麻疹、百日咳、腮腺炎等疾病。反之，若孕妇的抗体水平低下，则新生儿也会成为易感者。同样，在边远的山区和农村，由于人口密度小、交往少，受感染的机会也少；一旦有传染源进入该地，成人也可能患儿童多见病。例如，1988 年广西某瑶族积聚山区麻疹暴发，在此之前该屯有 24 年没有发生过麻疹，人群易感性较高。此次暴发中，从 6 个月以上的婴儿到 37 岁成人均有发病，罹患率达 45.19%。感染后机体产生免疫力的时间及其持久性也影响疾病的年龄分布。③有效的预防接种可以改变某些疾病固有的发病特征。如在普遍接种麻疹疫苗前,麻疹主要发生于幼儿及学龄儿童中;但推行了扩大免疫规划后,麻疹的发病年龄向两方面发展,多见于大龄儿童、少年及 20 岁以上的成人;同时,小于 6 个月的婴儿的发病率也增加。

(2)性别。很多疾病的死亡率存在着明显的性别差异。例如基于 2016 年全球疾病负担数据,以 2005 年为参照,在调整了年龄和出生队列效应后,中国男性肾癌死亡风险表现为单调升高,而女性则是先升高后下降(图 4-2-3),但不同地区或不同疾病会有所不同。男性与女性之间的疾病发病率也存在明显差别。

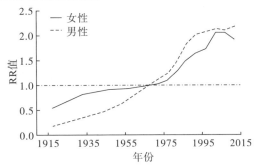

图 4-2-3　中国肾癌死亡率分性别出生队列 RR 值

疾病分布出现性别差异的主要原因包括:①男女两性接触致病因素的机会不同;②与男女两性的解剖、生理特点及内分泌代谢等的差异有关;③男女两性的行为生活方式不同也可能导致疾病的性别分布差异。

(3)职业。不同的物理、化学及生物因素的职业暴露,均可导致疾病分布的差异。如石棉工人中多见间皮瘤、肺癌;硅尘的接触者易患尘肺;生产联苯胺染料的工人易患膀胱癌;林业工人、狩猎者易患森林脑炎;矿工、建筑工人及农民均有较高的意外伤害的发生率;脑力劳动者易患冠心病。神经高度紧张的强脑力劳动和严重消耗性体力劳动均可导致心血管、神经系统的早期功能失调和病理变化。

在研究职业与疾病的关系时,应考虑暴露于致病因素的机会、劳动条件、社会经济地位、卫生文化水平、精神紧张程度及体力劳动强度等因素。

(4)民族和种族。不同民族和种族之间在疾病的发生和死亡及其严重性等方面可有明显的差异。这种分布差异的主要原因有:①不同民族、种族的遗传因素不同;②不同民族的风俗习惯、生活习惯不同;③不同民族间的社会经济状况、医疗保健水平等不同。

(5)宗教。不同宗教有其各自独立的教义、教规,因而对其生活方式也产生一定影响。不同人群因宗教信仰不同,其生活方式也有明显差异,这些也对疾病的发生和分布规律产生一定的影响。如犹太教有男性自幼“割礼”的教规,其结果是犹太人男性阴茎癌发病甚少,女性宫颈癌发病率亦较低。伊斯兰教信徒不吃猪肉,所以免除了患猪绦虫病的危险。

(6)婚姻与家庭。婚姻与家庭造成差异的原因包括:①不同婚姻状况人群的健康常有很大的差别。国内外的许多研究证实,离婚者全死因死亡率最高,丧偶及独身者次之,已婚者最低,可见离婚、丧偶对个体精神、心理和生活的影响尤为明显,是导致发病率或死亡率高的重要原因。②婚姻状况对女性健康有明显影响。婚后的性生活、妊娠、分娩、哺乳等对女性健康均有影响。在已婚的女性中宫颈癌多见。在单身女性中多见乳腺癌,初孕年龄过晚也是其危险因素。③近亲婚配。由于近亲婚配会增加基因纯合的概率,进而增加隐性遗传疾病的发生概率,所以子女的流产率、早期死亡率和遗传病发病率均明显高于非近亲婚配者。《中华人民共和国婚姻法》明文规定:直系血亲和三代以内的旁系血亲禁止结婚。④家庭是社会组成的基本单位,家庭成员中数量、年龄、性别、免疫水平、文化水平、风俗习惯、嗜好等不同对疾病分布频率会产生影响。随着社会的发展,家庭的组成形式及其成员也在发生变化,这将影响疾病在家庭内的分布。研究疾病的家庭集聚现象及其规律,不仅可以了解遗传因素与环境因素在发病中所起的作用,还可以阐明疾病的流行特征、评价防疫措施的效果等。

2.时间分布　时间分布是指对某一地区人群中发生的一种疾病按时间的变化进行描述,以验证可能病因因素与该病的关系。病因因素的种类或分布随着时间的推移而发生变化。疾病时间分布的背后隐藏着大量影响和决定疾病流行过程的各种情况,所以研究疾病的时间分布不仅可以提供疾病病因的重要线索,也可以反映疾病病因的动态变化规律,还有助于验证可疑的致病因素及其与该病的关系。疾病的时间分布常包括以下几方面。

(1)短期波动(rapid fluctuation)。短期波动的含义与暴发相近,其区别在于暴发常用于少量人群,而短期波动常用于较大数量的人群。短期波动或暴发是由人群中大多数人在短时间内接触或暴露于同一致病因素所致的。致病因素的特性不同、接触致病因素的数量和期限不同,可导致潜伏期的长短也不一致,但多数病例发生于该病的最长潜伏期与最短潜伏期之间。同时,可根据发病时间推算出潜伏期,从而推测出暴发的原因及暴露的时间。

传染病常表现为暴发或短期波动,如1988年因食用污染的毛蚶而引起的甲型肝炎暴发。非传染性疾病也表现有短期波动或暴发现象,如1972年因桑毛虫毒毛刺入或接触而引发的桑毛虫皮炎暴发,有的单位罹患率高达51.1%。

(2)季节性(seasonal)。疾病的季节性是指疾病每年在一定季节内呈现发病率升高的现象。季节性升高是很重要的流行病学特征,在流行季节,患者数可占全年患病人数的绝大部分。

传染病可表现出以下几种明显的季节性特点:①严格的季节性:传染病发病多集中在少数几个月内,这种严格的季节性多见于经虫媒传播的传染病,如乙型脑炎等;②季节性升高:虽然一年四季均发病,但仅在一定月份内发病率升高,如肠道传染病在夏秋季高发,呼吸道传染病在冬春季高发等。

非传染性疾病也有季节性升高的现象。如克山病有明显的季节性多发现象,这是克山病显著的流行病学特点之一。季节性升高的原因较为复杂,分析时应因病、因时、因地而异,常见的原因包括:①病原体的生长繁殖受到气候条件的影响;②媒介昆虫的吸血活动、寿命、活动力及数量的季节性消长,均受到温度、湿度、雨量的影响;③与野生动物的生活习性及家畜的生长繁殖等因素有关;④受人们的生活方式、生产条件、营养、风俗习惯及医疗卫生水平变化等的影响;⑤与人们暴露于病原因子的机会及人群易感性的变化有关。

(3)周期性(periodicity)。周期性是指疾病的发生频率经过一个相当规律的时间间隔,呈现规律性变动的状况。通常每隔1~2年或几年后发生一次流行。有些传染病由于有效预防措施的存在,这种周期性的规律也会发生改变。例如,我国流行性脑脊髓膜炎疫苗在应用前,城市中每8~10年流行一次,1980年对易感者实施疫苗接种后,其发病率降低,周期性流行规律也不复存在。

疾病出现周期性的常见原因及实现条件是:①多见于人口密集、交通拥挤的大中城市。主要原因是存在着传染源及足够数量的易感人群,特别是新生儿的积累提供了相应数量的易感者。当缺乏有效的预防措施时,周期性便可发生。②传播机制相对容易实现的疾病,人群受感染的机会较多,只要有足够数量的易感者,疾病便可迅速传播。③由于这类疾病可形成稳固的病后免疫,因此一度流行后发病率可迅速下降。

(4)长期趋势(secular trend)。长期趋势也称长期变异,是对疾病动态的连续数年乃至数十年的观察,在这个长时间内观察并探讨疾病的病原体、临床表现、发病率、死亡率等的变化或它们同时发生的变化情况。如有些疾病可表现出几年或几十年的持续的发病率上升或下降的趋势。这种变化在传染病和非传染性疾病中均可观察到。如我国 20 世纪 20 年代,猩红热以重型病例居多,病死率高达 20%;但近年来其发病率与死亡率均有明显降低,几乎未见病死者。

世界范围内,美国的癌症流行趋势受人瞩目。从 1990 年开始,美国癌症的发病率和死亡率均呈下降趋势,在前 10 位癌症中,有 8 种癌症的发病率与死亡率下降或持平。其中,男性肺癌的死亡率在 1930—1990 年的 60 年间呈明显升高趋势,且 1960 年后升高更为明显,但 1990 年后死亡率开始下降,其原因与 20 世纪 70 年代以后的烟草消耗量明显下降有关(图 4-2-4)。

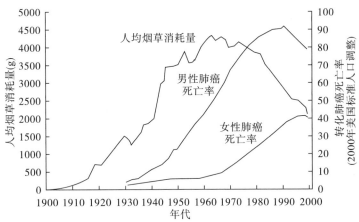

图 4-2-4　美国 1900—1999 年人均烟草消耗量、男女肺癌死亡率变动趋势

研究疾病的长期趋势,可以为探索疾病的病因线索和制定疾病预防策略及措施提供依据。

3. 地区分布　各种疾病(无论是传染病还是非传染性疾病,或者原因未明疾病)均具有地区分布的特点。疾病呈现地区分布差异性的根本原因是不同地区致病危险因素的分布和致病条件不同。

(1)疾病在不同国家间的分布。包括:①有些疾病只发生于世界某些地区,如黄热病只在非洲及南美洲流行。②有些疾病虽然在全世界均可发生,但其在不同地区的分布不一,各有特点。如霍乱多见于印度,可能是因为该地区水质适合霍乱弧菌生长,且与当地人群的生活习惯、宗教活动有关。③有些非传染性疾病虽然在全世界各地都可发生,但其发病和死亡情况不一。如日本的胃癌及脑血管病的调整死亡率或年龄死亡专率居首位,而其乳腺癌、大肠癌及冠心病的死亡率则最低。研究认为,日本低脂肪的进食量与低血清胆固醇量和低冠心病率有关,而其高盐摄入量可能是高血压及中风的主要病因。恶性肿瘤的总体发病率以澳大利亚和新西兰最高,中非地区最低(图 4-2-5);肝癌多见于亚洲、非洲;乳腺癌、肠癌多见于欧洲、北美洲。

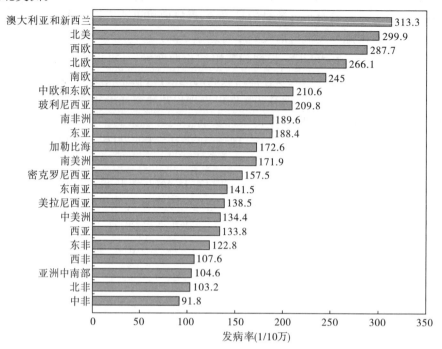

图 4-2-5　不同国家及地区恶性肿瘤调整发病率

（2）疾病在同一国家内不同地区的分布。无论是传染性疾病，还是非传染性疾病，即使在同一国家，不同地区的分布也有明显差别。如我国血吸虫病仅限于南方的一些省份。我国 HIV 感染者最多见于云南，主要是因为这里地处边境地区，贩毒及吸毒现象相对严重，绝大多数感染由吸毒所致。鼻咽癌最多见于广东，故有"广东瘤"之称；食管癌以河南林县为高发；肝癌以江苏启东为高发；原发性高血压的发生率北方高于南方。

（3）疾病的城乡分布。城市与农村的人口密度、生活条件、交通条件、卫生状况、动植物的分布等情况不同，所以疾病的分布也存在差异。

①城市。城市有其特殊的环境条件，即人口多、密度大、居住面积狭窄、交通拥挤，出生率保持在一定水平，人口流动性较大，这使得城市始终存在一定数量的某些传染病的易感人群，因此可使某些传染病常年发生，并可形成暴发或流行，也常常出现周期性。

城市工业较集中，车辆多，空气、水、环境受到严重污染，慢性病患病率明显升高，如高血压，城市的患病率高于农村。肺癌及其他肿瘤的发病率也是城市高于农村。与空气污染或噪声有联系的职业性因素所致的疾病或伤害也多见于城市，而且疾病频率的消长与环境有密切关系。

②农村。农村人口密度低，交通不便，与外界交往不频繁，呼吸道传染病不易流行，可是一旦有传染病传入，便可迅速蔓延，引起暴发，而且发病年龄也有后延的现象。农村还由于卫生条件较差，接近自然环境，所以肠道传染病较易流行。农村的虫媒传染病及自然疫源性疾病的发病率（如疟疾、肾综合征出血热、钩端螺旋体病等）均高于城市，一些地方病的发病率（如地方性甲状腺肿、氟骨症等）也高于城市。

近几十年来，我国农村经济发生了很大的改变，乡镇企业如雨后春笋般迅速兴起，但其防护条件和劳动条件相对较差,职业中毒和职业伤害不断发生。农村人口不断流入城市,使农村一些常见的传染病不断流入城市,同时也把城市常见的传染病带回农村。

4. 三间分布的综合描述　在流行病学研究实践中,常常将疾病在人群、地区和时间上的分布特征进行综合描述,目的是全面获取有关病因线索和流行因素的资料。移民流行病学就是进行综合描述的典型实例。移民流行病学是对移民人群的疾病分布进行研究,以探讨病因。它是通过观察疾病在移民、移民移入地当地居民及原居地人群间的发病率、死亡率的差异,从其差异中探讨病因线索,区分遗传因素或环境因素作用在疾病发生发展中的作用。

移民由于居住地不同,加之气候条件、地理环境等自然因素出现明显变化,同时其生活方式、风俗习惯等许多社会因素方面也存在很大差异,因此可对疾病造成影响。对移民疾病分布特征的研究,不仅是时间、地区和人群三者的结合研究,也是对自然因素、社会因素的全面探讨。

移民流行病学常用于慢性非传染性疾病及某些遗传病的研究,探讨其病因。移民流行病学研究应遵循下列原则:①若环境因素是引起发病率、死亡率差别的主要原因,则移民中该病的发病率及死亡率与其原居地人群的发病率或死亡率不同,而与移居地当地居民人群的发病率及死亡率接近;②若遗传因素是对发病率及死亡率起主要作用的因素,则移民的发病率及死亡率不同于移居地人群,而与其原居地人群相同。

对移民流行病学研究结果进行分析时,还应考虑移居它地的原因、移民的人口学特征(如年龄、职业、文化水平等)及其工作条件、生活环境的变化是否和非移民相同,这些都有可能影响到移民流行病学的研究结果。

第三节　描述性研究

描述性研究(descriptive study)又称描述流行病学(descriptive epidemiology),是指利用常规监测记录或通过专题调查获得的数据资料,包括实验室检查结果,按照不同地区、不同时间及不同人群特征分组,描述人群中疾病或健康状态或暴露因素的分布情况,在此基础上进行比较分析,获得疾病三间分布的特征,进而提出病因线索。在揭示暴露和疾病之间因果关系的探索过程中,描述性研究是最开始的步骤,它既是流行病学研究工作的起点,也是其他流行病学研究方法的基础。描述性研究的类型主要包括现况研究、生态学研究、筛检、暴发调查、病例报告、个案调查等。

一、现况研究的基本原理

(一)概念

现况研究是指通过对特定时点(或期间)和特定范围内人群中的有关因素(变量)与疾病或健康状况关系的描述,即调查这个特定群体中的个体是否患病和是否具有某些特征(或变量)等情况,从而描述所研究的疾病(或某种健康状况)以及有关因素(变量)在目标人群中的分布,进一步比较分析具有不同特征的暴露组与非暴露组的患病情况或患病组与非患病组的暴露情况,为研究的纵向深入提供线索和病因学假设。从观察时间上来说,现况研究所收集的资料是在特定时间内发生的情况,一般不是过去的暴露史或疾病情况,也不是追踪观察将来的暴露与疾病情况,故又称为横断面研究(cross-sectional study)。从观察分析指标来说,由于这种研究所得到的疾病率一般是指特定时间内调查群体的患病率,故也称之为患病率研究(prevalence study)。

(二)目的和用途

1. 描述目标人群中疾病或健康状况的分布 描述疾病或健康状况在时间、地区和人群等方面的分布特征,是现况研究最常见的用途。

2. 提供病因线索 现况研究通过描述疾病频率在不同暴露状态上的分布差异、一致性、趋同性等现象,进行逻辑推理(如求同法、求异法、类推法、共变法等),进而提出该疾病可能的病因线索。现况研究可以收集同一特定时点或时期内个体的暴露状况及其疾病或健康状况,也可以通过回顾调查历史资料来了解个体过去的暴露状况,以便获得更接近于事实的因果假设。

3. 确定高危人群 确定高危人群是疾病预防控制中的一项非常重要的措施,特别是慢性病的预防与控制,确定高危人群是早发现、早诊断、早治疗的首要步骤。例如,为了预防与控制冠心病和脑卒中的发生,需要将目标人群中罹患这类疾病危险性较高的全部高血压患者鉴别出来,并将其确定为高危人群。

4. 评价疾病监测、预防接种等防治措施的效果 在疾病监测、预防接种的实施过程中,通过在不同阶段重复开展现况研究,既可以获得开展其他类型流行病学研究的基线资料,也可以通过不同阶段患病率差异的比较,对防治策略、措施的效果进行评价。

(三)特点

现况研究具有不同于其他流行病学研究的显著特点。一项设计良好的现况研究不仅可以准确描述疾病或健康状况的分布,还可以探讨多个暴露与多种疾病之间的关联。

1. 现况研究不设立对照组 现况研究在设计实施阶段,往往根据研究目的确定研究对象,然后查明该研究对象中每个个体在某一特定时点上的暴露(特征)和疾病的状态,最后在资料处理与分析阶段,根据暴露(特征)的状态或是否患病的状态来分组比较。

2. 现况研究的特定时间 现况研究关心的是某一特定时点上或某一特定时期内某一群体中暴露与疾病的状况及其之间的关联。理论上,这个时间应该越集中越好,如人口普查的时点定在11月1日零点。一般来讲,时点患病率较期间患病率更为精确。

3. 现况研究在确定因果联系时受到限制 一般而言,现况研究所揭示的暴露与疾病之间的统计学关联,仅为建立因果关系提供线索,是分析性研究(病例对照研究和队列研究)的基础,而不能据此作出因果推断。其原因一方面是,在现况研究中,所研究疾病中病程短的患者(如迅速痊愈或很快死亡)很难入选,这样的研究包括大量存活期长的患者,而存活期长的患者与存活期短的患者在许多特征上可能会很不一样。在这种情况下,经研究发现,与疾病有统计学关联的因素可能是影响病程的因素,而不是影响发病的因素。另一方面是,现况研究一般揭示的是某一时点或期间暴露(特征)与疾病的关系,而很难确定暴露(特征)与疾病的时间顺序。

4. 对不会发生改变的暴露因素可以提示因果联系 对于诸如性别、种族、血型等不会因是否患病而发生改变的因素,现况研究可以提示相对真实的暴露(特征)与疾病的时间先后顺序的因果联系。

(四)研究类型

根据研究对象的范围可将现况研究分为普查和抽样调查。

1. 普查(census)　普查即全面调查,是指在特定时点或时期、特定范围内的全部人群(总体)均为研究对象的调查。这个特定时期应该较短。特定范围是指某个地区或某种特征的人群,如儿童(≤14岁)的体格发育普查。

普查的主要目的:①早期发现、早期诊断和早期治疗患者,如女性的宫颈癌普查;②了解慢性疾病的患病及急性传染性疾病的疫情分布,如高血压普查和针对疫区开展的普查;③了解当地居民健康水平,如营养状况调查;④了解人体各类生理生化指标的正常值范围,如青少年身高、体重的现况调查。

普查的优点:①调查对象为全体目标人群(总体),不存在抽样误差;②可以同时调查目标人群中多种疾病或健康状况的分布情况;③能尽可能发现目标人群中的病例,在实现"三早"(早期发现、早期诊断和早期治疗)预防的同时,全面地描述疾病的分布与特征,为病因分析研究提供线索。

普查的缺点:①不适用于患病率低且无简便易行诊断手段的疾病;②由于工作量大而不易做得细致,难免存在漏查;③调查工作人员涉及面广,掌握调查技术和检查方法的熟练程度不一,对调查项目的理解往往难以统一和标准化,很难保证调查质量;④耗费的人力、物力资源一般较大,费用往往较高。

2. 抽样调查(sampling survey)　抽样调查是相对于普查来说更为常用的一种现况研究方法,是指通过随机抽样的方法,对特定时点、特定范围内人群的一个样本进行调查,以样本的统计量来估计总体参数所在范围,即通过对样本中研究对象的调查研究,来推论其总体的情况。

与普查相比,抽样调查具有节省时间、人力和物力资源等优点,同时由于调查范围小,调查工作易于做得细致。但是抽样调查的设计、实施与资料分析均比普查复杂;同时,资料的重复或遗漏不易被发现;对于变异过大的研究对象或因素和需要普查普治的疾病则不适合用抽样调查;患病率太低的疾病也不适合用抽样调查,因为需要很大的样本量;如果抽样比例大于75%,则不如进行普查。

抽样调查的基本要求是能从样本获得的结果推论到整个群体(总体)。为此,抽样应尽量随机化,样本量宜充足,并且调查材料的分布要均匀。

二、现况研究的设计与实施

由于现况研究的规模一般都较大,涉及的工作人员和调查对象也很多,因此,有一个良好的设计方案是保证研究成功实施的前提,也是研究项目获得成功的保证。

在现况研究设计中,要特别引起重视的是抽样调查中抽取对象的代表性,这是将研究结果进行总体推论的必要前提。随机抽取足够的样本和避免各类偏倚的介入,是保证研究对象(样本)具有代表性的重要前提条件。

(一)明确调查目的与类型

这是研究设计的重要步骤,应根据研究所期望解决的问题,明确本次调查所要达到的目的,例如是为了了解某疾病或健康状况的人群分布情况,还是为了开展群体的健康检查,可根据具体的研究目的来确定采用普查或抽样调查。

（二）确定研究对象

应根据研究目的对调查对象的人群分布特征、地域范围及时间点有一个明确的规定，并结合实际情况明确在目标人群中开展调查的可行性。在设计时，可以将研究对象规定为某个区域内的全部居民或其中的一部分，如研究对象为儿童，即选择区域内小于或等于14岁者；研究对象也可以由某一时点上的流动人员组成，如某年某月某日的某医院的就诊者；也可以采用某些特殊群体作为研究对象，如选择化学工作者来研究皮肤癌等。

（三）确定样本量和抽样方法

1.样本量 由于抽样调查较普查有很多优越性，因此现况研究常采用抽样的方法。例如，1989年全国进行了以县（区）为抽样单位的1/10人口的居民全死因调查。此项研究中，采用整群抽样，被抽到的县（区）则进行居民全死因的普查，而所有被抽取的县（区）则构成了一个全国居民的代表性样本。该抽样调查的抽样比为1/10。

现况研究样本量大小的主要决定因素有：①预期现患率（p）；②对调查结果精确性的要求，容许误差（d）越大，所需样本量就越小；③要求的显著性水平（α），α值越小，即显著性水平要求越高，样本量要求越大。一般情况下，在做某病的现患率调查时，其样本量可用下式估计：

$$n = \frac{Z_{1-\alpha/2}^2 \cdot pq}{d^2}$$ 公式（4-3-1）

式中，p为预期现患率，$q=1-p$，d为容许误差，$Z_{1-\alpha/2}$为显著性检验的统计量，n为样本量。$\alpha=0.05$时，$Z_{1-\alpha/2}=1.96$；$\alpha=0.01$时，$Z_{1-\alpha/2}=2.58$。设d为p的一个分数，一般采用$d=0.1p$，并且当$\alpha=0.05$时，$Z_{1-\alpha/2}=1.96\approx2$，则公式（4-3-1）可写成

$$n = 400 \times \frac{q}{p}$$ 公式（4-3-2）

若容许误差$d=0.15p$，则$n=178q/p$；同理，当$d=0.2p$时，$n=100q/p$，以上计算中显著性水平α均取0.05。据此，表4-3-1可作为估计调查样本量大小的参考（$\alpha=0.05$）。应注意，当患病率或阳性率明显小于10%时，此表不适用。

表 4-3-1 不同预期现患率和容许误差时所需的样本量大小

预期现患率	容许误差		
	0.1p	0.15p	0.2p
0.050	7600	3382	1900
0.075	4933	2195	1233
0.100	3600	1602	900
0.150	2267	1009	567
0.200	1600	712	400
0.250	1200	534	300
0.300	933	415	233
0.350	743	330	186
0.400	600	267	150

以上样本量估计公式仅适用于$np>5$的情况，如果$np\leqslant5$，则宜用Poisson分布的方法来估算样本量。表4-3-2为Poisson分布期望值的0.90和0.95可信限简表，可用此表来估计调查的样本量。

表 4-3-2　Poisson 分布期望值的可信限简表

期望病例数	0.95		0.90	
	下限	上限	下限	上限
0	0.00	3.69	0.00	3.00
1	0.0253	5.57	0.0513	4.74
2	0.242	7.22	0.355	6.30
3	0.619	8.77	0.818	7.75
4	1.09	10.24	1.37	9.15
5	1.62	11.67	1.97	10.51
6	2.20	13.06	2.61	11.84
7	2.81	14.42	3.29	13.15
8	3.45	15.76	3.93	14.43
9	4.12	17.08	4.70	15.71
10	4.30	18.29	5.43	16.96
11	5.49	19.68	6.17	18.21
12	6.20	20.96	6.92	19.44
13	6.92	22.23	7.69	20.67
14	7.65	23.49	8.46	21.89
15	8.40	24.74	9.25	23.10
16	9.15	25.98	10.04	24.30
17	9.90	27.22	10.83	25.50
18	10.67	28.45	11.63	26.69
19	11.44	29.67	12.44	27.88
20	12.22	30.89	13.25	29.06
21	13.00	32.10	14.07	30.24
22	13.79	33.31	14.89	31.42
23	14.58	34.51	15.72	32.59
24	15.38	35.71	16.55	33.75
25	16.18	36.90	17.38	34.92
26	16.98	38.10	18.22	36.08
27	17.79	39.28	19.06	37.23
28	18.61	40.47	19.90	38.39
29	19.42	41.65	20.75	39.54
30	20.24	42.83	21.59	40.69
35	24.38	48.68	25.87	46.40
40	28.58	54.47	30.20	54.07
45	32.82	60.21	34.56	57.69
50	37.11	65.92	38.96	63.29

例 4-3-1　某县估计结直肠癌现患率为 30/10 万,问应抽样调查多少人?

该例子中,若随机抽取 1 万人作为调查对象,则按照 30/10 万的现患率估算,调查期望得到的病例数为 3 例。查表 4-3-2 可知,当期望病例数为 3 时,其 95% 可信限下限为 0.619,上限为 8.77,也就是说,当样本数为 1 万人时,调查结果中可能一个病例也不出现,使调查工作失去了意义。若要使调查结果有 1 例或 1 例以上的病例出现,查表 4-3-2 可知,95％可信限下限为 1.09 时,期望病例数为 4 例。要使调查结果中至少有 4 例结直肠癌患者出现,则 4：$n=30$：10 万的比式可以成立,故 $n=4/30×10$ 万 $=13334$(人);即要在 95％可信限上获得该县结直肠癌现患率的样本估计数据,至少应抽样调查 13334 人。在实际操作时,可适当扩大一些样本量,以免估计的现患率(本例中为 30/10 万)与目标人群的现患率有误差。

此外,上述方法一般适用于单纯随机抽样的方法,而在实际工作中,诸如恶性肿瘤现患率调查等,常采用整群抽样的方法,此时,可在上述方法估算的样本量基础上再增加 1/2。

若抽样调查的分析指标为计量资料,则应按计量资料的样本估计公式来计算,公式如下:

$$n = \frac{4s^2}{d^2} \qquad \text{公式(4-3-3)}$$

式中,n 为样本量,d 为容许误差,s 为总体标准差的估计值。从公式(4-3-3)可以看出,样本量大小与 s 的平方成正比,与 d 的平方成反比。在实际应用中,若同时有几个数据可供参考,s 宜取大一点的值,这样不至于使估计的样本量 n 偏小。

2.抽样方法 常见的随机抽样方法有单纯随机抽样、系统抽样、分层抽样、整群抽样和多阶段抽样。

(1)单纯随机抽样(simple random sampling)。单纯随机抽样也称简单随机抽样,是最简单、最基本的抽样方法。从总体 N 个对象中,利用抽签或其他随机方法(如随机数字)抽取 n 个对象,构成一个样本。它的重要原则是总体中每个对象被抽到的概率相等(均为 n/N)。

单纯随机抽样的标准误按资料性质根据下列公式计算。

$$\text{均值的标准误：} s_{\bar{x}} = \sqrt{\left(1 - \frac{n}{N}\right)\frac{s^2}{n}} \qquad \text{公式(4-3-4)}$$

$$\text{率的标准误：} s_p = \sqrt{\left(1 - \frac{n}{N}\right)\frac{p(1-p)}{n-1}} \qquad \text{公式(4-3-5)}$$

式中,s 为样本标准差;p 为样本率;N 为总体含量;n 为样本量;n/N 为抽样比,若小于 5％,可以忽略不计。

在实际工作中,单纯随机抽样由于总体数量大、编号和抽样烦琐,以及抽到的个体分散,导致资料收集困难等,往往应用不多,但单纯随机抽样是其他各种抽样方法的基础。

(2)系统抽样(systematic sampling)。系统抽样又称机械抽样,是按照一定顺序,每隔若干单位机械地抽取一个单位的抽样方法。

具体抽样方法如下:假设总体单位数为 N,需要调查的样本数为 n,则抽样比为 n/N,抽样间隔为 $K=N/n$。每 K 个单位为一组,然后用单纯随机抽样方法在第一组中确定一个起始号,从此起点开始,每隔 K 个单位抽取一个作为研究对象。

系统抽样的优点主要是:①在现场人群中较易实现。例如,调查员可按户或按门牌号每隔 K 户调查一户,这比单纯随机抽样要容易操作。②样本是从分布在总体内部的各部分的单元中抽取的,分布比较均匀,代表性较好。

系统抽样的缺点主要是:假如总体各单位的分布有周期性趋势,而抽取的间隔恰好与此周期或其倍数吻合,则可能使样本产生偏性。例如疾病的时间分布、季节性,调查因素的周期性变化等,如果不能注意到这种规律,就会使结果产生偏倚。系统抽样标准误的估计可用单纯随机抽样的相关公式代替。

（3）分层抽样（stratified sampling）。分层抽样是指先将总体按某种特征分为若干次级总体（层），然后从每一层内进行抽样，组成一个样本。分层可以提高总体指标估计值的精确度，它可以将一个内部变异很大的总体分成一些内部变异较小的层（次级总体）。每一层内个体变异越小越好，层间变异则越大越好。分层抽样比单纯随机抽样所得到的结果精确度更高，组织管理更方便，而且它能保证总体中每一层都有个体被抽到。这样除了能估计总体的参数值，还可以分别估计各个层内的情况，因此，分层抽样技术常被采用。

分层抽样又分为两类：一类叫按比例分配（proportional allocation）分层随机抽样，即各层内抽样比例相同；另一类叫最优分配（optimum allocation）分层随机抽样，即各层抽样比例不同，内部变异小的层抽样比例小，内部变异大的层抽样比例大，此时获得的样本均值或样本率的方差最小。

（4）整群抽样（cluster sampling）。将总体分成若干群组，抽取其中部分群组作为观察单位组成样本，这种抽样方法称为整群抽样。若被抽到的群组中的全部个体均作为调查对象，则称为单纯整群抽样（simple cluster sampling）；若通过再次抽样后调查部分个体，则称为二阶段抽样（two-stage sampling）。

整群抽样的特点：①易于组织、实施方便，可以节省人力、物力；②群间差异越小，抽取的群越多，则精确度越高；③抽样误差较大，故样本量通常在单纯随机抽样样本量估算的基础上再增加 1/2。

（5）多阶段抽样（multistage sampling）。多阶段抽样是指将抽样过程分阶段进行，每个阶段使用的抽样方法往往不同，即将以上抽样方法结合使用，这种方法在大型流行病学调查中常用。其实施过程为：先从总体中抽取范围较大的单元，即一级抽样单位（primary sampling unit，PSU）（如省、自治区或直辖市），再从每个抽得的一级单元中抽取范围较小的二级单元（如县、乡、镇、街道等），依次类推，最后抽取范围更小的单元（如村、居委会）作为调查单位。

每个阶段的抽样可以采用单纯随机抽样、系统抽样或其他抽样方法。多阶段抽样可以充分利用各种抽样方法的优势，克服各自的不足，并能节省人力、物力。多阶段抽样的缺点是在抽样之前要掌握各级被调查单位的人口资料及特点。一般大规模调查常采用此方法。

（四）资料的收集

在现况研究中，收集资料的方法一经确定，就不能变更，在整个研究过程中必须前后一致。具体而言，一般有两种方法：一是采用测定或检查的方法，如测量血压是否正常等；二是直接用调查表询问研究对象，让其回答暴露或疾病的情况，这种方法用得较为普遍，如吸烟、饮酒等情况的调查常用此法。资料收集过程中要注意，暴露（特征）的定义和疾病的标准均要明确和统一。所有参与检验或检测的人员和调查员都需要接受培训，以统一调查和检测标准，避免测量偏倚的产生。

（五）资料的整理与分析

对于现况研究所获得的资料，应先仔细检查这些原始资料的完整性和准确性，填补缺项和漏项，对重复的资料予以删除，对错误的资料予以纠正；对疾病或某种健康状态按已明确规定好的标准进行归类、核实，然后按不同地区、时间以及人群中的分布进行描述。由于现况研究通常只在某一特定时点或时期内对特定人群进行研究,通过收集该人群中每一个个体的暴露(特征)与疾病的资料,可进一步将人群分为暴露组和非暴露组或不同水平的暴露组,比较分析各组间的疾病或健康状况发生率的差异;也可以将人群分为患病组和非患病组,评价各因素(暴露)与疾病的联系。

三、生态学研究的基本原理

(一)概念

生态学研究(ecological study)也称相关性研究(correlational study),区别于以个体为观察和分析单位的现况研究,生态学研究是指在群体水平上研究暴露因素与疾病之间的关系,通过以群体为观察和分析单位(如国家、城市、学校等),描述不同人群中暴露因素的状况与疾病的频率,分析暴露因素与疾病之间的关系。疾病测量的指标可以是发病率、死亡率等;暴露也可以用一定的指标来测量,例如一定地区人群中烟草消耗量可以从烟草专卖局等相关部门获得。生态学研究是从许多因素中探索病因线索的一种方法,由于其无法得知个体的暴露与效应(疾病)之间的关系,提供的信息往往是不完全的,因此,该研究被认为是一种粗线条的描述性研究。

(二)应用

1. 为病因学研究提供线索　生态学研究通过描述人群中某因素的暴露状况与某疾病的频率,分析该暴露因素与疾病之间的关联,提供与疾病发生有关的线索,进而产生病因假设。生态学研究被广泛地应用于探索慢性病的病因,或应用于描述某些环境变量与人群中疾病或健康状态的关系,为病因假设的建立提供依据。

2. 初步评估干预措施的效果　通过描述人群中某种(些)干预措施的实施状况以及某种(些)疾病的发病率或死亡率的变化,经过比较和分析,对干预措施进行初步评价。此外,在疾病监测的实践过程中,可应用生态趋势研究来监测疾病的发展趋势,为制定相应的疾病预防与控制的策略和措施提供依据。

(三)研究类型

1. 生态比较研究(ecological comparison study)　生态比较研究包括探索性研究(exploratory study)和多群组比较研究(multi-group comparison study)。前者最为简单,通过观察不同人群或不同地区某种疾病的分布,然后根据疾病分布的差异,提出病因假设。探索性研究不需要暴露的资料,也不需要复杂的资料分析方法。如描述胃癌在全国的分布,发现沿海地区的胃癌死亡率较其他地区高,从而提出沿海地区人群中不良饮食结构可能是胃癌的危险因素之一。多群组比较研究通过比较不同人群中某因素的暴露水平和某疾病频率之间的关系,即对比不同暴露水平的人群中疾病的发病率或死亡率的差异,进而为病因研究提供线索。

环境流行病学研究中常采用生态比较研究方法。例如分析不同地区的环境污染物的浓度水平与该地区呼吸道疾病发病率的关联;此外,该方法也可应用于初步评价社会设施、人群干预及在政策、法令实施等方面的效果。

2. 生态趋势研究(ecological trend study)　生态趋势研究是指动态地连续观察人群中某因素平均暴露水平的改变及其与某种疾病的发病率、死亡率变化的关系,描述其变动的趋势;通过比较暴露水平变化前后疾病频率的变化情况,分析判断某因素与某疾病的联系。如通过 Framingham 心脏病研究的 MONICA 方案实施结果发现,人群的吸烟率、血压平均水平、血清胆固醇平均水平等的变化与心血管疾病的发病率和死亡率的变化有显著的相关关系。

四、描述性研究的偏倚及其控制

流行病学研究中的偏倚(bias)是指在调查研究的设计、实施及资料分析推断过程中,由于某种或某些因素的影响,研究或推论的结果偏离了真实情况。偏倚的本质属于系统误差,不能用统计学方法进行处理,扩大样本量也不能使这种误差减少或消失,必须通过严谨的设计和细致的分析进行识别和控制。偏倚造成的结果与真值间的差异具有方向性,可以发生在高于真值的方向,也可发生在低于真值的方向。偏倚是影响流行病学研究真实性的重要指标之一,但有时难以得到判断真实性的金标准,因此,即便在严格的流行病学研究设计之下,也很难判断是否完全避免了偏倚。尽管如此,若对偏倚的来源和产生原因有了深刻的认识,则有可能最大限度地减少偏倚的发生。

流行病学研究过程中出现的偏倚分为三类:①选择偏倚(selection bias):指研究者在挑选研究人群时由于选择条件受限制或设计失误所致的系统误差,主要发生在研究设计阶段。②信息偏倚(information bias):指在收集和整理有关暴露或疾病资料时所出现的系统误差,主要发生在观察、收集资料及测量等实施阶段。③混杂偏倚(confounding bias):主要由调查中所涉及的混杂因素与疾病、暴露因素三者之间的内在联系所决定,各比较组间除比较因素外,其他非比较因素不均衡;同时,在分析阶段又不设法加以控制,即可发生混杂偏倚。

(一)选择偏倚及其控制

1.选择偏倚的类型　描述性研究中,常见的选择偏倚有如下几种类型:①选择研究对象具有随意性,将随机抽样当作随意抽样,主观选择研究对象;②任意变换抽样方法,如根据出院号来随机选择(抽样)时,就不能改用入院号等其他方法来抽样;③调查对象不合作或因种种原因不能或不愿意参加调查,从而降低了应答率,此种现象称为无应答偏倚,若应答率低,则难以通过调查来估计整个目标人群的状况;④在现况研究中,由于所调查到的对象均为幸存者,无法调查死亡的人,因此具有一定的局限性和片面性,此种现象称为幸存者偏倚,最终导致研究样本缺乏代表性而使研究结果不能外推。

2.选择偏倚的控制　①严格遵照抽样方法的要求,确保抽样过程中随机化原则的完全实施;②提高研究对象的应答率和受检率。

(二)信息偏倚及其控制

1.信息偏倚的类型　①回忆偏倚/报告偏倚:询问调查对象有关问题时,由于种种原因使其回答不准确,从而造成报告偏倚;或者调查对象对过去的暴露史或疾病史等信息回忆不清,尤其是健康的调查对象,由于没有疾病的经历,更易将过去的暴露情况等遗忘;②调查偏倚:调查员有意识地深入调查某些人(尤指罹患所研究疾病的患者)的某些特征(所研究的暴露因素),而不重视或马虎对待其他一些人的这些特征而导致的偏倚;③测量偏倚:在收集资料、测量病患等情况时,由于测量工具、检验方法不正确,在未进行标准化的操作规程等情况下出现的偏倚。

2. 信息偏倚的控制 ①正确选择测量工具和检测方法,包括调查表的编制等;②组织好研究工作,调查员一定要经过培训,统一标准和认识;③做好资料的复查、复核等工作;④对调查资料进行质量控制,如调查结束时,随机抽取一定数量的调查表进行重复调查,比较两次调查资料的一致性,或在调查过程中,对调查表中若干问题进行电话回访复查,均是非常有效的评价调查资料质量好坏的方法。

在现况研究或其他类型的研究中,均需要针对各种偏倚可能的来源做好预防与控制,这也是衡量一个调查成功与否的重要环节。

(三)混杂偏倚的控制

混杂偏倚的控制包括:①分层分析;②多因素分析(详见病例对照研究)。

五、描述性研究的优点与局限性

(一)现况研究的优点与局限性

1. 优点 首先,现况研究中常开展的是抽样调查,抽样调查的样本一般来自同一人群,即从一个目标群体中,随机选择一个代表性样本进行暴露与患病状况的描述性研究,故其研究结果具有较强的推广意义,以样本估计总体的可信度较高。其次,现况研究是在资料收集完成之后,将样本按是否患病或是否暴露来分组比较,有来自同一群体自然形成的同期对照组,使结果具有可比性。最后,现况研究往往采用问卷调查或实验室检测等手段收集研究资料,故一次调查可同时观察多种因素,这在疾病病因探索过程中是不可或缺的基础工作之一。

2. 局限性 现况研究与分析性研究的一个明显区别是前者对特定时点,即某一时间的横断面和特定范围收集的信息通常只能反映调查当时个体的疾病与暴露状况,而难以确定先因后果的时间顺序关系。同时,现况研究调查得到的是某一时点是否患病的情况,故不能获得发病率资料,除非在一个稳定的群体中连续进行同样的现况研究。另外,如果在一次现况研究过程中,研究对象中的一些人正处在所研究疾病的潜伏期或临床前期,则极有可能被误判为正常人,使研究结果发生偏倚,低估该研究群体的患病水平。

(二)生态学研究的优点与局限性

1. 优点 首先,生态学研究常可应用常规资料或现成资料(如数据库)进行研究,因而节省时间、人力和物力,可以很快得到结果。其次,生态学研究对病因未明的疾病可提供病因线索以深入研究,这是生态学研究最显著的优点。尤其值得关注的是,对于个体的暴露剂量无法测量的情况,生态学研究可能是唯一可供选择的人群研究方法。如空气污染与肺癌的关系,由于对个体的暴露剂量目前尚无有效的测量方法,故一般采用生态学研究方法。

此外,当研究的暴露因素在一个人群中变异范围较小时,很难测量其与疾病的关系。在这种情况下,更适合采用多个人群比较的生态学研究,如饮食结构与某些癌症的关系研究等。同时,生态学研究适合于对人群干预措施的评价。在某些情况下,如不是直接对个体水平上的危险因素进行控制,而是通过综合方式(如健康教育与健康促进等)减少人群对危险因素的暴露,对此干预措施的评价只需在人群水平上进行,此时应用生态学研究更为适合。在疾病监测工作中,应用生态趋势研究还可估计某种疾病发展的趋势。

2.局限性

(1)生态学谬误(ecological fallacy)。在生态学研究中,生态学谬误是最主要的缺点。生态学研究以各个不同情况的个体"集合"而成的群体(组)为观察和分析单位,以及存在混杂因素等,从而造成研究结果与真实情况不符。正因为如此,生态学研究中的生态学谬误通常难以避免。例如,各个国家的淀粉类、脂肪类食物的消耗量并不等于实际摄入量,如果在群体水平上分析食物种类消耗量与乳腺癌、胃癌的关系,由此推论出"不同种类食物的消耗量不同会影响个体发生这两类恶性肿瘤的发病率或死亡率",就可能出现生态学谬误。生态学研究发现的某因素与某疾病分布上的一致性,可能是由于两者存在真正的因果联系,也可能两者毫无关系,因此,在对生态学研究的结果作结论时应慎重。

(2)混杂因素往往难以控制。生态学研究主要是利用暴露资料和疾病资料之间的相关性来解释两者之间的关联性,因此,不可能在这样的研究方法中将潜在混杂因素的影响分离出来。此外,人群中某些变量,特别是有关社会人口学及环境方面的一些变量,易彼此相关,即存在多重共线性问题,从而影响对暴露因素与疾病之间关系的正确分析。

(3)生态学研究难以确定两变量之间的因果联系。生态学研究在进行两变量之间的相关分析或回归分析时采用的观察单位为群体(组),暴露水平或疾病测量的准确性相对较低,且暴露或疾病因素不是以时间趋势设计的,其时序关系不易确定,故其研究结果不可作为因果关系的有力证据。

鉴于生态学研究的特点及其局限性,应用时应尽可能集中研究目的,不要在一个研究中设置过多的研究问题;选择研究人群时,应尽可能使组间可比,观察分析的单位尽可能多,每个单位内人数尽可能少;分析资料时,尽可能用回归分析(不仅仅采用相关分析),分析模型中尽可能多纳入一些变量;在对研究结果进行解释时,应尽量与其他非生态学研究结果相比较,并结合与研究问题有关的专业知识进行综合分析和判断。

(苏　虹)

第四节　病例对照研究

一、病例对照研究的基本原理

病例对照研究(case-control study)是分析性流行病学研究方法中最基本、最重要的研究类型之一,是迄今最常用的一种分析性流行病学研究方法,也是研究罕见疾病危险因素的唯一实际可行的方法,在疾病病因的研究中得到广泛应用。

(一)基本原理

病例对照研究的基本原理是以确诊患有某种特定疾病的病人作为病例,以不患有该病但具有可比性的个体作为对照,分别追溯调查两组人群既往有无暴露于某个或某些因素及暴露程度(剂量),并进行比较,以推测疾病与暴露因素之间有无关联及关联强度大小的一种观察性研究方法。这是一种回顾性的、由结果探索病因的研究方法,是在疾病发生之后追溯假定的病因因素的方法,是在某种程度上检验病因假设的一种研究方法。但病例对照研究得到的暴露与疾病之间的联系并不一定是因果联系,即使能消除随机误差和已知的系统误差,还可能有尚未认知的因素会影响这种关系(图 4-4-1,表 4-4-1)。

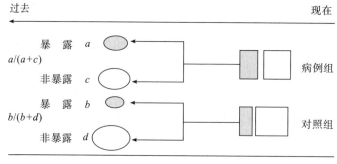

图 4-4-1　病例对照研究示意图

注:阴影区域代表暴露于所研究危险因素的研究对象。

表 4-4-1　病例与对照暴露史的比较

组别	有暴露	无暴露	合计
病例组	a	c	m_1
对照组	b	d	m_0
合计	n_1	n_0	n

暴露(exposure)是指研究对象接触过某种研究的因素,或具有某种特征或处于某种状态,如接触某些化学物质、感染某种病原体、具有某种遗传特征、吸烟、酗酒及精神心理因素等,这些因素或特征即可称为暴露因素。需要注意的是,病例对照研究中涉及的暴露因素不一定都是危险因素(risk factor),也可能是保护因素(protective factor)。

(二)病例对照研究的特点

1.病例对照研究是观察性研究　研究者只是客观地收集研究对象的暴露情况,而不给予任何干预措施。暴露因素是自然存在的,并非人为可以控制的。

2.设置具有可比性的对照组　病例对照研究中的病例可以是某疾病的患者,或某病原体的感染者,或具有某特征事件的个体。对照可以是未患该疾病的其他病人或健康人,为病例组提供比较的基础。

3.病例对照研究是一种由"果"到"因"的调查　在研究疾病与暴露因素的先后关系时,是先有结果,即已知研究对象患某病或未患某病,再追溯其可能与疾病有关的因素。其调查方向是回顾性的。

4.一般不能确定暴露与疾病的因果关系　病例对照研究收集暴露因素的方法是依据对象回忆得到的,不是按从"因"到"果"前瞻性方法观察其发展过程,因此,发现的"联系"一般不能确定是因果联系,但若多次病例对照研究的结果存在"联系的一致性",则有助于因果假设的验证。

(三)病例对照研究的用途

1.探索疾病的可疑危险因素　对病因不明的疾病进行可疑因素的广泛探索是病例对照研究的优势,也是识别罕见疾病危险因素的唯一切实可行的研究手段。

2.检验病因假设　经过描述性研究或探索性病例对照研究,初步产生了病因假设后,再应用精心设计的病例对照加以检验。

3.提供进一步研究的线索　病例对照研究获得的明确病因线索是开展前瞻性研究的重要依据。根据病因假说中的暴露因素进行队列研究或实验性研究,从而检验该假说。

4.用于临床疗效影响因素的研究　同样的治疗方法对同一疾病治疗可有不同的疗效反应,将发生和未发生某种临床疗效者分别作为病例组和对照组进行病例对照研究,以分析不同的影响因素。

5.用于疾病预后因素的研究　同一种疾病可有不同的结局,将发生某种临床结局者作为病例组,未发生该结局者作为对照组,进行病例对照研究,可以分析产生不同结局的有关因素,从而采取有效措施,改善疾病的预后,或者对影响预后的因素给出正确的解释。

(四)设计类型

1.不匹配的病例对照研究　从设计所规定的病例和对照人群中分别抽取一定数量的研究对象,一般对照组人数应等于或多于病例组人数。其他方面不进行任何限制与规定。

2.匹配的病例对照研究　匹配(matching)或称配比,要求对照在某些因素或特征上与病例达成一致。如以年龄作为匹配因素,在分析比较两组资料时,可免除由于两组年龄构成的差异对于疾病和因素的影响,从而更准确地说明所研究因素与疾病的关系。匹配可分为成组匹配与个体匹配。

(1)成组匹配(category matching)。成组匹配又叫频数匹配(frequency matching),匹配的因素所占的比例在对照组与病例组中保持一致。如病例组中男女各半,65岁以上者占1/3,则对照组中也要求如此。

(2)个体匹配(individual matching)。个体匹配是指以病例和对照的个体为单位进行的匹配。1∶1匹配又称配对(pair matching),1∶2,1∶3,…,1∶R(或1∶M)匹配时,则称为匹配。

在病例对照研究中采用匹配的目的有两个方面:一是提高研究效率(study efficiency),表现为每一研究对象提供的信息增加;二是控制混杂因素。因此,匹配的特征或变量必须是已知的混杂因子,或有充分的理由怀疑为混杂因子,否则不应匹配。匹配的同时也增加了选择对照的难度。用某个因子作匹配时,不仅使它与疾病的关系不能得到充分分析,而且使它与其他因子的交互作用也不能得到充分分析。把不必要的因素列入匹配,企图使病例与对照尽量一致,就可能徒然丢失信息,增加工作难度,结果反而降低了研究效率,可能导致配比过度(over-matching)。

二、病例对照研究的设计与实施

(一)病例的选择

1.病例诊断和规定　纳入研究的病例必须正确诊断,采用的诊断标准尽量是国际通用标准或国内统一的诊断标准。如肿瘤病例的确诊最好以活组织检查或外科手术为依据。任何时候都要防止将似是而非的病例纳入研究。根据研究目的,有时需要对病例的年龄、性别、民族、职业等作出规定,以控制外部因素的影响。新发病例、现患病例和死亡病例都可选作研究病例,新发病例对暴露因素记忆清楚,信息较可靠,但对发病率低的疾病,短期内不易获得足够数量的病例;采用现患病例时,数量易于满足,但提供的暴露史易受到病程迁延及病后行为方式的影响,不易判定疾病和研究因素的时间顺序;死亡病例的暴露因素主要由亲属或他人提供,信息偏倚较大。

2.病例来源

(1)社区人群的病例样本。这种病例是指从社区人群中普查或抽样调查获得的病例。这种病例样本代表性好,但不易得到,调查工作比较困难,且耗费人力、物力较多。单位、企业或集团人群体检提供的病例也是较好的样本,如职工例行检查、新生入校体检、新兵入伍体检等。

(2)医院病例。可用一所医院或多所医院门诊或病房一定时期诊断的全部病例,或将从这些病例中随机抽取的样本作为病例组。从医院获取病例虽然较方便节省,但容易产生选择偏倚。为减少偏倚,病例应尽量选自总体人群中不同地区、不同水平、不同类型的医院。

(二)对照的选择

对照组的选择是更复杂、更困难的工作,它是病例对照研究成败的关键。

1.对照组的规定　对照的首要条件是未患所研究的疾病或未感染者,而且要确定其不处于潜伏期或隐性感染,防止分类错误。对照在某些特征方面应尽可能与病例组可比,防止混杂偏倚。若选择患其他疾病的病人作对照,可同时选择数种不同疾病的病人组成对照组,但对照所患的疾病绝不可与所研究的疾病有相近的病因。例如研究肺癌的病因,不能选择肺气肿、支气管炎、哮喘等疾病的患者作对照,以减少或避免混杂偏倚。在研究胃癌的病因时,不能以慢性胃炎病人为对照,因为二者在病因上可能有密切关系。

2.对照的来源　对照的来源原则上应与病例的来源一致,如病例来自社区人群,则对照应是从同一人群中经用相同诊断确认为未患该疾病者随机抽取的代表性样本,这种来源的对照偏倚较小,但不易获得。如病例选自医院,则从同一医院其他疾病病例中选择对照,这是最常采用的选择病例和对照的方法。

实际工作中的对照来源主要有:①同一或多个医疗机构中诊断的其他病例;②病例的邻居或所在同一居委会、住宅区内的健康人或非该病病例;③社会团体人群中的非该病病例或健康人;④社区人口中的非病例或健康人群;⑤病例的配偶、同胞、亲戚、同学或同事等。

3.选择适宜的对照形式

(1)若研究目的是广泛地探索疾病的影响因素,可以采用不匹配或成组匹配的方法。

(2)根据提供研究用的病例的数量进行选择。如果所研究的是罕见病或少见病,例如病例的数量为10~20例,则选择个体匹配方法,因为匹配比不匹配的统计学检验效率高。

(3)以较小的样本获得较高的检验效率。如 $1:R$ 的匹配方法,R 值越大,效率越高。按 Pitman 效率递增公式 $2R/(R+1)$,$1:1$ 配对的效率为 1,$1:2$ 时为 1.3,$1:3$ 时为 1.5,$1:4$ 时为 1.6,随着 R 值增加,效率也在增加,但增加的越来越少,而工作量却增大了。因此 R 值不宜超过 4,否则将得不偿失。

匹配可保证对照与病例在某些重要方面的可比性。对于小样本研究以及因为病例的某种构成(例如年龄、性别构成)特殊,随机抽取的对照组很难与病例组均衡可比,此时个体匹配特别有用。

(三)样本含量的估计

1.影响样本大小的因素　病例对照研究的样本大小选择与下列参数有关:①研究因素在对照组中的暴露率 p_0;②估计该因素引起的相对危险度 RR 或暴露的比值比 OR;③显著

性水平,即检验假设时的第Ⅰ类错误α值;④假设检验的把握度$1-\beta$,β为统计学假设检验第Ⅱ类错误的概率。

2.估计方法　不同匹配方式的样本大小计算方法不同,有公式法和查表法。需要注意的是:①所估计的样本含量并非绝对精确的数值,因为样本含量的估计随条件的变化而变化;②应当纠正样本量越大越好的错误看法,样本量过大,常会影响调查工作的质量,增加费用;③病例组和对照组样本含量相等时效率最高。

(1)非匹配两组人数相等的样本含量的估计。

$$n = (Z_\alpha \sqrt{2\bar{p}\bar{q}} + Z_\beta \sqrt{p_0 q_0 + p_1 q_1})^2 / (p_1 - p_0)^2 \qquad \text{公式(4-4-1)}$$

式中,n为病例组或对照组人数。Z_α与Z_β分别为α与β值对应的正态分布分位数,可从表4-4-2中查得。p_0与p_1分别为对照组与病例组估计的某因素暴露率,$q_0 = 1 - p_0$,$q_1 = 1 - p_1$,$\bar{p} = (p_0 + p_1)/2$,$\bar{q} = 1 - \bar{p}$,$p_1 = (\text{OR} \cdot p_0)/(1 - p_0 + \text{OR} \cdot p_0)$。

公式(4-4-1)可简化为下式:

$$n = 2\bar{p}\bar{q}(Z_\alpha + Z_\beta)^2 / (p_1 - p_0)^2 \qquad \text{公式(4-4-2)}$$

如果是成组配比设计,样本大小估计同此法,但对照组人数可适当增加。

表4-4-2　正态分布的分位数表

α 或 β	$Z_{\alpha(单侧检验)}$,$Z_{\beta(单侧和双侧)}$	$Z_{\alpha(双侧检验)}$
0.001	3.090	3.290
0.002	2.878	3.090
0.005	2.576	2.807
0.010	2.326	2.576
0.020	2.058	2.326
0.025	1.960	2.242
0.050	1.645	1.960
0.100	1.282	1.645
0.200	0.842	1.282

例如,现拟用非匹配病例对照研究方法调查孕妇暴露于某因素与婴儿先天性心脏病之间的关系,估计孕妇中该因素暴露率为30%,假定暴露引起的比值比OR=2,$\alpha=0.05$(双侧),$1-\beta=0.90$,需调查多少人?

$p_0 = 0.3$,$q_0 = 1 - 0.3 = 0.7$,OR=2,用上述有关公式计算如下:

$p_1 = (2 \times 0.3)/(1 - 0.3 + 2 \times 0.3) = 0.46$,$q_1 = 1 - 0.46 = 0.54$

$\bar{p} = (0.3 + 0.46)/2 = 0.38$;$\bar{q} = 1 - 0.38 = 0.62$

$Z_\alpha = 1.96$,$Z_\beta = 1.282$

$$n = \frac{(1.96 \times \sqrt{2 \times 0.38 \times 0.62} + 1.282 \times \sqrt{0.3 \times 0.7 + 0.46 \times 0.54})^2}{(0.46 - 0.3)^2} = 191$$

即病例组和对照组各需调查191人。

(2)1:1匹配样本含量的估计。在匹配研究中,只有病例与对照暴露情况不一致的对子才有比较的意义,这是估计匹配研究样本大小的基本根据。设m为不一致对子数,则

$$m = [Z_a/2 + Z_\beta \sqrt{p(1-p)}]^2/(p-1/2)^2 ; p = OR/(1+OR) \approx RR/(1+RR)$$

需要调查的总对子数 M 用下式计算：

$$M = m/P_e$$

P_e 为匹配中暴露不一致的对子出现的概率，用下式计算：

$$P_e \approx p_0 q_1 + p_1 q_0, M \approx m/(p_0 q_1 + p_1 q_0)$$

例如，采用 1∶1 匹配病例对照研究方法研究吸烟与心肌梗死的关系。如果对照组（或人群）中吸烟率（p_0）＝0.30，吸烟者患心肌梗死的危险性为不吸烟者的 3 倍（OR＝3），设 α＝0.05，β＝0.10，单侧检验，则样本大小计算步骤如下：

病例组暴露率 p_1＝(0.3×3)/(1－0.3＋3×0.3)＝0.56

求得 p＝3/4

$$m = \frac{[1.645/2 + 1.282 \times \sqrt{3/4 \times (1-3/4)}]^2}{[3/4-1/2]^2} = 30$$

则 $M = \dfrac{30}{0.3 \times 0.44 + 0.56 \times 0.7} = 57$

即需调查 57 对。

（四）获取研究因素的有关信息

需要获取的信息包括研究的因素、其他可疑的因素以及可能的混杂因素等。病例与对照的资料来源及收集方法应一致。获得变量的信息主要靠调查表，因此，病例对照研究中病例组和对照组使用的是相同的调查表，回答同样的问题。

1. 如何选定变量　首要问题是确定变量的数目和每一个变量的具体项目，它完全取决于研究的目的或具体的目标。与目的有关的变量不但绝不可少（如吸烟与肺癌关系的研究中，有关调查对象吸烟或不吸烟的信息），而且应当尽量细致和深入地了解相关信息（如还应调查吸烟持续的时间、烟吸入的深度、每日吸烟量、烟的种类、戒烟的时间等）。可从多个侧面反映该变量的特点，以获得较多的信息。反之，与目的无关的变量一个也不要。

2. 如何规定变量　每项变量应定义明确，尽可能地采用国际或国内统一的标准，以便交流和比较。如规定"吸烟者"是指每天吸烟至少 1 支而且持续 1 年以上者，否则即不能视为"吸烟者"。

3. 如何测量变量　定性指标的测量可通过询问而获得，如"是与否"，"经常、偶尔和不接触"，"常吃、偶尔吃和从不吃"等信息。口头询问中也可采用半定量的测量，如询问："你平均每周吃几次肉？"就带有定量化的成分，如果再补充询问："你平均每次吃几两肉？"就更接近定量化。调查研究中尽量采用定量或半定量的测量方法来获得资料，如仪器或实验室检查等。

4. 做到研究变量符合规定　为做到研究变量符合规定，常以客观的手段和证据为准绳，通过重复询问加以判定。询问职业史时，参考工厂的档案。研究污染因素的暴露需靠仪器的测量。调查男人的吸烟量时，宜同时询问其妻子或子女，通过综合考查加以评定。

（五）资料的收集和整理

对于病例对照研究来说，主要靠询问调查对象和填写问卷收集信息资料，有时需辅以查阅档案、采样化验、实地查看或从有关方面咨询等方法。无论采用什么方法，都应实行质量控制，以保证调查质量。如抽取一定比例的样本用于复查，然后进行一致性检验等。对所收集的资料要进行核查、修正、验收、归档等,尽可能地保证资料完整和高质量。对原始资料要进行分组、归纳,或编码输入计算机。

(六)数据资料的分析

病例对照研究资料分析的核心内容是比较病例与对照中暴露的比例,由此估计暴露与疾病的联系程度,并估计由抽样误差造成的差别与联系的可能性有多大,特别要排除由于混杂变量未被控制而造成虚假联系或差异的可能,还可进一步计算暴露与疾病的剂量反应关系,以及各因子间的交互作用等。

1. 描述性分析

(1)描述研究对象的一般特征。描述研究对象人数及各种特征的构成,如性别、年龄、职业、出生地、居住地、疾病类型的分布情况等。成组匹配时应描述匹配因素的频数比例。

(2)均衡性检验。比较病例组和对照组某些基本特征是否相似或齐同,目的是检验病例组与对照组的可比性。对确有统计学差异的因素,在分析时应考虑到它对其他因素可能的影响。

2. 推断性分析

(1)非匹配或成组匹配资料的分析。

①资料整理结构模式:单因素资料四格表的模式见表 4-4-3。例如,Stewart 研究母亲孕期腹部 X 线照射史与儿童患癌症关系的资料见表 4-4-4,病例是患癌症死亡的儿童,对照是同年出生但没有患癌症的儿童,并同时调查两组儿童的母亲孕期腹部有无 X 线照射史。

表 4-4-3　非匹配病例对照研究资料分析表

组别	有暴露史	无暴露史	合计
病例组	a	c	m_1
对照组	b	d	m_0
合计	n_1	n_0	n

表 4-4-4　母亲孕期腹部 X 线照射史与儿童癌症死亡关系的非匹配研究

组别	照射 X 线	未照射 X 线	合计
儿童癌症死亡组	178	1121	1299
对照组	93	1206	1299
合计	271	2327	2598

②假设检验:研究的暴露因素如果与该疾病存在统计学关联,则病例组暴露率 a/m_1 明显不同于对照组暴露率 b/m_0。

$$\chi^2 = \frac{(178 \times 1206 - 93 \times 1121)^2 \times 2598}{1299 \times 1299 \times 271 \times 2327} = 29.77, P < 0.001$$

χ^2 检验结果表明,母亲孕期腹部 X 线照射史与儿童患癌症有联系。

③关联强度的计算:关联强度用相对危险度(relative risk,RR)测量。RR 为暴露组发病率或死亡率与非暴露组发病率或死亡率之比。病例对照研究中没有暴露组和非暴露组的观察人数,故不能计算发病率或死亡率,因而不能求得 RR,只能通过计算比值比(odds ratio,OR)来近似估计 RR。

病例组的暴露比值为

$$\frac{a/(a+c)}{c/(a+c)} = a/c \qquad \text{公式(4-4-3)}$$

对照组的暴露比值为

$$\frac{b/(b+d)}{d/(b+d)}=b/d \qquad\qquad 公式(4\text{-}4\text{-}4)$$

$$比值比(OR)=\frac{病例组的暴露比值(a/c)}{对照组的暴露比值(b/d)}=\frac{ad}{bc} \qquad\qquad 公式(4\text{-}4\text{-}5)$$

OR 的流行病学意义：用 OR 来估计或近似地估计相对危险度(RR)，OR＝1，表明研究因素与疾病之间无统计学联系；OR＞1，表明研究因素与疾病呈"正"关联，数值越大，该因素充当危险因素的可能性越大；OR＜1（在正数范围），表明研究因素与疾病呈"负"关联，数值越小，该因素充当保护因素的可能性越大。

计算该实例的比值比为 OR＝(178×1206)/(93×1121)＝2.06，表明有此暴露因素的母亲，其儿童患癌症的危险性为没有此暴露因素的 2.06 倍。

④OR 可信区间(credibility interval,CI)计算：上述 OR 值是一个点估计值，它不能反映在大量抽样调查时 OR 值的波动范围，用样本 OR 值的标准差来估计总体 OR 的可信区间更精确。

a. Woolf 自然对数转换法：OR 的 CI 是基于 OR 方差之上的。OR 的自然对数方差为

$$\mathrm{Var}(\ln OR)=\frac{1}{a}+\frac{1}{b}+\frac{1}{c}+\frac{1}{d}=\frac{1}{178}+\frac{1}{93}+\frac{1}{1121}+\frac{1}{1206}=0.01809$$

$$\ln OR(95\%CI)=\ln OR\pm1.96\sqrt{\mathrm{Var}(\ln OR)}$$

$$=\ln2.06\pm1.96\times\sqrt{0.01809}=0.9863,0.4591$$

取其自然反对数 exp(0.9863,0.4591)＝1.58,2.68

即 $OR_L=1.58$,$OR_U=2.68$，本例 OR 的 95%CI 为 1.58～2.68。

b. Miettinen 卡方值法：

$$OR95\%CI=OR^{(1\pm1.96/\sqrt{x^2})}=1.59\sim2.67$$

两种方法的计算结果非常接近。

根据 OR 可信区间是否包括 1 来推断研究因素与疾病间有无联系。如果 OR 的 95%CI 不包括 1，可认为研究因素与疾病有关联；如果 OR 的 95%CI 包括 1，则认为研究因素与疾病无关联。本例中，OR 的 95%CI 不包括 1，且大于 1，提示该研究的 OR＝2.06 不是由抽样误差造成的，母亲暴露于此因素是儿童患癌症的危险因素。

(2)1∶1 配对资料分析。

①资料整理结构模式：1∶1 配对资料归纳如表 4-4-5 所示，以钩端螺旋体感染史与脑动脉炎之间关系的病例对照研究为例，如表 4-4-6 所示。

表 4-4-5　1∶1 配对病例对照研究资料整理模式

对照组	病例组		合计
	有暴露史	无暴露史	
有暴露史	a	b	n_1
无暴露史	c	d	n_0
合计	m_1	m_0	n

表 4-4-6　钩端螺旋体补体结合反应与脑动脉炎关系 1∶1 配对研究

对照组	病例组		合计
	抗体阳性	抗体阴性	
抗体阳性	4	1	5
抗体阴性	39	19	58
合计	43	20	63

②假设检验:用 McNemar 公式计算 χ^2 值。

$$\chi^2 = (1-39)^2/(1+39) = 36.10, P < 0.001$$

③关联强度的计算:用下式估计 OR:

$$OR = c/b = 39/1 = 39.00$$

④OR 的 CI 估计:用 Miettinen 公式。

$$OR95\%CI = OR^{(1\pm1.96/\sqrt{x^2})} = 39^{(1\pm1.96/\sqrt{x^2})} = 14.29 \sim 106.42$$

结果表明,钩端螺旋体补体结合反应阳性(代表有钩端螺旋体感染史)与脑动脉炎存在联系,且有高度统计学意义($P < 0.001$),其 OR 的 95%CI 为 14.29~106.42。

(3)病例对照研究中的多因素分析。病例对照研究的难点之一是不易控制混杂因素,即使是简单的暴露与疾病联系,也常受年龄、性别、种族、社会经济水平及其他多种暴露因素的影响,因此,常用的计算 RR 或 OR 的方法不能适用于混杂因素较多的复杂情况。常用 2 种方法解决上述问题:一是用 Mantel-Haenszel 提出的分层分析方法,分别处理有关协变量。但随着分层的增多,每层各个格子的观察数量必然减少,甚至可能为零,这给计算带来困难,或使综合分析结果不可靠。二是用多元回归方程来分析各种疾病发生与多个可能危险因素之间的定量关系。但疾病的发病概率不同于多元线性回归方程中的结局变量,它的取值只能是 1 或 0,是两分类变量。因此,各种疾病的发病概率对多个因素(自变量)的多元回归方程不会是多元线性回归方程,而是多元非线性回归方程。

统计学家经过研究和实践发现,logistic 多元非线性回归方程是最适合拟合各种疾病发病概率对多个危险因素的多元回归方程。logistic 回归模型可用来估计各因素的独立或联合作用,它能够从分层或分组的邻近等级中获得信息,而使 RR 或 OR 的计算更为可靠。

三、病例对照研究的偏倚及其控制

病例对照研究在设计、实施和资料分析的各个环节上都有可能受到多种因素的影响,产生偏倚。若能够认识到偏倚的可能来源,有了应对措施,就能够避免某些偏倚,保证结果的真实和可靠。病例对照研究中常见的偏倚有选择偏倚、信息偏倚和混杂偏倚。

(一)选择偏倚

选择偏倚是指在选择研究对象时由于受条件限制、设计失误、选取对象的方式不当而造成的系统误差。选择偏倚使得研究样本不能代表目标人群,主要发生在研究设计阶段,表现为被选入的对象与未选入的对象在与研究有关的某些特征上存在差异。

1.常见的选择偏倚

(1)入院率偏倚(admission rate bias)。入院率偏倚也称伯克森偏倚(Berkson bias),是指在以医院为基础的病例对照研究中,由于各比较组中患有不同疾病者的入院率不同所造成的偏倚。病人对医院和医院对病人双方都存在一定的选择性,使患病人群产生了入院率的差别。所选的病例或其他病人对照只是某种疾病患者中的一部分,而不是目标人群的随机样本,因此难免产生偏倚。

例如,Robin 等于 1978 年分别在社区人群和到该社区医院就诊的患者中开展了多项研究目的相同的病例对照研究,其中心脏病类药物与风湿性疾病关系的 OR 在以社区人群为基础的病例对照研究中是 3.46,而在以医院为基础的病例对照研究中是 49.92;安眠药与循环系统疾病关系的 OR 在以社区人群为基础的病例对照研究中是 6.38,而以医院为基础的病例对照研究中仅为 3.27。由此可见,入院率偏倚是存在的。

(2)现患病例-新发病例偏倚(prevalence-incidence bias),也称奈曼偏倚(Neyman bias)。若所选的病例是现患病例,即存活病例,所得到的信息更多是与存活有关的,故他们提供的暴露信息与新发病例存在差异,歪曲(夸大或缩小)了暴露因素与疾病的关系。例如,男性比女性更易患大肠癌,但由于女性大肠癌患者的生存期明显高于男性,因此现患病例中女性所占比例比新发病例中女性所占比例高。

另外,患者因患病会改变一些生活习惯(或暴露特征),其结果可能将存活因素当作疾病的影响因素,这种偏倚也属于现患病例-新发病例偏倚。如原来喜食高脂膳食者患冠心病后改为清淡素食,他们接受调查时往往提供的信息是改变以后的饮食习惯,结果研究者得到高脂膳食与冠心病无关的错误结论。

(3)无应答偏倚(non-response bias)。研究对象对调查内容不予应答,造成数据缺失,由此产生的偏倚称为无应答偏倚。无应答者在某些与研究有关的疾病暴露方面(如受教育程度、身体状况、暴露情况、嗜好及对健康关心的程度等)可能与应答者存在差别。对敏感问题或隐私问题调查时最容易产生无应答偏倚。例如,研究调查美国西北部铁路职工冠心病分布情况。尽管采取各种措施鼓励全体职工参加,但是职员只有 73.6% 参加,而其中扳道工只有 58% 参加。经初步分析,职员和扳道工的冠心病现患率分别为 43‰ 和 24‰,二者差异有统计学意义。6 年后,研究者检查上述员工的健康记录,同时得到当时参加与未参加这项研究的职工的健康资料。结果表明,上次检查时部分患有冠心病的扳道工因害怕被解雇而未参加,故当时两组冠心病现患率的差别是由无应答偏倚造成的。

(4)检出征候偏倚(detection signal bias)。检出征候偏倚也称暴露偏倚(unmasking bias),是指某因素虽然不是疾病的危险因素,但人们因具有该因素(征候)而去就医,从而提高了该病早期病例的检出率,导致过高估计了暴露程度而产生的系统误差。典型的例子是:1975 年 Ziel 等利用病例对照研究发现美国妇女口服雌激素与子宫内膜癌高度相关,认为口服雌激素是子宫内膜癌的危险因素。但是后来研究发现,雌激素可以刺激子宫内膜生长导致子宫容易出血。服用雌激素的妇女可能因阴道出血而就医,使得发现早期子宫内膜癌的机会大大增加。有人对同一所医院肿瘤科和妇科中患子宫内膜癌的病例重新作调查,发现服用雌激素的病例中有 79% 为早期病例,而未服用者中只有 58% 为早期病例,说明检出征候偏倚的存在高估了雌激素与子宫内膜癌的关联。

2. 选择偏倚的控制　控制选择偏倚的关键在于周密严谨的科研设计,保证研究对象的代表性。

(1)制定严格的研究对象选择、纳入和排除标准,尽可能选择人群中的病例。若进行以医院为基础的病例对照研究,应尽可能选择新发病例,并在多家医院选择研究对象,以减少偏倚。

（2）尽量取得研究对象的合作，降低无应答率。如有敏感问题，应事先设计好调查方案和提问方法，做好宣传工作，取得研究对象的配合，提高应答率，一般要求应答率不低于85%。

（3）随机化也是控制选择偏倚的有效方法之一，包括随机抽样和随机分配两种。

（二）信息偏倚

信息偏倚又称测量偏倚（measurement bias）或观察偏倚（observation bias），是指在获取有关暴露或疾病资料时出现的系统误差。信息偏倚可以来自研究者、研究对象，也可以来自检测工具，主要发生在测量、收集整理资料等实施阶段。

1. 常见的信息偏倚

（1）回忆偏倚（recall bias）。回忆偏倚是指研究对象在回忆以往发生的事件时出现记忆失真或不完整，使得病例组与对照组在回忆的准确性与完整性上存在系统误差。由于病例对照研究主要依据研究对象对过去暴露史的回忆而获取信息，因此回忆偏倚在病例对照研究中最常见。多种原因均可导致回忆偏倚的发生，如调查的事件或因素发生的频率很低，未给研究对象留下深刻印象；调查事件是很久以前发生的事情，研究对象记忆不清；研究对象对调查内容的关心程度不同，因而回忆的认真程度也不一样；还有可能是对照组未患该病，对过去的暴露经历容易遗忘或不关心，而病例组却会对过去的暴露史认真回忆。上述种种原因所导致的回忆偏倚会影响结果的真实性。

（2）暴露怀疑偏倚（exposure suspicion bias）。研究者事先了解研究对象的患病情况或某种结局，在收集资料时可能会对病例组采用与对照组不可比的方法来探寻与疾病或结局有关的因素，如认真调查和询问病例的暴露史，而漫不经心地调查对照组，从而导致错误结论，即为暴露怀疑偏倚。例如，1962年Nishiyama等人调查儿童甲状腺癌患者以往的放射性物质暴露史，在36例和22例两组患儿中，以常规和查阅医疗记录方法调查有暴露史的分别是28%和0%，而经过细致的调查和询问，有暴露史的分别达到47%和50%，可见采用不可比的调查获得的照射率有明显差异。本例说明暴露怀疑偏倚往往会夸大可疑致病因素与疾病之间的关联。

（3）测量偏倚。测量偏倚是指对研究所需的指标或数据进行观察和测量时所产生的系统误差。临床试验受多种客观因素影响，如采用的仪器未校准、试剂质量不符合要求、测量条件不一致及操作人员技术问题等，均可使测量结果不准确，偏离真实值。

（4）调查偏倚（investigation bias）可来自调查者和调查对象。如调查过程中，调查者的询问方法不正确，或为了获得阳性结果，诱使调查对象作某一倾向性回答，产生的这种系统误差称为诱导偏倚（inducement bias）；调查对象由于某种原因故意报告非真实信息将导致说谎偏倚（lie bias）或报告偏倚（reporting bias）；对暴露情况及诊断结果的划分出现错误则会产生错误分类偏倚（misclassification bias）。

2. 信息偏倚的控制　主要通过测量的准确性和可靠性来控制信息偏倚。具体措施有：

（1）统一资料收集方式和标准。设计统一的调查表，调查或测量项目有明确、客观的标准；调查实施前，严格培训调查员，统一调查技巧；实施过程中进行实时质量监控，有专人复查和核查，最大限度保证资料的真实性。

（2）最好采用"盲法"收集资料。"盲法"是消除信息偏倚的有效手段，是指在收集资料时，调查者和（或）调查对象都不知道分组情况，以避免暴露怀疑偏倚或调查偏倚，保证观察的客观性。盲法包括单盲、双盲和三盲,研究者根据研究目的选择不同的盲法。

(3)尽量使用客观指标。如应用实验室检查结果、仪器测量结果或诊疗记录作为调查信息的来源。需要通过询问方式收集资料时,调查指标也应尽量量化。

(三)混杂偏倚

1. 混杂偏倚与混杂因素   在评价暴露因素与疾病的关联时,由于存在一个或多个潜在的混杂因素(confounding factor)的影响,掩盖或夸大了所研究因素与疾病之间的真实联系,由此产生的偏倚称为混杂偏倚。混杂因素常见于多病因的病因学研究中,若对混杂因素及其作用认识或控制不足,即会产生混杂偏倚。

混杂因素的基本特点是:必须是所研究疾病的独立危险因素;与所研究的暴露因素有关,但不是暴露因素作用的结果;混杂因素与所研究的疾病有因果联系,但不应是暴露因素与研究疾病因果链上的中间变量;在比较的各人群间分布不均匀。具备这几个条件,即可导致混杂产生。例如,静脉吸毒(共用注射器)与性乱都是人类免疫缺陷病毒(HIV)感染的危险因素,吸毒者倾向于多性伴行为,则多性伴将对吸毒与 HIV 感染的直接因果关联起混杂或歪曲作用。

2. 混杂偏倚的控制   混杂偏倚可以发生在研究的设计与分析阶段,在研究过程中需要科学严谨的设计和合理的统计分析来控制混杂因素的影响。

(1)设计阶段。

①限制,即针对某些可能的混杂因素,在设计时对研究对象的入选条件加以限制。例如研究吸烟与肺癌的关系,考虑到年龄和性别可能是混杂因素,可规定研究对象仅限于某社区 40~50 岁男性居民等。通过限制可以得到同质的研究对象,但是限制的条件太多,会损失部分信息,也有可能得不到足够的样本含量,且会影响研究结果的代表性,使结论外推受到影响。

②匹配是控制混杂偏倚的常用方法。将可疑混杂因素作为匹配因素,使其在病例组和对照组中分布一致,达到均衡,从而消除混杂因素对研究结果的影响。但是对一个因素进行匹配后就不能分析该因素与疾病的关系,同时该因素与其他研究因素的交互作用也不能被分析,会造成信息损失。匹配的因素也不宜太多,以主要的、明显的混杂因素为宜。匹配的越多,损失的信息也越多,应注意匹配过度问题。

③随机化是控制混杂偏倚的有效方法之一。随机化可分为随机抽样和随机分配两种不同的形式。随机抽样是指每个研究对象被抽取的机会均等,从而使研究样本有代表性,可避免因主观地、任意地选择研究对象而造成选择偏倚。随机分配是指每个研究对象有同等的机会被分配到实验组或对照组中,而不受研究者或研究对象主观愿望或无意识的客观原因所影响。随机分配的目的是使各种非研究因素在各组中能均匀地分布,增加实验组与对照组的可比性,提高研究结果的正确性。

(2)资料分析阶段。

①标准化。按照统计学标准化的方法,将需要比较的两个率进行调整,使可疑的混杂因素在两个比较组中得到同等加权,从而获得有可比性的标准化率,以此避免混杂因素的影响。

②分层分析。分层分析是分析阶段控制混杂因素的常用手段,特别适用于设计阶段考虑不周,但尚有一定资料可寻的可疑混杂因素的分析,可得到按混杂因素调整后的效应估计值。

③多因素分析。分层分析只能平衡少数混杂因素的作用,如果需要控制的潜在混杂因素较多,样本量受限制或希望研究多种因素对疾病的综合影响,可采用多因素分析方法(如logistic 回归模型就很适合于病例对照研究)。

四、病例对照研究的优缺点

(一)优点

1. 特别适用于罕见病、潜伏期长的疾病的病因研究,往往是罕见病病因研究的唯一选择。

2. 省时、省力(人力和物力)、成本较低,出结果快且较易组织实施。

3. 可以同时研究多个因素与某种疾病的联系。

4. 应用范围广,不仅能用于疾病的病因学探讨,还可用于暴发调查、疫苗免疫学效果考核等研究。

5. 对研究对象多无损害。

(二)缺点

1. 不适用于研究人群中暴露比例很低的因素,因为需要很大的样本量。

2. 选择研究对象时,难以避免选择偏倚。

3. 获得既往信息时,难以避免回忆偏倚。

4. 暴露与疾病的时间先后顺序常难以判断,因此论证因果关系的能力没有队列研究强。

5. 不能直接计算暴露与无暴露人群的发病率,获得相对危险度(RR);只能用比值比(OR)估计相对危险度。

虽然病例对照研究有一定的局限性,但很多研究者认为,如果设计合理、方法正确,则质量较高的病例对照研究的效果也可与队列研究结果相媲美。因此,病例对照研究在病因学研究中有很高的应用价值。

第五节　队列研究

一、队列研究的基本原理

队列研究(cohort study)是分析流行病学研究中的重要方法之一。它可以直接观察暴露于不同危险因素或不同特征人群的结局,其检验病因假设的效能优于病例对照研究。与此类似的名称还有前瞻性研究(prospective study)、随访研究(follow-up study)及纵向研究(longitudinal study)。

(一)基本原理

队列研究的基本原理是在某一特定人群中,根据目前或过去某个时期是否暴露于某个(或某些)待研究的因素,将研究对象分为暴露组和非暴露组,随访观察一定时期内各组人群中研究结局(疾病、死亡、健康事件等)的发生情况,通过比较各组结局事件的发生率,从而判断暴露因素与结局事件的病因学关系。如果暴露组的发生率明显高于非暴露组,则可认为该暴露因素为疾病发生的可能病因;如果暴露组的发生率明显低于非暴露组,则可认为该暴露因素为疾病发生的保护因素。暴露组与非暴露组的疾病发生情况比较如图 4-5-1、表4-5-1所示。

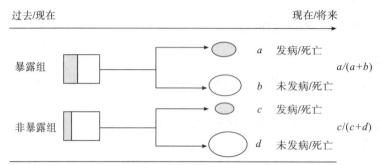

图 4-5-1 队列研究中暴露组与非暴露组的疾病发生情况

表 4-5-1 暴露组与非暴露组的疾病发生情况比较

组别	发病	未发病	合计
暴露组	a	b	n_1
非暴露组	c	d	n_0
合计	m_1	m_0	n

队列(cohort)原意是指古罗马军团中的一个分队,流行病学加以引用来表示一个特定的研究人群。根据所研究人群的稳定程度,队列一般可分为两种:一种是固定队列(fixed cohort),是指某特定事件发生时的所有人员作为一个队列,如由广岛原子弹爆炸时的幸存者组成的队列,有时也指一个相对稳定的人群或相对大的人群。另一种叫作动态人群(dynamic population),是相对于固定队列而言的,指原有队列成员可以不断退出,新的观察对象可以随时加入的观察人群。

(二)队列研究的特点

1. 观察性研究 在队列研究中,暴露与结局事件均在自然情况下发生,没有给予任何干预,这一特点构成了与实验性研究的本质区别。

2. 设立具有可比性的对照组 设立对照组旨在比较,这是分析流行病学与实验流行病学研究的共同特点之一,而有别于描述性流行病学研究。对照组与暴露组可来自同一人群,也可来自不同人群。

3. 是一种由"因"推"果"的研究 在队列研究中,先观其因,后究其果,研究性质为前瞻性。这一特点与实验性研究相一致,而与病例对照研究不同。

4. 可验证因果关联 队列研究从暴露入手,在疾病发生之前即进行随访观察,能确切掌握暴露因素的作用及结局的发生情况,符合先因后果的病因推断规则,从而可推断暴露与结局的因果关联。

(三)队列研究的用途

1. 检验病因假设 由于队列研究检验病因假设的能力较强,因此深入检验病因假设是队列研究的主要目的和用途。一次队列研究既可以检验一种因素与一种疾病或健康状况的关系,也可以同时检验多种因素与多种结局的因果关联。

2.描述疾病自然史　队列研究可观察到疾病的自然史,即疾病从易感期、潜伏期、临床前期、临床期到结局的整个自然发展过程,并对其进行描述,可为疾病预防措施的制定提供可靠信息。

3.预防、治疗及预后研究　有时在随访人群中研究对象可能受各种因素的影响而自行采取一种与暴露致病作用相反的措施,出现预防效果,这种反向作用并不是研究者人为施加的,而是研究对象自行决定的,这种现象称为"人群的自然实验"(population natural experiment)。此外,队列研究还可研究某种疾病的长期变动趋势,为其制定新的预防规划、治疗方案或康复措施提供依据。

(四)研究类型

按照研究对象进入队列时间及终止观察时间的不同,将队列研究分为前瞻性队列研究、历史性队列研究和双向性队列研究三大类型,其示意图如图 4-5-2 所示。

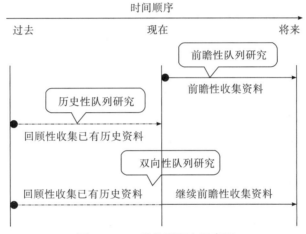

图 4-5-2　三种队列研究示意图

1.前瞻性队列研究(prospective cohort study)　研究开始时暴露因素已经存在,但疾病尚未发生,研究的结局要前瞻观察一段时间才能得到,这种设计模式称为前瞻性队列研究,也叫同时性或即时性(concurrent)队列研究。它所需观察时间往往很长,要对研究对象进行定期随访。这是队列研究的基本形式。

前瞻性队列研究最大的优点在于无论暴露或结局资料,研究者都可以亲自监督获得一手资料,偏倚较小。但前瞻性队列研究所需观察的人群样本量很大,时间长、经费开支巨大,影响可行性。

2.历史性队列研究(historical cohort study)　研究开始时暴露和疾病均已发生,即研究的结局在研究时已从历史资料中获得,研究对象的确定与分组是根据研究开始时已掌握的历史资料来决定的,这种设计模式即为历史性队列研究,也称为非同时性或非即时性(non-concurrent)队列研究。这种研究方法无须等待疾病的发生,暴露和结局资料可在短时间内搜集完,并且可以同时进行。

历史性队列研究在研究开始时,暴露和疾病均已发生,可迅速得到研究结果,大大节省了时间、人力和物力。因此,这种研究适宜于诱导期长和潜伏期长的疾病,并且常用于具有特殊暴露的职业人群的研究。但因资料积累时未受到研究者的控制,内容未必符合要求,所以历史性队列研究仅在具备详细、准确而可靠的文字资料的条件下才适用。

3. 双向性队列研究(ambispective cohort study)   双向性队列研究也称混合性队列研究,即在历史性队列研究之后,继续进行一段时间的前瞻性队列研究。这种研究方法兼有上述两种方法的优点,在一定程度上弥补了它们的不足,在实际工作中常常用到,适用范围较广。

二、队列研究的设计与实施

(一)选用队列研究方法的指征
在决定进行队列研究之前,应经过周密的考虑。

1. 要有明确的研究目的和检验假设。

2. 待检验的暴露因素的选择要比较准确,明确规定暴露因素。

3. 所研究疾病的发病率或死亡率一般不应低于 5‰。

4. 要有把握获得观察人群的暴露资料。

5. 要有确定发病或死亡等结局的手段和方法,且简便而可靠。

6. 有把握获取足够数量的符合条件的观察人群,并将其清楚地分成暴露组与非暴露组。

7. 观察人群能被长期随访观察而取得完整可靠的资料。

8. 要有足够的人力、物力和财力。

9. 若要采取历史性队列研究,要有足够数量的完整可靠的记录或档案材料。

(二)研究对象的选择
队列研究根据暴露与否,将研究对象分为暴露组与对照组(非暴露组)。要根据一定的原则选择研究对象。

1. 暴露人群的选择   通常将暴露人群分为一般人群、特殊暴露人群和有组织的人群三类。

(1)一般人群。一般人群通常指一个范围明确的地区的全部人群或其样本,由具有不同暴露因素的个体组成;一般人群适用于同时观察多种暴露和多种疾病间的关系,若着眼于研究一般人群的发病情况,或暴露因素和疾病在人群中常见,不需要或没有特殊暴露人群,就可以选择一般人群作为暴露人群。如美国 Framingham 地区心脏病研究的主要目的是前瞻性地观察冠心病发病率,以及年龄、性别、家族史、职业、文化水平、国籍、血压、血脂、体力活动、吸烟、饮酒等因素在冠心病发生发展中的作用。

(2)特殊暴露人群。某些职业中常存在特殊暴露因子,致使职业人群的发病率或死亡率远远高于一般人群,选择职业人群进行研究,便于证实暴露与疾病的联系。如研究联苯胺与膀胱癌的关系,可选择染料厂工人;研究石棉与肺癌的关系,可选择石棉作业工人;研究接触放射性物质与肺癌的关系,可选择铀矿工人等。

(3)有组织的人群。这种人群有时也有共同暴露于某因素的经历。当这种人群的数量较多,或他们共同暴露的因素是一种常见因素(如吸烟)时,这种人群作为暴露组特别有意义。Doll 和 Hill 在研究吸烟与肺癌的关系时选用英国注册在籍的男性医生就属于这类人群。

2. 对照人群的选择   队列研究结果的真实性依赖于是否正确选择了对照人群。选择对照组的基本要求是尽可能提高可比性,即除对照人群未暴露于所研究的因素外,其余各因素的影响或人群特征(年龄、性别、职业、民族、文化程度等)都应尽可能与暴露组相同,达到组间均衡可比。对照人群大致可分为四种：

（1）内对照（internal control）。同一研究人群中的非暴露人群或具有最低暴露剂量的人群即为内对照。如研究某人群中吸烟与疾病的关系，不吸烟者或少吸烟者就是内对照。这是最理想的对照，除暴露因素本身外，其他因素的可比性较强，研究偏倚较小。

（2）外对照（external control）。选择人口学特征上与暴露组相似的另一个非暴露人群作对照，称为外对照。在以特殊暴露人群为暴露组时，常需选择外对照。如以放射科医生为研究射线致病作用的暴露对象时，可以不接触或极少接触射线的五官科医生为外对照。

（3）一般人群对照（general population control）。用暴露人群所在地区的一般人群的发病率、死亡率或其他结局与暴露组相比较。这种对照统计资料容易得到，但比较粗糙。实际应用时，常采用间接标化比来比较。

（4）多重对照（multiple control）。即用上述两种或两种以上的形式同时作对照，以减少只用一种对照所带来的偏倚。

（三）样本含量的估计

1. 确定队列样本大小需考虑的问题

（1）抽样方法。一般而言，队列研究很难把全部符合要求的研究对象包括在内，往往需要从研究人群中抽取一定数量的样本。其抽样方法与现况研究相同，不同的抽样方法将直接影响样本含量的大小。

（2）暴露组与对照组的比例。一般来说，对照组的样本含量不宜少于暴露组的样本含量，通常采取两组等量的方法。

（3）失访率。队列研究通常要随访观察相当长的一段时间，在此期间研究对象的失访是不可避免的。因此，估计样本量时要考虑到失访率，防止在研究的最后阶段因数量不足而影响结果的分析。通常按 10% 来估计失访率，故按计算出来的样本量再加 10% 作为实际样本量。

2. 影响样本大小的因素 队列研究的样本量大小与下列参数有关。

（1）暴露组与对照组结局事件的发生率之差（d）。d 为暴露人群结局的发生率（p_1）与非暴露人群该结局的发生率（p_0）之差（$d = p_1 - p_0$），d 值越大，所需样本量越小。

（2）暴露因素与结局事件的关联强度，一般用 RR 表示。暴露因素与结局事件的关联强度越大，所需的样本含量越小，反之亦然。

（3）显著性水平，即检验假设时的第 I 类错误 α 值，要求的显著性水平越高（即 α 值越小），所需观察人数越多。通常 α 取 0.05 或 0.01。

（4）把握度，即 $1 - \beta$，为拒绝无效假设的能力或避免假阴性的能力。β 为检验假设时犯第 II 类错误的概率。把握度要求越高（即 β 值越小），所需观察人数越多。通常 β 取 0.10。

3. 利用公式计算样本大小 计算公式与病例对照研究相同。

$$n = 2 \bar{p} \bar{q} (U_\alpha + U_\beta)^2 / (p_1 - p_0)^2 \qquad \text{公式（4-5-1）}$$

此时 p_1 与 p_0 分别代表暴露组与非暴露组的发病率，而不是病例组与对照组的暴露率，$\bar{p}$ 为两组发病率的平均值，$\bar{q} = 1 - \bar{p}$。

例如，用队列研究观察放射线暴露与白血病的关系。已知一般人群白血病发病率为 $p_0 = 0.0001$，有放射线暴露的人白血病发病率为 $p_1 = 0.001$。如果研究者将 α 定为 0.05（双侧检验），$\beta = 0.1$，则 $U_\alpha = 1.96$，$U_\beta = 1.282$，将这几个参数值代入公式（4-5-1），得

$$n=14265.8\approx14266（人）$$

即暴露组与非暴露组各需 14266 人。考虑到失访的影响,尚需增加 10% 的样本量,最后估计样本量为 $14266+14266\times10\%=15692.6\approx15693$,即暴露组与非暴露组各应观察 15693 人。

(四)随访

1. 随访期　对每个研究对象开始随访的时间以及随访时间的长短直接关系到队列研究的功效,因此开始随访日期和终止随访日期均应明确。

为确定随访期,应了解疾病的诱导期和潜伏期,并据此作出假设。诱导期是指从病因开始作用至疾病发生的一段时间,在此期间充分病因逐步完成。潜伏期是指从疾病发生到临床上被发现的时间间隔。理论上,随访应在疾病的最短诱导期和潜伏期之后进行,最好不要在暴露一发生就开始随访,但是实际实施中往往难以做到。因为许多疾病,特别是慢性病的诱导期和潜伏期不是很清楚,如果暴露一发生就随访,则等于假设最短诱导期和潜伏期均为零。这种极端的假设往往是不正确的。例如,随访原子弹爆炸后幸存者的肿瘤危险性,可在爆炸数月或数年后开始随访,随访时间长短取决于肿瘤的特性。

随访时间的长短取决于暴露与疾病的关联强度以及疾病的潜伏期长短。暴露因素作用越强,随访时间越短;潜伏期越长,随访时间越长。

2. 研究对象的随访　研究对象失访过多,研究的真实性就会受到怀疑。保证随访成功是队列研究成功的关键之一。随访有三个目的:①确定研究对象是否仍处于观察之中,即确定分母信息;②确定研究人群中的结局事件,即确定分子信息;③进一步收集有关暴露和混杂因素的资料,以备分析时使用。

3. 随访的方法　①利用记录或档案:利用常规登记的人群和疾病资料来随访研究对象。在一些发达国家,每个公民都有一个全国计算机联网的个人识别号,通过它可查到有关就业、医疗、死亡等情况。在我国,可利用人事档案、肿瘤报告、传染病报告、死亡证明等记录与档案。②进行特殊安排的随访:访问研究对象或其他能够提供信息的人,定期进行家庭访视、电话询问或通信等。对研究对象进行测定或检查,如做体格检查或测定他们的血压、血脂、血糖等。③有时需对环境做调查与检测,以确证一项暴露。如对水质进行化验,测定环境污染、食物成分等。

4. 观察的终点与终止时间　观察终点(end-point)是指观察对象出现了预期的结果,至此就不再继续观察该对象了。观察终止时间是指整个研究工作可以得出结论的时间,也可以说此时整个研究工作到达了终点,应以暴露因素作用于人体至产生结局的一般潜伏期作为确定随访期限的依据。

观察终点常为规定的疾病的发生或死亡。如规定发生冠心病或肺癌死亡为终点,则患了其他疾病就不应视为已达观察终点,如得了糖尿病还应继续随访。如果研究对象在未到观察终点之前死于其他疾病,尽管不能对其继续随访,但是仍不能按到达随访终点对待,这是失访的一种。这种认识至关重要,它直接影响资料的分析。

5. 调查员的培训　应当由经过严格培训和考核合格的调查员进行随访。调查员的工作作风、科学态度,以及调查的技巧和技术,直接影响到调查结果的真实性和可靠性。观察终点需要由具有经验的临床医师来判断。研究者不一定亲自参加随访,因为研究者易于带来主观的偏性。当用盲法获取信息时,更不能由研究者自己进行追踪。

(五)资料整理与结果分析

队列研究的资料经整理后主要是计算发病率或死亡率,进行统计学检验与相对危险度的计算,分析暴露因素与发病率或死亡率之间的关系。

1.率的计算 根据研究过程的不同,队列研究可以计算累积发病率或发病密度。

(1)累积发病率(cumulative incidence rate,CIR)和累积死亡率(cumulative mortality rate,CMR)。当研究的目标人群流动性较小,样本量又足够大,观察时间较短时,可以计算累积发病率或累积死亡率,公式如下:

$$\text{CIR(CMR)} = \frac{n}{N} \qquad\qquad 公式(4\text{-}5\text{-}2)$$

式中,n 为观察期内被研究疾病的发病人数或死亡人数,N 为观察期开始时的研究对象人数。

假设北方某市有 200 万人口,其中 HBsAg 携带者 10 万人,经过 2 年的前瞻性研究,发现 HBsAg 携带者中发生原发性肝癌 250 例,而非 HBsAg 携带者中仅发生 95 例(表 4-5-2)。求其累积发病率。

暴露组 $\text{CIR}_1 = 250/100\ 000 = 250/10$ 万

非暴露组 $\text{CIR}_0 = 95/1\ 900\ 000 = 5/10$ 万

累积发病率高低受随访研究时间长短的影响,在比较几项随访时间不等的前瞻性研究的发病率或死亡率时,通常不用累积发病率,而采用发病密度。

表 4-5-2 某市人群 HBsAg 阳性与原发性肝癌关系的研究

HBsAg	发病例数	未发病病例	合计
+	250	99750	100000
−	90	1899905	1900000
合计	345	1999655	2000000

(2)发病密度(incidence density,ID)。研究对象在随访期间按人-时计算发病率或死亡率。分子为随访期间被研究疾病的发病人数或死亡人数;分母不是普通的人口数,而是人-时(人-月或人-年)数。因为前瞻性研究随访观察时间很长,由于失访或死亡以及人口流动等,人数每年都在变动;同时随着时间的推移,研究对象年龄不断增长,一个年龄组中,每年都有低年龄组的成员进入,超过年龄的要进入高年级组,所以计算发病密度不能用一个固定的人口数字,而应用人-月、人-年来表示。这种以人-月或人-年计算的发病密度又称为人-时发病率或人-时死亡率。

人-时数等于观察的人口数乘以观察的时间(月或年)。如对 1 个研究对象持续观察了 1 个月,计 1 人-月;观察了 1 年,计 1 人-年;观察了 5 年,计 5 人-年。

发病密度的计算公式如下。具体计算需根据样本量的大小,参考有关书籍,选择大样本、寿命表法或小样本的计算方法。

$$\text{ID} = \frac{n}{\text{PT}} \qquad\qquad 公式(4\text{-}5\text{-}3)$$

式中,n 为观察期内所研究疾病的发病人数或死亡人数,PT 为人-时数、人-月数或人-年数。

(3)率的统计学检验。检验暴露组与对照组的发病(死亡)率的差异是否有统计学意义,可采用多种方法。若观察样本量较大,样本率的频数分布近似正态分布,可用 Z 检验。

$$Z = \frac{p_1 - p_0}{\sqrt{s_{p_1}^2 + s_{p_0}^2}}$$ 公式(4-5-4)

式中, p_1 为暴露组的率, p_0 为对照组的率, s_{p_1} 为暴露组率的标准误, s_{p_0} 为对照组率的标准误。求出 Z 值后,查 Z 界值表得 P 值,按所取检验水准即可作出判断。

如果率比较低,样本率的频数分布不符合正态分布,可改用二项分布或泊松分布检验,其检验方法可参阅有关书籍。

此外,还可用四格表的 χ^2 检验分析两组率的差异是否有统计学意义。

$$\chi^2 = \frac{(ad - bc)^2 n}{(a+b)(c+d)(a+c)(b+d)}$$ 公式(4-5-5)

当四格表中一个格子的理论数 $\geqslant 1$ 但 <5,总例数 >40 时,则使用 χ^2 检验的连续校正公式。

$$\chi^2 = \frac{(|ad - bc| - n/2)^2 n}{(a+b)(c+d)(a+c)(b+d)}$$ 公式(4-5-6)

式中, $n = a+b+c+d$。

2.暴露与疾病关联强度的测量 队列研究的最大特点在于可确证暴露与疾病的因果联系。通常用以下几个指标来表示这种联系的强度。首先,将资料整理成表 4-5-1 的模式,然后计算下列指标。

(1)相对危险度(relative risk,RR)。相对危险度也称危险度比(risk ratio)或率比(rate ratio),均以 RR 表示,它是说明暴露与疾病关联的强度及其在病因学上意义大小的指标。设 $I_e = a/n_1$ 为暴露组的率, $I_0 = c/n_0$,则

$$RR = \frac{I_e}{I_0} = \frac{a/n_1}{c/n_0}$$ 公式(4-5-7)

RR 表明暴露组发病或死亡的危险是非暴露组的多少倍。对于 RR 值的大小反映关联强度应根据的标准可参考表 4-5-3,工作中仍需根据实际情况 RR 值的可信区间来判断其意义。

相对危险度是估计暴露与疾病关联的一个点估计值,用它直接估计关联强度的大小误差较大。考虑到抽样误差的存在,常按照一定的概率(一般为 95%)以区间来估计 RR 总体所在的范围。RR 的 CI 上下限的数值即为可信限。其计算公式常取 95% 的 Z 值 1.96 计算 RR 的 95%CI。

$$RR_U, RR_L = RR^{(1 \pm 1.96/\sqrt{\chi^2})}$$ 公式(4-5-8)

表 4-5-3 相对危险度与关联的强度

相对危险度		关联的强度
0.9~1.0	1.0~1.1	无
0.7~0.8	1.2~1.4	弱
0.4~0.6	1.5~2.9	中等
0.1~0.3	3.0~9.9	强
<0.1	10~	很强

(2)归因危险度(attributable risk,AR)。归因危险度又称特异危险度、率差(rate difference,RD)和超额危险度(excess risk),是指暴露组与对照组发病危险相差的绝对值,即

暴露者单纯由于暴露而增加的发病概率。

$$AR = I_e - I_0 = \frac{a}{n_1} - \frac{c}{n_0}$$ 　　　　公式(4-5-9)

或

$$AR = I_0(RR-1)$$

RR 或 AR 同为估计危险度的指标,但其公共卫生意义不同。RR 是暴露使个体比未暴露情况下增加相应疾病的危险程度,是比值;AR 则是暴露使人群比未暴露情况下增加超额疾病的数量,是差值。如果暴露因素消除,就可以减少这个数量的疾病。下面以表 4-5-4 为例说明二者的区别。

表 4-5-4　吸烟者与非吸烟者死于不同疾病的 RR 与 AR

疾病	吸烟者(1/10 万人-年)	非吸烟者(1/10 万人-年)	RR	AR(1/10 万人-年)
肺癌	48.33	4.49	10.8	43.84
心血管疾病	296.67	169.54	1.7	127.13

表 4-5-4 中数据说明,吸烟对每个受害者来说,患肺癌的危险性比患心血管疾病的危险大得多。但就整个人群来看,吸烟引起心血管疾病的死亡率却比肺癌高。前者具有病因学意义,后者更有疾病预防和公共卫生方面的意义。

(3)归因危险度百分比(AR%)。归因危险度百分比又称病因分值,是指暴露人群中发病归因于暴露的成分占全部病因的百分比。

$$AR\% = \frac{I_e - I_0}{I_e} \times 100\%$$ 　　　　公式(4-5-10)

或

$$AR\% = \frac{RR-1}{RR} \times 100\%$$ 　　　　公式(4-5-11)

(4)人群归因危险度(population attributable risk,PAR)。人群归因危险度也称人群病因分值,是指总人群由于暴露于某一危险因子而增加的发病率。PAR 与 AR 不同,因为 AR 仅仅是从抽取的人群资料中计算出来的,而研究对象暴露与非暴露的比例不会与目标人群中两者的比例一致,若目标人群中暴露的比例低,尽管 AR 较高,人群中的实际发病率也不会很高,即人群中的归因危险度受人群暴露比例的影响。

设 I_t 为全人群的率,P_e 为全人群的暴露比例,则

$$PAR = I_t - I_0 = AR \times P_e$$ 　　　　公式(4-5-12)

(5)人群归因危险度百分比(PAR%)。人群归因危险度百分比是指人群归因危险度占总人群全部发病的百分比。

$$PAR\% = \frac{I_t - I_0}{I_t} \times 100\% = \frac{P_e(RR-1)}{P_e(RR-1)+1} \times 100\%$$ 　　公式(4-5-13)

可见 PAR 和 PAR%取决于暴露因子的流行率和相对危险度两个因素,可用于估计某危险因子对整个人群引起的疾病负担,说明在整个社会的卫生问题中哪些是重要的,在卫生保健工作及卫生管理上意义较大。

例如,Tolonen 关于二硫化碳与冠心病死亡联系的队列研究资料整理如表 4-5-5 所示,对该资料进行分析。

表 4-5-5　Tolonen 关于二硫化碳与冠心病死亡联系的研究

组别	冠心病死亡人数	未死亡人数	合计	死亡率（%）
暴露组	16(a)	327(b)	343(n_1)	4.7
非暴露组	3(c)	340(d)	343(n_0)	0.9
合计	19(m_1)	667(m_0)	686(n)	2.8

χ^2 检验结果：

$$\chi^2 = \frac{(ad-bc)^2 n}{(a+b)(c+d)(a+c)(b+d)} = \frac{(16 \times 340 - 327 \times 3)^2 \times 686}{343 \times 343 \times 19 \times 667} = 9.148$$

$\chi^2 > \chi^2(0.01,1), P < 0.01$。

暴露组与非暴露组死亡率的差异有统计学意义，这一结果提示：暴露于 CS_2 与冠心病死亡率有统计学联系。暴露于 CS_2 与冠心病死亡联系强度的估计：

$$RR = \frac{I_e}{I_0} = \frac{a/n_1}{c/n_0} = \frac{16/343}{3/343} = 5.33$$

$$AR = I_e - I_0 = 16/343 - 3/343 = 3.79\%$$

$$AR\% = \frac{I_e - I_0}{I_e} \times 100\% = \frac{0.0379}{16/343} \times 100\% = 81.25\%$$

例如，某调查资料显示，吸烟者的肺癌年死亡率为 $0.96‰$（I_e），非吸烟者的肺癌年死亡率为 $0.07‰$（I_0），全人群的肺癌年死亡率为 $0.56‰$（I_t），吸烟者占人群的百分比为 56%（P_e），试计算各测量危险度的数值。

$RR = I_e/I_0 = 0.96‰/0.07‰ = 13.71$，说明吸烟组的肺癌死亡危险是非吸烟组的 13.71 倍。

$AR = I_e - I_0 = 0.96‰ - 0.07‰ = 0.89‰$，说明如果去除吸烟因素，则可使吸烟人群肺癌死亡率减少 $0.89‰$。

$AR\% = \dfrac{I_e - I_0}{I_e} \times 100\% = \dfrac{0.89‰}{0.96‰} \times 100\% = 92.71\%$，说明吸烟人群中由吸烟引起的肺癌死亡占所有肺癌死亡的比例是 92.71%。

$PAR = I_t - I_0 = 0.56‰ - 0.07‰ = 0.49‰$，或 $PAR = AR \times P_e = 0.89‰ \times 56\% = 0.5‰$，说明如果去除吸烟因素，则可使全人群中的肺癌死亡率减少 $0.49‰$。

$$PAR\% = \frac{I_t - I_0}{I_t} \times 100\% = \frac{0.49‰}{0.56‰} \times 100\% = 87.50\%$$

或 $PAR\% = \dfrac{P_e(RR-1)}{P_e(RR-1)+1} \times 100\% = \dfrac{0.56 \times (13.71-1)}{0.56 \times (13.71-1)+1} \times 100\% = 87.68\%$，说明全人群中由吸烟引起的肺癌死亡占所有肺癌死亡的比例是 87.50%。

3. 剂量反应关系的分析　与病例对照研究一样，队列研究往往可以取得某暴露不同等级的资料，这类资料可以用来说明疾病和暴露的剂量反应关系，能检验暴露作用效果趋势的一致性，以增加判断因果关系的依据。

三、队列研究的偏倚及其控制

与其他流行病学研究方法一样，在队列研究的设计、实施和资料分析等各个环节中都可能产生偏倚。常见的偏倚类型包括选择偏倚、信息偏倚和混杂偏倚。

(一)选择偏倚

队列研究中以所抽取的样本人群作为研究对象时,有时会因代表性差而造成选择偏倚。

1.失访偏倚　失访偏倚是队列研究中最常见的一种偏倚,是指在随访观察过程中,研究对象由于种种原因而退出研究或死于非终点疾病,因而对研究结果造成影响。失访所产生偏倚的大小主要取决于失访率的高低、失访者的特征和暴露组与非暴露组失访情况的差异。队列研究由于观察人数较多、观察时间较长,失访难以避免。失访的主要原因为研究对象的迁移、外出、不愿合作等,在进行历史性队列研究时,某些研究对象的档案缺失或记录不全是失访的特殊形式,而这些档案记录资料的缺失是导致失访的主要原因。

2.错误分组偏倚　在确定暴露组与非暴露组时,如果对暴露的定义不严格或执行不当,可导致归类错误而引起错误分组偏倚;如果对疾病的诊断缺乏统一标准或未严格执行标准,将可能使某些已患所研究疾病的病人被纳入研究队列,而他们在暴露组和非暴露组的分布往往不一致,这样也会带来错误分组偏倚。

3.志愿者偏倚　志愿者为研究对象时,由于他们具有的某些特征或习惯与一般人群之间存在差别,如年龄可能以青年或老年为主,从事某种特殊职业者或无业者较多,有某种特殊习惯或行为、心理倾向等,都会影响到研究对象的代表性,使研究结果推论到目标人群时受到影响而产生偏倚。

4.易感性偏倚　易感性偏倚也叫健康工人效应(healthy worker's effect)。当选择某种职业暴露的人群为研究对象,探讨接触该职业因素对健康的影响时,有时会发现该暴露人群的发病率或死亡率与一般人群之间无差别,甚至低于一般人群。其原因可能是由于工作需要,这些职业暴露者的健康水平较一般人群高,或者是他们在长期接触这些有害物质时对其产生了耐受性,使得对某些疾病的易感性降低。如果忽视了这方面的影响,将会产生由于易感性偏倚而导致的错误结论。

选择偏倚的主要控制方法:严格制定和执行选择研究对象和确定暴露的标准;尽可能提高研究对象的依从性,避免失访的发生;以志愿者为研究对象时,应对其某些特征与一般人群进行比较,预先估计易感性偏倚产生的可能性,并加以避免。

(二)信息偏倚

在随访观察的整个过程中所获得资料的不准确所带来的系统误差称为信息偏倚。

1.诊断和错误归类偏倚　在资料收集过程中,对疾病等研究结局的诊断标准定义不明确或掌握不当,可造成对结局的错判或误判,这种在随访过程中发生的诊断或错误归类偏倚属于信息偏倚。

2.测量偏倚　随访观察时检测仪器不准确、检验方法未统一或技术不规范,调查员的询问技巧欠佳等,均可使所收集到的信息不能反映实际情况,造成对研究结果和结论的歪曲,这种偏倚称为测量偏倚。

3.诊断怀疑偏倚　诊断怀疑偏倚一般是指由于研究者或被研究者的主观偏性而导致研究结果发生的偏差。研究者如果事先知道研究对象的暴露情况,在主观上可能会倾向于应该出现某种阳性结果的意向,则以不同的调查方式、态度对待暴露组和非暴露组,或判断结果时带有较大的主观偏性。同样,若研究对象了解了研究目的,并知道自己是暴露者,则可能对研究结局的出现作出主观判断。

信息偏倚的主要控制方法：严格培训调查员，提高调查和检测技术水平，统一诊断标准，统一调查与检测方法，校准实验仪器，尽量采用客观的判断暴露与结局发生的指标，如果条件允许，可采用盲法收集资料，避免主观偏性对结果的影响。

（三）混杂偏倚

尽管队列研究中研究因素比较单一，但任何与暴露和所研究结局均有关的各种外部变量都有可能作为混杂因素存在，干扰研究结果和结论的真实性。如吸烟与冠心病的队列研究中，研究对象的年龄、性别、血压水平、血脂含量等均可能作为混杂因素。因此，在不同类型和不同研究目的的队列研究中，应对混杂因素加以识别并予以控制。

混杂偏倚的控制方法主要有限制、匹配、随机化、标准化、分层分析和多因素分析等。

四、队列研究的优缺点

（一）优点

1. 研究人群定义明确，选择性偏倚较小。

2. 由于是前瞻性的，有可能使测量暴露的方法标准化，以减少观察者、观察对象和技术变异而引起的误差，又由于事先不知道谁将发病，信息偏倚较小。

3. 可以直接计算暴露组和非暴露组的率，从而计算出 RR 和 AR 等反映疾病危险关联的指标，可以充分而直接地分析病因的作用。

4. 有可能观察到暴露和疾病在时间上的先后顺序。

5. 有助于了解人群疾病的自然史，有时还可能获得多种预计以外的疾病的结局资料。

6. 可按暴露水平分级，从而有可能观察到剂量反应关系。

（二）缺点

1. 不适用于发病率很低的疾病的病因研究，因为所需对象数量很大，难以达到。即使是研究常见病，仍需大量对象，才能获得暴露组与对照组之间有意义的差异。

2. 需要长期随访，对象不易保持依从性，容易产生各种失访偏倚。

3. 研究费时间、费人力和物力，其组织与后勤工作相当艰巨。

4. 研究者虽然可以预先根据暴露与否进行分组，但有时难以控制暴露以外的其他特征在两组中的分布，从而造成混杂偏倚。

（陈　燕　姚应水）

第六节　实验流行病学

实验流行病学（experimental epidemiology）是英国人 Topley 于 1919 年最先提出的，通过用鼠伤寒沙门菌感染纯种小鼠群，改变宿主及环境因素，观察这些因素对动物群感染流行的影响，创立了实验流行病学。从流行病学的观点看，动物试验最大的缺点是动物群的实验条件和人类所处的生活条件有着本质区别，两者的生物学特征亦相差很大，然而其开展实验流行病学研究的学术思想却给了人们有益的启迪。

最早开展的人群流行病学实验性研究是 1747 年英国人 James Lind 关于坏血病的病因研究,其原理和方法广泛应用到临床研究则始于 20 世纪 80 年代。最初,设计、测量与评价(design,measurement and evaluation,DME)作为基本设计原则被引入临床流行病学;此后,临床流行病学工作者在临床科研中大力提倡随机对照试验(randomized controlled trial,RCT),此研究设计方法采用随机化分组,可以有效地减少研究对象分组时产生的选择偏倚和混杂偏倚;采用双盲、安慰剂对照,可以降低实施过程中信息偏倚的产生,能够保证研究结果的真实性。

一、实验流行病学的基本原理

实验流行病学是按照随机化原则,将研究对象分为实验组和对照组,研究者对实验组施加某种干预措施后,随访观察一定时间,比较两组人群的结局。实验流行病学研究经过精心设计,并在严格控制的现场实验条件下进行,且实验组和对照组是随机分配的,因此实验流行病学主要用于验证病因假设和评价疾病的防治效果。

(一)设计模式

实验性研究的设计模式如图 4-6-1 所示。

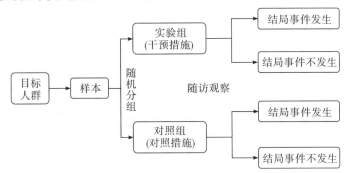

图 4-6-1　实验性研究的设计示意图

(二)特点

1.属于前瞻性研究　实验流行病学研究必须干预在前,结局在后,属于前瞻性研究,研究结果也具有较强的验证性。

2.随机分组应遵循随机化原则　对研究对象进行随机分组,以提高实验组和对照组之间的可比性,控制偏倚与混杂。当受条件限制无法进行随机分组时,应尽可能保证两组的基本特征均衡可比。

3.有均衡可比的对照　实验流行病学的研究对象均来自同一总体的样本人群,两组在各相关方面应接近或相似,排除研究因素以外其他因素对研究结果的干扰。

4.人为施加干预措施　实验流行病学不同于观察性研究,它需要研究者根据研究目的,对实验组人为施加干预措施,对照组不做处理,然后随访观察两组之间的结局事件发生差异。因为有人为施加干预,所以实验流行病学研究容易产生医学伦理问题。

(三)研究类型

关于实验流行病学研究的分类,目前尚无定论。根据研究场所和研究对象的不同,可分为临床试验、现场试验和社区试验;根据实验设计所具备的基本特征,如实验是否设立对照组或是否进行随机分组,可分为真实验和类实验;根据处理因素,可分为治疗性实验和预防性实验。

1. 根据研究场所和研究对象分类

(1)临床试验(clinical trial)。临床试验是在临床上评价新药、新疗法疗效的一种试验,是临床治疗措施在正式应用之前的最后人体应用试验。它是运用随机分配的原则将试验对象(患者)分为实验组和对照组,给前者施以某种治疗措施,不给后者施以这种措施或给以安慰剂,经过一段时间后评价该措施的效果与价值的一种前瞻性研究。临床试验的目的是观察和论证某个或某些研究因素对研究对象产生的效应或影响。临床试验的研究对象是病人,是以个体为单位进行实验分组的实验方法,病人可以是住院和未住院的病人。其中随机化临床试验是此类试验中应用最广的一种,也是临床试验中首选的最佳方案(金标准)。

(2)现场试验(field trial)。现场试验也称人群预防试验,是以尚未患研究疾病的人作为研究对象进行实验分组的研究方法,目的是验证某种预防措施的效果。现场试验不同于临床试验,其涉及的对象尚未患病。例如评价大剂量维生素预防感冒的效果和脊髓灰质炎疫苗的人群现场试验。

(3)社区试验(community trial)。社区试验也称社区干预项目(community intervention program,CIP),是以人群作为整体进行实验观察,常用于对某种预防措施或方法进行考核或评价。社区试验是现场试验的一种扩展,二者在概念上的区别在于现场试验接受干预的基本单位是个人,而社区试验接受干预的基本单位是整个社区,或某一人群的各个亚人群,如某学校的班级、某工厂的车间或某城市的街道等。如疫苗的效果可用现场试验来评价,因为疫苗可以分配给个人,而水中加氟预防龋齿是将氟统一加入水中,使整个研究地区的人群饮用含合适浓度氟的水,而不是分别给予每一个体,因此,水中加氟的效果评价不能用现场试验,而只能用社区试验。

2. 根据实验设计所具备的基本特征分类

(1)真实验(true experiment)。实验流行病学研究将研究人群随机分为实验组和对照组,研究者对实验组人群人为施加某种干预措施后,随访并比较两组研究对象的结局发生情况,以分析判断干预措施效果的实验性研究方法,称为真实验。真实验必须具备四个基本特征,也就是流行病学实验的四个基本特征:必须是前瞻性研究;人为施加一种或多种干预措施;设有均衡可比的对照组;遵循随机分配原则。

从常见流行病学研究特征来看,描述流行病学和分析流行病学中的研究对象可以采取随机抽样方法获得,但无法像实验流行病学这样做到随机分组。与描述性研究相比,实验性研究还有一个显著特征,就是能够检验假设。与分析研究相比,虽然两者都能够检验假设,但是实验流行病学的检验效能比任何分析性研究都强,因为实验性研究是人为施加干预措施,对研究对象进行随机分组,能够较好地排除、控制其他非研究因素的干扰。

(2)类实验,又称半实验(semi-experiment)。一些研究中,因受条件限制不能对研究对象进行随机分组或无法设置平行的对照组,这种情况下进行的实验称为类实验。类实验可分为两类。

①不设立对照组类试验。虽然这类实验没有设立对照组,但不等于没有对比,因为只有通过比较,才能分析判断干预措施的效果。类实验的对比主要通过两种方式进行:一是干预前后的自身对照,即同一受试对象在接受干预措施前后的比较。如观察某药物降血糖的效

果,可以比较糖尿病病人服用该药物前后的血糖水平。二是与已知的不给该项干预措施的结果比较。如已知我国人群乙肝病毒表面抗原(HBsAg)携带率平均为 10%,国家将乙肝疫苗纳入儿童免疫规划程序,因为是在儿童中全面推行疫苗接种,一方面难以获得不接种疫苗的对照人群,另一方面因未接种疫苗时期,我国人群 HBsAg 携带率处于一个已知相对稳定水平,如果要评价该免疫策略控制人群 HBsAg 携带率的效果,该研究也不一定要设对照组。

②设立对照组类实验。这类实验虽然设立对照组,但研究对象没有随机分组。如在社区研究中,并不是都能获得随机对照,有时只能对整个居民区人群实行预防,而选择具有可比性的另一个社区人群作为对照组。如乙肝疫苗的保护率评价,甲校为实验组,注射乙肝疫苗,乙校为对照组,不注射乙肝疫苗,然后对比两组血清学和流行病学观察指标的差异。这类实验常用于研究对象数量大、范围广而实际情况不允许对研究对象作随机分组的情况。

二、实验流行病学的设计与实施

在开展实验流行病学研究前要制订研究计划。研究计划不仅是实验研究中指导研究实施和分析的指南,也是提交给医学伦理委员会用于说明实验合理性的设计书。

(一)明确实验研究目的

任何一项实验研究事先都应制定完善可行的实验设计方案,在设计中必须首先明确研究目的,即所要解决的基本问题。①是单纯验证病因还是评价某项干预措施的效果;②如果是评价干预措施的效果,是评价治疗措施试验还是预防试验;③如果是预防试验,是控制个体发病还是控制疾病流行;④如果是治疗措施试验,是降低某病的病死率,还是提高好转率,或者是彻底治愈。通常一次实验只解决一个问题,若目的不明确,想解决的问题很多,往往适得其反,甚至会造成各项实验措施不集中,力量分散,进而影响整个实验研究的结果。

(二)确定实验现场

确定实验现场应围绕实验目的进行。一般实验现场的选择必须符合以下条件。

1.实验现场应有足够的人口数,且流动性小,人口相对稳定,以保证实验的顺利进行,例如疫苗效果考核。同时,要求实验现场或实验对象的基本统计学特征应该与总体一致,以外推到更大的人群,即使其具有代表性。

2.实验研究的疾病在该地区有较高而稳定的发病率,以保证能获得足够的阳性结果,从而在结果分析时,更容易达到有统计学意义的结果。

3.考核疫苗效果时,应选择近期未发生该病流行的地区,否则结果不易解释。

4.实验地区(单位)应有较好的医疗设施和医疗水平(利于疾病的确诊),有完善的疾病登记报告系统(利于疾病的发现),卫生防疫机构健全,即具有相当的卫生资源。

5.实验地区的领导重视,目标人群提供支持,依从性好,有较好的协作配合条件。

(三)选择研究对象

1.遵循严格的诊断标准　在选择受试对象时,应严格按照诊断标准进行。如在研究某药对小儿支气管哮喘的临床疗效时,必须以有典型哮喘发作的哮喘患儿为受试对象,若把婴幼儿肺炎或其他原因引起的哮喘误认为支气管哮喘而混入对象中去,则研究结果毫无价值。因此,对病例要求做到正确诊断、正确分期和对病情的正确判断。诊断标准一般是采用世界卫生组织或全国的统一标准。我国对许多常见病、多发病和职业病均已制定出诊断标准,如冠心病、高血压、肺源性心脏病、阻塞性肺气肿、病毒性肝炎、硅沉着病、铅中毒、汞中毒、苯中毒等。若没有统一标准，可参考文献结合实际条件自行制定。在制定标准时，还应以明确的体征和检验指标为依据，仅用物理学诊断来确定疾病的诊断是不够严格的。

2.制定纳入和排除标准

（1）纳入标准。并非所有的患者都对治疗措施敏感，如病毒性肝炎患者，不同年龄组的治愈率可能不同，可以选定某一年龄范围的患者进行观察，这样就要有一个纳入标准，如选择成年后感染且小于40岁的患者。

（2）排除标准。研究人员在设计时除规定纳入标准外，还应规定哪些患者不能选作研究对象，即规定排除标准。如某患者同时患有另一种影响本次科研效果的疾病，就不宜选作研究对象。如患胃肠道疾病的患者，不宜选作评价口服药物疗效的研究对象，因为患胃肠道疾病会影响药物的吸收。参加疗效评价的患者也不宜同时患其他严重疾病，因为这些患者在研究过程中可能死亡，或因病情加重被迫退出。此外，已知研究对象对治疗有不良反应时也不能将其作为研究对象，如有胃出血者不应选作抗炎药物试验的研究对象。

3.疾病鉴别诊断要明确　例如研究某药对原发性高血压的疗效时，应排除各种继发性高血压患者。又如糖尿病病型极其复杂，一次试验宜选定一种病型为对象。当不能排除某患者是否患有另一种影响研究结果的疾病时，不宜将该患者选为研究对象。如研究某药对病毒性肝炎的疗效时，若不能排除患者是否患有其他肝脏疾病，则不宜选用。

4.应选择依从性好的人群　所谓"依从性"，是指研究对象能服从实验设计安排并能密切配合到底。由于某种原因不能配合实验的，不宜选择受试对象。在规定时间内，有些患者会中途脱离观察，要视具体情况进行处理。如因病情恶化改用了其他疗法，或转到其他医院治疗、死亡等，可作为无效对象放入非治愈组；若因好转而脱离观察，按有效的程度放入治愈组；在疗效尚不能肯定的情况下而脱离观察，应对患者进行追踪，判断是否有效，确实不能判断疗效的少数病例应予以剔除。若不依从患者的数量较大，研究结果就会出现误差。

5.应遵循的重要原则

（1）研究对象能从实验中受益。从伦理学角度讲，患者应该在医院获得最佳的治疗。如评价药物的疗效，研究者应清楚地掌握该药的作用机制、适应证、禁忌证或敏感菌株等资料，这样就可以选择敏感菌株感染的患者，从而使研究对象从临床试验中受益；从临床试验角度也可以尽可能获得阳性结果。此外，有关选择新旧患者问题应具体分析。一般在常见病、多发病的研究中要尽可能选择新发病例作为研究对象，因为旧患者难以充分反映药物的疗效。而当检验或估计新药的特殊疗效时，可选择经多种方法久治未愈的患者，这样可以较容易判断疗效。至于罕见病，因新病例数量较少，在临床试验中不得不选入一些旧患者。若干预对其有害，则不应选作研究对象。因此，在新药临床试验时，往往将老年人、儿童、孕妇排除在外，因为这些人对药物易产生不良反应。又如，有胃出血史者不应选作抗炎药物试验的研究对象。

（2）研究对象应具有代表性。要求入选的研究对象在病型、病情以及年龄、性别等方面具备某病的全部特征，这样临床试验的结论才能够推论到目标人群，使研究结果具有明显的实用价值。若研究对象的代表性差，Ⅰ期临床试验结果的适用范围将受到限制。

（3）应选择预期发病率高的人群作为研究对象。如评价疫苗的预防效果，应选择疾病高发区人群。药物疗效试验亦应选择高危人群。如平喘解痉药物的疗效试验，最好选择近期频繁发作过支气管哮喘的患者作为研究对象。

（四）确定研究因素

1. 性质 一般来说，临床流行病学所要研究的因素主要是来自外界施加给研究对象的各种因素，如生物性因素、化学性因素和物理性因素。随着医学模式的转变，人们逐渐认识到除外界环境的物质因素外，病因还包括人体内环境中各种有害健康的因素，还有在人体内外环境共同作用下而产生的心理因素。

2. 强度 研究因素的强度是指实验所使用的药物或措施的总量、次数、每次的剂量、疗程的数量等。在设计时要注意掌握研究因素的使用强度，强度过大可能使研究对象受到伤害或在临床实践上无法使用，强度过小则难以出现预期的效应。如以观察药物疗效为例，使用的剂量应在最小有效剂量和最小中毒剂量范围之内。此外，在实验设计时还要充分考虑用药的途径、用药的时间间隔等，这些均可对药物（研究因素）强度产生影响。经过阅读文献和开展小规模的预实验可以找出使用研究因素的适宜强度。

3. 水平 一般情况下，每次临床研究只观察一个研究因素的效应，此谓单因素设计。单因素设计的优点是目的单一明确，相对易于执行，条件易控制；其缺点是由于被研究的因素单一，能阐明的问题较少，研究效率较低。实际上，实验性研究很少为单因素单水平的研究，多为多种因素、单一因素的多水平或多因素多水平的研究。

4. 实施方法 在获得研究因素强度的基础上，经过阅读文献和开展预实验，制定出使用药物的常规和制度，还应规定具体的使用方法，在正式实验中一般不允许变动，这称作标准化。但在临床实践中，由于病情的变化，标准化方法有时难以实施，这就需要拟订在实施过程中当标准化措施难以遵守以致实验无法进行时，及时发现和克服这种临床复杂情况的方法。标准化的目的是保证在整个研究过程中，采用研究因素的条件始终一致，使所获得的资料具有可比性，有利于分析研究因素与疗效间的关联。

（五）确定样本量

根据不同的设计要求，确定合适的样本量。样本量过小，抽样误差较大，不易获得正确的结论；样本量过大，不仅造成人力、物力和时间的浪费，还可能会增加产生/出现偏倚的机会。在实际工作中，研究对象难免有一定的失访和不依从，一般可在估算的样本量基础上适当增加 $10\%\sim20\%$。

1. 样本量估计的决定因素

（1）实验组和对照组比较指标的差异。差异越大，样本量就可以越小，反之就越大。

（2）研究结局或疾病的发生率。预期结局的发生率越高，样本量就可以越小，反之就越大。

（3）第一类错误（α）出现的概率，即出现假阳性错误的概率，α 水平由研究者自行确定，通常取 0.05 或 0.01。α 越小，所需要的样本量越大。

（4）第二类错误（β）出现的概率，即出现假阴性错误的概率。通常 β 取 0.10 或 0.20。β 越小，检验效能越高，则所需要的样本量越大。

（5）双侧检验与单侧检验。在采用统计学检验时，当研究结果高于和低于效应指标的界值均有意义时，应选择双侧检验；而当研究结果仅高于（或低于）效应指标的界值有意义时，应选择单侧检验。采用双侧检验比单侧检验需要的样本量大。

（6）研究对象分组数量。分组数量越多，则所需样本量越大。

2.样本量的估计方法

（1）非连续变量样本大小的估计。非连续变量是指计数资料，如发病率、感染率、死亡率、病死率、治愈率等。实验组和对照组之间比较时，可按下列公式计算或直接查表获得样本大小。

$$N = \frac{\left[Z_\alpha \sqrt{2\overline{p}(1-\overline{p})} + Z_\beta \sqrt{p_1(1-p_1) + p_2(1-p_2)} \right]^2}{(p_1 - p_2)^2} \qquad 公式(4-6-1)$$

式中，N 为一个组的样本大小，p_1 为对照组结局事件发生率，p_2 为实验组结局事件发生率，$\overline{p} = (p_1 + p_2)/2$，$Z_\alpha$ 为 α 水平相应的标准正态差，Z_β 为 β 水平相应的标准正态差。

（2）连续变量样本大小的估计。连续变量是指身高、体重、血压、血脂等计量资料。按样本均值比较，当两组样本相等时，可按下列公式计算样本大小。

$$N = \frac{2(Z_\alpha + Z_\beta)^2 \sigma^2}{d^2} \qquad 公式(4-6-2)$$

式中，σ 为估计的标准差，d 为两组连续变量均值之差，Z_α、Z_β 和 N 表示的意义同上述计数资料的计算公式。以上公式适用于 $N \geqslant 30$ 时。

上述方法适用于简单随机分组的以个体为干预单位的实验研究设计。特殊的研究设计类型，或者以群组为干预单位的研究，其样本量的估算方法有所不同，可参考专门的统计学专著。

(六)随机化分组

实验流行病学研究中通常是通过比较实验组（或称处理组）与对照组之间的效应，从而得出研究结论。人们的主观决定经常受到社会、心理因素的影响，会自觉或不自觉地产生偏性，使对照组与实验组之间产生不均衡，失去可比性。而随机化分组使每个受试对象都有同等机会进入实验组或对照组。有些疾病的临床过程千差万别，同一疾病在不同患者的病程、病情、并发症、疗效反应、副作用等方面表现各异，即使是来自同一时期、同一地区的病人，其临床表现也千变万化，甚至在同一患者不同病期的表现也随时间的推移而变化。通过遵循随机原则，能使处于实验组和对照组中的一些主要的已知、未知因素，能被测量、不能被测量的因素达到基本相符，同时能避免研究者或受试者主观意愿的干扰。

(七)设立对照

实验研究设计的一个重要原则就是必须有对照，合理的对照能成功地将研究因素的真实效应客观地、允分地暴露或识别出米，使研究者有可能作出正确评价。

1.影响实验性研究结果的因素

（1）不能预知的结局（unpredictable outcome）。个体生物学差异的客观存在，往往导致同一种疾病在不同个体中表现出来的疾病特征不一致，也就是疾病的发生、发展和结局的自然史不一致。对于一些自然史不清楚的疾病，其效应也许是疾病发展的自然结果，不设立可比的对照组，就很难与预防措施的真实效果区分开。

（2）霍桑效应（Hawthorne effect）。这一名称来源于芝加哥西方电气公司霍桑工厂的研究工作报告，是指人们因为成了研究中特别感兴趣和受注意的目标而改变了其行为的一种倾向，这与他们接受的干预措施的特异性作用无关，而是患者的一种心理、生理效应对疗效产生正向效应的影响。当然，有时也可能因为厌恶某医生或不信任某医疗单位而产生负面效应。

(3)安慰剂效应(placebo effect)。根据生理学和心理学原理推断，多数药物既有特异的药理作用，也有非特异的安慰剂作用。当研究对象使用安慰剂后，虽然没有真正的药理作用，但心理暗示作用会使机体产生一些积极的心理和生理反应，可以有利于疾病症状的缓解，这种现象称为安慰剂效应。如某些研究对象由于依赖医药而表现出一种正向心理效应。因此，当以主观感觉的改善情况作为干预措施效果评价指标时，其"效应"中可能包含安慰剂效应。

(4)向均值回归(regression to the mean)。这是临床上经常见到的一种现象，即一些极端的临床症状或体征，有向均值回归的现象。例如血压水平处于特别高的 5% 的人，即使不经过治疗，过一段时间再测量时，血压也可能会降低一些。

(5)潜在的未知因素的影响。人类的认识是无止境的，获得的知识总会具有局限性。很可能还有一些影响干预效应的因素目前尚未被我们所认识。

2.常用的对照形式

(1)标准疗法对照(有效对照)。标准疗法对照是临床试验中最常用的一种对照方式，是以常规或现行的最好疗法(药物或手术等)作对照，适用于已知有肯定疗效的治疗方法的疾病。

(2)安慰剂对照。安慰剂(placebo)通常用乳糖、淀粉、生理盐水等成分制成，不加任何有效成分，但其外形、颜色、大小、味道与试验药物或制剂极为相近。在所研究的疾病尚无有效的防治药物或使用安慰剂后对研究对象的病情无影响时才可使用。它主要解决是新药疗效还是自愈的问题。用这种对照的条件是试验的疾病尚无较好的药物；现有药物属于对症治疗；短时间不用药对病情无大影响。但给予患者无疗效的安慰剂会存在医德方面的争议。通过与安慰剂对比可了解一项治疗措施的特异性和非特异性的作用程度。

(3)空白对照(blank control)。即对研究对象不采取任何治疗措施，与实验组进行比较，目的是观察药物对有自愈倾向的疾病的真正效应。但不给患者采用任何治疗措施亦存在医德方面的争议。

(4)自身对照(own control)。即实验前后以同一人群作对比，或在同一病人身上作左右侧部位的对照、给药前后的对比、先给甲药后给乙药的对比等。如评价某预防规划的实施效果，在实验前需要规定一个足够的观察期限，然后将预防规划实施前后人群的疾病和健康状况进行对比；如同一患者两种植皮法的比较。自身对照的优点是消除研究对象自身影响药物疗效的各种内环境因素的效应，而且节省样本量。

(5)交叉对照(cross-over control)。即在实验过程中将研究对象随机分为两组，在第一阶段，一组人群给予干预措施，另一组人群为对照组，干预措施结束后，两组对换试验，这样，每个研究对象均兼作实验组和对照组成员。这种设计不仅有实验组和对照组的组间对照，而且有同一研究组的自身前后对照，从而降低了两组的变异度，从理论上讲受各种干扰因素和偏倚作用的影响很小，可以提高评价疗效的效率，同时也可用较少的样本完成实验。但采用交叉设计必须有一个严格的前提，即进入第二阶段起点时，两组研究对象的病情和一般状况均应该与进入第一阶段起点时相同，这对许多临床试验来说是难以做到的，从而限制了这种研究设计的应用。

(八)盲法的应用

实验流行病学研究中若采用开放试验(open trial),即研究对象知道自己的治疗情况,研究者知道研究对象的分组情况,则会由于主观因素的作用而产生信息偏倚。采用盲法(blind method)可有效避免这种偏倚。根据盲法程度可分为单盲、双盲、三盲和非盲。

1. 单盲(single blind)　即受试对象不知道自己是实验组还是对照组。优点:研究者可以更好地观察研究对象,可以及时恰当地处理研究对象可能发生的各种意外问题,原因易明确,能保障研究对象的安全;可以避免来自受试对象方面的主观偏倚。缺点:不能避免研究者的主观因素所致的偏倚,研究者为获得有效结果,可能有意或无意地造成对实验组和对照组的处理不均衡,导致结果的偏性。

2. 双盲(double blind)　即研究观察者和受试对象都不知道试验的分组情况,而是由研究设计者来安排和控制全部试验过程。优点:可以大大减少来自研究资料收集者(观察者)和受试对象两方面的主观因素所致的偏倚,对两组的处理较均衡,增加两组的可比性。缺点:程序较复杂,执行起来较为困难,且一旦研究对象出现意外,较难及时处理,不易找出原因,在这种情况下,往往盲法有被破坏的危险。因此,在实验设计阶段就应慎重考虑方法是否可行。

3. 三盲(tripe blind)　即不但现场研究者和研究对象不了解分组情况,而且负责资料收集和分析的人员也不了解分组情况,从而能较好地避免偏倚。优点:不但可以避免来自研究观察者和受试对象的主观偏倚,而且可以避免或减少在资料分析上、数据取舍上的偏倚。缺点:不利于试验的安全进行,因而难以实现。

与盲法相对应的是公开试验,试验未使用盲法,在公开状况下进行。研究对象和研究者均知道每个研究对象的分组情况。这类设计多适用于有客观观察指标且难以实现盲法的试验,如对改变生活习惯(包括饮食、锻炼、吸烟等)的干预效果的观察。优点:易于设计和实施,研究者了解分组情况,便于对研究对象及时作出处理。缺点:主要是容易产生偏倚。

(九)确定实验观察期限

根据实验目的、干预时间和效应(结局事件)出现的周期等,规定研究对象开始观察、终止观察的日期。一般而言,临床试验观察期限较短,现场试验和社区试验观察期限较长;传染病观察期限较短,慢性病观察期限较长。若为了观察保护时间的长短,可根据实际情况延长观察期限。对肿瘤、心血管疾病等慢性病的干预效果则需要观察较长时间,甚至可长达数十年。

(十)指标的观察与测量

指标是处理因素作用于受试对象所得到的实验效应,是反映临床医学研究结果的资料依据。因此,需要运用恰当的指标进行评价。在具体选用指标时,要充分考虑其真实性和可靠性,同时要考察其可行性。

1. 选择观察指标的原则

(1)目的性。观察指标须与实验要解决的问题有密切的关系,即所选用的指标与本次实验的目的有本质上的联系。实验的目的不同,选用的指标亦不同。

(2)特异性。特异的指标既易于揭示问题的本质,又不为其他因素干扰,也与拟解决的主要问题密切相关。如痰中结核菌检出率是反映开放性肺结核疗效的特异性指标;而癌胚抗原作为筛查癌症的指标就不具备高度的特异性,因为消化道炎症也可能使血液中的癌胚抗原升高。

(3)客观性。观察指标可分为客观指标和主观指标两种。客观指标是测量、化验等所表示的结果,常借助仪器来检测。主观指标则是由受试者回答或医生判断。如检查痛觉用针刺深度表示定量化,但什么深度发生疼痛还是由受试者来回答,因此属于主观指标。在实验性研究实施过程中,要尽量使一些笼统的、不确切的主观指标客观化,使一些仪器测量的客观指标减少误差。

(4)真实性和可靠性。真实性主要是通过灵敏度和特异度来评价。考察可靠性的方法一般可用 Kappa 检验和相关分析。

2.指标的数量　指标的数量应根据研究工作的目的以及目前医学发展水平而定。由于人是一个复杂的有机体,患病后既有生物学上的改变,又有心理和社会学等方面的变化,效应可从不同方面表现出来。从这个意义来说,效应指标可有多种。但并非使用的指标越多越好,指标过多会出现混杂和交互作用,增加资料分析和解释的难度;可是如果指标的数量过少,可能会损失信息,尤其是在实施时出现差错或考虑不周,则难以补充和弥补,还会降低研究的质量,甚至可使整个实验失败。

3.结局变量的选择　选择的结局变量应客观、定量、可靠及特异,选择最能反应疗效的临床指标,以及易于诊断或观察,并能用客观方法测量的指标(如有效率、治愈率、病死率、生存率及效果指数等)。此外,还有绝对危险降低率(absolute risk reduction rate,ARR)、相对危险降低率(relative risk reduction rate,RRR)和需要治疗的人数(number needed to treat,NNT)等。

三、实验流行病学研究的偏倚及其控制

实验流行病学研究和其他流行病学研究方法一样,也存在选择偏倚、信息偏倚和混杂偏倚。选择偏倚主要通过设立对照、随机化分组以及设立严格的纳入/排除标准等方法加以控制;降低信息偏倚主要采用实施盲法、信息收集标准化等方法;混杂偏倚则主要采用限制、匹配、随机、标准化以及分层和多因素分析等方法加以控制。此外,在实验性研究中,为保证实验结果的真实性,达到预期的目的,在资料的收集和整理过程中也应注意偏倚的发生和控制。

(一)排除(exclusion)

在随机分配前,为减少或防止偏倚的产生,通过筛查研究对象的方式,把对干预措施有禁忌者、以后可能无法追踪者、可能失访或拒绝参加实验者,以及不符合标准的研究对象排除于样本以外。如某降压药的临床试验,研究者首先根据高血压诊断标准筛选出一批高血压患者,但这些患者中,有的或许年龄太大,有的病情太重以至于难以接受试验,还有的拒绝参加试验,这些人就要被排除。

排除可以减少实验性研究的偏倚(如失访偏倚),例如把年龄较大、病情较重的研究对象排除,同时,不会影响研究对象的随机分配,一般也不影响研究所需的样本含量。但是,排除可能影响实验性研究结果的外推有效性(extrapolation of the result),即被排除的研究对象越多,结果能够推广到的总体范围越小。即使获得疗效较好的结果,研究结论也不能说明该降压药对所有高血压患者均有效,而是应当使结果的解释限定在某种对象范围内,避免将结果泛化。

(二)退出(withdrawal)

随机分配后,研究对象在随访过程中可能会由于各种原因从实验组或对照组中退出。

这不仅使样本含量减少,而且很可能会造成实验性研究的偏倚,导致实验研究效率降低,因此,这些是应该在实验性研究设计时就首先找出,尽量避免的。常见退出的原因有三种。

1.不合格(ineligibility) 不合格是指在选择研究对象时未发现有问题,在实验开始以后,由于种种因素的影响,发现一些不符合原定入选标准的研究对象,并使其退出。一般在实验性研究中,研究者对实验组往往观察仔细,因此较易发现实验组中的不合格者,结果使得实验组和对照组由于不合格而退出人数的比例不等,导致偏倚的出现。此外,每个研究者对研究对象的反应(如疗效)的观察与判断可能具有倾向性,对效果差的可能特别留意,其结果是可能发现不合格者,得出的结论往往比实际的效果要好。以上两个方面均会使实验性研究结果的真实性以及实验组和对照组的可比性降低。因此,实施实验性研究时应注意:①尽量采用客观、明确的诊断标准,使所有的研究对象都经过统一的确诊,严格控制受试对象的入选条件;②对随机分配后的不符合入选标准者,可以根据标准将研究对象分为"合格者"和"不合格者"两个亚组,分别进行分析和比较,如果两者的结果不一致,则下结论时应慎重,否则对结果可能有影响。

2.不依从(noncompliance) 不依从是指研究对象在随机分配后,不遵守实验规定。若实验组成员不遵守干预规程,相当于退出实验组;对照组成员不遵守对照规程,而私下接受干预措施,相当于加入实验组,结果导致偏倚的产生。进行资料分析时,根据研究对象的依从性进行列表分组(表 4-6-1),可进行三种结局分析。

表 4-6-1 随机对照干预试验实际依从和分组

实际依从情况	A 治疗		B 治疗	
	未完成 A 治疗或改为 B 治疗	完成 A 治疗	完成 B 治疗	未完成 B 治疗或改为 A 治疗
资料整理后分组	①	②	③	④

(1)意向治疗分析(intention-to-treat analysis)。意向治疗分析简称 ITT 分析,是指所有患者被随机分入随机对照试验中的任意一组,不管他们是否完成试验,或者是否真正接受了该组治疗,都保留在原组进行结果分析。其目的在于避免选择偏倚,并使各治疗组间保持可比性。比较①组+②组与③组+④组,反映了原来试验意向干预的效果。如 A 干预措施确实有效,ITT 分析往往会低估其效果。

(2)遵循研究方案分析(per-protocol analysis)。遵循研究方案分析简称 PP 分析,仅比较②组和③组,仅对实验依从者进行分析,但由于剔除了不依从者,可能会高估干预的效果。

(3)接受干预措施分析。比较②组+④组和①组+③组,即仅对接受了实际干预措施者进行分析。但由于比较的对象非随机分组,可能存在选择偏倚。

由此可见,不依从会对实验研究的真实效应造成影响,评价随机对照干预试验效应时,单独用上述任何一种分析均存在一定的局限性,建议联合应用上述方法,以获得更全面的信息,使结果的解释更为合理。尤其 ITT 分析是结局分析中不能缺少的部分。

3.失访(loss to follow-up) 失访及其引起的失访偏倚和控制,请参见队列研究中偏倚及其控制。

(三)实验结果的主要评价指标

1.评价治疗措施效果的主要指标

(1)有效率(effective rate)。有效率是指给予某种干预措施后,疾病出现症状改善的证据或痊愈者在全体观察病人中所占的百分比。有效包括治愈和好转。有效作为指标时,应给予明确定义。

$$有效率 = \frac{治疗有效例数}{治疗的总例数} \times 100\% \qquad 公式(4\text{-}6\text{-}3)$$

(2)治愈率(cure rate)。治愈率常用于病程短、可以治愈的疾病。

$$治愈率 = \frac{治愈人数}{治疗人数} \times 100\% \qquad 公式(4\text{-}6\text{-}4)$$

(3)生存率(survival rate)。生存率是指从病程某时点开始(一般多以治疗结束时算起),存活满 N 年的病人在全体观察病人中所占的百分比,主要用于肿瘤等需较长时间观察才能判定结果的病种。

$$N 年生存率 = \frac{随访满 N 年存活的病人数}{随访满 N 年的病人数} \times 100\% \qquad 公式(4\text{-}6\text{-}5)$$

这是应用直接法计算生存率的公式。当观察期较长时,观察对象加入观察的时间不一致,观察期间存在研究对象因其他原因而死亡或失访的情况。为了充分、合理地利用研究资料,可用寿命表法进行分析。

(4)复发率(relapse rate)。复发率是指给予某种干预措施而进入疾病证据消失期后,又出现疾病证据的病人所占的百分比。

$$复发率 = \frac{复发病人数}{观察总病人数} \times 100\% \qquad 公式(4\text{-}6\text{-}6)$$

此外,治疗措施的效果考核还可以根据各自的疾病特征,通过病死率、病情轻重、病程长短、病后携带病原状态及后遗症的发生率等指标来反映。

2.评价预防措施效果的主要指标

(1)保护率(protective rate,PR)。保护率是指实验组和对照组发病(死亡)率的差值与对照组发病(死亡)率之比。

$$保护率 = \frac{对照组发病(死亡)率 - 实验组发病(死亡)率}{对照组发病(死亡)率} \qquad 公式(4\text{-}6\text{-}7)$$

(2)效果指数(index of effectiveness,IE)。效果指数是指对照组与实验组发病(死亡)率之比。

$$效果指数 = \frac{对照组发病(死亡)率}{实验组发病(死亡)率} \qquad 公式(4\text{-}6\text{-}8)$$

预防措施的效果考核还可以通过抗体阳转率、抗体几何平均滴度、病情轻重等指标来反映。

此外,评价病因预防措施效果的主要指标还有发病率、感染率等。

四、实验流行病学研究的优缺点

(一)优点

1.实验流行病学研究属于前瞻性研究,通过随访将每个对象的干预过程和结局进行追踪观察,因而不存在回忆偏倚。

2.通过随机化原则将来源于同一总体的研究对象分为实验组和对照组,提高了可比性,并且能较好地控制研究中的偏倚和混杂因素。

3.实验流行病学研究是通过人为施加干预的,研究因果现象发生的时间顺序是合理的,故其检验病因假设能力强。

4.有助于对疾病自然史的了解,并且可以获得一种干预与多种结局的关系。

(二)缺点

1.整个实验设计和实施条件要求高、控制严、难度较大,研究费时间、费人力、花费高,在实际工作中有时难以做到。

2.受干预措施适用范围的约束,所选择的研究对象代表性不够,会不同程度地影响实验结果推论到总体。

3.研究人群数量较大,试验计划实施要求严格,随访时间长,因此依从性不易做得很好,可因退出、搬迁等造成失访,从而影响试验效应的评价。

4.干预措施是研究者根据研究目的施加于研究对象,有时可能涉及伦理道德问题。

第七节　病因及因果推断

疾病的病因学研究一直都是医学探索的一个重要领域。病因研究不仅关系到疾病的诊断和治疗,更决定着疾病的预防策略和措施的制定。因此,基础医学、临床医学和预防医学均非常重视病因的研究,但不同学科研究病因的方法、手段及考虑问题的角度各有不同,甚至对于病因概念的理解及用于判断病因的标准也不一致。流行病学从群体的角度,应用概率论和逻辑推理的方法探索疾病的病因和疾病发生的影响因素,推动了病因概念的发展和病因研究的深入。随着医学科学的发展,掌握流行病学中的病因学研究方法,进行正确的因果推断,准确地理解研究结果,已成为每一位医学工作者必备的基本技能。

一、病因的概念

人类对疾病病因的认识是一个逐步发展的过程。现代医学研究对病因的认识主要经历了单一病因论及多病因论,由决定论到概率论的发展阶段。

(一)病因概念的发展

无论中国或外国,古代唯心主义病因论都将疾病的发生归因于上帝、鬼神及天意。公元前5世纪,中国古代哲学思想中提出了阴阳五行学说——金、木、水、火、土,并用这一学说解释疾病的发生与外界环境的物质密切相关;同期西方也出现了类似的观点,以 Hippocrates 所著的 *On Airs, Waters and Places* 为代表,提出疾病的发生与外环境物质关系密切,从而形成朴素唯物主义病因观。19 世纪上半叶,Sydenham 等人提出的关于疾病的"瘴气学说(miasma theory)"在西方盛行,该学说认为不洁的水和土壤里散发出来的污浊之气(瘴气)是使人发病的原因,故而强调应设法清除贫民窟和其他不卫生的地方的"瘴气",以期减少疾病。

1.单一病因论　意大利人 Fracastoro 最早提出:特异的疾病与特异的"传染物"有关,这是特异病因论的开端。19 世纪,随着疾病微生物理论的发展,Henle 和他的学生 Koch 提出了推断活的致病性微生物导致特异疾病的 Henle-Koch 标准,对推动人类病因学研究作出了巨大的贡献。该标准共有 4 条：①病原微生物必然存在于患病动物体内，但在健康动物体内不应出现；②从患病动物中分离得到的病原微生物可以做纯培养；③将分离出的纯培养物人工接种易感动物，会出现该疾病所特有的症状；④从人工接种的被感染的动物体内可以再次分离出与原有病原微生物相同的纯培养物。Koch 于 1876 年证明炭疽病符合这一标准，随后许多传染性疾病也得到了证实。

尽管这个标准有将问题绝对化的缺点，但却反映出当时人们在病因认识方面取得了不小的进步，即病原微生物是传染病的必要病因，而且每种传染病都有自己的特异的病原微生物。这是关于疾病生物学病因的重要萌芽。随着 19 世纪末期微生物学的出现和发展，人们形成了这样的概念，即每一种疾病必定是由某一种特异的病原物所致的。这就是疾病单一病因论的"特异病因学说"。但是它并不能解释复杂的病因效应，因为即使是单一的病因，也可以引起多种疾病，更不用说绝大多数疾病的发生与多种因素共同发生作用有关的情况，其忽视了社会和环境等因素对疾病的影响作用，因此，单一病因论有其明显的局限性。

2. 多病因论　医学研究人员在长期的疾病防治实践中逐渐发现，疾病的产生并不完全依赖特异的病原物，还和环境及人体自身的多种因素有关。如在一些非传染性疾病的病因学研究中发现，一种疾病的发生往往是多种因素综合作用的结果，而且多种致病因素同时存在的危害性要比其中任意单一因素存在时严重得多。这是由于它们在人体内的致病效应上会产生交互作用。即使是传染性疾病的发生，也与多种因素共同作用有关。如肺结核的发生固然需要有结核杆菌的存在，但个体的遗传易感性、营养状况、情绪状况、居住环境等因素均参与人体肺结核的发生过程。

例如，一个多致病因素致冠心病的多病因交互效应研究，以单纯的收缩压水平为基础，分别与血清胆固醇/高密度脂蛋白（HDL）浓度比、糖尿病史、吸烟以及左心室肥厚（心电图）等多种危险因素联合研究，观测 5 年以上，以研究这些因素对 55 岁男性发生冠心病的影响（发病率）（图 4-7-1）。结果显示，具有 5 项危险因素者发生冠心病的危险性为正常者的 21.5 倍，具有 2 项危险因素者发生冠心病的危险性为正常者的 6～10 倍。因此，在病因学研究中，了解多病因及其交互效应是非常重要的。

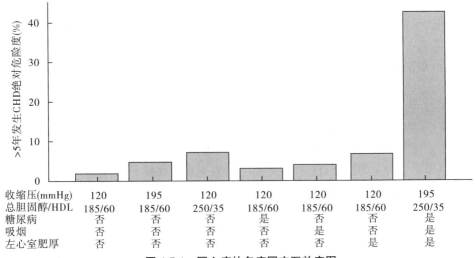

收缩压(mmHg)	120	195	120	120	120	120	195
总胆固醇/HDL	185/60	185/60	250/35	185/60	185/60	185/60	250/35
糖尿病	否	否	否	是	否	否	是
吸烟	否	否	否	否	是	否	是
左心室肥厚	否	否	否	否	否	是	是

图 4-7-1　冠心病的多病因交互效应图

3. 概率论因果观　人类对因果关系的认识一直处于发展之中。从古希腊学者亚里士多德(Aristotle)提出"四原因说",到近代培根(Bacon)和休谟(Hume)提出决定论的因果观和经验论的因果观,其间走过了一个漫长的路程。然而,上述的因果观均不能完美地解释生命现象中的因果关系。现代科学产生了概率论的因果观,或称广义因果律(law of causation)。概率论的因果观认为,原因就是使结果发生概率升高的事件或特征,即一定的原因可能导致一定的结果。该观点为解释生命科学中的因果关系奠定了理论基础。

Lilienfeld 从概率论的因果观层面阐述了流行病学的病因概念,他在其所著的《流行病学基础》一书中给出的病因定义为:"那些能使人群中发病概率升高的因素就可以认为是病因,当其中的一个或多个因子不存在时,人群中疾病频率就会下降。"因此,流行病学的病因观是符合概率论因果观的,流行病学层面的病因一般称为危险因素(risk factor),这无疑体现了多病因论的思想,冲破了单病因论的束缚。概率论因果观的病因学定义不仅具有病因理论上的科学性和合理性,而且具有重要的公共卫生学意义。例如,在 20 世纪 60 年代,美国心脑血管病的死亡率居高不下,经研究发现高血压病为其主要危险因素,于是在全国开展了大规模高血压防治研究和人群防治运动。约 10 年后,高血压控制率大大提高,脑血管病死亡率大大降低,但冠心病死亡率下降不显著,于是又在全国开展了调节高脂血症的教育与防治活动,结果全民高脂血症得到有效控制,心血管疾病死亡率呈现明显下降趋势,这些病因/危险因素研究符合概率论的因果观。

(二)病因模型

病因模型以简洁的概念关系图表达因果关系,这种在已有理论和经验基础上构建的概念关系图为我们提供了因果关系的思维框架。由于对因果关系有不同的理解或不同的侧重,因此研究者构建了多种类型的病因模型。具有代表性的病因模型有生态学模型、疾病因素模型和病因网络模型。

1. 生态学模型　该模型将机体与环境作为一个整体来考虑,常见的有流行病学三角模型(又称动因-宿主-环境模型)以及轮状模型。该模型给出了寻找病因的分类大框架,模型简明,整体性强。

(1)流行病学三角模型(epidemiologic triangle)。流行病学三角模型理论用动因、宿主和环境之间的平衡紊乱来解释三者在健康变化和疾病中的作用。若三者处于平衡状态,表现为健康;若某个因素发生变化,三者失去平衡,则引起疾病。例如,甲型流感病毒变异,发生流感流行;宿主的易感性增强(或抵抗力下降),容易导致疾病的发生;环境变化则可加重动因的作用。

多年来,在病因学研究中,尤其是传染病病因学研究中,流行病学三角模型获得广泛的认同。该模型(图 4-7-2)认为,疾病的发生必须有动因(病原物)、宿主(机体)及环境三个要素的协同作用,任何一个因素的改变都会增加或降低疾病发生的频率。在工业革命以前,疾病谱呈现以传染病为主的特征,医学研究关注的焦点集中在病原微生物,因此,三角模型特别强调病原体的作用,并将其从环境因素中分离出来,单列为流行病学三角中的一个重要部分。但是,随着社会的进步和科学的发展,即使对于传染性疾病,流行病学专家也更倾向于将病原微生物纳入环境因素中,从而可以更全面地反映各因素之间的相互作用。更何况疾病谱已发生了很大变化,在以慢性非传染性疾病为主的今天,疾病的发生可能与社会经济、精神心理等多种因素有关,这些因素间的相互关系远非三角模型所能涵盖。

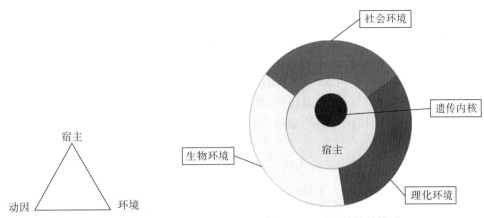

图 4-7-2 流行病学三角模型

图 4-7-3 病因的轮状模型

（2）轮状模型（wheel model）。1973年，Susser提出了疾病病因的轮状模型，用以表示机体（宿主）与环境的关系，相对于流行病学三角模型，疾病病因的轮状模型更强调环境及其与机体间的密切关系。轮状模型（图4-7-3）以宿主为轮轴，模型由外环和内环两部分组成，外环是指环境，包括生物环境、理化环境和社会环境；内环是指机体，包括人的自然特征（如年龄、性别）、营养状况、免疫力、内分泌水平和遗传等，其核心是遗传基因。外环中的生物环境包括病毒、细菌等各种病原微生物以及传播媒介和作为食物、制药原料的动植物；理化环境包括气候、水、大气、土壤、光、辐射和各种化学物质（如农药、杀虫剂和职业与环境污染物等）；社会环境包括社会经济水平、文化水平、政治制度、职业、居住条件、精神因素、个人行为方式等。轮状模型各部分的相对大小随疾病不同而有所变化。

2. 疾病因素模型　该模型（图4-7-4）在病因分类上具有较强的可操作性和较大的实践指导意义。该模型将病因因素分为两个层次：外围的远因和致病机制的近因。外围的远因包括社会经济、生物学、环境、心理、行为和卫生保健因素。基础或临床医学的病因主要是指致病机制的近因，临床流行病学病因学研究系以临床为基础，具有近因与远因相结合的特色。

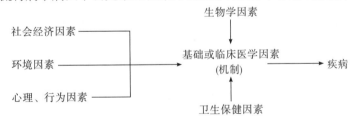

图 4-7-4 疾病因素模型

3. 病因网络模型　1970年，MacMahon等提出了病因作用的网络模型，即疾病的病因因素按时间顺序连接起来构成病因链（etiological chain），多个病因链交错连接构成病因网（web of causation），它为疾病形成提供了因果关系的完整路径。MacMahon等指出，任何结果都不是由单一的孤立原因所致的，而是各种因素互相交错，各种因素又各有其前因后果，其复杂程度远超我们的想象限度。例如，肝癌的病因网络可看成是由乙型肝炎病毒感染、饮用沟塘水、食用黄曲霉毒素污染的食物、遗传倾向和过量摄入乙醇等多条病因链交错构成，其中每条病因链又由多个环节连接构成，如饮用沟塘水可能是由于水中的藻类毒素引起了肝细胞恶变。

病因网络模型的优点是表示直观、具体,为病因阐述提供了依据,具有较强的可操作性,但其分析的技术难度较大。

(三)病因与危险因素

随着病因学研究的不断深入,多病因学说已被医学界所接受,现在已发现越来越多的疾病是多因性的,而且存在一病多因、一因多病和多因多病等复杂情况。按照病因与疾病间的作用方式、作用程度及传统哲学的观点,人们给病因以多种分类方法,本节仅介绍以下三种类型。

1. 直接病因与间接病因　基于病因链和病因网络模型,引起疾病的诸多因素有时可以连续按顺次起作用,即病因1导致病因2,最终导致疾病。可简要表示为:病因1→病因2→疾病。这里,病因2称为直接病因(direct cause),病因1称为间接病因(indirect cause)。直接病因是指只有该病因作用于人体才能够引起发病,对应于上述疾病因素模型中的近因。如乙型肝炎病毒是乙型肝炎的直接病因;结核分枝杆菌是结核病的直接病因。间接病因实际上反映了引起疾病的阶段性或中间性过程,指可以促成和加速疾病发生的某些因素,其存在与疾病的发生呈间接关联,对应于疾病因素模型中的远因。如营养不良、居住条件差、机体免疫力低下、社会经济环境恶化等都可能造成患病的易感性增加,这些因素被称为间接病因。

近年来,人们又根据不同病因在病因链上的位置,将病因分为近端病因(proximal cause)、中间病因(intermediate cause)和远端病因(distal cause)。以2005年WHO提出的主要慢性病的病因链为例(图4-7-5),高血压、高血糖、血脂异常和超重/肥胖等因素就是所谓的直接病因或近端病因,是医学界更为关注的主题。它们在病因链上距离疾病结局近,病因学意义相对明确,但是值得注意的是,越靠近疾病结局近端的因素,涉及的人群面越窄,预防的机会越少。而从个体层面来看,不合理膳食及过多的能量摄入、体力活动少、吸烟则是上述直接病因共有的、最重要的、可以改变的危险因素。导致高血压、高血糖、血脂异常和超重/肥胖等近端病因发生的相关因素(如不合理膳食及过多的能量摄入、体力活动少、吸烟等)可看成是中间病因。有效干预这几种危险因素可以预防80%的心血管疾病、2型糖尿病和40%的肿瘤;再往病因链更远端看,还有"病因的原因",即根本的社会经济、文化、政治和环境因素,称为"健康社会决定因素"(social determinants of health,SDH)。此类远端影响因素(远端病因)作为间接病因,与疾病的因果机制可能不是那么明确与直接,但涉及的人群面广,预防概率大,通过改善这些因素降低总疾病负担,其预防效率会很高。这些关于病因的认识和探讨势必会对疾病防治策略的调整产生深远的影响。

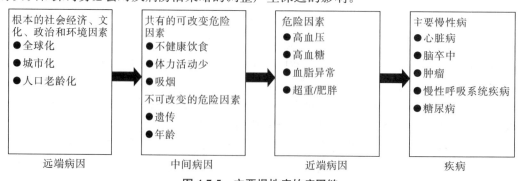

图 4-7-5　主要慢性病的病因链

2.危险因素　目前,慢性非传染性疾病已经成为危害人类健康的主要疾病。慢性疾病由于发病比较隐匿,病程缓慢,病因复杂,从单一的患病个体去研究疾病病因会十分困难,因此,需要以相应群体作为研究对象对有关的发病因素进行宏观分析探讨,因而提出了"危险因素"这一概念。如前所述,一般将流行病学层次的病因称为危险因素,它是指疾病的发生与该因素有一定的因果关系,但是尚无可靠的证据能够证明该因素的致病效应,但是当消除该因素时,疾病发生的概率也随之下降。在病因学研究中,将这类与疾病发生有关的因素称为危险因素。危险因素的概念无疑体现了概率论因果观。

二、病因研究的方法与步骤

病因与危险因素作为重要的医学问题之一,可以根据对疾病的认识和资料的掌握程度分阶段进行研究。病因研究的基本步骤和可能采用的方法参见图 4-7-6。

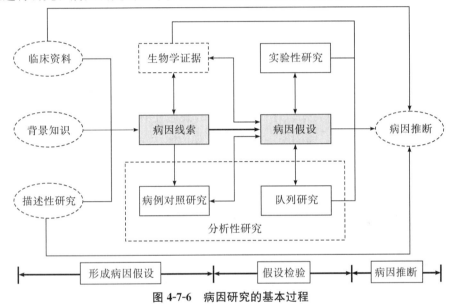

图 4-7-6　病因研究的基本过程

(一)提出病因假设

假设的形成不等于就事论事或事实与已有理论的混合。由事实和已有理论形成假设,必须经过一个较严密的逻辑思维过程,这一过程中常用的逻辑方法是归纳演绎法。

1.归纳法(Mill 准则)　Mill J. S. 是 19 世纪的哲学家,1843 年在他所著的《逻辑体系》一书中建立了数条准则,其中科学实验四法常被用于分析流行病学研究中形成假设、设计研究方案和进行病因推断。后人在科学实验四法的基础上将同异并用法单列,形成科学实验五法。

(1)求同法(method of agreement)。求同法又称契合法或异中求同法,是指在相同事件(如患同种疾病)之间寻找共同点。如果同一疾病的不同患者间存在某个或某些相同因素,则怀疑这个或这些因素可能是该病的病因。如进行肝癌的危险因素调查时发现,尽管病人的年龄、性别、职业等不同,但大部分患者都有乙肝病毒感染标记,从而提示乙肝病毒感染可能是导致肝癌发生的危险因素之一。食物中毒事件中,中毒患者大多有进食相同食物史,则提示由该食物引起中毒。

（2）求异法（method of difference）。求异法又称差异法或同中求异法，是指在事件发生的不同情况之间（如对群体而言，发病率高与低之间；对个体而言，发病者与不发病者之间）寻找不同点。如发生与不发生地方性甲状腺肿的地区，人口、气候、风俗、饮食习惯等情况无明显差别，唯一不同的是发生甲状腺肿的地区饮用水中碘含量低，而不发生甲状腺肿的地区饮用水中碘含量正常，因而提出饮用水中缺碘可能是甲状腺肿的病因假设。

（3）同异并用法（joint method of agreement and difference）。同异并用法即求同求异共用法，相当于同一研究中设有比较组，控制干扰因素。同异并用法是比较性研究设计的逻辑学基础。例如，关于宫颈癌病因相关报道：性生活越是混乱的妇女发病率越高，早婚妇女的发病率又高于晚婚者，这是求同。与此相反，修女、尼姑与独生主义妇女很少患宫颈癌，这是求异。因此，有人提出性生活中的某因素可能与宫颈癌的发病有联系。随后的研究表明，宫颈癌可能与性交时的Ⅱ型疱疹病毒感染有关。

（4）共变法（method of concomitant variation）。共变法是指某因素出现的频率和强度发生改变，引起疾病发病率或死亡率的变化，二者间往往存在剂量-反应关系，则此因素为可能的致病因素。例如，儿童斑釉牙检出率随饮水氟含量升高而升高，故怀疑饮水高氟可能是斑釉牙的病因。

（5）剩余法（method of residues）。经分析研究，某种疾病的病因假设有时可能会产生几个，此时可根据客观资料及相关知识逐一进行排除，最后还有未能解释的部分，这部分就可归因于暴露因素范围内"剩余"的因素。在临床诊断及暴发原因的调查中，常用剩余法进行逻辑推理，帮助形成假设。例如，在肝癌的病因研究中，肝癌的发病率除了乙肝病毒感染和黄曲霉毒素能解释的部分，还有未能解释的部分，这部分或可归因于暴露因素范围内"剩余"的因素，如饮水中的藻类毒素。

需要注意的是，如果病因假设清单中没有包括真实的病因，Mill准则就不能提供任何帮助。遗憾的是，Mill准则对列出病因假设清单并不能提供指导，我们也无法知道要寻找的"那个因素"是否在清单中。

2.假设演绎法　演绎是从一般到个别的推理。它是根据已知的规律来推论未知事物的方法，故又称类推法。假设形成后，通过假设演绎法同检验假设的分析性研究相衔接。例如，我国原发性肝癌的高发区主要分布在温暖、潮湿的东南沿海地区，在这些地区进行的大量描述性研究所获得的结果提示，乙型肝炎病毒感染、饮用沟塘水、食用被黄曲霉毒素污染的食物等因素的分布与原发性肝癌的分布相一致，从而为其后的分析和实验流行病学研究提供了线索，并形成了相应的工作假设。这一形成假设的过程衔接了描述性研究和分析性研究，其原理本质上是假设演绎法（hypothesis-deduction method）。其整个推论过程为：从假设演绎推出具体的证据，然后用观察或实验验证这个证据。如果证据成立，则支持假设的成立。从逻辑上看，反推是归纳的。从一个假设可推出多个具体证据，检验证实的具体证据越多，或证据的条件越多，则归纳支持这个假设的概率越大。如果由假设演绎出来的具体证据不成立，并不能简单地否定假设，还需要考虑其他影响因素的存在。

（二）检验和验证病因假设

科学的假设是在一定的经验材料和科学理论的基础上经过逻辑思维加工后提出来的，因此，同一个论题，由于事实依据不同、对科学理论的理解不同、思维方式不同等，常常会出现不同的假设。不仅不同的科研工作者对某一论题会提出不同的假设，甚至同一学者对同一论题,在不同时期提出的假设也会有差别,甚至是很大的差别。当然,科学上各种不同的假设有时受主客观认识水平的限制,总有正确和错误之分,也有完善与不完善之别。因此,假设是否正确,需要通过实践(调查、观察和实验)来检验和验证,检验的结果无非是证实或证伪。

1.检验和验证病因假设常用的研究方法 对于病因/危险因素尚不清楚的疾病,如上所述,从背景知识或临床或流行病学的角度,总归会发现病因线索并提出病因的假设,也许这种假设可能占有一些有说服力的证据,但都不能肯定或否定真正的病因,因此,必须通过科学的分析性或实验性的研究方可获得病因学的真实结论。例如,原发性肝癌患者,从临床病例分析,多有乙型肝炎病毒感染、慢性肝炎病史及其相应的临床特征和化验的证据。因此,临床医生从总结分析临床资料的角度提出了肝癌的病因可能与乙型肝炎病毒感染、慢性肝炎病变有关。这个假说不经过科学的验证能肯定或否定吗?又如 SARS 暴发流行,临床发现一些病例病情危急,肺部炎变严重伴急性呼吸衰竭,病死率高,明显属于急性呼吸性感染致肺部重症炎变。经临床及实验室检验,排除了细菌、流感病毒及常见呼吸道病毒的病原学诊断,临床提出了多为一种毒力很强的特殊病毒感染的假设(诊断),同样,如不经过病原(病因)学的研究,能肯定或否定这一假设吗?

因此,病因学研究往往需要多学科和多专业的协作和参与,才能获得病因学研究(病因假设的验证)的真正成功。从病因学研究的角度,临床流行病学兼纳了临床医学和流行病学两大学科的优势,经过科学评价,列出以下常用研究方案及其证据的相对论证强度(科学性)(表 4-7-1)。

表 4-7-1 不同病因研究设计类型的论证强度

研究设计类型	起始点	研究结果评价	研究方向	论证强度	可行性
随机对照试验	干预措施(暴露)	结局事件(发病、死亡等)	前瞻性	＋＋＋＋	难
队列研究	暴露状态	结局事件	前瞻性	＋＋＋	较难
病例对照研究	疾病状态	暴露	回顾性	＋＋	易
描述性研究	暴露状态	疾病状态	现况	＋/－	易

不同的病因学研究方法,其因果论证强度是不同的,描述性研究的论证强度最弱,病例对照研究的论证强度不太强,队列研究的论证强度较强,随机对照临床试验的论证强度最强,因为它来自以人为研究对象的真正的人体实验。表 4-7-1 可作为评价不同的设计方案时所获得的因果关系论证强度的参考。

2.检验假设的注意事项 如果检验结果与假设不符,甚至完全相反,这表明假设是不够正确或是错误的。对于科学的发展来说,证实和证伪都具有重要意义。因为没有证实,不能肯定正确的假设;没有证伪,就不能否定错误的假设。因此,对于任何假设的验证结果,应持科学态度,进行具体分析,区别对待。一般而言,凡实验结果或观察到的现象与假设截然相反,或面对检验结果即使补充假设也无法自圆其说时,则应当放弃原有假设。若虽屡遭失败,但检验结果并不能否定假设的核心,或虽难以证实,但无直接否定假设的证据时,则不应随便放弃原假设,而应从不同的角度或侧面对其进行检验。

检验假设最忌的是主观偏性。对于任何研究的假设无非有 3 种情况,即:①通过验证,被确认为真理;②受有关偏倚、混杂因素的影响而得出虚假的因果联系;③非科学的行为导致错误的因果联系。在病因学研究检验假设时,应避免或防止第二、三种情况的出现,这是必须注意和坚持的,每位医学工作者务必养成尊重事实的思想作风与实事求是的工作态度。英国生理学家赫胥黎(Huxley)曾经说过:"我要做的是让我的愿望符合事实,而不是试图让事实与我的愿望调和。你们要像一个小学生那样坐在事实面前,准备放弃一切先入之见,恭恭敬敬地按照大自然指的路走,否则,就将一无所得。"只有与事实相符的假设,才有可能发展成为理论,进而促进科学的发展。

三、因果关系推断

研究中收集的信息经过统计学分析,得到是否具有统计学关联的结果。统计学关联是判断因果关联的前提,但只有少数统计学关联属于因果关联。因果关联可以有直接关联和间接关联,随着研究的深入,直接关联和间接关联可以相互转化,原来认为是直接病因的可以被后来的研究证明是间接病因。我们可以用因果关系判断标准(病因学研究评价原则)来推断所研究的因素是不是疾病的病因。图 4-7-7 概括了进行病因推断前必须考虑的问题和步骤。

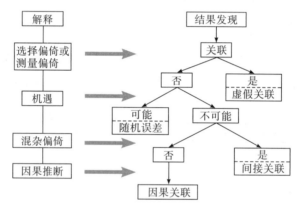

图 4-7-7   因果关联的判断进程

在排除虚假的联系和间接的联系后,剩余有联系的因素才有可能是因果关联。因果推断标准的第一个里程碑是 Henle-Koch 原理,它是 Henle 首先提出,Koch 后来扩展形成的。因果推断标准的第二个里程碑是美国吸烟与健康报告委员会提出的 5 条标准。1965 年,Hill 又加以修订并增加为 9 条,现在这个标准被称为希尔准则(Hill's criteria),已成为公认的标准及方法。

1.时间顺序(temporality)   时间顺序是指因必须先于果发生的时间关系,是判断因果关系的必要条件。时间顺序是任何一项流行病学研究必须提供的证据,寓于研究设计之中。在评价某一病因学或不良反应研究时,如果能明确危险因素的出现早于疾病或不良反应的发生,则研究结果的真实性就高。在确定前因后果的时间顺序上,实验研究和队列研究的效果最好;病例对照和生态学研究次之;横断面研究较差。例如,英国于 1983 年 1 月通过强制司机系安全带的法律,随之受伤率即明显下降;德国发生的海豹状短肢畸形儿童出生数量的增加是在"反应停"销售量上升后 8~9 个月等。

2.关联强度(strength of association)   关联强度是评价病因和疾病之间关联程度高低的指标,一般用队列研究(RR)或病例对照研究(OR)来表示。某因素与某疾病的关联强度越高,则间接关联和虚假关联的可能性越小,误判的可能性越小,成为因果关联的可能性越大。如在吸烟与若干种疾病的关联研究中发现,吸烟与肺癌的 RR 值达 9～10,而吸烟与急性心肌梗死的 RR 值约为 2,因而提示吸烟与肺癌的因果关联成立的可能性较吸烟与急性心肌梗死的因果关联成立的可能性更大。但值得注意的是:①并非弱的关联就一定不是病因,只是这时更需要考虑偏倚或混杂作用的可能性,作出因果判断时要更慎重;②在因果关联判断时,并没有公认、明确的关联强度的界值。

3. 剂量-反应关系(dose-response relationship)　剂量-反应关系是指某因素暴露的剂量、时间与某疾病结局之间存在数量依存关系,即暴露剂量越大、暴露时间越长,则疾病发生的概率越大。这种现象是由于生物个体对暴露因子的耐受性、敏感性存在较大的差异造成的。存在剂量-反应关系可作为支持因果关联的有力证据。例如,吸烟与肺癌的研究表明,随着吸烟量和年限的增加,患肺癌的危险性也增加,呈现明显的剂量-反应关系。但值得注意的是,有些因素的生物学效应存在剂量-反应关系,有些则表现为"全或无"效应。因此,当不存在剂量-反应关系时,不能否认因果关系的存在。

4. 结果一致性(consistency)　结果一致性是指同类研究结果的一致性,一致性越高,因果关系的可能性越大。评估一致性需要比较不同的研究。一致性又称可重复性(repeatability),是指不同地点、不同时间、不同人群由不同研究者用类似研究方法可重复获得相同或类似结果的可能性。重复性越好,因果关联的可能性就越大。

5. 实验证据(experimental evidence)　实验证据是指关于某关联的实验性研究证据。病因与疾病的关联如能得到实验证据的证实,则可能性大大提高。如美国通过"控烟行动"使得肺癌的死亡率下降,很好地支持了吸烟与肺癌的病因假设。

6. 生物学合理性(biologic plausibility)　生物学合理性是指疾病与暴露因素的关联能够用现有的医学知识进行合理的解释,能从生物学发病机理上建立因果关联的合理性。如果目前的生物医学知识支持关联的生物学合理性,则因素与疾病间关联的可能性得到加强。例如,高脂血症与冠心病的因果关联,与冠状动脉粥样硬化的病理证据以及动物实验结果吻合。但是,当前不能用已有的生物医学知识解释的因果假设,不一定没有成立的可能性,也可能在未来被科学进步所证实。

7. 生物学一致性(coherence)　生物学一致性是指某病因假设与现有更一般的生物学事实、知识和理论相符或一致的程度,或前者可以被后者解释的程度。生物学一致性越高,因果关系的可能性就越大。

8. 特异性(specificity)　特异性是指病因与疾病之间的排他性或特异程度。如果一种病因只能引起一种疾病,或只在特殊人群中引起疾病,且该疾病只有一种病因,那么该病因与疾病的关系具有高度特异性。特异性越高,因果关系的可能性就越大。该标准一般适用于传染病,对大多数非传染病而言,病因关联的特异性并不十分明显,当不存在特异性时,亦不能因此而排除因果关联的可能。

9. 相似性(analogy)　相似性是指已知某物质可致某病,当发现另一类似物质与这种疾病有联系时,则二者之间因果关联成立的可能性较大。

因果关联的推断过程中要考虑的因素很多,在上述 9 条标准中,存在关联(包括剂量反应关系)以及关联的时间特征是判断因果关系的必要条件和特异条件。其余 7 项条件是非特异的条件,也是非必要的条件,即缺乏任何一项或所有 7 项,都不足以否定因果关系的存在。在因果判断中,满足上述标准的条件越多,因果关联的可能性就越大。另外,所有 9 项条件均不是充分条件,即使两个事件的关系满足了所有 9 项条件,也不能完全肯定二者具有因果关系。

（金岳龙　姚应水）

第八节　筛检与诊断试验

筛检是早期发现疾病的有效手段,诊断试验是正确判断疾病的手段,是医疗服务的基础。诊断试验和筛检试验在试验方法、判断和评价标准等方面有共同之处,在应用方面既有联系又有区别,可以单独应用,也可联合应用,尤其是在流行病学研究过程中,两者相互联系,共同组成一个从筛检到诊断的完整过程。

一、概述

(一)概念和目的

1. 筛检(screening)

(1)定义。筛检是指运用快速、简便的试验或其他手段,从表面健康的人群中去发现那些未被识别的可疑病人或有缺陷者。筛检所使用的方法称为筛检试验,筛检试验不是诊断试验,仅是一个初步检查,对筛检试验阳性的人需要进行确诊检查,对确诊后的病人进行治疗。

筛检的方法应简单易行、灵敏价廉、安全有效。筛检的形式可因研究目的而异,根据筛检对象的范围,可分为整群筛检(mass screening)和选择性筛检(selective screening)。整群筛检是指当疾病的患病率较高时,需要从该范围内的整个人群中将患该病可能性较大的个体筛检出来的一种方法。选择性筛检是指在某范围内重点选择高危人群进行筛检,最大限度地发现那些无临床症状的病例,以取得最大的筛检效益。

筛检又可根据所用筛检方法的数量分为单项筛检和多项筛检,后者是指采用几种方法筛检同一种疾病。图 4-8-1 为筛检与诊断示意图。

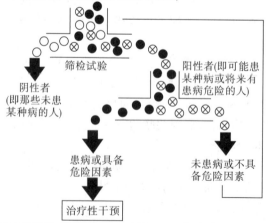

图例　○筛检试验阴性;⊗筛检试验阳性但未患病;●筛检试验阳性,目前已病

图 4-8-1　筛检与诊断示意图

（2）目的。

①早期发现病人：筛检可提高治愈率，降低死亡率。如子宫颈癌，若经筛检能发现Ⅰ期的病例，则手术治疗的5年生存率可高达75%～100%，而如果待出现临床症状后才就诊，至少已是Ⅱ期，此时手术治疗的5年生存率明显下降。Ⅱ期、Ⅲ期、Ⅳ期的5年生存率分别为64%、35%、14%。

②筛检高危人群：这是第一级预防的重要措施，如对孕妇的乙肝表面抗原进行筛检，阳性者所生的婴儿即为肝炎病毒感染的高危人群，因而产后应迅速对这些婴儿进行乙肝的被动和主动免疫，以阻止乙肝病毒的传播。

③研究疾病的自然史：疾病的自然史应包括临床前期、临床期及临床后期各阶段的疾病发展过程，临床所见仅是后者，疾病的筛检可观察到疾病各阶段的症状和体征，了解疾病的自然史。

④开展流行病学监测：对人群疾病的监测还包括隐性感染及病原学监测等，定期对人群进行筛检可发现隐性感染者。

2. 诊断（diagnosis）

（1）定义。诊断不同于筛检，筛检是将病人或可疑病人与无病者区别开来，而诊断是进一步将病人和可疑有病（实际无病）者区别开来，因此诊断对指导治疗有决定性意义。用于诊断的试验方法称为诊断试验。

（2）对诊断试验进行评价的重要性。科学地评价诊断试验是临床医师选择诊断试验的基础。过去临床医师选择诊断试验多数是凭经验，很少采用临床流行病学的方法进行判断。一般可依据不同的目的选用诊断试验。临床上诊断试验主要用于7个方面：①诊断疾病：当诊断假设建立以后，可能有几个诊断，为了排除某病的可能性，需要选择敏感度高的试验；然后要肯定该病的存在，需要选择特异度高的试验。②筛检无症状的病人：在人群中进行筛检称为普查，是否值得进行普查取决于下列原则。首先，被筛检的疾病是重大公共卫生问题，早期发现能显著改善其预后，同时需要有足够的领先时间（lead time）。领先时间是指从筛检发现疾病到疾病出现症状而被常规方法诊断的这段时间。其次，筛检效益要高于成本，用于筛检的诊断试验应具有较高的灵敏度和特异度，试验方法必须简便、价廉和安全，易为受检者所接受。③疾病的随访：用于考核治疗效果以及监测药物不良反应，要求诊断试验的重复性好，即精密度高。④判断疾病的严重性：如对一例怀疑心肌梗死患者，测定其有无心力衰竭，不仅可以帮助诊断病因，还可以估计心脏损害的程度。⑤估计疾病的临床过程及其预后：例如对一例新诊断为原发性恶性肿瘤的患者，检查其有无局部扩散和远处转移，与其预后估价有关。⑥估计机体对治疗的反应：如对新诊断为乳腺癌的患者进行雌激素受体测定。⑦测定目前对治疗的实际反应：如对甲状腺功能亢进患者重复进行甲状腺功能测定，可判断目前的治疗是否恰当。

对诊断试验的选择应考虑到该试验的诊断效力（灵敏度、特异度）、安全性、费用、可行性、结果的重复性、病人是否方便和舒适以及是否能改善患者最后的结局。当然，在临床应用中还要考虑开展试验所需的时间长短、申请做这次试验病人需要等待的时间及获得试验报告的时间长短。

（二）试验的应用原则

1. 诊断试验

（1）试验方法要求安全、可靠、特异度和灵敏度高，能正确区分病人和非病人。

（2）试验方法要快速、简单、易行。

（3）价廉，尽量减少痛苦。对被试者有创伤和痛苦的试验一般不用于筛检，用于诊断也要慎重。

2. 筛检试验　筛检是一项预防性的医疗活动，服务对象是表面健康的人群，因而不易取得研究对象的合作，为了不给病人和社会带来压力，必须制订好筛检计划，明确目的，估计效果，权衡利弊。筛检试验的应用原则除包括诊断试验的应用原则外，另外还有如下要求：

（1）该疾病已成为当地一个重大的公共卫生问题，即该病发病率高，影响面广，不控制将会造成严重的后果。

（2）对筛检的疾病应有进一步确诊的方法与条件。由于筛检不是诊断试验，只能提示某病或某缺陷的可疑患者需要进一步确诊后才能进行处理和治疗。如无进一步确诊的方法或条件，则不宜进行筛检。

（3）存在有效的治疗方法。如果对筛检出来的疾病或缺陷毫无治疗办法和措施，则筛检无意义。

（4）明确该病的自然史才能准确预测筛检可能取得的效益，盲目筛检不可取。

（5）有较长的潜伏期或临床前期，便于筛检出更多的病例。

（6）有适当的筛检技术。

（7）应考虑整个筛检、诊断、治疗的成本与收益问题。

二、筛检试验与诊断试验的评价

（一）试验方法的建立

研究新的诊断试验最基本的方法是，将这个新试验同诊断该病的标准诊断方法进行盲法和同步比较，以评价其对疾病诊断的真实性和价值。因此，研究设计新试验时，首先必须确立标准诊断方法；其次是选择研究对象，根据标准诊断将这些对象划分为"有病-病例组"与"无病-对照组"；第三，用被研究的诊断试验同步测试这些研究对象，将获得的结果与标准诊断方法比较，应用某些指标来评价该试验的诊断价值。为了减少偏倚，在评价时应实行盲法原则。

1. 选择金标准（gold standard）　金标准即标准方法，是指公认的诊断某病最可靠的标准，是能正确地将有病者和无病者明确区分开来的一种试验方法，是待研究方法的参照标准。不同的疾病有不同的金标准，如利用冠状动脉造影诊断冠心病，病理学检查诊断肿瘤，外科手术所见诊断胆结石。但是，实际工作中，并不是都能采用金标准进行筛检和诊断，有时会因费用高、试验复杂或医德等问题而受到限制。此时，可采用其他方法代替。新方法的判断价值到底有多大，必须对其进行评价。因此，在研究新的筛检试验和诊断试验时，首先选择合适的金标准，将研究人群准确无误地分成有病和无病两组，然后应用待研究的筛检试验或诊断试验，用盲法对该人群重复检查，将两次检查结果进行分析比较后，就能对所研究的筛检试验或诊断试验进行评价。有些诊断困难的疾病可能暂时没有真正意义上的金标准,此时只能选择一个相对公认的方法作为金标准,并在同时间同等条件下,对病例和对照进行试验,选择检查结果最接近金标准判断结果的标准作为正常值的试行标准。

在与金标准参比的过程中,所选择的病例组和对照组除要求用金标准正确判断外,同时要求所选的病例组具有代表性,应包括临床各型(轻、中、重)和各期(早、中、晚)及有或无并发症的病例。对照组则应在年龄、性别及某些重要特征等方面与病例具有可比性,对照组不仅包括健康人,还应包括一些确实未患该病但患有其他疾病的病例。这些均直接关系到试验评价结果的普遍性和应用价值。

2. 确定试验指标　建立筛检试验或诊断试验时,需根据疾病的临床和病例特征选择试验指标。

(1)主观指标。主观指标是指由被诊断者的主诉而确定的指标,如不舒服、头晕、头痛、食欲缺乏、失眠等。这些指标最容易受被诊断者的主观影响而改变。因此,仅凭被诊断者主观感觉的指标作为诊断指标常常很难反映真实情况。

(2)半客观(或半主观)指标。半客观指标是指根据诊断者的感觉而加以判断的指标,应用时,必须严格规定标准。如肿物的硬度是由诊断者主观判断的,不同诊断者常易出现不同的判断。

(3)客观指标。客观指标是指能用仪器等客观加以测量的指标。这类指标很少依赖诊断者及被诊断者的主观意识进行判断,所以比较可靠。其中被观察者的死亡结果是一个绝对客观的指标,不易弄错。用仪器测定的结果,如体温计所测体温,胸部 X 线片观察肺部及胸骨病变等,都是客观记录下来的,但其结果需要由观察者去判断,虽然各观察者之间的差别不应该太大,但也存在不一致的机会。因此,在应用一般客观指标时,也应该严格规定其详细的标准,以便得到可靠的结果。此外,用自动记录仪器也可得到可靠的结果。

3. 样本大小的计算　诊断试验研究的样本大小与下列因素有关:①对试验灵敏度的要求,即假阴性率要控制在什么水平,一般用于疾病筛选的都要求灵敏度高的试验;②对试验特异度的要求,即假阳性率要控制在什么水平,一般用于肯定诊断的诊断试验都要求特异度高的试验;③允许误差,一般取总体率 $100(1-\alpha)\%$ 可信区间宽度的一半。

$$n = \frac{u_a^2 p(1-p)}{\delta^2} \qquad \text{公式(4-8-1)}$$

式中,n 为所需样本大小;u_a 为正态分布中累积概率为 $\alpha/2$ 的 u 值(如 $u_{0.05} = 1.960$);δ 为允许误差,一般定在 $0.05 \sim 0.10$;p 为灵敏度或特异度,可采用该试验灵敏度的估计值来计算病例组所需样本量,用特异度的估计值来计算对照组的样本量。

例如,B 超对胆石症诊断的估计灵敏度为 80%,估计特异度为 60%,试问要做多少样本才能具有统计学意义?

设 $\delta = 0.08$,则

$$n_1 = \frac{1.96^2 \times 0.80 \times (1-0.80)}{0.08^2} = 96.04 \approx 97$$

$$n_2 = \frac{1.96^2 \times 0.60 \times (1-0.60)}{0.08^2} = 144.04 \approx 145$$

故用于诊断试验研究的病例组应有 97 例,对照组应有 145 例。

临床上都是在样本中对诊断试验进行研究,在推论至总体时应考虑样本例数的影响,因此,在诊断试验评价研究时要进行数据统计学分析,还要计算灵敏度和特异度的95%可信区间。

$$p \pm 1.96 \sqrt{\frac{p(1-p)}{n}} \qquad 公式(4-8-2)$$

式中,p 为灵敏度或特异度;$n=a+c$,即用金标准诊断为病例的总数(用于灵敏度可信区间计算);$n=b+d$,即用金标准诊断为无病的例数(用于特异度可信区间计算)。

使用上述公式计算灵敏度或特异度的可信区间时,必须具备的条件是 $np \geqslant 5$,同时,$n(1-p) \geqslant 5$。

(二)评价试验的指标

对诊断试验和筛检试验进行评价时,除考虑安全可靠、简单快速及方便价廉外,还要从试验的真实性、可靠性及效益三个方面进行评价。评价时将已明确诊断为病人和非病人的两组人群用新方法重新确定,从而比较新方法正确判断的能力。

1. 真实性 真实性(validity)又称准确性(accuracy)或效度,是指测定值与实际值符合的程度,用来评价将病人和正常人正确区分开的能力。

评价指标是指在实施一项筛检或诊断试验时,受检人群将出现表 4-8-1 所示的真阳性、假阳性、真阴性、假阴性 4 种情况,据此可计算评价真实性的指标。

表 4-8-1 试验检查结果真实性评价模式表

试验	有病	无病	合计
阳性	真阳性(a)	假阳性(b)	$a+b$
阴性	假阴性(c)	真阴性(d)	$c+d$
合计	$a+c$	$b+d$	$a+b+c+d$

(1)灵敏度(sensitivity)。灵敏度又称真阳性率,是指将实际有病的人正确地判断为患者的能力。理想试验的灵敏度应为100%。

$$灵敏度(\%) = \frac{a}{a+c} \times 100\% \qquad 公式(4-8-3)$$

(2)特异度(specificity)。特异度又称真阴性率,是指将实际未患某病的人正确地判断为非患者的能力。理想试验的特异度应为100%。

$$特异度(\%) = \frac{d}{b+d} \times 100\% \qquad 公式(4-8-4)$$

(3)假阴性率。假阴性率又称漏诊率,是指实际有病者被判定为非病者的百分率。理想试验的假阴性率应为0。

$$假阴性率(\%) = \frac{c}{a+c} \times 100\% = 1 - 灵敏度 \qquad 公式(4-8-5)$$

(4)假阳性率。假阳性率又称误诊率,是指实际无病者被判定为有病者的百分率。理想试验的假阳性率应为0。

$$假阳性率(\%) = \frac{b}{b+d} \times 100\% = 1 - 特异度 \qquad 公式(4-8-6)$$

(5)约登指数(Youden index)。约登指数又称正确指数,是指灵敏度和特异度之和减去1,是综合评价真实性的指标。理想试验的约登指数应为1。

如在一次糖尿病的筛检试验的评价中,共检查1000人,其中糖尿病患者20人,非糖尿病患者980人,检查结果真阳性18人,假阳性49人,假阴性2人,真阴性931人。根据该结果计算该试验的真实性指标如下:

灵敏度=(18/20)×100%=90.0%

特异度=(931/980)×100%=95.0%

假阴性率=(2/20)×100.0%=10.0%,或1-90.0%=10.0%

假阳性率=(49/980)×100.0%=5.0%,或1-95.0%=5.0%

约登指数=0.90+0.95-1=0.85

(6)似然比(likelihood ratio,LR)。似然比分阳性似然比(positive likelihood ratio,LR_+)与阴性似然比(negative likelihood ratio,LR_-)两种。在诊断试验中,阳性似然比是指经金标准确诊的患某病者中试验阳性者所占的比率(真阳性率)与经金标准确诊的未患某病者中试验阳性者所占的比率(假阳性率)的比值。简单地讲,就是真阳性率与假阳性率的比值,这个比值越大,说明该诊断方法越好。其计算公式为

$$LR_+ = \frac{a}{a+c} \bigg/ \frac{b}{b+d} \qquad 公式(4-8-7)$$

在诊断试验中,阴性似然比是指经金标准确诊的患某病者中试验阴性者所占的比率(假阴性率)与经金标准确诊的未患某病者中试验阴性者所占的比率(真阴性率)的比值。简言之,阴性似然比即为假阴性率与真阴性率的比值,这个比值越小,说明该诊断方法越好。其计算公式为

$$LR_- = \frac{c}{a+c} \bigg/ \frac{d}{b+d} \qquad 公式(4-8-8)$$

2.可靠性 可靠性(reliability)又称重复性(repeatability)或精密度(precision),是指在完全相同的条件下,重复进行某项试验时获得相同结果的稳定程度。

(1)常用评价指标。

①变异系数(coefficient of variation,CV):如果试验测量的是血压、血糖等计量指标,则可用变异系数来表示可靠性。变异系数越小,可靠性越好。

$$变异系数 = \frac{测定值均值的标准差}{测定值均值} \times 100\% \qquad 公式(4-8-9)$$

②符合率:如果试验测量的是阳性和阴性、正常与异常这样的定性指标,则可用符合率来表示可靠性,符合率越高,可靠性越好。

$$符合率 = \frac{a+d}{a+b+c+d} \times 100\% \qquad 公式(4-8-10)$$

(2)影响因素与控制措施。影响一项诊断或筛检试验的可靠性的因素包括试验条件、观察者及被观察者等方面的变异。

①试验条件的影响:包括试验的环境条件,如温度、湿度等;试剂与药品的质量及配制方法;仪器是否校准等。因此,必须严格规定试验的环境条件、试剂与药品的级别,试验前必须先校准仪器,才能保证试验的可靠性。

②观察者的变异:包括不同观察者之间的变异和同一观察者在不同时间、不同条件下重复检查同一样本时所得结果的不一致性。如由几名观察者同时测量同一人的血压值,观察

者训练有素,差异在 2 mmHg 以内当属允许范围。为此,观察者必须经过严格的培训,增强责任心,统一判断标准,使观察者的变异降低到允许范围以内。

③被观察者的个体生物学变异:生物个体的各种生理、生化测量值均随测量时间、条件的变化而不断变化。如血压值在上午、下午,冬季、夏季不同,并随测量体位和部位的不同而变化。因此,要严格规定统一的测量时间、条件等,以使被观察者在相同条件下进行比较。同时,临床医师应对个体的生物学变异给予足够的重视。

3.效益　诊断试验或筛检试验是否切实可行,必须事先考虑其应用效益,特别是筛检试验,更应注重效益。可以从以下几个方面进行评价。

(1)预测值(predictive value)。预测值又称诊断价值,它是表示试验能作出正确判断的概率,也表示试验结果的实际临床意义。它是从临床实用价值的角度来反映试验效益的指标。根据试验结果的不同,预测值可分为阳性预测值和阴性预测值。

①阳性预测值(positive predictive value,PPV):是指试验为阳性者真正患有该病的可能性。

$$阳性预测值(\%)=\frac{a}{a+b}\times100\% \qquad 公式(4\text{-}8\text{-}11)$$

②阴性预测值(negative predictive value,NPV):是指试验为阴性者真正没有患该病的可能性。

$$阴性预测值(\%)=\frac{d}{c+d}\times100\% \qquad 公式(4\text{-}8\text{-}12)$$

③预测值的影响因素:预测值的大小与研究疾病的患病率(图 4-8-2)和试验本身的灵敏度和特异度有关,其关系可用下式表示:

$$阳性预测值(\%)=\frac{患病率\times灵敏度}{患病率\times灵敏度+(1-患病率)(1-特异度)}\times100\% \qquad 公式(4\text{-}8\text{-}13)$$

$$阴性预测值(\%)=\frac{(1-患病率)\times特异度}{(1-患病率)\times特异度+患病率\times(1-灵敏度)}\times100\% \qquad 公式(4\text{-}8\text{-}14)$$

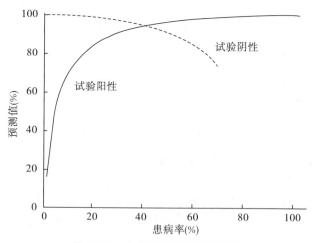

图 4-8-2　患病率与预测值的关系

当患病率很低时,即使一个试验的灵敏度和特异度均很高,仍会出现许多假阳性,使阳性预测值降低。如用 ELISA 法监测艾滋病的 HIV 抗体,假设该法的灵敏度和特异度均达99%,而患病率为 1/万时,阳性预测值仅为 0.99%,试验阳性人数约为 10,当患病率上升至10%时,其阳性预测值升至 91.67%,试验阳性人数为 9900,如表 4-8-2 所示。因此,选择患病率高的人群做试验,阳性预测值高,则新发现的病例数量多,收益就大。

表 4-8-2　灵敏度和特异度均为 99%的试验在不同患病率人群中的阳性预测值

感染率	受检人数 (1)	实际感染人数 (2)	实际未感染人数 (3)	试验阳性人数 (4)=(2)×0.99	试验假阳性人数 (5)=(3)×(1−0.99)	总阳性人数 (6)=(4)+(5)	阳性预测值(%) (7)=(4)/(6)
1/万	100000	10	99990	9.9≈10	999.9≈1 000	1010	0.99
1‰	100000	100	99900	99	999	1098	9.02
1%	100000	1000	99000	990	990	1980	50.00
10%	100000	10000	90000	9900	900	10800	91.67

(2)社会经济效益。筛检试验和诊断试验都需要一定的费用,从社会经济效益的角度考虑,要求试验方法发现和确诊病人的数量要多,而投入的卫生资源少、花费少,特别是筛检试验,更应注重效益评价。试验效益的定量评价最终有赖于成本效果分析、成本效益分析和成本效用分析。

成本包括试验所花费的全部费用,狭义的成本只包括用于试验的直接或间接费用,而广义的成本包括参加试验而造成的工作损失,检查时的不适以及筛检阳性时所致的焦躁不安。效益是指通过筛检或诊断试验所取得的经济效益,如经过筛检早期发现病人所节约的医疗费用,正确诊断后因避免误治而节约的医疗费用等。效果是指通过筛检或诊断试验所取得的社会效益,如延长了寿命,提高了生命质量等。只有当能取得大于试验成本的效益或显著的社会效果时,试验才是值得的。效益评价方法可参考相关专著。

(三)确定判断标准

1.灵敏度和特异度的关系　判断指标是指区分有病和无病的分界点。一个合理的判断标准就是要使试验的真实性最好,使试验的灵敏度和特异度都达到100%。只有当正常者与异常者的测定值完全没有重叠时,才能得到这种理想的结果。此时,判断标准很容易确定。然而通常的情况是正常者与异常测定值总有部分重叠。以 70 例糖尿病患者及 510 例正常人在口服葡萄糖 2 小时后的血糖试验为例,如以不同的血糖水平判定为糖尿病,可有不同的灵敏度与特异度(表 4-8-3)。因为正常人与糖尿病患者的血糖水平不是决然分开的,而是有所重叠的(图 4-8-3)。如果本例以血糖大于和等于 110 mg/100 mL 为阳性标准,则检查结果如表 4-8-4 所示。从表中可以看到,如果将判定糖尿病标准的血糖水平划得低一些,灵敏度可上升,但这样会使更多的正常人划入糖尿病可疑对象。如果把标准定得高些,特异度可以升高,但很多糖尿病患者将被错误地归入正常组。临床诊断指标往往选择假阳性和假阴性最低点作为分界线,而筛检试验的分界线则根据研究目的而确定。

表 4-8-3 不同血糖水平区分糖尿病标准的灵敏度与特异度

血糖水平(mg/100 mL)	灵敏度(%)	特异度(%)
80	100.0	1.2
90	98.6	7.3
100	97.1	25.3
110	92.9	48.4
120	88.6	68.2
130	81.4	82.4
140	74.3	91.2
150	64.3	96.1
160	55.7	98.6
170	52.9	99.6
180	50.0	99.8
190	44.3	99.8
200	37.1	100.0

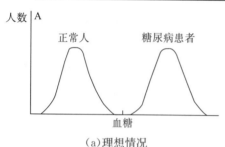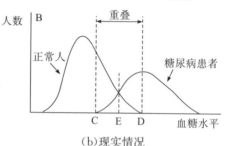

图 4-8-3 理想与现实的正常人与糖尿病患者血糖分布

表 4-8-4 糖尿病的筛检试验

筛检试验(血糖测定)	糖尿病患者		非糖尿病患者		合计
	人数	%	人数	%	
阳性(≥110 mg/100 mL)	65	(真阳性)92.9	263	(假阳性)51.6	328
阴性(<110 mg/100 mL)	5	(假阴性)7.1	247	(真阴性)48.4	252
合计	70	100.0	510	100.0	580

2.确定判断标准的原则 下列原则可供参考,并以图 4-8-3 为例。

(1)假阳性与假阴性错误的严重程度。当假阳性与假阴性的重要性相等时,可选择灵敏度与特异度相等,或使正确指数最大的分界值作为判断标准(如 E 处)。

(2)进一步确诊试验的繁简程度。对筛检试验阳性者必须作进一步确诊,即使是诊断试验,如果其阳性预测值较低,亦需作进一步的试验进行确诊。如果确诊试验较烦琐、费用高,则以提高特异度为主,判断标准向 D 处移动;否则可考虑以提高灵敏度为主,判断标准向 C 处移动。

(3)漏掉一个可能病例的后果。除非该病早期诊断和早期治疗可获得很好的治疗效果,否则后果严重,如宫颈癌、肺结核等,此时应选择灵敏度高的判定标准,尽可能把所有的可疑病人都诊断出来,判断标准向 C 处移动。

(4)如果预后不好,又无治疗办法或会引起心理负担,如肿瘤、艾滋病等,此时应选择特异度高的判断标准,判断标准向 D 处移动,尽量减少误诊率。

(5)一定间隔期后再次检查的可能性。若试验对象在一定间隔期后有机会做第二次检查,则本次漏诊不会造成严重后果,此时应考虑以提高特异度为主,判断标准向 D 处移动,否则判断标准向 C 处移动。判断标准向 C 处移动时,灵敏度增加,特异度下降,假阳性增加,将使诊断成本增加。相反,当判断标准向 D 处移动时,特异度增加,灵敏度下降,假阴性增加,将使漏诊率增加。

3.确定判断标准的方法

(1)均值加减标准差法。均值加减标准差法是目前较为常用的方法。该法一般采用"均值±2 倍标准差"作为正常值范围,凡超过该范围则视为异常。该法的优点是计算简单、应用方便,但只适用于生物学测量值呈正态分布的资料。

(2)百分位数法。百分位数法最为简单,而且适用于任何分布类型的资料。对于某些试验测定值的频数分布不呈正态分布的指标,不能应用均值加减标准差确定正常值范围时,则可应用百分位数法。

上述两种确定判断标准的方法都是从正常人群的测定值计算出来的,没有同时考虑病人的测定值;另外,这两种方法都属于统计学方法,异常率是人为规定的,没有生物学基础。据此制定出的判断标准往往难以满足临床的需要,且不能最大限度地提高试验的真实性。

(3)根据实际情况人为确定判断标准。人为确定判断标准是以正常人群和病例的测量值的分布资料为基础,平衡漏诊、误诊的比例和利弊,以专家讨论后制定的。如此制定的标准一般比较符合临床实际。

(4)受试者操作特征曲线。由于确定正常值标准的最大愿望就是使试验的灵敏度和特异度达到最高,为此,有人在不同假定判断标准条件下获得一系列的灵敏度和特异度的值,设计用试验的灵敏度(真阳性率)为纵坐标、以 1-特异度(假阳性率)为横坐标作图,所获得的不同曲线能较清晰地表示灵敏度和特异度之间的相互关系,从而能为正常值的确定迅速提供直观的印象,这种曲线称为"受试者操作特征曲线"(receiver operator characteristic curve,ROC curve)。直线 A 是无意义的试验;曲线 B、C 和 D 是临床应用价值逐步提高的试验;曲线 E 是最好的试验,灵敏度和特异度均接近 100%,如图 4-8-4 所示。

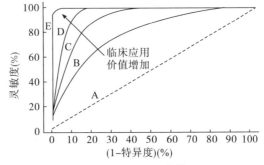

图 4-8-4　ROC 曲线

三、提高试验效率的方法

前述是阐明试验方法本身的评价指标和方法的建立过程,本节主要阐述在实际工作中如何应用试验方法和提高其效率。

(一)优化试验方法

试验效率的高低与试验方法的好坏密切相关,选择正确的、合适的、客观的指标,并考虑合适的分界值,使其具有尽可能高的灵敏度和特异度,同时还应使试验方法、步骤及条件等都要标准化,减少由于各种偏倚引起的误差,提高试验效率。

(二)选择患病率高的人群

当试验方法确定之后,试验的灵敏度和特异度就已经固定。此时,选择患病率高的人群进行试验,是提高效率的有效手段。选择患病率高的人群,一方面可使新发现的病例数量增加;另一方面可使阳性预测值升高,试验成本下降,其结果使试验的效率提高。临床上实行的逐级转诊制度,建立专科门诊及专科医院等,都提高了就诊群体的疾病阳性率,因而提高了试验效率。

(三)联合试验

实际工作中,同时具有很高的灵敏度和特异度的试验相对较少;即便有,也可能因为成本高昂、操作烦琐或医德问题等而不能普遍或常规应用,因此,常将其他灵敏度和特异度不太高的试验联合起来应用,也能达到提高试验判断效率的目的。此方法有以下两种形式,如表4-8-5所示。

1. 并联试验(parallel test) 并联试验是指同时做几个试验时,只要其中有一个阳性,即判为阳性的试验方法。并联可提高试验的灵敏度,减少漏诊率,阴性预测值升高,但特异度下降,误诊增加,阳性预测值下降。

2. 串联试验(serial test) 串联试验是指依次按顺序做几项试验,只有全部试验均呈阳性时才能判为阳性。临床上一般先做较简单、安全的试验,当出现阳性结果时,再做比较复杂和有一定危险的试验,如出现阴性,则停止试验。该法可提高试验的特异度和阳性预测值,但却降低了试验的灵敏度,增加了漏诊。

表 4-8-5 联合试验

方式	试验 A	试验 B	结果
	+	+	+
并联	+	−	+
	−	+	+
	−	−	−
	+	+	+
串联	+	−	−
	−	+(实际不必做)	−
	−	−(实际不必做)	−

例如,有研究者在一批成年女性中用红外扫描和 X 线摄片两种方法筛检乳腺癌,试验结果见表 4-8-6。

表 4-8-6　两种试验方法筛查乳腺癌结果

红外扫描(A)	X 线摄片(B)	乳腺癌患者	非乳腺癌患者
＋	＋	44	26
＋	－	5	9
－	＋	26	22
－	－	6	2546
合计		81	2603

单独试验及采用联合试验后,灵敏度、特异度和预测值见表 4-8-7。

表 4-8-7　两种试验方法联合筛查乳腺癌结果

试验	灵敏度(%)	特异度(%)	阳性预测值(%)	阴性预测值(%)
A	60.49(49/81)	98.66(2568/2603)	58.33(49/84)	98.77(2568/2600)
B	86.42(70/81)	98.16(2555/2603)	59.32(70/118)	99.57(2555/2566)
并联	92.59(75/81)	97.81(2546/2603)	56.82(75/132)	99.76(2546/2552)
串联	54.32(44/81)	99.00(2577/2603)	62.86(44/70)	98.58(2577/2614)

（陈　燕　姚应水）

扫码查看练习题

第三篇 环境与健康

第五章　环境与健康的关系

环境是人类起源、生存和发展的物质基础，人类的生存和发展是与环境相互适应、相互作用和相互制约的结果。人生活在环境之中，人类的生产和生活活动时刻影响着环境，同时也受到环境的影响。随着人类的进步、科学和技术的发展，自然环境和社会环境的演变越来越繁杂，环境因素对人体健康的影响也越来越多样化和复杂化。探讨自然环境中大气、水、土壤、食物中的物理因素、化学因素和生物因素对人体健康的影响，以及职业环境中有毒有害因素的暴露对作业人群健康的影响，并研究社会环境因素中社会制度、社会经济和社会文化等对人体的生理、心理及社会适应能力等方面的影响，充分利用对人体健康有益的环境因素，预防和控制不利的环境因素，促进人群健康等是预防医学的基本宗旨。

第一节　人类的环境

一、环境及其构成

WHO 对"环境"的定义是：环境（environment）是指在特定时刻由物理、化学、生物及社会各种因素构成的整体状态，这些因素可能对生命机体或人类活动直接或间接地产生现时或远期影响。环境是一个非常复杂的体系，按要素的属性及特征，可将环境分为自然环境、人为环境和社会环境。自然环境是指环绕人群的空间中各种自然因素的总和，包括大气圈、岩石圈、水圈和生物圈。人为环境是经过人类加工改造，改变了其原有面貌、结构特征的物质环境，如城市、村镇、矿山、铁路等。社会环境是指人类通过长期地改造自然和生产劳动过程中形成的社会关系、生产体系和物质文化的总和，包括政治、经济、文化、教育、人口、宗教、风俗习惯等社会因素。

根据人类活动对环境影响的程度，可将环境分为原生环境（primary environment）和次生环境（secondary environment）。原生环境是指天然形成、未受人类活动影响或影响较少的自然环境。地球的原生环境是人类的起源、发生和发展的必需条件，原生环境中存在对健康有利的诸多因素，如清洁、适合人类需要、化学组成正常的空气、水和土壤，适宜的太阳辐射、气候条件和绿化环境，对健康有良好的促进作用。但在原生环境中也可能存在一些对健康不利的因素，如在地球上某些地区，水或土壤中出现某些元素的含量过多或过少，长期生活在这些地区的人们，会因摄入某些元素过多或过少而对人体健康产生不良影响，甚至导致疾病，这类疾病称为生物地球化学性疾病（biogeochemical disease），因有明显的地区性，又称为地方病（endemic disease）。

次生环境是指受到人类生产或生活活动影响而形成的新环境。人类的生活和生产活动不同程度地影响着自然环境,引起环境的次生变化。这种变化有的改善了自然环境,如沙漠的绿化、盐碱地的水浇改造等,但有时也会造成环境污染和破坏。进入 20 世纪以来,人类开发和利用自然资源的能力大大提高,各种矿物原料和燃料的开采和消耗速度急剧上升。随着现代化学工业的发展,出现许多新的化工产品和材料,使人类的生活环境中出现大量的废气、废水和废渣,严重污染大气、水、土壤等自然环境,破坏生态平衡,对人类的健康产生威胁。

人类环境虽然包含的环境因素较多,但按其属性,可以归纳为生物因素、化学因素、物理因素和社会心理因素等四大类。

(一)生物因素

生物因素是指自然环境中的动物、植物与微生物等各种生物体,这些生物在自然界中相互依存、互相制约。某些生物对人类的健康是有利的,如胃肠道的正常菌群。某些生物可能成为人类疾病的致病因素或疾病的传播媒介,如引起天花、伤寒、霍乱、鼠疫、麻疹等疾病的病原微生物;有些病媒昆虫,如蚊、白蛉、恙螨等,在疟疾、黑热病、出血热的传播中起着关键性的作用。近些年先后出现的艾滋病、牛海绵状脑病(疯牛病)、SARS、H_7N_9 禽流感、埃博拉病毒和 COVID-19 等新发传染病,也与致病性微生物有关。

(二)化学因素

在自然环境中,空气、水、土壤的各种化学组分的构成一般是比较稳定的,如空气中氮气约占 78.1%,氧气约占 20.9%。人类在进化、发展过程中已对这样的自然环境充分适应。进入 20 世纪以来,由于现代工业的发展,某些地区甚至全球环境中的化学组分和构成发生了变化。如火力发电厂的锅炉在利用煤和石油等能源时,释放出大量的 CO_2 和 SO_2;在某些有色金属矿藏的开采和冶炼时,由于有色金属如铜、铅、锌、锡、镉等常存在共生现象,因此在选矿、洗矿或冶炼等过程中,常产生大量的含镉废水和废气,污染周围的农田,使种植的水稻中含镉量显著增多,长期食用含镉量很高的稻米,可引起慢性镉中毒。

某些自然灾害会造成环境的化学组成发生异常的变化,如地震、风暴、洪水、火山爆发、森林火灾等自然灾害,可使局部地区的空气、水、土壤的化学组成发生变化。

(三)物理因素

环境中的物理因素是指环境中对生命活动产生影响的各种物理现象,如太阳辐射、气候变化、气象因素、电离辐射、微波辐射、电磁辐射、噪声、振动等。适宜的太阳辐射和气候条件是人类必要的生存条件。环境的气温、气湿、风速、气压、热辐射等气象因素可影响人体的生理机能和心理状态。

由于社会生产的发展,环境的某些物理状态也会发生变化。如现代原子能工业的发展,若对核废料处置不当,可造成放射性物质污染,使环境中电离辐射的强度增大。微波通信、电视、电话、激光的普遍使用,使环境中出现微波辐射。机器运转、超音速飞机和高速列车等可以产生振动和噪声,对人体健康产生影响;工业冷却水排入江河,造成水体的热污染,可影响水生生物的生存。

(四)社会心理因素

社会心理因素是指人类社会特有的、影响机体健康的社会和心理状态,包括政治、经济、文化、教育、宗教、人口、家庭、就业、行为、风俗习惯、道德观念、心理状态等。社会的政治、经济和文化传统对人们的价值观、心理状态、道德观念、行为规范可产生直接影响,也对环境保护政策的提出、实施起着决定性作用。人们的心理状态、行为习惯常是某些精神和躯体疾病的致病因素,如过度紧张或压抑常是心脑血管病的诱因,抽烟、酗酒、吸毒等不良行为常是呼吸道疾病、肝脏疾病和艾滋病的发病因素。社会心理因素与人类健康的关系正越来越受到人们的普遍关注。

环境介质(environmental medium)是指大气、水、土壤(岩石)以及包括人体在内的所有生物体。人类赖以生存的物质环境条件通常以气态、液态和固态 3 种物质形态而存在,能够容纳和运载各种环境因素。环境介质的运动可携带污染物向远方扩散,环境污染物可以在不同环境介质中转化和迁移。

二、生态系统与生态平衡

人类的自然环境按其基本组成分为大气圈、水圈、土壤圈、岩石圈和生物圈。地球上一切生物都生活在地球表层,这个有生物生存的地球表层称为生物圈(biosphere)。其范围以地表或海平面为界,向上至 10 km 高的大气层,向下至 11 km 深的海洋或地壳。这个范围包括大气圈下层和岩石圈上层,以及整个水圈和土壤圈,它们为一切生命活动提供必要的物质条件,有广泛的生命活动现象。

(一)生态系统

生物和人类是地球发展到一定阶段的产物,构成了不可分割的系统。这种生物群体与其周围的环境依次进行着能量流动和物质循环,共同组成的平衡系统,称为生态系统(ecosystem)。生态系统是互相依存并相互影响的生物与非生物环境之间及生物群落与生物群落之间在物质、能量和信息上处于连续流动状态的完整系统。

生态系统由四部分组成:①环境介质,包括空气、水、土壤、日光等。②生产者,指能吸收空气、水、土壤中的化学物质并利用太阳辐射能进行光合作用的绿色植物,它们能利用环境介质提供的各种无机物合成自身组织结构,并储存能量。③消费者,通常指绿色植物以外的其他生物,消费者通过食物链传递物质和能量。同时,环境介质中的污染物也可通过食物链转移和富集。④分解者,主要指环境介质中数量庞大、普遍存在的微生物,如细菌、真菌等。它们能把动植物的残骸和代谢物分解为简单的化合物,再回到环境介质中,完成物质的自然循环。这个系统中,任何一个环节的生存与发展都是以其他环节的存在和发展为前提的。

(二)食物链和物质转移

生态系统中,维系生物种群间物质和能量流动的纽带和渠道是食物链和食物网,即在生态环境中,不同营养级的生物逐渐被吞食以满足生存需要而建立起来的连锁关系。一种生物被另一种生物吞食,后者再被第三种生物吞食,彼此以食物连接起来的锁链关系称为食物链(food chain);而各种食物链在生态系统中又彼此交错构成食物网。食物链具有重要作用,生态系统中的物质迁移、转化以及能量代谢与流动等几乎都是通过食物链实现的。更重要的是,食物链并非简单机械地转运物质和能量,而是在转运传递过程中发生一系列重要变化。

1. 生物放大作用(biomagnification)。污染物含量在食物链的高端生物体内比在低端生物体内逐渐增加、放大,这种情况称为生物放大作用。放大是指绝对量和浓度的增加。

2.生物蓄积作用(bioaccumulation)。同一生物个体对某种物质的摄入量大于排出量，体内绝对量不断增加，称为生物蓄积作用。蓄积是指绝对量的增加。

3.生物浓缩作用(bioconcentration)。同一生物个体摄入某种物质后，在体内由于浓度的分配不均，造成某些部位浓度不断增加，称为生物浓缩作用。浓缩主要指浓度的变化。

生物放大、蓄积和浓缩作用是环境污染物引起慢性危害的基础和条件。在一般情况下，环境污染物处于低浓度，甚至是微量的，如果没有生物放大、蓄积和浓缩作用，一般不会发生危害。然而，有了上述各种作用后，则增加了污染物危害人体的机会，并扩大了危害范围。因此，研究环境质量和物质循环，首先要重视食物链对物质的转化和迁移作用。

当环境中某一种污染物浓度不是很高时，人类长期摄入可能不会对健康造成危害，但如果食用了经生物富集的生物体，就有可能发生中毒事件，说明生物富集作用缩短了人与环境之间的距离。公害病中的水俣病就是由于人们食用了高度富集甲基汞的水产品所致的。

(三)生态平衡

生态系统在某一时间内物质和能量的输入和输出相等，表现为一种稳定状态，称为生态平衡(ecological balance)。这种平衡的特点是动态的、有条件的、相对的。任何自然因素(如季节变化、火山爆发、地震、森林火灾或某种动物的数量大增等)或人为活动(如生产活动或生活活动)都可以破坏这种平衡，以致产生一系列连锁反应，直到建立新的平衡。生态平衡的破坏对人类的影响很大，特别是由于环境严重污染而引起的生态平衡破坏。

近几十年由于能源需求量增大，煤炭和石油的大量开采和使用，使地球 CO_2 的来源激增；同时，由于森林的过度砍伐，草原、湿地的荒漠化进程加速，光合作用下降，使地表大气中 CO_2 浓度逐年增加；由于 CO_2 能吸收物体散发出来的红外线，使大气增温，如果大气中 CO_2 的浓度较目前增加 2 倍，则地球平均气温将增高 3.6 ℃，这将导致地球气候变化(climate change)。随着地表气温升高，将使高山积雪、两极冰山和冰盖加速融化，海平面将升高 0.5～1.0 m，某些岛屿及沿海地区将被海水淹没，人类生存的陆地面积将缩小。由于气候变暖，某些生存于寒带地区的生物将面临灭绝，一些虫媒传染病因传播媒介的生存环境发生变化，而使其在地理分布上进一步扩展，传染病的流行季节也会延长，从而对人类的健康产生影响。因此，维持环境生态平衡是保护环境的重要措施之一。我国在"十三五"期间，积极实施应对气候变化的国家战略，采取调整产业结构、优化能源结构、节能提高能效、推进碳市场建设、增加森林碳汇等一系列措施，已取得应对气候变化工作的显著成效。

(四)生态系统健康

生态系统健康(ecosystem health)是指生态系统结构稳定，具有活力和自调节能力，是生态系统的综合特性。活力是指生态系统的功能性，包括维持系统本身复杂特性的功能和为人类服务的功能；结构稳定是指具有平衡、完整的生物群落和多样的生物种群；生态系统的自调节能力主要通过正、负反馈相互作用和转化，在受胁迫时出现维持系统的正常结构和功能，保证系统达到一定的稳态。

三、人类与环境的关系

人是环境的组成部分之一，包括在环境之中，人和环境构成一个既相互依存又相互影响的不可分割的整体。人与环境之间的辩证统一关系，主要表现在统一性和对立性两方面。

(一)人类与环境的统一性

1.物质的统一性　人与环境之间最本质的联系是物质交换和能量转移,其基本方式是新陈代谢。一方面,人体从环境中摄取生命活动所必需的物质和能量,以维持机体的生长发育和健康,并从事生活、生产活动;另一方面,人体又将代谢产物和废物通过各种途径排入周围环境。

同时测定人体血液和地壳中60多种化学元素的含量,通过对比发现,除碳、氢、氧、氮和硅外,其他元素在人体血液和地壳中的含量明显相关,在地壳中含量较多的元素,在人体内的含量也相对较多,如钠、镁、钾、钙、铁等;而在地壳中含量较少的元素,在人体内的含量也相应减少,如铍、铬、砷、碲等。这一事实说明了人和周围环境在物质上的统一性,如图5-1-1所示。

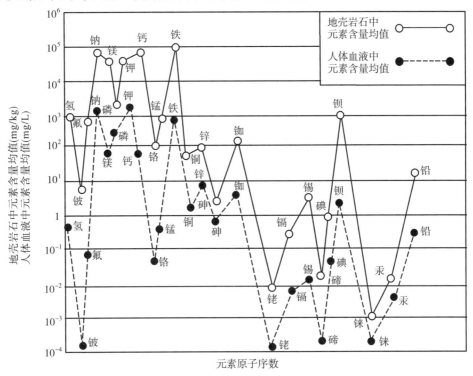

图 5-1-1　人体血液和地壳中元素含量的相关性

2.人体结构和功能对环境的适应性　人体的各种结构和功能是在长期发展的历史过程中与环境相互作用和制约下形成和发展起来的。这种适应能力经过了由低级到高级的发展阶段,从各器官、系统及其生理功能到完美的神经体液调节功能,紧密联系成为一个完整的统一体。众所周知,原始生命诞生在远古海洋中,与海洋环境相适应,身体结构和功能都较为简单,随着生命的进化,身体结构和功能更趋复杂,以适应周围环境。如无脊椎动物水螅的肾脏较为简单,鱼类的肾脏则相对较为复杂,而哺乳类的肾脏最为复杂。因为哺乳动物要适应陆地生活,肾脏就必须具有保留大分子物质、盐分、水分和其他营养物质等复杂的功能。我国西藏地区人体内的红细胞数量偏多,就是为了适应高原缺氧环境。

3.环境是人体一切感觉和活动的源泉　环境在为人类生长发育提供所需物质和能量的同时,又是人体一切感觉和反射活动的源泉。例如声音和光线,通过刺激人体的感觉器官,使人体不断改变各种各样的活动,创造更美好的生活,开发更舒适的环境。与此同时,有了光线,人们可饱享大自然优美的植被和秀丽的风光;有了声音,人们可享受美妙的自然界音乐,进行各种各样的交流,伴随着环境的各种变化而产生适当的刺激,使人体更趋于完善。

(二)人类与环境的对立性

对立性主要表现在环境对人类的反作用。当环境因素剧烈变动,造成人体不能适应时,就会引起健康损害。例如严寒、闷热和天气剧变,可使人体组织或器官的功能发生障碍,诱发心肌梗死、脑出血和哮喘等疾病。人类的活动也会与环境形成对立,造成负面影响,如砍伐森林引起的水土流失,工业生产引起的环境污染等。人类改造环境的目的是想创造更舒适的环境,但如果违背了自然规律,就会破坏环境,导致环境对人类的惩罚,不仅会造成健康的损害,而且最终会造成环境恶化,使人类无法生存。文明古国巴比伦曾经繁盛一时,如今却变成了荒无人迹的沙漠。西方国家曾经在工业生产中造成的一系列公害事件,事实上就是环境对人类的惩罚。所以人类一定要摆正人与自然的关系,在改造环境的过程中,与环境相互依存、和谐共处。

(三)社会环境与健康关系

社会环境是人类在生产和生活活动中创建的,人既是社会环境因素的唯一决定者,又是社会环境因素的影响对象。社会环境中的社会制度、社会经济和社会文化等因素主要通过对人的生理、心理以及社会适应能力等方面起作用,直接或间接地影响人类的健康。

(四)全球环境问题与健康

环境问题是指人类生存和发展的环境遭到破坏,这是人类同自然界相互作用的结果。环境问题可分为三类:第一类是原生环境问题;第二类是次生环境问题;第三类是社会环境问题。目前,世人所瞩目的主要是第二类和第三类环境问题,特别是第二类中的环境污染和生态破坏问题。这类环境问题和人类的生活生产及健康有直接的关系。引人注目的全球环境问题有十大类,比如平流层臭氧耗损形成臭氧层空洞,温室效应致使全球气候变暖,产生酸雨问题,造成生态平衡失调,影响人类身体健康等。

第二节　环境污染及其对健康的影响

各种人为的或自然的原因使环境的组成发生重大变化,并造成环境质量恶化,破坏生态平衡,对人类健康造成直接的、间接的或潜在的有害影响,称为环境污染(environmental pollution)。严重的环境污染称为公害(public nuisance)。因公害而引起的区域性疾病称为公害病(public nuisance disease)。

一、环境污染物的来源与转归

环境污染物(environmental contaminant)是指进入环境并能引起环境污染的物质。环境污染物按其属性分为生物性污染、物理性污染和化学性污染。

(一)环境污染物的来源

环境污染物按来源分为生产性污染、生活性污染和其他污染。

1. 生产性污染　生产性污染一般是指有组织排放的污染,污染物量大,污染物成分复杂,毒性大,是环境污染的最主要来源,但易于治理。

(1)工业生产。工业"三废"即废气、废水、废渣,是工业生产过程中形成的废物。当工业"三废"未经处理或处理不当大量排放到环境中去时,就可能造成空气、水、土壤、食物等环境的污染,使污染物直接或间接进入人体,同时对健康构成危害。工业生产过程中的主要环境污染物及其来源见表 5-2-1。

表 5-2-1 工业生产过程中的主要环境污染物及其来源

环境污染物		主要污染来源
废气	煤烟及粉尘	火力发电厂、水泥厂、工业锅炉等
	有毒粉尘如铅、砷、镉等及其化合物	金属冶炼及加工厂
	有害气体如 SO_2、NO_x、H_2S 等	燃煤工业、化工、印染、合成纤维工业等
废水	化学毒物如酚、氰、汞、铬等	化工、机械、冶金、印染和采矿工业企业
	有机质如细菌及其他病原体、油脂	造纸、制革、加工、化工及医院污水等
废渣	无机废渣如矿渣、炉渣和灰烬	采矿、冶炼、化工和锅炉等
	有机废渣如动植物尸体、皮、毛等	生物制品、屠宰、制革工业等

(2)农业生产。在农业生产过程中,可能引发环境污染的污染物主要包括农药、化肥以及废水、污水、粪便等。农业生产过程中各类农药(如杀虫剂、杀菌剂、除草剂、植物生长调节剂等)的广泛长期应用,可造成农作物、畜产品及野生生物中的农药残留;空气、水、土壤也可能受到不同程度的污染。

2.生活性污染 人类社会的进步与发展使人们的生活水平不断提高,但环境受到污染的压力也随之越来越大。生活"三废"包括生活垃圾、生活污水、人或牲畜的粪便等,这些生活废弃物由于卫生处理不当,将可能成为污染空气、水、土壤以及滋生蚊蝇的重要因素。

在生活垃圾的产量大幅度上升的同时,垃圾的性质也发生了变化,主要是大量塑料及其他高分子化合物等成分的出现,增大了无害化难度。生活污水中广泛存在着烷基磺酸盐型合成洗涤剂。含磷、氮化肥的广泛使用和含磷、氮的废水流入水体,使水中的藻类大量生长繁殖,水中溶解氧大幅减少,藻类在厌氧菌的作用下开始分解,使得水体感官性状和化学性状迅速恶化,即所谓的"水体富营养化"(eutrophication)。诸如水体的发黑发臭以及大海的红潮或赤潮等现象都是水体富营养化的结果。医院污水,尤其是含有致病性微生物的污水,是水体环境中最可怕的污染之一。粪便虽可做肥料使用,但当无害化处理不当时,也可造成环境污染,甚至造成某些疾病的传播与流行。

3.其他污染 以下方面都可使环境受到不同程度的污染,造成不良后果:①交通运输工具,可产生噪声、振动和各种废气,尾气污染可引起光化学烟雾;②电磁波发生设备,如微波炉、手机等,可产生微波和其他电磁辐射波;③医用和军用的原子能和放射性同位素机构所排放的废弃物;④自然灾害,如火山爆发、森林大火、地震等释放的大量烟尘、废气等;⑤社会、政治、经济、人口等社会心理环境变化,在一定程度上也可对自然环境造成影响。

(二)环境污染物的转归

1.污染物在环境中的分布和迁移 环境污染物的分布和迁移情况,主要取决于污染物本身的理化性质及具体的环境条件。在机体外环境即非生物环境中,环境污染的变化有如下几个方面:①通过稀释、扩散、溶解、沉降等物理作用,使污染物由浓度高的地方向浓度低的地方转移,从而使浓度逐渐下降;②通过氧化、水解、还原等化学变化,使污染物得以分解及无害化;③微生物对有机污染物的分解作用;④环境中的污染物尚可通过各种途径如皮肤与黏膜、呼吸道、消化道等进入生物体内,直接或间接地作用于人体。污染物在环境中的分布和迁移如图 5-2-1 所示。

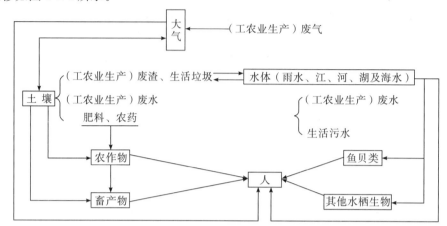

图 5-2-1　污染物在环境中的分布和迁移

在机体内环境中,环境污染物的变化比体外要复杂得多,总的来说有以下几种情况:①将发生一系列生物化学变化;②沿着食物链在各种生物体间传递;③某些物质在传递过程中,在生物体内的浓度可逐渐升高,这种现象称为生物浓缩(bioconcentration)。设该物质在环境中的浓度为 C,在生物体内的浓度为 C_b,则 C_b/C 称为浓缩系数。浓缩系数不仅与环境中元素或化合物的种类和浓度有关,而且与生物种类和外界环境条件(如光、温度、pH、风速、水的流向和流速等)有关。

Woodwell 提供了关于 DDT 的生物浓缩的研究资料。该资料充分表明污染物在环境中变化的复杂性。当水中的 DDT 浓度为 0.00005 mg/L 时,藻类体内的 DDT 含量为 0.04 mg/L(浓缩系数为 800);鱼类体内的 DDT 含量为 2.07 mg/L(浓缩系数为 41400);水鸟类体内的 DDT 含量为 75.5 mg/L(浓缩系数为 1510000)。由上述四级生物组成的食物链的逐级浓缩作用,使鸟类体内的 DDT 含量为水中含量的 151 万倍。DDT 的生物浓缩示意图如图 5-2-2 所示。

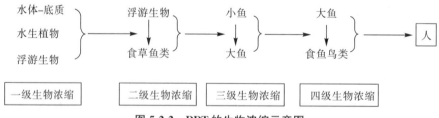

图 5-2-2　DDT 的生物浓缩示意图

大部分的环境污染物在环境中发生变化的结果是分解成无害或危害较小的简单化合物。但是,也有一些物质能转化成为新的有毒物质或毒性更大的物质。如在水底污泥中某些微生物(如甲基钴胺素菌)的参与下,水体中的无机汞发生甲基化,长期摄入甲基化汞(通过食物链)是水俣病产生的主要原因。

2.环境污染物的自净　污染物进入环境后,物理、化学和生物作用使污染成分不断稀释、扩散、分解破坏,环境又恢复到污染前的状态,环境的这种功能称为环境自净作用

(environmental self-purification)。环境自净主要通过下列作用完成。

(1)物理作用。物理作用包括扩散、稀释、沉降、吸附和蒸发等。如工业废气在空气中扩散,工业废水在河流中稀释,空气颗粒物的沉降,土壤对水体中污染物的吸附等,结果使环境中的污染物浓度逐渐降低,恢复到污染前的状态。

(2)化学作用。进入环境中的污染物可以通过氧化、还原、中和水解作用,使其化学结构和理化性状发生改变,大部分有机物可分解为简单化合物达到自净,水体中的含氮有机物可以经过硝化作用生成亚硝酸盐、硝酸盐达到无机化。酸性废水和碱性废水可以互相中和。

(3)生物作用。进入环境中的污染物,尤其是有机污染物,在微生物的作用下,可以分解成简单化合物而实现净化,特别是在有氧环境中,需氧菌可彻底分解有机物,最终形成 CO_2、硝酸盐、硫酸盐和水等。某些致病性微生物也可在微生物的拮抗作用下死亡。其他生物对污染物也有一定的净化作用。

环境的自净能力是有限的,超过环境自净能力或环境条件发生改变都会停止自净,造成环境质量恶化。如废水排放到水体中,水体的流量、流速等因素决定废水自净的能力,若废水排放量超过水体自净承受能力,将造成水体水质的恶化。某些性质稳定的有机氯农药和多氯联苯等,在环境中分解较慢,残留的时间较长,往往很难通过环境自净作用达到完全自净。

(三)环境污染物的吸收、分布、代谢和排泄

环境污染物通过各种途径和方式与机体接触后,在体内经过吸收、分布、代谢,最后以代谢产物或原型物质排出体外。

1. 环境污染物的吸收 环境污染物经呼吸道、消化道和皮肤等途径通过机体生物膜进入血液的过程称为吸收(absorption)。

(1)呼吸道。环境中以气体、蒸气和气溶胶形式存在的污染物主要经呼吸道进入人体。由于肺泡的总表面积大($50 \sim 100 \ m^2$),肺泡壁薄($1 \sim 4 \ \mu m$),肺泡间毛细血管丰富,污染物经肺泡吸收进入血液极为迅速,整个呼吸道黏膜都有吸收作用。经呼吸道吸收的污染物不经过肝脏的转化解毒,直接由肺循环进入全身血液循环。气体及蒸气态污染物多以单纯扩散方式吸收。影响气态污染物经呼吸道吸收速度的主要因素是肺泡气和血液中物质的浓度(分压)差,气体从高压处向低压处扩散,分压差越大,吸收越快,当分压差达到平衡时,吸收不再增加;经呼吸道吸收还受血液中污染物浓度与肺泡气中浓度之比(血气分配系数,blood-gas distribution coefficient)的影响,此系数越大,毒物越易吸收进入血液。颗粒物质的吸收主要取决于颗粒物的粒径和溶解度,颗粒物粒径不同,滞留在呼吸道的位置也不同。气溶胶(如粉尘、烟和雾)状态的污染物经呼吸道吸收的速度受粒子大小、分散度、溶解度、呼吸道结构及清除功能的影响。此外,活动强度、肺通气量与肺血流量及环境气象条件等因素也可影响污染物经呼吸道吸收。

(2)消化道。消化道是吸收环境污染物的主要部位。水和食物中的有害物质主要是通过消化道吸收的。消化道的主要吸收部位是小肠,其他部位也都有吸收作用。肠道黏膜上的绒毛可增加小肠吸收面积约600倍,大多数化学物在消化道以扩散方式被吸收,部分毒物可以借助营养物质运载转移的载体进入血液,如金属镉可与钙结合蛋白结合而被吸收。消化道各段的 pH 相差很大,故在胃肠道中不同部位的吸收也有很大差别。影响消化道吸收的因素有被吸收物质的溶解度和分散度、消化道对化学物质的转化能力、胃肠道内容物多少、排空时间以及蠕动状况、消化道内同时存在的其他物质等。经消化道吸收的毒物可在肝肠循环过程中反复吸收。

（3）皮肤。环境污染物经皮肤吸收主要通过表皮和皮肤附属器官（如毛囊、汗腺和皮脂腺）。皮肤附属器官不如表皮重要，它只占皮肤表面积的 0.1%～1.0%。污染物经表皮吸收需通过三层屏障：①表皮角质层，这是经皮吸收的最主要屏障，一般分子量大于 300 的物质不易通过无损的皮肤；②连接角质层，能阻止水、电解质和某些水溶性解离的物质，但脂溶性物质则可以通过；③表皮和真皮连接处的基膜，它能阻止某些物质透过，但大多数物质通过表皮后，可自由地经乳突毛细管进入血液。皮肤对毒物的吸收率受皮肤完整性、毒物的脂溶性、挥发度、浓度及 pH 等因素影响。一般来说，脂/水分配系数较高的化学毒物易经皮肤吸收。溶于脂而难溶于水的物质经皮肤吸收率相对较低，当其挥发度很高时，吸收率更低，如苯，经皮吸收较少。挥发度低、既溶于脂又溶于水的物质，可经皮肤迅速吸收，如有机磷农药。经毛囊吸收的物质不经过表皮屏障，化学物可直接通过皮脂腺和毛囊壁进入真皮。皮肤有破损或患有皮肤病时，其屏障的完整性被破坏，有利于环境污染物经皮吸收。经皮吸收的污染物也可不经肝解毒而直接进入大循环。

2. 环境污染物在体内的分布与储存　吸收入体内的环境污染物可随血流和体液分布至全身，经代谢后部分排泄，部分储存在不同器官组织，部分产生毒性作用。

（1）分布。环境污染物吸收后，随血液和淋巴液分散到全身各组织的过程称为分布（distribution）。不同的污染物在体内各器官组织的分布也不一样，器官或组织的血流量及组织对毒物的亲和力是影响化学物在体内分布的最关键因素。

吸收入血液的环境化学物仅少数呈游离状态，大部分与血浆蛋白（主要是白蛋白）结合，并随血液运送到器官和组织。化学毒物在初始分布阶段的分布主要取决于器官和组织的灌注速率，灌注速率高的器官，化学物的分布多，如肝脏，化学物的起始浓度可达很高。随着时间的延长，化学物在器官和组织中的分布逐渐受化学物与器官亲和力的影响。例如，给动物染毒铅 2 小时后，50% 吸收剂量的铅分布在肝脏内，1 个月后，体内的铅 90% 以铅盐的形式沉积在骨骼组织。

屏障作用是环境污染物在体内分布不均匀的另一因素，机体主要的屏障有血脑屏障、胎盘屏障、血眼屏障及血睾丸屏障等。血脑屏障（blood-brain barrier）在阻止有毒物质进入中枢神经系统方面起非常重要的作用。胎盘屏障（placental barrier）可防止母体中的一些有害物质通过胎盘损伤胎体，但一些脂溶性较强的化学物质仍较易通过这些屏障，对中枢神经系统和胎体产生影响。如甲基汞很容易通过血脑和胎盘两个屏障进入脑组织和胎体组织，对这些组织器官产生影响。

（2）储存。不同化学物的储存部位不同，与该组织对不同化学物的亲和力及污染物的理化特性有关。多数情况下，污染物储存的部位就是毒物直接作用的部位，此部位称为靶部位（target site）（靶组织或靶器官），如甲基汞聚积于脑，并对神经系统产生损害。有些组织器官中化学物质含量虽高，但未显示明显的毒作用，此部位称为储存库（storage depot）。

血浆中各种蛋白质均有结合其他物质的功能，其中白蛋白的结合量最高。与血浆蛋白结合的化学毒物由于分子量增大，不能跨膜运转，暂无生物效应，不被代谢、排泄，可认为血浆蛋白是暂时储存库。不同的化学物与蛋白质结合的能力不同，化学物与蛋白质的结合是可逆的结合，结合的化学物与血浆中游离化学物形成动态平衡。有的化学物与血浆蛋白结合是竞争性的结合，一种已被结合的化学物可被结合力更强的化学物所取代，使原来结合的化学物解离出来而呈现毒性作用。

肝、肾、脂肪组织等都是环境污染物在体内的主要储存场所。肝脏可合成一种富含半胱氨酸、分子量为 6000～10000 的低分子蛋白,称为金属硫蛋白(metallothionein)。金属硫蛋白易与镉、汞、锌、铜、铁等金属离子结合。一些脂溶性较强的环境污染物易于通过生物膜吸收,并分布、储存在体脂和含脂肪丰富的器官内,如氯丹、DDT、六六六及多氯联苯(PCB)等环境污染物。

进入机体的污染物或其代谢产物如不能完全排出而逐渐蓄积于体内,称为物质蓄积(material accumulation)。物质蓄积是引起慢性中毒的物质基础。有些蓄积在组织器官内的污染物在患病、饮酒等诱因下可重新进入血液循环,引起慢性中毒的急性发作。毒物进入体内后,并未发现在体内明显潴留,但由该物质引起的机能改变却逐渐累积,导致机体对该毒物的反应性增强,这种现象称为功能蓄积(functional accumulation)。

3. 环境污染物在体内的转化 进入体内的环境污染物在体液或组织内参与机体固有的复杂生化过程,使其本身的化学结构发生一系列变化,此过程称为生物转化(biotransformation)。环境污染物的生物转化过程一般都经过 2 个阶段:第一阶段反应(又称 I 相反应)以降解反应为主,其反应包括氧化、还原和水解作用;第二阶段(又称 II 相反应)以结合反应为主。有些化学物质可不经过第一阶段反应直接结合而排出体外。大多数环境污染物的转化是在肝脏代谢酶系统的催化下进行的,这些生物转化酶主要存在于肝脏粗面内质网内。微粒体混合功能氧化酶如细胞色素 P450、细胞色素 b5 等,催化多种脂溶性有机化合物的氧化,如脂肪族羟化、芳香族羟化、环氧化、N-脱甲基化、脱氢基化、O-脱烷基化、N-氧化和 S-氧化等。经过氧化、还原或水解过程的代谢物或不经上述变化的某些化合物,多数要与体内的某些化合物或基团如葡糖醛酸、甘氨酸、硫酸等结合,形成水溶性更强的结合产物,才有利于排泄。

经过体内的转化,多数环境污染物的毒性降低,这种现象称为生物解毒作用。解毒作用(detoxification)是机体防御功能的重要组成部分。动物的种属、年龄、性别、营养状态及遗传特性对生物转化的性质与强度均有重大影响。少数化学物进入体内,经过生物转化可使毒性增强,这种现象称为生物活化作用(bioactivation)。例如对硫磷、乐果等,通过生物氧化激活后,生成对氧磷和氧乐果,毒性增大;一些致癌物,如苯并[a]芘、芳香胺等,通过生物转化后可将前致癌物转化成终致癌物。

4. 环境污染物的排泄 环境污染物及其代谢产物主要通过 4 种途径从机体内排出:①经肾脏随尿排出;②经肝、胆通过胆汁经过肠道随粪便排出;③随各种分泌液如汗液、乳汁、唾液、月经及毛发、指甲等排出;④挥发性物质也可直接经呼吸道呼出。

肾脏是排泄环境污染物最重要的器官,机体吸收的环境污染物及其代谢产物主要是通过肾小球的被动过滤、肾小管的重吸收和主动转运分泌排出的。

化学物的解离度与尿的 pH 有关,如尿呈酸性时,有利于碱性毒物的解离和排出;尿呈碱性时,则酸性物质较易排出。因此,用药物调节尿的 pH 有助于化学物的排除。如苯巴比妥中毒时,可服用碳酸氢钠,使尿呈碱性而促进排泄。尿中排出的化学物浓度与血液中浓度呈正相关,测定尿中某些物质或其代谢产物,能间接衡量一定时间内该物质的接触、吸收和转化情况。

经过肝脏随胆汁排泄的环境污染物一般分子量不超过 1500,且具有一定的水溶性和脂溶性。排入肠道的胆汁一部分可随粪便排出,一部分由于肠道内酶的作用,改变其极性,增加其脂溶性而被肠道重吸收,重新返回肝脏形成肠肝循环,这就使环境污染物从肠道排泄的速度显著减慢。

一些呈气体状态或易挥发的环境污染物可通过简单扩散的方式经肺随呼出气体排出,排出的速度与吸收速度成反比。血液中溶解度低、肺泡中有毒气体分压小、肺通气量加大等因素均可加速化学物排出。在一些急性吸入性气态化学物中毒时,将中毒者及时转移到新鲜空气环境中,人工吸入氧气,不仅能阻止毒物的继续吸入,也可促进其经肺排出。

铅、汞、砷等化学物还可经毛发、唾液、乳汁和月经排出。乳汁虽然不是排泄化学物的主要途径,但具有特殊的意义。有些化学物可通过乳汁进入婴儿体内,也可经食用牛乳进入人体。有些物质,如重金属等,可通过毛发排泄,因而毛发中化学物含量的高低可作为生物监测的指标。

一些环境毒物在排出过程中可引起排出器官的损害。例如,汞随唾液排出时可引起口腔炎;砷经肠道排出时可引起肠炎;砷经汗腺排出时可引起皮肤炎等。

二、环境污染物的常用毒性指标

毒性(toxicity)是指化学物引起机体损害的能力。存在于自然环境中,较少剂量进入机体后就能引起机体病理性损害的化学物质称为毒物(toxicant)。各种有毒、有害化学物质可通过不同途径进入空气、水源、土壤及公共场所等生活或生产环境中,通常我们把生活环境中存在的毒物称为环境毒物,而存在于生产环境中的毒物称为生产性毒物。毒物的毒性大小常以引起某种毒效应所需要的剂量来表达,引起某种毒效应所需毒物的剂量越小,该毒物的毒性越大。常用的毒性指标如下。

(一)致死剂量

致死剂量(lethal dose)是指毒物使受试对象死亡所需的最小剂量,包括:①绝对致死剂量(absolute lethal dose,LD_{100}):即毒物引起全部受试对象死亡所需要的最低剂量,如再降低剂量,即有存活者。②最小致死剂量(minimal lethal dose,LD_{01}):指毒物引起受试对象中的个别成员出现死亡的剂量,低于此剂量即不能引起死亡。③最大耐受剂量(maximal tolerance dose,LD_0):指毒物不引起受试对象出现死亡的最高剂量,高于此剂量即可出现死亡。④半数致死剂量(median lethal dose,LD_{50}):指毒物引起一半受试对象出现死亡所需要的剂量,又称致死中量。LD_{50}是评价毒物急性毒性大小最重要的参数,也是对不同毒物进行急性毒性分级的基础标准(表 5-2-2)。毒物的急性毒性与 LD_{50} 呈反比,即急性毒性越大,LD_{50} 值就越小。

表 5-2-2   化学物质急性毒性(LD_{50})剂量分级

级别	大鼠口服(mg/kg)	相当于人的致死剂量	
		mg/kg	g/人
极毒	<1	稍尝	0.05
剧毒	1~50	500~4000	0.5
中等毒	51~500	4001~30000	5
低毒	501~5000	30001~250000	50
实际无毒	5001~15000	250001~500000	500
无毒	>15000	>500000	2500

(二)阈剂量

阈剂量(threshold dose)是指毒物引起受试对象中少数个体出现某种最轻微的异常改变所需要的最低剂量。在此剂量下的任何量都不应产生可检出的损害作用,故又常称为最小有作用剂量(minimal effect level,MEL)。实际上,能否观察到毒物引起的损害作用,在很大程度上受检测技术灵敏性和精确性的限制。阈剂量可分为急性和慢性2种。急性阈剂量(acute threshold dose,Lim_{ac})是指与毒物一次接触所得的阈剂量;慢性阈剂量(chronic threshold dose,Lim_{ch})是指长期、反复、多次接触毒物所得的阈剂量。通常情况下,一种化学毒物的急性阈剂量比慢性阈剂量要高,受试对象表现出的中毒症状也较为明显。

(三)最大无作用剂量

最大无作用剂量(maximum no effect dose,ED_0)是指毒物在一定时间内,按一定方式与受试对象接触,用现代的检测方法和最灵敏的观察指标不能发现任何损害作用的最高剂量。从理论上讲,在最大无作用剂量的基础上,任何剂量的微小增加即可达到阈剂量水平。但由于受到检测手段的限制,常不能发现机体的细微异常改变,只有剂量增加到一定水平时,才能看到损害作用,故在实际工作中得到的这两个剂量之间存在一定的差距。

对于同一化学毒物,在使用不同种属动物、染毒方法、接触时间和观察指标时,会得到不同的最大无作用剂量和阈剂量。因此,在表示这两个毒性参数时,应注明具体实验条件。特定毒物的最大无作用剂量与阈剂量都不是一成不变的,随着检测手段的进步和更敏感效应指标的发现,这两个毒性参数会逐渐被更新。

最大无作用剂量和慢性阈剂量通常根据慢性毒性试验结果确定,它们是制定化学毒物卫生标准的主要依据。

(四)毒作用带

毒作用带(toxic effect zone)也是表示化学毒物毒性和毒作用特点的重要参数之一,可分为急性毒作用带(acute toxic effect zone,Z_{ac})和慢性毒作用带(chronic toxic effect zone,Z_{ch})。Z_{ac}为半数致死剂量与急性阈剂量的比值,用 $Z_{ac} = LD_{50} / Lim_{ac}$ 表示。Z_{ac}值小,说明毒物从产生轻微损害到导致急性死亡的剂量范围窄,引起死亡的危险性大;反之,则说明引起死亡的危险性小。Z_{ch}为急性阈剂量与慢性阈剂量的比值,用 $Z_{ch} = Lim_{ac} / Lim_{ch}$ 表示。Z_{ch}值大,说明 Lim_{ac} 与 Lim_{ch} 之间的剂量范围大,由极轻微的毒效应到较为明显的中毒表现之间发生发展的过程较为隐匿,不易被发现,故发生慢性中毒的危险性大;反之,则发生慢性中毒的危险性小。

对于上述各种毒性指标,当受试物质存在于空气或水中时,也可用浓度(concentration)来表示,如半数致死浓度(LC_{50})、阈浓度(threshold concentration)等。各种毒性指标的关系如图 5-2-3 所示。

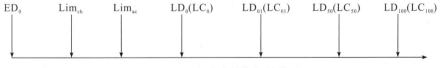

图 5-2-3 各种毒性指标的关系

三、环境污染物对人类健康的影响

(一)环境致病因素的健康效应

健康效应是指环境污染(又称环境暴露)引起的机体生理生化变化、疾病前状态、患病乃至死亡的状态,也称环境效应。

人类是环境组成的最重要的部分。环境的其他构成及状态的任何变化都会不同程度地影响人体适应性正常生理活动,甚至引起非适应性病理器质性变化。人体与环境之间的这种适应性平衡与失平衡状态,具体可表现为两个方面。

1. 人体适应环境的生理功能性调节　环境的不断异常改变只要不超过一定范围,人体是完全可以适应的。如通过体温调节适应环境中气象条件的变化;通过红细胞数和血红蛋白含量的增加,在一定程度上适应高山上氧分压低的环境等。

2. 环境异常引起人体某些功能和结构发生异常的甚至病理的改变　这是环境的突发性或长期性的变化超出了人类正常生理调节范围而造成的结果。这种能使人体发生病理变化的环境因素称为环境致病因素。

机体在致病因素的作用下,功能、代谢及形态上发生一系列相应的变化,这些变化达到一定程度后,才会显示疾病的特殊临床症状和体征。人体与致病因素之间的相互关系是复杂的,发病过程是渐进的,发病的严重程度是重叠的,如图 5-2-4 所示,具体如下。

(1)在疾病的发生发展过程中,有些变化属于代偿性的,有些变化则属于损伤性的,二者同时存在。

(2)当代偿过程相对较强时,机体还可能保持相对的稳定,暂不出现临床症状。这时,如果致病因素停止作用,机体将向着恢复健康的方向发展。

(3)机体的代偿能力是有限的,如果致病因素继续作用,代偿功能就会逐渐发生障碍,机体则以病理变化的形式反应,从而表现出各种疾病所特有的临床症状和体征,再进一步作用则导致死亡。

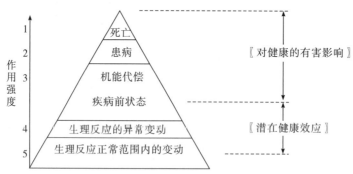

图 5-2-4　人体对环境异常变化的反应

根据 WHO 对健康的定义,处于代偿状态而尚未表现出临床症状的人,不能认为是健康的人,其中一些人实际上已经处于疾病的早期阶段(即临床前期,preclinical phase)。因而从预防医学的观点研究环境因素对人体健康的影响,可将生理生化效应和病理效应看作连续的健康效应谱(spectrum of health effect),主要包括:①随着环境因素异常变动的程度加强,对人体健康的影响逐渐由生理性向病理性发展。②研究环境与健康的关系不能仅仅着眼于是否出现临床症状,必须观察环境引起的生理生化变化以及早期发现临床前期表现,以防止向疾病发展。

(二)环境污染物对人类健康影响的特点

1.作用广泛性和途径多样性 环境化学污染物可以通过空气、天然水源、饮水、土壤和各类食物等途径进入人体,对人体产生各种影响和危害。其危害对象是广泛的,不论男女老幼、胎儿和新生儿,均可受害。

2.对机体危害的复杂性 众多的环境污染物对机体的危害表现出多样性和复杂性,既有单一环境因素的作用,又有多因素对机体的联合作用;既有局部刺激作用,又有全身毒害作用;既有特异性危害,又有非特异性危害;既可产生急性危害,又可发生慢性影响;既有早期危害,又有远期危害;既有显性危害,又有难以察觉的潜在性危害。因此,研究环境污染的危害要从多方面考虑。

3.低浓度长期作用 生活环境的污染与生产环境的污染不同,在绝大多数情况下,环境污染是低浓度的,但危害是长期的。人的一生大部分时间是在家庭及其周围环境中度过的,工作和生产时间仅占人生整个时间的五分之一左右。所以环境一旦被污染,则会长期对人体产生危害,甚至危害终身。

4.环境污染物的多变性和综合作用 环境污染物在生物体内和在不同环境中可以发生迁移、转归、富集、降解等多种复杂的变化,在物理、化学和生物因素的作用下,可以改变污染物的性状、浓度和毒性。多种污染物同时污染环境时,既可显示出某种污染物的主导作用,又可充分表现出多种污染物的综合作用。

(三)环境污染物对健康危害的主要表现形式

1.特异性损害 环境致病因素引起的特异性损害主要有以下几个方面。

(1)急性作用。环境污染物在短时间内大剂量进入机体可引起严重不良反应、急性中毒甚至死亡。环境污染引起中毒的范围大小不一,有时可波及整个工业城市;有时可影响一个或整个工业区;有时仅影响到工厂附近的居民点。发生急性中毒时,往往有一个比较严重的污染源或存在事故排放,同时有不良的气象条件或特殊的地形存在。过去急性中毒或急性死亡在国内外发生过多起,现在已相对减少。急性危害以大气污染最为多见,如在英国多次发生的伦敦烟雾事件,美国的洛杉矶、纽约以及日本大阪、东京发生的光化学烟雾事件等。这些事件都对人群健康造成了严重的危害和巨大的经济损失。又如1984年印度博帕尔市化工厂的毒气泄漏事件,煤气罐泄出大量异氰酸甲酯(CH_2NCO),污染大气,使工厂周围地区20多万人发生急性中毒,5万人失明致残,8000多人死亡,其他幸存者的健康也受到严重损害;同时,还发现大批食物、水源被污染,大批牲畜和动物死亡,造成生态环境严重破坏。从20世纪70年代以来,苏联和美国都先后发生过核电站泄漏事故,尤其是1986年4月26日凌晨1时许,苏联切尔诺贝利核电站爆炸,造成自1945年日本广岛、长崎原子弹袭击以来世界上最为严重的核污染,给周围居民带来了深重的灾难。放射性物质飘浮于上空,其远期危害效应更加严重。随着核电站的大量兴建,核污染将是今后应特别关注的问题。

(2)慢性危害。环境中有毒有害污染物低浓度、长期、反复对机体作用所产生的危害称为慢性危害。慢性危害是由于毒物本身或其代谢产物在体内蓄积(物质蓄积)或由于毒物对机体微小损害的逐次累积(功能蓄积)所致的。相对来说,环境污染造成的慢性危害更为常见。主要表现为:环境污染物的低浓度长期作用,可影响机体生长发育和生理生化功能,降低机体的防御功能和机体抵抗力,致使机体对感染的敏感性增加,一般健康状况渐差;环境污染物的低浓度长期作用,可使人群的慢性疾病的发病率和死亡率增加。如不少工业发达国家由于大气污染加重,居民慢性阻塞性肺疾病(chronic obstructive pulmonary disease,COPD)在疾病死亡中占有较大比重。在日本发生的水俣病(Minamata disease)和痛痛病(itai-itai disease)就是环境污染造成慢性中毒的典型例子,前者源于甲基汞污染,后者源于镉污染。各种生产性毒物引起的慢性职业性中毒更为多见。在我国,铅、苯、汞、锰等引起的慢性职业性中毒是职业病防治的重点。

(3)致癌作用。随着工农业生产及新科技的发展,新的化学物质广泛应用,环境污染日益加剧,恶性肿瘤对人类健康的威胁日趋严重,已成为人类健康的主要威胁。据《2020年全球癌症报告》,2020年全球新发癌症1930万人,死亡近1000万人。2020年我国新发癌症约457万人,约有300万人死于癌症。

人类癌症80%～90%与环境因素有关,环境中存在着各种致癌因素,包括生物因素(EB病毒、乙肝病毒、黄曲霉毒素等)、物理因素(放射线、紫外线)和化学因素,其中,最主要的是化学致癌因素(占90%)。环境化学致癌物种类很多,根据其性质及致癌作用,可分为三大类:①直接致癌物(direct carcinogen):化学物本身具有直接致癌作用,在体内不需要经过代谢活化即可致癌。直接致癌物一般是烷化剂,其化学性质较为活泼,在体内能释放出亲电子物,与大分子受体结合,如β-丙内酯、硫酸二甲酯、甲烷硫酸甲酯、氮芥、二氯甲醚等。②间接致癌物(indirect carcinogen):本身并不直接致癌,必须在体内经过代谢活化后才具有致癌作用。大多数致癌物为间接致癌物,间接致癌物在环境中相对稳定,进入机体后才代谢活化,所以污染环境后的危险性较大。根据间接致癌物在体内的代谢变化情况,将其分为前致癌物(pre-carcinogen)、近致癌物(proximate carcinogen)和终致癌物(ultimate carcinogen)。通常将间接致癌物经代谢活化所形成的具有致癌作用的代谢物和不需经代谢活化的直接致癌物统称为终致癌物,将需经代谢活化才具有致癌作用的间接致癌物称为前致癌物,而前致癌物经代谢活化过程形成的中间代谢产物称为近致癌物。近致癌物虽经代谢转化,并可能具有一定的致癌作用,但必须经进一步代谢才能成为终致癌物,具有更明显的致癌作用。③促癌物(promoter):本身并不致癌,但具有促进癌症发生和发展的作用。也可以说,促癌物是具有促进癌细胞生长作用的化学物质,又称促长剂。促癌物单独使用时无致癌性,必须在给予引发剂后才发挥作用。

自1971年以来,国际癌症研究中心(International Agency for Research on Cancer,IARC)已对超过1000种物质、混合物或接触环境与人类癌症的关系进行了评价,并根据致癌证据划分为以下4类:

第1类:对人类是致癌物。对人类致癌证据充分者,共121种。

第2类:对人类很可能或可能是致癌物。其中,2A类指对人类致癌性证据有限,对实验动物致癌性证据充分,共90种;2B类指对人类致癌性证据有限,对实验动物致癌性的证据不充分,或对人类致癌性证据不足,对实验动物致癌性证据充分,共322种。

第3类:现有证据尚不能就其对人类致癌性进行分类,共498种。

第4类:对人类很可能不是致癌物,共1种。

迄今已确认的对人类致癌的物质(混合物)及接触环境见表5-2-3。环境中除了上述化学性致癌物,还有一些物理因素也可致癌。迄今IARC确认的对人类致癌的辐射种类与来源以及癌症部位或所致癌症见表5-2-4。

表 5-2-3　常见致癌物质(混合物)或接触环境及其癌症部位或所致癌症

致癌物(混合物)或致癌接触环境	发生癌症的部位/癌症	致癌物(混合物)或致癌接触环境	发生癌症的部位/癌症
饮用酒精饮料后在体内代谢产生的乙醛	上消化道,食道	白消安	白血病和/或淋巴瘤
		噻替哌	白血病和/或淋巴瘤
强无机酸酸雾	咽喉	异丙醇生产的强酸工艺	鼻腔和鼻窦
黄曲霉毒素	肝脏和胆管	油漆工(职业性接触)	肺,间皮瘤(胸膜和腹膜),膀胱
酒精饮料中的乙醇	口腔,咽喉,食道,结直肠,乳腺,肝和胆管	橡胶生产工业	胃,肺脏,膀胱,白血病和/或淋巴瘤
铝的生产	肺脏,膀胱	品红的生产	膀胱
砷及无机砷化合物	肺脏,皮肤,膀胱	焦炭生产	肺脏
铬化合物(六价)	肺脏	钢铁铸造(职业性接触)	肺
镉及其化合物	肺脏	地下赤铁矿开采	肺脏
镍化合物	鼻腔和鼻窦,肺脏	毛沸石	间皮瘤(胸膜和腹膜)
铍及其化合物	肺脏	木尘	鼻咽,鼻腔和鼻窦
苯	白血病和/或淋巴瘤	皮革粉尘	鼻腔和鼻窦
联苯胺	膀胱癌	二氧化硅粉尘(结晶型,石英或方英石)	肺脏
4-氨基联苯	膀胱		
2,3,7,8-四氯二苯并二噁英(TCDD)	多器官	石棉(所有类型)	咽喉,肺脏,间皮瘤(胸膜和腹膜),卵巢
硫芥(芥子气)	肺脏	柴油发动机废气	肺脏
2-萘胺	膀胱	含烟草槟榔咀嚼物	口腔,咽,食道
二(氯甲基)醚;氯甲基甲醚(工业级)	肺脏	煤烟(烟囱清扫职业暴露)	肺脏,皮肤
1,3-丁二烯	白血病和/或淋巴瘤	无烟的烟草制品(如嚼烟)	口腔,食道,胰腺
碱性槐黄的生产	膀胱		
苯丁酸氮芥	白血病和/或淋巴瘤	二手烟	口腔,肺脏
甲醛	鼻咽,白血病和/或淋巴瘤	吸烟	多部位,多器官
氯乙烯	肝脏和胆管	家庭燃煤(室内排放)	肺脏
邻甲苯胺	膀胱	煤的气化	肺脏
硫唑嘌呤	皮肤,白血病和/或淋巴瘤	煤焦油分馏	皮肤
		煤焦油沥青	肺脏,皮肤
环磷酰胺	膀胱,白血病和/或淋巴瘤	页岩油	皮肤
		未处理和轻度处理的矿物油	皮肤
环孢霉素	皮肤,白血病和/或淋巴瘤,多部位(无特异性)	中国式咸鱼	鼻咽
		他莫昔芬(三苯氧胺)	子宫内膜
己烯雌酚	乳腺,阴道,子宫颈(宫内暴露)	绝经后雌激素替代疗法	乳腺,子宫内膜,卵巢
		更年期雌孕激素联合疗法	乳腺,子宫内膜

续表

致癌物(混合物)或致癌接触环境	发生癌症的部位/癌症	致癌物(混合物)或致癌接触环境	发生癌症的部位/癌症
联合使用口服避孕药	肝脏和胆管,乳腺,子宫颈	幽门螺杆菌(感染)	胃,白血病和/或淋巴瘤
依托泊苷与顺铂和博来霉素合用	白血病和/或淋巴瘤	乙型肝炎病毒(慢性感染)	肝脏和胆管
曲奥舒凡	白血病和/或淋巴瘤	丙型肝炎病毒(慢性感染)	肝脏和胆管,白血病和/或淋巴瘤
左旋苯丙氨酸氮芥(米尔法兰)	白血病和/或淋巴瘤	人类免疫缺陷病毒(HIV)Ⅰ型(感染)	肛管,内皮细胞(卡波西肉瘤),白血病和/或淋巴瘤,宫颈,眼睛
甲氧沙林加长波紫外线	皮肤	人乳头瘤病毒(HPV)16(感染)	口腔,扁桃体,肛门,外阴,阴道,阴茎,宫颈
MOPP及其他包括烷化剂的联合化疗	肺,白血病和/或淋巴瘤	人类T淋巴细胞病毒(HTLV)Ⅰ型(感染)	白血病和/或淋巴瘤
非那西汀(对乙氧基乙酰苯胺)	肾盂及输尿管上皮细胞癌	卡波西肉瘤疱疹病毒(感染)	内皮细胞(卡波西肉瘤),白血病和/或淋巴瘤
含非那西汀的镇痛剂	肾盂及输尿管上皮细胞癌	华支睾吸虫(感染)	肝脏和胆管
司莫司汀	白血病和/或淋巴瘤	后睾吸虫(感染)	肝脏和胆管
含马兜铃酸的植物	泌尿系统上皮癌	埃及血吸虫(感染)	膀胱
EB病毒(感染)	鼻咽,白血病和/或淋巴瘤		

表 5-2-4 对人类致癌的辐射及其癌症部位或所致癌症

辐射	发生癌症的部位/癌症	辐射	发生癌症的部位/癌症
X射线和γ射线	多部位,多器官	钋	肝脏和胆管,骨
太阳辐射	皮肤(黑色素瘤或其他恶性赘生物)	含碘-131的放射性碘	甲状腺
磷-32	白血病和/或淋巴瘤	镭-224及衰变产物	骨
钍-232及衰变产物	肝脏和胆管,胆囊,白血病和/或淋巴瘤	镭-226及衰变产物	鼻腔和鼻窦,骨
含锶-90的裂变产物	白血病和/或淋巴瘤,多部位(无特异性)	镭-228及衰变产物	鼻腔和鼻窦,骨
模拟日光浴的紫外线设备	皮肤(黑色素瘤),眼睛	镭-222及衰变产物	肺脏

(4)生殖与发育毒性。许多环境污染物具有生殖毒性和发育毒性。生殖毒性是指环境污染物对雄性或雌性生殖功能或生殖能力的损害及对子代产生的有害影响,可发生于雄性、雌性发育的任何时期,表现为性功能障碍、不育、不孕、性发育异常、生殖器官和内分泌功能异常、妊娠结局不良等。发育毒性是指出生前后接触有害因素,子代个体发育为成体之前诱发的任何有害影响,包括孕前、孕中、出生后直至性成熟期暴露于有害物质而引起的个体发育损害效应。发育毒性主要表现为发育生物体死亡、形态结构异常、生长迟缓及器官或系统的功能缺陷(生化、免疫、行为、智力等)。在妊娠期接触外界环境因素而引起的后代结构或功能异常称为致畸作用(teratogenesis),致畸作用是生殖发育毒性的一种表现。环境中的放射线辐射、某些药物和化学毒物及生物因素均可产生生殖发育毒性。

20世纪60年代初,震惊世界的反应停(thalidomide)事件造成28个国家和地区中出生

8000 多个短肢畸形儿(海豹肢畸形)。此事件的发生使医学界进一步认识到对环境因素进行致畸作用安全性评价的重要性。20 世纪 40 年代,广岛、长崎原子弹爆炸辐射出现诱发胎儿畸形情况。环境因素的致畸作用已引起人们普遍关注。据不完全统计,2020 年我国每年出生缺陷数为 80 万~120 万,出生缺陷的发生率约为 5.6%。控制环境污染物的致畸作用关系人口素质。美国有害物质登记处登记的 37860 种常用工业化学物中,有 585 种有致畸性注释。Scherdein 报告称,在 2820 种化学物中有 782 种化学物的动物致畸实验为阳性,291 种属可疑阳性。Shepard 编纂的致畸物分类目录中,动物致畸阳性化学物在 900 种以上,而能确证引发人类出生缺陷者有 27 种。

环境污染物诱发畸形的机理异常复杂。已知致畸物因暴露浓度(剂量)、暴露时间及母体易感性差异可能出现完全不同的后果。环境致畸物经过饮水、食物和空气进入人体,通过以下机制发生致畸作用:①干扰妊娠过程引起致畸,这是主要机制。外来物作用于胚胎发育不同阶段可引发多种后果,如胚胎重吸收、死亡、流产、胎儿发育迟缓、结构畸形以及出生后再显现的各种生理和心理缺陷等。外来物作用于胚胎引起胚胎致死效应(如重吸收、流产和死胎)和整个胚胎或某个器官生长迟缓等称为胚胎毒性(embryotoxicity)或胚胎毒作用(embryotoxic effect)。引起胚胎发生结构和功能异常称为致畸作用,具有致畸作用的物质称为致畸物。致畸物进入妊娠的母体,通过胎盘干扰胎儿的正常发育过程,使胚胎异常发育而出现先天畸形。其致畸程度及畸形的发生与怀孕时间密切相关。一般认为妇女怀孕 25~40 天,受精卵处于高度分化阶段,对致畸物最敏感,称为致畸危险期,胚胎最容易发生致畸。怀孕 2 个月正是器官形成期,对致畸物仍易感,但敏感性下降。预防致畸要掌握上述特点和规律,尽量不让孕妇在致畸危险期接触化学毒物。②通过生殖细胞引起致畸:环境致畸物进入人体作用于生殖细胞的遗传物质,通过影响生殖机能和妊娠过程而致畸,如发生不孕、流产、死胎、畸胎或其他类型的出生缺陷。这种致畸往往不是形态畸形,而是机能畸形,如痴呆、智能低下等,而且其子代细胞将携带这种突变基因,具有遗传性。

(5)致突变作用(mutagenesis)。生物细胞内的遗传物质和遗传信息突然发生改变,称为突变(mutation)。环境化学物引起生物体细胞的遗传物质发生可遗传改变的作用,称为环境化学物的致突变作用(environmental chemical mutagenesis)。通过突变而形成的不同于亲代性状的生物体称为突变体(mutant)。凡能引起生物体发生突变的物质称为致突变物或诱变物(mutagenic agent)。有些化学物质具有很高的化学活性,其原型就可引起生物体的突变,称为直接致突变物(direct acting mutagen)。有些化学物质本身不引起突变,必须在体内或体外代谢活化后才具有致突变作用,称为间接致突变物(indirect acting mutagen)。

突变本是自然界的一种正常现象,在自然条件下发生的突变称为自发突变(spontaneous mutation)。从生物进化的观点看,突变对生物体是有利的,新物种的出现和生物的进化都与突变有密切关系。但迄今为止,人类尚不能控制突变只向有利方向发展。随着环境致突变物(environmental mutagen)种类和数量的增加,其对人类健康产生的危害也日趋严重。环境中的致突变物按其性质分为化学致突变物、物理因素和生物因素,其中化学致突变物占较大比重。环境污染物引起突变的类型可分为两大类:一是微损伤,它是分子水平上的不可见损伤,即基因突变(gene mutation);二是大损伤,它是通过染色体分析可检出的可见损伤,即染色体畸变(chromosome aberration)。

基因突变是 DNA 在分子水平上发生碱基对组成或排列顺序的改变,此种突变只限于染色体内特定的位点,故又称点突变(point mutation)。基因突变根据发生情况又可分为碱基对取代和移码突变两种。电离辐射、紫外线辐射、烷化剂和亚硝胺等环境污染物均可造成移码突变。

染色体畸变是指细胞中的染色体受到化学致突变物作用后,发生了较严重的损伤或破坏,以致出现可用显微镜直接观察到的可见损伤,主要是染色体结构异常(裂隙、断裂、缺失、倒位、易位等)和染色体数目异常(三体 $2n+1$,四体 $2n+2$,单体 $2n-1$,缺体 $2n-2$)。

现已证明大部分致癌物都是致突变物,而许多致突变物也是致癌物,二者有密切的关系。如果致突变作用发生在体细胞,会影响接触的个体发生各种病变(肿瘤、畸胎、生育障碍等),但不影响下一代;如突变发生在生殖细胞,所致后果则会遗传到后代。人类在生活环境中常接触大量天然的和合成的化学物质,因此,进行环境污染物的致突变性检测对预测其致癌性、致畸性及其他健康危害有重大意义。

(6)对免疫功能的影响。环境污染对免疫功能的影响主要表现为 3 个方面:①引起变态反应。不少环境污染物进入体内可以与组织蛋白结合,形成具有免疫原性的抗原,刺激机体产生相应的致敏淋巴细胞或抗体,在致敏原第二次接触时则发生变态反应。大气中的 SO_2 是哮喘的变态反应原之一,如日本四日市哮喘病就是由大气污染所致的;洗涤剂可引起过敏性哮喘;铬、镍、甲醛等可引起过敏性皮炎;一些花粉、尘螨等生物性致敏原可引起过敏性哮喘和皮疹;一些化妆品也可引起过敏性皮炎。②免疫抑制作用。某些环境污染物还可能对机体的免疫功能起抑制作用,使机体的免疫反应过程的某一个或多个环节发生障碍。如空气污染可使呼吸道黏膜纤毛的清除能力和巨噬细胞的吞噬能力下降,同时,还可以使体液中的补体、溶菌酶含量下降,引起呼吸系统患病率增高。流行病调查资料证实,大气污染区儿童的一些非特异免疫指标,如吞噬指数、唾液溶菌酶的活力、血清中补体的含量等,较对照区明显降低,而呼吸道疾病发病率比对照区明显增多。③自身免疫反应,指免疫细胞(自身反应性 T 淋巴细胞)或免疫产物(自身抗体)与机体自身抗原发生反应。过度的自身免疫反应可导致慢性炎症、组织破坏和/或功能紊乱,即自身免疫性疾病。三氯乙烯、TCDD、六氯苯、二氧化硅、某些金属(汞、金、镉)等可引起自身免疫反应。目前,已知的对机体免疫功能可能有影响的一些常见环境化学物见表 5-2-5。

表 5-2-5　部分常见的环境化学物对机体免疫功能的影响

化学物名称	对机体免疫功能的影响		化学物名称	对机体免疫功能的影响	
	免疫抑制	超敏反应		免疫抑制	超敏反应
铅	+	+	PCB	+	+
汞	+	+	多溴联苯	+	+
镍	+	+	狄氏剂	+	?
铬	+	+	DDT	+	?
镉	+	+	TCDD	+	?
砷	+	+	二甲基苯蒽	+	?
一氧化碳	+	—	三甲基胆蒽	+	?
二氧化硫	+	—	B[a]P	+	?
苯及其同系物	+	+	二异氰酸酯甲苯	?	+
三氯乙烯	+	+			

注:"+"有影响;"—"无影响;"?"未见此方面报道。

2.非特异性损害　环境污染物对人类健康的损害除表现为上述特异性作用外,尚可出现一系列非特异性损害,主要表现为一般常见病、多发病的发病率增加,人体抵抗力下降,劳动能力降低等。一些流行病学调查资料表明,受二氧化硫严重污染地区的居民上呼吸道感染患病率上升,接触含二氧化硅粉尘的人群肺结核患病率增高。

(四)环境污染引起的疾病

1.公害病　公害病是指环境污染造成的区域性中毒性疾病,这类疾病是环境污染所造成的严重后果。公害病具有共同的病因、相同的症状和体征,有明显的区域性。公害病的确认十分严格,必须通过调查研究,证实是由某种污染所致,还须得到法律、医学和有关政府部门的认可,方可确定为公害病。一旦确定为公害病,患者就有权受到有关部门和社会福利照顾。由于工业发展迅速而治理滞后,20世纪50年代以来,公害病已成为全球性的重大社会问题。至今世界各地已发生公害事件60多起,公害病患者有40万～50万人,死亡十多万人,其中绝大部分都是由化学污染物造成的。目前,许多国家都通过一些法律手段来防止公害事件的发生。世界上发生的一些有代表性的公害事件见表5-2-6。

表 5-2-6　历史上的一些重大公害事件

名称	原因	后果	发生时间
伦敦烟雾事件	盆地,逆温层形成。主要是采暖煤烟粉尘与浓雾结合,SO_2污染也较严重,烟尘达4.5 mg/m³,SO_2达3.8 mg/m³	仅1952年12月7～13日的1周内,死亡人数达4703人,与1947—1951年同期相比多死亡2851人	最近四次分别发生于1954、1956、1957、1962年
比利时马斯河谷烟雾事件	狭窄盆地,逆温层形成,含硫矿冶炼厂、炼钢、炼锌、炼焦、发电等排放SO_2等有害气体,SO_2达25～100 mg/m³	数千人出现上呼吸道炎症的症状与体征,1周内60多人死亡	1930年
洛杉矶光化学烟雾事件	三面环山,一年中有100天出现逆温,大量汽车排放出的废气,在日光紫外线作用下形成大量以O_3为主的光化学烟雾	造成数千人出现红眼病及上呼吸道炎症等,65岁以上的老人死亡400人	1943、1955年
痛痛病事件	日本富山县神通川流域,因上游锌冶炼厂排出的含镉废水污染了河水,居民用河水灌田,使稻米含镉量增高	痛痛病患者数百人,死亡34人	1955—1972年
水俣病事件	日本熊本县水俣镇上游,氮肥公司生产醋酸乙烯、氯乙烯,工厂排放含汞废水,汞经生物转化形成甲基汞,居民长期食用甲基汞含量很高的鱼、虾、贝而中毒	事发后50年先后有2265人被确诊(其中1573人因病死亡),另外有11540人获赔偿	1953年以来
米糠油事件	日本九州爱知县,某一食用油厂在炼油时被多氯联苯污染了食用油	1万多人中毒,16人死亡	1968年
四日市哮喘病	日本四日市、大阪市石油化工企业排放废气污染大气,居民长期吸入含SO_2、硫酸、铅等污染物的混合气体	至1970年,四日市哮喘病患者500多人,截至1972年,日本全国患四日市哮喘病的患者总数达6376人	1955年以来
博帕尔异氰酸甲酯事件	印度博帕尔市农药厂贮气罐泄漏异氰酸甲酯污染厂周围居民区	15万多人中毒,5万多人双目失明,2500人死亡	1984年
切尔诺贝利核电站事件	苏联切尔诺贝利核电站事故造成厂周围被放射性物质污染	当年已确诊的急性放射病134例,死亡28例。污染区人群10年追踪,儿童甲状腺癌发病率增加	1986年

2.职业病　职业病是指在生产过程中暴露于各种职业性有害因素所引起的特定疾病。如矿山开采吸入二氧化硅粉尘引起的硅沉着病等属于职业病的范围。各国根据本国的政治、经济、社会等具体情况,以法律的形式规定职业病的范围。

3.传染病　传染病是指由病原微生物引起的可在人与人之间、动物与动物或人与动物之间相互传染的一类疾病。环境中病原微生物污染可以引起传染病发生,处理不当可能造成疾病暴发流行。如含有大量病原生物的废水直接排放到水体中,可能会引起一些介水传染病(如伤寒、霍乱、痢疾等)的暴发流行。

4.食源性疾病　食源性疾病是指通过摄取食物而使致病因子进入人体,从而引起感染或中毒的一类疾病,包括传统的食物中毒,即摄入含有生物性、化学性有毒有害物质的食品或将有毒有害物质当作食品摄入后所出现的非传染性的急性、亚急性疾病,也包括化学物质污染食品后导致的急慢性中毒等。环境污染是食物中有毒有害物质的来源之一。

(五)环境污染物对健康损害的影响因素

环境污染物对机体健康能否造成危害以及危害的程度,受到许多条件的影响,最主要的影响因素包括污染物的理化性质、剂量或强度、作用时间、个体易感性、环境条件、健康状况等。

1.污染物的理化性质

(1)化学结构。毒物的化学结构不仅决定其理化性质,而且决定参与体内生理生化过程的可能性。一般来讲,同一类有机化合物中,不饱和化合物的毒性大于饱和化合物,如乙炔的毒性大于乙烯,乙烯的毒性大于乙烷;在氯代饱和烃化合物中,氯取代氢越多,其肝毒性越大,毒性排序为:$CCl_4 > CHCl_3 > CH_2Cl_2 > CH_3Cl > CH_4$;芳香烃苯环上的氢原子被硝基或氨基取代时,则具有明显的形成高铁血红蛋白的能力。

(2)物理特性。环境污染物固体微粒的大小(分散度)、溶解度和挥发度对其毒性有较大影响。分散度大即粒子小的固态毒物,不仅化学活性大,而且可随空气进入呼吸道深部,因此毒性作用大。毒物的水溶性和脂溶性对进入人体的途径、作用部位、吸收速度及在体内的分布均有影响,如氯气、二氧化硫较易溶于水,能迅速引起富含水分的眼结膜和上呼吸道黏膜的损害;而氮氧化物、光气的水溶性较差,可被吸入并引起深部呼吸道的损伤;四乙基铅、甲基汞、苯、二硫化碳等脂溶性毒物,易渗透至富含脂质的中枢神经组织而引起损害。毒物的挥发度可影响毒物在空气环境中的浓度,毒物的熔点、沸点越低,则越易挥发,在空气中形成蒸气的浓度就越高,也越容易通过呼吸道和皮肤吸收而引起中毒,如汽油、氨水、二硫化碳等。

2.剂量或强度　剂量(dose)是指进入机体的化学物的数量,以 mg/kg 为单位;强度(strength)是指物理性有害因素作用于机体的数量,各种物理因素都有其特殊的强度单位。一定的剂量能引起一定的生物学效应,这一规律可以从两个方面加以表示:①剂量-效应关系(dose-effect relationship),它表示进入机体的剂量与某个机体所呈现出的生物学效应强度间的关系。②剂量-反应关系(dose-response relationship),它是指随着剂量的增加,产生某种特定生物学效应的个体数也增加,通常以出现特定生物学效应的个体数占总测试个体数的百分数来表示,如发生率、反应率等。不同化学物有不同类型的剂量-反应关系,主要有以下两种情况。

(1)有害元素和非必需元素。这些元素因环境污染而进入人体的剂量超过一定程度时,可引起异常反应,甚至进一步发展成疾病。对于这类元素,主要是研究其最高容许量制定的问题,如环境中的最高容许浓度。以甲基汞为例,其剂量-反应关系曲线如图 5-2-5 所示。

（2）必需元素。这种元素的剂量-反应关系较为复杂,一方面,当环境中这种必需元素的含量过少,不能满足人体的生理需要时,会使人体的某些功能发生障碍,形成一系列病理变化;另一方面,如果环境中这种元素的含量过多,也会引起不同程度的中毒性病变。因此,对于这类元素,不仅要研究和制定环境中最高容许浓度,而且要研究和制定最低供应量,其剂量-反应关系曲线则呈现另外一种形式(图 5-2-6)。在实际工作中,很难确定进入体内的化学数量,常以在环境中的浓度来代表剂量,即以接触水平-反应关系或暴露水平-反应关系(exposure-response relationship)来代表剂量-反应关系。

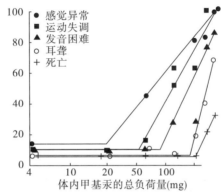

图 5-2-5　甲基汞中毒症状发生率与人体总负荷量的关系

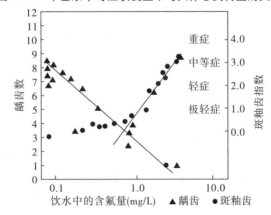

图 5-2-6　饮水中含氟量和龋齿、斑釉齿的关系

3.作用时间　在研究环境危害因素对人群的作用规律时,还须考虑时间这一重要因素,特别是很多具有蓄积性的环境污染物,在体内的浓度随时间而变化,只有在体内蓄积量达到中毒阈值时才会产生危害。毒物在体内的蓄积量受摄入量、生物半减期和作用时间 3 个因素的影响。其中,摄入量多少主要取决于污染物在环境中的浓度;生物半减期是指污染物在生物体内浓度减少一半所需要的时间,某一化学物对某种生物的生物半减期是一个相对稳定的常数。在每日摄入量一定的条件下,经过一个生物半减期时,体内蓄积量可以达到最大蓄积量的 50%;以后增加的速度逐渐变慢,在第二个生物半减期时,蓄积量达 75%;在第三个生物半减期时,蓄积量为 87.5%;依此类推,体内毒物蓄积量达到最大蓄积量的时间,至少需要 6 个生物半减期。因此,一些环境污染物对机体的危害不是立即就显露出来的,往往需要几年甚至几十年的时间才出现健康损害的结果。

4. 个体易感性　同一环境因素变化条件下,毒物对不同机体的作用常有很大差异,有的人反应强烈,出现患病死亡,而有的人则无任何不良反应,这主要取决于个体易感性。由于存在个体性差异,在接触环境有害因素时,人群中有些人对有害因素特别敏感,不仅出现效应的速度快,而且出现效应的强度也较强,这些易受环境因素损害的人群称为高危险人群(high-risk group)或高敏感人群(high-susceptibility group)。同一污染环境中,高敏感人群比正常人出现健康危害早、危害程度重,如图 5-2-7 所示。个体易感性主要与机体的年龄、性别、遗传、营养与膳食、健康状况等因素有关。

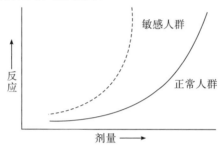

图 5-2-7　不同人群对环境因素变化的剂量-反应关系

(1)年龄。老人和婴幼儿常常是高危险人群的重要组成部分。胎儿和新生儿的解毒系统尚未完全形成,未成年人各器官、系统的发育尚未成熟,功能尚不完备,老人的体质弱,应激功能较差,因而都容易受到损害。如 1952 年伦敦烟雾事件,45 岁以上的居民死亡数是平时的 3 倍,1 岁以下婴儿死亡数是平时的 2 倍。

(2)性别。男女在生理及职业上的差别,使得对环境有害因素的易感性存在差异。例如金属镉引起的痛痛病,女性的临床表现往往比男性更为强烈;女性在月经期对苯、苯胺、硝基苯、有机磷等毒物的敏感性增高;在怀孕期,铅、汞等毒物可通过母体进入胎儿组织,影响胎儿的正常发育。而 CO 中毒,男性往往重于女性。对男女共患的恶性肿瘤,男性更容易受到伤害。

(3)遗传。某些有遗传缺陷或患遗传病的人,对某些环境毒物异常敏感。例如先天性红细胞 6-磷酸葡萄糖脱氢酶缺陷者,对硝基苯类化合物异常敏感,从而使红细胞的脆性增加,容易发生溶血性贫血。先天性缺乏血清抗胰蛋白酶因子的个体,对刺激性气体造成的肺损伤特别敏感。随着分子遗传学技术的发展,人们将从分子水平研究人群中基因多态性与环境暴露相关性疾病之间的关系,寻找遗传易感基因,发现和保护易感人群。研究发现,代谢酶基因多态性与环境污染物在体内的代谢活化和人群肿瘤的发生关系密切。

(4)营养与膳食。营养缺乏可加剧某些污染物的毒作用,因而营养不良者的易感性往往较强。据报道,营养不良特别是蛋白质、钙、维生素供给缺乏时,机体对氟的敏感性增高;维生素 A 和维生素 C 长期不足时,机体易发生癌症。对于有些疾病,膳食与高危人群有密切关系,例如,甲基汞引起的水俣病主要见于渔民等人群。

(5)健康状况。健康状况的好坏与机体对毒物的敏感性密切相关。如慢性肺心病人群对 SO_2 特别敏感,冠心病病人接触 CO 后,形成的碳氧血红蛋白妨碍血液的供氧功能,使疾病恶化;伦敦烟雾事件和洛杉矶光化学烟雾事件中的死亡者,80% 以上患有心脏或呼吸系统疾病。

在任何居民群体中都有高危险人群，而且所有的健康人，在其一生的不同年龄段、不同环境条件下，都有某一时间处于高危险状态的可能。目前，环境污染范围十分广泛，接触的人群几乎包括所有生活在该地区的人群，尽管因环境污染所致疾病和死亡人数不过是"露出水面的冰山一角"，但这是我们的重点保护对象，在制定环境质量标准时，应重点考虑老、幼、病、弱等敏感人群。

5. 环境因素的联合作用　人们在生产或生活中所遇到的环境因素不是单一的，多种有害因素常同时作用于人体而产生联合毒性作用，如化学物与化学物的共同作用，化学因素与物理因素（气温、气湿、气流、热辐射、噪声、振动等）以及生物因素与物理因素的共同作用。其中普遍存在、危害较大的是化学物质的联合作用。化学污染物对人体的联合作用，按其量效关系的变化有以下几种类型。

（1）相加作用（additive action）。相加作用是指混合化学物质产生联合作用时的毒性为单项化学物质毒性的总和。能够产生相加作用的化学物质，其理化性质往往比较相似或属同系化合物，同时，它们在体内的作用受体、作用时间以及吸收、排泄时间基本一致。如 CO 和氟利昂都能导致缺氧，丙烯和乙腈都能导致窒息，因此，它们的联合作用特征表现为相加作用。

（2）独立作用（independent action）。由于作用方式和途径不同，每个同时存在的有害因素各产生不同的影响。独立作用主要是由于两种毒物的作用部位和机理不同所致，动物由某单一毒物的作用而引起中毒（或死亡），而不是由两种毒物累加而引起中毒。但是，混合物的毒性仍比单种毒物的毒性大，因为一种毒物常可降低机体对另一种毒物的抵抗力。

（3）协同作用（synergistic action）。当两种化学物同时进入机体产生联合作用时，其中某一种化学物可使另一种化学物的毒性增强，且其毒作用超过两者之和。产生协同作用的机理一般认为是一种化合物对另一种化合物的解毒酶产生了抑制，如有机磷化合物通过对胆碱酯酶的抑制而增加了另一种毒物的毒性，氨类化合物通过对联氨氧化酶的抑制而产生增毒作用。

（4）拮抗作用（antagonistic action）。一种化学物能使另一种化学物的毒性作用减弱，即混合物的毒性作用低于两种化学物的任何一种单独毒性作用。拮抗作用的机制被认为是在体内对共同受体产生竞争作用。

四、环境污染物的健康危险度评价

健康危险度评价（health risk assessment，HRA）是指收集和利用毒理学试验资料和人群流行病学资料等科学数据，按一定的评价准则和技术线路，对环境有害因素作用于暴露人群的健康危害进行综合定性和定量评价的过程。健康危险度评价的目的是确定人群可接受的最大危害程度。大多数化学物都具有毒性，但不是在暴露情况下都会对环境和人类产生有害效应。是否产生有毒有害效应取决于特定暴露条件下，化学物毒作用特征、剂量-反应关系及人体实际接触的剂量。环境危险度评价的用途主要有预测产生远期健康危害的类型和程度，研制空气、水、土壤、食品中某种有害物质的暴露限值，评价预防措施的效果等。健康危险度评价的内容主要包括以下几方面。

1. 危害鉴定（hazard identification）　危害鉴定是健康危险度评价的第一步，属于定性评价阶段。其目的是在特定暴露条件下，确定环境有害物质是否对健康产生有害效应及其有害效应的特征。

2.暴露评价(exposure assessment)　暴露是指环境介质中有毒有害物质通过呼吸道、消化道和皮肤进入机体的过程。没有人群的暴露,化学物质即使有毒也不会造成危害。暴露评价的目的是测量或评估环境化学物质作用于人群的剂量、频率和持续时间。

3.剂量-反应关系评定(dose-response relationship assessment)　剂量-反应关系评定可定量评价暴露与健康之间的关系。

4.危险度特征分析(analysis of risk characteristic)　危险度特征分析是指在危害鉴定、暴露评价和剂量-反应关系评定等综合评价基础上,采用定性和定量的方法,分析和判断环境有害因素对暴露人群发生某种危害的可能性大小、危害程度以及不确定因素,形成报告提交给决策人员,作为管理决策的依据。

第三节　环境污染的防治

随着社会的进步和经济的发展,环境污染问题日益突出,越来越受到人们的关注。环境问题已经成为 21 世纪全球共同面临的最严重挑战之一。2021 年 11 月,中共中央、国务院印发《中共中央　国务院关于深入打好污染防治攻坚战的意见》,指出深入贯彻习近平生态文明思想,坚持以人民为中心的发展思想,立足新发展阶段,完整、准确、全面贯彻新发展理念,构建新发展格局,以实现减污降碳协同增效为总抓手,以改善生态环境质量为核心,以精准治污、科学治污、依法治污为工作方针,统筹污染治理、生态保护、应对气候变化,保持力度、延伸深度、拓宽广度,以更高标准打好蓝天、碧水、净土保卫战,以高水平保护推动高质量发展、创造高品质生活,努力建设人与自然和谐共生的美丽中国。

一、环境保护方针及法律法规

早在 20 世纪 70 年代初期,我国就提出了"全面规划,合理布局,综合利用,化害为利,依靠群众,大家动手,保护环境,造福人民"的 32 字环境保护方针。20 世纪 80 年代初,我国把环境保护确定为一项基本国策,后来制定了《中华人民共和国环境保护法》《中华人民共和国水污染防治法》《中华人民共和国大气污染防治法》《中华人民共和国环境保护税法》等法律法规,以及一系列的政策、方案和计划,如《中国环境与发展十大对策》《中国环境保护战略》及《中国环境保护 21 世纪议程》等。迄今,国家和政府共颁布生态环境法律 15 件,生态环境行政法规 32 件,部门规章 84 件,生态环境领域法律法规体系已经基本形成,生态环境各主要领域已经基本实现有法可依。尽管如此,我国的环境状况仍然相当严峻,环境污染的问题仍然相当严重,面对环境污染的新形势、新内容,环境污染的防治工作和任务还相当繁重。

为应对气候变化,我国在第七十五届联合国大会上提出"CO_2 排放力争于 2030 年前达到峰值,努力争取 2060 年前实现碳中和"庄严的目标承诺,"3060"双碳目标展现了我国贯彻新发展理念、建设清洁美丽世界的坚定决心。碳达峰是指某一个时刻,CO_2 排放量达到历史最高值,之后逐步回落。碳中和是指通过植树造林、节能减排等形式,抵消自身产生的 CO_2 或温室气体排放量,实现正负抵消,达到相对"零排放"。

二、环境保护与治理对策

1. 治理工业"三废"　工业"三废"是环境污染的主要来源,治理"三废"是防止环境污染的主要措施。治理"三废"的基本措施主要包括:

(1)工业企业合理规划布局。工业企业的合理布局是保护环境、防止污染危害的一项战略性措施。居民区内不准设立污染环境的工厂,已设立的要改造,危害严重的要迁移。在厂址选择时,对排放有毒废气、废水的企业,应设在城镇暖季最大频率风向的下风侧和水源的下游,并与居民区保持一定距离。新建、扩建和改建的企业,要将防治"三废"污染的项目和主体工程同时设计、同时施工和同时投产使用。

(2)改革工艺、综合利用。这是治理"三废"的根本性措施。厂矿企业要多种经营,综合利用,将生产过程中排放的"三废"回收利用,化害为利。如造纸厂排出的废水中可以回收大量烧碱、脂肪酸和木质素等多种产品。

(3)净化处理。对于暂时还没有适当方法进行综合利用的"三废",应采取最经济有效的方法加以净化。常用的净化方法有:筛滤、沉淀、浮选等物理方法;加混凝剂、氧化剂、还原剂等化学方法;其他各种生物学方法。微生物具有氧化分解有机物的能力,利用微生物处理工业废水比用化学法要经济得多,应用微生物可以去除废水中的有机污染物质。工业企业所排出的"三废"多是成分复杂的混合体,单一的净化方法常常达不到彻底净化的目的,把几种方法结合起来,才能达到较好的效果。

2. 预防农业性污染

(1)合理使用农药、减少农药残留。滥施乱用农药,造成环境污染,危害健康。特别是一些残留时间较长的有机氯农药(如六六六、滴滴涕等)和含铅、砷、汞等重金属制剂的农药,危害更大。因此,在使用农药时,应大力推广使用高效、低毒、低残留的农药,限制使用某些毒性大、残留期长的农药。施用农药要严格按照国家规定,控制使用的范围和用量,施用时应有一定的间隔期,以减少农药在作物上的残留量,防止农药污染粮食、蔬菜、水果等。对于有"三致"(致癌、致畸胎、致突变)作用的农药,应禁止使用。在农业病虫害防治工作中,应提倡综合防治,即将化学防治、生物防治(利用害虫天敌)和物理防治方法(如电离辐射使雄性绝育)等配合起来,联合或交替使用,既能减少化学农药的用量,又能更有效地防治病虫害。

(2)加强农田灌溉污水的卫生管理。利用城市污水及工业废水灌溉农田,既能解决污水的处理问题,又可为农业生产提供不可缺少的水、肥。但如果用未经处理的含毒工业废水灌田,则可能带来破坏土壤、污染环境(特别是污染地下水)等不良后果。因此,要求在引灌前进行预处理,并使水质达到灌溉标准后才能使用。

3. 治理生活性污染　日常生活中会产生大量的废气、污水及垃圾等,生活污水及粪便垃圾中富含氮、磷、钾及其他有机物质,可以作为农业生产的肥源,但若未经处理直接排放,也会引起环境污染,甚至引起疾病。如人体粪便中可能含有各种寄生虫卵和病原微生物。值得注意的是,随着人们生活水平的提高,生活性污染物的成分已发生很大的变化,垃圾中塑料、纤维等难处理的高分子化合物占了一定的比例;生活污水中,用于洗涤的烷基磺酸钠等有机物质是造成水体富营养化的主要成分。与其他有机污染物比较,生活性污染物的无害化处理难度更大,需要进一步开发、研究新的无害化处理方法,阻止生活性污染状态的进一步恶化。近年来,我国在逐步推广按照生活垃圾的不同性质将生活垃圾分类,并选择适宜而有针对性的方法对各类生活垃圾进行处理、处置或回收利用,减少进入填埋和焚烧等最终处置的垃圾量,有利于生活垃圾污染控制。

4.预防交通性污染　汽车尾气是造成大中型城市大气污染的主要原因之一。汽车排出的氮氧化物、碳氢化合物气体,夏季经太阳紫外线照射形成光化学烟雾,可引起人群急性中毒。在历史上,一些汽车众多的城市,如洛杉矶、东京、大阪、悉尼等,都先后发生过不同程度的光化学烟雾污染事件。同时,汽车使用的含铅汽油也是环境铅污染的重要来源之一。

针对汽车尾气污染问题开发新交通工具燃料、新的汽化器、汽车尾气净化装置等,对降低汽车尾气中有毒有害化学成分起到非常重要的作用。采用无铅汽油取代有铅汽油后,可使道路旁大气中铅含量明显下降。

5.减少燃料污染,开发清洁能源　当前的城市环境污染特别是大气污染中,60%以上污染物来自燃料的燃烧。为减少燃料污染,一方面,可改造现有能源,使之减少有害成分的排放,如燃煤除氟除硫等;另一方面,发展清洁能源,清洁能源包括水能、电能、太阳能、风能、地热能和核能等,为了保护环境和可持续发展,必须加速开发清洁的、可再生的新型能源。为此,太阳能、核能、风能、地热能、海洋能和生物能源等将得到发展。

各级疾病预防控制部门和卫生监督机构可根据现行卫生法规和标准,开展预防性和经常性的卫生监督监测;也可根据目前存在的环境问题,组织现场调查、开展实验研究,以阐明环境污染对人体健康的影响及其规律。根据研究成果及防治工作经验,制定和经常性修订适合我国国情的卫生标准。

（操基玉）

扫码查看练习题

第六章　生活环境与健康

第一节　空气与健康

围绕地球四周并随地球旋转平均厚度为 2000～3000 km 的空气层称为大气层。大气层无明显上界,是人类生存的重要外界环境因素之一。人类通过呼吸与外界进行气体交换,从空气中吸收氧气,呼出二氧化碳,以维持生命活动。一个成年人通常每天呼吸 2 万多次,吸入 10～15 m³ 的空气。大气层还具有保护生物免遭来自外层空间的短波射线的有害影响、维持地表相对稳定的温度环境和防止水分散失等作用。此外,大气参与地球水循环,将水分从海洋输送到陆地。由于距地面的高度不同,故大气层的物理与化学性质变化很大。在卫生学上通常按热力学垂直分布的特点,将大气层自下而上分为对流层(troposphere)、平流层(stratosphere)、中间层(mesosphere)、热层(thermosphere)和逸散层(exosphere)5 层,其中对流层和平流层与人类生活的关系最为密切。

一、大气结构及其特征

1. 对流层　对流层是最接近地球表面的一层大气层,其厚度随纬度和季节而变化。对流层的平均高度为 12 km,在赤道附近为 16～20 km,在中纬度地区为 10～12 km,在两极附近为 7～9 km。夏季较厚,冬季较薄。对流层是大气中最稠密的一层,此层空气质量占大气总质量的 75%～80%。大气中的水蒸气几乎都集中于此,主要的天气现象如云、雾、雷、雨、雪、雹等都发生在这一层里。该层气温随高度的增加而降低,大约每升高 1000 m,温度下降 6.5 ℃,此规律称为气温垂直递减率。在特殊的地理、气象条件下,对流层可发生气温逆增现象,表现为底层温度较低而高层温度较高。对流层的空气流动性强,除了水平方向运动,其显著特点是空气上升气流和下降气流的垂直对流运动,这是由于近地表空气接受地面热辐射后温度升高,与高空的冷空气形成垂直对流。该层空气压力和空气密度也随海拔高度的增加而减小。

人类活动排入大气的污染物绝大多数在对流层聚集。因此,对流层的状况对人类生活的影响最大。

2. 平流层　平流层的下界位于对流层顶层,上界在海拔 50～55 km 处。平流层内空气较对流层稀薄,气流主要表现为水平方向运动,对流现象减弱。平流层下部即对流层顶部的气温约为 −60 ℃,温度随高度增加而升高,平流层顶部温度接近 0 ℃。平流层比较干燥,几乎没有水蒸气,晴朗无云,很少发生天气变化,适于飞机航行。在 20～25 km 高处,氧分子在紫外线作用下形成臭氧层,厚度约为 20 km,其分布有季节性变动。臭氧层能吸收对生物杀伤力很强的短波紫外线和宇宙射线,像一道屏障保护着地球上的生物免受这些高能射线的危害。

3.中间层   从平流层顶到80~85 km的上界称为中间层。人类对中间层的了解甚少,该层内空气更为稀薄,突出的特征是气温随高度增加而迅速降低,其顶层气温最低,约为−90 ℃;空气垂直对流强烈。一般研究型火箭到达此层。

4.热层   从中间层顶到500~1000 km的上界称为热层。这一层温度随高度增加而迅速增加,层内温度很高,昼夜变化很大。热层下部尚有少量的水分存在,因此偶尔会出现银白色并微带青色的夜光云。该层能反射无线电波,对于无线电通信有重要意义。

5.逸散层   热层以上的大气层称为逸散层,范围为从海拔700 km到10000 km处。该层内空气在太阳紫外线和宇宙射线的作用下,大部分分子发生电离。逸散层内空气极为稀薄,主要成分为氢、氦和一些较重的含氮、氧的分子,其密度为海平面处的一亿分之一,几乎与太空密度相同,故又常称为外大气层。由于空气受地心引力影响极小,气体及微粒可以从该层飞出地球进入太空。大部分围绕地球的卫星都在逸散层。

二、大气的理化性状及其卫生学意义

空气的正常化学组成和适宜的物理性状是人体健康的重要保证。清洁新鲜的大气环境有益于人体健康;不良且污浊,特别是被严重污染的空气,则有害人体健康,在某些情况下可能引起疾病,甚至造成严重的后果。

(一)空气的化学组成及卫生学意义

自然状态的大气是无色、无味、无臭的混合气体。据估算,大气质量约为5000万亿吨,约占地球总质量的百万分之一。一般情况下,空气的组成成分基本恒定,包括氮(其体积占78.08%)、氧(占20.95%)、氩(占0.93%)、二氧化碳(占0.04%)和微量惰性气体。大气中还含有0.001%~5%的水蒸气,以及尘埃、微生物和微量臭氧、过氧化氢、氨、氮氧化物等夹杂物。随着高度的增加,大气越来越稀薄,其成分也发生显著变化,各种成分的分压和绝对浓度也随之下降。

1.氧(oxygen)   一般情况下,室内外空气中氧含量几乎保持不变,因此,人们不会由于空气中缺氧而影响健康。但特殊条件下,如在密闭环境(深矿井、下水道、潜艇内、坑道、潜涵作业等)或高空作业(飞行员、宇航员、登山运动员或高原地区等)时,由于空气稀薄、氧分压降低,大气中氧绝对含量会降低。当大气中氧含量低于12%时,可发生代偿性呼吸困难,降低至10%时可发生恶心、呕吐、智力活动减退等,降低至7%以下时可危及生命。经过长期耐氧锻炼的人,对于低氧含量的空气具有较强的适应能力。空气中氧含量增多,通常是无害的。患者在普通大气压力下吸入含氧30%~50%的混合气体不会发生不良反应。但过高浓度氧对机体会有损害。

2.二氧化碳(carbon dioxide,CO_2)   大气中CO_2属于温室气体(greenhouse gas),其含量相当恒定,但近年来CO_2排放量上升较快,造成全球变暖趋势加快。在通风不良的居室和公共场所、密闭坑道内,CO_2含量可明显增高。人对CO_2较其他动物敏感。CO_2中毒是人吸入高浓度CO_2所出现的昏迷及脑缺氧症状,一般大气中CO_2含量超过1%时,人即有轻度中毒反应,表现为气闷、头昏和心悸;CO_2含量超过3%时,开始出现呼吸困难,感到气喘、头痛和眩晕;CO_2含量超过6%时,人体机能严重混乱,人会丧失知觉、神志不清,出现重度中毒症状甚至死亡。

3. 氮(nitrogen)　氮在大气中的含量稳定,通常对人无直接作用。氮在高压条件下对机体有麻醉作用。随着气压升高,氮气在体液中的溶解度也增加。深水潜涵作业或潜水员在返回水面过程中,如果减压的速度太快、幅度太大,在高压条件下溶解于体内的氮不能及时经过血气交换由呼吸系统排出,可能导致血管栓塞,引起机体损害,发生潜涵病。

4. 其他气体　大气在雷电和紫外线等作用下,可产生臭氧和过氧化氢。臭氧层中的臭氧能吸收短波紫外线,保护地面生物不受紫外线的危害。而对流层的臭氧则会对人类健康产生危害。过氧化氢在空气中含量很少,它和臭氧都有很强的氧化能力,因而具有净化和清洁空气的作用。惰性气体如氩、氦、氖等,对人体无直接卫生学意义。

(二)空气的物理性状与健康

大气的物理性状是指与人类关系密切的物理因素,包括太阳辐射、气象因素、空气离子等。

1. 太阳辐射(solar radiation)　来自太阳的以电磁波形式向宇宙空间散布的辐射能流,称为太阳辐射。它是产生各种天气现象的根本原因,也是地表光、热的源泉。地表的太阳辐射与纬度、海拔高度、季节、当地的气象条件及空气清洁程度有关。通过的大气层越厚,被散射和吸收得越多,到达地面的就越少。海拔越高,大气透明度越好,太阳辐射的强度越大。太阳辐射的光谱组成分为紫外线(波长 $10\sim400$ nm)、可见光线(波长 $400\sim760$ nm)和红外线(波长 $760\sim1000000$ nm)。通常仅有 43% 的太阳辐射能量到达地面,其中 6.8% 来自紫外线,38.9% 来自可见光,54.3% 来自红外线。波长小于 290 nm 的紫外线几乎全部被平流层中臭氧所阻挡。

(1)紫外线(ultraviolet ray,UV)。按 ISO-DIS-21348 标准,将紫外线辐射分为 UV-A($315\sim400$ nm)、UV-B($280\sim315$ nm)和 UV-C($200\sim280$ nm)三段。到达陆地的紫外线 UV-A 占 95%,UV-B 占 5%,UV-C 基本被臭氧层所阻挡。紫外线的生物效应主要有:①色素沉着作用(pigmentation effect):UV-A 可使人皮肤细胞中黑色素原通过氧化酶的作用,转变成黑色素而沉着于皮肤中,使短波光线被皮肤表层吸收,并转化为热能而散失,可防止其透入深层组织,保护皮肤以及深部组织,使其不致过热。这是人体对光线刺激的一种防御反应。②抗佝偻病作用(anti-rachitic effect):UV-B 可作用于皮肤和皮下组织中的麦角固醇和 7-脱氢胆固醇,形成活性维生素 D_2 和 D_3,从而促进机体对钙的吸收,维持骨骼的正常生长发育。研究表明,儿童佝偻病的发病率与季节明显相关,冬春季节发病率较高,夏秋季节发病率较低,故婴幼儿和孕妇在用钙剂预防佝偻病时,应同时接受太阳紫外线的照射,以便获得良好的预防效果。③红斑作用(erythema):接触 UV-B 可使皮肤细胞释放组胺和类组胺物质,刺激神经末梢,引起皮肤毛细血管扩张、血管壁通透性增加,致使皮肤充血、水肿,局部出现皮肤潮红现象(红斑)。原发性红斑可在紫外线照射后立即发生;继发性红斑在紫外线照射后 $6\sim8$ 小时发生。④杀菌作用(germicidal effect):260 nm 左右的 UV-C 能透入细胞核,破坏 DNA 结构,引起核蛋白变性、凝固,导致细菌细胞死亡。紫外线波长越短,杀菌效果越好,其中波长为 253 nm 的紫外线杀菌能力最强。UV-C 一般无法穿过大气层,故在冬季和多云天气,紫外线对空气的杀菌作用大大减弱。

长波紫外线可增强机体的免疫反应和人体对感染的抵抗力。紫外线还可促进生物氧化过程,加速创伤愈合。但过量的紫外线接触可引起机体的损伤。过强的短波紫外线直接照射皮肤或眼睛,可导致日光性皮炎、电光性眼炎(electric ophthalmia)和雪盲(snow blindness)。长期过量的紫外线照射可引起皮肤的光老化(photo-aging),增加皮肤恶性肿瘤发病率。

(2)红外线(infrared ray,IR)。波长在 760 nm～1 mm 的射线称为红外线,主要分为近红外线(near-infrared ray,NIR,760～1440 nm)、中红外线(middle-infrared ray,MIR,1440～3000 nm)和远红外线(far-infrared ray,FIR,3000 nm～1 mm)3 段。通常 MIR 和 FIR无法穿透皮肤进入深层组织,而超过 65% 的 NIR 可以穿透皮肤进入真皮组织,有更强的生物学效应。太阳辐射有超过 30% 是 NIR。热效应是红外线生物学作用的基础。

人体吸收适量红外线后,会使局部温度增高、血管扩张充血、新陈代谢增强,具有消炎、镇痛的作用;低剂量红外线($1～10$ J/cm²)被广泛用于炎症和冻疮等的治疗;红外线还可加强紫外线的杀菌作用。而高剂量红外线(>120 J/cm²)可导致皮肤烧伤、热射病、日射病和光老化;长期过量的红外线暴露可引起红外线性白内障(infrared cataract)等危害。

(3)可见光(visible light)。可见光作用于视觉器官产生视觉,其波长为 400～760 nm。可见光可平衡大脑的兴奋与抑制状态,使机体的代谢、脉搏、体温、睡眠和觉醒等生理现象发生节律性变化。适宜的照度可提高积极情绪,预防眼睛疲劳和近视,提高劳动效率。不同颜色的可见光有不同的生理作用,红色有兴奋作用,蓝色、绿色有镇静作用,橙色可增强食欲等。光线微弱可使视觉器官过度紧张而易引起疲劳,并可能增加工伤事故的发生。合适的可见光还有利于视力的调节。

2.气象因素　气象因素(meteorologic factor)包括气温、气湿、气流和气压。气象因素与太阳辐射的综合作用,对机体的冷热感觉、体温调节、心血管功能、神经功能、免疫功能等诸多生理活动具有调节作用。正常人在一定的气温、气湿和气流条件下,机体的产热与散热相平衡的时候才感到舒适。通常在相对湿度为 30%～70%、气流速度为 0.5～1.0 m/s、垂直温差和水平温差不大的情况下,18～21 ℃的温度适合大多数人的生理情况,称为生理舒适区。

人类通过遗传和后天获得的功能对各种气象因素具有很强的适应能力。适应能力依年龄而不同,也可通过锻炼得到加强。气象条件在短时间内发生剧烈变化,超过人体的调节能力,可引发机体代偿功能失调,引发心血管疾病患者、呼吸系统疾病患者、糖尿病等慢性疾病患者的超额死亡,不同地区的人群所受影响有差别,主要受影响的人群为 65 岁以上的老年人和心血管疾病患者。酷暑可引起体温调节失调,导致热射病、热痉挛等疾病的发生;寒冷或急剧到来的寒潮等,能引起感冒、关节炎,特别是在低温潮湿环境中,更易引起冻疮或冻僵。风湿性关节炎、肌肉痛、断肢痛、偏头痛等受天气变化的影响更大,被许多人称为天气痛。

流行病学研究表明,气候变化与传染性疾病和慢性疾病的发生有关。气候变化可以引起疟疾、登革热、黄热病和西尼罗热等传染病的迅速传播。同样,气候变化对易感人群,如儿童、老年人、慢性病患者、独居者、残疾者和对温度上升不敏感的人群的危害更加严重。气候变化通常可以引发以下两大类疾病:一类是热相关疾病,如热中风、脱水和急性心肌梗死等;另一类是因热而导致病情加重的疾病,如肾病、缺血性心脏病、精神紊乱等。有研究表明,持续 4 周的高温可增加死胎的危险性,而温度对妊娠 36 周之前的胎儿影响最大。气象因素还可影响大气污染物扩散。

3.空气离子(air ion)　空气离子是大气中带电荷物质的统称。空气中各种气体分子和原子在一般情况下为电中性,在宇宙射线、紫外线或放射线等的作用下,失去外层电子而成正离子(positive air ion,PAI);游离的电子与另一中性气体分子结合成为负离子(negative air ion,NAI)。与正离子相比,负离子结合的水分子数量更少,因而质量小、运动速度快,造成一般情况下负离子数低于正离子数。暴雨后、瀑布附近、森林、海滨、乡村和山区等地的空气负离子含量较多；而在人群久留的室内环境中，空气正离子数量逐渐增加。另外，雷电、瀑布、浪花冲击、树枝摇曳及人工电场等也可使空气离子化，使人感到空气清新怡然，有舒适感，负离子数目可高达每立方厘米数千个；夏季雷雨之后空气特别清爽，可能与空气中负离子较多有关。而在污染的城市、密闭的房间、移动的汽车内、电视机或电脑旁，负离子的数量可低至每立方厘米数十个。

空气离子具有一定的生物学作用。在一定浓度下，负离子对机体具有良好作用，主要有镇静、镇痛、镇咳、止痒、改善食欲、改善呼吸道并发症、缓解压力、快速消除疲劳、保持沉稳的睡眠、提高工作能力等；而正离子对机体产生一些不利作用。临床上应用空气负离子吸入治疗高血压、支气管炎、支气管哮喘等疾病。但正、负离子浓度过高也会呈现不良作用。

空气离子根据大小和运动速度分为轻离子（light ion）和重离子（heavy ion）。重离子是由轻离子与空气中的悬浮颗粒或水滴结合形成的。空气中的离子在不停地运动，一部分正、负离子结合又形成中性气体分子，一部分离子可把周围 $10\sim15$ 个中性气体分子吸附到一起，形成质量较轻、直径较大的离子，称为轻离子（n^+/n^-）；若轻离子在运动中与空气中的灰尘、烟雾结合，失去活动力，则成为重离子（N^+/N^-）。一般空气中的离子含量比较恒定。清洁空气中轻离子多、重离子少；污染的空气则相反。

空气中负离子浓度及所含重离子和轻离子的比值，可作为衡量空气清洁程度的辅助性指标。新鲜空气中，重离子和轻离子的比值不超过 50，当该比值小于 50 时，认为空气较为清洁；当该比值大于等于 50 时，认为空气不清洁。

三、大气污染与健康

2019 年，空气污染和气候变化被 WHO 确定为人类健康面临的最大环境全球威胁。据估计，全球每年有 400 万～900 万人死于空气污染，其中家庭空气污染导致超过 99% 的死亡；因环境空气污染而造成的死亡中近 90% 来自中低收入国家；超过 25% 与空气污染相关的过早死亡死于呼吸系统疾病。主要的污染物是直径为 $2.5~\mu\mathrm{m}$ 或更小的细颗粒物（$PM_{2.5}$），它们可以深入肺部、心脏和血液，引起健康危害。

（一）大气污染

大气污染（air pollution）是指由于自然或人为原因使清洁的大气中混入了一种或数种污染物，达到一定浓度，超过了大气的自净能力，致使大气的正常组分或性状发生改变，对居民健康和生活卫生条件造成直接或间接危害，对动植物产生不良影响的空气状况。

污染物排入大气，经扩散、稀释后，较大粒径的灰尘因重力而沉降；有些污染物经化学和物理化学作用逐渐减少甚至消失，使大气恢复原来的自然组成，这就是大气的自净作用。直接从污染源排出的、理化性状未发生变化的污染物，称为一次污染物（primary pollutant），也称初级污染物，如燃料燃烧产生的 SO_2、CO、CO_2 等。二次污染物（secondary pollutant）是指一次污染物在环境中相互作用或与环境中正常组分发生化学反应，或在太阳能参与下发生光化学反应，所产生的与一次污染物理化性状不同的新的大气污染物，也称次级污染物，如 H_2SO_4、HNO_3、臭氧、醛、酮、过氧乙酰硝酸酯等。二次污染物的毒性一般比一次污染物大，危害性也更大。

（二）大气污染的来源

大气污染源可分为自然污染源和人为污染源。自然污染源是由于自然原因（如火山爆发、森林火灾等)而形成的;人为污染源是由于人们从事生产和生活活动而形成的。在人为污染源中,又可分为固定污染源(如烟囱、工业排气筒等)和移动污染源(如汽车、火车、飞机、轮船等)。由于人为污染源普遍存在,所以比起自然污染源来说更为人们所密切关注。

随着现代化工业的发展和城镇人口密度的增大,人为的大气污染已成为主要的环境问题。大气污染来源主要有以下几方面。

1. 工业企业 工业企业是大气污染的主要来源,是大气卫生防护的重点,包括:①工业燃料的燃烧:煤和石油是工业的重要燃料,是造成大气污染的主要来源。煤的直接燃烧是最重要的人为空气污染源。用煤量最大的是火力发电站、冶金、化工、机械、轻工、建材等行业和部门。燃料完全燃烧时的主要污染物是 CO_2、SO_2、NO_2、水汽和烟尘等,燃烧不完全时,则会产生 CO、硫氧化物、氮氧化物、醛类、碳粒、多环芳烃等。煤和石油燃烧时还有一些氟、砷、钙、铁、镉、铅等的化合物排入大气。燃煤排放出的主要有害物质见表 6-1-1。②生产过程中排放:由原材料到产品,工业生产的每个环节都可能有污染物排放出来。污染物的种类与原料种类及其生产工艺有关。不同类型工业企业排放的主要大气污染物见表 6-1-2。

表 6-1-1 燃烧 1 吨煤排出的各种有害污染物质的重量(单位:kg)

有害物质	电厂锅炉	工业锅炉	取暖锅炉
二氧化硫(SO_2)	60	60	60
一氧化碳(CO)	0.23	1.4	22.7
二氧化氮(NO_2)	9.1	9.1	3.6
碳氢化合物(HCs)	0.1	0.5	5
灰尘(一般燃烧状况下)	11	11	11
灰尘(燃烧良好时)	3	6	9

表 6-1-2 各种工业企业排出的主要大气污染物

工业部门	企业名称	排出的主要污染物
电力	火力发电厂	烟尘、二氧化硫、二氧化碳、二氧化氮、多环芳烃、五氧化二钒
冶金	钢铁厂	烟尘、二氧化硫、一氧化碳、氧化铁粉尘、氧化钙粉尘、锰
	焦化厂	烟尘、二氧化硫、一氧化碳、酚、苯、萘、硫化氢、烃类
	金属冶炼厂	烟尘(含有铅、锌、镉、铜等各种金属)、二氧化硫、汞蒸气
	铝厂	氟化氢、氟尘、氧化铝
化工	石油化工厂	二氧化硫、硫化氢、氰化物、烃类、氮氧化物、氯化物
	氮肥厂	氮氧化物、一氧化碳、硫酸气溶胶、氨、烟尘
	磷肥厂	烟尘、氟化氢、硫酸气溶胶
	硫酸厂	二氧化硫、氮氧化物、砷、硫酸气溶胶
	化学纤维厂	氯化氢、二氧化碳、甲醇、丙酮、氨、烟尘、二氯甲烷
	合成橡胶厂	丁间二烯、苯乙烯、乙烯、异戊二烯、二氯乙烷、二氯乙醚、乙硫醇、氯代甲烷
	农药厂	砷、汞、氯
轻工	造纸厂	烟尘、硫醇、硫化氢、臭气
	仪器仪表厂	汞、氰化物、铬酸
	灯泡厂	汞、烟尘
建材	水泥厂	水泥、烟尘
	玻璃厂	氟化氢、二氧化硅、硼
	沥青油毡厂	油烟、苯并[a]芘、石棉、一氧化碳

2.交通运输　近几十年来,由于交通运输事业的迅猛发展,汽车日益增多,火车、轮船、飞机等客货运输频繁,城市增加了新的大气污染源,其中具有重要意义的是汽车尾气。汽车尾气污染大气的特点是排出的污染物接近人类呼吸带,能直接被人吸入。汽车内燃机排出的废气中主要含有颗粒物、一氧化碳、氮氧化物、烃类(碳氢化合物)、铅化合物等。

3.生活炉灶和采暖锅炉　生活炉灶和采暖锅炉使用的燃料主要是生物燃料和煤制品,其次是煤气、液化石油气及天然气。它们具有数量多、燃烧不充分、烟囱较低等特点,是大气污染的重要来源之一。尤其在非洲等落后地区,大量使用生物燃料造成严重的室内污染和大气污染,对妇女和儿童健康造成了较为明显的损害。

4.其他　建筑工地和拆迁工地以及机动车夹带的道路扬尘是逸散尘的重要来源。沙尘暴也是不可忽视的污染源,尤其在春季。城市垃圾和郊区农业废弃物的焚烧也是空气污染的一个潜在污染源,垃圾燃烧会散发二噁英(dioxin)、多环芳烃等致癌物。

值得注意的是,随着都市化加快,城市人口的骤增加重了都市的空气污染。

(三)大气污染对人体健康的危害

大气污染对人类及其生存环境造成的危害与影响已越来越受到关注。空气污染物可经呼吸道、经皮肤接触和经消化道摄入含大气污染物的食物 3 条途径进入人体,进入体内除可引起呼吸道和肺部疾病外,还可对心血管系统、消化系统(主要是肝脏)等产生危害,严重的可危及人的生命。大气污染对健康的危害分为直接危害和间接危害。

1.大气污染对人体健康的直接危害　大气污染对人体健康的直接危害取决于大气污染物的种类、性质、浓度、持续作用时间和机体抵抗能力等,主要包括急性中毒、慢性危害、影响免疫功能和致癌作用。

(1)急性中毒。急性中毒是由大量污染物在短期内进入机体所致的。急性中毒事件的发生与当地有污染源或事故排放、特殊的地理和气象条件(盆地或谷地持续气温逆增)有关。

①煤烟型烟雾事件。英国伦敦从 1873 年至 1965 年先后发生了 12 次烟雾事件,最严重的是 1952 年 12 月 5 日至 9 日,伦敦地区浓雾弥漫,气温逆增,空气中散发着刺鼻的气味。PM_{10} 浓度达 14 mg/m³,是平时浓度的 56 倍;SO_2 浓度增加 7 倍,达 0.7 mg/L。数千市民出现胸闷、咳嗽、咽痛、呕吐、呼吸困难等症状。已知烟雾在 1 个月内造成 4000 余人死亡,其中死亡高峰出现在 12 月 8 日和 9 日,每天约有 900 人死亡;据后来研究者估计,这次烟雾事件共造成约 12000 人死亡。多数人表现为呼吸问题,烟雾相关的死亡主要是肺炎、支气管炎、肺结核和心力衰竭。此次烟雾事件震惊世界,究其原因主要是生产和生活燃煤产生的大量烟尘、SO_2 排入大气,在不良气象条件下不能充分扩散。引起人群健康危害的主要大气污染物是烟尘、SO_2 以及硫酸雾。硫酸雾是烟尘含有的三氧化二铁等金属氧化物催化 SO_2 氧化而形成的,其刺激作用是 SO_2 的 10 倍左右。英国制定了一系列法律,严令禁止黑烟排放,推广使用无烟燃料,以避免类似情况发生,包括 1956 年和 1968 年颁布的《清洁空气法》(Clean Air Act)。比利时马斯河谷、美国多诺拉也发生过此类烟雾事件。

②光化学烟雾(photochemical smog)事件。光化学烟雾是由汽车尾气中的氮氧化物(NO_x)和碳氢化合物(HCs)在太阳紫外线照射下,经过一系列光化学反应生成的具有强氧化性和强刺激性的混合性浅蓝色烟雾。其主要成分包括臭氧、醛类、过氧酰基硝酸酯(peroxyacetyl nitrates,PANs)、酮类、酸类和醇类,其中臭氧约占 90% 以上,见表 6-1-3。光

化学烟雾可导致眼睛红肿流泪、咽喉痛、咳嗽、呼吸困难、头痛、胸痛和皮肤潮红等,严重者可出现心肺功能障碍或衰竭。光化学烟雾最早出现在美国洛杉矶,在当地多次发生;世界许多大城市如纽约、东京、大阪、悉尼、孟买等都曾经发生过。

表 6-1-3　光化学烟雾的主要化学污染物来源与环境效应

有毒化学物	来源	环境效应	备注
氮氧化物(NO_x)	汽车与工业中汽油、天然气的燃烧;土壤中细菌的作用;森林大火;火山爆发;闪电	因为 NO_2 的浅黄色而降低可视度;NO_2 可造成心肺问题;NO_2 可抑制植物生长;降低机体对感染的抵抗能力;可促进癌症的扩散	燃烧贡献了大气中约 5% 的 NO_2,大部分由 NO 反应生成;未来有升高趋势
挥发性有机化合物(volatile organic compounds,VOCs)	溶剂挥发;燃料的蒸发;化石燃料的不完全燃烧;树自然生成的化合物,如萜类化合物	眼睛刺激作用;呼吸道刺激作用;某些VOCs有致癌作用;产生蓝棕色霾,导致能见度降低	VOCs的效应主要依赖于各种类型的化学物;大气中有超过 600 种不同的VOCs,未来VOCs仍保持增长的趋势
臭氧(ozone,O_3)	由 NO_2 光解形成,有时来自平流层 O_3 的入侵	支气管收缩;咳嗽、气喘;支气管刺激;眼睛刺激;作物产量减少;延缓植物生长;破坏塑料;橡胶老化;恶臭	0.1 mg/L 浓度即可降低 50% 的光合作用;哮喘和呼吸道疾患人群受影响最大;在日光下形成
过氧酰基硝酸酯(peroxyacetyl nitrates,PANs)	由 NO_2 与 VOCs 反应生成(也可在某些环境下自然发生)	眼睛刺激作用;植物的高毒性;呼吸道刺激作用;破坏蛋白质	除了在烟雾中被识别,其他时段难以察觉;对植物的毒性要高于臭氧

③博帕尔毒气泄漏事件。1984 年 12 月 3 日凌晨,印度中央邦博帕尔市(Bhopal)一家美属联合农药厂因设备故障而造成 40 吨异氰酸甲酯(methyl isocyanate,MIC)毒气泄漏,直接造成半径 7 km 范围的污染,当夜 2259 人死亡,约 80 万人暴露于毒气,5 万多人眼睛失明,大批食物和水源被污染,约 4000 头牲畜和其他动物死亡,生态环境受到严重破坏。2006 年的官方资料显示,这次泄露共造成 558125 人受伤,包括 38478 人暂时局部残疾以及大约 3900 人严重和永久残疾。这次大灾难发生后,世界各国化学集团改变了拒绝与社区通报的态度,同时加强安全措施。

④切尔诺贝利核电站爆炸事件。1986 年 4 月 26 日,苏联切尔诺贝利核电站爆炸,造成严重的核污染。此次事故造成 31 人当场死亡,233 人受伤,13 万居民急性核暴露。这些放射性污染物随风飘向苏联西部、东欧、西欧和北欧上空,污染面积超过 20 万平方千米。主要的放射性同位素包括^{131}I、^{137}Cs、^{90}Sr 和^{239}Pu。生态学研究结果显示,电离辐射可影响脑体积、肿瘤和其他的发育异常,诱导精子活动度降低、缺陷精子频率上升等。

(2)慢性危害。①慢性炎症:长期吸入低浓度二氧化硫、氮氧化物、烟尘等,刺激呼吸道黏膜,使呼吸道发生炎症,如鼻炎、咽炎、气管炎等;呼吸道炎症反复发作,甚至出现慢性阻塞性肺疾病,主要包括慢性支气管炎、肺气肿、支气管哮喘等。②慢性中毒:大气中低浓度有毒污染物如铅、锌、铜等,长期吸入能引起慢性中毒。大量调查显示,含铅汽油通过汽车尾气污染大气,可引起城市儿童慢性铅中毒。

(3)影响免疫功能。大量研究表明,大气污染对机体免疫力也有影响。在大气污染严重的工业区,儿童的唾液溶菌酶活性及白细胞的吞噬指数均明显下降,血清中的其他免疫指标也有下降。此外,大气污染物中的臭氧、二氧化硫可引起过敏性哮喘,镍、铬烟雾可引起接触性皮炎。

(4)致癌作用。大量研究表明,大气污染程度与肺癌的发生率和死亡率有关。城市居民肺癌发病率显著高于农村,工业大城市居民肺癌发病率比中小城市高。动物实验及流行病学调查证明,大气污染物中可附着苯并[a]芘(benzo[a]pyrene,B[a]P)、砷、镍、铬、石棉及某些放射性物质,具有致癌作用。

2.大气污染对人体健康的间接危害

(1)温室效应。大气层中的某些气体能吸收地表散热所发射的波长较长的辐射,使热量不能完全散发到太空中,从而对地球起到保温作用,使大气增温,称为温室效应(greenhouse effect)。温室气体主要包括CO_2、甲烷(methane,CH_4)、氧化亚氮(nitrous oxide,N_2O)和氟利昂等。研究表明,CO_2增加是造成全球气候变暖的主要原因。

气候变暖可导致两极冰川融化,海平面上升,陆地面积减少,使人类的生存空间缩小。据推算,全球气温上升1.0~4.5 ℃,海平面因海水膨胀可直接升高20~140 cm,若将冰川融化因素考虑进去,影响更大;气候变暖有利于病原体及生物媒介的繁殖,引起传染病及寄生虫病的发生,并扩大其流行的程度和范围,加重对人群健康的危害;气候变暖还会使空气中的真菌孢子、花粉等浓度增高,使人群中过敏性疾患的发病率增加。气候变暖引起的全球降水量变化,会使洪水、干旱以及森林火灾等自然灾害增加。

(2)臭氧层破坏。平流层底部有一层厚度约为20 km的臭氧层,正常情况下臭氧的产生与分解基本保持动态平衡。臭氧层破坏的原因一般认为是人类活动排入大气的某些化学物质与臭氧作用,导致臭氧损耗增加。消耗臭氧层的物质主要有氯氟烃类(chlorofluorocarbons,CFCs)、溴氟烷烃类、CH_4、N_2O等。CFCs及溴氟烷烃类进入平流层后,受短波紫外线辐射,发生光降解而释放出游离氯原子和溴原子,二者可与O_3反应,破坏臭氧层。一个氯原子可以破坏10万个臭氧分子。CFCs具有很强的稳定性,其影响可持续1个世纪或更长时间,增强了其危害性。20世纪50年代,科学家首次观察到臭氧层中的臭氧减少,20世纪70年代后,臭氧层减少加速,目前已经发现在地球南极和北极出现臭氧层空洞。

平流层臭氧可吸收太阳辐射中的短波紫外线,当平流层出现臭氧层空洞后,臭氧层对短波紫外线等射线的吸收和阻挡作用减弱,人群皮肤癌和白内障等的发病率增加。据估计,平流层臭氧浓度减少1%,UV-B辐射量将增加2%,人群皮肤癌发病率将增加3%,白内障发病率也将增加。

1987年9月,24个国家在加拿大蒙特利尔签署了保护臭氧层的《关于消耗臭氧层物质的蒙特利尔议定书》,要求发达国家在2000年、发展中国家在2010年完全停止使用6类数十种消耗臭氧层的物质。我国于1991年6月宣布加入此议定书。

(3)酸雨。pH小于5.6的雨水、冻雨、雪、雹、露等大气降水称为酸雨(acid rain)。酸雨的成因是大气中二氧化硫、氮氧化物等酸性污染物与水蒸气结合,在一定条件下生成硫酸、硝酸,并附在水滴、雪花上沉降。美国测定的酸雨成分中,硫酸占60%,硝酸占32%,盐酸占6%,其余是碳酸和少量有机酸。目前,全球已形成三大酸雨区。一是以德、法、英等国为中心,波及大半个欧洲的北欧酸雨区;二是包括美国和加拿大在内的北美酸雨区;中国是仅次于北欧和北美的第三大酸雨区。我国酸雨中硫酸根离子和硝酸根离子之比约为10:1,表明主要由SO_2污染造成。随着汽车保有量迅猛增加,我国的酸雨已经呈现出硫酸酸雨与硝酸酸雨混合性酸雨的趋势。

酸雨危害是多方面的,包括对人体健康、生态系统和建筑设施的直接和潜在的危害。酸雨可使儿童免疫功能下降,慢性咽炎、支气管哮喘发病率增加,同时增加老人眼部、呼吸道疾病的患病率。酸雨可使水质酸化,酸化后水体中的微生物分解有机物的活性减弱,水生植物的叶绿素合成能力降低,浮游动物种类减少,鱼贝类死亡。酸雨还可使土壤中营养元素钾、钠、钙、镁等释放出来,并随着雨水淋溶掉,造成土壤中营养元素的严重不足,使土壤变得贫瘠,农作物大幅度减产,大豆、蔬菜容易受酸雨危害,导致产量下降,蛋白质含量降低。酸雨常使森林和其他植物叶子枯黄、病虫害加重,最终造成大面积死亡。酸雨会腐蚀建筑物和工业设备,侵蚀露天的文物古迹等。

(4)影响气候和太阳辐射。大气中烟尘等颗粒物能吸收直射和散射的阳光(包括紫外线)。城市太阳辐射强度一般要比农村减弱 $10\% \sim 30\%$,紫外线减弱 $10\% \sim 25\%$。波长为 $280 \sim 315$ nm 的紫外线具有抗佝偻病作用及杀菌作用,尤易被颗粒物吸收。因此,在大气污染严重地区,儿童佝偻病的发病率较高。大气污染物能降低大气能见度,使交通事故增加;大气中的灰尘和煤烟能影响居民生活卫生条件,影响室内采光,影响绿化植物和农作物的生长。

(四)大气污染物与健康

环境空气污染是全球公共卫生面临的最大环境风险,每年导致 410 万人过早死亡。大气污染物种类很多,排放量大,污染范围广,危害严重的污染物约有几十种。目前,我国主要监测的污染物为细颗粒物($PM_{2.5}$)、可吸入颗粒物(PM_{10})、二氧化硫(SO_2)、二氧化氮(NO_2)、臭氧(O_3)、一氧化碳(CO)等 6 项。全球大约 91% 的人口生活在 WHO 发布的空气质量指南中的超标地区,其中中低收入国家的居民面临更为严重的空气污染问题。大气污染与哮喘、慢性阻塞性肺疾病、肺癌等常见的呼吸道疾病,以及心脑血管疾病有关。短期和长期暴露于环境空气污染会导致死亡风险增加、寿命损失年数和残疾年数增加,从而造成疾病负担。下面介绍几种主要污染物。

1. 颗粒物 颗粒物是指悬浮在空气中的固体和液体颗粒状物质。悬浮在空气中粒径小于 100 μm 的颗粒物统称为总悬浮颗粒物(total suspended particulates,TSP),其中粒径小于 10 μm 的称为可吸入颗粒物(particulate matter 10,PM_{10}),粒径小于 2.5 μm 的称为细颗粒物(fine particulate matter 2.5,$PM_{2.5}$),粒径小于 0.1 μm 的称为超细颗粒物(ultrafine particulate matter 0.1,$PM_{0.1}$)。颗粒物的粒径大小决定其在呼吸道的沉积部位,不同粒径颗粒物上附着的化学物质成分(包括多环芳烃类、金属、其他的有机碳类、硫酸盐类和硝酸盐类)决定其毒性的强弱。$PM_{2.5}$ 吸附的多环芳烃含量是 PM_{10} 吸附的 2 倍。粒径大于 5 μm 的尘粒易被上呼吸道阻留,部分可经咳嗽、吐痰排出,但对局部黏膜组织可产生刺激作用,引起慢性炎症。粒径小于 5 μm 的尘粒可进入深部呼吸道,到达小支气管和肺泡,引起局部炎症,促进肺泡组织纤维增生,造成慢性支气管炎、肺部炎症,影响肺的换气功能。长期持续作用可诱发慢性阻塞性肺疾病。颗粒物附着石棉及 B[a]P 等物质与肺癌的发生有一定关系,附着病原微生物可引起呼吸道传染病,附着重金属类物质可导致机体慢性中毒和肺癌等疾病。

颗粒物暴露引起的常见疾病有慢性肺部疾病、肺癌以及心血管疾病。颗粒物可导致包括缺血性心脏病在内的心血管疾病的患病率和死亡率增加,还可增加慢性阻塞性肺疾病和肺炎的住院率。还有证据表明暴露于颗粒物与成人糖尿病有关。

2.二氧化硫(sulfer dioxide,SO_2) 二氧化硫为无色、有强烈刺激性的气体,易溶于水形成亚硫酸。SO_2的主要来源是含硫燃料(如煤、石油、天然气等)的燃烧、含硫矿石冶炼及硫酸厂等的工业废气。SO_2主要被上呼吸道和支气管黏膜吸收,刺激上呼吸道平滑肌内末梢神经感受器而产生反射性收缩,使得呼吸道管腔狭窄,通气阻力增大,分泌物增多,造成局部炎症或腐蚀性坏死。长期吸入较低浓度SO_2可抑制呼吸道黏膜分泌和纤毛运动,引起慢性支气管炎和慢性鼻炎;吸入高浓度SO_2可引起支气管炎和肺炎,严重时可发生肺水肿,甚至危及生命。

当大气中同时存在SO_2与颗粒物,且颗粒物附着多种重金属及其氧化物时,两者之间存在协同作用,颗粒物上的金属氧化物可催化SO_2形成硫酸雾。吸附SO_2的烟尘是一种变态反应原,能引起支气管哮喘。SO_2与B[a]P联合作用时,可能对后者产生促癌作用。

3.氮氧化物 氮氧化物(NO_x)包括NO、N_2O、NO_2、N_2O_3、N_2O_5等,主要是NO_2和NO。车辆和发电厂的化石燃料燃烧,以及自然界雷电和土壤微生物分解含氮有机物等过程产生的气体,是大气中氮氧化物的重要来源。在紫外线照射下,氮氧化物与碳氢类化合物可发生光化学反应,产生二次污染物,如臭氧和硝酸等。氮氧化物在大气中可参与光化学烟雾的形成。氮氧化物难溶于水,对眼睛和上呼吸道的刺激作用较小,但可进入呼吸道深部,缓慢地溶解于肺泡表面液体中,逐渐形成亚硝酸及硝酸,通过氧化作用损伤肺上皮细胞,对肺组织产生剧烈的刺激与腐蚀作用,使肺毛细血管通透性增加,导致肺水肿。亚硝酸根离子进入血液后可引起高铁血红蛋白症和血管扩张,引起组织缺氧,出现发绀、呼吸困难、血压下降及中枢神经损害。

NO_2的毒性较NO大,NO不具刺激性,被氧化为NO_2后才产生刺激作用。暴露于NO_2可引起气道炎症反应,诱导气道上皮细胞合成促炎细胞因子。当氮氧化物以NO_2为主时,以肺部损害明显,极高浓度的NO_2(200 mg/L)可引起强烈的肺部损伤,包括肺水肿和支气管肺炎;当氮氧化物以NO为主时,中枢神经损害明显。NO_2与支气管哮喘的发病也有一定关系,其慢性毒作用主要表现为类神经症。长期暴露于NO_2可造成慢性阻塞性肺疾病、儿童肺功能发育缺陷、成人肺功能不良或肺损伤以及糖尿病患病率的上升。

4.臭氧(ozone,O_3) 臭氧是一种已知的呼吸道刺激物,具有强烈的刺激性,吸入过量的臭氧对人体健康有一定危害。它主要刺激和损害深部呼吸道,并可损害中枢神经系统,对眼睛有轻度的刺激作用,可引起支气管炎症和高反应性。当大气中臭氧浓度为0.1 mg/m³时,可引起鼻和喉头黏膜的刺激;当臭氧浓度为0.1～0.2 mg/m³时,可引起哮喘发作,导致上呼吸道疾病恶化,同时刺激眼睛,使视觉敏感度和视力降低;当臭氧浓度在2 mg/m³以上时,可引起头痛、胸痛、思维能力下降,严重时可导致肺气肿和肺水肿。有过敏体质的人可能导致慢性肺病,甚至产生肺纤维化等永久伤害。臭氧还能阻碍血液的输氧功能,造成组织缺氧;臭氧可使甲状腺功能受损、骨骼钙化;臭氧可引起潜在的全身影响,如诱发淋巴细胞染色体畸变,损害某些酶的活性和产生溶血反应。臭氧有致畸性,孕妇在孕期接触臭氧可导致新生儿脸裂狭小发生率增多。

5.一氧化碳(carbon monoxide,CO) 一氧化碳主要来自煤炭、石油、木炭等燃料的不完全燃烧。1971年,美国环境保护局制定的《全国环境空气质量标准》(NAAQS)中CO浓度标准为每日8小时CO平均浓度约为10 mg/m³,相当于24小时CO平均浓度为7 mg/m³。欧洲空气质量指南中8小时CO平均浓度为10 mg/m³。我国《环境空气质量标准》

(GB 3095—2012)规定 24 小时 CO 平均浓度为 4 mg/m³。WHO 于 2005 年发布最新版空气质量指南中并未包括针对环境 CO 的建议。

6. 多环芳烃 多环芳烃(polycyclic aromatic hydrocarbons,PAHs)是指一类有机化合物,由两个或多个以各种构型排列的稠合苯环组成。PAHs 主要来源于化石燃料等有机材料的热解和不完全燃烧,如煤、木柴、烟叶和石油产品的燃烧,烹调油烟以及各种有机废物的焚烧等。由于 B[a]P 是第一个被发现的环境化学致癌物,而且致癌性很强,故常将其作为 PAHs 的代表。B[a]P 是唯一经吸入染毒实验被证实可引起肺癌的 PAHs。流行病学研究表明,空气中 B[a]P 浓度与肺癌呈正相关,云南宣威肺癌高发的主要危险因素是燃烧烟煤所致的室内空气 B[a]P 污染。暴露于香烟烟雾、石棉、颗粒物等可增强 B[a]P 的致癌活性。有些 PAHs 还有血液毒性、免疫毒性、生殖和发育毒性,孕妇和发育中的子代对 PAHs 尤为敏感。PAHs 可穿透胎盘屏障,造成宫内发育迟缓发生率的增加,且子代会出现智商得分低、行为问题、过敏和哮喘等发生率上升。

7. 铅(lead) 环境铅暴露与全因死亡率、心血管疾病死亡率和缺血性心脏病死亡率有关联。血铅浓度对全因死亡率的人口归因分数为 18.0%,相当于每年有 412000 人死亡。其中心血管疾病和缺血性心脏病死亡率的人口归因分数分别为 28.7% 和 37.4%;分别死亡256000 人和 185000 人。

四、室内空气污染与健康

随着生产和生活方式的现代化,更多的活动都可在室内进行,人们每天平均约有 80% 的时间在室内度过,室内空气质量与人体健康的关系就显得更加密切。调查表明,室内空气污染程度常常比室外严重 1~3 倍。室内可检测出约 300 多种污染物,68% 的人体疾病都与室内空气污染有关。因此,探讨室内空气质量与人体健康的关系显得尤为重要。

(一)室内空气污染的来源

1. 人的活动 人呼吸过程中向空气中排放 CO_2、水蒸气和氨类化合物等约 150 种物质,同时空气中氧含量下降。呼吸道传染病患者和正常人的呼吸道黏膜表面存在一些病原微生物,它们可随飞沫排出;人的皮肤、衣物及卫生用品均可散发各种不良气体,产生碎屑;人在室内的活动可使地面、墙壁上的灰尘、微生物等散播到空气中;人的汗液散发的不良气味等均可污染室内空气。吸烟是室内主要的污染源之一,烟草燃烧产生的烟气的主要成分有 CO、烟碱、煤焦油、PAHs、甲醛、丙烯醛、氟化物和颗粒物,并含有砷、镉、镍、铅等物质,约有 3000 种,其中具有致癌作用的约有 40 种。烹调产生的油烟不仅有碍居室卫生,更重要的是含有致突变物。

2. 燃料的燃烧 室内空气污染主要来源于固体燃料的燃烧(如烹调、加热等),这是造成全球范围内死亡和疾病的重要原因。污染物的性质依燃料的种类而定,如燃煤及石油可产生 CO、SO_2、CO_2、NO_x、PAHs 及灰尘微粒,而生物燃料和柴油则会造成较严重的颗粒物污染。这种室内空气污染主要影响发展中国家的妇女和儿童健康。2001 年,固体燃料(如煤炭、生物燃料和动物粪肥)燃烧释放的颗粒物、CO、金属、碳氢化合物、氧化有机物和含氯有机物,造成约 200 万早产儿死亡以及 3% 的全球疾病。此外,燃料燃烧时释放的污染物类型还取决于燃料和炉灶类型。

3. 建筑材料、装饰材料及家具 基本建筑材料如矿渣砖、瓦、水泥、地板砖等可释放出有害的放射核素氡及其子体和其他衰变产物,一般地下室氡的浓度高于地面上居室的浓度。室内严重污染时,其氡含量可超过室外空气的数十倍。为了隔热与防火,在房屋建筑的室内常使用石棉,这会造成室内空气的石棉纤维污染。冬季施工在混凝土中加入的防冻剂可释放出氨气。

在装饰材料及家具制作中使用的材料,如胶合板、刨花板、各种塑料贴面等胶粘制品、绝缘和保温材料、地板革、化纤地毯、塑料壁纸及油漆等,能释放多种挥发性有机化合物,主要是甲醛。有些产品还能释放出苯、甲苯、二甲苯、二硫化碳、三氯甲烷、三氯乙烯、二异氰酸酯类、萘等挥发性有机物。电视机、微波炉、电热毯、空调机、复印机、静电除尘器等多种电器进入室内,可产生臭氧、噪声污染、电磁波及静电干扰,对人体健康带来影响。

4. 家用化学品和办公用品　化妆品、洗涤剂、清洁剂、消毒剂、杀虫剂、纺织品、油墨、油漆、染料等会散发出甲醛和其他种类的挥发性有机化合物、表面活性剂等。

5. 室外大气污染　室外各种大气污染源排放的废气对室内空气也有很大影响,特别在夏季经常开窗时,飘尘、有害气体以及其他有毒污染物均可到达室内,有时室内的污染物浓度可高于室外。

此外,室内不清洁,加之室内小气候稳定,通风差,为真菌和尘螨等生物性变态反应原提供了良好的滋生环境。这些反应原还能作用于生物性有机物,产生很多有害气体,如氨、硫化氢等。

(二)室内空气主要污染物及其危害

室内空气污染与急性呼吸道感染、COPD、肺结核、白内障、低出生体重、围产期和婴儿期死亡、鼻咽癌、喉癌和肺癌等有关。据估计,室内空气污染造成 $4\%\sim5\%$ 的全球总死亡数及伤残调整寿命年,COPD、结核、哮喘、肺癌、缺血性心脏病及失明主要归因于固体燃料使用。常见室内空气污染物及其健康危害如下。

1. 二氧化碳　室内 CO_2 来源于燃料燃烧、动植物的新陈代谢和人体呼吸。正常空气中 CO_2 含量约为 0.03%,CO_2 浓度升高时,会造成缺氧。当 CO_2 浓度小于 0.07% 时,人体感觉良好;CO_2 浓度达 0.1% 时,个别敏感者有不舒适感;CO_2 浓度达 0.15% 时,不舒适感明显;CO_2 浓度达 3% 时,人的呼吸程度会加深;CO_2 浓度达 4% 时,人会出现头晕、头痛、耳鸣、眼花和血压上升;CO_2 浓度达 8% 时,出现呼吸困难、脉搏加快、全身无力、肌肉抽搐甚至痉挛、神志由兴奋至丧失;CO_2 浓度达 30% 时可致死亡。

2. 总挥发性有机化合物(total volatile organic compounds,TVOCs)　甲醛是 TVOCs 的主要代表,主要来源于室内装饰材料中的各种人造板、纤维板、三夹板、隔音板、泡沫塑料、油漆和涂料等。甲醛具有刺激作用,使人出现流泪、畏光、头痛、咳嗽、喷嚏、眩晕、恶心等症状;当室内甲醛浓度达 $0.5\ \mathrm{mg/m^3}$ 时,人体会产生流泪及眼睛异常敏感的症状。甲醛还是一种致敏化学物,可引起支气管哮喘和皮肤的变态反应,能损伤肝脏,尤其是有肝炎既往史的人,容易复发肝炎。甲醛还能引起肺功能下降、神经衰弱,影响免疫功能,还能导致胎儿畸形。美国国家环境保护局将甲醛分类为可能致癌物质,IARC 则将其分类为人类致癌物质。

其他的挥发性有机化合物,如苯、甲苯、三氯乙烯、三氯甲烷、萘、二异氰酸酯类等,能损伤肝脏、肾脏、骨髓、血液、呼吸系统、神经系统、免疫系统等,有的能致敏、致癌。虽然单个物质浓度不高,但其联合作用不容忽视。

苯主要来源于胶、漆、涂料和黏合剂。短时间内吸入高浓度的苯,人会出现中枢神经系统麻醉症状,引起急性中毒,轻者出现头晕、头痛、恶心、乏力、意识模糊,重者会出现头痛、恶心、呕吐、神志模糊、知觉丧失、昏迷、抽搐甚至呼吸循环衰竭而死亡。少量苯也能使人产生睡意、头昏、心率加快、头痛、颤抖、意识混乱、神志不清等症状。摄入含苯过多的食物会导致呕吐、胃痛、头昏、失眠、抽搐、心率加快等症状，甚至导致死亡。吸入 72 mg/L 苯蒸气 5～10 分钟便会有致命危险。长期接触苯会对血液造成慢性中毒，损害骨髓，使红细胞、白细胞、血小板等的数量减少，出现再生障碍性贫血，并使染色体发生畸变，导致白血病。苯可以抑制免疫系统的功能，对皮肤、黏膜有刺激作用，可引起神经衰弱综合征。IARC 已经确认苯为致癌物。

3. 二氧化氮 室内 NO_2 主要来自燃料燃烧的释放。NO_2 也是烟草烟雾的成分之一。NO_2 有明显的呼吸道毒性效应。研究提示，针对室内 NO_2 暴露所致呼吸道疾病，儿童更为敏感。

4. 室内空气 CO 污染 CO 可引起急性中毒，其慢性影响与动脉粥样硬化、心肌梗死、心绞痛等疾病有密切关系。研究表明，室内 CO 污染水平与居民血液中碳氧血红蛋白（COHb）含量成正相关，COHb 增加可促进心肌缺氧的发展。

5. 氨 氨主要来源于水泥的防冻剂。氨是一种无色而有强烈刺激性臭味的气体。氨气的溶解度极高，常附着在皮肤黏膜和眼结膜上，从而产生刺激和炎症。短期内吸入大量氨气后可引起流泪、咽痛、声音嘶哑、咳嗽（痰可带血丝）和胸闷，可伴有头晕、头痛、恶心等症状，严重者会发生肺水肿和成人呼吸窘迫综合征，同时可能出现呼吸道刺激症状。

6. 氡 氡主要来源于基础建筑材料和室内装饰材料，如水泥、混凝土、地面砖和瓷砖等。氡为气体，^{222}Rn 由 ^{238}U 通过一系列衰变转化而来，通过呼吸道进入机体，在机体产生内照射。室内氡暴露主要来自地质、土壤和建筑材料（如花岗岩），而建筑物地基裂缝漏气或通风不良也可增加室内氡气浓度。研究表明，氡的衰变产物与肺癌有关。美国每年约有 21000 人因氡导致肺癌而死亡。美国 EPA 将氡列为第二位肺癌成因及第一位环境致癌因素。

7. 病原微生物污染 室内建筑材料、空调设备可成为微生物的滋生地。病原微生物对呼吸道传染病的传播有重要意义，如流行性感冒、麻疹、流行性腮腺炎、百日咳、白喉、猩红热及结核等，均可经空气传播。军团菌病（legionnaires' disease）是由含需氧革兰氏阴性杆菌军团菌的气溶胶经呼吸道吸入肺部造成感染引起的，分为肺炎型和非肺炎型。因 1976 年美国退伍军人在费城召开军团会议时肺炎流行，并于次年分离出该菌而得名。军团菌广泛存在于天然水体及人工水环境中，且能在其中生长、繁殖。天然水源中军团菌含量较低，很少引起人感染。研究证实，多数军团菌感染均与人工水环境如冷热水管道系统、空调冷却水、空气加湿器、淋浴水等的军团菌污染有关。因此，定期维护和检测中央空调系统和空调等设备、清洁消毒淋浴器等有利于预防军团菌病。螨是家庭室内传播疾病的重要媒介，无论是活螨还是死螨，尤其是其蜕皮或排泄物都具有抗原性，可引起人的过敏性反应，如哮喘或荨麻疹。

（三）室内空气污染的主要评价指标

室内空气污染经常是多种有害物质联合作用的结果，可用一种污染物作为评价空气质量的指标，也可根据多种指标综合成"指数"来判断空气质量。常用的室内空气质量评价指标可分为以下几类：①反映空气清洁程度指标：CO_2、菌落总数及新风量；②反映化学物污染指标：SO_2、CO、NO_2、甲醛、苯、B[a]P、PM_{10} 及 TVOC 等；③反映致病性微生物污染指标：溶血性链球菌；④反映放射性核素污染指标：氡。我国《室内空气质量标准》（GB/T 18883—2022）和《室内空气中溶血性链球菌卫生标准》（GB/T 18203—2000）对相应的指标设定了限值，适用于住宅和办公建筑物；其他室内环境也可参照这些标准进行执行。

五、空气污染的防护措施

2017 年,我国提出要坚决打好"蓝天保卫战"。为此,应采取一系列的措施来防治空气污染。2021 年 2 月 25 日,生态环境部宣布《打赢蓝天保卫战三年行动计划》圆满收官,同时公布了"十四五"空气质量改善目标。目标指标设置仍然坚持 $PM_{2.5}$ 和优良天数两个指标,初步考虑 337 个城市 $PM_{2.5}$ 要同比下降 10%,优良天数从 87% 提高到 87.5%。

(一)大气污染的防护措施

大气污染的程度是能源结构、工业布局、交通管理、人口密度、地形、气象和植被等多种因素影响的结果。防治大气污染是一个庞大的系统工程,需要个人、集体、国家乃至全球各国的共同努力,因此,针对大气污染必须坚持综合防治的原则。

1. 全面规划、合理布局　工业企业是大气污染的主要来源,结合城镇规划,对工业企业实行预防性卫生监督,全面规划、合理布局是防治大气污染的根本措施。厂址选择、烟囱设计、城区与工业区规划等要合理,避免排放大户过度集中,造成重复叠加污染,发生局部地区严重污染事件。工业布局要大分散、小集中。应考虑当地长期的风向和风速资料,将工业区配置在当地最小风向频率的上风侧,避免在山谷内建立有废气排放的工厂,工业企业与居民区之间应按《工业企业设计卫生标准》设置一定的卫生防护距离。对污染严重的企业应改产或迁出。

2. 发展清洁能源,减少或防止污染物排放　减少空气污染,首先是要将燃煤改为燃气(包括天然气、煤气和液化石油气)、集中供热以及水力发电等。多采用无污染能源(如太阳能、风能、水力发电)、改革能源结构、用低污染能源(如天然气)、对燃料进行预处理(如烧煤前先进行脱硫)、改进燃烧技术等,均可减少排污量。其次,降低单位 GDP 产值的能耗。另外,在污染物未进入大气之前,使用除尘消烟技术、冷凝技术、液体吸收技术、回收处理技术等消除废气中的部分污染物,可减少进入大气的污染物数量。

3. 控制机动车尾气排放　汽车尾气中主要有害物质包括 CO、碳氢化合物、氮氧化物和颗粒物等。我国许多城市汽车尾气已成为大气污染的主要来源,因此,控制汽车尾气污染对防治大气污染具有重要意义。目前,我国主要通过汽车尾气净化处理技术、提高燃油燃烧率和报废更新、开发新型无污染物汽车(如电动汽车等)、控制燃料使用标准等方法来减少汽车尾气的排放。另外,改善汽油品质,采用无铅汽油来代替含铅汽油,或者通过加入添加剂来改变燃料成分。与使用纯汽油比较,使用乙醇汽油的汽车尾气中 CO 可降低 1/3 左右,碳氢化合物降低 13.4%。通过各种方法提高发动机汽油燃烧率、采用绿色燃料等均可在一定程度上减少汽车尾气的排放。建立、健全机动车污染防治的法规,并认真贯彻执行,对汽车尾气排放严格执行国家排放标准,使机动车尾气达标排放。

4. 大力开展城市绿化活动,净化空气　开展大规模的绿化、美化、植树造林等活动,使生态环境更加良好,使居民的生活质量有所提高。植物不仅能美化环境,还能改善城市的大气环境质量。绿化植物可调节城市的小气候,阻挡、滤除和吸附风沙和灰尘,吸收有害气体,减轻噪声。同时,还可用植物对空气进行监测。此外,绿化还可以缓解城市热岛效应。

5. 充分利用大气自净能力,控制排放　气象条件不同,大气对污染物的容量也不同。风力大、通风好、湍流盛、对流强的地区和时段,大气的扩散稀释能力强;逆温的地区和时段,大气的扩散稀释能力弱。因此,应对不同地区、不同时段进行排放量的有效控制。

6. 执行大气卫生标准,加强大气卫生监测　大气卫生标准是对大气中有害物质以法律形式作出的限值规定,是防止大气污染、保护人群健康、评价大气污染程度、制定大气防护措施的依据。标准具有立法意义,生产、设计、环保、卫生等有关部门必须遵照执行。我国当前执行的大气卫生标准是《环境空气质量标准》(GB 3095—2012),该标准把环境空气功能区分为两类:一类区为自然保护区、风景名胜区和其他需要特殊保护的区域;二类区为居住区、商业交通居民混合区、文化区、工业区和农村地区。一类区适用一级浓度限值,二类区适用二级浓度限值。环境空气污染物基本项目浓度限值见表 6-1-4。

表 6-1-4　环境空气污染物基本项目浓度限值

污染物名称	平均时间	浓度限值		单位
		一级标准	二级标准	
二氧化硫(SO_2)	年平均	20	60	$\mu g/m^3$
	24 小时平均	50	150	
	1 小时平均	150	500	
可吸入颗粒物 PM_{10}	年平均	40	70	$\mu g/m^3$
(粒径≤10 μm)	24 小时平均	50	150	
可吸入颗粒物 $PM_{2.5}$	年平均	15	35	$\mu g/m^3$
(粒径≤2.5 μm)	24 小时平均	35	75	
总悬浮性颗粒物	年平均	80	200	$\mu g/m^3$
(TSP)	24 小时平均	120	300	
二氧化氮(NO_2)	年平均	40	40	$\mu g/m^3$
	24 小时平均	80	80	
	1 小时平均	200	200	
一氧化碳(CO)	24 小时平均	4	4	mg/m^3
	1 小时平均	10	10	
臭氧(O_3)	日最大 8 小时平均	100	160	$\mu g/m^3$
	1 小时平均	160	200	

与环境空气质量标准同步实施的还有《环境空气质量指数(AQI)技术规定(试行)》(HJ633—2012)。空气质量指数(air quality index,AQI)是指定量描述空气质量状况的无量纲指数。针对单项污染物也规定了空气质量分指数(individual air quality index,IAQI)。AQI 可用于环境质量日报、实时报和预报工作,参与空气质量评价的主要污染物有细颗粒物、可吸入颗粒物、SO_2、NO_2、O_3、CO 等 6 项。AQI 的数值越大、级别越高,说明空气污染状况越严重,对人体健康的影响也越明显。AQI 划分为 0~50、51~100、101~150、151~200、201~300 和大于 300 六档,对应于空气质量的一级优、二级良、三级轻度污染、四级中度污染、五级重度污染和六级严重污染。当 $PM_{2.5}$ 日均浓度达到 150 $\mu g/m^3$ 时,AQI 即达到 200;当 $PM_{2.5}$ 日均浓度达到 250 $\mu g/m^3$ 时,AQI 即达到 300;当 $PM_{2.5}$ 日均浓度达到 500 $\mu g/m^3$ 时,AQI 即达到 500。AQI 范围和相应的空气质量级别见表 6-1-5。

监督和检查各企事业单位,执行国家各种环保法规及污染物排放标准,为开展环境卫生和环境保护工作提供基本的环境情况,并为修订卫生标准积累资料。监测内容有大气污染源调查和污染物浓度的监测、居民健康状况和生活条件的调查。

表 6-1-5 空气质量指数范围及相应的空气质量级别

空气质量指数 AQI	空气质量级别	空气质量描述	对健康的影响	对应空气质量的适用范围
0～50	一级	优	可正常活动	空气质量令人满意,基本无空气污染
51～100	二级	良	建议极少数异常敏感人群减少户外活动	空气质量可接受,但某些污染物可能对极少数异常敏感人群健康有较弱影响
101～150	三级	轻度污染	建议儿童、老年人及心脏病、呼吸系统疾病患者减少长时间、高强度的户外锻炼	易感人群症状有轻度加剧,健康人群出现刺激症状
151～200	四级	中度污染	建议儿童、老年人及心脏病、呼吸系统疾病患者避免长时间、高强度的户外锻炼,一般人群适量减少户外运动	进一步加剧易感人群症状,可能对健康人群心脏、呼吸系统有影响
200～300	五级	重度污染	建议儿童、老年人和心脏病、肺病患者停留在室内,停止户外运动,一般人群减少户外运动	心脏病和肺病患者的症状显著加剧,运动耐受力降低,健康人群普遍出现症状
>300	六级	严重污染	建议儿童、老年人和病人留在室内,避免体力消耗,一般人群避免户外活动	健康人群运动耐受力降低,有明显的强烈症状,提前出现某些疾病

(二)室内空气污染的防护措施

1.住宅的地段选择 为了减少室外大气污染对室内空气质量的影响,住宅应选择在大气清洁、日照通风良好、远离各种污染源的地区,住宅应位于主要污染源的上风侧方向。

2.房屋设计布局合理 防止厨房产生的煤烟和烹调油烟进入居室;防止厕所的不良气味进入起居室;在室内通风设计时,应保证风量要求。

3.建筑材料和装饰材料选择 室内装修选用材料时,应选用符合有害物质限量系列标准的材料。人造板表面及边缘全部进行封边处理,如刷上环保清漆使其充分固化,以形成抑制甲醛散发的稳定层。对新装修的居室尽量多选用无机材料;墙面涂料提倡使用水性漆。石材选择放射性较低的大理石,尽量不选择花岗岩。在建筑材料表面刷上涂料阻挡氡的逸出,起到降低室内氡浓度的防护作用。购置家具时,应选用符合相关国家标准的成品家具,同时还应注意查看刨花板是否全部封边。严格按照《住宅装饰装修工程施工规范》(GB 50327—2001)进行施工,以减少室内空气污染。

4.减少生活污染 厨房应尽量使用天然气或电热烹饪,适当调整烹饪模式,以减少烹调油烟等污染物的产生。同时安装适合的换气装置,减轻烹饪产生的污染物对室内空气的影响。禁止室内吸烟。

5.开展室内空气检测及污染治理 装修工程完工后,应委托有资质的室内环境检测机构进行检测,经检测达标后再入住。目前国内的室内污染治理主要有以下方法。

(1)物理净化。坚持打开门窗换气,使挥发出的有害气体不滞留在室内,新装修的房间每天通风换气至少3小时。通风时房间内柜门均应敞开,如此保持通风3个月后再入住。但在污染区或者污染时段,以紧密门窗为宜。定期清洁房屋也能有效减少室内空气污染;在室内摆放有吸附作用的植物,如吊兰、常青藤等;还可选用活性炭等空气净化装置。

（2）化学净化。采用离子交换法或卤钨灯光、汞灯光催化降解有害气体。

（3）生物净化。使用特种酶，让有害气体发生生物氧化反应。

6.加强卫生宣传教育，健全卫生法规　我国现行法规有《室内空气质量标准》（GB/T 18883—2022）（该标准规定的室内空气质量指标及要求见表6-1-6）和《住宅装饰装修工程施工规范》（GB 50327—2001）等。我国还制定了10项室内装饰装修材料有害物质限量的标准。

表6-1-6　室内空气质量指标及要求

序号	参数类别	指标	单位	要求	备注
1		温度	℃	22～28	夏季
				16～24	冬季
2	物理性	相对湿度	%	40～80	夏季
				30～60	冬季
3		空气流速	m/s	≤0.3	夏季
				≤0.2	冬季
4		新风量	$m^3/(h \cdot 人)$	≥30	—
5		臭氧（O_3）	mg/m^3	≤0.16	1 小时平均
6		二氧化氮（NO_2）	mg/m^3	≤0.20	1 小时平均
7		二氧化硫（SO_2）	mg/m^3	≤0.50	1 小时平均
8		二氧化碳（CO_2）	%[a]	≤0.10	1 小时平均
9		一氧化碳（CO）	mg/m^3	≤10	1 小时平均
10		氨（NH_3）	mg/m^3	≤0.20	1 小时平均
11		甲醛（HCHO）	mg/m^3	≤0.08	1 小时平均
12	化学性	苯（C_6H_6）	mg/m^3	≤0.03	1 小时平均
13		甲苯（C_7H_8）	mg/m^3	≤0.20	1 小时平均
14		二甲苯（C_8H_{10}）	mg/m^3	≤0.20	1 小时平均
15		总挥发性有机化合物（TVOCs）	mg/m^3	≤0.60	8 小时平均
16		三氯乙烯（C_2HCl_3）	mg/m^3	≤0.006	8 小时平均
17		四氯乙烯（C_2Cl_4）	mg/m^3	≤0.12	8 小时平均
18		苯并[a]芘（B[a]P[b]）	ng/m^3	≤1.0	24 小时平均
19		可吸入颗粒物（PM_{10}）	mg/m^3	≤0.10	24 小时平均
20		细颗粒物（$PM_{2.5}$）	mg/m^3	≤0.05	24 小时平均
21	生物性	细菌总数	CFU/m^3	≤1500	—
22	放射性	氡（^{222}Rn）	Bq/m^3	≤300	年平均[c]（参考水平[d]）

注：a 表示体积分数。b 指可吸入颗粒物中的苯并[a]芘。c 表示至少采样 3 个月（包括冬季）。d 表示室内可接受的最大年平均氡浓度，并非安全与危险的严格界限。当室内氡浓度超过该参考水平时，宜采取行动降低室内氡浓度。当室内氡浓度低于该参考水平时，也可以采取防护措施降低室内氡浓度，体现辐射防护最优化原则。

（翟金霞）

第二节　水与健康

一、水体与健康

水乃生命之源,孕育滋养着地球上的万物。水是所有生物的重要组成部分和生命活动的主要物质基础。人体内的水可以调节体温,促进新陈代谢,输送营养物质,排除代谢废物。水参加化学反应,与蛋白质、糖、磷脂结合,发挥复杂的生理生化作用。水还是自然环境三大介质中的基本要素之一,是人类生存不可替代的宝贵自然资源。水资源作为地球生态环境的重要组成部分,与大气、土壤的关系十分密切,在农业、工业、服务业、交通、医药等方面应用广泛,是影响人类经济文化生活、国家兴旺发达的重要制约因素之一。

(一)水源的种类及其卫生学意义

水覆盖地球总面积约 70%,总储水量为 138.6×10^8 亿立方米。地球上的淡水总量仅为 3.5×10^8 亿立方米,只约占全球储水量的 2.53%,可利用的淡水不足 1% 且分布不均匀。我国人均水资源约为世界人均水资源的 $1/4$,是全球人均水资源最贫乏的国家之一。水资源(water resources),从广义来说是指水圈内水量的总体,由于海水不能直接利用,所以通常我们所说的水资源主要是指陆地上的淡水资源,如河流水、湖泊水、地下水和冰川等。地表天然水体中所含的物质种类较多,按其溶解性,主要有以下几类:①溶解性物质,如钙、钠、镁、铁、锰等金属盐类或化合物,及 O_2、CO_2 等气体;②胶体物质,如腐殖质、硅酸胶体等;③悬浮物质,如细菌、黏土、沙、藻类及原生生物等。地球上可被人类直接利用的天然水资源可分为降水、地表水、地下水三类。

1.降水(precipitation)　降水主要指雨、雪、冰雹水,是大气中水蒸气遇冷凝结而成的。降水的水质特点是矿物质含量低、水质软,一般含杂质和细菌较少,溶解氧含量高,水质较好。降水中化学成分主要受大气污染的影响,大气中的灰尘、煤烟、有害气体、有害金属、有机物、放射性物质及微生物等可溶解或混悬其中,使降水污染。大气 SO_2、NO_x 严重污染的地区,降水 pH 值小于 5.6 就形成了酸雨。

2.地表水(surface water)　地表水是指降水的地表径流和汇聚后形成的水体,包括江河水、湖水、水库水和坑塘水等。江河水在水位较高、流量较大的丰水期,溶解氧含量较高,稀释自净能力强,但水中含有大量的泥沙、有机物和细菌,其矿物质含量较地下水低,水质较软。枯水期的江河水水量小,流速慢,浑浊度较低,矿物质含量较高,水质偏硬。湖泊、水库水一般流速较小,稀释能力较弱,但自然沉淀作用强,所以污染物一旦进入湖泊、水库里,将长时间停留于水体和底泥中,尤其氮、磷等营养物质,可使藻类大量繁殖,给水带来色度与臭味变化,增加水质的处理困难。

3.地下水(underground water)　地下水是由地表水和降水经土壤渗透而形成的,可分为浅层地下水、深层地下水和泉水三类。

(1)浅层地下水。浅层地下水是指在第一个不透水层之上的水,一般深度在几米到几十米之间,水量直接由地表水补充,受气象因素影响较大。因其经过土壤的过滤,滤除了大部分的微生物和悬浮物质,水质的物理性状较好,微生物含量较地表水少,但它可以溶解土壤中的多种矿物质盐类,使水质变硬。溶解氧含量则因土壤中的各种生化过程消耗而减少,同时二氧化碳含量增加。

(2)深层地下水。深层地下水是指第一个不透水层以下的水,是一种比较理想的生活饮用水水源水。深层地下水的水量和水质相对稳定,几乎不受气象条件的影响,水质透明无色,水温恒定,细菌含量低,但盐类如钙盐、镁盐含量较高,水质硬度大。

(3)泉水(spring water)。泉水是指通过地表缝隙自行流出的地下水,主要有靠重力流出和靠压力涌出两种,前者为潜水泉,后者为自流泉。潜水泉水质与浅层地下水接近,易受污染。自流泉水质与深层地下水相似,水量较稳定,水质亦较好。在我国山区,泉水是较好的水源。

(二)水体污染及危害

水体污染(water pollution)是指自然或人为原因排放的污染物进入江河、湖海、水库或地下水中,排放的量和速度超过了水体的自净能力,使水体的水质、底泥的理化特性、生物特性和组成发生改变,降低了水体的使用价值,对人体健康造成直接、间接危害或破坏生态环境的现象。水体污染物可分为物理性污染物、化学性污染物和生物性污染物三大类。

1. 水体污染的主要来源

(1)工业废水。工业废水(industrial waste water)是水体污染最主要的来源。工业废水量大、污染物种类多、成分复杂,有些成分在水体中需经较长时间才能被净化。工业废水成分因企业生产品种、工艺和生产规模等不同而有很大差别,主要来自冶金、化工、轻工等部门各类化工厂等,其中可能含有酸、碱、各种油类,各种金属如砷、汞、铅、铬、镉、镍、锌、铜等,以及硫化物、氰化物、氟化物,各种有机物如酚、甲酚、二甲苯、多氯联苯、农药等。另外,食品加工厂、制糖厂、酿造厂等的废水含有大量有机物,而屠宰场、制革厂、生物制品厂的废水则可能含有大量的病原体。

(2)生活污水。生活污水(domestic sewage)是指人类生活中产生的粪尿污水和洗涤污水。生活污水中99%以上是水,固体物质占比小于1%,且多为无毒物质。其中含有有机物如脂肪、碳水化合物、蛋白质、尿素、合成洗涤剂等,无机物如硫酸盐、磷酸盐、硝酸盐、亚硝酸盐、氯化物、泥沙等。这些有机物和无机盐都为微生物繁殖提供了天然养分,因此生活污水中还含有多种微生物,每毫升污水中细菌含量可达几百万个,特别是医院来源的污水,还可能含有肠道致病菌、肠道病毒、结核分枝杆菌和各种寄生虫卵等。

(3)农业污水。农业污水(agricultural sewage)是指农业生产排放的污水及灌溉农田或经农田渗漏出来的水。由于农田施肥、使用农药以及用污水灌溉,水中会含有肥料成分、高毒性高残留的农药、重金属与病原体等,这些污染物可富集或附着于农作物上,通过食物链对人体健康产生危害。

(4)其他。随大气扩散的有毒有害物质通过重力沉降和降雨等途径污染水源。工业固体废弃物、生活垃圾直接排入江河,及其在堆放时雨水淋洗或渗出液都可污染地面水或地下水。海上石油开采、油轮泄漏事故等则是海洋水体污染的重要来源。

2. 水体污染的危害

(1)生物性污染的危害。

1)介水传染病(water-borne infection disease)是指水体(饮用水、疫水)受到生物性污染后,通过饮用或接触含有病原体的水而发生的传染病。水体中的病原体有致病菌、病毒、寄生虫和蠕虫等,致病菌包含伤寒杆菌、副伤寒杆菌、霍乱弧菌、痢疾杆菌等;病毒包含甲型肝炎病毒、脊髓灰质炎病毒、柯萨奇病毒、腺病毒和新型冠状病毒等;寄生虫和蠕虫包含贾第氏虫、溶组织内阿米巴原虫、血吸虫、隐孢子虫等。它们主要来自人粪便、生活污水、医院以及畜牧屠宰、皮革和食品工业等的废水。最常见的介水传染病见表 6-2-1。

表 6-2-1　主要的介水传染病

病名	病原体	危害
阿米巴肠病	溶组织内阿米巴原虫	低
急性腹泻	致病性大肠杆菌、肠道病毒等	低
霍乱	霍乱弧菌	24 小时内 10%～80%死亡
麦地拉丝虫病	麦地拉丝虫	无死亡
传染性肝炎	肝炎病毒	0.2%死亡
钩端螺旋体病	钩端螺旋体	低
棘球虫病	纫粒棘球绦虫	可致死
脊髓灰质炎	脊髓灰质炎病毒	低
伤寒	伤寒杆菌	10%死亡
副伤寒	副伤寒杆菌	低
血吸虫病	血吸虫	高
痢疾	各型痢疾杆菌	死亡少
绦虫囊虫病	绦虫	无死亡
兔热病	土拉弗朗西斯菌	5%死亡
霉菌病	致病性霉菌	无死亡
隐孢子虫病	隐孢子虫	可致死

　　介水传染病的流行原因有:①水源水受病原体污染后,未经妥善处理和消毒即供居民饮用。②处理后的饮用水在输配水和贮水过程中,由于管道渗漏、出现负压等,重新被病原体污染。

　　水能成为介水传染病的传播途径,必须具备下列四个条件:①水体被病原体污染。污染的病原体不同,疾病的流行特征就不同。②病原体在水中能存活相对较长的时间。病原体在水体中具有一定的生存能力,并能大量繁殖。③水体消毒不彻底。消毒方法、消毒剂的用量及消毒时间等不符合要求,都可能使消毒效果下降,部分病原菌难以杀灭,继续存活。④水体中的病原体能通过一定的方式侵入人体。如通过破损的皮肤,随水被饮用侵入肠道等。

　　介水传染病的流行特点有:①水源被一次大量污染后,可出现暴发流行,绝大多数病例的发病日期集中在该病的最短和最长潜伏期内;如果水源不断受到污染,则病例反复出现,发病表现出地方性特点。②病例的分布与供水范围一致,绝大多数病例都有饮用同一水源水的历史。③一旦查明原因,采取科学的处理措施,加强水质的净化和消毒后,疾病的流行能迅速被控制。

2）水体富营养化（eutrophication）主要是指水流缓慢、更新期长的地表水体，接纳大量氮、磷等营养素，引起藻类及其他浮游生物急剧增殖，导致水体溶解氧含量下降，水质恶化变臭，鱼类及其他生物大量死亡和水体变色的现象。这种现象发生在湖泊，以蓝色、绿色变化为主的称为水华（water bloom）；发生在海水中称为赤潮（red tide）。

营养物质的来源广泛而大量，包括生活污水（有机质、洗涤剂）、农业（化肥）废水、工业废水、垃圾等。大量繁殖的藻类有些能产生藻类毒素，如麻痹性贝毒、腹泻性贝毒、神经性贝毒等，这些毒素能被贝类水产富集，人食用这些富集毒素的水产可能发生中毒，导致癌症甚至死亡。代表性藻类有蓝藻门类，现在已知的产毒种属有 40 多种，其中较有名的有铜绿微囊藻产生的微囊藻毒素（microcystin）、泡沫节球藻类产生的节球藻毒素（nodularin）和拉氏拟柱孢藻产生的柱孢藻毒素（cylindrospermopsin），均可引起肝脏损伤。IARC 将微囊藻毒素-LR（MC-LR）列为 2B 级致癌物，将柱孢藻毒素列为 3 级致癌物。

水体富营养化的危害有：①污染水体，危害生物健康。富营养化的水体将会出现水道阻塞、恶臭和着色，使水质严重变劣，不宜饮用。直接接触含有微囊藻毒素的水（如游泳）会出现皮炎、眼睛过敏、急性胃肠炎等症状。微囊藻毒素有肝毒性，大量摄入或长期饮用被微囊藻毒素污染的水，可引起肝功能显著改变。微囊藻毒素是遗传毒物，并且是乙型肝炎病毒致肝癌的促癌剂，与黄曲霉毒素 B_1（aflatoxin B_1，AFB_1）具有协同促癌作用。②破坏水产资源，影响农作物生长。富营养化水体的溶解氧含量降低，藻类毒素和藻类死亡后所散发的硫化氢、氨气等有毒气体，必将导致水体中大量生物死亡，甚至灭种。水体富营养化后有机质增加，灌溉农作物时，将直接导致土壤的还原性增强，产生大量的二氧化硫、甲烷和有机酸等物质，严重影响作物的生长及养分的吸收。③加速湖泊老化。在时间的长河中，湖泊将由贫营养型发展为富营养型，进一步发展为沼泽地直至干地，但这一历程需要很长的时间，在自然条件下要经过几万年甚至几十万年。在富营养化水体中，藻类的大量繁殖导致水生植物枯死，加之以藻类为生的水生原生动物的排泄物、残体致使一些湖泊、水库底部出现沉积，抬高河床，加剧了湖泊向沼泽地和干地的发展。

防治水体富营养化的可行办法有：①降低工业废水中氮、磷等营养物质的排放量；②合理使用化肥，防止流失；③粪便等有机废弃物中的氮、磷可考虑制造沼气后作有机肥；④农村大力建立沼气池，利用水生植物发酵产沼气、变生物肥料；⑤生活污水可先进行污水处理或污水养殖水生植物吸收氮、磷；⑥对湖泊、海湾及作为饮用水的地下水源水加强监测、预报。

（2）化学性污染的危害。天然水体受污染后，水体中主要的有毒物质有汞、铬、镉、铅、砷化物、氰化物、硝酸盐、酚类化合物、苯类化合物、农药等。

①汞（mercury）和甲基汞（methyl mercury）。天然水体中汞含量较低，很少超过 $0.1~\mu g/L$。水体中的汞污染主要来源于工矿企业的废水。汞进入水体后，被吸附在悬浮物质或胶体物质表面上，在重力作用下缓慢沉降到水底进入底泥，因此，水体底泥中的汞含量一般较水体高。水体底泥中的汞在微生物（甲基钴胺素菌等）作用下与甲烷结合成甲基汞或二甲基汞，这种无机汞在微生物作用下转化成有机汞的过程，称汞的甲基化。底泥中的甲基汞每年能以 1% 的速度释放到上层水体中，对水体造成二次污染。

研究发现，甲基汞的毒性比无机汞的毒性高很多倍，且甲基汞具有脂溶性，容易在生物体内富集，其浓度通过食物链在生物体内逐级放大，使某些水生生物体内甲基汞含量达到人体慢性中毒水平。20 世纪 50 年代中期，在日本熊本县水俣湾发生的几千人慢性中毒的水俣病(minamata disease)，就是当地渔民长期摄入含有过高甲基汞的水产品(鱼、贝类)造成的以神经系统损伤为主的病变，该病是一种典型的环境污染引起的公害病。后经证实，甲基汞是由当地化工厂排放的未经处理的含汞废水转变而来的。

汞与甲基汞均可以通过消化道、呼吸道和皮肤进入人体，水体中的汞和甲基汞主要通过消化道途径进入机体。无机汞被吸收进入血液后(无机汞在肠道内的吸收率低于5％)，主要蓄积在肝、肾、脾等器官。甲基汞通过摄食进入消化道，在胃酸作用下转变成氯化甲基汞，被吸收入血进入红细胞(氯化甲基汞在肠道内的吸收率在95％以上)，除蓄积在肝、肾脏器外，甲基汞能够通过血脑屏障，侵犯大脑皮层运动区和感觉区脑细胞，引起四肢感觉障碍、小脑共济失调、震颤麻痹、听力丧失、语言障碍、智力减退、中心视野缩小等神经系统损害的症状，严重者出现精神错乱、全身瘫痪，甚至死亡。甲基汞还可以通过胎盘屏障进入胎体，引起胎儿性水俣病。甲基汞在脑组织的生物半减期为240天左右，日本学者认为人体的甲基汞中毒阈值在100 mg。

我国《生活饮用水卫生标准》(GB 5749—2022)规定，生活饮用水中汞不得超过0.001 mg/L；《地表水环境质量标准》(GB 3838—2002)规定，总汞含量为0.00005～0.001 mg/L，同时规定饮用水水源水中甲基汞不得超过1.0×10^{-6} mg/L。

②铬(chromium)。铬是一种银白色、耐腐蚀的硬金属，其无机化合物存在形式有二价铬、三价铬和六价铬，有卫生学意义的主要是三价铬和六价铬。三价铬在水体中容易被化合成氢氧化铬而沉淀，六价铬易溶于水，在水中可以长时间存在。铬污染的来源主要有含铬的工业废水和废渣的排放，如铬的冶炼、电镀工业、制革工业等。

三价铬是人体必需的微量元素之一，人体每日需要补充量为0.06～0.36 mg，它是构成糖耐量因子的主要成分。六价铬毒性较大，对消化道局部有刺激和腐蚀作用，进入机体内可以干扰多种酶的活性，并能与核酸、核蛋白结合，诱发癌症。铬中毒的主要表现有恶心、腹痛、腹泻、便血等症状；同时，患者伴有头晕、头痛、烦躁不安、呼吸急促、口唇指甲青紫，甚至出现少尿、无尿，如不及时救治，很快会出现休克、昏迷。铬还是皮肤变态反应原，可引起过敏性皮炎、过敏性鼻炎和湿疹等。六价铬对人体的致死剂量为5 g。

我国《生活饮用水卫生标准》规定，生活饮用水中铬(六价)不得超过0.05 mg/L。

③酚类化合物(phenolic compound)。酚类化合物是指芳香烃中苯环上的氢原子被羟基取代所生产的一类化合物，可分为一元酚和多元酚。天然水体中酚的含量极低，水体中的酚主要来自含酚废水的污染，常见的有炼焦、煤气、制药、农药、合成纤维、染料等行业的工业废水，含酚类化合物种类较多、浓度较高。另外，生活污水和城市粪便污水中也有酚。

酚是一种细胞原浆毒，可使蛋白质凝固变性，可以通过皮肤、呼吸道及消化道途径被吸收。对自来水进行氯化消毒时，水体中的酚与氯形成氯酚，氯酚具有特殊气味，在0.001 mg/L浓度以上就能被人感觉到，因此很少发生饮用水引起酚的急性中毒。但长期饮用低浓度的含酚类水，可引发头昏、失眠、记忆力减退、贫血、皮疹、皮肤瘙痒等症状，尿酚浓度明显升高。另外，研究显示，某些酚类化合物(如五氯酚等)在动物毒理学试验中出现致畸作用。酚还是一种促癌剂，接触达到一定剂量后显示出弱致癌性。近年来有研究表明，五氯酚等具有内分泌干扰作用。酚能使水中的鱼产生异味，浓度高时可以导致鱼贝类大量死亡。水源水中酚含量过高，氯化消毒时形成氯酚，影响水的感官性状。

我国《生活饮用水卫生标准》和《地表水环境质量标准》规定，生活饮用水中挥发酚类(以苯酚计)不得超过0.002 mg/L;地表水中不得超过 0.01 mg/L。

④多氯联苯(polychlorinated biphenyls,PCBs)。PCBs 是一组由氯置换联苯分子中氢原子而形成的化合物,具有耐酸、耐腐蚀、绝缘、耐热、不易燃烧等特点。PCBs 为无色或淡黄色油状有机氯化合物,其稳定性随氯原子的增加而提高。水体中的 PCBs 来源于工业废水和生活污水的排放,而且进入水体的 PCBs 难以降解,可沉入水底,通过水生生物的食物链作用进行生物富集,浓度被逐级放大。

PCBs 是典型的环境内分泌干扰物,具有雌激素样作用,可严重干扰机体的内分泌状态,孕妇接触 PCBs 可致子代发育和行为异常。通过污染食物进入人体的 PCBs,可引起皮疹、色素沉着、浮肿、眼分泌物增多、四肢麻木、胃肠功能紊乱等。严重者可出现肝脏肿大、昏迷甚至死亡,日本的"米糠油事件"就是由于 PCBs 污染食用油所引起的公害病。PCBs 的致癌、致畸、致突变效应一直是现在的研究热点。

我国《地表水环境质量标准》规定,PCBs 不得超过 2.0×10^{-5} mg/L。

⑤氰化物(cyanide)。氰化物分为无机氰化物和有机氰化物两类。无机氰化物主要是氰氢酸及其盐类氰化钠、氰化钾等。有机氰化物(腈)主要有丙烯腈和乙腈等。氰化物在工业中应用很广,如炼焦、电镀、选矿、钢铁热处理、贵重金属的提炼、染料、化工、医药和塑料等工业中均用到氰化物,其废水可导致水源污染。

国内外均有报道过氰化物污染水体引起人群、家畜及鱼类急性中毒的事件。长期饮用被氰化物污染的水(浓度大于 0.14 mg/L)可出现头痛、头昏、心悸等症状。进入体内的氰化物可与硫代硫酸盐在酶的作用下生成硫氰化物,后者在体内过量蓄积时,能抑制甲状腺激素的合成,造成甲状腺功能减退,使甲状腺增生、肿大。

我国《生活饮用水卫生标准》规定,氰化物的限值为 0.05 mg/L。

⑥硝酸盐。硝酸盐污染的主要来源为生活污水和工业废水,施肥后的地表径流和渗透,大气中硝酸盐沉降及土壤中含氮有机物的生物降解等。

硝酸盐本身无毒,但摄入人体后,在胃肠道某些细菌的作用下,可被还原成亚硝酸盐,亚硝酸盐与血红蛋白结合则形成高铁血红蛋白,后者不再有输氧功能。葡萄糖-6-磷酸脱氢酶缺乏使高铁血红蛋白形成的易感性较高。婴幼儿特别是 6 个月之内的婴儿血中 10% 左右的血红蛋白转变为高铁血红蛋白时,婴儿即可出现发绀等缺氧症状,也称蓝婴综合征,血红蛋白转变大于 50% 时可引起窒息死亡。硝酸盐在自然界和胃肠道均可转化为亚硝酸盐,采用氯胺消毒时可产生高浓度的亚硝酸盐,后者再与氨合成亚硝胺。亚硝胺是确认的致癌物。流行病学资料显示,人类的某些癌症,如胃癌、食管癌、肝癌、结肠癌、膀胱癌等的发病率都可能与亚硝胺有关。为保护敏感人群,我国《生活饮用水卫生标准》规定,饮用水中硝酸盐的含量应低于10 mg/L。

(3)物理性污染的危害。水体的物理性污染主要有悬浮物质污染、放射性污染和热污染等。

悬浮物质是指水中含有的不溶性物质,包括固体物质和泡沫塑料等。它们是由生活污染、垃圾和采矿、采石、建筑、食品加工、造纸等工业产生的废物泄入水中或农田的水土流失所产生的。现有资料显示,随着经济的发展,塑料累积产量不断增加,尤其需要关注大量微塑料对环境和人群健康的潜在影响。

水体中的放射性污染主要来自土壤中放射性元素及其衰变的产物和人为放射性物质的

排放,如核试验、核战争、核动力船舶、核电厂事故泄漏的核物质等。放射性污染物通过饮水或食物进入机体,造成内照射损伤。被吸收入血液的放射性物质有的可均匀地分布于全身各处,有的蓄积在某一器官,如^{131}I可蓄积在甲状腺,^{235}U主要蓄积在肾脏,导致某些疾病的发生甚至诱发肿瘤,如^{90}Sr可诱发白血病和骨肿瘤。

发电厂的冷却水是水体热污染的主要来源。大量含热的冷却废水进入天然水体可使水温升高,导致化学反应加速,水中的溶解氧含量减少,影响水中生物的生存繁殖,使水体中的生物种类和数量发生变化。水温升高可使一些藻类繁殖速度加快,加剧水体的富营养化。

(三)水体污染的防治措施

1.大力实施"清洁生产",减少污染物质的排放,开展污染源头预防。

2.合理规划、合理布局工业企业,将污染严重的企业规划在水源的下游,同时严格执行"三同时"规定。

3.立法制定规范性文件,制定各种污染物污水的排放标准。

4.做好工业废水、生活污水、医院污水的净化和消毒处理工作。

5.做好预防性和经常性水体卫生监督工作,尽早发现问题,积极采取应对措施。

二、生活饮用水与健康

(一)生活饮用水的基本卫生要求

1.生活饮用水中不得含有病原微生物,不得发生介水传染病。

2.生活饮用水中含有的化学物质和放射性物质不得危害人体健康,不会产生急、慢性中毒和远期危害影响。

3.生活饮用水的感官性状良好,要无色、无味、透明、无肉眼可见物等。

4.应经消毒处理,并符合出厂水消毒剂限值及出厂水和管网末梢水消毒剂余量的要求。

(二)生活饮用水卫生标准

2022年3月15日,我国批准了新的《生活饮用水卫生标准》(GB 5749—2022)。该标准中水质指标共97项,包括常规指标43项和扩展指标54项。常规指标是反映生活饮用水水质基本状况的水质标准,包含微生物学指标、毒理指标、感官性状和一般化学指标、放射性指标、消毒剂指标五类;扩展指标分为三组,包括微生物指标2项(包括贾第鞭毛虫和隐孢子虫)、毒理指标47项(主要包括重金属、氯化消毒副产物、农药、苯类化合物等)、感官性状和一般化学指标5项(氨氮、硫化物、钠等)。下面介绍常规指标项目。

1.微生物学指标　微生物学指标是为了保障水质在流行病学上的安全,即防止介水传染病的发生和传播而设定的指标,包括菌落总数、总大肠菌群和大肠埃希氏菌3项。我国标准规定,在100 mL水样中不得检出总大肠菌群和大肠埃希氏菌,菌落总数不得超过100 CFU/mL(菌落形成单位,colony forming units,CFU)。

(1)菌落总数。该指标是指1 mL水在普通培养基上、有氧条件下、37 ℃培养48小时,所生长的细菌菌落总数,是评价水质清洁程度和考核净化效果的指标。

(2)总大肠菌群。总大肠菌群是指在37 ℃培养24~48小时,能发酵乳糖并产酸产气的革兰阴性无芽孢杆菌。它们主要来自人畜粪便,其次是动植物和土壤。该菌群在环境中的抵抗力与肠道致病菌很相似,方便检测,方法成熟,是评价生活饮用水水质的重要指标。

(3)大肠埃希氏菌。大肠埃希氏菌在人和动物的粪便中大量存在,其中有少数几种能引起人类食物中毒。部分埃希氏菌株与婴儿腹泻有关,并可引起成人腹泻或食物中毒的暴发。大肠埃希氏菌 O157：H7 是典型的代表,它是出血性大肠埃希氏菌中的致病性血清型,主要侵犯小肠远端和结肠。

2.毒理指标　毒理指标是为了保证水质对人体健康不产生急性或慢性中毒及潜在的远期危害而设定的指标,共 18 项。

(1)砷。有报道称,地下水中砷含量为 $1.0 \sim 2.5$ mg/L 时,长期饮用者可以导致慢性砷中毒,表现为皮肤白斑,皮肤色素沉着,皮肤角化,甚至出现皮肤癌。动物实验表明,砷的最大无作用剂量是 0.1 mg/L。标准要求不超过 0.01 mg/L。

(2)镉。镉有明显的蓄积作用,进入人体后主要分布在肝、肾组织,破坏肾脏的肾小管重吸收功能,导致痛痛病。标准要求不超过 0.005 mg/L。

(3)铬(六价)。六价铬毒性大,标准要求不超过 0.05 mg/L。

(4)铅。天然水体中铅含量很少,现在认为铅对人体不产生有利的生理作用。婴幼儿和妇女对铅较为敏感。研究显示,水铅含量为 0.1 mg/L 时,儿童血铅超过上限值 30 mg/100 mL。低剂量的铅蓄积对儿童智商的影响较大,血铅从 100 μg/L 上升到 200 μg/L 时,儿童智商降低 2.6 分。蓄积严重者还可能出现铅中毒,导致贫血等症状。标准要求不超过 0.01 mg/L。

(5)汞。汞为剧毒物质,可导致急慢性中毒,在水体中还可以形成甲基汞,进入机体引起水俣病。标准要求不超过 0.001 mg/L。

(6)氰化物。氰化物是剧毒物质,呈杏仁味,其味觉阈值为 0.1 mg/L。动物试验表明,水中氰化物含量为 0.025 mg/kg 时,大鼠的过氧化氢酶活性增高,条件反射改变。标准要求不超过 0.05 mg/L。

(7)氟化物。氟是人体必需元素之一,适量的氟可以预防儿童龋齿的发生。长期饮用含氟量过高的水,会引起氟骨症和氟斑牙。调查表明,水氟在 $0.5 \sim 1.0$ mg/L 时比较适宜。标准要求不超过 1.0 mg/L。

(8)硝酸盐。国外报道水中硝酸盐低于 10 mg/L 时未发现高铁血红蛋白症病例,高于 10 mg/L 时有病例出现,但国内调查显示,水中硝酸盐在 $14 \sim 25.5$ mg/L,20 年未见婴幼儿发生高铁血红蛋白症。因此,标准要求地面水源来源的饮用水硝酸盐限值为 10 mg/L,地下水源限值为 20 mg/L。

(9)三氯甲烷。三氯甲烷危害很大,主要作用于中枢神经系统,具有麻醉作用,对心、肝、肾有损害。人长期职业接触三氯甲烷的慢性中毒症状主要是呕吐、消化不良、食欲减退、神经过敏、失眠、抑郁,直到神经错乱。IARC 将三氯甲烷列为 2B 类致癌物质,即对人类可能致癌。三氯甲烷对哺乳动物会引起 DNA 损伤,使人淋巴细胞姐妹染色体发生变化,引起肌肉、骨骼、肠胃系统及颅面部发育不正常,具有高度的胎毒性。标准要求不超过 0.06 mg/L。

(10)一氯二溴甲烷。标准要求不超过 0.1 mg/L。

(11)二氯一溴甲烷。标准要求不超过 0.06 mg/L。

(12)三溴甲烷。标准要求不超过 0.1 mg/L。

(13)三卤甲烷(三氯甲烷、一氯二溴甲烷、二氯一溴甲烷、三溴甲烷的总和)。该类化合物中各种化合物的实测浓度与其各自限值的比值之和不超过 1。

(14)二氯乙酸。标准要求不超过 0.05 mg/L。

(15)三氯乙酸。标准要求不超过 0.1 mg/L。

(16)溴酸盐。溴酸盐是一种对皮肤、眼睛和黏膜有刺激性的物质。误服则发生呕吐、腹泻、肾脏障碍,可引起高铁血红蛋白血症。动物实验证明,溴酸盐可致肾癌。使用臭氧消毒时,标准要求不超过 0.01 mg/L。

(17)亚氯酸盐。使用二氧化氯消毒时,标准要求不超过 0.7 mg/L。

(18)氯酸盐。氯酸盐是一类强氧化剂,氯酸根离子的强氧化性对生物体有明显的毒害效应,其分解产物亚氯酸根离子和次氯酸根离子对水体和土壤等环境也存在较强的污染。使用复合二氧化氯消毒时,标准要求不超过 0.7 mg/L。

3.感官性状和一般化学指标　生活饮用水必须保证感官性状良好,能被饮用者接受。水质感官性状和一般化学指标共 16 项(表 6-2-2)。

表 6-2-2　水质感官性状及一般化学指标限值

指标	限值
色度(铂钴色度单位)/度	15
浑浊度(散射浑浊度单位)/NTU	1,水源与净水技术条件限制时为 3
臭和味	无异臭、异味
肉眼可见物	无
pH	不小于 6.5 且不大于 8.5
铝(mg/L)	0.2
铁(mg/L)	0.3
锰(mg/L)	0.1
铜(mg/L)	1.0
锌(mg/L)	1.0
氯化物(mg/L)	250
硫酸盐(mg/L)	250
溶解性总固体(mg/L)	1000
总硬度(以 $CaCO_3$ 计)(mg/L)	450
高锰酸盐指数(以 O_2 计)(mg/L)	3
氨(以 N 计)(mg/L)	0.5

(1)色度。水的颜色主要来自植物有机物的分解产物,如腐殖质、鞣酸等,这些物质能使水呈现棕色或黄色。色度的测定用铂钴法,即 1 L 水中含有 1 mg 铂为 1 度。

(2)浑浊度。水的浑浊度用比浊法测定,以 1 L 水中含二氧化硅(一般用白陶土)1 mg 为 1 度。浑浊度达 10 度时,已使人普遍感到水质浑浊。水的浑浊度除了影响水的感官性状,还影响水的混凝沉淀和消毒效果。降低水的浑浊度能有效去除水中的多种化学物质、细菌、病毒和寄生虫卵等。

(3)臭和味。水中出现异臭和异味时,表明原水可能受到粪便、垃圾、污水等的污染或水质处理效果较差。水臭的产生主要是因为水中生物的繁殖、死亡和腐败及有机物的腐败或工业污染,如蓝绿藻可产生草腥臭,腐殖质可产生霉臭,酚、石油等污染可产生特殊的臭味等。

(4)肉眼可见物。水中如出现小虫类、泡沫、油膜、沉淀物、悬浮物等肉眼可见物,会使人厌恶。

(5)pH。水的 pH 在 6.5～8.5 的范围内并不影响人的生活饮用和健康。水的 pH 过低,可腐蚀管道,影响水质,且可使水中大部分金属盐类长时间处于溶解状态,使毒性增加,但水的 pH 低能提高氯化消毒的效果;水的 pH 过高又可析出溶解性盐类,使水的感官性状恶化,且不利于消毒。

(6)铝。铝盐是水厂常用的水质净化混凝剂,使用过量会影响水的感官性状。有研究提示,铝的摄入量可能与阿尔茨海默病和脑损伤有关。

(7)铁。铁是人体必需的元素,但饮用水并不是它的主要来源,饮用水中铁含量稍高对人体并无害处,但水中的铁含量过高时,水会出现金属味道,浑浊度增高,甚至会使衣服和器皿着色。

(8)锰。水中锰含量过高时,锰盐可富集在水管内壁上,当水压波动时,锰可以从管壁上溶解到水中,使水暂时出现黄褐色,这种现象称为"黑水现象"。含锰量过高的水也会使衣服和白色的器皿着色。有研究显示,长期饮用含锰量高的水会出现类似帕金森综合征的症状。

(9)铜。铜是人体必需的元素,一般饮用水中的浓度对人体健康无害。但水中铜含量达 1.5 mg/L 时,会导致水出现金属味;大于 1.0 mg/L 时,可以使衣服和器皿染成铜绿色。

(10)锌。锌是人体必需的元素,每日允许摄入量为 10～15 mg。因此,水中含稍高量的锌对人体是有益的。天然水中锌含量很低,主要来源于工矿废水和镀锌金属管道。锌的毒性很低,但摄入过多,可刺激肠胃道产生恶心。水中锌含量达 5 mg/L 时,可使水出现金属涩味;大于 1.5 mg/L 时,水质变浑浊。

(11)氯化物。饮用水中氯化物含量为 250～500 mg/L 时,对人体正常生理活动没有影响;大于 500 mg/L 时,对胃液分泌、水代谢有影响,且对配水系统有腐蚀作用。氯化物的味觉阈取决于氯及其结合的阳离子,氯化钠较氯化钙、氯化镁的味觉阈低,氯化钠的味觉阈为 200～300 mg/L。

(12)硫酸盐。一般认为硫酸盐含量大于 750 mg/L 时有轻泻作用,硫酸盐与镁结合时,作用可加强,新来的人或偶饮高含硫酸盐水者常会出现轻泻,但经短时期可适应。水中硫酸盐含量达 1000 mg/L 时,可抑制和减弱胃液分泌,使胃液酸度下降,胃蛋白酶活力下降,妨碍消化。硫酸盐的味觉阈因盐类不同而有所不同,如硫酸钙、硫酸镁的味觉阈为 525 mg/L,硫酸钠的味觉阈为 350 mg/L,一般硫酸盐的含量为 300～400 mg/L 时,开始感觉水有味。

(13)溶解性总固体。溶解性总固体是指过滤后的水在高温下蒸发后所剩余的残留物,其主要成分是钙、镁、钠、钾等的氯化物、硫酸盐和碳酸氢盐。溶解性总固体的含量在 1000 mg/L 以下时,对生理功能或水的感官性状均无影响;大于 2500 mg/L 时,除影响味觉外,对生理功能也可能有一定影响。

(14)总硬度。水的硬度分为暂时硬度和永久硬度。暂时硬度又称碳酸盐硬度,主要由重碳酸钙或重碳酸镁形成,也可能有少量碳酸盐,经加热煮沸可以沉淀去除。永久暂度又称非碳酸硬度,由钙、镁的硫酸盐、硝酸盐或氯化物等形成,经煮沸不能去除。暂时硬度与永久硬度的总和称为总硬度。有报道发现,饮用总硬度为 707～935 mg/L(以 $CaCO_3$ 计)的水,可出现暂时性胃肠功能紊乱。硬水易形成水垢,影响茶味,消耗肥皂。

(15)高锰酸盐指数(以 O_2 计)。该指数是指在一定条件下,以高锰酸钾($KMnO_4$)为氧化剂,处理水样时所消耗的氧化剂的量。饮用水耗氧量高说明水中有机物浓度高。结合我国国情,标准规定生活饮用水中该指数不得超过 3 mg/L。

(16)氨。标准规定不超过 0.5 mg/L。

4.放射性指标 天然水中均有微痕量的放射性。有的天然水源的放射性可以很高。我国调查地面水总 α 放射性为 0.001～0.1 Bq/L,总 β 放射性为 0～0.26 Bq/L;地下水总 α 放射性为 0.04～0.4 Bq/L,总 β 放射性为 0.19～1.0 Bq/L。标准规定总 α 放射性不超过 0.5 Bq/L,总 β 放射性不超过 1.0 Bq/L。

5.消毒剂指标 消毒剂指标共 4 项,包括氯气及游离氯制剂、一氯胺、臭氧和二氧化氯。加氯消毒是我国城市供水的主要消毒方式。用含氯制剂消毒时,经过一定接触时间后,水中剩余的氯量称为余氯。余氯包括游离余氯和化合余氯两种。游离余氯主要包括次氯酸和次氯酸根离子。实验表明,含氯消毒剂加入水中 30 分钟后,当游离余氯浓度大于0.3 mg/L时,水中的肠道病原体和钩端螺旋体已完全被杀灭,且游离余氯的嗅觉阈和味觉阈为 0.2～0.5 mg/L。为了防止饮水在管道输送时被再次污染,标准要求在饮水出厂时保留一定的消毒剂余量。设置消毒剂余量的目的有两个:一是保持在管网系统中对出厂水的持续消毒作用;二是作为检测出厂水在管网配送过程中是否有二次污染的信号。消毒剂余量不宜过高,若余量过高,一方面会增加消毒剂的消耗,另一方面会增加氯化消毒副产物的含量,故标准规定氯化消毒 30 分钟后,游离余氯出厂水含量不低于 0.3 mg/L,但也不超过 4 mg/L,标准还规定管网末梢水的游离余氯不得低于 0.05 mg/L。饮用水中消毒剂指标及其限制要求见表 6-2-3。

表 6-2-3 饮用水中消毒剂指标及其限制要求

消毒剂名称	与水接触时间（分钟）	出厂水中限值（mg/L）	出厂水中余量（mg/L）	管网末梢水中余量（mg/L）
氯气及游离氯制剂（游离余氯）	≥30	≤2	≥0.3	≥0.05
氯胺（总氯）	≥120	≤3	≥0.5	≥0.05
臭氧（O_3）	≥12	≤0.3	—	≥0.02(如加氯,总氯≥0.05)
二氧化氯（ClO_2）	≥30	≤0.8	≥0.1	≥0.02

三、改良饮用水水质的卫生对策

(一)水源水的选择及卫生防护

1.水源的选择和防护

(1)水源水质常用评价指标。

①氮化物。氮化物分为有机氮和无机氮。有机氮是指水中含氮有机物的总称,包括蛋白氮、蛋白胨、氨基酸等,其主要来源于动植物的有机物。水中有机氮增加,表明水体受到动植物残体和粪便的污染。无机氮主要是指氨氮、亚硝酸盐氮和硝酸盐氮,简称"三氮"。氨氮是有机氮在水中微生物的作用下分解的中间产物。在有氧条件下,氨氮在亚硝酸菌作用下继续降解为亚硝酸盐氮,亚硝酸盐氮在硝酸菌作用下继续降解为硝酸盐氮。如果氨氮的增高不是因为水流经过沼泽地带或流经含硝酸盐地层的地下水,不是水中的硝酸盐在厌氧条

件下经微生物作用还原成氨氮,则一般来说,水中氨氮增高,而亚硝酸盐氮和硝酸盐氮不增高,表示水体新近受到人畜粪便的污染;如果水体中氨氮、亚硝酸盐氮不增高,仅有硝酸盐氮增高,表示水体过去受到人畜粪便的污染,降解已经完全;如果水中氨氮、亚硝酸盐氮增高,而硝酸盐氮不增高,表明水体受到粪便污染时间较长,降解已经开始,且污染还在持续;如果水体中"三氮"均增高,表示水体过去、现在均受到粪便的污染,降解一直在进行。因此,通过水体中"三氮"的含量可以判断水体是否受到人畜粪便污染以及被污染的时间长短。

②溶解氧(dissolved oxygen,DO)。DO 是指溶解在水中的氧含量。DO 的大小与水的温度和空气中氧分压有关,在正常情况下,空气中氧含量比较稳定,故水温对 DO 的大小影响较大,水温越低 DO 越大;水层越深 DO 越小;氧分压越大 DO 越大。清洁的水体 DO 能达到饱和状态,达 6~8 mg/L。水中的生物(鱼类、微生物等)可消耗水中的氧,水中的有机物被分解时也会消耗氧,当大气中氧溶入水中的复氧速度小于耗氧速度时,水体的 DO 就会不断降低,甚至接近于零,出现厌氧状态,此时水中的厌氧微生物繁殖,有机物腐败,水体发臭,其他微生物、水生生物的生存受到威胁,水体自净能力减弱。因此,DO 是反映水体有机物污染和水体自净能力的一个重要的间接指标。一般要求天然水体的 DO 不低于 4.0 mg/L。

③化学需氧量(chemical oxygen demand,COD)。COD 是指在一定条件下,用强氧化剂(如高锰酸钾、重铬酸钾等)氧化水中的物质所消耗的氧量。它是反映水中有机物污染的间接指标,不能反映有机物在水中的分解过程。清洁的水体中 COD 一般不超过 2~3 mg/L。

④生化需氧量(biochemical oxygen demand,BOD)。BOD 是指水中需氧微生物在有氧条件下分解有机物时,所消耗的溶解氧的量。它是反映水中能被需氧微生物分解的有机物含量的间接指标。水体中这类有机物越多,BOD 就越高。水中生物氧化分解过程与水温有密切关系,在一定范围内,水温越高,生物氧化过程越激烈,完成生物氧化所需时间也就越短。在实际工作中,常用五日生化需氧量(BOD_5^{20})来表示,BOD_5^{20} 是指在 20 ℃培养 5 天,1 L 水样中溶解氧减少的量。清洁水的 BOD_5^{20} 一般不超过 1.0 mg/L。

水源水卫生质量的评价化学指标还有 pH、硬度、总固体有害物质等,物理指标有水温、色度、臭和味、浑浊度等,微生物指标有细菌总数和总大肠菌群等。

(2)水源选择原则。

①水量充足。水源水的水量要考虑近期服务人群的需要设计总用水量,还要考虑将来人口发展的远期规划。如果以地面水作为水源水,要保证水体 95％的枯水期流量满足设计需要的总水量。

②水质良好。水源水质应该符合以下要求:a. 选用地下水作为供水水源时,应符合《地下水质量标准》(GB/T 14848—2017)的要求;选用地表水作为供水水源时,应符合《地表水环境质量标准》(GB 3838—2002)的要求。b. 当水源水质不符合要求,但限于条件需要加以利用时,水源水的感官性状和一般化学指标经净化处理后,应能符合《生活饮用水卫生标准》的要求。c. 水源水的毒理学和放射性指标必须符合《生活饮用水卫生标准》的要求。水源水中如含有饮用水卫生标准未列的有害物质,其含量应参照地面水水质标准所制订的最高容许浓度。

③便于防护。要求在取水点及水厂生产区建立卫生防护带。

④经济技术合理。技术上不存在问题,经济上可支撑,群众方便取用。

(3)水源的卫生防护。饮用水的给水方式分为集中式给水和分散式给水。集中式给水是指通过水源集中取水,经水厂净化消毒后,通过管网配送到用户,俗称自来水。分散式给水是指居民直接从水源取水,供自家使用。集中式给水主要以地表水为水源水,分散式给水主要以地下水和泉水为水源水。

①地表水。a.取水点设置在工业企业和城镇的上游,避免工业废水和生活污水的污染。b.取水点周围半径 100 m 的水域内,严禁捕捞、停靠船只、游泳和从事可能污染水源的任何活动,并由供水单位设置明显的范围标志和严禁事项的告示牌。c.取水点上游 1000 m 至下游 100 m 的水域内不得排入工业废水和生活污水,其沿岸范围内不得堆放废渣、有害化学物品,不得设立厕所、垃圾和毒物码头,不得使用工业废水或生活污水灌溉及施用持久性或剧毒性农药,不得从事放牧等有可能污染该段水域水质的活动。d.供生活饮用的水库和湖泊,应根据不同情况的需要,将取水点周围部分水域或整个水域及其沿岸划为卫生防护地带。

②地下水。地下水有土层保护,一般不易受到污染。防止污染主要是防止土层破坏、土壤污染及由井口污染。要求在单井或井群影响半径范围内,不得使用污水灌溉和施用持久性或剧毒性农药,不得修建污水渗坑、漏水厕所、堆放废渣、设垃圾场或铺设污水渠道,并且不得从事破坏土层活动。水井 30 m 范围内不得有污染源,防止从井口污染,浅井构筑应符合水井的基本卫生要求。钻孔井的井管接头要严密,井口应封闭严密。

(二)水的净化

水源水不论取自地表水还是地下水,都含有各种杂质成分,不能达到生活饮用水的卫生标准,必须经过净化消毒处理后才能饮用。水质净化的目的是除去水中悬浮物质、胶体物质、寄生虫卵和部分病原体,改善水的物理性状和感官性状,如果水中出现异味或含有过量的铁、锰、氟等,就需要通过特殊方法进行处理。水厂对水源水的净化分为沉淀和过滤。

1.沉淀(precipitation) 天然水体中的颗粒物质和胶体物质在重力作用下下沉,使水的浑浊度降低,称为自然沉淀。水体中的细小悬浮物质和胶体物质,有些带有电荷相互排斥,难以自然下沉,需要加入混凝剂才能使其形成较大的颗粒而下沉,这一过程称为混凝沉淀(coagulation precipitation)。混凝沉淀的效果很好,可去除浊度 98%,去除色度 80%,去除细菌和病毒 50%~80%。

(1)混凝沉淀的原理。混凝沉淀的原理比较复杂,至今尚未完全厘清。主要机制有:

①压缩双电层作用。水中黏土胶团由扩散层和吸附层组成,分别为正、负离子层,合称双电子层。双电子层中正离子含量由内向外逐渐降低,慢慢地与水中正离子含量基本相同。当向水体中加入带正电的混凝剂时,扩散层所带的正电荷被压缩变薄,进而使正电荷挤入吸附层,胶体表面的负电性降低。随着表面负电性的降低,颗粒间的排斥性降低,当降至小于布朗运动时,颗粒就相互吸附而凝聚变成絮凝体。絮凝体的吸附性更强,不断吸附其他杂质和细菌,在重力作用下下沉。

②电中和作用。混凝剂投入水体后形成带正电荷的颗粒,与带负电荷的颗粒正负相吸凝聚,形成绒体或矾花。绒体能吸附杂质和病菌,再下沉。

③吸附架桥作用。高分子材料的混凝剂投入水体后形成线性结构的高聚物,能吸附水中的胶体物质。当吸附的胶体物质逐渐增多时,线性高聚物弯曲变形,成为网状,起到架桥作用,微粒之间的距离不断缩短而相互吸附,形成粗大的絮凝体。

(2)混凝剂和助凝剂。常用的混凝剂有两类:一类是金属盐类,代表性的有硫酸铝、三氯化铁、明矾和硫酸亚铁等;另一类是高分子化合物,主要有聚合氯化铝、聚丙烯酰胺等。

助凝剂与混凝剂一起作用时,能改善混凝的效果。助凝剂一般可分为两类:一类用于调节或改善混凝条件,如原水碱度不足可投加石灰,又如硫酸亚铁氧化为高铁需加氯气等;另一类用于改善絮凝体结构,如在水中加黏土可起到加重、加大絮状物的作用,在水中加无机或有机高分子物质,如活化硅酸、骨胶和聚丙烯酰胺,可加强黏附架桥作用,使胶体脱稳,加大絮状物。

(3)影响混凝效果的因素。①水中颗粒物的性质和含量;②水中荷电的溶解性有机物和离子的成分和含量;③水温;④水的 pH;⑤混凝剂的种类、质量和用量;⑥混凝剂的投入方法、搅拌强度和反应时间。由于影响因素较多,实际上是通过混凝预试验来确定混凝剂的用量及条件的。

2.过滤(filtration) 过滤是指原水或沉淀后的水通过石英砂等滤料层,水中的细小悬浮物质和病原微生物被阻留的过程。

(1)过滤原理。①机械筛滤:筛滤能去除大于滤层孔隙的悬浮物,随着过滤的进行,截留杂质增多,滤层孔隙愈来愈小,使微小的颗粒物和微生物也被截留下来。②沉淀作用:水中悬浮物受重力作用,在过滤时沉积在滤料的表面上,而小于滤层孔隙的悬浮物进入滤层时,也会在重力作用下脱离流线而沉淀在空隙中,滤层实际上起到一个有巨大表面积的多层沉淀池的作用。③吸附作用:水流通过孔隙,不断与滤材发生碰撞,破坏了水中胶体保护层,悬浮物、胶体和溶解杂质被滤材所吸附。产生吸附作用的是包围在滤料周围的胶体物质或是由于范德瓦耳斯力和静电引力。④生物滤膜:被截留在滤料表面的微生物利用黏附在滤料表面和水中的有机物为养料不断繁殖,形成一薄层黏液生物膜。生物膜可以截留最细小的颗粒和微生物,分泌生活性酶,吸附和杀灭微生物,促进氨和亚硝酸盐的氧化。

(2)过滤功效。①沉淀后的水经过滤料过滤能滤除 99%的悬浮物质,使水的浑浊度达到卫生标准要求;②过滤能去除水中大部分病原体,减少水中 80%~90%或以上的致病菌、病毒、寄生虫和蠕虫;③过滤后使残留在水中的微生物失去悬浮物质的保护作用,为以后的消毒创造有利条件。

(3)滤料的卫生学要求。滤料可以用石英砂、活性炭、木炭等颗粒。基本卫生要求有:滤料本身无毒、稳定,不能与水中的化学物质反应产生有毒物质;滤料不能被微生物分解和利用;滤料有良好的机械强度;滤料颗粒要均匀,有适当的孔隙率。

(三)水的消毒

水质消毒(disinfection)是指用各种物理、化学的方法杀灭水体的全部病原微生物的过程,目的是防止介水传染病的传播和流行。水经过沉淀和过滤的处理虽能去除大部分的微生物,但还是不能达到生活饮用水水质标准要求,必须进行消毒处理。使用深层地下水的水源水时,有时不用经过沉淀和过滤的处理,但要进行消毒处理。水质消毒方法有物理消毒法和化学消毒法,见表 6-2-4。

表 6-2-4　水的消毒方法

分类	方法
物理法	热:煮沸 声:超声 辐射:紫外线、微波、γ射线等 压力:超滤
化学法	卤族元素:氯、碘、溴 卤间化合物:二氧化氯、氯化溴、氯化碘、溴化碘等 过氧化物:臭氧、高锰酸钾、高铁酸钾、过氧乙酸等 金属:银、铜等
联合法	化学与化学:氯胺与碘化钾、氧与溴化碘、铜与维生素C、过氧化物等 物理与化学:臭氧和紫外线,银与超声波、载银树脂等

选择饮用水消毒剂一般考虑以下几个条件:消毒剂的杀菌效果;有无剩余的消毒剂发挥二次消毒作用;消毒剂的副作用是否对人体健康有害;消毒剂是否影响水的感官性状;水中消毒剂的检测和控制是否简单易行;适用范围是否广泛;经济技术上是否可行。结合以上几个条件,目前全球绝大部分水厂使用的还是氯化消毒法。

1. 氯化消毒(chlorination)　氯化消毒是指用液氯或含氯制剂对水进行消毒的方法,主要使用液氯(Cl_2)、漂白粉[$Ca(ClO)_2$]、漂白粉精和有机氯制剂(如氯胺)等。含氯化合物中具有杀菌作用的氯成分称为有效氯(available chlorine),其化合价大于-1。一般出厂的漂白粉含有效氯 $28\%\sim30\%$;漂白粉精含有效氯 $60\%\sim70\%$;优氯净含有效氯$60\%\sim65\%$,随着储存时间的延长,有效氯含量会降低,当降低到 15% 以下时,就会失去消毒效果。

(1)氯化消毒原理。含氯消毒剂溶于水后形成次氯酸(HClO)。次氯酸分子体积较小,呈电中性,容易穿过细菌的细胞壁,破坏细菌细胞膜的通透性;同时,次氯酸又是强氧化剂,损伤细胞膜,使蛋白质、DNA、RNA 等物质外漏,影响细胞内多种酶系统(如使磷酸葡萄糖脱氢酶的巯基被氧化),从而导致细菌死亡。次氯酸对病毒的作用主要是对病毒核酸的致死性破坏。

(2)影响氯化消毒效果的因素。

①加氯量和接触时间。加氯量越大消毒效果越好,接触时间越长消毒效果越好。消毒时间一般要求夏天不低于 30 分钟,冬天不低于 60 分钟。加氯量的多少取决于需氯量和余氯的要求。需氯量是指杀灭一定体积水中的微生物、氧化有机物和还原性无机物及某些氯化反应所消耗的有效氯的量。余氯是指消毒一段时间后余留在水中的有效氯,包括游离性余氯($HClO$、ClO^-)和化合性余氯(NH_2Cl、$NHCl_2$)。国家标准规定,游离性余氯含量要求接触 30 分钟后不低于 $0.3\ mg/L$;化合性余氯要求接触 $1\sim2$ 小时后不低于 $0.5\ mg/L$。

一般情况下,加氯量等于需氯量和余氯量之和。加氯量与余氯量之间的关系详见图 6-2-1 和图 6-2-2。水中无氨时,余氯为游离性余氯($HClO$、ClO^-);水中有氨时,次氯酸与氨首先形成 NH_2Cl,之后次氯酸与 NH_2Cl 形成 $NHCl_2$,此时的余氯是化合性余氯(NH_2Cl、$NHCl_2$),随着加氯量的增加,次氯酸与 $NHCl_2$ 形成 NCl_3,化合性余氯分解消失,直到折点 D,再加氯就又形成游离性余氯。

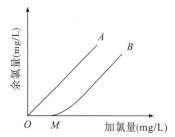

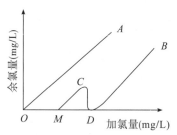

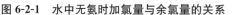

图 6-2-1 水中无氨时加氯量与余氯量的关系　　图 6-2-2 水中有氨时加氯量与余氯量的关系

②水的 pH。次氯酸是弱电解质,在水中可形成 HClO、ClO$^-$,两者在水中的含量与 pH 有关,pH 越低,HClO 含量越高。次氯酸的杀菌效果是次氯酸根离子的 80 倍,因此,pH 过高影响消毒效果。

③水温。水温高,化学反应速度快,杀菌效果好。水温每提高 10 ℃,杀菌效率提高 2～3 倍,所以水温较低的冬天要延长消毒时间。

④水的浑浊度。浑浊度大,说明水中悬浮颗粒物多,能够保护细菌,降低氯化消毒的效果。消毒前应该充分过滤,降低水的浑浊度,提高次氯酸的消毒效果。

⑤水中微生物的种类和数量。不同微生物对氯的耐受能力不同,一般来说,大肠杆菌的抵抗力较低,病毒次之,原虫包囊最强。如果水中微生物数量过多,则消毒后就难以保证达到标准要求。

(3)氯化消毒方法。

①普通消毒法。混凝沉淀和过滤后的水中基本无酚、无氨(<0.3 mg/L)时,加入少量的液氯就可以达到消毒的目的,加氯接触时间为 30～60 分钟。该方法的优点是所需时间短,效果可靠,余氯主要是游离性余氯;缺点是会产生三氯甲烷等,氯化消毒副产物较多。

②氯胺消毒法。水源水中氨含量较高(>0.5 mg/L)时,可直接向水中加入铵盐,然后再加入氯,利用产生的化合性余氯来消毒。该方法的优点是减少三氯甲烷的量,化合性余氯在管道内持续消毒时间长;缺点是接触时间长(1～2 小时),费用高,操作复杂,对病毒的消毒效果差。

③折点消毒法。该方法是指加氯量大于折点的消毒方法,主要形成游离性余氯。该方法的优点是消毒效果可靠,能降低铁、锰、酚和有机物的含量,起到去除臭味和去色的作用;缺点是氯的消耗量大,常需要先做实验确定折点,比较麻烦,有时折点还不明确,会增加氯化副产物。

④持续氯消毒法。井水、塘水、家庭中水缸中一次加入含氯消毒剂后,余氯仅能维持很短时间。为了维持水中余氯的持续性,在实际工作中,可以用广口瓶、竹筒、塑料瓶等装漂白粉或漂白粉精,在瓶盖上打十几个孔,用绳索将瓶子悬挂在水中,随着打水的振荡,瓶内的消毒剂不断溶解到水中,起到持续消毒的作用。

⑤过量氯消毒法。在水中加入超过常量 10 倍以上的氯,余氯可以达 5 mg/L。该方法多用于新井的启用、旧井的修理、井水被洪水淹没或严重污染、野外工作等情况。加入消毒剂 10～12 小时后,用硫代硫酸钠、活性炭等脱去多余的氯。

2.其他消毒方法

(1)二氧化氯消毒法。ClO_2 易溶于水,但不与水发生化学反应,在碱性条件下,ClO_2 发生歧化反应。ClO_2 具有强氧化性,消毒效果比氯气高,对细菌、病毒和孢子等的杀灭性都很强。该方法的优点是:氯化副产物含量很低;不受水中氨、pH 的影响;余氯稳定持久;去除铁、锰等的作用强;不形成氯酚臭;可将致癌物 $B[a]P$ 氧化为无致癌性的醌式结构。该方法的缺点是:ClO_2 具有爆炸性,必须现场制备,立即使用;工序复杂,成本高;ClO_2 歧化物对动物可引起溶血性贫血和变性血红蛋白症等。

（2）臭氧消毒法。O_3 是强氧化剂,易溶于水,极不稳定,消毒时需要临时配制,立即使用,用量为 1～3 mg/L,接触时间为 10～15 分钟。该方法的优点是杀菌、消毒能力比氯气强,用量少,接触时间短,不影响水的感官性状,无氯化副产物;缺点是投资大,成本高,投入量不容易控制,pH 在 6.0～8.5 内有效,对管道有腐蚀作用,出厂水中无臭氧,无持续消毒能力,需要其他消毒剂配合使用。

（3）紫外线消毒法。波长为 200～295 nm 的紫外线具有杀菌作用,其中 254 nm 的紫外线杀菌效果最好。紫外线的消毒作用效果与照射强度、照射时间、水的深度和水的浑浊度有关。一般要求水的深度不超过 12 cm,照射时间不小于 1 分钟。该方法的优点是杀菌效果好、接触时间短、不影响水的感官性状;缺点是无持续的消毒作用,成本高。

（4）碘消毒法。碘消毒法用于少量水的消毒和战争时水壶水的消毒。其优点是杀菌效果好,接触时间大约十几分钟,使用方便;缺点是成本高,消毒后水呈淡黄色。常用的方法是每 50 kg 的水加入 2.5％碘酒 20 mL,10 分钟后使用。

（5）煮沸消毒法。该方法是最古老、常用、安全的物理消毒法。一般煮沸 3～5 分钟后能够杀灭水中的肠道病原体和寄生虫。

（赵素娟）

第三节　地质环境和土壤与健康

一、地质环境与疾病

在地球地壳漫长的发展过程中,各地形成的岩石成分、气候和地形地貌等不同,使得地表的化学元素分布不均。研究表明,人体血液中的化学元素百分含量与它们在地壳中的含量极相似。在自然界中,目前发现了 90 多种元素,而人体内就发现了其中的 60 多种。人体中的化学元素按其生理功能可分为必需元素（essential element）和非必需元素（non-essential element）,按其在人体中的含量可分为宏量元素（macroelement）和微量元素（trace element）。人体必需元素有 30 多种,如氧、碳、氢、氮、钠、钾、钙、镁、硫、磷、铁、硒、碘、铜、锌、氟、钴、钼、铬、锰、镍、钒等,其中铁、硒、碘、铜、锌、氟、钴、钼、铬、锰是必需微量元素（essential trace elements）;其他元素为非必需元素,如汞、隔、铅、砷、铝、锡、锂等。宏量元素是人体的主要组成成分,占人体总重的 99.99％以上,参与机体各种生理活动,包括氧、碳、氢、氮、钠、钾、钙、镁、硫、磷、氯等 11 种;微量元素是指占人体总重 0.01％以下的元素,包括必需微量元素和非必需微量元素。

必需微量元素对于人体来说,摄入过多或摄入不足都会对人体健康产生危害,制定必需微量元素在环境介质中的最高容许浓度（剂量）和最低浓度（剂量）标准,可防止因过多而中毒,或因过少而产生缺乏症。非必需元素、人体中尚未检出的元素、对人体有毒有害的元素是机体不需要的物质,应该制定环境中最高容许浓度(剂量)标准。

(一)生物地球化学性疾病

由于地质条件的变化和(或)局部气候的差异,造成地壳表面化学元素分布过多或过少,使地壳表面某些地区的某些元素过多或过少,而引起的某些特异性疾病,称为生物地球化学性疾病(biogeochemical disease),又称化学性地方病。判断某地的一种疾病为生物地球化学性疾病,需要符合以下几个条件:疾病的发生有明显的地区性;疾病的发生与某化学元素之间有明显的剂量-反应关系;疾病的分布与某种化学元素之间的分布在时间、地点和人群中均有相关性;这种相关性用现代医学理论能够解释,不能仅仅是统计学的相关。

影响生物地球化学性疾病流行的主要因素包括:①营养条件:早年由于我国一些居民生活贫困,致使局部地区地方性氟中毒、碘缺乏病、克山病和大骨节病发生较严重的流行,大多数病人处于因贫致病、因病致贫、贫病交加的境地。实践证明,在化学性地方病的流行区,提高和改善人们的生活条件和营养状况,可明显降低该病的流行强度。如适量增加蛋白质摄入量,可拮抗氟、砷等的毒性作用;维生素 C 有促进氟的排泄、拮抗氟对羟化酶的毒性作用,从而可以促进体内胶原蛋白的合成。膳食中的维生素 A、维生素 D、维生素 B_1、维生素 B_2、维生素 B_3,以及钙、磷、铁和锌等,对调节机体代谢、提高抗病能力均有良好的促进作用。②生活习惯:在我国西藏、内蒙古、四川等地的少数民族地区发现的饮砖茶型氟中毒与当地居民习惯饮用奶茶有关,茶可富集氟,砖茶的含氟量更高。③多种元素的联合作用:研究发现,在某些山区有地方性氟中毒的流行,同时存在碘缺乏病;在碘缺乏病流行病区,往往存在与硒缺乏有关的大骨节病和克山病。20 世纪 90 年代以来,人们开始关注多种化学元素、多种致病因子同时作用于人群的联合作用。研究表明,低硒与低碘之间有一定的协同作用,可使碘缺乏病的流行强度加重;在碘(或硒)水平过低的地区,若同时存在高氟危害,可使人群较早出现氟中毒效应。

我国常见的化学性地方病有碘缺乏病、地方性氟中毒、地方性砷中毒、克山病、大骨节病等。

(二)碘缺乏病

1. 碘缺乏病(iodine deficiency disorder, IDD)　碘缺乏病是指从胚胎发育至成人期,由于碘摄入量不足而引起的一系列病症,包括地方性甲状腺肿、地方性克汀病、地方性亚临床克汀病、流产、早产、死产等。这些疾病形式实际上是不同程度碘缺乏在人类不同发育期所造成的损伤,而甲状腺肿和克汀病是碘缺乏病最明显的表现形式。

2. 碘在自然界中的分布　碘(iodine, I)广泛分布于自然界中,空气、水、土壤、岩石以及动植物体内都含有碘,并以碘化物形式存在。在碘缺乏病区,水碘含量多在 10 $\mu g/L$ 以下。不同地区所产蔬菜和粮食的碘含量不同,一般为 10~100 $\mu g/kg$。海产品中碘含量较高,可达100 $\mu g/kg$或以上。碘化物溶于水,可随水迁移,因此,山区水碘含量低于平原,平原水碘含量低于沿海。

3. 碘在机体内的代谢　碘主要来自食物摄入,少部分来自水和空气。食物中的碘化物在消化道内被还原成碘离子,可完全吸收入血液。成人体内正常碘含量为 20~50 mg,其中20%存在于甲状腺中。血中碘被甲状腺摄取,在甲状腺滤泡上皮细胞内经促甲状腺激素和过氧化物酶氧化形成活性碘,活性碘再与甲状腺蛋白分子上的酪氨酸结合,形成一碘酪氨酸和二碘酪氨酸,耦合后生成甲状腺激素。甲状腺激素中的碘被脱下成为碘离子,再重新被甲状腺摄取作为合成甲状腺激素的原料。机体内 80% 以上的碘通过肾脏随尿排出,10% 左右的碘由粪便排出,极少部分可经乳汁、毛发、皮肤和肺组织排出。通常用尿碘排出量来估计碘的摄入量。

4.碘缺乏病的流行病学　碘缺乏病是一种全球性地方病,全世界有 110 个国家流行该病,约有 22 亿人受到该病的威胁。我国曾经除东南沿海个别省市外,各地均有不同程度的碘缺乏病流行,其中华北、西北、西南地区多见。全国约有 3.74 亿人患有不同程度的碘缺乏病,到 1993 年,全国各地地方性甲状腺肿减少到 800 多万人,地方性克汀病约有 18 万人。在 100 万智残人中,80% 以上是由缺碘引起的。该病的流行特征是山区多于平原、内陆多于沿海、乡村多于城市。各年龄组均可发病,在重病区,婴幼儿也可以发病,通常在青春发育期发病率最高,男性发病高峰年龄为 12~18 岁,女性发病高峰年龄为 9~15 岁,40 岁以后的发病率逐渐下降。在性别上,除重病区外,一般女性患者多于男性患者。

5.地方性甲状腺肿　地方性甲状腺肿(endemic goiter)是一种主要由于缺碘引起的地方病,其主要症状是甲状腺肿大,是碘缺乏病的主要表现形式之一。

(1)常见病因。①缺碘:缺碘是该病流行的主要原因。在大多数碘缺乏病流行区,其土壤、饮水或食物中碘含量均较低,碘缺乏病的患病率与水中碘的含量有明显的相关性。合成 1 个分子的甲状腺素需要 3~4 个碘原子,碘原子缺乏则无法合成甲状腺素,导致血浆中甲状腺素的水平下降,从而反射性地促使垂体前叶促甲状腺激素分泌增多,使甲状腺滤泡增生肥大,出现甲状腺肿。我国推荐的每天碘供给量:成人为 150 μg,妊娠期、哺乳期、青春发育期的需要量较一般人高。当饮水中碘含量低于 10 μg/L 时,往往会出现碘缺乏病的流行。②高碘:沿海地区居民长期食用高碘的食物,内地低洼地区的居民长期饮用高碘的深井水,在这些地区也均有甲状腺肿的流行。甲状腺将过量的碘转化为甲状腺胶质,并贮存在甲状腺滤泡内。随着滤泡内甲状腺胶质的增多,滤泡体积不断增大,从而出现甲状腺肿大。③致甲状腺肿大物质:除碘以外,能够影响或干扰甲状腺素合成、释放、代谢,以致引起甲状腺肿大的物质,统称为致甲状腺肿大物质(goitrogen)。如硫氰酸盐可以抑制甲状腺对碘的浓集,且可以从甲状腺中驱除碘,机体因缺碘而引起甲状腺肿。杏仁、木薯、黄豆等食物中含有氰化物,进入体内后可以被代谢成硫氰酸盐;芥菜、卷心菜、甘蓝等蔬菜中含有硫葡萄糖苷,硫葡萄糖苷进入人体后也可以代谢成为硫氰酸盐和异硫氰酸盐,引起甲状腺素的合成阻碍。④长期饮用高硬度的水、氟化物或硫化物含量过高的水、被化学物质污染或被微生物污染的水,也可以引起甲状腺肿。⑤不合理的饮食习惯,如低热量、低蛋白质、低矿物质、低维生素饮食,也可以增加甲状腺肿的发病率。

(2)临床特征。地方性甲状腺肿的临床特征主要是甲状腺肿大,分度标准如下:①正常:正常的甲状腺是看不见、摸不着的;②增大:其大小相当于受检者拇指末节大小,特点是甲状腺容易摸到;③Ⅰ度:其大小相当于受检者拇指末节至 1/3 个拳头大小,特点是看得见;④Ⅱ度:其大小相当于受检者 1/3 个拳头至 2/3 个拳头大小,由于甲状腺增大,颈根部明显变粗,特点是颈根粗;⑤Ⅲ度:其大小相当于受检者 2/3 个拳头至 1 个拳头大小,由于甲状腺增大,导致颈部变形,特点是颈变形;⑥Ⅳ度:甲状腺大于受检者 1 个拳头,并伴有多个结节。

甲状腺肿大在临床上可以分成三型:①弥漫型:甲状腺均匀增大,无结节;②结节型:甲状腺表面有一个或多个结节;③混合型:甲状腺弥漫肿大,并伴有一个或多个结节。

(3)诊断。临床诊断:首先是病人甲状腺肿大,其次是该病具有地方性特点。实验室检查可见甲状腺吸^{131}I率呈"饥饿曲线"(当服入定量的放射性碘后,各个时间的吸^{131}I率都较正常值高,峰值多在24小时甚至48小时出现),24小时尿碘含量在50 $\mu g/L$以下;血清蛋白结合碘、丁醇提取碘、T_4均系正常或稍低;T_3系正常或增高;血清TSH系正常或增高;血清胆固醇、24小时尿内肌酸及基础代谢率测定正常。甲状腺肿大处无血管杂音,也无震颤。

地方性甲状腺肿诊断标准:①生活在缺碘地区或高碘地区;②甲状腺肿大超过本人拇指末节,或小于拇指末节而有结节;③排除甲亢、甲状腺炎、甲状腺癌等其他甲状腺疾病;④尿碘含量低于50 $\mu g/g$肌酐,甲状腺吸^{131}I率呈"饥饿曲线",可作为参考指标。

6.地方性克汀病　地方性克汀病(endemic cretinism)是在较严重的缺碘性甲状腺肿病区出现的一种疾病。患儿出生后即有不同程度的智力低下、体格矮小、听力障碍、神经运动障碍、甲状腺功能减退及甲状腺肿,常总结为"呆、小、聋、哑、瘫",又称地方性呆小病。

(1)发病机制。由于胚胎期缺碘,胎儿的甲状腺激素供应不足,胎儿的生长发育出现障碍,特别是中枢神经系统的发育分化出现障碍。胚胎期大脑发育分化不良,可引起耳聋、语言障碍、上运动神经元障碍和智力障碍等。出生后至2岁摄碘不足,使甲状腺激素合成不足,引起甲状腺激素缺乏,明显影响身体和骨骼的生长,从而表现出体格矮小、性发育落后、黏液性水肿及其他甲状腺功能减退等症状。

(2)临床表现。地方性克汀病临床可分为神经型、黏液性水肿型(简称黏肿型)和混合型,其症状与体征主要表现为以下几方面。

①智力低下。智力低下是地方性克汀病的主要症状,程度轻重不一。严重的智力低下患者大小便不能自理,甚至不能进食,达到白痴程度。有的虽然可以自己吃饭、穿衣、大小便,但神经运动障碍明显,不能做复杂的劳动,不会计数,不能适应社会生活。轻者能做简单运算,参加简单农业生产劳动,但劳动效率不高。

②聋哑。聋哑是地方性克汀病(尤其神经型)的常见症状,其严重程度大致与病情成正比,多为感觉神经性耳聋。神经型地方性克汀病的听力障碍较黏肿型严重,与听力障碍同时存在的是语言障碍。

③生长发育落后。表现为以下几方面:a. 身材矮小,一般病情越重,身材矮小就越明显,黏肿型患者比神经型患者明显。特点是下肢相对短,保持婴幼儿时期的不均匀性矮小。b. 婴幼儿生长发育落后,表现为囟门闭合延迟,骨龄明显落后,出牙、坐、站、走等延迟。c. 克汀病面容,表现为头大,额短;眼裂呈水平状,眼距宽;鼻梁下塌,鼻翼肥厚,鼻孔向前;唇厚,舌厚而大,常伸出口外,流涎等。d. 性发育落后,黏肿型患者性发育落后较神经型明显。神经型主要表现为外生殖器发育较晚,男性性成熟晚,女性月经初潮晚,但大多数还可以结婚生育。黏肿型常表现为外生殖器官在成年时仍保持儿童型,第二性征发育差,多数不能结婚生育。

④神经系统症状。神经型地方性克汀病的神经系统症状尤为明显。一般有下肢痉挛性瘫痪,肌张力增强,腱反射亢进,还可出现病理反射及踝阵挛等。

⑤甲状腺功能减退症状。主要见于黏肿型地方性克汀病患者,神经型患者少见。主要表现为黏液水肿,皮肤干燥,弹性差,皮脂腺分泌减少。精神状态及行为发生改变,表现为反应迟钝,嗜睡,对周围事情不感兴趣。

⑥甲状腺肿。通常神经型地方性克汀病患者多数伴有甲状腺肿,而黏肿型伴有甲状腺肿者较少。

(3)地方性克汀病的诊断。地方性克汀病的诊断标准如下:

①必备条件。a.出生、居住在碘缺乏地区;b.有精神发育迟滞,智商≤54,主要表现为不同程度的智力障碍。

②辅助条件。a.神经系统症状:有不同程度的听力障碍、语言障碍、运动神经障碍等。b.甲状腺功能减退症状:有不同程度的身体发育障碍;不同程度的克汀病形象,如傻相、面宽、眼距宽、塌鼻梁、腹部隆起等;不同程度的甲状腺功能减退表现,如出现黏液性水肿,皮肤、毛发干燥;X线骨龄落后和骨骺愈合延迟,血清 T_4 降低,促甲状腺激素升高。

有上述的必备条件,再具有辅助条件中神经系统症状或甲状腺功能减退症状任何一项或一项以上者,即可诊断为地方性克汀病。

7.防治措施　对于缺碘引起的碘缺乏病,可以提供下列方式进行补碘。

(1)碘盐。在食盐中加入碘化钾或碘酸钾强化剂,使食盐中碘含量的平均水平保持在 $20 \sim 30$ mg/kg,允许波动范围为±30%。为防止食盐中碘的损失,需加入适量的碳酸钠作为稳定剂。含碘食盐必须保持干燥,避免日晒,以免碘的损失。高温可使碘挥发加速,做菜加碘盐时不可过早加入。

(2)碘油。目前国内采用的碘化豆油的碘含量(重量比)为 37.01%,每毫升含碘量为 474 mg。另一种是碘化核桃油,其碘含量(重量比)为 38.2%,每毫升含碘量为 500 mg。碘油分肌内注射和口服两种。尽管碘油是防治碘缺乏病的有效措施,但不能代替碘盐,在没有推广碘盐的病区,应尽早实行碘盐预防。

(3)其他。长期服用碘化钾溶液,食用富含碘的食物,如海带等海产品。

(4)甲状腺制剂。甲状腺制剂有甲状腺粉、甲状腺片、人工合成的甲状腺素以及三碘甲状腺原氨酸。对地方性克汀病患者,特别是黏液水肿型,只要适时适量地补充甲状腺激素,及时采用替代疗法,就可迅速收到理想的治疗效果。

对于非缺碘引起的甲状腺肿,首先应找到病因,根据病因提出针对性的预防措施。若是由高碘造成的,可以减少高碘食物摄入,控制总碘的摄入量;若饮用水被污染,可以清除水中的污染或更换水源等;若是由致甲状腺肿大物质导致的,就要避免含有致甲状腺肿大物质的食物摄入。

(三)地方性氟中毒

1.概念　地方性氟中毒(endemic fluorosis)是由于一定地区的环境中氟元素过多,而致生活在该环境中的居民经饮水、食物和空气等途径长期摄入过量氟所引起的以氟骨症(skeletal fluorosis)和氟斑牙(dental fluorosis)为主要特征的一种慢性全身性疾病,又称地方性氟病。

2.氟在自然界中的分布　氟在自然界中分布广泛,地下水中含氟量较地表水高。氟一般不以游离状态存在,而是以化合物的形式存在于自然界中。空气中含氟量较低,但大气受到较严重的氟污染时,可从空气中吸入较多氟。燃烧高氟煤取暖、做饭和烘烤粮食可引起室内空气和粮食的氟污染。砖茶中氟含量很高,一般在 100 mg/kg 以上。

3.氟在人体内的代谢　含氟的气体、蒸气和粉尘可从呼吸道吸收,通过饮水和食物摄入的氟可经消化道吸收。吸收的氟约有 75% 与血浆蛋白结合而运送到各组织,其中在牙齿和骨骼中蓄积最多。氟主要通过肾脏随尿排出,占 50%～80%,小部分由粪便和汗液排出体外,微量由毛发、指甲、乳汁排出。氟可通过胎盘屏障进入胎儿体内。

4.地方性氟中毒的流行病学　地方性氟中毒流行于全世界 50 多个国家和地区。我国是地方性氟中毒发病最广、波及人口最多、病情最重的国家之一。除上海市以外,全国各省、自治区、直辖市均有地方性氟中毒的发生和流行。根据 2014 年底统计资料,我国有高氟暴露人口约 1.2 亿,分布在 127006 个自然村。其中饮水型人口 8728 万、燃煤污染型人口 3265 万、饮砖茶型人口 1000 万左右。人群分布表现为恒牙形成期生活在高氟区的儿童均可患氟斑牙。氟骨症多见于成年人,16 岁以上特别是 20 岁以后的患病人数增加明显,主要在青壮年时期(16～50 岁),并且随着年龄增高,患氟骨症的患者增多。氟中毒有“易侵袭外来人”的特点,表现为从非病区搬入的居民比当地居民容易患病,且病情重。氟斑牙患病率与居住年限无关,氟骨症患病率随居住年限增加而增高。

5.地方性氟中毒病区类型

(1)饮水型。由于饮用高氟水(>1.0 mg/L)而引起氟中毒的病区称为饮水型病区。该病区是最常见的病区类型,主要分布在淮河—秦岭—昆仑山一线以北广大北方地区的平原、山前倾斜平原和盆地,如东北平原西部、华北平原、华东平原、中原地区、河西走廊、塔里木盆地、准噶尔盆地等,形成东起山东半岛西至新疆南天山山脉的面积广大的氟中毒病区。

(2)燃煤污染型。居民燃用当地高氟煤(1590～2158 mg/kg)做饭、取暖,敞灶燃煤,炉灶无烟囱,并用煤火烘烤粮食、辣椒等,致使氟严重污染室内空气和食品。居民吸入污染的空气、摄入污染的食品而引起的地方性氟中毒的病区,称为燃煤污染型病区,该病区主要分布在陕西南部、四川、湖北、贵州、云南、湖南和江西等地区。

(3)饮砖茶型。由于长期饮用含氟过高的奶茶而引起氟中毒的病区称为饮砖茶型病区。饮砖茶型病区主要分布在内蒙古、西藏、四川、青海、甘肃和新疆等习惯饮奶茶的少数民族地区,如藏族、哈萨克族、蒙古族聚居区。当地居民有饮奶茶的习惯,而煮奶茶的茶主要为砖茶。

6.发病原因及机制　长期摄入过多的氟是该病的基本病因。每人每天摄入总氟量超过 4 mg 时即可引起慢性中毒。可能的发病机制有以下几种。

(1)破坏钙、磷代谢和引起氟骨症。过量的氟进入血液后,与血钙结合形成氟化钙,氟化钙大部分沉积在骨组织中,少量沉积在软骨中,使软骨钙化,甚至骨膜、韧带、关节等组织也被钙化。这种过度钙化可引起一系列的症状:血钙下降,能促使甲状旁腺素分泌增多,溶骨作用增强,引起骨质疏松或软化;同时,甲状旁腺素分泌增多能抑制肾小管对磷的吸收,导致血磷下降,这种情况多见于产妇或哺乳期的妇女。

(2)对牙齿的影响。适量的氟进入体内能使牙釉质中的羟磷灰石变成牙齿的基本成分氟磷灰石,使牙齿光滑、耐磨,并抑制乳酸杆菌,降低碳水化合物分解产生的酸度。因此,氟可以预防儿童龋齿的发生。过量的氟进入体内,使正常的牙釉质的棱晶结构变成不规则的球状结构,导致牙齿表面产生斑点、缺损、断裂,并改变牙齿表面的着色,使牙齿表面呈现出黄色、褐色或黑色。氟斑牙多发于恒齿门牙。

(3)对酶活性的干扰。体内很多酶的活性受钙离子和镁离子的调节。氟进入体内后,与钙离子、镁离子结合成难溶的氟化钙、氟化镁,从而使体内需要钙离子、镁离子参加的酶的活性被抑制,如抑制烯醇化酶和琥珀酸脱氢酶,使三羧酸循环受阻,能量合成出现障碍,导致骨组织营养不良。

（4）其他影响。过量氟进入体内,可以影响中枢神经系统,出现记忆力减退、失眠、精神萎靡不振等症状;氟可以与原生质结合,破坏原生质。

7.临床表现

（1）氟骨症的临床表现可以分为三度。①轻型（Ⅰ度）:全身大关节疼痛,无红肿,静止时疼痛加重,活动后疼痛减轻,能参加一般体力劳动;②中型（Ⅱ度）:大关节活动受限,骨骼有轻微变形,影响体力劳动;③重型（Ⅲ度）:关节或肢体变形,弯腰驼背,肌肉萎缩,基本丧失劳动能力,甚至瘫痪。

（2）氟骨症的临床诊断依据有:①有在高氟地区的生活史;②临床表现有氟斑牙（成年迁入病区无氟斑牙）,同时伴有骨关节痛、肢体或者躯干运动障碍;③X线检查发现骨质疏松或过度钙化等氟骨症改变;④尿氟含量超过 3 mg/L。

（3）氟斑牙的临床表现。氟斑牙的分度方法很多,目前使用较为普遍的是 Dean's 法,见表 6-3-1。

表 6-3-1　Dean's 法分类及临床表现

分类（计分）	临床表现
正常（0）	釉质半透明,表面光滑有光泽
可疑（0.5）	釉质表面有光泽,但有少量的白色斑纹或散在的细小白斑,多见于上门齿,或第一恒齿磨牙冠尖端有白垩状斑点。此部分不计入氟斑牙患病率
极轻度（1）	釉质表面上有一定的光泽,白垩状改变尚轻,呈纸样,牙体形状基本正常
轻度（2）	釉质表面失去光泽,有极明显的白垩状改变,呈粉笔样白色,牙体圆钝肥厚,有时牙齿边缘可带有少量淡黄色斑块
中度（3）	此度根据明显的着色判定,在白垩状改变的基础上,牙齿（主要是上门齿）有明显的黄色斑纹,占牙面 1/3 以上,有时可见少数细小浅窝状釉质缺损
重度（4）	主要表现为牙釉质表面有明显缺损,缺损呈块状,并出现在多个牙齿上,重者出现在全部牙齿上,不论是唇侧面还是舌侧面,均有釉质缺损,有的牙冠呈风化剥蚀状

（4）氟斑牙指数（dental fluorosis index）。氟斑牙指数是反映氟斑牙在人群水平上流行情况的常用统计指标,与 Dean's 法结合使用,反映一个社区的氟斑牙患病情况。氟斑牙指数在 0.4 以下为氟斑牙阴性区,0.4~0.6 为边缘线,0.6 以上为氟斑牙流行区。

$$氟斑牙指数 = \frac{0 \times n_0 + 0.5 \times n_1 + 1 \times n_2 + 2 \times n_3 + 3 \times n_4 + 4 \times n_5}{受检人数}$$

式中,n_0、n_1、n_2、n_3、n_4、n_5 分别表示正常、可疑、极轻、轻度、中度、重度氟斑牙的检出人数,氟斑牙阳性人数是指极轻度以上氟斑牙的检出人数之和。

从小在病区生活的患者,患氟斑牙但不一定患氟骨症,氟骨症患者多伴有氟斑牙;成年后迁入病区的患者患有氟骨症,但往往无氟斑牙。

8.防治措施

（1）预防措施。首先查明氟的来源,减少氟的摄入,每天总氟的摄入量控制在 3 mg以下。

①饮水型氟中毒。a.改换水源:病区内如有低氟水源可以利用,应首先更换水源;b.打低氟深井水:我国大部分干旱地区浅层地下水氟含量高,而深层地下水氟含量低,适于饮用,

符合防病要求；c.引用低氟地面水：将病区附近低氟的江、河、湖和泉水等地面水引入病区作为水源；d.收集降水：在缺水地区修建小型水库或水窖，蓄积天然降水；e.饮水除氟：本法适用于无低氟水源可供利用的病区，可采用理化方法降氟，如电渗析、反渗透、活性氧化铝吸附法、铝盐或磷酸盐混凝沉淀法、骨炭吸附法等除氟技术。

②燃煤污染型氟中毒。a.改良炉灶：改造落后的燃煤方式，炉灶应有良好的炉体结构，并安装排烟设施，将含氟烟尘排出室外；b.减少食物氟污染：应防止食物被氟污染，如改变烘烤玉米及辣椒等食物的保存方法，可用自然条件烘干粮食，或用烤烟房、火炕烘干，避免烟气直接接触食物；c.不用或少用高氟劣质煤：更换燃料或减少用煤量，最大限度地降低空气中的氟含量。

③饮砖茶型氟中毒。研制低氟砖茶，降低砖茶中的氟含量，并在习惯饮砖茶病区增加其他低氟茶种代替砖茶。在高氟地区选择种植含氟量较低的农作物，不使用含氟量高的化肥（如磷矿粉等）和农药（如氟酰胺等）。

（2）治疗原则。目前尚无针对地方性氟中毒的特效治疗方法，主要是减少氟的摄入和吸收，促进氟的排泄，拮抗氟的毒性，增强机体抵抗力，采取适当的对症处理措施。治疗原则：①控制和减少氟摄入量：针对不同类型病区，采取相应措施减少氟摄入量，最好移居低氟区。②合理膳食：提供维生素、钙、蛋白质丰富的膳食，保证足够热量，增强机体抗氟和排氟能力。③药物治疗：适量补钙和维生素 D，可调节钙磷代谢，减少对氟的吸收。合用维生素 C 可减少氟吸收，促进氟排泄。有神经损伤者，可采用 B 族维生素、三磷酸腺苷、辅酶 A 等对症治疗。④氟斑牙治疗：可采用涂膜覆盖法、药物脱色法、修复法等。⑤其他：因氟骨症而造成骨骼严重畸形者，可进行手术治疗。

（四）地方性砷中毒

1.地方性砷中毒（endemic arsenicosis）　地方性砷中毒是由于局部地区环境中砷元素分布过多，导致生活在该地区的居民经饮水、食物和空气等途径长期摄入过量砷所引起的以皮肤色素沉着或（和）脱失、掌跖角化等皮肤改变为主要表现，同时伴有神经系统、周围血管、消化系统等多方面症状的全身性疾病。在我国台湾、新疆、内蒙古等地区有该病的流行。

2.砷在自然界的分布　砷在自然界广泛分布于岩石、土壤和水环境中。环境中的砷多以含砷矿石的形式存在，如砷铁矿、雄黄（As_2S_2）、雌黄（As_2S_3）等，并多与锌、铜、铅等元素共生于硫化物矿藏中。

3.砷在体内的代谢　砷吸收入血后首先在血液中聚集，其中 95% 无机砷（iAs）与血红蛋白中的珠蛋白结合，然后被运输至肝、肾、脾、肺、脑、皮肤及骨骼中。无机砷进入机体后，在红细胞内被砷酸盐还原酶还原，可将五价砷（iAs^{5+}）还原为三价砷（iAs^{3+}）。iAs^{3+} 被肝细胞摄取后，在甲基转移酶的催化下生成单甲基砷酸（MMA^{5+}）；MMA^{5+} 又在 MMA^{5+} 还原酶的作用下，还原为单甲基亚砷酸（MMA^{3+}）。此时 MMA^{3+} 再发生甲基化反应，生成二甲基砷酸（DMA^{5+}）。不同价态、不同形式的砷代谢产物毒性差异很大，其毒性由大到小依次为：$MMA^{3+} \geq DMA^{3+} > iAs^{3+} > iAs^{5+} > MMA^{5+} = DMA^{5+}$。在众多砷化物中，$MMA^{3+}$ 的急性毒性是无机砷化合物毒性的 4 倍。肾脏是砷化物排泄的主要器官，部分砷可由胆汁排入肠道，随大便排出体外。另外，经皮肤、汗腺、唾液腺、泌乳、毛发、指甲脱落等途径也可排出部分砷。

4.地方性砷中毒的流行病学　地方性砷中毒有饮水型和燃煤污染型。饮水型主要因饮用高砷水，直接由消化道摄入过量砷而引起中毒。我国饮水型地方性砷中毒病区主要分布在新疆的奎屯、内蒙古和山西部分地区以及台湾西南沿海的一些地区。燃煤污染型则因敞灶燃用高砷煤取暖、做饭或烘烤粮食、辣椒等,通过呼吸道和消化道摄入过量砷而引起中毒。燃煤污染型仅见于我国南方某些地区,如贵州黔西南地区。在砷暴露人群中,患病者年龄范围很大,从幼儿到高龄老人均有病例报告,患病率有随年龄增长而升高的趋势。随着年龄增长,机体累积砷量增高,故 20 岁以上居民患病率明显高于 20 岁以下者,40~50 岁年龄段是患病的高峰期。

5.病区的判定和划分

(1)饮水型病区。在居民生活环境中,因非工业污染所致饮用水砷含量较高,造成人群发病,可定为饮水型砷中毒病区;凡饮水砷含量在 0.05 mg/L 以上,即可确定为高砷地区。根据水砷含量和病情,将地方性砷中毒病区划分为轻病区、中病区和重病区。

①轻病区:饮水砷含量在 0.05~0.2 mg/L,临床上可有轻度病例发生,砷中毒患病率小于 10%,无中、重度砷中毒病例。

②中病区:饮水砷含量在 0.2~0.5 mg/L,临床上有不同程度的砷中毒病例发生,砷中毒患病率为 10%~30%,中、重度病例检出率小于 5%。

③重病区:饮水砷含量大于 0.5 mg/L,砷中毒患病率大于 30%,中、重度病例检出率大于 5%。

病区以自然村为单位划分,饮水砷含量以含砷最高的饮用水源计算,饮水含砷量与患病率不符时,以患病率划分轻、中、重病区。

(2)燃煤污染型病区。凡以砷含量大于 100 mg/kg 的高砷煤为燃料,引起室内空气、食物、饮用水砷含量增高,造成人群中毒流行的地区,可定为燃煤污染型地方性砷中毒病区。其病区的划分主要以高砷煤分布范围和病情作为主要参考指标。

6.发病病因及机制　长期高砷暴露、摄入过量的砷是该病的主要病因。可能的发病机制有以下几种。

(1)抑制多种酶的活性。进入机体的三价砷(如亚砷酸盐)与蛋白质或酶中巯基结合,例如亚砷酸盐和半胱氨酸中的巯基结合,酶的生物活性被抑制,引起相应的代谢功能障碍。亚砷酸盐可抑制与糖原异生有关的丙酮酸脱氢酶活性。砷可积聚在线粒体内,干扰线粒体酶,损害组织呼吸,导致细胞毒性。砷极易与二氢硫辛酸辅因子反应而影响线粒体的呼吸功能;砷还抑制琥珀酸脱氢酶的活性,使氧化磷酸化解耦联,从而影响 ATP 生成,干扰细胞能量代谢。砷对线粒体重要酶系的抑制,可干扰线粒体呼吸、血红素合成、碳水化合物代谢及脂肪酸合成功能,从而使细胞功能紊乱。

(2)无机砷甲基化及三价甲基化砷的毒性。砷的甲基化代谢过程中,代谢的中间产物三价甲基砷酸和三价二甲基砷酸在细胞毒性、抑制机体内某些氧化还原酶活性、诱发机体高氧化的应激状态、影响 DNA 和蛋白质合成等方面比无机砷毒性更强,这可能是无机砷暴露的重要致病因素之一。

(3)氧化应激与活性氧产生。砷可使细胞内活性氧生成增高,导致还原型谷胱甘肽耗竭,DNA 氧化性损害,可引起肿瘤的发生。

7.临床表现　地方性砷中毒是一种多系统、多脏器损伤的慢性全身性疾病,大多是长期饮用低剂量含砷的水,砷在体内蓄积达到一定剂量后才会发病。其主要表现如下。

(1)皮肤黏膜的损害。地方性砷中毒皮肤病变的特征为色素异常和皮肤角化。色素异常包括色素沉着和脱色斑。色素沉着随病情加重而从淡褐色变为深褐色,其间交错着的微白色脱色斑亦不断增多和增大。色素沉着一般发生在躯干,可发展至四肢,亦可侵及口腔、唇部等处的黏膜。皮肤角化的形态可分为点状角化、鸡眼状角化、疣状角化、角化斑疹等。除角化斑疹多发于躯干外,其他多发于手足部。同一患者可既有色素沉着,又有皮肤角化存在。

(2)心血管病变。新疆奎屯地区调查发现,有部分病人出现心电图异常,提示心肌有弥漫性损害。同时进行末梢微循环方面的调查,发现有部分病人出现雷诺氏综合征,患者出现遇冷时手足趾发白、疼痛、麻木等症状。微循环检查发现患者血管襻减少、微循环血流缓慢及冷水试验后血流停滞现象。

(3)神经系统病变。对饮用含砷量 0.6 mg/L 的井水的居民进行神经系统专科检查,受检者无明显感觉减退、肌力降低和肌肉萎缩等周围神经炎的体征。但在其基础上对其中有砷致皮肤病变的患者作肌电图检查,发现有中毒性神经炎的表现。同时进行耳科专科检查,发现有部分人出现耳鸣或神经性耳聋。

(4)癌变。在地方性砷中毒地区发现患有皮肤癌的患者,主要为高分化型鳞癌或基底细胞癌,都是由砷致皮肤病变后转化而来的。人群流行病学调查资料显示,砷能引起人类的多种肿瘤,以不同方式接触不同形式的砷可诱发皮肤癌、乳腺癌、肾癌、膀胱癌、淋巴肉瘤、血管肉瘤、口腔癌、骨癌、腹膜及生殖系统肿瘤等。

在台湾地区,一些居民长期饮用含砷量过高的地下水,逐渐出现色素沉着和弥漫性黑色、棕色的斑点,并伴有色素脱落,手掌和脚跟部的皮肤过度角化、增生、皲裂,随之出现经久不愈的溃疡,皮肤发黑坏死,下肢动脉狭窄、痉挛、阻塞,下肢坏死,这种病症称为"乌脚病"(blackfoot disease)。

8.防治措施

(1)预防措施。对饮用水含砷超过卫生标准的病区,要改换水源或消除砷的污染源,还可采用混凝沉淀或滤过法除砷;对于敞灶燃用高砷煤的病区,要改换炉灶,改变生活习惯,切断砷的来源。

(2)治疗措施。目前尚无有效治疗地方性砷中毒的方法。由于砷在体内的半减期短(约1周以内),驱砷疗法在治疗上意义不大,而且砷中毒症状即使在停止砷暴露后仍可持续,因此目前主要采取对症疗法。①营养支持:在膳食中增加蛋白质、维生素等的摄入量;②治疗末梢神经炎:用维生素 B_1、维生素 B_{12}、肌苷、三磷酸腺苷、辅酶 A、辅酶 Q_{10} 等制剂,以减轻砷对神经系统的损害;③处理皮肤损害:用 5% 二巯丙醇油膏涂抹,可缓解慢性砷中毒皮肤损害。

(五)克山病

克山病(Keshan disease)是一种以心脏肿大、心肌变性坏死为主要病理改变的生物地球化学性疾病。1935 年,我国黑龙江省克山县发现大批急性病例,患者主要表现为心脏扩大、心力衰竭、心律失常等。当时因其病因未明,故用当地的地名命名。

1.流行特点　该病流行于兴安岭、长白山、太行山、六盘山到云贵康藏高原的山区,全国14 个省、自治区、直辖市有该病的发生。本病在平原地区和城市发病较少,并且呈现季节波动,东北地区发病高峰在冬季,南方地区发病高峰在夏季。该病以 2～7 岁儿童、育龄妇女多见。据调查,克山病与地质环境因素(如地貌、岩性、土壤、地下水等)之间存在规律性联系。

发病地区主要为典型的地质侵蚀区,其地表层易溶元素过多流失,使饮水中离子(硒、钙、镁、钾、钠、硫等)总量减少,而非病区为地质堆积区,饮水中离子总量较多。

2. 病因

(1)缺硒。有资料证明,缺硒可能是克山病的发病原因之一,病区粮食硒含量明显降低,人群中血硒、发硒水平也明显低于非病区。但缺硒并非是克山病的唯一致病因素。

(2)生物感染。研究发现,急型、亚急型克山病人血清中柯萨奇 B 组病毒(Coxsackie B virus,CBV)中和抗体效价明显高于健康人。除 CBV 感染外,真菌感染也可能是另一种重要感染因子。已有学者从克山病病区玉米等粮食中分离、提纯串珠镰刀菌素和黄绿青霉毒素。用串珠镰刀菌素转染动物,可使其心肌细胞发生病变。

(3)营养素失衡。克山病流行区居民膳食中除缺硒外,常同时伴有优质蛋白、钙、铁、锌、B 族维生素和维生素 E 等营养素的缺乏。缺硒同时伴有缺碘、高锰膳食可加重克山病的流行。

3. 临床表现

(1)急型克山病。此型多见于成人和大龄儿童,具有起病急、病情危重、变化较快等特点。此型多为原发,但也可由潜在型、慢型克山病因过劳、受凉、精神刺激或合并感染而诱发。成年患者起病时全身不适、头痛、头晕、心烦,继而出现恶心、呕吐、心慌、闷气等症状。儿童患者可有四肢发冷、咳嗽、气喘、阵发性腹痛、哭闹不安等表现。急型克山病多死于心源性休克、急性左心衰竭和严重心律失常。

(2)亚急型克山病。亚急型是小儿克山病的常见类型。主要表现为心脏扩大、水肿,常在数日内发生心力衰竭,可合并心源性休克。亚急型克山病患儿经救治后多转危为安,但经 3 个月治疗未愈者多转变为慢型克山病。

(3)慢型克山病。此型起病缓慢,多在不知不觉中发病,亦称自然慢型克山病。小儿患者多由急型、亚急型克山病转变而成。慢型克山病在疾病演变过程中可有急性发作,其症状和体征与急型、亚急型克山病相同,但大多数患者临床上以慢性心功能不全为主要表现。多主诉头痛、头晕、上腹不适、食欲缺乏、乏力、恶心、呕吐,活动后心悸、气短、咳嗽、咯痰,夜间可出现阵发性呼吸困难,常有下肢、颜面及全身水肿。

(4)潜在型克山病。此型心肌病变较轻,心脏功能代偿良好,多能参加劳动,故仅在普查中通过心电图检查才能发现。潜在型克山病可由急型、亚急型、慢型克山病好转而成,但大多数人起病即为潜在型,患者多无明显不适,仅在活动后出现心悸、气短、乏力、头晕等自觉症状。根据临床表现及心电图改变,可将潜在型克山病分为以下两型:①稳定潜在型:起病即为潜在型克山病,符合潜在型诊断条件,其预后良好,很少转变为慢型、亚急型或急型;心电图以完全性右束支传导阻滞或室性早搏为主要表现。②不稳定潜在型:此型多由急型或慢型克山病转变而来,经治疗后心脏功能恢复正常;心电图改变以 T 波、S-T 段异常或伴有 Q-T 间期延长为主要表现。病情不稳定,常导致急型、亚急型克山病发作,或转变为慢型克山病。

4. 防治措施

(1)预防措施。①补硒:口服补硒药物(亚硒酸钠)有显著的防治效果,如合用维生素 E 等抗氧化剂,效果将更显著。②治理生态环境:制定病区长远治理规划,加强水土保持,改善生态条件,不断提高环境中的硒水平;重点改良水质,保证安全供水;改善居住条件,修建防寒、防烟、防潮住宅;开展爱国卫生运动,加强垃圾粪便无害化处理,从而减少感染因素。③消除诱发因素:开展健康教育,教育居民注意防寒、防暑,避免过度疲劳、暴食暴饮和精神刺激,积极开展呼吸道和消化道感染性疾病防治。④提倡合理营养:引进外来粮菜,纠正自产自给;合理搭配主副食,膳食多样化,增加优质蛋白、无机盐、维生素的摄入量。

(2)治疗原则。治疗急型克山病的关键在于纠正心源性休克、处理急性肺水肿、缓解心律失常。亚急型、慢型克山病的基本治疗原则是去除心衰诱发因素,调整生活方式,控制体力活动,及时、合理地进行药物治疗。潜在型克山病心功能代偿良好,一般不需治疗,应加强生活指导,注意劳逸结合,生活规律,减少精神刺激。患者应定期复查,发现异常尽早处理,可小量应用调节心肌代谢药物,如辅酶 Q_{10}、肌苷、B 族维生素及维生素 C,亦可应用含硒片剂。常见并发症有呼吸道感染、心律失常、血栓、栓塞、水电解质紊乱等,应在严密观察病情的基础上尽早发现,并予以及时、正确处理。

(六)大骨节病

大骨节病(Kaschin-Beck disease)是一种由于四肢关节软骨和骺板软骨发生变性、坏死等病变,进而导致软骨内成骨障碍的一种地方性骨关节疾病。

1. 流行病学特征　大骨节病病区多地处荒凉偏僻山区,其地理环境和生存条件恶劣,经济发展缓慢,群众居住条件简陋,生活水平低下。我国病区范围波及 13 个省、自治区中的300 多个县(区),约有 600 多个历史重病区村。大骨节病性别间差异不明显,但 16 岁以上青年及成人患者中,男性发病率略高于女性。从外地迁入病区的外来人群发病率高于本地人群。农业人口高发,且有家庭多发倾向。

2. 发病原因　大骨节病的病因至今尚未明确,目前主要有以下几种机制。

(1)缺硒。我国环境流行病学调查结果显示,大骨节病病区分布于从东北至西南的宽阔缺硒地带;病区土壤、粮食中硒含量明显低于非病区;病区人群生物样品(毛发、血清、指甲等)中硒含量亦明显低于非病区人群。病区推广硒盐和口服亚硒酸钠片防治,使大骨节病的发病率明显下降。

(2)饮水中有机物中毒。用大骨节病病区饮用水饲喂家兔,发现家兔消瘦、骨骼生长发育停滞。对大骨节病病区饮用水中有机物进行检测分析,发现大骨节病发病率与水中高锰酸钾耗氧量呈平行关系;用酸化萃取法检测病区饮水,表明腐殖酸含量与大骨节病发病率有关。因此,有学者提出"饮水有机物污染"是大骨节病的可能原因。

(3)真菌毒素中毒。大骨节病病区粮食易被镰刀菌污染,可产生某些对机体有害的毒素,T-2 毒素是单端孢霉烯族真菌毒素中致病性较强的代表性毒素,进入体内后,可通过多种机制使骨骺板软骨和十骺区的血管变窄、软骨基质营养不良、软骨细胞变性坏死。

3. 临床表现　主要临床特征为患者身材矮小,四肢关节增大、畸形。病情呈现慢性变化,患者智商大多正常,不影响正常寿命。临床表现为四肢有麻木或蚁走感,中、食指关节活动不灵活,有时关节弯曲或伸直受到限制,如肘关节伸展时小于 170°,手指末节关节畸形,称为"鹅头指"。严重者身材缩短,四肢关节畸形,肌肉萎缩,出现"鸭行步态"。X 线表现多为骨骼损害,除胸锁关节、下颌关节未见明显损害外,其他关节均有不同程度的损害,常见于手、踝、趾关节。

4. 防治措施

(1)预防措施。大骨节病是一种以缺硒为主的多病因疾病,因此应采取综合性预防措施。可采取补硒、改水、改粮、合理营养、改善环境条件、加强人群筛查等综合性防治措施。

（2）治疗原则。早期大骨节病儿童可选用具有营养、解毒、抗氧化和抗脂质过氧化损伤作用的药物，以保护和促进软骨细胞代谢，修复指骨干骺端、骨端病变，改善临床症状。常用的药物有亚硒酸钠片或富硒酵母胶囊、维生素 E、维生素 C、葡萄糖酸锌片、葡糖醛酸内酯片、醋硫酸肠溶片等；若亚硒酸钠片分别与维生素 E、维生素 C 合用，则效果更好。成人大骨节病关节软骨的自我修复能力差，关节增粗变形、疼痛和运动功能障碍严重，应采用理疗和药物治疗缓解疼痛，保护和改善关节功能，严重者可行手术治疗。

二、土壤及其卫生学意义

土壤（soil）是由地表岩石风化而成的矿物质、动植物和微生物残体分解产生的有机质、土壤生物、水分、空气等组成的陆地表面生长植物的疏松层。土壤是人类赖以生存、生产和生活的物质基础；是自然环境中三大介质之一；是生物圈的重要组成部分；是联系有机界和无机界的中心环节；是食物链的首段和陆地生态系统的核心；是许多有毒有害废弃物的处理和容纳场所。

（一）土壤环境特征

1. 土壤组成的复杂性　土壤由固相、液相和气相物质组成，与大气、水体保持动态联系。土壤固相是由不同的颗粒和团聚体构成的分散系。土壤孔隙度（soil porosity）是指在自然状态下，单位容积土壤中孔隙容积所占的百分率。土壤中的污染物质转移速度相对缓慢，在时间上污染物浓度降低过程很长，在空间上污染物则集中于排放地区。鉴于土壤污染的不均匀性，在开展土壤卫生监测时，取样时间间隔不必过短，取样点应靠近污染源，由多个原始样品组成混合样品进行分析。

2. 土壤是复杂的胶体系统　土壤颗粒小于 1 μm 的粒子都具有胶体的性质，包括以腐殖质为主的有机胶体和黏土矿物的无机胶体。土壤含胶体物质越多，总表面积越大，对分子态物质的物理吸附作用也越强。胶粒越多，吸附的离子越多，与土壤中离子态物质的代换吸收作用也越强。有毒物质与土壤胶体混合形成难溶的潜毒物质（potentially toxic substances），不易进入土壤溶液，而暂时退出生物循环。它们不能被常规溶剂所提取，一般不能被常规分析方法所检出。一旦土壤酸碱度发生变化，使潜毒物质重新释放出来，被动植物吸收，则可通过食物链进入生物体，对人类健康产生不同程度的危害。

3. 土壤中微生物含量多　土壤微生物包括病毒、细菌、真菌、放线菌、寄生虫和藻类等。1 g 土壤含有数千万至数百亿个微生物，因而土壤对有机物具有强大的自净能力，但仅限于有限数量的生活废弃物和动植物残体等有机物。致病性微生物和蠕虫卵在土壤中有一定的存活能力。土壤对重金属、农药、有机合成产品、放射性同位素等的净化能力非常有限。土壤对污染物具有一定的容量，一旦污染物含量超过容量上限，土壤自净能力就会下降甚至丧失，导致土壤质量恶化、土壤污染。

4. 土壤环境背景值和环境容量　构成土壤的化学元素主要与地壳中成土母岩的化学成分有密切关系。各地土壤的各种化学元素的背景值及其环境容量与居民健康之间有着密切的关系。土壤环境背景值（soil environmental background value），又称本底值，是指某地没有受污染的天然土壤中各种化学元素的组成及其含量。背景值是评价化学污染物对土壤污染程度的参考值；是制定土壤卫生标准的重要依据；是评价土壤污染物对健康影响的重要依据；是地方病防治工作的科学依据。土壤环境容量（soil environmental capability）是指一定时间内、一定环境单元中、在不超过土壤卫生标准的前提下,土壤对某污染物能够容纳的最大负荷量。例如,某地土壤中砷的背景值为 6 mg/kg,土壤砷卫生标准为 15 mg/kg,则该地区土壤对砷的环境容量为 9 mg/kg。不同土壤的环境容量不同,这与土壤的环境背景值和自净能力有关。

土壤环境特征体现了制定土壤卫生标准的必要性和困难性。必要性在于现今还没有很好的高效的土壤净化方法,必须制定土壤中有害物质的最高容许浓度,控制我国土壤负载各种农药和废弃物等污染物的量。困难性在于土壤污染对人体健康的影响是间接的、潜在的,而土壤中理化作用和生物作用比较复杂,土壤的类型也多种多样。

(二)土壤的卫生学意义

自然环境是一个十分复杂的系统,大气、水、土壤和生物是息息相关的环境要素。现今污染已遍布于整个环境系统中,污染物在这四者之间相互转化和迁移,往往会造成污染循环,某一个方面的变化都可能影响到整个系统。因此,没有卫生的土壤,不可能有安全卫生的空气、水和食物。

1. 土壤中的水分 水是一种天然的溶剂,无机物和有机物都能或多或少地溶解于水中。除可溶解的物质外,不溶解的悬浮物质、胶体物质和微生物等均可能混入水中。卫生学中有相当部分内容是研究水的卫生问题,对水质盐分、微量元素、有机物和微生物污染等问题,需要土壤成分的知识给予解释。因此,人体与土壤之间通过水发生了联系。此外,土壤性质和地下水位状态与气候因素有关,影响当地居民区的气候,是选择建筑地段和城乡规划所必须考虑的因素。

2. 土壤中的空气 土壤气体与大气比较,含有大量二氧化碳和少量氧气,有机物在土壤中分解时,还产生大量的甲烷和氢气等气体。当土壤中温度和大气压发生变化时,土壤气体和大气发生交流,土壤中有害气体逸出土层,可能使挖沟、掘井作业的工人发生有毒气体中毒。土壤气体可进入地下室、防空洞、隧道、地下铁道内,危害人们的健康。

3. 土壤中的放射性物质 地壳中存在着天然的放射性元素和放射性同位素,如氡、铀、钍、镭等。土壤中放射性元素的含量取决于母岩中的含量。此外,工业上或科研机构利用原子能所排出的液体或固体放射性废弃物也能造成土壤放射性污染。土壤对放射性污染不能自行排除,只有靠其自然衰变。土壤中放射性物质可从土壤通过食物链进入人体,产生内照射;还可以通过砂石、黏土制成的建筑材料(包括天然大理石等)对人体产生外照射。

4. 土壤中的致癌因子 人类癌症是由内外因素共同引起的。土壤中大量亚硝酸盐与多种仲胺和烷基酰胺同时存在时,在还原硝酸盐细菌作用下,能合成亚硝胺。土壤中细菌代谢引起的亚硝胺合成具有重要的卫生学意义,因为它在任何含有硝酸盐和还原硝酸盐的微生物环境中均能发生。亚硝胺是一种知名的致癌物。

5. 土壤中的生物 土壤中的生物包括微生物和动物,微生物有病毒、细菌、真菌、放线菌、寄生虫和藻类等,多数细菌属于厌氧性细菌,有些带有芽孢,生存能力很强;动物有原生动物、蠕虫动物、节肢动物和复足动物等。有些地区土壤中本身含有致病菌,如破伤风杆菌、肉毒杆菌等。土壤受人畜粪便和尸体的污染后,可能含有致病性微生物,如炭疽杆菌、产气荚膜杆菌、肠道致病菌等。土壤中的生物参与土壤中有机物和无机物的氧化、分解和腐殖质化的过程,发挥重要作用。因此,土壤中的生物对净化粪便、垃圾等具有重要的卫生学意义。

三、土壤污染与健康

(一)土壤污染

土壤污染(soil pollution)是指由于人类生产和生活活动排出有毒有害的物质进入土壤中,超过了土壤的自净能力,引起土壤质量恶化,直接或间接地危害人畜健康的现象。

1. 土壤污染的来源 土壤污染物的种类繁多,包括生物性污染物、化学性污染物和放射性污染物。生物性污染物中的病原体主要来自垃圾、粪便和污水;化学性污染物包括各种有毒有害物质,其中最主要的是一些重金属(如铅、汞、镉、铬等)和农药;放射性污染物来自核试验、核电站和科研机构排出的废气、废水和固体废弃物。土壤污染的来源有:①生活污染:包括生活垃圾、人畜粪便和生活污水对土壤的污染。②工业污染:如废水、废气、废渣造成的土壤污染。③农业污染:不合理使用农药、化肥和地膜污染土壤。④交通污染:主要表现为汽车尾气中的重金属元素进入土壤。⑤电子垃圾污染:电子垃圾(electronic waste)也称电子废弃物,包括日常生活中使用的各种电脑、家用电器、通信设备,以及在生产、办公过程中淘汰的精密电子仪表等。电子垃圾含有铅、镉、汞、六价铬、聚氯乙烯塑料、溴化阻燃剂等大量有毒有害的物质。⑥其他:如自然灾害、核化生武器等造成的土壤污染。

2. 土壤污染的方式

(1)水型污染。未经处理的工业废水、生活废水和医院污水排放到土壤中或用废水灌溉农田而污染土壤。

(2)固体废弃物型污染。土壤是废弃物的容纳场所,但其容纳能力是有限的,排放量过多或处理不当,可以引起土壤污染,成为蚊蝇的滋生地,并且可通过风吹和雨水淋溶污染地下水和空气,破坏农田和植被。一些重金属废渣和放射性物质污染土壤后持续时间可以长达数十年,不容易自净,产生深远影响。

(3)气型污染。气型污染是由大气中的污染物沉降到土壤中或随降水而降落到土壤中而形成的。气型污染受大气污染源的影响,同时也受到气象因素的影响。

3. 土壤污染的特点

(1)污染的隐蔽性。进入土壤的污染物可与土壤成分相结合,有的被分解,有的被吸收,从而改变了其本来性质和特征。土壤中的有害物质被农作物吸收进入食物链后,就可能对人畜健康产生危害。因此,土壤污染对机体健康的危害以慢性、间接性损害为主。

(2)污染的蓄积性。污染物进入土壤后,在土壤中迁移和转化不仅取决于污染物的性质,同时也取决于土壤的理化性质、微生物的含量及组成、气象条件等因素。特别是重金属、放射性元素以及持久性有机污染物,能够与土壤有机质或矿物质结合,不断蓄积达到很高的浓度,长久地保存在土壤中,表现为很强的蓄积性、地域性、很难清除,成为环境顽疾。

(3)不可逆转性。重金属对土壤的污染基本上是不可逆转的。许多高分子有机物进入土壤需要较长的时间才能降解,特别是持久性有机污染物,毒性高、难分解。

(4)危害的长期性。某些污染物一旦进入土壤后,很难分解甚至不能分解,如一些重金属进入土壤后,有些可以被吸附,有些可以被络合成难溶的络盐,长期存于土壤中;有机氯农药 DDT 在土壤中半减期长,分解缓慢。

4. 土壤的净化作用 土壤自净(soil self-purification)是指进入土壤的污染物,在土壤的物理、化学和生物作用下,使土壤中的病原体死亡,有机物无机化或腐殖质化,有害污染物浓度减少的过程。土壤自净一般包括以下几个方面。

(1)土壤的吸附和滤过作用。土壤中颗粒物越细,其吸附作用越强,滤过作用越弱。大部分污染物被阻留或吸附在土壤的表层。土壤可以吸附各种化合物、有机质、细菌、毒气和有毒的重金属。

(2)有机物的净化。①有机物的无机化:含氮有机物在土壤微生物的作用下,可以分解成为氨和铵盐,这个过程称为氨化作用。在有氧条件下,由于亚硝酸菌的作用,氨可以被氧化成为亚硝酸盐,在硝酸菌的作用下,亚硝酸盐可以进一步被氧化成为硝酸盐,这个过程称为硝化作用。含硫和磷的污染物在有氧条件下最终可以转化成为硫酸盐和磷酸盐而达到无机化,在厌氧条件下可以产生硫醇、硫化氢和磷化氢等恶臭物质。含碳有机物在有氧条件下可以被分解成为二氧化碳和水,在厌氧条件下可以生成甲烷。②有机物的腐殖质化:土壤中动植物残体经微生物分解转化又重新合成的复杂的有机物,称为腐殖质(humus)。腐殖质质地疏松,呈褐色,主要含有蛋白质、碳水化合物、脂肪、木质素、腐殖硫等。腐殖质化学成分稳定,不含有病原体,卫生上安全,无异臭异味,有机物无害化程度高。腐殖质是良好的农业肥料,人工堆肥处理有机物就是使大量的有机物在短时间内转化成为腐殖质而达到无害化的目的。

(3)病原体的死灭。由于生存条件的差异、生物之间的拮抗和噬菌体的作用,土壤中的病原体进入土壤后多在几小时到几个月内死亡,但有芽孢的细菌可以存活数年。蛔虫卵在土壤中可以存活1年左右。

(4)有害物质的迁移和转化。进入土壤的化学物质在土壤微生物的作用下可以逐步降低其毒性,但一些性质稳定的化学物质如重金属、农药等则难以降解,并且容易在土壤中蓄积、迁移和转化。

(二)土壤污染对健康的危害

1.生物性污染的危害

(1)来源。未经过无害化处理的病人、带菌者、带虫者的粪便;含有病原体的工业废水、医院污水、生活污水;未处理的病畜粪便和尸体。

(2)常见的病原体。肠道细菌,如痢疾杆菌、伤寒杆菌、沙门氏菌和霍乱弧菌;钩端螺旋体;病毒;寄生虫卵,如蛔虫、鞭虫和钩虫虫卵;破伤风杆菌;炭疽杆菌;肉毒杆菌,等等。

(3)土壤中病原体影响健康的方式。①土壤到人:天然土壤中含有致病菌,人与污染的土壤接触而感染疾病。主要有破伤风感染、肉毒中毒和一些霉菌病(由生长在土壤或蔬菜中的真菌和放线菌所引起),其中霉菌病的一般传播途径是通过吸入孢子或侵入受伤的皮肤而发生局部或全身性霉菌感染。②人到土壤再到人:人体排出的病原体直接或经施肥、污水灌溉污染土壤,在被污染的土壤上种植蔬菜瓜果,人与污染的土壤直接接触或生食蔬菜瓜果而感染得病。土壤中的病毒在传播肠道病毒所引起的传染病上也有一定的流行病学意义;苍蝇有可能将土壤中的病原体机械地传播给人;土壤是蠕虫卵和幼虫生长发育的必备条件,土壤在寄生虫病的传播上有特殊的流行病学意义。③动物到土壤再到人:患病的动物排出病原体污染土壤,人与土壤直接接触而感染得病。主要有钩端螺旋体病、炭疽病等。

2.化学性污染的危害

(1)镉与痛痛病。土壤镉污染的来源有气型污染(燃煤中镉含量为1~2 mg/L)、水型污染(使用含有镉的污水灌溉农田)和使用含镉化肥(有些磷肥中镉含量高达170 mg/L)污染。土壤中镉的本底值约为0.06 mg/L,一般不超过0.5 mg/L。土壤中的镉含量超过1.0 mg/L

时,可以认为土壤被污染。

镉不是人体必需元素,它主要通过消化道和呼吸道进入人体,消化道的吸收率约在10%以下,呼吸道的吸收率为10%~40%。镉进入人体后,可分布到人体的各个器官,主要与富含半胱氨酸的胞浆蛋白结合,形成金属硫蛋白。据报道,40~60岁成年健康人体内镉含量约为30 mg。其中10 mg存在于肾脏,尤其肾皮质中镉含量最高,4.1 mg存在于肝脏,其他分布于肺、胰、甲状腺等器官中。

痛痛病是首先发生在日本富山县神通川流域的一种用含镉废水灌溉农田而引起的公害病,因为病人患病后全身非常疼痛,终日哀嚎不止,因而取名为痛痛病(itai-itai disease)。该病于1946年正式被报道,1968年被证实是由镉引起的慢性中毒。日本神通川上游某铅矿的含镉选矿废水和矿渣污染了河水,其下游用河水灌溉农田使土壤受到污染,土壤中的镉迁移到稻米中污染了稻米,当地居民长期食用含镉的大米和饮用含镉的水而患病。痛痛病被日本定为公害病。患者多为育龄妇女,患者主诉以疼痛为主,早期从腰背部疼痛开始,然后出现肩、膝、髋关节疼痛,逐渐扩散到全身。患者骨质疏松,四肢弯曲变形,脊柱受压缩短变形,全身出现多发性骨折,行动困难。镉可引起肾小管上皮细胞退化坏死、管腔扩大、间质纤维化,导致肾功能异常,患者尿中低分子蛋白质增多,磷酸盐、氨基酸和糖增多,引起钙、磷代谢障碍,尿钙增加,维生素D代谢障碍,骨质脱钙。该病多在营养不良条件下发病,最后患者多因全身极度衰弱和并发其他疾病而死亡。镉在人体内的生物半减期为16~33年,而痛痛病的潜伏期为2~8年,镉在人体内蓄积到一定量后开始患病。目前该病无特效疗法,病死率很高,预防措施是防止镉污染,合理处理工业废水是关键。应该保证土壤镉含量不超过卫生标准(1.0 mg/L),成人每周摄入的镉不超过400~500 μg。

(2)铅污染。铅在地球上分布很广,其用途非常广泛。自然条件下土壤中铅含量为2~200 μg/g(平均为10 μg/g)。土壤中铅污染的来源主要有工业污染,如铅冶炼厂和蓄电池工厂中废气、废水和废渣中排放的铅。使用含有四乙基铅汽油的交通工具所排放的废气也是主要的污染来源。日本一些公路周围的表层土壤中铅含量高达91.6 mg/L,在距公路2 m以外的土壤中,铅含量为41.8 mg/L。

铅不是人体必需元素,理想的人体中铅含量应该为零。铅可以通过食物、空气、水及吸烟等来源摄入体内。铅在人体内的生物半减期约为1500天,体内铅蓄积随年龄的增加而增加。铅中毒的主要症状有食欲缺乏、口中有金属味、失眠、头痛、头晕、肌肉关节疼痛、腹痛、便秘等。铅可以引起血液系统的损害,导致贫血;还可以引起神经系统的损害,表现为神经衰弱症候群。目前关于铅对儿童智力产生的不可逆转的损害以及铅对肾脏的影响受到广泛注意。

(3)铊污染。土壤中铊多伴生于铅、锌、铜的硫化矿中。工业冶炼和生产所排出的废水、废气和废渣污染土壤,对人体健康产生危害。有报道称,贵州兴义地区某矿矿渣中铊化物含量达106 mg/L,经过雨水淋溶后进入土壤中,土壤中铊含量为50 mg/L,土壤中的铊被蔬菜吸附后富集,使蔬菜中的铊含量达11.4 mg/L,当地居民食用这些食物后出现铊中毒。

铊中毒的主要症状是头痛、头晕、记忆力减退、失眠等神经衰弱症候群,患者四肢乏力,视力减退,出现周围神经炎以及脱发、足跟痛等。铊进入体内后,与蛋白质和含硫基的酶结合,引起大脑、小脑、脊髓前角细胞和周围神经细胞发生病变,还可以引起视神经纤维的病变和坏死。铊在体内还可以抑制钾离子的功能,影响心肌和其他神经肌肉的兴奋性。动物实验表明,铊可能有致突变和致畸作用。

(4)农药污染。农业生产中使用的农药种类很多,常见的为有机磷农药、有机氯农药、有机砷农药、有机汞农药、氨基甲酸酯类和菊酯类化合物等。其中以有机氯农药在土壤中的蓄积性最强,危害大,影响广泛。有报道称,农药六六六在土壤中的消失时间为 6.5 年,DDT 为 10 年。农药进入土壤后主要是通过农作物、地面水和地下水等途径对人体健康产生影响。农药污染还可能对内分泌系统和生殖系统产生影响,有些农药还具有致癌、致畸、致突变作用。常见农药在土壤中的残留时间见表 6-3-2。

表 6-3-2　常见农药在土壤中的残留时间

农药种类	半减期
含铅、砷、汞的农药	10～30 年
有机氯农药	2～10 年
有机磷农药	1～10 周
氨基甲酸酯类农药	1～5 周

(三)土壤的卫生防护措施

土壤是经济社会可持续发展的物质基础,关系人民群众身心健康,关系美丽中国建设,保护好土壤环境是推进生态文明建设和维护国家生态安全的重要内容。当前,要按照 2016 年国务院颁布的《土壤污染防治行动计划》内容要求开展土壤防护工作,严格执行《土壤污染防治行动计划》中的相关内容。

1.粪便、城市垃圾无害化处理和利用　人畜粪便无害化处理常用的方法有粪尿混合密封发酵法、堆肥法和沼气法。通过上述方法可以杀灭病原菌和大部分寄生虫卵。垃圾无害化处理的方法有垃圾的压缩、粉碎和利用,垃圾的卫生填埋,生活垃圾的热解等。

2.工业废渣的处理　处理工业垃圾常用的方法是综合处理、回收和利用。如有毒的工业废渣可以利用化学处理法、焚烧法、固化法进行处理;塑料废渣可以利用加热成型法获得再生塑料或热解后提取有效成分;化工废渣除提取有效成分外,还可以用填埋法或焚烧法进行处理。土壤对重金属元素几乎没有自然净化处理的能力,重金属在土壤中的蓄积必然对人体健康产生危害。因此,防止重金属对土壤的污染是十分重要的。

3.污水处理　污水灌溉应符合《农田灌溉水质标准》(GB 5084—2021)。生活污水、医院污水含有病原微生物,必须经过无害化处理后才能排放和利用。

4.合理使用农药和化肥　对毒性较大、在土壤中残留期长的农药和化肥应该控制使用范围和用量。大力研究和生产高效低毒、低残留的农药和化肥。

(陈道俊)

扫码查看练习题

第七章　职业环境与健康

职业是人类利用专门的知识和技能创造财富,获得合理报酬,满足物质生活来源和精神需求的社会分工。由于社会分工不同,人们从事不同职业活动中劳动条件各具特殊性。劳动条件包括生产工艺过程、劳动过程和生产环境三个方面。在职业活动中,良好的劳动条件可以促进健康,而不良的劳动条件则导致健康损害,甚至疾病和死亡。中华人民共和国成立以来,我国在"预防为主"卫生工作方针的指导下,颁布了一系列职业卫生与职业安全相关法律、法规、部令、规章和标准,成立了各级职业病防治和职业安全机构,开展了卓有成效的工作,为保障职业人群的安全和健康发挥非常积极的作用。我国是世界上劳动人口最多的国家,多数劳动者职业生涯超过其生命周期的二分之一,工作场所接触各类危害因素引发的职业健康问题依然严重,新的职业健康危害因素不断出现,社会心理因素和不良工效学因素导致的工作相关疾病已成为亟待应对的职业健康新挑战。实施职业健康保护行动,切实保障劳动者职业健康权益,在健康中国中具有重要战略地位。

第一节　职业性有害因素与职业性损害

一、职业性有害因素

职业性有害因素(occupational hazard factor)是指生产环境中存在的各种可能危害职业人群健康和影响劳动能力的不良因素的总称。可引起法定职业病的职业性有害因素亦称职业病危害因素。职业性有害因素按其来源可以分为三大类。

(一)生产过程中产生的有害因素

生产过程中产生的职业性有害因素与生产工艺有关,按性质可分为三类。

1. 化学因素

(1)生产性毒物。生产环境中常见的生产性毒物有:①金属与类金属:如铅、汞、砷、锰等;②有机溶剂:如苯及其同系物、正己烷、三氯乙烯等;③有害气体:包括刺激性气体和窒息性气体,如氯气、氨气及氰化氢、硫化氢等;④苯的氨基和硝基化合物:如三硝基甲苯、苯胺等;⑤高分子化合物生产过程中的毒物:如氯乙烯、氯丁二烯、丙烯腈等;⑥农药:如有机磷酸酯类、氨基甲酸酯类和拟除虫菊酯类农药等。

(2)生产性粉尘。生产性粉尘分为无机粉尘(含游离二氧化硅的硅尘、石棉尘、煤尘、滑石尘、水泥、金属粉尘等)、有机粉尘(动物性粉尘、植物性粉尘和人造有机粉尘)以及混合性粉尘。

2. 物理因素

(1)不良气象条件,包括高温、高湿、强热辐射、低温、高气压和低气压等。在高气压环境下工作一定时间后,在转向正常气压时,减压过快或降压幅度过大,可使溶解在人体组织和血液中的空气形成气泡而阻塞血管和压迫组织,引起减压病(decompression sickness)。在高空飞行、高原作业(海拔 3000 m 以上)时,机体不能适应低气压、低氧环境,可能发生航空病(aeropathy)及高山病(mountain sickness)。

(2)噪声和振动。

(3)电磁辐射,包括非电离辐射和电离辐射。紫外线、红外线、射频辐射、激光等属于非电离辐射;X 射线、γ 射线、β 粒子等属于电离辐射。

3.生物因素

(1)细菌。有些生产过程接触某些传染病病原体的机会较多,如处理动物尸体、兽毛、皮革等作业,可致炭疽杆菌、布氏杆菌感染等。

(2)病毒。在森林工作的人可因被蜱叮咬,感染森林脑炎病毒而患森林脑炎;医务工作者也可发生病原体的职业性传染,如人类免疫缺陷病毒等。

(3)寄生虫。如钩虫、绦虫等。

(4)真菌。如霉变谷物和甘蔗上的曲霉菌、青霉菌等,霉变草粉尘上的真菌孢子。

(二)劳动过程中的有害因素

劳动过程中的职业性有害因素涉及劳动强度、劳动组织及其方式等,包括:劳动组织和制度不合理、劳动作息制度不合理等;精神(心理)性职业紧张;劳动强度过大或生产定额不当;个别器官或系统过度紧张;长时间处于不良体位、姿势或使用不合理的工具等。

(三)生产环境中的有害因素

1.自然环境中的有害因素,如炎热季节的太阳辐射、高原环境的低气压等。

2.工作场所建筑布局不合理,如有害工序与无害工序安排在同一个车间内等。

3.来自其他生产过程散发的有害因素所致的生产环境污染。

4.缺乏必要的卫生技术设施,如缺少通风换气设施、采暖设施、防尘防毒设施、防暑降温设施、防噪防振设施、防射线设施等。

5.安全防护设施不完善,使用个人防护用具方法不当或防护用具有缺陷等。

在实际生产过程和职业环境中,往往多种有害因素同时存在,对职业人群的健康产生联合作用,加剧对职业从事者的健康损害。

二、职业性损害

职业性有害因素在一定条件下对劳动者健康和劳动能力产生不同程度的损害,称为职业性损害(occupational hazard)。劳动者接触职业性有害因素是否发生职业性损害,主要与职业性有害因素的性质、作用条件和机体状况有关。

职业性有害因素的作用条件包括:①接触机会:在生产过程中,劳动者接触职业性有害因素是发生职业病的前提;②接触的强度(浓度)和接触时间:两者决定机体接触有害因素的剂量;③接触方式:经呼吸道、皮肤、消化道等途径进入机体,可影响毒性效应的发生。

在同一职业环境从事同一作业的工人中,个体发生职业性损害的机会和程度可以有很大的差别,主要与个体危险因素(host risk factor)有关。个体危险因素包括个体易感性和行为及生活方式两类因素。个体易感性包括劳动者的遗传因素、年龄、性别、健康状态和营养状况等。行为及生活方式包括吸烟、酗酒、缺乏锻炼、过度紧张、不合理饮食及不注意个人防护等不良个人行为。

职业性有害因素对劳动者可能引起的职业性损害包括职业病(occupational disease)、工作有关疾病(work-related disease)、职业性外伤(occupational trauma)和早期健康损害。

(一)职业病

广义上讲,职业病是指职业性有害因素作用于人体的强度与时间超过一定限度时,人体不能代偿其所造成的功能性或器质性病理改变,从而出现相应的临床症状和体征,影响劳动能力。在立法意义上,各国政府根据自身的社会制度、经济条件和科学技术水平以及诊断、医疗技术水平等实际情况,规定职业病名单,并以法律的形式进行确定,即"法定职业病"。因法定职业病的病人依法享有国家规定的职业病待遇,或给予经济补偿,故又称为需补偿的疾病。《中华人民共和国职业病防治法》中所称职业病,是指企业、事业单位和个体经济组织等用人单位的劳动者在职业活动中,因接触粉尘、放射性物质和其他有毒、有害因素而引起的疾病。

1.职业病的范围及种类　职业病的范围随着国家的科学技术水平和社会发展需求而不断变化。一个国家不同的历史时期,法定职业病范围不同。我国在 1957 年首次发布《关于试行"职业病范围和职业病患者处理办法"的规定》,将职业病确定为 14 种,1987 年修订为 9 类 99 种。2002 年,为配合《中华人民共和国职业病防治法》的实施,发布了《职业病目录》,将职业病增加到 10 类 115 种。2013 年,国家卫生和计划生育委员会、国家安全生产监督管理总局、人力资源和社会保障部和全国总工会联合颁布了新的《职业病分类和目录》,将职业病分为 10 类 132 种。

2.职业病的特点　职业病涉及面很广,病因比较复杂,疾病的临床表现形式多样,但具有以下共同特点:

(1)病因有特异性。只有在接触职业性有害因素后才可能患职业病。控制这些有害因素后,可降低职业病的发生和发展。

(2)病因大多可被识别和检测。由于职业因素明确,通过对职业性有害因素的接触评估,可评价工人的接触水平,而发生的健康损害一般与接触水平有关,并且在一定范围内可判定剂量-反应关系。

(3)不同接触人群的发病特征不同。在不同职业性有害因素的接触人群中,常有不同的发病集丛(cluster);由于接触情况和个体差异的不同,可造成不同接触人群的发病特征不同。

(4)早期诊断,合理处理,预后较好。但是仅治疗病人,无助于保护仍在接触人群的健康。

(5)大多数职业病目前尚无特效疗法,应加强保护人群健康的预防措施。早发现、早诊断并及时处理十分重要,发现愈晚,疗效愈差。

3.职业病的诊断　职业病的诊断具有很强的政策性和科学性,直接关系到职工的健康和国家劳动保护政策的贯彻执行。职业病的诊断必须遵循科学、公正、及时和便民的原则。收集准确可靠的资料,综合分析,根据职业病诊断标准和程序进行诊断。职业病的诊断由省级卫生行政部门批准的、具备职业病诊断的医疗卫生机构承担。职业病诊断证明书由参与诊断的取得职业病诊断资格的职业病诊断医师签署,并经承担职业病诊断的医疗卫生机构审核盖章。

职业病诊断应具备充分的资料,包括:

(1)职业史。职业史是职业病诊断的前提,包括病人的工种和工龄、接触职业病危害因素情况、症状出现的时间及同工种人群的发病情况等。

(2)职业卫生现场调查。职业卫生现场调查是职业病诊断的重要依据。职业病诊断机构应对病人的工作场所进行现场调查,了解病人所在岗位的生产工艺过程、劳动过程、职业有害因素种类及强度、预防措施等。

(3)临床表现。职业病的临床表现复杂多样,了解病人出现的临床症状和体征,分析判断这些症状和体征与所接触职业性有害因素的关系。

(4)实验室检查。实验室检查对职业病的诊断具有重要意义,包括接触生物标志物、效应生物标志物和易感性生物标志物。

对职业病病人的处理主要包括:①进行及时有效的治疗;②按照《中华人民共和国职业病防治法》的要求,落实病人应享有的各种待遇。

(二)工作有关疾病

工作有关疾病是指多因素相关的疾病,与工作有联系,但也见于非职业人群中,因而不是每一病种和每一病例都必须具备该项职业史或接触史。当这一类疾病发生于劳动者时,由于职业性有害因素的接触,会使原有的疾病加剧、加速或复发,或者劳动能力明显减退。工作有关疾病的范围比职业病更为广泛,其导致的疾病经济负担更大。世界劳工组织(International Labour Organization,ILO)强调高度重视工作有关疾病,将该类疾病列为控制和防范的重要内容,以保护及促进工人健康,促进国民经济健康、可持续发展。常见的工作有关疾病有慢性支气管炎、肺气肿、腰背疼痛、消化道溃疡病、高血压和冠心病等。

(三)职业性外伤

职业性外伤又称工伤,属于工作中的意外事故引起的伤害,主要指在工作时间和工作场所内,因工作原因由意外事故造成的职业从事者的健康损害。其主要原因包括:生产设备本身有缺陷、防护设备缺乏或不全;劳动组织不合理或生产管理不善。此外,也与生产环境布局不合理、照明不良或不合理、企业领导不重视安全生产、劳动者缺乏必要的安全生产知识等因素有关。

(四)早期健康损害

职业性有害因素与机体内 DNA、蛋白质等分子的交互作用导致了健康损害的早期效应。职业性有害因素进入人体后,可引起机体包括氧化应激、炎性反应和免疫应答反应等重要的防御反应。如果有害因素过强或机体反应异常,就会出现各种早期健康损害,如血压、血脂和血糖的不良改变、遗传损伤增加、肺功能下降、动脉粥样硬化加剧、心率变异性下降等。如果采取积极的、正确的职业健康监护和干预治疗等第二级预防措施,早期健康损害则多恢复为健康,反之,则发展为疾病。对职业性有害因素所致的早期健康损害进行定期检测并制定科学预防策略,对构建和谐社会和促进经济快速可持续性发展具有前瞻性和战略意义。

三、职业性损害的预防与控制

全球经济一体化和科技的快速发展给世界各国职业病危害防治带来严重挑战。长期以来，ILO与WHO一直致力于全球职业性有害因素的防制。1996年第49届世界卫生大会通过"世界卫生组织人人享有职业卫生全球战略"。2007年第60次世界卫生大会通过了《工人健康：全球行动计划》(Global Plan of Action on Workers' Health, GPA)，为在全球范围内推行建立健康工作场所，实现人人享有职业卫生提供了路径与原则。

(一)预防原则

职业病病因明确，是完全可以预防的疾病，应遵循三级预防的原则。

第一级预防(primary prevention)又称病因预防，是从根本上消除或控制职业性有害因素对人的作用和损害，即改进生产工艺和生产设备，合理利用防护设施及个人防护用品，以减少或消除工人接触的机会。

第二级预防(secondary prevention)又称临床前期预防，是早期检测和诊断人体受到职业性有害因素所致的健康损害并予以早期治疗、干预。主要手段是定期进行职业性有害因素的监测和对接触者的定期体格检查，以早期发现病损和诊断疾病，特别是早期健康损害的发现，及时预防和处理。

第三级预防(tertiary prevention)又称临床预防，是指在患病以后，给予积极治疗和促进康复的措施。第三级预防的原则主要包括：①对已有健康损害的接触者应调离原有工作岗位，并给予合理的治疗；②根据接触者受到健康损害的原因，对生产环境和工艺过程进行改进，既能治疗病人，又能加强第一级预防；③促进病人康复，预防并发症的发生和发展。

三级预防体系相辅相成。第一级预防针对整个人群，是最重要的，第二级和第三级是第一级预防的延伸和补充。应全面贯彻和落实三级预防措施，做到源头预防、早期检测、早期处理、促进康复、预防并发症、提高生活质量。

(二)控制措施

职业病的预防和控制应在三级预防原则的指导下采取综合性的预防措施，从根本上消除、控制或尽可能减少职业性有害因素对机体健康的影响，以保护和促进职业人群的健康。

1.组织措施　职业病防治建立用人单位负责、行政机关监管、行业自律、职工参与和社会监督的机制。用人单位应当建立、健全职业病防治责任制，加强对职业病防治的管理，提高职业病防治水平，对本单位产生的职业病危害承担责任。实行职业卫生监督制度、职业病危害项目申报制度、职业病报告制度等。

2.工程技术措施　通过初期的工程学设计规范生产工序的布局，不仅要满足生产需要，而且要符合职业卫生要求；改革生产工艺和生产流程，用无毒或低毒原料代替有毒或高毒原料；采取通风排毒措施，降低职业环境毒物浓度。

3.管理措施　制定职业卫生法规、标准，加强监督执法管理。通过减少作业者在污染区的工作时间、安排良好的工作实习及员工培训等方式，包括对危害性认知及针对特定工种进行的有助于减少暴露的工作实践，最大限度地减少作业者暴露。

4.个体防护用品　在工程学措施难以达到满意效果时，劳动者佩戴防护用品可以保护他们不受环境中有害因素的影响。

5.职业卫生服务　职业卫生服务(occupational health service, OHS)是以职业人群和工作环境为对象的针对性卫生服务，是WHO"人人享有卫生保健"全人类卫生服务目标在职业人群中的具体体现。职业卫生服务包括7个方面的内容，其中职业健康监护(occupational health surveillance，OHS)是职业卫生服务的重要内容。

职业健康监护是以预防为目的，对职业人群进行各种检查，连续性地监测职业从事者的健康状况，以便早期发现职业从事者健康损害征象的一种健康监控方法和过程。

（1）医学监护。医学监护是对职业人群有目的地、系统地、连续性地开展职业健康检查，以便及时发现职业性有害因素对职业从事者的健康损害，及时处理。职业健康检查是通过医学手段和方法，针对职业从事者所接触的职业病危害因素可能产生的健康影响和健康损害进行临床医学检查，了解受检者健康状况，早期发现职业病、职业禁忌证和可能的其他疾病和健康损害的医疗行为。医学检查包括上岗前、在岗期间、离岗或转岗时、应急健康检查和职业病健康筛检。

①上岗前健康检查：又称就业前健康检查，是指用人单位对准备从事某种作业人员在参加工作以前进行的健康检查。目的在于掌握其作业人员就业前的健康状况及有关健康的基础资料，发现职业禁忌证。

②在岗期间健康检查：又称定期健康检查，是指用人单位按一定时间间隔对已从事某种作业的职业从事者的健康状况进行检查。目的是及时发现职业性有害因素对职业从事者健康的早期损害或可疑征象，及时发现有职业禁忌的职业从事者，为识别职业性有害因素及防护措施效果评价提供依据。

③离岗或转岗时健康检查：离岗或转岗时健康检查是指职业从事者调离当前工作岗位时或改换为当前工作岗位前所进行的检查，也是健康监护的一个重要内容。目的是掌握职业从事者在停止接触职业性有害因素时的健康状况。为离岗从事新工作职业从事者和接受新职业从事者的业主提供健康与否的基础资料。

④应急健康检查：应急健康检查是指发生急性职业病危害事故时，对遭受或可能遭受急性职业病危害的职业从事者及时组织的健康检查。应在事故发生后立即开始。从事可能产生职业性传染病的职业从事者，在疫情流行期或近期密切接触传染源者，应及时开展应急健康检查，随时监测疫情动态。

⑤职业病健康筛检：职业病健康筛检是在接触职业性有害因素的人群中所进行的健康检查，可以是全面普查，也可以在一定范围内进行，属于第二级预防措施。目的是早期发现病人，早期采取干预或治疗措施；评价职业危害控制措施和其他初级预防措施的效果；根据毒理学和其他研究的结果，发现过去没有认识的可疑健康危害，并建议进一步进行确诊性检查。

（2）职业健康监护信息管理。职业健康监护工作有一定的系统性，要求从组织实施、体检报告的形成到筛检职业病患者等操作均做到程序化、规范化和信息化，对所有资料均应进行信息化管理。

①健康监护档案：健康监护档案是职业健康监护全过程的客观记录资料，系统地观察职业从事者健康状况的变化，评价个体和群体健康损害的依据，其特征是资料具有完整性和连续性，其内容包括生产环境监测和健康检查两方面资料。健康监护档案包括个人健康档案和企业健康档案两种。

②健康状况分析：对职业从事者的健康监护资料应及时加以整理、分析、评价并反馈，使之成为开展和做好职业卫生工作的科学依据。评价方法分为个体评价和群体评价。

（3）职业从事者工伤与职业病致残程度鉴定。工伤与职业病致残程度鉴定是指法定机构对职业从事者在职业活动中因公负伤或患职业病后,根据国家工伤保险法规规定,在评定伤残等级时通过医学检查对劳动功能障碍程度(伤残程度)和生活自理障碍程度作出的技术性鉴定结论。根据器官损伤、功能障碍、医疗依赖及生活自理者障碍的程度四个方面进行鉴定。

6.工作场所健康促进　工作场所健康促进(workplace health promotion)是指从企业管理的各项策略、支持性环境、职工群体参与、健康教育以及卫生服务等方面,采取综合性干预措施,以改善作业条件、改变职工不健康生活方式、控制健康危险因素、降低病伤及缺勤率,达到促进职工健康、提高职业生命质量和推动经济可持续发展的目的。全面的工作场所健康促进内容包括职业危害与安全、行为与生活方式、政策与服务、健康管理四个方面。

(沈　彤)

第二节　生产性毒物和职业中毒

在一定条件下,较低剂量能引起机体功能性或器质性损伤的外源性化学物质称为毒物(toxicant)。生产过程中产生或存在于工作场所空气中的各种毒物称为生产性毒物(industrial toxicant)。生产性毒物主要来源于工业生产的原料、辅助材料,生产过程中的中间产物、半成品、成品、副产品或废弃物,常常以气体、蒸气、气溶胶的形态存在于生产环境中。气体是指常温、常压下呈气态的物质,如一氧化碳气体。蒸气是液态物质气化或固态物质升华而形成的气态物质,如汞蒸气。气溶胶是以液体或固体为分散相,分散在气体介质中的溶胶物质,如粉尘、雾或烟。粉尘是指悬浮于空气中直径大于 $0.1\ \mu m$ 的固体微粒,如铅尘。雾是指分散在空气中的液体微滴,多由蒸气冷凝或液体喷散形成,如酸雾。烟是指分散在空气中直径小于 $0.1\ \mu m$ 的固体微粒,如铅烟。工作场所中生产性毒物进入人体的途径主要经呼吸道吸收,其次经皮肤吸收,而消化道吸收并非主要暴露途径。

劳动者在职业活动中组织器官受到工作场所毒物的毒作用而引起的功能性和(或)器质性疾病称为职业中毒(occupational poisoning)。职业中毒可表现为急性中毒(acute poisoning)、慢性中毒(chronic poisoning)和亚急性中毒(subacute poisoning)三种临床类型,其中慢性中毒最为常见。因接触条件的不同,职业中毒的临床表现也多种多样,可分为局部作用和全身作用,尤其是多种毒物同时作用于机体时,可累及全身各个系统,出现多脏器损害。生产性毒物所致职业中毒的病例数在每年各类职业病新病例中占相当大的比例,是当前我国重点防治的职业病种类之一。职业中毒的诊断应根据短期或长期内接触较大量化学物的职业史,出现相应靶器官损害为主的临床表现,结合有关实验室、辅助检查等结果,参考现场职业卫生学调查资料,进行综合分析,排除其他病因所致类似疾病后,方可诊断。职业中毒诊断一旦明确,应及时脱离接触作业。职业中毒的治疗可分为病因治疗、对症治疗和支持疗法。病因治疗的目的是尽可能消除或减少致病的物质基础,并针对毒物致病机制进行处理。及时合理的对症治疗是缓解毒物引起的主要症状、促进机体功能恢复的重要措施。支持疗法可改善患者全身状况,促进康复。职业中毒的预防应遵循"三级预防"原则,采取根除毒物、降低毒物浓度、加强个体防护、健全职业卫生服务和安全卫生管理等综合措施,从根本上消除、控制或尽可能减少毒物对劳动者的侵害。

一、金属和类金属中毒

金属和类金属及其合金、化合物种类众多,广泛应用于工农业生产和国防科技。在金属的矿山开采、冶炼、加工和应用时都会对工作场所造成污染,生产环境中的金属和类金属通常以气溶胶形式存在,主要经呼吸道吸入对劳动者健康造成潜在危害。金属多具有靶器官性,易在体内蓄积并引起慢性毒性。不同金属的作用机制不同,有些可引起局部作用和全身反应,有些具有致敏作用和"三致"(致突变、致癌、致畸)作用。金属一般通过和体内巯基及其他配基形成稳定复合物而发挥生物学作用,这也是应用络合剂治疗金属中毒的基础。治疗金属中毒的常用络合剂有氨羧络合剂和巯基络合剂两类。氨羧络合剂(如依地酸二钠钙、喷替酸钙钠等)可与金属离子络合形成可溶性无毒的金属络合物而排出体外。巯基络合剂(如二巯基丙醇、二巯基丙磺酸钠等)可与体内金属结合,保护巯基酶系统免受金属的抑制作用,同时使已被抑制的巯基酶恢复活性。预防低剂量长时间接触金属和类金属引起的慢性毒作用是当前金属和类金属中毒防治的重点。

(一)铅

1.理化特性 铅(lead,Pb)是一种蓝灰色重金属,相对密度为11.3,熔点为327 ℃,沸点为1620 ℃。当铅加热到400~500 ℃时,即有大量铅蒸气逸出,在空气中迅速氧化成氧化亚铅(Pb_2O)并冷凝为铅烟。随着熔铅温度的升高,氧化亚铅可逐步氧化为氧化铅(密陀僧,PbO)、三氧化二铅(黄丹,Pb_2O_3)和四氧化三铅(红丹,Pb_3O_4)。金属铅不溶于水,可溶于酸。铅化合物的水溶性不同,如醋酸铅、氯化铅、铅白[$2PbCO_3 \cdot Pb(OH)_2$]易溶于水,硫化铅、硅酸铅则难溶于水。

2.接触机会 金属铅、铅合金及铅化合物用途广泛、使用量大、接触面广,是主要的环境和职业毒物之一。

(1)铅矿的开采及冶炼。铅矿的开采可产生含铅粉尘。铅的冶炼和回收含铅物品的二次冶炼可产生铅烟、铅尘和铅蒸气。铅冶炼行业是铅中毒的高发行业。

(2)熔铅(或铅合金)作业。铅的熔点较低,铅合金的熔点更低,在熔铅过程中极易产生铅烟及铅蒸气。熔铅作业包括:制造蓄电池、铅丝、铅皮、铅管、保险丝等;无线电工业喷铅;金属热处理的铅浴;低温焊接等。蓄电池制造业也是铅中毒的高发行业。

(3)铅化合物的生产和使用。铅化合物有数百种,与人类生产、生活密切相关。铅无机化合物大多仍保留铅的特性,如Pb_3O_4为红色粉末状,具有抗湿、耐腐蚀性,可用作防锈漆、陶瓷和搪瓷的釉料等,还可用作橡胶硫化促进剂和塑料稳定剂。此外,医药工业作业者也可接触到铅化合物,船舶除锈、拆船业的焊割也是易发生铅中毒的行业。

(4)生活性接触。生活中接触铅化合物相关物品是生活性铅接触的主要途径,如家具、塑料、化妆品、染发剂、皮蛋加工、我国某些地区沿用"锡壶"盛酒和烫酒的习俗等。过量使用和滥用含铅中药治疗癫痫、哮喘等疾病,也是生活性铅中毒的原因之一。玩具和文具可能有含铅颜料、油漆等,儿童使用不当或啃咬可使少量铅进入体内。

3.毒理 金属铅、铅合金和铅化合物的毒性作用基本相同,在体内均以Pb^{2+}的形式发挥其毒性作用。

(1)吸收、分布与排泄。生产环境中铅及其化合物主要以铅蒸气、铅烟、铅尘的形式经呼吸道吸入,少量经消化道摄入。金属铅及其无机化合物不能通过完整的皮肤吸收,但铅的有机化合物(如四乙基铅)可通过皮肤吸收。

经呼吸道进入的铅有 $25\%\sim30\%$ 迅速进入血液循环,其余仍从呼吸道排出。进入消化道的铅有 $5\%\sim10\%$ 被吸收后经门静脉入肝,其中一部分由胆汁排入肠内,随粪便排出,另一部分则被再吸收进入血液。

进入血液的铅约 90% 与红细胞结合,10% 在血浆中。血浆中铅一部分与血浆蛋白结合,另一部分为具有生物活性的可溶性铅,如磷酸氢铅($PbHPO_4$)。血液中铅初期随血液循环分布于血流丰富的肝、肾、脾、肺和脑组织中,以肝浓度最高。数周后再分布,以难溶性的磷酸铅[$Pb_3(PO_4)_2$]形式沉积在骨骼、毛发、牙齿等组织中。人体内 $90\%\sim95\%$ 的铅存于骨骼内,呈稳定状态。血中磷酸氢铅与骨骼中磷酸铅保持动态平衡。铅在人体内的代谢与钙相似,当食物中缺钙或因感染、饮酒、外伤、服用酸性药物而造成酸碱平衡紊乱时,可使骨内不溶性磷酸铅转化为可溶性磷酸氢铅(两者溶解度相差 100 倍)而入血,引起铅中毒急性发作。

铅主要经肾随尿排出,占进入体内铅的 70% 以上,因此,尿铅可作为铅中毒诊断或者疗效观察指标。铅还可随粪便、乳汁、唾液和经血排出,也可通过胎盘进入胎儿体内。

(2)铅中毒机制。铅可作用于全身多个系统和器官,主要累及血液和造血系统、神经系统、消化系统、血管及肾脏等,其中毒机制在许多方面尚待阐明。

①对红细胞的影响:铅可使骨髓中幼稚红细胞的超微结构发生变化,致点彩红细胞和网织红细胞增多;铅可抑制细胞膜 Na^+-K^+-ATP 酶活性,引起细胞膜破裂而溶血。铅还可影响卟啉代谢,干扰血红蛋白的合成。

铅引起的卟啉代谢障碍是铅对机体影响的重要和早期变化之一。铅主要抑制含巯基的 δ-氨基乙酰丙酸脱水酶(δ-ALAD)和血红素合成酶(亚铁络合酶)。δ-ALAD 受抑制后,δ-ALA 转化为卟胆原过程受阻,血和尿中 δ-ALA 增高;亚铁络合酶受抑制后,阻碍原卟啉IX和 Fe^{2+} 结合生成血红素,使原卟啉IX转化为红细胞游离原卟啉(FEP),并与红细胞线粒体内丰富的 Zn^{2+} 络合成锌原卟啉(ZPP),导致 FEP 或 ZPP 增高,血红蛋白合成受阻,发生低血色素性贫血。铅对 δ-氨基-γ-酮戊酸合成酶(ALAS)也有一定影响。尿中 δ-ALA 及血液中 FEP 和 ZPP 的检测都可作为铅中毒的诊断指标(图 7-2-1)。

②对神经系统的影响:铅对中枢神经系统和周围神经都有明显的毒性作用,可使大脑皮层兴奋和抑制过程发生紊乱,周围神经传导速度降低。

③对肾脏的影响:铅可干扰肾小管上皮细胞线粒体呼吸与磷酸化作用,致肾功能异常,慢性中毒还可引起进行性的肾间质纤维化、肾小管萎缩和细胞增生并存。

铅还可致肠壁和小动脉壁平滑肌痉挛收缩、肠道缺血而引起腹绞痛。小动脉壁平滑肌痉挛可能和暂时性高血压、铅面容、眼底动脉痉挛、中毒性脑病及肾脏受损等有关。

4.临床表现　铅中毒是常见的职业中毒之一,生活性铅中毒也屡有发生。

(1)急性中毒。工业生产中急性铅中毒很少见。其临床表现以消化系统症状为主,可出现恶心、呕吐、腹胀、腹绞痛和中毒性肝病;严重者可发生中毒性脑病。

(2)慢性中毒。生产性接触多引起慢性中毒。职业性慢性铅中毒是由于接触铅烟或铅尘所致的以神经、消化、造血系统功能障碍为主的全身性疾病。

①神经系统:中毒早期或轻度中毒时,患者出现头昏、头痛、乏力、睡眠障碍、记忆力减退等中毒性类神经症症状。随着病情的进展,可出现周围神经病变,表现为感觉型、运动型和混合型。运动型最多见,主要表现为伸肌无力,重者出现肌肉麻痹,亦称为"铅麻痹",如垂

腕、垂足。由于桡神经支配的手指和手腕伸肌无力,使腕下垂,称为"垂腕"。腓神经支配的腓骨肌、伸趾总肌无力,使得足下垂,称为"垂足"。感觉型表现为四肢远端呈手套样、袜套样感觉减退或缺失;皮肤出现蚁行感、瘙痒;肢端麻木等。混合型则上述两类表现同时存在。严重中毒者可出现中毒性脑病,患者可先出现反应迟钝、注意力不集中、抑郁、孤僻、少语、易激动、定向力减退等症状。病情发展可急可缓,进而表现为剧烈头痛、呕吐、视力模糊、狂躁或痴呆、幻觉、迫害妄想、谵语或不同程度的意识障碍及癫痫样抽搐等。

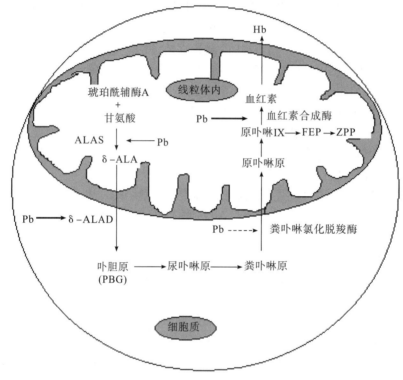

图 7-2-1 铅对血红素合成过程影响示意图

②消化系统:早期患者可出现口内金属味、食欲减退、恶心、腹胀、腹隐痛以及腹泻与便秘交替出现等症状。口腔卫生差者在齿龈边缘与牙齿交界处可见硫化铅沉积所致暗蓝色的铅线(lead line)。重者可出现铅绞痛(lead colic),为铅中毒特征性临床表现。发作前常有腹胀或顽固性便秘。铅绞痛为突然发作的腹绞痛,部位多在脐周,疼痛呈持续性伴阵发性加重,每次发作约持续数分钟至数小时。因疼痛剧烈,患者面色苍白、焦虑、急躁不安、出冷汗,并常弯腰屈膝,手按腹部以减少疼痛。

③血液及造血系统:患者可有轻度贫血,主要为低色素正常细胞型,周围血中可见点彩红细胞、网织红细胞及碱粒红细胞增多。

④肾脏损害:早期主要表现为对肾小管的损害,患者出现氨基酸尿、葡萄糖尿、磷酸盐尿;后期可引起慢性间质性肾炎、肾小管萎缩,导致肾功能不全。

此外,铅可使女性出现月经不调、不孕、流产及畸胎等。哺乳期妇女可通过乳汁影响婴儿,甚至引起母源性铅中毒。铅可使男性精子活动度降低、畸形精子增加。

5.诊断 根据确切的铅职业接触史,以神经、消化、造血系统损害为主的临床表现和有关实验室检查结果为主要依据,结合现场职业卫生学调查资料,进行综合分析,排除其他原因引起的类似疾病后,方可诊断。病情分级依据《职业性慢性铅中毒的诊断》(GBZ 37—2015)。

6.治疗及处理原则

(1)治疗原则。驱铅治疗常用依地酸二钠钙(CaNa$_2$-EDTA)、二巯基丁二酸钠(NaDMS)注射和二巯基丁二酸(DMSA)胶囊口服。一般 3~4 天为 1 个疗程,2 个疗程间隔停药 3~4 天。剂量及疗程根据患者具体情况结合药物品种、剂量而定。轻度中毒者建议治疗一般不超过 3~5 个疗程。

(2)处理原则。①观察对象可继续原工作,3~6 个月复查一次;②轻、中度中毒者治愈后可恢复原工作,不必调离铅作业环境;③重度中毒者必须调离铅作业环境,并根据病情给予积极治疗和休息。

(二)汞

1.理化特性　汞(mercury,Hg)俗称"水银",常温下为银白色液态金属,比重为 13.6,熔点为-38.7 ℃,在自然界多以 HgS(朱砂)的形式存在。汞的挥发能力强,常温下即可蒸发,极易污染生产环境。汞蒸气的比重为 6.9,易沉积在空气下方。汞表面张力大,洒落后易形成小汞珠,增加蒸发表面积。汞有很强的吸附能力,易被墙壁或衣服吸附形成二次污染源。汞不溶于水和有机溶剂,溶于硝酸及王水,易溶于脂质和类脂质。汞可与金、银等贵重金属生成汞合金(汞齐),汞合金是贵重金属生产和工艺加工的材料;汞可与碘生成不易挥发的碘化汞。

汞的比重大,呈液态而具有流动性,可用于仪表行业。汞受热膨胀且与温度呈线性关系,是制作温度计的良好材料。汞蒸气以非氧化状态存在,在电源电压的激发下可发出紫外线,是紫外线设备的光源,也是荧光灯具生产的主要材料。

2.接触机会　汞矿开采、冶炼与成品加工;含汞仪器、仪表及电工器材的制造与维修等;化学工业上用汞作阴极电解食盐生产烧碱和氯气,用汞齐法提炼贵重金属;氯化汞(HgCl$_2$)用作催化剂及杀真菌剂,常与氯化亚汞(Hg$_2$Cl$_2$)混合,处理某些植物和保护木材;军工生产中,用雷汞制造雷管;核能发电中汞作为冷却剂;口腔科用银汞齐补牙;生活中使用含汞的偏方治病和使用含汞化妆品等,均可接触到汞。

3.毒理　金属汞主要以蒸气形式经呼吸道吸入,可占摄入量的 70%~80%。金属汞经消化道吸收量极少,约为摄入量的 0.01%,但汞盐和有机汞易被消化道吸收。金属汞也不易经皮肤吸收,但用含汞的中药制剂治疗皮肤病,汞极易通过破损的皮肤进入人体。

吸收入血的汞,最初分布于红细胞及血浆中,之后可迅速分布于全身各器官和组织,初期先分布在肝脏,随后逐渐集中于肾脏。体内肾脏汞含量最高,其次为肝脏和脑组织。体内汞可与多种蛋白质结合,尤其是能诱导肾脏金属硫蛋白的合成增加并与之结合成汞硫蛋白。这种低分子含巯基蛋白质不仅对肾脏具有保护作用,也对汞在体内的蓄积和解毒具有重要意义。汞蒸气容易通过血脑屏障进入脑组织,可在脑组织长期蓄积。汞蒸气也易透过胎盘进入胎儿体内,影响胎儿发育。

汞主要通过肾脏随尿排出,也可通过粪便排出,少量随唾液、汗液、乳汁、月经等排出。汞在体内的半减期约为 60 天。排出过程中汞可能对排出器官造成损害,如对肾脏和口腔黏膜的损害等。

汞中毒的机制尚未完全清楚。一般认为,进入体内的汞因在红细胞或肝细胞内被氧化

为 Hg^{2+} 而发挥毒性作用。Hg^{2+} 可与蛋白质的巯基结合影响细胞的正常功能。此外,汞也可和体内蛋白质结合形成抗原,引起变态反应,导致肾病综合征。

4. 临床表现

(1)急性中毒。短时间内吸入高浓度汞蒸气可引起急性中毒,多由于在密闭空间内工作或者意外事故造成。其起病急剧,临床表现较为复杂:①全身症状:患者开始可出现头痛、头晕、乏力、发热等症状。②口腔-牙龈炎:表现为流涎、黏膜充血、牙龈红肿、糜烂、溃疡、酸痛、渗血、牙齿松动、脱落等,比慢性中毒多见且病情严重。③胃肠道症状:多数表现为恶心、呕吐、腹痛、腹泻、水样便或大便带血等。口服汞盐者胃肠道症状更为突出。④汞毒性皮炎:可出现于发病几天后,多呈泛发性红斑、丘疹或斑丘疹,可融合成片。⑤支气管炎或间质性肺炎:患者可出现咳嗽、气急、胸闷、发热、两肺呼吸音粗糙或有干性、湿性啰音。X线检查可见两肺纹理增粗、增多或边缘模糊等。⑥肾损伤:尿中可出现蛋白质、红细胞和管型,严重者进展为急性肾衰竭。⑦尿汞增高。

(2)慢性中毒。常见的临床表现如下:①神经衰弱综合征以及性格情绪改变:汞中毒时易兴奋症表现突出。②震颤:早期见于眼睑、舌、手指细微震颤,多在休息或安静时发生;病情加重可出现手指、前臂、上臂粗大震颤,特点为意向性,即集中注意力做精细动作时震颤明显,而安静或睡眠时震颤消失,震颤开始于动作起始,过程中加重,停止于动作结束;可伴头部震颤和运动失调;严重者出现动作迟缓、全身性震颤、步态不稳等症候群。③口腔-牙龈炎:口腔卫生不良者,沿牙龈可见暗蓝色色素沉着。④肾功能损害:轻度肾脏损害可表现为尿中出现低分子蛋白质,肾脏损害明显时,尿中可出现蛋白质、红细胞和管型,可出现水肿。⑤中毒性脑病:患者表现为小脑共济失调,也可表现为中毒性精神病。易兴奋症、震颤和口腔-牙龈炎是慢性汞中毒的三大典型症状。

5. 诊断及处理原则

(1)诊断。依据《职业性汞中毒诊断标准》(GBZ 89—2007)。

(2)处理原则。

①急性中毒。迅速脱离现场,脱去污染衣服,静卧,保暖。驱汞治疗:使用二巯基丙磺钠或二巯基丁二酸钠治疗;对症处理与内科相同。口服汞盐患者不应洗胃,需尽快灌服鸡蛋清、牛奶或豆浆,使汞与蛋白质结合,保护被腐蚀的胃壁,也可用 0.2%～0.5%活性炭吸附汞。

②慢性中毒。驱汞治疗:使用二巯基丙磺钠或二巯基丁二酸钠、二巯基丁二酸治疗;对症处理与内科相同。

③其他处理。应加强对观察对象的医学监护,可进行药物驱汞;急性和慢性轻度汞中毒者治愈后可从事正常工作;急性和慢性中度及重度汞中毒者治疗后不宜再从事接触汞及其他有害物质的作业。当出现汞中毒肾损害时,尿量在≤400 mL/d 以下者不宜使用二巯基丙磺钠、二巯基丁二酸钠和二巯基丁二酸。

(三)其他金属

1. 镉　镉(cadmium,Cd)为银白色金属,相对密度为 8.65,熔点为 320.9 ℃,沸点为 767 ℃,易溶于稀硝酸、热硫酸和氢氧化铵。镉蒸气在空气中很快氧化成氧化镉(CdO)烟尘。

金属镉及含镉合金冶炼、焊接、镍-镉电池制造、金属表面镀镉、核反应堆的镉棒或覆盖镉的石墨棒作为中子吸收剂等过程中均可接触镉及其化合物。

生产中镉及其化合物主要经呼吸道吸入。吸收入血的镉 90% 以上进入红细胞与血红蛋白结合，分布到全身，主要蓄积在肾脏和肝脏。组织中的镉也可与金属硫蛋白(metallothionein,MT)结合蓄积在肾脏和肝脏。镉的排出速度缓慢，呼吸道吸入的镉主要经肾由尿排出；长期接触镉，可引起肾小管重吸收障碍及肾功能损伤。消化道吸收的镉70%~80% 由粪便排出，20% 随尿排出。镉中毒机制尚不完全清楚。

人在短期内吸入高浓度氧化镉烟尘可发生急性镉中毒，患者表现为在数小时后出现咳嗽、咳痰、胸闷、乏力等症状，两肺呼吸音粗糙，可伴有散在的干、湿啰音，胸部 X 射线检查表现为肺纹理增多、增粗、延伸或边缘模糊。严重者可发生急性气管-支气管炎、急性肺炎、急性间质性肺水肿、急性肺泡性肺水肿或急性呼吸窘迫综合征，甚至因呼吸循环衰竭而死亡。

密切接触镉及其化合物 1 年以上可发生慢性镉中毒。患者早期可表现为尿镉测定值高于 5 $\mu mol/mol$ 肌酐(5 $\mu g/g$ 肌酐)，可伴有头晕、乏力、腰背及肢体痛、嗅觉障碍等症状。近端肾小管重吸收功能减退，实验室检查应具备下列条件之一：①尿 β_2-微球蛋白含量在 9.6 $\mu mol/mol$ 肌酐(1000 $\mu g/g$ 肌酐)以上；②尿视黄醇结合蛋白含量在 5.1 $\mu mol/mol$ 肌酐 (1000 $\mu g/g$ 肌酐)以上。晚期可引起慢性肾功能不全，可伴有骨质疏松症或骨质软化症。

镉中毒的诊断依据《职业性镉中毒的诊断》(GBZ 17—2015)。

急性和慢性镉中毒均以对症支持治疗为主。由于依地酸钙钠的驱镉效果不显著，在慢性中毒时可引起镉在体内重新分布，使肾镉蓄积量增加、肾脏病变加重，因此，目前多不主张用依地酸钙钠等驱排药物。

2. 锰　锰(manganese,Mn)是一种浅灰色有光泽金属，相对密度为 7.4，熔点为 1244 ℃，易溶于稀酸。锰蒸气在空气中能迅速被氧化为一氧化锰及四氧化三锰烟尘。

接触机会：锰矿的开采、运输和加工；冶炼锰合金；电焊条制造及其使用；应用二氧化锰生产干电池；染料工业中用氯化锰、碳酸锰、铬酸锰等作为色料。

职业接触以呼吸道吸入锰尘和锰烟多见；锰尘或锰烟进入肺泡后，被巨噬细胞吞噬经淋巴系统入血，部分以 Mn^{3+} 在血浆中转运，并与 β_1-球蛋白结合而分布于全身。体内的锰约97% 经粪便排出。锰虽是机体的必需微量元素，但过量接触可对机体产生危害。

慢性锰中毒可损害锥体外系神经，产生帕金森样症状。早期可表现为类神经症和自主神经功能障碍；随着病情发展，可出现震颤及肌张力增高；严重者可出现精神障碍。

锰中毒的诊断依据《职业性慢性锰中毒诊断标准》(GBZ 3—2006)。

锰中毒早期可用金属络合剂如依地酸钙钠等进行治疗，并适当给予对症治疗。出现明显的锥体外系损害或严重精神障碍时，治疗原则与神经-精神科相同。

3. 铬　铬(chromium,Cr)是银灰色硬而脆的金属，相对密度为 7.2，熔点为 1890 ℃，沸点为 2672 ℃。工业接触的铬多为 Cr^{6+}，其次是 Cr^{3+}。

接触机会：铬铁矿的开采、冶炼；电镀行业的镀铬；不锈钢生产及不锈钢焊接；铬酸盐颜料的制造及使用；皮革行业的鞣皮等。

铬的价态影响其化合物毒性，Cr^{6+} 的毒性比 Cr^{3+} 的毒性大。Cr^{6+} 化合物易经呼吸道和皮肤吸收，Cr^{3+} 可经呼吸道吸收。吸入 Cr^{6+} 的粉尘或者烟、雾可引起呼吸道刺激症状。Cr^{6+} 在红细胞内可被还原为 Cr^{3+}，通过与蛋白质及核酸结合产生毒性。Cr^{6+} 在体内主要影响细胞的氧化还原功能，并具有致突变和致癌作用。

铬是人体的必需微量元素，Cr^{3+} 参与机体正常代谢，但过量接触可对机体产生危害。

皮肤接触高浓度的铬酸雾、铬酸盐、重铬酸盐时，不是与表层蛋白质立即结合，而是直接通过真皮引起刺激和腐蚀作用。

铬主要经尿排出，少量经胆汁从肠道排出，也可经乳汁、汗、头发和指甲排出。

急性铬中毒主要表现为呼吸道炎症，也可表现为眼结膜炎。人吸入铬酸盐或铬酸雾4～8小时后可出现哮喘；接触Cr^{6+}可出现面颈部、手背、手指根部针头大小的丘疹或湿疹样改变，并有瘙痒感，极易形成不易愈合的侵蚀性溃疡，称为铬疮，因特有的形态而被称为鸟眼状溃疡。

慢性铬中毒的主要表现：长期接触铬酸雾或铬酸盐尘的工人可出现铬鼻病、慢性上呼吸道炎症和接触性皮炎，以及肝脏和肾脏的损害。

Cr^{6+}化合物可引起肺癌和鼻窦癌，国际癌症研究机构（IARC）将其列为人类致癌物。

诊断与处理原则：铬鼻病依据《职业性铬鼻病的诊断》（GBZ 12—2014）；铬疮依据《职业性皮肤溃疡诊断标准》（GBZ 62—2002）；肺癌依据《职业性肿瘤的诊断》（GBZ 94—2017）。

4. 砷　砷（arsenic，As）在自然界中主要共存于各种黑色或有色金属矿中，有灰、黄、黑三种同素异构体，其中，灰色结晶具有金属性；原子量为74.92，相对密度为5.73，熔点为817℃，不溶于水，溶于硝酸和王水，在潮湿空气中易氧化。

砷的化合物种类很多，主要为砷的氧化物和盐类。含砷矿石、炉渣遇酸或受潮及含砷金属用酸处理时可产生砷化氢。

接触机会：冶炼和焙烧雄黄矿石或其他夹杂砷化物的金属矿石；从事含砷农药、防腐剂、除锈剂、颜料等制造和应用工作；非职业接触，包括饮用含高浓度砷的井水，敞灶燃烧含高浓度砷的煤及食用砷污染的食品；雄黄、三氧化二砷作为皮肤外用药。

砷化合物可经呼吸道、消化道或皮肤进入体内。吸收入血的砷迅速与血红蛋白的珠蛋白结合，24小时内分布至肝脏、肾脏、肺、胃、肠道壁及脾脏中。As^{5+}与骨组织结合，但大部分在体内转变为As^{3+}。有机砷在体内转变为As^{3+}，As^{3+}易与巯基结合。砷主要通过肾脏排泄，尿中有4种代谢物。经口中毒者，粪中排砷较多。砷还可通过胎盘损及胎儿。

砷是一种细胞原生质毒物，As^{3+}是主要毒性形式，与体内多种含巯基的酶结合，可导致多脏器系统的损害。

砷及其化合物急性中毒主要表现为呼吸、消化、神经系统损害，出现急性气管-支气管炎、支气管肺炎，恶心、呕吐、腹痛、腹泻等胃肠炎表现，头晕、头痛、乏力、失眠、烦躁不安等症状。职业性急性砷中毒引起的呼吸系统损害主要以气管-支气管炎或支气管肺炎表现为主；以急性胃肠炎表现为主者主要见于生活性急性砷中毒。急性职业性砷中毒不多见，一般仅见于生产事故、设备检修或进入收尘收砷系统进行清扫时引起。

职业性慢性砷中毒则出现以皮肤、肝脏和神经系统损害为主的临床表现。长期密切接触砷及其化合物后可出现头痛、头晕、失眠、多梦、乏力、消化不良、消瘦、肝区不适等症状。皮肤改变主要表现为脱色素和色素沉着加深，掌跖部出现点状或疣状角化，并且长期接触砷的人群皮肤癌及肺癌发病率均明显升高。砷中毒引起的肝脏损害与病毒性肝炎或其他肝脏疾病进行鉴别诊断时，要考虑到同时合并两种病因共同作用的可能。

职业性急性和慢性砷中毒的诊断及处理原则依据《职业性砷中毒的诊断》（GBZ 83—2013）。

二、有机溶剂中毒

有机溶剂作为原料、清洗剂、去脂剂、稀释剂、萃取剂等，广泛应用于多种生产过程。有机溶剂在常温下为液态，大多数易挥发，接触途径以吸入为主。有机溶剂具有脂溶性，容易通过生物膜，易被机体吸收并快速进入组织，且进入体内后多分布于富含脂肪的组织和器官，如神经系统。

有机溶剂的接触人群多，毒性作用的共有特点是对皮肤、黏膜、眼结膜等具有一定刺激作用，长期接触可引起皮肤干燥、脱脂、皲裂等。吸入高浓度有机溶剂者可出现中枢神经系统的抑制作用，严重者可以出现中毒性脑病。许多有机溶剂存在特殊的健康损害效应，如二硫化碳、正己烷引起周围神经损伤，醛类引起呼吸系统损伤，四氯化碳引起肝肾损伤，三氯乙烯引起药疹样皮炎和脏器损伤，苯引起造血系统损伤甚至白血病等。

(一)苯

1. 理化特性　苯(benzene, C_6H_6)在常温下是无色、透明、有芳香气味的易燃液体，沸点为 80.1 ℃，易挥发，蒸气的相对密度为 2.77，易沉积在空气下方，爆炸极限为 1.4%～8%，微溶于水，易溶于有机溶剂。

2. 接触机会　苯在工业生产中用途广，接触机会较多。

(1)苯的生产。苯及其同系物甲苯、二甲苯主要由煤焦油分馏及石油裂解产生，在提炼苯的过程中可接触到高浓度苯蒸气。

(2)作为化工原料生产有机化合物。如制造酚、氯苯、硝基苯、香料、药物、农药、塑料、合成纤维、合成洗涤剂、合成染料和炸药等。

(3)用作溶剂、稀释剂和萃取剂。如用于油墨、油漆、黏胶剂、树脂、制革、橡胶及制药(如生药的浸渍、提取、重结晶)等行业。我国制鞋、油漆、箱包加工、皮革加工、玩具制造、家具制造、装饰材料加工等行业，均会使用含苯及其化合物的黏胶剂，苯中毒发生率较高。

(4)其他。如用作燃料等。

3. 毒理　苯在生产环境中以蒸气形式存在，主要通过呼吸道吸入，皮肤吸收量少。进入体内的苯主要分布在含类脂质较多的组织和器官，一次吸入高浓度的苯，主要分布在大脑、血液和肾上腺。吸收的苯约 50% 以原形随呼出气排出，约 40% 在肝微粒体细胞色素 P450 同工酶 $2E_1$ 和 $2B_2$ 参与下被氧化为环氧化苯，后经重排或羟化转为酚类，并与硫酸根离子和葡糖醛酸结合随尿排出。一部分邻苯二酚也可被氧化形成黏糠酸后分解为 CO_2 和水排出体外。环氧化苯及小部分苯可直接与谷胱甘肽(GSH)结合成苯基硫醚氨酸，经尿排出(图7-2-2)。蓄积在体内的苯主要分布在骨髓及神经系统等富含类脂质的组织中，以骨髓中含量最多。

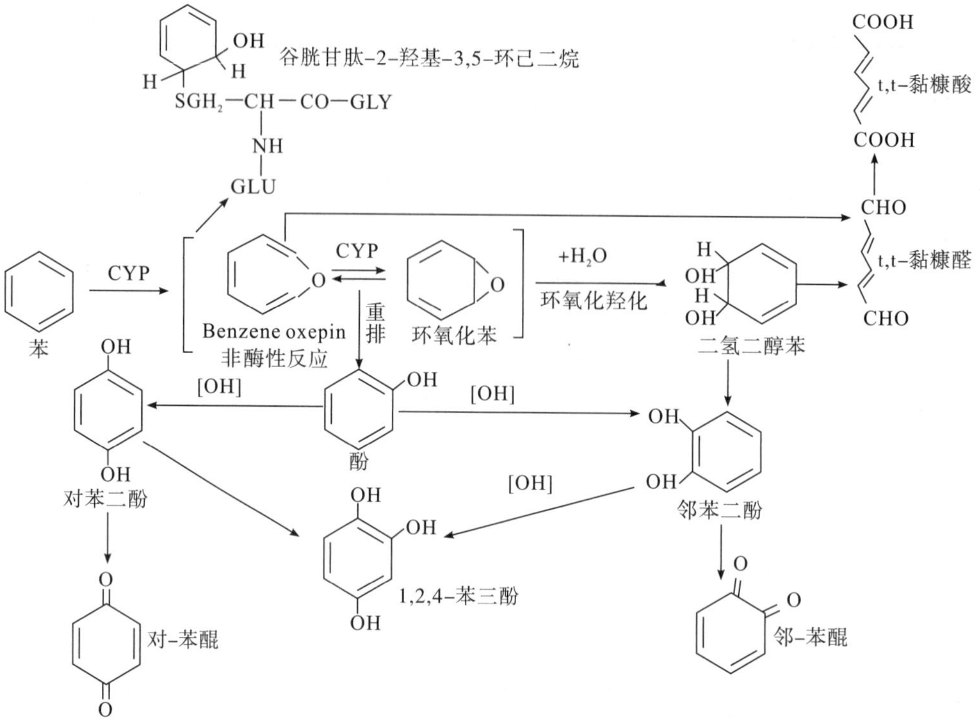

图 7-2-2　苯在体内的生物转化

苯的急性毒性主要表现为对中枢神经系统的麻醉作用;慢性毒作用主要是苯的代谢产物对造血系统的损害,其作用机制尚不十分清楚。目前认为:苯的代谢产物以骨髓为靶部位,干扰细胞因子对骨髓造血干细胞的生长和分化的调节作用;直接抑制造血干细胞的核分裂,对骨髓分裂最活跃的细胞具有明显毒作用,细胞形态上可见核浓缩,胞浆出现中毒性颗粒和空泡。苯的代谢产物可降低造血正调控因子白细胞介素-1(interleukin-1,IL-1)和白细胞介素-2(interleukin-2,IL-2)水平;活化骨髓成熟白细胞,产生高水平的造血负调控因子肿瘤坏死因子-α(tumor necrosis factor α,TNF-α),影响造血微环境及正常造血功能的调节作用。此外,苯的代谢产物氢醌还可与纺锤丝结合,抑制细胞增殖。

苯代谢产生的活性氧和代谢产物可导致 DNA 损伤和加合物的形成,诱发基因突变或染色体畸变,活化癌基因,这些均可能与白血病的发生有关。

4.临床表现

(1)急性中毒。急性中毒系短时间内吸入大量苯蒸气所致,轻者表现为兴奋、面部潮红、眩晕等酒醉状。中毒进一步发展,患者出现恶心、呕吐、步态不稳,以至于意识丧失、对光反射消失、脉急速、呼吸浅表、血压下降,严重者可因呼吸和循环衰竭而死亡。白细胞总数可能先有轻度增加,然后减少。呼出气中苯、血苯和尿酚含量升高可作为苯接触指标。

(2)慢性中毒。慢性中毒以造血系统的损害为主。

①神经系统:早期患者出现不同程度的中毒性类神经症,主要表现为头痛、头晕、记忆力减退、失眠、感觉异常、食欲缺乏等。个别患者伴有自主神经功能紊乱,出现心动过缓或过速等。

②造血系统:对造血系统的损害是慢性苯中毒的主要特点,早期表现为白细胞总数降低

及中性粒细胞计数减少,而淋巴细胞计数相对增多。中性粒细胞中常观察到中毒性颗粒、空泡、破碎细胞等。随后可发生血小板数量减少,皮肤、黏膜出血及紫癜,出血时间延长,女性月经量增多。出血倾向与血小板数量减少不一定平行,电镜检查可见血小板形态异常。苯中毒早期患者红细胞数量下降不明显,随着病情的发展可见红细胞计数减少。中毒晚期患者白细胞、红细胞及血小板数量均减少,可出现全血细胞计数减少,甚至再生障碍性贫血。骨髓检查主要表现为造血抑制,可见细胞形态异常,部分患者可表现为增生异常。

苯可引起白血病,以急性粒细胞性白血病较多见,IARC 将其列为人类致癌物。苯所致白血病也是我国法定的职业性肿瘤。

③其他:皮肤长期接触苯可因脱脂而变得干燥、脱屑,以致皲裂,敏感者可发生过敏性湿疹。苯还可以影响生殖系统,接触苯的女工可出现月经量增多、经期延长、自然流产率增高等。

5.诊断及处理原则

(1)诊断。依据《职业性苯中毒诊断标准》(GBZ 68—2022)。

①急性苯中毒:根据短期内吸入大量苯蒸气职业史,以意识障碍为主的临床表现,结合现场职业卫生学调查,参考实验室检测指标,进行综合分析,并排除其他疾病引起的中枢神经损害,方可诊断。急性苯中毒分为轻度中毒和重度中毒。

②慢性苯中毒:根据 3 个月及以上密切接触苯的职业史,以造血系统损害为主的临床表现,结合现场职业卫生学调查,参考实验室检测指标,进行综合分析,并排除其他原因引起的血象、骨髓象改变,方可诊断。慢性苯中毒分为轻度中毒、中度中毒和重度中毒。

(2)处理原则

①急性苯中毒:迅速将患者移至空气新鲜处,立即脱去被苯污染的衣物,用肥皂水清洗皮肤,注意保暖。急救原则与内科相同,忌用肾上腺素。病情恢复后,轻度中毒者可恢复原工作,重度中毒者原则上应调离原工作岗位。

②慢性苯中毒:无特效解毒药,治疗时根据造血系统损害所致血液疾病对症处理。一经诊断,应立即调离接触苯及其他有毒物质的工作岗位。

(二)甲苯、二甲苯

1.理化特性　甲苯(toluene)和二甲苯(xylene)均为无色透明液体,有芳香气味,易挥发,不溶于水。

2.接触机会　甲苯和二甲苯常作为苯的替代物,接触机会与苯相似。

3.毒理　甲苯和二甲苯主要经呼吸道进入人体。甲苯在体内被氧化成苯甲酸,与甘氨酸结合生成马尿酸后,与葡糖醛酸结合排出体外。二甲苯主要被氧化成甲基苯甲酸,与甘氨酸结合生成甲基马尿酸后,与葡糖醛酸结合排出体外。吸入高浓度甲苯或者二甲苯可引起中枢神经系统的麻醉作用,对皮肤、黏膜有刺激作用。

4.临床表现　急性中毒常见,短时接触可出现头晕、头痛、恶心、呕吐、胸闷、心悸、乏力、步态不稳、颜面潮红、结膜充血等;急性轻度和中度中毒患者可出现轻度和中度意识障碍,一些患者还可出现哭笑无常、妄想、精神运动性兴奋、幻听、幻视等精神症状,重度中毒患者可出现猝死。

5.诊断及处理　急性甲苯中毒诊断与处理依据《职业性急性甲苯中毒的诊断》(GBZ 16—2014)。因甲苯与二甲苯的急性中毒极为相似,故本标准也适用于职业性急性二甲苯及二者混用引起的急性中毒。

(三)正己烷

1.理化特性　正己烷(n-hexane)是己烷的异构体,相对分子质量为 86.18,常温下为微臭的液体,易挥发,不溶于水。

2.接触机会　正己烷可用作溶剂和稀释剂,在植物油提取、电子产品清洗以及胶水、清漆、黏合剂等的制造和使用中均可接触到。近年来,正己烷常被用作苯和氟利昂的替代品,使用量增加,接触人群增多。

3.毒理　正己烷主要以蒸气形式经呼吸道进入人体,还可经皮肤吸收。其主要代谢产物 2,5-己二酮对人体危害最大,具有神经毒作用。

4.临床表现　慢性中毒常见,主要引起多发性周围神经损害,出现肢体远端麻木、疼痛,下肢沉重感,可伴有手足发凉多汗、食欲减退、体重减轻、头昏、头痛等。此外,患者还可表现为肢体远端出现对称性分布的痛觉、触觉或振动觉障碍,同时伴有跟腱反射减弱;下肢肌力下降,四肢远端肌肉明显萎缩,并影响运动功能;神经-肌电图显示周围神经损害等。

5.诊断及处理原则　依据《职业性慢性正己烷中毒的诊断》(GBZ 84—2017)。

(四)二氯乙烷

1.理化特性　二氯乙烷(dichloroethane)的相对分子质量为 98.97,有两种同分异构体,其中,1,2-二氯乙烷为对称异构体,毒性较高,过度加热分解可产生光气和氯化氢。

2.接触机会　二氯乙烷可用作生产氯乙烯单体、苯乙烯等的原料,也可用作脱脂剂、清洁剂、萃取剂、工业溶剂和黏合剂。在化学合成、纺织、石油、电子、植物油提取等行业的工作者均可接触到二氯乙烷。

3.毒理及临床表现　职业接触以呼吸道吸入为主,其次为经皮肤吸收。急性和亚急性二氯乙烷中毒主要表现为中枢神经系统损害。亚急性中毒是近十年来国内的主要发病形式,它见于较长时间吸入较高浓度中毒的患者。其特点是:潜伏期较长,为几天至几十天;起病隐匿,病情可突然恶化;临床表现主要为中毒性脑病,突出表现为脑水肿,部分重度中毒者可有脑局灶受损的表现,如小脑性共济失调等。临床观察可见肝、肾损害,但多见于口服中毒者。职业中毒引起严重的肝、肾损害十分少见。

4.诊断及处理原则　依据《职业性急性 1,2-二氯乙烷中毒诊断标准》(GBZ 39—2002)。

三、苯的氨基和硝基化合物中毒

苯环上的氢被一个或几个氨基($-NH_2$)或硝基($-NO_2$)取代而生成的一类芳香族氨基或硝基化合物,称为苯的氨基和硝基化合物。这类化合物包括苯胺类、硝基苯类和硝基苯胺类等三类,常见的有苯胺、苯二胺、联苯胺、硝基苯、二硝基苯、三硝基甲苯、硝基氯苯等,但最基本的化合物是苯胺和硝基苯。

(一)理化特性和接触机会

苯的氨基和硝基化合物大多为沸点高、挥发性低的液体或固体,难溶或不溶于水,易溶于脂肪和有机溶剂。在油漆、印刷、制药、香料、染料、农药、炸药、橡胶、塑料、合成树脂、合成纤维、油墨等工业中均可接触到此类化合物。

(二)毒理和毒性作用表现

这类化合物多具有脂溶性,易经皮肤吸收,在气温较高及皮肤出汗时吸收更为迅速。生产过程中这类化合物直接或间接污染皮肤是引起中毒的主要原因。部分苯的氨基和硝基化合物以粉尘或蒸气形态存在于生产环境空气中,亦可经呼吸道吸收。

这类化合物进入体内后主要在肝脏代谢,经氧化或者还原代谢之后,转化为水溶性代谢产物,如苯胺和硝基苯,在体内代谢之后最终形成对氨基酚,经肾脏随尿排出(图 7-2-3)。不同种类的苯的氨基和硝基化合物产生不同的代谢产物,大部分代谢中间产物具有毒性作用,对机体可能产生不同的毒性效应。

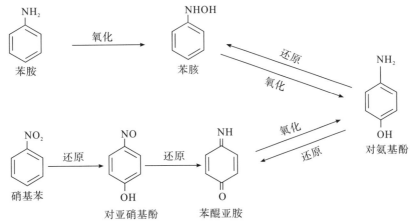

图 7-2-3　苯胺与硝基苯在体内的代谢

苯的氨基和硝基化合物种类繁多,结构和毒性不尽相同,但主要毒性作用有以下共同点。

1. 血液损害

(1)形成高铁血红蛋白。以苯胺和硝基苯最为典型。可使血红蛋白的 Fe^{2+} 氧化成 Fe^{3+} 而形成高铁血红蛋白(methemoglobin,MeHb),失去携氧能力。生理条件下,体内的 MeHb 含量不超过 2%。如果长时间、高剂量接触苯的氨基和硝基化合物,体内 MeHb 大量生成,超过了生理还原能力,可导致高铁血红蛋白血症,表现为化学性发绀,严重者可窒息而亡。MeHb 可通过间接作用和直接作用两种机制形成。

(2)溶血作用。苯的氨基和硝基化合物在体内的生物转化过程中消耗大量还原性物质,如还原性谷胱甘肽,使红细胞膜因失去保护而容易发生破裂,导致溶血。

另外,苯的氨基和硝基化合物的代谢中间产物还可使珠蛋白变性,形成沉淀物出现在红细胞内,即变性珠蛋白小体,亦称海因茨小体(Heinz bodies)。出现海因茨小体的红细胞极易破裂,这可能是溶血的原因之一。海因茨小体呈圆形或椭圆形,是直径为 $0.3 \sim 2\ \mu m$ 的折光颗粒,常位于红细胞边缘或附着于红细胞膜上,多为 $1 \sim 2$ 个。

2. 肝脏毒性　有些苯的氨基和硝基化合物,如硝基苯胺、二硝基苯、三硝基甲苯等,可直接损伤肝细胞,引起中毒性肝病。当出现较严重的溶血时,由于大量红细胞分解产物沉积于肝脏,也可引起继发性肝损害。

3. 泌尿系统损害　某些苯的氨基和硝基化合物可直接或间接作用于肾脏,引起肾实质性损害。大量溶血后可继发肾脏损害,5-氯-邻甲苯胺可引起出血性膀胱炎。

4. 皮肤黏膜损害及致敏作用　二硝基氯苯、对亚硝基二甲基苯胺、对苯二胺等可引起接触性皮炎和过敏性皮炎。二氨基甲苯对皮肤和眼结膜有强烈的刺激作用。个别过敏体质者接触对苯二胺、二硝基氯苯还可出现支气管哮喘。

5.眼晶状体损害　三硝基甲苯、二硝基酚等可使晶状体发生浑浊,甚至发展为中毒性白内障。

6.致癌作用　目前,公认的可引起膀胱癌的主要为联苯胺、β-萘胺等,联苯胺和 β-萘胺所致膀胱癌也是我国当前法定的职业性肿瘤。

(三)诊断

急性中毒诊断依据《职业性急性苯的氨基、硝基化合物中毒的诊断》(GBZ 30—2015)。

(四)急救与治疗

1.发生急性中毒时,迅速将中毒者移至空气新鲜处,脱去被污染的衣服、鞋袜,立即用肥皂水和清水(勿用热水)反复清洗皮肤,并注意保暖。

2.给予对症治疗和支持治疗,对于急性中毒者,应注意维持呼吸、循环系统的功能。血液、肝肾、皮肤、晶体等方面的损害应采取对症治疗和支持治疗。

3.高铁血红蛋白血症的治疗。治疗时主要使用还原剂。

(1)5%～10%葡萄糖溶液 500 mL 加维生素 C 5.0 g 静滴,适用于轻度中毒患者。

(2)小剂量亚甲蓝(methylene blue)的使用。常用 1%亚甲蓝 5～10 mL(1～2 mg/kg)加 10%～25%葡萄糖溶液 20 mL 缓慢静注,必要时在 1～2 小时后重复给药,一般用 1～2 次。其作用机制是:在葡萄糖脱氢过程中,还原型辅酶Ⅱ的电子被传递给亚甲蓝,使之变成白色亚甲蓝,后者再将电子传递给高铁血红蛋白,使之还原成血红蛋白,达到解毒的目的。

(3)大剂量维生素 C、辅酶 A、细胞色素 C 等与亚甲蓝有协同作用。

(五)常见苯的氨基和硝基化合物

1.苯胺　苯胺(aniline)的纯品为易挥发、有特殊气味的无色油状液体,久置颜色可变为褐色;微溶于水,能溶于乙醚、乙醇、苯、氯仿等。

苯胺主要用于印染和染料制造,以及照相显影剂、橡胶促进剂、塑料、离子交换树脂、香水、药物的合成等生产过程。

苯胺在生产环境中经皮肤接触而吸收是其主要中毒途径。液体及其蒸气均可经皮肤吸收,并随气温的升高,其吸收率增加。吸收后的苯胺有 15%～60%被氧化为对氨基酚,与葡萄糖醛酸和硫酸结合后随尿排出。

苯胺的代谢中间产物苯基羟胺有很强的形成高铁血红蛋白的能力,还可形成海因茨小体,导致溶血性贫血。

苯胺以急性中毒常见,主要表现为高铁血红蛋白血症引起的缺氧和发绀。严重者中毒后 4 天左右出现溶血性贫血,可有黄疸、中毒性肝病和膀胱刺激症状等。严重者可出现急性肾衰竭。

苯胺的慢性中毒主要表现为头昏、头痛、失眠、乏力、多梦等类神经症及贫血、肝脾肿大,红细胞出现海因茨小体,皮肤出现湿疹和皮炎等。

2.三硝基甲苯(trinitrotoluene,TNT)　TNT 有 6 种同分异构体,通常指的是 2,4,6-TNT。TNT 为灰黄色晶体,极难溶于水,易溶于苯、醋酸甲酯、丙酮及各种有机溶剂,突然受热容易引起爆炸。

TNT 主要用于制造炸药,在粉碎、球磨、过筛、配料及装药等生产过程中均可产生 TNT

粉尘。TNT 在生产条件下可经皮肤、呼吸道进入人体,而经皮肤吸收是 TNT 慢性中毒的主要原因。进入体内的 TNT 主要在肝脏代谢,TNT 及其代谢产物主要随尿排泄。尿中的代谢产物 4-氨基-2,6-二硝基甲苯(4-A)和 TNT 原型含量可作为职业接触的生物监测指标。TNT 的毒性作用机制尚未明确。

TNT 中毒以慢性中毒常见,主要表现为以肝脏损害为主,可伴有血液系统、神经功能损害为特点的全身性疾病,其诊断和处理原则参照《职业性慢性三硝基甲苯中毒的诊断》(GBZ 69—2011)。此外,三硝基甲苯白内障在长期接触三硝基甲苯的作业人群中多见,其诊断和处理原则参照《职业性三硝基甲苯白内障诊断标准》(GBZ 45—2010)。

四、刺激性气体中毒

刺激性气体(irritant gas)是对眼、呼吸道黏膜及皮肤具有刺激作用,以引起呼吸道急性炎症、肺水肿为主要病症的一类气态物质。刺激性气体是工业生产中最常见的有害气体,存在于许多生产过程中。此类气体多具有腐蚀性,生产过程中常因设备、管道被腐蚀或意外事故而发生跑、冒、滴、漏,污染作业环境,暴露者经呼吸道吸入而致急性中毒。长期接触较低浓度刺激性气体,也可对机体造成慢性危害。

刺激性气体有数百种,包括常态下的气体及有些在常态下虽非气体,但可通过蒸发、升华或挥发而形成蒸气或气体的液体和固体。常见的刺激性气体有氯气、氨气、氮氧化物、光气、氟化氢和二氧化硫等。

(一)毒理

刺激性气体损害健康的共同之处是对眼、呼吸道黏膜以及皮肤有刺激作用,主要为局部损害,但在刺激作用过强时可引起全身反应。刺激性气体损害健康的程度主要取决于吸入气体的浓度和接触时间,而机体病变的部位和临床表现主要与毒物的水溶性有关。肺水肿是刺激性气体所致的最严重病变之一。

化学性肺水肿的病理实质是肺部血管外区,即肺间质和肺泡有过量水分淤滞。发病机制目前仍不完全清楚,主要有下列可能机制:肺泡及肺泡间隔毛细血管通透性增加、血管活性物质释放、肺淋巴循环梗阻和缺氧等。

(二)临床表现

1.急性中毒

(1)局部刺激症状。如流泪、畏光、结膜充血、流涕、喷嚏、咽部充血疼痛、声音嘶哑、呛咳、胸闷以及局部皮肤灼伤等。

(2)喉痉挛和水肿。喉痉挛出现突然,表现为高度呼吸困难,由于缺氧、窒息而发生发绀甚至猝死,喉头水肿发生缓慢,持续时间较长。

(3)化学性气管炎、支气管炎及肺炎。剧烈咳嗽、胸闷、气促。肺部可有散在干、湿啰音,体温及白细胞计数均可升高。支气管黏膜损伤严重时,恢复期可发生黏膜坏死脱落,中毒者可突然出现呼吸道阻塞而窒息。

(4)中毒性肺水肿。临床表现可分为四期:

①刺激期:吸入刺激性气体后短时间内出现呛咳、胸闷、胸痛及全身症状,如头痛、头晕、恶心、呕吐等。如果吸入的刺激性气体水溶性低,该期症状并不突出。

②潜伏期：刺激期后，患者自觉症状减轻或消失，但潜在病变仍在继续发展，实属"假象期"。潜伏期的长短主要取决于毒物的溶解度和浓度，一般为 2～12 小时，少数可至 24～48 小时。此期虽然症状不多，但在防止或减轻肺水肿发生和病情的转归上是非常重要的窗口期。

③肺水肿期：潜伏期后症状突然加重，表现为剧咳、咳粉红色泡沫样痰、气促、呼吸困难、恶心、呕吐、烦躁等。体检可见明显发绀，两肺可闻及湿啰音，血压下降，血液浓缩，白细胞计数增高。胸部 X 线检查早期可见肺纹理增粗、边缘模糊，随着肺水肿的加重，可见两肺散在 1～10 mm 大小不等的粗大斑片状阴影，界限不清，有时出现由肺门向两侧肺野呈放射状的大片阴影，如蝴蝶状。通常在肺水肿发生后 24 小时内病情变化最大，应引起重视，若控制不及时，可发展成急性呼吸窘迫综合征（acute respiratory distress syndrome，ARDS）和低氧血症。

④恢复期：经正确治疗 3～5 天患者的症状即减轻，体征逐步消失，7～15 天可基本恢复，多无后遗症。

2. ARDS　ARDS 是指吸入有毒气体、创伤、感染、休克等诱发的，以肺毛细血管弥漫性损伤、通透性增高为基础，以肺水肿、透明膜形成和肺不张为主要病理变化，以进行性呼吸困难和顽固性低氧血症为临床特征的急性呼吸衰竭综合征。ARDS 是急性肺损伤发展到后期的典型表现，起病急骤，发展迅猛，预后差，死亡率高达 50%。其临床经过可分为 4 个阶段。

3. 慢性损害　长期接触低浓度刺激性气体，可引起慢性结膜炎、鼻炎、咽炎、支气管炎、牙齿酸蚀症等。急性氯气中毒后患者可遗留支气管哮喘。有些刺激性气体如氯气、甲苯二异氰酸酯还有致敏作用。

(三)诊断

刺激性气体中毒所致中毒性呼吸系统疾病诊断依据《职业性急性化学物中毒性呼吸系统疾病诊断标准》(GBZ 73—2009)。

(四)急救与治疗

刺激性气体急性中毒最严重的危害是肺水肿和 ARDS，其病情急，变化快。因此，积极防治肺水肿和 ARDS 是抢救刺激性气体中毒的关键。

1. 阻止毒物继续吸收　将患者立即转移至空气新鲜处，脱去污染衣物，迅速用大量清水彻底清洗污染的皮肤；注意保暖、静卧。

2. 预防肺水肿　早期足量应用糖皮质激素，潜伏期应注射地塞米松 20 mg；卧床休息，避免体力活动。

3. 限制静脉补液量　要保持出入量为负平衡（相差 500～1000 mL），补液量以不加重肺水肿为原则。

4. 对症治疗　如镇静、解痉、止咳、化痰等，若吸入光气等水溶性小的气体，可用 4% 碳酸氢钠加氨茶碱、地塞米松和抗生素雾化吸入。

5. 肺水肿和 ARDS 的治疗　积极防治肺水肿和 ARDS 是抢救重度中毒的关键，主要措施为保持呼吸道通畅、合理氧疗和纠正缺氧、改善和维持通气功能、减低胸腔压力、对症治疗等。

五、窒息性气体中毒

窒息性气体(asphyxiating gas)是指主要以气态形式被吸入后导致组织细胞缺氧窒息的一类有害气体。窒息性气体可损害机体多系统,但以神经系统最为突出。根据毒作用机制不同,可将其分为两类:一类为单纯性窒息性气体,如氮气、甲烷和二氧化碳等,本身毒性很低或是惰性气体,当空气中这些气体的浓度很高,使空气中氧含量减少到一定程度时,导致肺内氧分压降低,动脉血氧分压下降,引起组织缺氧窒息。其所致危害与氧分压降低程度成正比,在高浓度时,特别是在通风不良的空间内,窒息危险性更大。另一类为化学性窒息性气体,如一氧化碳、硫化氢、氰化氢等,它们进入机体后,可与血液或组织的某些分子发生特殊化学作用,使血液的携氧功能或(和)组织利用氧的能力发生障碍,导致组织缺氧,或(和)引起细胞内窒息。

(一)一氧化碳

1. 理化特性及接触机会 一氧化碳(carbon monoxide,CO)为无色、无味、无刺激性的气体,相对密度为 0.967,微溶于水,易溶于氨水,不易被活性炭吸附,爆炸极限为 12.5%～74.2%。

CO 是最常见的窒息性气体,含碳物质的不完全燃烧可产生 CO,如冶金工业的炼焦、炼钢、炼铁,机械工业的锻造、铸造,加热窑炉、焙烧等。此外,CO 也是化学工业的原料。家用煤炉、燃气热水器和发动机尾气均可产生 CO,在通风不良或气体泄漏时可发生急性 CO 中毒(acute carbon monoxide poisoning,ACMP)。

2. 毒理 CO 通过呼吸道吸收,穿透肺泡和毛细血管迅速弥散入血,其中 80%～90%的 CO 与血红蛋白(Hb)发生可逆性结合,形成 HbCO。空气中 CO 浓度越高,肺泡气中 CO 分压越大,血液中 HbCO 的饱和度越高。10%～15%的 CO 可与含铁的肌红蛋白结合。CO 还可透过胎盘屏障进入胎儿体内。进入机体的 CO 绝大部分以原形随呼气排出,不在体内蓄积。

CO 的中毒机制主要是 CO 与 Hb 结合形成 HbCO,而使 Hb 的运氧功能发生障碍,导致组织缺氧。CO 与 Hb 的亲和力比 O_2 与 Hb 的亲和力大 240～300 倍,且 HbCO 的解离速度比 HbO_2 慢 3600 倍,同时,HbCO 的存在还影响 HbO_2 的解离,阻碍氧的释放和传递,导致低氧血症和组织缺氧。中枢神经对缺氧最为敏感,因此,首先受到损害,可引起脑水肿,导致颅内压增高、脑血液循环障碍和脑功能衰竭等急性中毒性脑病。CO 还能与线粒体细胞色素氧化酶、鸟苷酸环化酶、一氧化氮合酶等发生可逆性结合,阻断电子传递链,抑制组织呼吸,导致细胞内窒息。

3. 临床表现及诊断

(1)ACMP。ACMP 俗称煤气中毒,是吸入较高浓度 CO 后引起的急性脑缺氧性疾病,少数患者可有迟发性的神经症状,部分患者亦可有其他脏器的缺氧性改变。ACMP 不仅是工业生产中最常见、发病和死亡人数最多的急性职业性中毒之一,也是常见的生活性中毒,在北方冬季尤为常见。ACMP 中毒程度主要取决于空气中 CO 浓度和接触时间。ACMP 诊断依据《职业性急性一氧化碳中毒诊断标准》(GBZ 23—2002)。

(2)慢性影响。CO 是否引起慢性中毒尚无定论。有研究表明,长期接触低浓度 CO 可出现神经系统和心血管系统损害。

4.急救与治疗　将急性中毒患者迅速移至通风处,解开衣领,注意保暖,密切观察患者意识状态。轻度中毒者可不必给予特殊治疗。中度中毒者可给予对症治疗或吸氧。重度中毒者如呼吸停止,应立即施行人工呼吸。有自主呼吸者应给予常压口罩吸氧,有条件时进行高压氧治疗。对重度中毒者还应酌情进行防治脑水肿、促进脑血液循环、维持呼吸循环功能和解痉等对症与支持治疗;加强护理,积极防治各种并发症,预防迟发脑病。当患者出现迟发脑病时,可给予高压氧、糖皮质激素、血管扩张剂或抗震颤麻痹药物以及其他对症与支持治疗。

(二)氰化氢(氢氰酸)

氰化物种类很多,其中毒性最大、作用最快的是氰化氢(hydrogen cyanide,HCN)。因凡能在空气中或人体组织内释放出 CN^- 的,都具有与 HCN 相似的毒作用,故下面以 HCN 为例进行介绍。

1.理化特性及接触机会　HCN 为有苦杏仁味的无色气体,相对密度为 0.93,易扩散,易溶于水、脂肪及有机溶剂,其水溶液为氢氰酸。HCN 可在空气中燃烧,空气中含量为 $5.6\%\sim12.8\%(V/V)$ 时具有爆炸性。

常见的接触机会有电镀、钢铁热处理、贵重金属的提炼、制药以及合成纤维、灭鼠剂、杀虫剂的生产等。此外,苦杏仁、枇杷仁、桃仁和木薯等植物性食品中含有氰苷,如食用不当,可引起中毒。

2.毒理　HCN 主要以气体或氰化物盐类的粉尘经呼吸道吸入,也可直接经皮吸收。进入体内的 HCN 部分以原形经肺随呼气排出;大部分在肝脏通过硫氰酸酶的作用与巯基化合物结合为无毒的硫氰酸盐,然后经肾脏随尿排出;小部分与葡糖醛酸结合成无毒腈类随尿排出;少量分解为二氧化碳和氨随呼气排出;与羟钴胺反应转化为氰钴胺随尿排出或转化为甲酸随尿排出,或参与一碳化合物的代谢。

氰化氢属于剧毒类毒物,其毒性在于其进入机体后所释放出的 CN^- 与细胞色素氧化酶的 Fe^{3+} 结合并抑制该酶活性,阻断氧化过程中的电子传递,使组织细胞不能摄取和利用氧,引起细胞内窒息。出现此类窒息时,虽然血液中有足够的氧,但不能为组织细胞利用,导致静脉血呈动脉血样鲜红色,动静脉血氧差由正常的 $4\%\sim6\%$ 降至 $1\%\sim1.5\%$。因此,氰化物中毒时,皮肤、黏膜呈樱桃红色,对缺氧最敏感的中枢神经系统首先受累,临床上可表现为昏迷、抽搐及呼吸困难。

3.临床表现及诊断

(1)急性中毒。急性中毒分为接触反应及轻度、中度和重度中毒。吸入高浓度氰化氢可引起"电击样"骤死。如接触浓度相对较低、未瞬间死亡者,临床经过可分四期:

①前驱期:主要表现为眼、咽喉及上呼吸道黏膜刺激症状,继之可出现恶心、呕吐和震颤,并伴有逐渐加重的全身症状,呼出气有苦杏仁味。此时停止接触,吸入新鲜空气,症状可很快消失。如继续接触,病则可继续向以下几期发展。

②呼吸困难期:表现为极度呼吸困难和节律失调,有恐惧感,伴有听力、视力减退,皮肤黏膜呈鲜红色。

③痉挛期:出现强直性、阵发性抽搐,角弓反张,大小便失禁,大汗,血压骤降,呼吸表浅,意识丧失,体温逐渐降低,皮肤黏膜保持鲜红色,常并发肺水肿和呼吸衰竭。

④麻痹期:深度昏迷,全身肌肉松弛,反射消失,呼吸停止,直至心脏停搏而死亡。

氰化氢毒作用迅速、毒性大,因此,诊断要迅速、准确。其诊断依据《职业性急性氰化物中毒诊断标准》(GBZ 209—2008)。

(2)慢性中毒。长期吸入低浓度的 HCN 者,可出现类神经症,运动肌酸痛和活动障碍,并伴眼和上呼吸道刺激症状;皮肤长期接触 HCN 后可引起皮炎,出现斑疹、丘疹或疱疹,并伴奇痒症状。

4. 急救与治疗　急性氰化物中毒病情危急、进展快,治疗上要争分夺秒。

(1)使患者立即脱离现场,移至空气新鲜处进行抢救。

(2)脱去污染的衣服,用肥皂水或清水洗净污染的皮肤,静卧保暖。如经消化道摄入,应迅速彻底洗胃,在可能的情况下,用 5%$Na_2S_2O_3$ 溶液或 0.2%高锰酸钾溶液洗胃效果更好。

(3)纠正缺氧。应尽早给氧,重度中毒者宜早用高压氧治疗,但高浓度氧(>60%)的吸入持续时间不宜超过 24 小时,以免发生氧中毒。

(4)解毒治疗。常用的特效解毒剂如下。

①亚硝酸钠-硫代硫酸钠($NaNO_2$-$Na_2S_2O_3$)疗法。此法疗效显著,应及早使用。解毒机制是 $NaNO_2$ 能使 $HbFe^{2+}$ 形成 $HbFe^{3+}$,而 $HbFe^{3+}$ 与 CN^- 络合成不太稳定的氰化高铁血红蛋白,$HbFe^{3+}$ 还可夺取已与细胞色素氧化酶结合的 CN^-,使细胞色素氧化酶的活性逐渐恢复。由于氰化高铁血红蛋白不稳定,可再解离出 CN^-,故需迅速给予 $Na_2S_2O_3$,使其与 CN^- 结合形成稳定的硫氰酸盐,随尿排出。

②可用肌内注射 10% 4-二甲氨基苯酚(4-DMAP)2 mL 代替 $NaNO_2$,也可用 1.5%依地酸二钴或 40%羟钴胺静脉注射。

此外,谷胱甘肽、硫代乙醇胺、胱氨酸等也有一定的解毒作用。

(5)对症治疗。可用维生素 C、辅酶 A、复合维生素 B、细胞色素 C 等辅助解毒治疗。

(三)硫化氢

1. 理化特性及接触机会　硫化氢(hydrogen sulfide,H_2S)是一种具有臭鸡蛋味、可燃性的无色气体,相对密度为 1.19,易溶于水生成氢硫酸,也易溶于乙醇、汽油等。

H_2S 多属于生产过程中排放或生活中产生的废气,接触机会有:①含硫矿石冶炼和石油开采、提炼及使用;②生产和使用硫化染料;③生产人造纤维,合成橡胶;④造纸、制糖、皮革加工等,因原料腐败而产生 H_2S;⑤从事下水道疏通、垃圾清理、污水处理、酱菜生产等工作,因有机质腐败而产生 H_2S,故屡有急性中毒的发生。

2. 毒理　H_2S 主要经呼吸道吸收,皮肤也可吸收小部分。进入体内的 H_2S 一部分以原形由呼气排出,另一部分迅速氧化成硫化物、硫代硫酸盐或硫酸盐,经肾随尿排出,在体内无蓄积。

H_2S 为剧毒气体,具有全身毒作用和局部刺激作用。H_2S 所致全身毒作用表现为以中枢神经为主的多脏器损伤,主要因其与细胞色素氧化酶中 Fe^{3+} 结合,抑制酶的活性,使其失去传递电子的能力,造成组织缺氧,导致细胞内窒息;H_2S 还可与二硫键结合,干扰细胞内氧化还原过程和能量供应,加重细胞窒息。高浓度 H_2S 对中枢神经系统的作用首先表现为兴奋,很快转入超限抑制,甚至发生呼吸麻痹或"电击型"猝死。其局部刺激作用则损害眼和上呼吸道黏膜及皮肤,引起眼结膜炎和角膜溃疡、支气管炎,甚至中毒性肺炎和肺水肿,主要因其与潮湿的黏膜接触而溶解形成氢硫酸,或与黏膜表面的钠离子作用生成硫化钠而致。

H₂S 的浓度为 0.012～0.03 mg/m³ 时，人可嗅出。但在高浓度时，人由于嗅神经麻痹而嗅不出其存在，故不能依靠其气味强烈与否来判断硫化氢的危险程度。

空气中硫化氢浓度为 90～210 mg/m³ 时，接触数小时可出现轻度症状，但浓度高达 900 mg/m³ 时，可直接抑制呼吸中枢，迅速窒息以致"电击型"死亡。

3. 临床表现及诊断　硫化氢急性中毒可分为接触反应及轻度中毒、中度中毒、重度中毒四级。生产中可发生急性和亚急性硫化氢中毒，依据《职业性急性硫化氢中毒诊断标准》(GBZ 31—2002)进行诊断。

4. 急救与治疗

(1)迅速脱离现场，移至空气新鲜处，去除污染衣物，保持呼吸道通畅，进行对症抢救，如人工呼吸及注射强心剂、呼吸兴奋剂、解痉剂等。

(2)及时吸氧，若有昏迷者，应立即进行高压氧治疗。

(3)给予营养支持药物，静脉注射 50% 葡萄糖溶液、维生素 C 和细胞色素 C。

(4)防治肺水肿和脑水肿。早期、足量、短时间应用肾上腺糖皮质激素。

六、农药中毒

农药(pesticide)是指农业生产、林业、畜牧业、渔业、卫生等行业中用于预防、消灭、控制有害动植物(害虫、病菌、鼠类、杂草等)和调节植物生长的各种化学物，也包括提高农药药效的辅助剂、增效剂等。农药在保障农作物增产丰收，保护人类健康等方面发挥着不可替代的作用，但也是职业中毒和意外伤害的常见原因之一。

农药品种繁多，分类方法也有多种：按其用途可分为杀虫剂(insecticide)、杀鼠剂(rodenticide)、杀螨剂(acaricide)、杀菌剂(fungicide)、除草剂(herbicide)、脱叶剂(defoliant)以及植物生长调节剂等，其中，杀虫剂品种最多，用量最大；按化学性质分为有机磷类、有机氯类、氨基甲酸酯类、拟除虫菊酯类、有机氮类、有机硫类、有机金属类等；按成分有原药和制剂之分，原药是指产生生物活性的有效成分，制剂是除活性成分外，还配有溶剂、助剂以及颜料、催吐剂和杂质等其他成分。制剂类包括只含一种原药的单剂和两种以上原药混合配制或混合使用的混合制剂(或复配农药)。我国农药使用品种 60% 以上属于混合制剂农药，混配农药毒性大多呈相加作用，少数有协同作用。

农药的毒性相差悬殊，除微生物杀虫剂等基本无毒外，其余均有一定毒性。依据大鼠急性毒性 LD₅₀ 值的大小，我国将农药分为剧毒、高毒、中等毒和低毒四类。农药对健康的影响包括急性中毒和慢性危害。职业性农药中毒多发生于农药生产和施用的人群。在农药生产中，车间空气中农药浓度较高，易导致经呼吸道和皮肤吸收；而农药施用则在配药、喷洒以及药械检修中，易造成皮肤污染；在粮食储存过程中，使用熏蒸杀虫剂，造成人员死亡也屡有报道。此外，生活性农药中毒也很常见。长期低水平接触农药，可造成机体慢性危害，甚至产生生殖发育毒性、遗传毒性、致癌、免疫功能损伤等远期效应。有机氯类农药作为持久性有机污染物，可长期在作物和环境中残留富集，造成环境污染。

(一)有机磷酸酯类农药

有机磷酸酯类农药(organophosphorus pesticides，OP)简称有机磷农药，是我国目前生产和使用量最大的一类农药，也是多种混合制剂农药的主要有效成分。有机磷农药品种较多，多为广谱、高效、低残留的杀虫剂，其中以内吸磷、马拉硫磷、乐果、敌敌畏、敌百虫等常见。对硫磷、甲胺磷、甲基对硫磷、久效磷、磷胺等常见且高毒的有机磷农药将逐步被淘汰，而一些新的有机磷杀虫剂、杀菌剂、杀鼠剂、脱叶剂、除草剂等则不断被合成。

1. 理化特性　有机磷农药多为磷酸酯类或硫代磷酸酯类化合物，结构通式如下：

式中，R_1、R_2 多为甲氧基（CH_3O —）或乙氧基（C_2H_5O —）等碱性基团；Z 为氧原子或硫原子；X 为烷氧基、芳氧基或其他酸性基团。取代基团不同导致所形成的有机磷酸酯类化合物的生物活性各异，如碱性基团中乙氧基比甲氧基毒性大；酸性基团中强酸根比弱酸根毒性大；若 Z 为氧原子，可直接与胆碱酯酶共价结合，毒作用迅速，若 Z 为硫原子，须经代谢、氧化脱硫，才能与胆碱酯酶结合而发挥毒作用，故毒作用相对较慢，但往往持续时间较长。

除敌百虫外，有机磷农药工业品多为淡黄色或棕色油状液体，有类似大蒜臭味，微溶于水，易溶于有机溶剂或动植物油，对光、热、氧均较稳定，遇碱易分解。敌百虫为白色粉末状结晶，易溶于水，碱性条件下可生成毒性较大的敌敌畏。常温下，有机磷农药的蒸气压都较低，无论液态或固态，都可以蒸气形式逸出。

2. 毒理　有机磷农药可经消化道、呼吸道以及完整的皮肤和黏膜吸收，经皮肤吸收是职业性中毒的主要途径。

有机磷农药吸收后可迅速分布全身，以肝脏含量最高，肾、肺、脾次之。有机磷农药可通过血脑屏障，有的还能通过胎盘屏障，脂溶性高的有机磷农药还少量储存于脂肪组织；在体内一般能被迅速代谢转化，产物主要随尿排出，无明显蓄积。

有机磷农药在体内有氧化和水解两种代谢方式，通常氧化产物毒性增强，而水解产物毒性降低。马拉硫磷进入体内后被氧化成毒性更大的马拉氧磷，也可被羧酸酯酶水解而失去毒性。哺乳动物体内富含羧酸酯酶，对马拉硫磷的水解作用大于氧化作用，而昆虫体内则相反，故马拉硫磷是一种高效、对人畜低毒的杀虫剂。敌百虫在哺乳动物体内因大部分被水解成二甲基磷酸酯和三氯乙醇而失去毒性，在昆虫体内则经脱氯化氢作用形成毒性更大的敌敌畏。

有机磷农药的毒作用机制主要是抑制胆碱酯酶（choline esterase, ChE）活性，使其失去水解乙酰胆碱（acetylcholine, Ach）的能力，导致神经突触 Ach 的聚集。正常生理情况下，Ach 作为胆碱能神经递质完成信息传递使命后，迅速被 ChE 水解而失活。有机磷农药在化学结构上与 Ach 相似，其带正电荷部分可与 ChE 的阴离子部位结合，而亲电子的磷酰基可与 ChE 的酯解部位结合，形成磷酰化胆碱酯酶，使 ChE 失去分解 Ach 的能力，造成 Ach 积聚，引发以胆碱能神经过度兴奋为主要表现的神经系统功能紊乱。Ach 对胆碱能神经的生理效应可分为毒蕈碱样作用和烟碱样作用。不同有机磷农药形成的磷酰化胆碱酯酶的稳固性存在差异，对硫磷、内吸磷、甲拌磷等形成的磷酰化胆碱酯酶结合不稳定，部分可水解复能；而三甲苯磷、敌敌畏、敌百虫、马拉硫磷、对溴磷等则结合稳固，中毒酶从可以重活化状态变为不能重活化状态，此现象称为胆碱酯酶老化。

有机磷农药也可直接与胆碱能受体结合，尤以心脏的 M_2 受体为显著；敌百虫、敌敌畏、甲胺磷、马拉硫磷、丙氟磷、对溴磷等急性中毒症状消失后还出现有机磷酸酯引起的迟发性多发性神经病(organophosphates induced delayed polyneuropathy, OPIDP)。乐果、氧化乐果、敌敌畏、甲胺磷、倍硫磷等农药急性中毒,在出现胆碱能危象后和OPIDP前,可出现中间期肌无力综合征(intermediate myasthenia syndrome, IMS),即在急性中毒后24～96小时出现肌无力,常累及颈肌、上肢肌和呼吸肌,可伴颅神经支配的肌肉瘫痪,严重者可因呼吸衰竭而死亡;重度有机磷中毒可有心肌损害。上述毒作用机制尚未阐明。

有机磷农药的毒作用性质和大小还与产品的质量、纯度、剂型、助剂以及进入机体的途径等因素有关。

3.临床表现

(1)急性中毒。急性中毒的临床表现可分为三类。

①毒蕈碱样症状(muscarinic manifestation):主要表现为恶心、呕吐、腹痛、腹泻、流涎、多汗、视物模糊、瞳孔缩小、呼吸道分泌物增多、支气管痉挛等,严重者出现肺水肿、大小便失禁等,上述症状往往为首发症状。

②烟碱样症状(nicotinic manifestation):主要表现为全身紧束感、动作不灵活、胸部压迫感、肌束震颤、语言不清、心跳和血压升高,严重者可出现呼吸肌麻痹。

③中枢神经系统症状:主要表现为头昏、头痛、乏力、烦躁不安、共济失调、语言障碍等,重度中毒者可出现昏迷、抽搐及脑水肿,甚至因呼吸中枢或呼吸肌麻痹而危及生命。

少数中毒者在急性中毒恢复后,经4～45天潜伏期,可出现感觉障碍,继而出现下肢无力,直至出现下肢远端弛缓性瘫痪,严重者还可累及上肢等,出现相关OPIDP症状。也有少数重症患者在急性中毒症状消失后,出现IMS,其症状可持续4～18天。个别中毒患者进入恢复期后,可因有机磷的心脏毒作用而发生"电击样"死亡。

(2)慢性中毒。慢性中毒多见于长期低水平接触有机磷农药的职业人群,主要临床表现为ChE活力明显降低,但症状较轻,以中毒性类神经症为主,部分患者有毒蕈碱样症状,少数患者可出现视觉、神经-肌电图等改变。

部分品种的有机磷农药具有致敏作用,可致支气管哮喘、过敏性和接触性刺激性皮炎等。

4.诊断　依据《职业性急性有机磷杀虫剂中毒诊断标准》(GBZ 8—2002)。

5.处理原则　急性有机磷农药中毒病死率高,重度中毒者在抢救早期可因肺水肿、脑水肿及呼吸循环衰竭而死亡。少数患者在抢救后期可因毒物清除不彻底、阿托品停用过早等使病情反复而死亡。恢复期猝死原因尚不明了,可能与心肌中毒性损害、出现并发症等有关。

(1)清除毒物。立即使患者脱离中毒现场,脱去污染衣服,用肥皂水或5% $NaHCO_3$溶液(敌百虫除外)、清水(忌用热水)彻底清洗皮肤、头发和指甲;如眼部污染,应迅速用清水或2% $NaHCO_3$溶液冲洗,然后滴入1%阿托品数滴。口服中毒者,用温水或2% $NaHCO_3$溶液(敌百虫忌用)彻底洗胃。洗胃前应先抽出胃内容物,以减少有机磷吸收;第一次洗胃液中可加5 mg去甲肾上腺素;每次注入洗胃液量不宜大于500 mL;应反复灌洗至洗出液无气味为止。

(2)解毒治疗。在清除毒物的同时,迅速给予解毒药物。

①乙酰胆碱拮抗剂:阿托品能拮抗乙酰胆碱对副交感神经和中枢神经的作用,并能兴奋呼吸中枢,可消除或减轻毒蕈碱样症状和中枢神经系统症状。因有机磷农药中毒者对阿托品的耐受量显著提高,故使用阿托品时应"早期、足量、反复给药",直到毒蕈碱样症状明显好

转或轻度"阿托品化"症状出现,此后再改用维持量或停药观察。

②胆碱酯酶复能剂:胆碱酯酶复能剂能夺取磷酰化胆碱酯酶分子中的磷酰基,使失活的ChE恢复活性。因此,中度、重度有机磷农药中毒者需联合使用阿托品和胆碱酯酶复能剂。复能剂主要是吡啶醛肟类药物,常用的有解磷定(2-PAM)和氯解磷定(2-PAM-Cl)。联合用药时,阿托品的用量应酌减,以免发生阿托品中毒。肟类复能剂因对解除烟碱样症状效果较佳,但对已老化的ChE无复能作用,故应尽早使用。复能剂对乐果、敌百虫、敌敌畏、马拉硫磷中毒的复能效果差,对二嗪农、谷硫磷不但无效,而且有不良作用,此类中毒治疗应以阿托品为主。

(3)对症治疗。处理原则同内科治疗。注意保持患者呼吸道畅通,出现呼吸衰竭时,应立即施用机械通气。积极防治并发症。

急性中毒患者临床症状消失后仍需观察2~3天;乐果、马拉硫磷、久效磷中毒者应延长治疗观察时间;重度中毒者避免过早活动,防止病情突变;急性中毒治疗后3个月内不宜接触有机磷农药。有迟发性多发性神经病者,应调离接触有机磷农药的工作岗位。

(二)氨基甲酸酯类农药

氨基甲酸酯类农药(carbamate pesticides)作为杀虫剂,具有速效、内吸、触杀、残留期短以及对人畜毒性较有机磷农药低的优点。

1.理化特性 氨基甲酸酯类农药的基本结构为

$$\begin{array}{c} R_1 \\ \diagdown \\ N-C-O-X \\ \diagup \quad \| \\ R_2 \quad O \end{array}$$

式中,R_1、R_2 和 X 取代基团不同,可形成多种化合物。R_2 多为芳香烃、脂肪族链或其他环烃。R_1 如为甲基,则此类 N-甲基氨基甲酸酯具有杀虫作用;如为芳香族基团,则多为除草剂;如为苯并咪唑,则为杀菌剂。碳位上氧被硫原子取代的称硫代(或二硫代)氨基甲酸酯,大多作为除草剂或杀菌剂。常用品种有西维因、呋喃丹、速灭威、害扑威、残杀威等杀虫剂及灭草灵、燕麦灵等除草剂,其中,西维因和呋喃丹最为常用。

氨基甲酸酯类农药大多为白色结晶,无特殊气味;熔点多在 50~150 ℃。蒸气压普遍较低;大多数易溶于有机溶剂,难溶于水;在酸性溶液中相对稳定、分解缓慢,遇碱易分解。

2.毒理 该类农药可经呼吸道、消化道吸收,多数品种经皮肤吸收缓慢、吸收量低。进入机体后,很快分布到全身;在体内代谢迅速,一般无蓄积;主要被水解成氨基甲酸及其他含碳基团,再氧化成二氧化碳,其原形及其代谢产物可从尿中排出。

除涕灭威等个别品种属高毒外,氨基甲酸酯类农药多数呈中等毒性,毒作用方式与有机磷农药类似,即抑制 ChE 活性。但因其无须经体内代谢活化,可直接与 ChE 形成疏松结合的氨基甲酰化胆碱酯酶复合体,故中毒潜伏期短。因其所形成的复合体疏松,可自行解离,故中毒程度较轻,且持续时间较短,并有自行恢复趋势。

3.临床表现 急性氨基甲酸酯类农药中毒潜伏期较短,职业性中毒一般为2~4小时。患者的临床表现与有机磷农药中毒相似,尤以毒蕈碱样症状为明显。通常病情较轻,病程短,恢复快。全血 ChE 活性呈轻度下降。残杀威、燕麦灵等品种可引起接触性皮炎,高浓度的西维因也有类似作用。

4. 诊断及处理原则

(1)诊断。依据《职业性急性氨基甲酸酯杀虫剂中毒诊断标准》(GBZ 52—2002)。

(2)处理原则。立即使患者脱离现场,去除污染物,减少吸收,有皮肤污染者可用肥皂水或温水清洗,口服者应彻底洗胃;阿托品为首选解毒药物[轻度中毒者用少量阿托品(0.6~0.9 mg),必要时重复 1~2 次,但不必阿托品化;严重中毒者应静脉给药达阿托品化,但其总剂量应远低于治疗有机磷农药中毒的剂量];单纯氨基甲酸酯类农药中毒不用肟类复能剂,因其可增加氨基甲酸酯的毒性,且降低阿托品的疗效。此外,对症治疗和支持治疗也很重要,但不宜使用苯巴比妥等中枢神经系统抑制药物。

(三)拟除虫菊酯类农药

拟除虫菊酯类农药(pyrethroid pesticides)是人工合成的仿天然除虫菊素化学结构的一类农药。除具有杀虫作用外,此类农药还兼有杀螨、杀菌和抑制真菌作用。因其杀虫谱广、药效高、对人畜毒性较低(对水生动物毒性较大)、在环境中残留时间较短,故得到大量应用。我国现使用的该类农药有 20 余种,常见的有溴氰菊酯、氯氰菊酯、氯菊酯、杀虫菊酯等。

1. 理化特性 拟除虫菊酯类农药大多数为黏稠油状液体,呈黄色或黄褐色(溴氰菊酯为白色结晶),难溶于水,易溶于有机溶剂,不易挥发,在酸性溶液中稳定,遇碱易分解。用于杀虫的拟除虫菊酯类农药多为含氰基的化合物(Ⅱ型),用于家庭卫生杀虫剂则多不含氰基(Ⅰ型),常配制成气雾剂或电烤杀蚊剂。

2. 毒理 拟除虫菊酯类农药多为中等毒性类(Ⅱ型)和低毒类(Ⅰ型),可经呼吸道、皮肤和消化道吸收。进入哺乳动物体内的拟除虫菊酯代谢转化快,主要在肝内酯酶和混合功能氧化酶作用下水解、氧化,代谢产物随尿液排泄。

拟除虫菊酯类农药具有神经毒性,但毒作用机制尚不完全明了。一般认为该类农药抑制神经系统 $Ca^{2+}-Na^+-ATP$ 酶和 Na^+/K^+-ATP 酶,导致细胞膜内外离子转运失衡而引起神经传导阻滞;与神经细胞膜受体结合,使膜通透性改变;作用于神经细胞膜的钠通道,形成去极化后电位以及重复去极化;抑制中枢神经细胞膜 γ-氨基丁酸受体,使中枢神经的兴奋性增高等。

3. 临床表现

(1)急性中毒。主要表现为皮肤、黏膜刺激和全身症状。

①皮肤和黏膜刺激:接触 4~6 小时后出现流泪、眼痛、畏光、眼睑红肿、球结膜充血、水肿等,面部等体表污染区出现异常感觉,如瘙痒感、蚁走感、烧灼感等。部分患者皮肤可出现局部红色粟粒样丘疹,有的可伴有呼吸道刺激症状。

②全身状:最迟 48 小时后出现全身症状,症状一般较轻,有头晕、头痛、乏力、恶心、呕吐等,较重者可出现呼吸困难、流涎、肌肉抽动,甚至阵发性抽搐及意识障碍或昏迷。少数可伴中毒性肺水肿,严重者可因呼吸、循环衰竭而死亡。

(2)变态反应。除接触性皮炎外,溴氰菊酯还可以引起类似枯草热症状,也可诱发过敏性哮喘。

拟除虫菊酯与有机磷混配农药所致中毒,常以有机磷中毒症状为明显,但起病较单纯有机磷中毒者更易发生呼吸、循环衰竭。

4. 诊断及处理原则

(1)诊断。依据《职业性急性拟除虫菊酯中毒诊断标准》(GBZ 43—2002)。

（2）处理原则。立即脱离接触；皮肤污染时及时用肥皂水或清水彻底冲洗；严密观察；尚无特效解毒治疗；急性中毒以对症治疗为主；重度中毒者应加强支持疗法，尤其是及时注射解痉剂量的地西泮、巴比妥类药物，控制抽搐是抢救拟除虫酯类农药重度中毒成功的关键环节之一。

（四）百草枯

百草枯（paraquat）又名对草快、克草王、克草灵等。它是一种速效触杀型灭生性除草剂，喷洒后能很快发挥作用，接触土壤后迅速失活而在土壤中无残留，也不会损害农作物根部。由于百草枯对人毒性极大，且无特效解毒药，口服中毒死亡率极高。我国自 2014 年 7 月 1 日起，撤销百草枯水剂登记和生产许可、停止生产；但保留母药生产企业水剂出口境外登记、允许专供出口生产，2016 年 7 月 1 日停止百草枯水剂在国内销售和使用；2020 年 9 月 25 日后，国内市场上禁止所有百草枯产品销售、使用，但由于多种原因，临床上中毒病例仍时有报道。此外，全球还有超过 100 个国家仍在正常使用。

1.理化性质　百草枯为 1,1'-二甲基-4,4'-联吡啶阳离子二氯化物，纯品为白色结晶体，不易挥发，易溶于水，微溶于丙酮和乙醇，制剂中含腐蚀抑制剂。百草枯在酸性环境下稳定，可被碱水解，遇紫外线分解，惰性黏土和阴离子表面活性剂能使其钝化。其商品为紫蓝色溶液，有的已经加入催吐剂或恶臭剂。

2.毒理　百草枯属中等毒类农药，经皮肤黏膜接触是职业性急性百草枯中毒的主要途径之一。所使用的百草枯喷洒器具泄露致穿着衣服浸有百草枯喷洒液，使腋窝或者会阴部皮肤污染，大面积皮肤百草枯污染未予冲洗等可致百草枯经皮肤吸收而全身中毒。患者吸收后 2 小时血浆内百草枯浓度达到峰值，并迅速分布到全身，其中肺含量较高，存留时间较长。百草枯在体内可部分降解，大部分在 2 天内以原形随尿排出，少量随粪便排出。

百草枯中毒的作用机制目前尚未阐明，主要与超氧阴离子的产生有关。因肺泡细胞对百草枯具有主动摄取和蓄积作用，故肺脏损伤为最突出表现，又称百草枯肺（paraquat lung）。百草枯中毒还可引起肾小管坏死、肝中央小叶细胞坏死、心肌炎、肾上腺皮质坏死等。

3.临床表现　口服百草枯中毒症状一般较重，常表现为多脏器功能损伤或衰竭，其中以肺的损害最常见。

（1）消化系统。表现为口腔烧灼感，黏膜糜烂、溃疡，吞咽困难，呕吐，腹痛、腹泻，甚至呕血、便血和胃穿孔。部分患者中毒后 2～3 天出现中毒性肝病，表现为肝区疼痛、肝大、黄疸、肝功能异常等。

（2）呼吸系统。表现为咳嗽、咳痰、胸闷、呼吸困难和发绀，双肺闻及干、湿啰音。大剂量服毒者在 24～48 小时出现肺水肿、肺出血，常在 1～3 天因 ARDS 死亡。存活者 1～2 周后可发生肺间质纤维化。非大量吸收者开始时肺部症状不明显，但 1～2 周内因肺纤维化而逐渐出现肺部症状，因肺功能障碍而导致顽固性低氧血症。

（3）肾脏。中毒后 2～3 天，患者可出现尿蛋白、管型、血尿、少尿，以及血肌酐和尿素氮升高等肾功能损害，严重者发生急性肾衰竭。

（4）中枢神经系统。表现为头晕、头痛、幻觉、昏迷、抽搐等。

（5）皮肤与黏膜。皮肤接触后可出现红斑、水疱、溃疡等；眼部接触后可引起结膜炎及角膜水肿、灼伤、溃疡，甚至永久性角膜浑浊。

(6)其他。患者可出现发热、心肌损害、纵隔及皮下气肿、鼻出血、贫血等。

4.诊断及处理原则

(1)诊断。依据《职业性急性百草枯中毒的诊断》(GBZ 246—2013)。

(2)处理原则。百草枯中毒目前尚无特效解毒药物,必须在早期采取行之有效的手段控制病情发展,阻止肺纤维化的发生,包括减少毒物吸收、促进毒物排泄、防止肺纤维化、给予对症和支持疗法等。

(周承藩)

第三节　生产性粉尘与职业性呼吸系统疾患

一、生产性粉尘

生产性粉尘是指在生产过程中产生的并能较长时间悬浮在生产环境空气中的固体微粒。生产性粉尘不仅是严重危害职业人群健康的主要职业性有害因素之一,而且还可污染周围环境,危害居民健康。

(一)生产性粉尘的来源及分类

1.生产性粉尘的主要来源　①固体物质的破碎与加工,如矿山的爆破和钻孔,矿石的破碎,金属的切削和碾磨,粮食的脱粒和磨粉等;②粉末状物质的混合、过筛、包装和搬运;③可燃性物质的不完全燃烧,如煤、木材、油等燃烧时产生的烟尘;④某些金属蒸气在空气中冷凝或氧化形成的烟,如铅烟、氧化锌烟等。生产环境中已经沉积在地面的降尘,由于气流、振动等原因可形成二次扬尘,也成为生产环境空气中粉尘的一个来源。

2.生产性粉尘分类　生产性粉尘分类的方法有很多,按其化学性质可分为三类。

(1)无机粉尘(inorganic dust)。①矿物性粉尘:如石英、石棉、滑石、云母、煤炭、石墨等;②金属性粉尘:如铁、锡、铜、锌、铅、锰及其化合物;③人工无机粉尘:如金刚砂、水泥、玻璃纤维等。

(2)有机粉尘(organic dust)。①植物性粉尘:如棉花、亚麻、烟草、谷物、茶、枯草、甘蔗等;②动物性粉尘:如毛发、羽毛、兽毛、骨质、角质等;③人工有机粉尘:如农药、染料、合成树脂、塑料、炸药等。

(3)混合性粉尘(mixed dust)。上述两种或两种以上不同性质的粉尘共同存在时称为混合性粉尘。在生产环境中此类最常见,如金属粉尘中常混有石英等。

(二)生产性粉尘的特性及其卫生学意义

生产性粉尘的理化性质、粉尘浓度和暴露时间是决定粉尘对机体健康危害的主要因素。

1.粉尘的化学组成　不同化学成分粉尘的生物学作用不同,所以粉尘的化学成分是决定粉尘对机体危害性质的最主要因素。根据化学组成成分的不同,粉尘对人体可产生不同的病理过程,如纤维化作用、刺激作用、中毒和致敏作用等。如粉尘中二氧化硅(SiO_2)含量越高,引起尘肺的病变程度越严重,病情进展速度越快。而SiO_2的类型不同,病变也有所不同。如游离SiO_2粉尘所引起的病变主要以硅结节为主,结合SiO_2粉尘所引起的病变主要以弥漫性间质纤维化为主。另外,含有毒物的粉尘进入体内则可引起各种相应的职业中毒。

2. 粉尘分散度　分散度是指固体物质被粉碎(分散)的程度,以粉尘粒径大小的数量或质量组成百分比来表示,前者称为粒子分散度,后者称为质量分散度。分散度越高,较小直径粉尘粒子所占百分比越大,反之则相反。粉尘粒子直径大小用微米(μm)表示。

生产环境空气中粉尘分散度高低的卫生学意义在于:①影响粉尘在空气中的稳定程度:粉尘分散度越高,在空气中悬浮的时间就越长,被吸入机体的机会也就越高。②影响粉尘在呼吸道的沉积部位:由于空气动力学行为不同,大小不同的尘粒在呼吸道阻留的部位各异。直径小于 15 μm 的尘粒可进入呼吸道,称为可吸入性粉尘,5~10 μm 的尘粒主要沉着在各级气管和支气管,基本上不能到达肺泡;小于 5 μm 的尘粒可随气流进入呼吸道深部,并有一部分能到达肺泡,称为呼吸性粉尘;小于 2 μm 的尘粒能通过呼吸性细支气管而达肺泡。③影响粉尘的理化活性:分散度越高,单位体积粉尘粒子的总表面积越大,其理化活性就越高。

3. 粉尘的浓度和接尘时间　工作场所中粉尘浓度、机体暴露粉尘时间及粉尘分散度等是影响接尘工人肺内粉尘蓄积量的主要因素,肺内粉尘蓄积量是尘肺发病的决定性因素。同一种化学性质的粉尘,作业环境中浓度越高,暴露时间越长,分散度越高,对人体的危害越严重。

4. 其他　粉尘的密度、形状、硬度、溶解度、荷电性、爆炸性等均具有一定的卫生学意义。粉尘粒子的形状在一定程度上影响粉尘在空气中的稳定程度。质量相同的尘粒,其形状越接近球形,沉降速度越快。粒径较大的坚硬尘粒可造成上呼吸道黏膜的机械性损伤,而进入肺泡内的微小尘粒,由于质量太小,加之环境湿润,故不会引起明显的损伤。含有毒物的粉尘(如铅、锰、锌)随着溶解度的增加,对人体的危害作用增强,而一些无毒粉尘则相反(如面粉、糖),在体内容易溶解、吸收、排出,故对机体危害作用小。另外,一些致纤维化作用的粉尘(如石英、石棉)虽在体内溶解较少,但对人体危害则比较严重。粉尘在粉碎和流动过程中相互摩擦或吸附空气中离子而带电荷。分散度高、作业环境温度升高均可增加电荷,湿度增加时电荷减少。异性电荷可促进凝集,同性电荷增加其稳定性。一般来说,带电荷尘粒在体内易被阻留,并影响细胞吞噬速度。高分散可氧化性粉尘如煤、糖、铝、镁、硫黄、淀粉等,在适宜浓度下,一旦遇到明火即会发生爆炸。

(三)生产性粉尘对人体健康的影响

1. 生产性粉尘在呼吸道的阻留和清除　粉尘粒子随气流进入呼吸道之后,主要通过撞击、截留、重力沉积或静电沉积、布朗运动而沉降。粒径较大的尘粒在大气道的气流方向改变之处可发生撞击沉降;纤维状粉尘的主要沉积方式是截留;直径小于 0.5 μm 的尘粒主要通过布朗运动沉降于小气道和肺泡壁;而进入小气道和肺泡的直径大于 1 μm 的尘粒,随着气道变小总截面积增大,气流减慢,粉尘可由于重力沉积阻留于气道表面;带电荷较多的尘粒在呼吸道表面可发生静电沉积。

人体呼吸道对粉尘的防御和清除有三道防线。①鼻腔、喉、气管支气管树的阻留作用:大量粉尘粒子随气流吸入时,上呼吸道通过撞击、截留、静电沉积等作用使其阻留,以减少粉尘进入呼吸性细支气管、肺泡管和肺泡。此外,气道平滑肌的异物反应性收缩可使气道截面积缩小,减少含尘气流的进入,增大粉尘截留,并通过咳嗽和喷嚏反射,排出粉尘。②呼吸道"黏液-纤毛系统"的排出作用:呼吸道黏膜上皮细胞表面的纤毛和覆盖其上的黏液组成"黏液-纤毛系统",被阻留在气道的粉尘黏附在气道表面的黏液层上,再通过纤毛有规律的摆动,将含粉尘黏液移出;但如果长期大量吸入粉尘,"黏液-纤毛系统"的功能和结构会遭到严重损害,其粉尘清除能力将大大降低,从而加重粉尘在呼吸道滞留。③肺泡巨噬细胞的吞噬作用:沉积在肺泡腔的尘粒多被巨噬细胞吞噬,形成尘细胞(dust cell)。绝大部分尘细胞通过阿米巴样运动和肺泡的缩张活动移行至支气管上皮的纤毛上,再经纤毛运动移出呼吸道,小部分尘粒和尘细胞可进入肺淋巴系统,沉积于肺门和支气管淋巴结。呼吸系统通过上述作用可使进入呼吸道的粉尘的绝大部分在 24 小时内被排出。通常情况下,97%～99%进入呼吸道的粉尘最终被清除,只有 1%～3%的尘粒会沉积在体内。若长期吸入粉尘,则可削弱上述各种清除功能,粉尘在肺脏会过量沉积而导致肺组织发生病理性改变。

2.生产性粉尘对健康的危害　生产性粉尘根据其种类、理化性质、进入体内的剂量和作用部位的不同,可引起不同的病变。

(1)呼吸道炎症。被吸入的粉尘首先作用于呼吸道黏膜,早期引起鼻腔黏膜机能亢进,毛细血管扩张,大量分泌黏液,以阻留更多的粉尘,这是机体的一种保护性反应。久而久之,腺体增生,形成肥大性鼻炎,最后由于黏膜细胞营养供应不足而导致萎缩性鼻炎。带有锐利突起的坚硬尘粒(玻璃、砂石、钢铁等)易损伤上呼吸道产生炎症。长期吸入高浓度粉尘,可引起粉尘性支气管炎,对咽、气管、支气管同样产生刺激作用而引起相应的炎症。此外,有些粉尘可具有腐蚀作用,引起黏膜充血、水肿、糜烂、溃疡,甚至导致鼻中隔穿孔。

(2)肺部疾患。肺部疾患包括肺尘埃沉着病、粉尘沉着症、有机粉尘引起的肺部病变。

①肺尘埃沉着病(pneumoconiosis):俗称"尘肺",是由于在生产环境中长期吸入生产性粉尘而引起的以肺组织纤维化为主的疾病,其特征是肺内有粉尘阻留并有胶原纤维增生的肺组织反应,肺泡结构永久性破坏。肺尘埃沉着病是职业性疾病中影响面最广、危害最严重的一类疾病。

根据多年临床观察、X 线胸片检查、病理解剖和实验研究的资料,按病因将肺尘埃沉着病分为五类。a. 硅沉着病(silicosis):由于长期吸入游离 SiO_2 含量较高的粉尘引起。b. 硅酸盐肺(silicatosis):由于长期吸入含有结合 SiO_2 的粉尘如石棉、滑石、云母等引起。c. 炭尘肺(carbon pneumoconiosis):由于长期吸入煤、石墨、炭黑、活性炭等粉尘引起。d. 混合性尘肺(mixed dust pneumoconiosis):由于长期吸入含游离 SiO_2 的粉尘和其他粉尘如煤尘等引起。e. 金属尘肺(metallic pneumoconiosis):由于长期吸入某些致纤维化的金属粉尘如铝尘引起。

我国 2013 年公布实施的《职业病分类和目录》中,规定了 12 类肺尘埃沉着病名单,即硅沉着病、石棉肺、煤工尘肺、石墨尘肺、炭黑尘肺、滑石尘肺、水泥尘肺、云母尘肺、陶工尘肺、铝尘肺、电焊工尘肺及铸工尘肺。此外,根据《职业性尘肺病的诊断》(GBZ 70—2015)和《职业性尘肺病的病理诊断》(GBZ 25—2014)可以诊断的其他尘肺列为第 13 类尘肺。

②粉尘沉着症:粉尘沉着症是指在职业活动中大量吸入某些生产性粉尘,如锡、钡、铁、锑等,沉积于肺组织后,所引起的以细胞增生为主的一般异物反应,可继发轻度的网织纤维增生,肺泡结构仍完整。X 线胸片上可有不规则小阴影和密度增高、边缘清晰的因金属尘粒吸收 X 线而造成的点状阴影,停止接触后上述改变可自行消退,病人的症状不明显。

③有机粉尘引起的肺部病变:有机粉尘的生物学作用不同于无机粉尘,如吸入棉、亚麻或大麻尘引起的棉尘病,常表现为休息后第一天上班末出现胸闷、气急和(或)咳嗽症状,可

有急性肺通气功能改变;吸入带有霉菌孢子的植物性粉尘,如草料尘、粮谷尘、蔗渣尘等,或者吸入被细菌或血清蛋白污染的有机粉尘可引起过敏性肺炎。

(3)呼吸系统肿瘤。高浓度 SiO_2 粉尘、石棉尘、镍尘、铬酸盐尘和放射性矿尘的致癌性已被确认。

(4)其他。沉积在皮肤的沥青粉尘在强光照射下产生光化学作用,引起光感性皮炎;沉积在皮肤的粉尘可堵塞皮脂腺,引起毛囊炎和脓皮病;金属和磨料尘粒可损伤角膜;刺激性强的石灰、硅酸盐尘可引起鼻黏膜溃疡和鼻中隔穿孔;大麻、对苯二胺等粉尘可引起变态反应,出现支气管哮喘、过敏性皮炎等;吸入各种毒物粉尘可引起全身中毒,如锰、铅、砷等。

(四)生产性粉尘危害控制

我国是尘肺危害较严重的国家之一,截至 2022 年底,全国累计报告职业性尘肺病超 90 万例,主要分布在采矿业,并呈现年轻化趋势,我国尘肺发病以煤炭行业最为严重,其次为冶金行业,之后依次是有色金属、建材、机械、轻工、铁道等行业,上述各行业部门的尘肺病例数占全国总数的 85%,是我国尘肺防制工作的重点。

2019 年,国家卫生健康委员会等 10 部门联合制定了《尘肺病防治攻坚行动方案》,解决当前尘肺病防治工作中存在的重点和难点问题,坚决遏制尘肺病高发势头。防尘一直是我国职业卫生重点工作之一,控制尘肺的关键在于预防。新中国成立以来,为防止粉尘危害,我国政府颁布了一系列政策、法令和条例。根据这些法令、条例,各厂矿企业和各级卫生防疫机构做了大量的工作,并总结出一套切实有效的防尘综合措施,即"革、水、密、风、护、管、教、查"八字经验,取得了很大成就。具体地说:①革:改革生产工艺和革新生产设备,这是消除粉尘危害的根本途径;②水:即湿式作业,可降低环境粉尘浓度;③密:将尘源密闭;④风:加强通风及抽风除尘;⑤护:即个人防护;⑥管:经常性的维修和管理工作;⑦教:加强宣传教育;⑧查:定期检查环境空气中粉尘浓度和接触者的定期体格检查。

尘肺综合性控制措施包括法律措施、组织措施、技术措施和卫生措施。

1.法律措施 法律措施主要包括制定控制粉尘危害的各项卫生标准和相关法律法规,并加强职业卫生监督。自 1956 年国务院颁布《关于防止厂、矿企业中矽尘危害的决定》以来,国务院、原卫生部、原劳动部等部门颁发了多部有关尘肺防制的法律法规以及卫生行政规章。特别是 1987 年 12 月国务院颁布的《中华人民共和国尘肺病防治条例》和 2002 年起实施并 4 次修订的《中华人民共和国职业病防治法》,使我国在尘肺病防制中有了法律保证。我国现行的《工业企业设计卫生标准》(GBZ 1—2010)和《工作场所有害因素职业接触限值(第 1 部分:化学有害因素)》(GBZ 2.1—2019)均对有生产性粉尘危害的工作场所卫生要求等作出了规定。

2.组织措施 组织措施主要体现在加强领导,加强宣传教育("教"),使用人单位和劳动者都能正确认识粉尘危害,以保证防尘设备的维护管理和防尘管理制度的落实("管")。

3.技术措施 用工程技术措施减低或消除粉尘危害,是控制粉尘危害的最根本措施。

(1)改革工艺和革新生产设备("革")。如在铸造工艺中用石灰石代替石英砂;采用风力运输、负压吸砂等措施,使生产过程实现机械化、连续化、自动化,以减少尘源或避免接触粉尘等。

(2)湿式作业("水")。湿式作业是既经济又简便实用的防尘措施。如矿山的掘进采用水风钻,石英粉厂的水磨、水筛,铸造厂的水爆清砂,玻璃和陶瓷厂采用湿式拌料等。

（3）密闭尘源（"密"）、抽风除尘（"风"）。不宜采用湿式作业的工艺流程，可在不影响操作的前提下，尽可能地把尘源密闭起来。在密闭尘源基础上，用抽风方法使密闭系统内保持一定负压，避免粉尘逸散，使含尘空气通过除尘设备排出。

4.卫生措施　卫生措施主要包括粉尘作业场所粉尘危害的监测与监督、职业人群健康监护（"查"）以及个体防护（"护"）等。

（1）作业环境监测与职业卫生监督。用人单位应遵照《中华人民共和国职业病防治法》及其配套卫生规章，定期对生产场所粉尘浓度进行测定，并接受政府行政部门的职业卫生监督。

（2）健康检查。健康检查是职业健康监护的主要内容。用人单位应根据《职业健康监护技术规范》（GBZ 188—2014），对接尘工人进行上岗前职业健康检查、在岗期间职业健康检查、离岗时职业健康检查、离岗后健康检查和应急健康检查。

（3）个体防护。个体防护是防尘技术措施的重要补充，它是在技术措施难以使粉尘浓度降低到国家卫生标准以下时，采用佩戴防尘用具等办法，保护接尘工人健康。常用的有防尘口罩、防尘安全帽、送风头盔、送风口罩等。防尘口罩主要用于粉尘浓度较低的作业场所，其他护具则用于粉尘浓度高的工作岗位。

二、尘肺

（一）游离二氧化硅粉尘与硅沉着病

硅沉着病（silicosis）是指在生产环境中长期吸入游离二氧化硅（SiO_2）粉尘所引起的以肺组织弥漫性纤维化为主的全身性疾病。

在我国的法定尘肺中，硅沉着病是发病最多、病情进展最快、危害最大的一种，我国硅沉着病病例约占尘肺总数的一半。近年来，随着我国经济的发展，特别是乡镇企业、村办企业和私营企业的增加，硅沉着病的发病情况有上升的趋势；同时由于治疗方法不理想，做好预防工作仍是当务之急。

1.主要接触作业及发病情况　在自然界中，游离 SiO_2 分布很广，在 16 km 以内的地壳内约占 5%，95% 的矿石中均含有数量不等的游离 SiO_2。由此可知，凡是加工、开采、使用岩石、矿物的企业均可能接触到硅尘（通常是指含游离 SiO_2 在 10% 以上的矿物粉尘）而发生硅沉着病。接触硅尘的作业称为"硅尘作业"。石英（quartz）中的游离 SiO_2 达 99%，故常以石英尘作为硅尘的代表。游离 SiO_2 按晶体结构分为结晶型（crystalline）、隐晶型（cryptocrystalline）和无定型（amorphous）三种。结晶型 SiO_2 的硅氧四面体排列规则，如石英、鳞石英，存在于石英石、花岗岩或夹杂于其他矿物内的硅石；隐晶型 SiO_2 的硅氧四面体排列不规则，主要有玛瑙、火石和石英玻璃；无定型 SiO_2 主要存在于硅藻土、硅胶和蛋白石、石英熔炼产生的 SiO_2 蒸气和在空气中凝结的气溶胶中。

（1）工厂方面。石英粉厂、硅砂厂、硅石厂、玻璃厂、耐火材料厂等的生产中原料粉碎、碾磨、筛选、拌料等过程均可接触硅尘。在机械制造业中，型砂的调制、铸件的清砂也都可接触硅尘。珠宝和石器加工能产生大量含游离 SiO_2 且分散度极高的粉尘。

（2）矿山方面。各种矿石的采掘过程都能产生高浓度的游离 SiO_2 粉尘。

（3）农业生产、兴修水利、开凿渠道、筑路、采石等均可接触硅尘。

硅沉着病发病一般较缓慢,接触较低浓度游离 SiO_2 粉尘多在 15～20 年后才发病。但如果在缺少防尘措施的情况下,持续吸入浓度大、游离 SiO_2 含量高的硅尘,经 1～2 年即可发生硅沉着病,称为速发型硅沉着病(acute silicosis)。硅沉着病是一种进行性疾病,一旦发生,即使调离硅尘作业,病变仍继续发展。如果接触了一段时间较高浓度的硅尘后,脱离硅尘作业时 X 线胸片未显示硅沉着病改变,而过了若干年后发生的硅沉着病,称为晚发型硅沉着病(delayed silicosis)。

硅沉着病发病情况各工厂、矿山差别很大。同样的企业,潜伏期长短、发病率高低、病变程度均有所不同。影响硅沉着病发病的因素主要有粉尘中游离 SiO_2 的类型、含量和肺内粉尘的蓄积量。游离 SiO_2 分为结晶型、隐晶型和无定型三种。结晶型 SiO_2 的致纤维化能力最强,且存在多种变体,各种变体的致纤维化能力依次为鳞石英＞方石英＞石英＞柯石英＞超石英;隐晶型 SiO_2 的致纤维化能力较弱,而无定型 SiO_2 基本上没有致纤维化能力。粉尘中游离 SiO_2 含量越高,引起病变程度越重,病变发展的速度越快。影响肺内粉尘蓄积量的因素包括所接触粉尘的浓度、时间、分散度,以及劳动强度和个人防护情况等。另外,氟、砷、铬等矿尘有增强游离 SiO_2 致纤维化的作用;煤、氧化铁、氧化铝等粉尘可使游离 SiO_2 的致纤维化作用减弱。

2.病理改变　硅沉着病病例尸检可见肺体积增大,含气量减少,肺呈灰白色或黑灰色,晚期病例的肺脏可呈花岗岩状,肺重量增加,入水下沉。肺脏表面可触及砂粒状结节,并失去弹性,融合团块处质地硬似橡皮。

硅沉着病的基本病理改变是肺组织弥漫性纤维化和硅结节(silicotic nodule)形成。硅结节是硅沉着病的特征性病理改变。硅沉着病的病理改变有四型,其中以结节型和弥漫性间质纤维化型为常见,晚期硅沉着病可表现为进行性大块纤维化型(团块型),而有的病例则表现为硅性蛋白沉积型。

(1)结节型。多见于长期吸入游离 SiO_2 含量高的粉尘所致的硅沉着病,其典型病变为形成硅结节。硅结节稍隆起于肺表面,呈半球状,在肺切面多见于胸膜下和肺组织内,大小为1～5 mm。镜下观察可见不同发育阶段和类型的硅结节。早期形成的硅结节胶原纤维细而排列疏松,其间有大量尘细胞和成纤维细胞,结节愈成熟,细胞成分愈少,胶原纤维愈粗愈密,最终胶原纤维发生透明样变。典型的硅结节横断面由多层同心圆状排列的胶原纤维构成,其中央或偏侧有一闭塞的小血管或小气管,似葱头状。

(2)弥漫性间质纤维化型。多见于长期吸入游离 SiO_2 含量较低或虽然游离 SiO_2 含量较高,但累计接尘量相对较小的硅沉着病病例。其特点是在肺泡、肺小叶间隔及小血管和呼吸性细气管周围,纤维组织呈弥漫性增生,相互连接呈放射状、星芒状,肺泡容积缩小。多数硅沉着病病例由于长期吸入混合性粉尘,可兼有结节型和弥漫性间质纤维化型病变。

(3)硅性蛋白沉积型。该型的病理特征为肺泡腔内有大量蛋白分泌物(硅性蛋白),可伴有纤维增生和硅结节。多见于短期内接触高浓度、高分散度、高游离 SiO_2 含量粉尘的年轻接尘者。

(4)团块型。硅沉着病病变进一步进展,硅结节增多、增大、融合,其间发生继发纤维化病变,融合扩展形成团块,即为团块型病变。团块型病变多见于两肺上叶后段和下叶背段。

3.发病机制　探讨硅沉着病发病机制对硅沉着病的预防和早期诊断都具有十分重要的意义。自 1930 年确定硅沉着病是由于游离 SiO_2 引起的后,全世界各国对硅沉着病发病机制进行了大量研究,提出了许多假说和学说,迄今尚没有哪一种学说能全面阐明硅沉着病纤维化形成的原因。现将近年的主要研究结果概括如下(图 7-3-1)。

(1)石英颗粒表面羟基活性基团,即硅烷醇基团(silanol group)的作用。这种基团很活泼,具有较强的成氢键作用。SiO_2 粒子被吞噬细胞吞噬后,可与溶酶体膜、细胞膜等膜结构构成氢键,导致膜的通透性增加,导致细胞死亡崩解。

(2)自由基的作用。石英表面断裂的硅氧键在一定条件下可在体内形成多种自由基和过氧化氢,引起生物膜产生脂质过氧化反应,导致膜结构和功能损伤。

(3)细胞内 Ca^{2+} 超载。SiO_2 可使细胞膜上的 Na^+-K^+-ATP 酶和 Ca^{2+}-ATP 酶以及一些细胞器膜上的 Ca^{2+}-ATP 酶活性降低或失活,使得细胞器内的 Ca^{2+} 释放进入胞浆,细胞外的 Ca^{2+} 又大量流入细胞,导致细胞内 Ca^{2+} 超载,引起细胞死亡。

(4)多种细胞因子的作用。巨噬细胞死亡崩解后可释放出多种细胞因子,如白细胞介素-1(IL-1)、肿瘤坏死因子(TNF)、转化生长因子-β(TGF-β)、纤维粘连蛋白(FN)等,这些细胞因子在刺激成纤维细胞增生和促进胶原纤维合成过程中起着重要作用。

(5)免疫机制。在硅结节中心部位的透明样变物质中检出了抗原抗体复合物。有人认为,细胞崩解产物中的一些变性蛋白成为自身抗原,从而启动免疫系统,最终形成抗原抗体复合物的沉积。

(6)SiO_2 尘粒的直接毒性作用或炎症可导致Ⅰ型肺泡上皮细胞损伤、坏死、脱落,此时,Ⅱ型肺泡上皮细胞随即增生以修复受损部位,如果不能及时修复,会使肺间质暴露,刺激并激活成纤维细胞的增生。

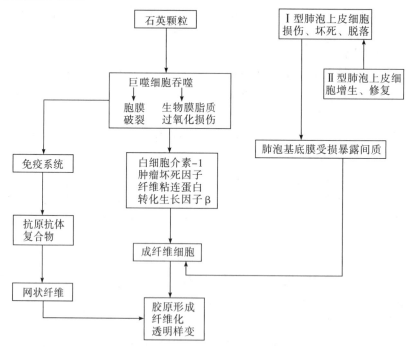

图 7-3-1　硅沉着病发病机制示意图

4.临床表现

(1)症状。发病缓慢,早期无明显症状,随着病情发展,并发症出现,代偿机能失调,临床症状逐渐明显,主要有咳嗽、咳痰、胸痛、气短,并呈进行性加重。主要是由于组织纤维化、肺气肿、胸膜刺激和并发感染造成,但症状多少和轻重与肺部病变严重程度不一定平行。除呼吸系统症状外,还可见其他系统症状,如食欲缺乏、头晕、乏力、心悸、记忆力减退等。

(2)体征。早期病人无特殊体征。随着病情进展,支气管周围纤维化,使管腔狭窄,肺部可听到干啰音。肺部感染可听到湿啰音。肺气肿时,有桶状胸,呼吸音减弱,语颤减弱。

(3)肺功能改变。由于肺弹力组织破坏,通气功能受到影响,时间肺活量、最大通气量减少;肺泡破坏,血管床损害,肺的气体交换功能会受到不同程度的影响。硅沉着病早期即有肺功能损害,但因肺组织的代偿功能很强,故损害不严重时肺功能检查多为正常。随着病情发展,硅沉着病患者可出现肺活量降低、第一秒时间肺活量及最大通气量减少等。虽然肺功能的测定结果与体内的病理变化不平行,但可作为硅沉着病患者劳动能力的鉴定依据。

(4)胸部 X 线表现。X 线表现是病理改变的重要表现。胸片上的圆形小阴影、不规则形小阴影和大阴影与肺内粉尘沉积量、硅结节、纤维化程度有关。硅沉着病 X 线表现主要以圆形小阴影为主,同时伴有肺门、肺纹理和胸膜改变等。

小阴影是指直径在 10 mm 以下密度较高的阴影,分为圆形和不规则形两类。圆形小阴影为孤立、散在的阴影,其病理基础是硅结节,呈圆形或类圆形,边缘整齐,早期较淡、较小,多分布于两肺的中下肺野,随着病情的发展逐渐增大、增多、密度增高。不规则形小阴影由一群粗细、长短、形态不一的致密线条状阴影所组成,其病理基础是弥漫性间质纤维化,在典型的硅沉着病中不是主要表现,而在混合性尘肺及硅酸盐肺中较多见。

大阴影是指长径在 10 mm 以上的阴影。大阴影是晚期硅沉着病的主要 X 线表现,其多出现在两侧上肺区,常对称,呈"八"字形等多样形态,也可单侧出现。大阴影周围一般有带状灶周性肺气肿 X 线表现。其病理基础主要为团块型纤维化病变。

硅沉着病 X 线胸片还可以出现胸膜增厚粘连、肺气肿及肺门变化,如肺门阴影扩大、密度增高、肺门蛋壳样钙化等改变。

(5)继发症和并发症。硅沉着病的常见继发症有肺气肿、肺心病和自发性气胸。常见的并发症有肺结核、肺感染、吸入高浓度 SiO_2 引起的肺癌,其中最为常见、危害最大的是肺结核。硅沉着病一旦合并结核,可加速硅沉着病病情恶化,且结核难以控制,硅沉着病合并结核是患者死亡的最常见原因。

(6)硅沉着病的诊断。根据可靠的生产性粉尘接触史、现场劳动卫生学调查资料,以技术质量合格的 X 线高千伏或数字化摄影(digital radiography,DR)后前位胸片表现作为主要依据,结合工作场所职业卫生学、尘肺流行病学调查资料和职业健康监护资料,参考临床表现和实验室检查,排除其他肺部类似疾病后,对照尘肺诊断标准片作出尘肺病的诊断和 X 线分期。劳动者的临床表现和 X 线胸片检查符合尘肺病的特征,在没有证据否定其与接触粉尘之间存在必然联系的情况下,可由有诊断资质的诊断组诊断为尘肺病。

在诊断过程中应注意与以下疾病相鉴别:急性和亚急性血行播散型肺结核、浸润型肺结核、肺含铁血黄素沉着症、肺癌、特发性肺间质纤维化、变态反应性肺泡炎、肺真菌病、肺泡微石症等。

对于少数生前有较长时间接尘职业史,未被诊断为尘肺者,根据本人遗愿或死后家属提出申请,进行尸体解剖。根据详细可靠的职业史,由具有尘肺病理诊断资质的病理专业人员按照《职业性尘肺病的病理诊断》(GBZ 25—2014)提出尘肺的病理诊断报告,病人历次 X 线胸片、病例摘要或死亡志及现场劳动卫生学资料是诊断的必需参考条件。该诊断可作为享受职业病待遇的依据。

按照《职业性尘肺病的诊断》(GBZ 70—2015),诊断分期标准如下:

尘肺壹期:有下列表现之一者,①有总体密集度 1 级的小阴影,分布范围至少达到 2 个肺区;②接触石棉粉尘,有总体密集度 1 级的小阴影,分布范围只有 1 个肺区,同时出现胸膜斑;③接触石棉粉尘,小阴影总体密集度为 0,但至少有两个肺区小阴影密集度为 0/1,同时出现胸膜斑。

尘肺贰期:有下列表现之一者,①有总体密集度 2 级的小阴影,分布范围超过 4 个肺区;②有总体密集度 3 级的小阴影,分布范围达到 4 个肺区;③接触石棉粉尘,有总体密集度 1 级的小阴影,分布范围超过 4 个肺区,同时出现胸膜斑并已累及部分心缘或膈面;④接触石棉粉尘,有总体密集度 2 级的小阴影,分布范围达到 4 个肺区,同时出现胸膜斑并已累及部分心缘或膈面。

尘肺叁期:有下列表现之一者,①有大阴影出现,其长径不小于 20 mm,短径大于 10 mm;②有总体密集度 3 级的小阴影,分布范围超过 4 个肺区并有小阴影聚集;③有总体密集度 3 级的小阴影,分布范围超过 4 个肺区并有大阴影;④接触石棉粉尘,有总体密集度 3 级的小阴影,分布范围超过 4 个肺区,同时单个或两侧多个胸膜斑长度之和超过单侧胸壁长度的二分之一或累及心缘使其部分显示蓬乱。

(7)治疗与处理。硅沉着病的治疗,虽然国内外都在研究,但仍未彻底解决。我国已研究出几种药物在临床上试用,如克矽平(P204)、磷酸哌喹(抗矽 14)、磷酸羟基哌喹、柠檬酸铝、汉防己甲素等。近年来,为减少单一药物的剂量和毒副作用,按各种药物疗效作用机制的不同采取联合用药。大容量支气管肺泡灌洗也已在临床应用。但这些只能是改善症状,延长寿命,在一定程度上阻止病情进展,而不能彻底治愈。

硅沉着病一旦确诊,患者应立即停止粉尘作业,为了保护工人的健康及合理调配和使用劳动力,应按照相应法规对患者进行劳动能力鉴定和妥善安置。

(二)硅酸盐尘与硅酸盐肺

硅酸盐(silicate)为一类由硅、金属(钙、镁、铝等)氧化物和结合水组成的矿物的统称。硅酸盐在自然界分布很广,有天然的硅酸盐(如石棉、滑石、云母和高岭土)和由石英、钙、镁、铝及其他碱类焙烧而成的人造硅酸盐(如水泥)两种。硅酸盐有纤维和非纤维状两种形状,纤维一般是指纵横径之比>3∶1 的粉尘,直径≥3 μm、长度≥5 μm 为非可吸入性纤维,直径<3 μm、长度≥5 μm 为可吸入性纤维。

1.硅酸盐肺的特点　长期吸入硅酸盐粉尘所致的尘肺称为硅酸盐肺,在我国现行职业病目录中列有石棉肺、滑石尘肺、云母尘肺和水泥尘肺。其他种类硅酸盐尘大量吸入,也可引起肺组织损害。各种硅酸盐肺有如下共同特点:①病理改变主要以弥漫性肺间质纤维化为主,组织切片中可见含铁小体(如石棉小体、云母小体、滑石小体等);②X 线胸片以不规则形小阴影改变为主;③自觉症状和临床体征比较明显,肺功能改变出现较早;④并发症以气管炎、肺感染、胸膜炎多见,肺结核并发率低于硅沉着病。

石棉肺是各种硅酸盐肺中发现最早、危害最严重的一种。

2.石棉肺

(1)石棉的理化特性。石棉(asbestos)是纤维结晶状的物质,其化学成分为含有镁、铁、钙、钠等元素的结合型二氧化硅,主要分为两大类。

①蛇纹石类:主要是温石棉(chrysotile),具有纤维状结构,可分成很细的丝状纤维,多呈白色,故又称白石棉。一般径粗 10～60 μm,长 2～5 mm,柔软,可弯曲,适于纺织。化学式为 $3MgO \cdot 2SiO_2 \cdot H_2O$。

②闪石类:纤维为硅酸盐链结构,纤维多粗糙、坚硬。共有 6 种:青石棉(crocidolite):为纤维状钠闪石,呈蓝色,又称蓝石棉;铁石棉(amosite):含大量铁质,呈棕黄色,又称棕石棉;直闪石(anthophyllite):呈银白色或绿色;透闪石(tremolite):呈银白色或灰绿色;阳起石(actinolite):透闪石中含铁大于 2% 时称为阳起石,呈灰色、白色或浅绿色;角闪石(amphibole):比透闪石含铝稍多,呈灰色或深绿色。世界上所开采和使用的绝大部分是温石棉,占石棉总产量的 90% 以上,其次是青石棉和铁石棉。

石棉具有抗拉性强、不易断裂、耐酸、耐碱、耐火、隔热及绝缘等特性,使用范围十分广泛。

(2)主要接触作业及发病情况。我国盛产石棉,许多省都有石棉制品厂。石棉瓦、石棉绳、石棉布的制作,建筑业的石棉器材,废石棉的再生,石棉制品的粉碎、切割、钻孔、磨光等作业中,均可产生大量石棉尘。其次是石棉矿的开采与选矿。

石棉肺的平均发病工龄在 5～15 年或以上,潜伏期少于 5 年者少见。脱离作业后,仍可发现有晚发性石棉肺。石棉种类不同,致纤维化和致癌作用是不相同的。直而硬的青石棉、铁石棉易进入呼吸道深部,并能穿透脏层胸膜,致纤维化作用最强。过去认为长度在 20 μm 以上的石棉纤维才有致纤维化作用,长度小于 5 μm 的石棉纤维不引起纤维化。目前认为,凡是可吸入性石棉纤维均可引起纤维化。影响发病的因素除此以外,还有纤维的直径、粉尘中石棉的含量、进入机体的粉尘量、作业场所是否存在其他粉尘以及接触者个体状况等。

(3)发病机制。目前,石棉肺的发病机制还不很清楚。过去存在着两种观点:一种是纤维机械刺激学说,认为石棉本身呈针状,刺激性很强,可损伤和穿过细支气管和肺泡壁,侵入间质引起纤维病变,有的还可穿过脏层胸膜,进入胸腔引起胸膜增厚和肿瘤;另一种是化学学说,认为石棉纤维在体内溶解,其表面的镁离子作用于巨噬细胞和溶酶体膜上的糖蛋白,改变了膜的通透性,使水解酶释放到细胞质中,巨噬细胞崩解死亡,导致肺组织纤维化病变。近年有人提出石棉结构学说,认为石棉是多丝状结构,才能引起石棉肺,如经过碾磨,将多丝状变为单丝状,则不引起石棉肺改变。现一般认为石棉肺是混合因素协同作用的结果。

(4)病理改变。石棉肺的基本病理改变是肺间质弥漫性纤维化,病变以肺中下部为重。肺呈苍白色,切开可见脏层胸膜纤维化向内延伸的条索。镜下可见在呼吸性细支气管有石棉纤维及吞噬石棉的吞噬细胞沉积,周围有网状纤维,然后由胶原纤维代替网状纤维,最终形成间质纤维化。

石棉肺的另一病理特征是胸膜增生性改变,表现为胸膜增厚和胸膜斑。胸膜脏层和壁层局限性纤维斑片,称为胸膜斑,多见于两肺下后外侧、基底部和膈肌处。另外,肺组织内还可见到石棉小体,它是由成纤维细胞等分泌的胶原蛋白和黏多糖所形成的薄膜,包裹石棉纤维而成的。长为 10～15 μm,粗为 1～5 μm,呈黄色或黄褐色,形状如哑铃、火柴、串珠或油滴。一般吸入石棉尘 3～6 个月后,便可从痰中检出。

(5)临床表现。

①症状和体征:自觉症状出现较早,主要是呼吸困难、咳嗽,体力活动时可加剧,常引起

阵发性干咳或有少量黏稠泡沫样痰。可有一时性局部胸痛,如有持续性胸痛,则要考虑恶性胸膜间皮瘤的可能。早期可在双肺基底部或腋下听到捻发音,晚期可在整个吸气过程中都能听到顽固持久的捻发音。当合并支气管炎、肺气肿时,可出现散在的干、湿啰音。严重者可有肺心病征象,可导致呼吸和循环衰竭。痰液中可找到石棉小体,为石棉的接触指标,不能作为石棉肺的诊断依据。

②肺功能改变:石棉肺患者肺功能改变往往在 X 线胸片未显示石棉肺之前,就出现肺弥散功能异常,随着病变进展可见肺活量和肺总量呈渐进性下降。而第一秒用力呼气容积与肺活量的百分比正常或略高于正常,即其改变早期主要表现为限制型通气功能障碍。肺活量进行性降低可视为石棉肺早期征象。

③X 线胸片表现:主要为不规则小阴影,是诊断石棉肺的重要依据。正常肺纹理逐渐被一些不规则小阴影代替,互相杂乱无章地连接在一起,呈粗网或蜂窝状,单纯石棉肺没有大块纤维化团块阴影。有时 X 线胸片上可见到散在的类圆形阴影,可能由于石棉尘中混有的游离 SiO_2 所致。

胸膜增厚是石棉肺的主要表现之一。X 线胸片上除见到弥漫性胸膜增厚、粘连外,还可在双下后外侧、肋膈角上方的胸壁及膈胸膜上见到胸膜斑。纵隔胸膜增厚与心包膜粘连,可使心缘模糊。严重时,能与肺门阴影重叠,形成"蓬发状心影",此为石棉肺叁期诊断的重要指标之一。

(6)并发症。

①肺感染:肺内非特异性感染是石棉肺的主要并发症,尤其是中、晚期患者肺内感染,往往促使纤维化过程加重、加快。石棉肺并发结核较硅沉着病少。

②肺心病:石棉肺晚期容易患肺心病。肺部反复继发感染,加重肺心病,引起心肺功能衰竭是晚期石棉肺的常见死因。

③肺气肿:多为灶周性、代偿性和小叶性肺气肿。

④癌症:石棉纤维可致肺癌和恶性间皮瘤。

(7)诊断。石棉肺的诊断原则和处理原则与硅沉着病相同,诊断标准按照《职业性尘肺病的诊断》(GBZ 70—2015)执行。

(8)治疗。目前尚无治疗石棉肺的有效方法,主要采用对症治疗、支持疗法,增强机体抗病力,积极防治并发症等治疗手段。

(9)预防。预防石棉肺及其有关疾病的关键在于从源头上消除石棉粉尘的危害,近年来一些发达国家已禁止使用石棉,并组织研制石棉代用品,发展中国家尽可能安全生产和使用温石棉。同时,对石棉作业工人要加强宣传吸烟的危害,说服他们戒烟。坚决贯彻执行国家有关加强防止石棉纤维粉尘危害的规定。

(三)煤矿粉尘与煤工尘肺

煤是主要能源和化工原料之一,可分为褐煤、烟煤和无烟煤。随着采煤机械化程度和煤粉碎程度的提高,粉尘产生量及分散度也随之增大。煤尘和煤硅尘是仅次于硅尘的对工人健康造成明显危害的煤矿粉尘。我国报告的尘肺病多发于煤矿企业,约占尘肺病综述中病例的 50% 以上,位居第一。

1.煤矿粉尘 在煤矿生产和建设过程中所产生的各种岩矿微粒统称为煤矿粉尘,主要是岩尘和煤尘,但由于地质构造复杂多变,煤层和岩层常交错存在,所以在采煤过程中常产生大量煤岩混合尘,称为煤硅尘。

(1)煤矿粉尘的来源。煤矿地下开采过程中的凿岩、爆破、装载、喷浆砌碹、运输、支柱、井下通风等均可产生粉尘,主要是硅尘、煤尘、水泥尘等。岩石掘进过程中,使用风钻打眼、机械割煤和放炮产生的粉尘量最大,在无防护措施的情况下,空气中粉尘浓度在 $1000\ mg/m^3$ 以上;使用电钻打眼和装车时次之。露天开采在剥离岩层和采掘煤层过程中都会产生大量的粉尘,煤炭装卸、破碎、筛选或跳汰、水洗、浮选、设备维护等岗位存在生产性粉尘。

(2)煤矿粉尘的理化特性。煤矿粉尘的化学成分与沉积岩层密切相关。煤矿粉尘是一种混合物,含有碳、各种黏土矿物和含量不等的石英。不同的岩石类型使不同煤矿和同一煤矿不同部位的粉尘成分也不相同。煤矿粉尘的主要化学成分有二氧化硅、三氧化二铝、三氧化二铁、氧化钙、氧化镁、氧化钠、氧化钾、二氧化硫、二氧化铁、碳、氢、氮及氧等。煤本身的游离 SiO_2 含量较低,通常低于10%,但可能有少量伴生矿物。

煤矿粉尘的物理特性与硅尘相同,分散度越高,单位体积总表面积越大,理化活性越高,越易于与空气中的氧气发生反应而引起粉尘的自燃或爆炸。煤矿粉尘可吸附氡及其子体,引起肺癌或加强粉尘的致纤维化作用。采掘工作面的新鲜粉尘较回风巷中的粉尘容易荷电。煤的炭化程度越低,挥发分越高,煤尘的爆炸性就越强。无烟煤的挥发分小于10%,无爆炸性;贫煤的挥发分为10%～20%,有弱爆炸性;烟煤的挥发分大于20%,有强爆炸性。一般煤尘的爆炸下限为30～50 g/m^3。

2.煤工尘肺　煤工尘肺(coal worker's pneumoconiosis,CWP)是煤矿粉尘作业工人所患尘肺的总称。由于煤矿工人在采矿过程中工作种类不同、环境不同,可接触到煤尘、煤硅尘及硅尘,引起煤肺、煤硅沉着病和硅沉着病,统称煤工尘肺。长期吸入煤尘可引起肺组织纤维化,称为煤肺,发病工龄多在20～30年或以上,病情进展缓慢,危害较轻。长期吸入大量煤硅尘引起的以肺纤维化为主的疾病称为煤硅沉着病,是煤矿工人尘肺中最常见的一种类型,发病工龄多在15～20年,病变发展较快,危害较重。而在岩石掘进过程中工作的工人所接触的主要是含游离 SiO_2 含量较高的硅尘,所致尘肺为硅沉着病。

我国是生产和使用煤的大国,自20世纪70年代以来,随着大型煤矿综合机械化开采技术的应用,煤的粉碎程度增加,而相应的防尘措施滞后,煤矿粉尘浓度大幅度上升,加之乡镇小煤矿又缺乏必要的防尘措施,我国煤工尘肺占尘肺总例数的40%左右,仅次于硅沉着病。加强煤矿防尘工作、减少煤工尘肺发生是迫切的任务。

(1)病理。煤工尘肺的病理改变随吸入的硅尘与煤尘的比例不同而不同,常见的为混合型,即兼有弥漫性间质纤维化型和结节型的特征。主要病理改变有:

①煤斑。又称煤尘灶,是煤工尘肺最常见的原发病变,也是病理诊断的基础。煤尘细胞在终末细支气管、呼吸性细支气管、肺泡和血管周围聚集,并有一定数量的成纤维细胞、网织纤维和少量胶原纤维,形成煤斑。肉眼观察呈灶状,黑色,直径2～5 mm,呈圆形或不规则形,多在肺小叶间隔和胸膜交角处,呈网状或条索状分布。根据细胞和纤维成分的多少,又分别称为煤尘细胞灶和煤尘纤维灶,后者由前者进展而来。

②肺气肿:肺气肿常与煤斑相伴而生,游离煤尘和煤尘细胞在Ⅱ级呼吸性细支气管周围堆积形成灶周肺气肿,是煤工尘肺的又一病理特征。也可见到煤尘纤维灶所在的呼吸性细支气管膨大,形成小叶中心性肺气肿。镜下观察,由于游离煤尘和煤尘细胞在Ⅱ级呼吸性细

支气管周围堆积,使管壁平滑肌等结构受损,常见于煤尘纤维灶周围,病变进一步向肺泡管及肺泡发展,波及全小叶,即可引起全小叶肺气肿。

③煤硅结节:肉眼观察煤硅结节为类圆形或不规则形,直径为 2~5 mm 或略大,色黑、质地坚实,肺切面上稍向表面凸起。镜下观察由胶原纤维、网状纤维与煤尘、煤尘细胞构成。典型的煤硅结节中心类似硅结节,胶原纤维呈同心圆排列,可发生透明样变,并可见煤尘沉着,周围是由大量煤尘细胞、成纤维细胞和网状纤维及少量胶原纤维构成的外带,可呈放射状延伸。非典型煤硅结节没有胶原纤维核同心圆排列的核心,纤维排列不规则且松散。吸入粉尘中含游离 SiO_2 高者,也可见部分典型硅结节。

④弥漫性纤维化:在肺泡间隔、小叶间隔、小血管和细支气管周围和胸膜下,出现程度不同的间质细胞和纤维增生,并有煤尘和煤尘细胞沉着,间质增宽变厚,晚期形成粗细不等的条索和弥漫性纤维网架,肺间质纤维增生明显。

⑤大块纤维化:大块纤维化是晚期煤工尘肺的表现之一,为致密的黑色块状病变,多分布在两肺上部和后部,右肺多于左肺。镜下可见在大块纤维组织中和大块病灶周围有很多煤尘和煤尘细胞,部分病例可见煤硅结节。煤工尘肺的大块纤维化与硅沉着病的融合团块不同,后者的融合团块中结节较多,间质纤维化相对较少。

(2)临床表现与诊断。患者早期多无症状,当病变进展,尤其发展为大块纤维化或合并支气管或肺部感染时,可出现呼吸系统症状和体征,咳嗽、咯痰、胸痛、气短是煤工尘肺患者的主要症状。常与气候变化有关,气候寒冷恶劣时,自觉症状加重,在从事较重体力劳动、爬坡时气短明显,肺气肿缺氧可见相应体征,重度者可见口唇、指甲发绀和桶状胸,听诊有干性或湿性啰音、哮鸣音。

由于煤工尘肺的病理有肺弥漫性纤维化,呼吸道狭窄,加之肺气肿所致肺泡大量破坏,肺功能测试显示通气功能、弥散功能和毛细血管气体交换等换气功能都有减退或障碍。

煤工尘肺 X 线胸片表现也是其病理改变在胸片上的反映,主要有圆形小阴影、不规则形小阴影和大阴影。此外,煤工尘肺病理改变有大量弥漫性、局限性或泡性肺气肿,X 线胸片上表现为成簇小泡状阴影,直径多为 1~5 mm,即所谓的"白圈黑点"。肺纹理常增多、增粗、扭曲、变形、紊乱;肺门阴影增大,密度增高,有时可见肺门淋巴结蛋壳样钙化甚至成桑葚样钙化阴影,常见肋膈角闭锁和粘连。

煤工尘肺按《职业性尘肺病的诊断》(GBZ 70—2015)进行诊断和分期,处理方法同硅沉着病。

三、其他职业性呼吸系统疾患

(一)有机粉尘所致肺部疾患

有机粉尘(organic dust)是以有机物为主要成分,同时具有一定活性,可产生体内反应的一类粉尘。有机粉尘中还常夹杂有游离 SiO_2、各种微生物、聚合物单体等,可增加有机粉尘的危害。

职业接触多见于:纺织工业的棉毛麻纺织和生丝生产;轻工业的木材加工和木器制造;烟草、茶、皮毛加工处理;化学工业的塑料、合成橡胶、合成纤维、有机染料生产、储存、运输及其使用;农牧业的粮食收获、加工、饲料制作、家禽饲养、蘑菇栽培等作业。

有机粉尘可引起多种肺部疾患,如棉尘病、职业性过敏性肺炎、单纯性非特异性呼吸道刺激等。

1. 棉尘病　棉尘病是由于长期吸入棉、麻、软大麻等植物性粉尘而引起的疾病,多发生于周末或节假日休息后再工作时,以发热、支气管痉挛、气道阻塞为主要表现,又称"星期一热"。长期反复发作可导致慢性通气功能损害,但肺部病理并无类似尘肺的纤维化改变。

(1)病因与发病机制。棉尘病的病因和发病机制尚不完全清楚,可能与多种因素的联合作用有关。已知棉尘、麻尘、亚麻尘、软大麻尘等可引起棉尘病。以下是关于棉尘病发病机制的几种学说。①组胺释放学说:棉尘病的表现之一是支气管痉挛。研究结果表明,棉尘的水溶性提取物可导致组织释放组胺的量增加,引起支气管平滑肌痉挛。组胺释放学说可解释棉尘病的急性期表现,但不能解释慢性作用。②内毒素学说:国内外流行病学调查及实验室研究发现,棉尘病的急性症状发生率与内毒素含量及革兰阴性杆菌活菌数呈剂量反应关系。急性肺功能下降的比例随着内毒素量的升高而增大,尤以一秒钟用力呼气容积的下降最明显。③细胞免疫反应假说:肺泡巨噬细胞反应主要是指棉尘浸出液可激活肺泡内的巨噬细胞,使巨噬细胞分泌各种递质引起气道平滑肌痉挛、发热反应以及炎症反应。

(2)临床表现与诊断。患者在休息 24 小时或 48 小时后,第一天上班(多为星期一)接触棉尘数小时后,产生胸部紧束感、气急或咳嗽、发热、畏寒、恶心、乏力等症状,而在工作的第二天后症状减轻甚至消失。随着工龄的延长,发病频率增加,持续时间延长,症状也逐渐加重,特别在接触 10～20 年后,发病变得更为频繁,以致每天工作后均可出现症状,并有咳嗽及咳痰等呼吸道刺激症状。每年持续 3 个月,连续 2 年或 2 年以上者可被确诊为慢性支气管炎。晚期可出现慢性呼吸道阻塞性症状、支气管炎、支气管扩张及肺气肿,并可导致右心衰竭。肺通气功能明显受损,特征是工休后的第一个工作日内,用力肺活量、一秒钟用力呼气容积班后测定值较班前低,表示肺功能明显下降,早期这种下降是可逆的。

棉尘病是我国法定职业病,根据长期接触棉、麻等植物性粉尘的职业史,具有特征性呼吸系统症状和急性或慢性通气功能损害,结合现场劳动卫生情况调查,排除吸烟等其他原因引起的阻塞性呼吸系统疾病,根据《职业性棉尘病的诊断》(GBZ 56—2016),诊断及分级标准为:①棉尘病壹级:工作期间发生胸部紧束感和/或胸闷、气短、咳嗽等特征性的呼吸系统症状,脱离工作后症状缓解,第一秒用力呼气容积(FEV_1)班后与班前比较下降 15% 以上,或支气管舒张试验阳性;②棉尘病贰级:棉尘病壹级中的呼吸系统症状持续加重,且脱离工作环境后症状不能完全缓解,并伴有慢性肺通气功能损害,第一秒用力呼气容积(FEV_1)及用力肺活量(FVC)小于预计值的 80%。

(3)处理原则。按阻塞性呼吸系统疾病治疗原则,以对症治疗为主。观察对象应定期作健康检查,以观察病情变化。棉尘病壹级患者应进行对症治疗,必要时调离粉尘作业。棉尘病贰级患者应调离接触棉、麻等植物性粉尘的工作,并进行对症治疗。

2. 职业性过敏性肺炎　劳动者在职业活动中短时间或反复多次吸入生物性有机粉尘或特定的化学物质后所引起的以肺泡和肺间质炎症改变为主的免疫介导性肺部疾病,称为职业性过敏性肺炎(occupational hypersensitivity pneumonitis)。常见的有农民肺(farmer's lung)、甘蔗肺(bagassosis)、蘑菇肺(mushroom worker's lung)、鸟饲养工肺(bird breeder's lung)等。

(1)病因与发病机制。农民肺属于职业性的外源性变态反应性肺泡炎。主要发生于饲料(枯草和粮谷)加工作业,尤其是在粉碎霉变的草料和粮谷时多见。吸入含嗜热性放线菌孢子的霉变枯草粉尘是主要病因。多数急性农民肺患者的血清中存在特异性抗体,并于相应抗原气溶胶激发后4~8小时可产生与农民肺相同的临床表现。我国学者证实,在农民肺患者血清中存在与嗜热性放线菌抗原有关的特异的免疫复合物,并认为是病原体的抗原成分引起多种变态反应类型所介导的反应。

(2)临床表现。潜伏期多为4~8小时,患者出现畏寒、发热、呼吸急促,有时伴有干咳。2~3天后症状自行消失。容易误诊为感冒。除呼吸系统症状外,还可有明显的全身症状。X线胸片、肺功能检查和血清学试验可有异常表现和阳性结果。接触霉变枯草2~3个月,急性症状反复发作,症状加重,X线胸片可见粟粒状阴影。持续接触若干年后,则产生不可逆的肺组织纤维化增生,伴有肺气肿和支气管扩张,X线胸片上可见蜂窝状表现,肺功能出现改变,患者丧失劳动能力。化验检查患者血清大多含有相应的抗原抗体,可作为近期接触指标。

(3)诊断。根据短时间或反复多次吸入生物性有机粉尘或特定的化学物质的职业史,出现以呼吸系统损害为主的临床症状、体征和胸部影像学表现,结合实验室辅助检查结果,参考现场职业卫生学调查,综合分析,排除其他原因所致的类似疾病,根据《职业性过敏性肺炎的诊断》(GBZ 60—2014)进行诊断。

①接触反应:吸入生物性有机粉尘或特定的化学物质数小时后出现呼吸困难、干咳、胸闷,胸部影像学检查未见肺实质和间质改变。上述症状多于脱离接触致病物质后1~3天内自然消失。

②急性过敏性肺炎:常在短时间吸入生物性有机粉尘或特定的化学物质数小时后,出现下列表现者:a. 干咳、胸闷、呼吸困难,并可有高热、畏寒、寒战、出汗、周身不适、食欲缺乏、头痛、肌痛等,肺部可闻及吸气性爆裂音;b. 胸部影像学检查显示双肺间质浸润性炎症改变。

③慢性过敏性肺炎:常有急性过敏性肺炎发作的病史,亦可由反复吸入生物性有机粉尘或特定的化学物质后隐匿发生,出现下列表现者:a. 渐进性呼吸困难及咳嗽、咳痰,体重明显下降,双肺可闻及固定性吸气性爆裂音;b. 胸部影像学检查显示肺间质纤维化改变。

(4)治疗与处理。

①治疗原则:接触反应者应暂时脱离现场,进行必要的检查及处理,并密切观察24~72小时。轻度者应暂时脱离生产环境休息,并给予止咳、平喘、吸氧等对症处理及适量糖皮质激素治疗。注意随访。重度者应卧床休息,早期足量使用糖皮质激素并进行对症治疗。

②其他处理:轻度者治愈后可恢复工作,恢复工作后短期内又反复发作者以及重度者均应调离原工作岗位,并根据恢复程度安排适当的工作。

(二)其他呼吸系统疾患

除前述的粉尘沉着症、肿瘤等疾病外,粉尘进入的部位积聚大量的巨噬细胞,导致炎症反应,还引起粉尘性肺炎、气管炎、支气管炎、支气管哮喘和哮喘性鼻炎等疾病。粉尘诱导的纤维化、肺沉积和炎症作用,常会引起肺通气功能的改变,表现为阻塞性肺病;慢性阻塞性肺疾病也是粉尘接触职业人群的常见疾病,长期接触粉尘作业人员通常还会引起机体抵抗能力下降,易引发肺部非特异性感染,肺结核也是粉尘接触人员易患的疾病。

(张家祥)

第四节　物理因素及其危害

生产环境中,与劳动者健康密切相关的物理性因素包括气象条件、电磁辐射、噪声和振动等。除激光是人工产生之外,作业场所其他常见物理因素均存在于自然界。在正常范围内,有些因素(如气温、可见光等)是人体生理活动或从事生产劳动所必需的。但当物理因素作用于人体超过一定限度时,则可产生健康损害。

生产环境中物理因素一般都有明确的来源,其暴露是否产生损伤以及损伤程度受到物理参数、产生来源、作用距离、传播形式及接触强度等诸多因素的影响。对其预防不是设法消除或将其减少到越低越好,而是设法将其控制在正常范围内,条件容许时使其保持在适宜范围则更好。如果作业场所的物理因素超出正常范围且对人体健康构成危害,而采取技术措施和个人防护又难以达到要求时,需采用缩短接触时间的办法以保护劳动者的健康。

一、不良气象条件

生产环境的气象条件主要是指空气温度、湿度、风速和热辐射,这些因素构成了工作场所的微小气候。

(1)气温。生产环境中气温主要取决于大气温度,同时也受生产过程中的热源、气湿、气流、太阳辐射和人体散热等的影响。

(2)气湿。生产环境中的气湿常以相对湿度表示。相对湿度低于30%称为低气湿,高于80%称为高气湿。高气湿主要来自水分的蒸发和蒸汽的排放,常见于纺织、缫丝、印染、造纸、制革、屠宰及潮湿的矿井等工作场所。

(3)气流。生产环境中的气流除受外环境风力影响外,还受车间内热源形成的对流气流、通风设备送风或吸入气流及物体机械运动所形成的气流影响。生产环境中的气流除受自然界风力的影响外,主要与厂房中的热源有关。热源使空气受热膨胀而上升,致使室外的冷空气从门窗空隙或通风处进入室内,形成空气对流。室内外温差愈大,产生的气流愈强。

(4)热辐射。任何具有温度的物体都可以电磁波的形式向外散发热量,称为热辐射。当物体表面温度超过人体表面温度时,物体向人体传递热辐射而使人体受热,称为正辐射。反之,则人体向周围物体辐射散热,称为负辐射。正辐射增加人体热负荷,而负辐射则有利于人体散热。热辐射的强度以每分钟每平方厘米被照射表面接受的焦耳(J)热量表示,单位为$J/(cm^2 \cdot min)$。

生产环境中的气象条件除随外环境大气气象条件改变而变动外,还受生产场所的生产设备、生产情况、热源数量与分布、生产场所建筑结构、通风设备等诸多因素影响。由于生产环境的气象条件具有多变性,各种气象条件都可影响机体的生理功能,故在卫生学评价和制定预防措施时必须综合考虑多种因素。

(一)高温作业与中暑

1. 高温作业　高温作业(work in hot environment)是指有高气温或有强烈的热辐射或伴有高气湿相结合的异常气象条件、湿球黑球温度指数超过规定限值的作业。湿球黑球温度(wet bulb globe temperature,WBGT)指数是湿球、黑球和干球温度测定值加权相加的数值,可综合反映温度、湿度、气流和热辐射的影响,是综合评价人体接触作业环境热负荷的一个基本参量。按气象条件的特点,高温作业可分为以下三类。

(1)高温、强热辐射作业。其气象特点是气温高、热辐射强度大,而相对湿度较低,形成干热环境。如冶金工业的炼铁车间、轧钢车间等;机械制造工业的铸造车间、锻造车间等;陶瓷、玻璃、搪瓷、砖瓦等工业的炉窑车间等。

(2)高温、高湿作业。其气象特点是高气温、高气湿,而热辐射强度不大。如印染、缫丝、造纸等工业中的液体加热或蒸煮车间,机械行业的酸洗、电镀车间,以及屠宰车间、潮湿矿井等。

(3)夏季露天作业。此类作业除气温高、太阳热辐射强外,劳动者还受到被加热的地面和周围物体(二次热源)放出的热辐射作用。如夏季的农田劳动、建筑、搬运等露天作业。

2. 高温作业对机体的影响 高温作业可引起人体的一系列生理功能改变,出现体温调节、水盐代谢及机体各系统的适应性变化。如热负荷超过机体调节适应的生理限度,则可影响机体健康,甚至引起中暑等疾病。

(1)体温调节。高温作业者的体温调节受生产环境气象条件和劳动强度的共同影响。在气象条件诸多因素中,气温和热辐射起主要作用。前者以传导-对流方式作用于体表,经血液循环使全身加热;后者不仅作用于体表,还可直接加热机体深部组织。进行体力劳动时,随着劳动强度增加和时间延长,体内代谢产热也不断增加。高温环境的劳动者所受到的机体内外环境的热负荷使人体获热增加,当获热造成机体血液温度增高时,在体温调节中枢调节下,可反射性地引起散热反应,出现皮肤血管扩张,大量血液流向体表,使皮肤温度上升,汗腺分泌活动增强,机体通过传导-对流、热辐射和汗液蒸发途径散热,同时产热会稍降低,从而使机体产热与散热处于平衡状态,以维持体温在正常范围。当环境温度高于皮肤温度(一般以平均皮肤温度 35 ℃为界)或热辐射强度很大时,人体传导-对流、热辐射散热受阻,机体的主要散热途径为汗液蒸发。如果机体在环境的受热和体内产热明显超过散热,则会出现热蓄积,主要表现为体温上升。如蓄热过量,超出体温调节能力,则人可因机体过热而发生中暑。一般认为,中心体温(常用直肠温度表示)38 ℃是高温作业者生理应激范围的上限值。机体与环境的热交换可以用以下的热平衡公式表示:

$$S = M - E \pm R \pm C_1 \pm C_2$$

其中,S(storage)为热蓄积的变化,M(metabolism)为代谢产热,E(evaporation)为蒸发散热,R(radiation)为经辐射的获热或散热,C_1(convection)为对流的获热或散热,C_2(conduction)为传导的获热或散热。

(2)水盐代谢。出汗是处于高温环境的机体的重要散热途径之一。汗液中水分约占99%,固体成分不到1%,除主要成分氯化钠外,还含有 K^+、Ca^{2+}、尿素氮、葡萄糖、乳酸、氨基酸、维生素等。机体出汗量取决于气温、气湿、热辐射和劳动强度,出汗量是反映高温劳动者受热程度和劳动强度的综合指标,一个工作日出汗量 6 L 为生理最高限度。汗液的有效蒸发率主要取决于气湿和气流。在干热、有风的环境,汗液蒸发率可高达80%,而在湿热、风力小的环境则可降至50%以下。高温作业时,大量出汗造成水盐大量丢失,可导致水和电解质平衡紊乱,甚至引起热痉挛。

(3)循环系统。高温作业时,机体为增加散热,皮肤血管扩张,外周循环血量增加,加上大量出汗导致有效循环血量减少,使血液浓缩,血液黏稠度加大;同时,为适应劳动需求,工作肌群也需要足量的血液灌注。这些血液供求矛盾均可引起心跳加快和心排血量加大,使心肌负荷加重,久而久之,可造成心肌代偿性肥大。高温作业时,皮肤血管扩张,外周阻力下降,血压降低,但热应激和体力劳动等引起的心血管活动增强,又可使血压上升。高温作业时,机体出现收缩压增高而舒张压不升高或稍有降低、脉压增大的现象,这是高温作业工人生理适应的表现。

(4)消化系统。高温作业时,血液的重新分配造成消化系统血流减少,导致消化液分泌减弱,消化酶活性和胃液酸度(游离酸与总酸)降低;胃肠道的收缩和蠕动减弱,吸收和排空速度减慢;唾液分泌明显减少,唾液淀粉酶活性降低等。受上述因素的共同影响,高温作业工人易出现消化不良、食欲缺乏、消化道疾病患病率上升等。

(5)神经系统。高温作业可使中枢神经系统的体温调节中枢兴奋性增高,并通过负诱导作用使中枢神经系统的运动区出现抑制,肌肉活动减弱而减少产热。此过程是机体的保护性反应,但也可引发肢体运动准确性、协调性、反应速度下降及注意力难以集中,从而引起工伤事故发生风险升高。

(6)泌尿系统。高温作业时,大量水分经汗腺排出,肾血流量下降,肾小球滤过率降低,同时抗利尿激素分泌增加。因此,经肾脏排出的尿液大量减少,尿液大大浓缩。高温作业时,肾排水量可由平时的 $50\%\sim70\%$ 减少到 $10\%\sim15\%$,使肾负荷加重,尿中可出现蛋白质和红细胞管型,甚至可发生肾功能不全。

3. **热适应与热习服**　热适应(heat adaptation)多见于世居热环境人群,是指机体对于长期热环境刺激产生的耐热性提高的生理性适应过程,具有可遗传性。热习服(heat acclimatization)是指个体耐受热强度渐进性增强的生理适应过程,是后天获得的,一般在高温环境劳动数周时间即可产生。人体热习服后可表现为上述各个系统的功能有利于降低产热、增加散热。如从事相同强度的劳动,汗量增加,汗液中无机盐含量减少,皮肤温度和中心温度先后降低,心率下降。细胞可诱导合成热应激蛋白,保护机体细胞免受高温的致死性损伤。热适应是人体的一种耐受性表现,可提高高温作业的劳动效率,且有助于防止中暑;但此耐受性具有一定限度,超出此限度便可引起生理功能紊乱,甚至发生中暑。另外,热习服状态不稳定,脱离热环境 1~2 周后即迅速消退,并于 1 个月左右返回到适应前的状况,即脱习服(deacclimatization)。

4. **中暑**　高温可导致急性热致疾病(如痱子、中暑等)和慢性热致疾病(慢性热衰竭、高血压、心肌损害、消化系统疾病等)。中暑(heat stroke)是高温环境下由于热平衡和(或)水盐代谢紊乱等而引起的一种以中枢神经系统和(或)心血管系统障碍为主要表现的急性热致疾病。高温作业环境、劳动强度大、劳动时间过长等是中暑的主要致病因素,而体弱、肥胖、睡眠不足、营养不良、未产生热适应等是其诱发因素。

(1)中暑的发病机制与临床表现。按中暑的发病机制,可将其分为三种类型,即热射病(heat stroke)、热痉挛(heat cramp)和热衰竭(heat exhaustion),但临床上常难以严格区分,也可以出现多种类型混合存在。

热射病(包括日射病)亦称中暑性高热,多发生在强干热型或湿热型高温作业中,是高温作业所致中暑中最严重的一种,病死率较高。其主要发生机制为高温环境下散热途径受阻,体内蓄热,体温调节机制紊乱。热射病的临床特点为突然发病,体温升高可达 40 ℃以上,开始时大量出汗,以后出现"无汗",可伴有皮肤干热及意识障碍、嗜睡、昏迷等中枢神经系统症状。严重时,患者可出现昏迷、抽搐等,如抢救不及时,可因呼吸、循环衰竭而死亡。

热痉挛是指在高温作业环境下从事体力劳动或体力活动,因大量出汗造成钠、氯、钾等严重丢失,水和电解质平衡失调,引起神经肌肉产生自发性冲动而诱发肌痉挛。热痉挛多发生在干热型高温作业中。

热衰竭是在高温作业环境下从事体力劳动或体力活动,出现以血容量不足为特征的一组临床综合征。在高温、高湿环境下,皮肤血流增加,但未伴有内脏血管收缩或血容量的相应增加,因此不能足够地代偿,导致脑部暂时供血减少而晕厥。热衰竭起病迅速,先有头昏、头痛、出汗、恶心、心悸、呕吐、皮肤湿冷、面色苍白、血压短暂下降等表现,随之可出现晕厥,体温不高或稍高。休息后可清醒,一般不引起循环衰竭。

(2)中暑的诊断。按照《职业性中暑的诊断》(GBZ 41—2019),根据高温作业的职业史,出现以体温升高、肌痉挛、晕厥、低血压、少尿、意识障碍为主的临床表现,结合辅助检查结果,参考工作场所职业卫生学调查资料,综合分析,排除其他原因引起的类似疾病,方可诊断为职业性中暑。

(3)中暑治疗。

①中暑先兆:立即脱离高温环境,到通风阴凉处休息、平卧。给予含盐的清凉饮料及对症处理,并密切观察。

②热痉挛:纠正水电解质紊乱及对症治疗。

③热衰竭:给予物理降温或药物降温,并注意监测体温,纠正水电解质紊乱,扩充血容量,防止休克。

④热射病:快速降温,持续监测体温,保护重要脏器功能,给予呼吸循环支持,改善微循环,纠正凝血功能紊乱,对出现肝肾功能衰竭、横纹肌溶解者,早期予以血液净化治疗。热射病治疗的首要措施是快速降温,病死率与体温过高及持续时间密切相关。如果降温延迟,死亡率明显增加。当患者脱离高温环境后立即开始降温,并持续监测体温。降温目标:使核心体温在10～40分钟内迅速降至39 ℃以下,2小时降至38.5 ℃以下。

5.防暑降温措施

(1)技术措施。

①合理设计工艺过程:科学合理地设计工艺流程,改进生产设备和操作方法,提高生产的机械化、自动化水平,减少工人接触高温作业的机会,是防暑降温的根本措施。如炼钢、轧钢、陶瓷、搪瓷等生产的进出料工艺实行计算机化生产等。

在工艺流程设计中合理地布置热源,应将热源尽可能地设置在车间外;利用热压为主的自然通风车间,热源尽可能地布置在天窗下面;采用穿堂风为主的自然通风车间,热源应尽量布置在夏季主导风向的下风侧;工人操作岗位的设置应使于采取降温措施。

②隔热(heat insulation):隔热是防暑降温的一项重要措施,是降低热辐射的有效方法,分为热绝缘和热屏挡两类。热绝缘是采用石棉、草灰、硅藻土、玻璃纤维等导热系数小的阻燃材料,将热源体外包裹,使热源通过对流和热辐射散发的热量减少。热屏挡是利用水或导水屏挡、石棉屏挡进行隔热,可有效地降低热辐射强度,如瀑布水幕、循环水炉门等。

③通风(ventilation):通风措施包括自然通风(natural ventilation)和机械通风(mechanical ventilation)两类。自然通风是充分利用风压(air pressure)和热压(heat pressure)差的综合作用使室内外空气进行交流换气。风压是指自然风力在生产厂房的迎风面形成的高于大气压的"正压"和厂房背风面出现的低于大气压的"负压"之间的气压差。风

压越大,通风效果越好。热压是指车间内空气受热膨胀,其空气密度小于室外空气的密度而形成的压力差。热压越大,自然通风效果越好。在自然通风不能满足降温需求或生产上要求车间保持一定温湿度的情况下,可使用机械通风,如风扇、喷雾风扇、空气淋浴等。

(2)保健措施。

①供应含盐饮料和补充营养:含盐饮料是高温作业人员补充水分和盐的最佳方法,补入量应与出汗所丢失的水、盐量相等。一般每人每日供水 3～5 L、盐 20 g 左右,因三餐膳食中已供盐 12～15 g,故补盐宜依据工作日内出汗量的多少,适当补充含盐饮料即可。因高温作业人员热能消耗较大,故热能供给应较一般作业人员增加 10% 左右,蛋白质供给应增加到占总热能的 14%～15% 为宜。此外,还应适量补充水溶性维生素等。

②个人防护:高温作业人员的工作服应用耐热、导热系数小而透气性好的织物制成,工作服宜宽大而不影响操作。在热辐射强的环境工作时,应穿白帆布或铝箔制的工作服,按不同作业要求,可佩戴工作帽、防护眼镜、手套、面罩、鞋盖、护腿等个人防护用品。

③预防保健:加强对高温作业人员的就业前和入暑前的健康检查,凡有心血管系统器质性疾病及持久性高血压,中枢神经系统器质性疾病,明显呼吸系统、消化系统或内分泌系统疾病,以及明显肝、肾疾病者,均不宜从事高温作业。在高温季节,应做好现场巡回医疗保健工作,大力开展防暑降温健康宣教活动。

(3)组织措施。认真贯彻执行国家有关防暑降温法规和高温作业卫生标准,搞好厂矿防暑降温工作。根据当地气候特点,适当调整夏季高温作业劳动和休息制度。

(二)异常气压

一般情况下,工作场所的气压变化不大,但某些特殊工作场所会存在过高(如潜水或潜函作业)或过低(如高原或高空作业)气压,与正常气压相差甚远,如不注意防护,会对人的工作效率和身体健康产生不利影响。

1. 高气压

(1)接触机会。高气压环境是指压力高于海平面大气压力的特殊环境,其主要接触机会包括:①潜水作业:水下作业如海水养殖、打捞、施工等,作业人员在水下承受的压力等于大气压与附加压之和,称为绝对压。潜水员每下沉 10.3 m,附加压增加 101.33 kPa(1 个大气压)。附加压的高低与潜水的深度有关。②潜函作业:潜函作业又称沉箱作业,是指在水下或隧道工程中,采用潜函(沉箱)将施工人员沉到水下作业,为防止潜函外的水进入箱内,需通入大于或等于水下压力的高压气体,因此,工作人员在潜函内工作即暴露在高气压环境中。③其他:高压氧舱、加压舱和高压科学研究舱等工作环境中气压较高。

(2)减压病。减压病(decompression sickness)是由于高气压环境作业后减压不当,体内原已溶解的气体超过了过饱和极限,在血管内外及组织中形成气泡所致的全身性疾病。

减压过速是减压病发生的主要原因。在高压状态可导致气体的溶解度增加;不活泼气体氮溶于体液中,在体内既不能被机体利用,也不与体内其他成分结合,仅处于单纯的物理溶解状态。每深潜 10 m,可多溶解约 1 L 氮。因氮在脂肪中的溶解度远高于血液中(约高 4倍),因此多集中在脂肪和神经组织内。在正确的减压过程中,体内的氮缓慢释放而进入血液,再经肺泡逐渐呼出。但如减压过快或出现意外事故,溶于组织和血液中的氮气会溶出,气泡压迫组织、血管,并在血管内形成气栓,引起一系列症状。脂肪多、血管分布少的组织含氮较多,脱氮困难,气泡多积聚于血管壁外而引起压迫症状。同时,血管内外气泡继续形成,可引起组织缺氧和损伤,引起钾离子、肽、组胺类物质和蛋白水解酶等的释放,从而刺激组胺和 5-羟色胺产生。这类物质主要作用于微循环系统,最终可使血管平滑肌麻痹、微循环血管阻塞,进一步减低组织中氮的脱饱和速度。

急性减压病多在数小时内发病。一般减压越迅速,症状出现越早,病情也越重。其临床表现主要如下:

①皮肤:皮肤奇痒是减压病出现较早、较多的症状,并伴有灼热、蚁行感、出汗等表现。如皮下血管内形成气栓,可反射性引起局部血管痉挛及表皮微血管继发性扩张、充血和淤血,出现发绀,呈大理石样斑纹。另外,还可发生水肿或皮下气肿。

②肌肉、关节、骨骼系统:气泡形成于肌肉、关节、骨膜处,可引起疼痛。约 90% 的减压病患者可出现关节痛,轻者酸痛,重者可出现跳动性、针刺或撕裂样剧痛,使关节运动受限,呈半屈曲状态,即屈肢症。骨内气泡可致无菌性骨坏死(减压性坏死),好发于股骨和肱骨上端。

③神经系统:多发生于供血差的脊髓,引起截瘫、四肢感觉和运动功能障碍、直肠和膀胱功能麻痹等。累及脑时可出现头痛、感觉异常、运动失调、偏瘫、眼球震颤、复视、失明、听力减退、内耳眩晕综合征等。

④循环系统:当大量气栓存在于循环中时,可引起心血管功能障碍和淋巴系统受累,表现为脉细、血压下降、心前区紧压感、皮肤黏膜发绀、四肢发凉、局部水肿,以及剧烈咳嗽、咯血、呼吸困难、胸痛、发绀等肺梗死症状。

减压病根据我国《职业性减压病的诊断》(GBZ 24—2017)进行诊断。

2.低气压 低气压环境是指高山、高原和高空环境。通常高山与高原是指海拔在 3000 m 以上的环境,海拔愈高,氧分压愈低。在高原与高山地区进行的作业,称为低气压作业。在航空航天过程中,如其压力系统或密封系统出现故障,也可处于低气压环境。低气压主要的有害因素是缺氧,所产生的疾病称为高原病或高山病、航空病,分为急性和慢性两大类。急性高原病包括高原反应、高原肺水肿和高原脑水肿;慢性高原病包括高原红细胞增多症和高原性心脏病。其影响的大小与上升速度、到达高度和个体易感性密切相关。

二、噪声

(一)基本概念

1.声音与噪声 物体(振动源)振动的振动能量在弹性介质中以波的形式向外传播,传到人耳引起的音响感觉称为声音(sound)。振动物体每秒钟振动的次数称为频率,单位为赫兹(Hz)。声波频率在 20~20000 Hz 范围内称为声频,低于 20 Hz 为次声,高于 20000 Hz 为超声。人们语言交流的频率大多在 500~20000 Hz 之间。

从卫生学角度讲,噪声(noise)是一种人们不希望听到的声音,不仅会干扰工作、学习和生活,也会影响人的情绪。

2.声强(级)和声压(级) 声波具有一定能量,声强和声压是分别反映声波能量和声波强度的两个单位,可表示声音的强弱。声强的大小指单位时间内通过垂直于传播方向单位面积上的声波能量,通常用 I 表示,单位为瓦/平方米(W/m²)。声波在空气介质中传播时,使空气产生疏密变化,这种由于声波的传播而对空气介质产生的压力称为声压,以 P 表示,单位为帕(Pa),1 Pa＝1 N/m²。

人耳对声音强弱的主观感觉度量称为响度。响度的大小与声波能量强度和频率有关。正常人耳刚能感觉音响的声压称为听阈。声压增大至人耳开始产生疼痛感觉的值称为痛阈。不同频率下的听阈值是不一样的,1000 Hz 纯音的听阈声压为 20 μPa(2×10^{-5} N/m²),痛阈声压为 20 Pa(20 N/m²),两者绝对值相差 10^6 倍。为了便于计算和测量,在声音强度测量中,使用对数级来表示其大小,称为声压级(sound pressure level,SPL),单位为分贝(decibel,dB)。其计算方法是将 1000 Hz 纯音听阈声压定为基准声压,被测声压与基准声压的比值取对数值,即为被测声压的声压级。计算公式如下:

$$SPL=20\log P/P_0$$

式中,SPL 为声压级(dB),P 为被测声压,P_0 为基准声压。

从上述公式可以看出,听阈和痛阈之间声压级相差 120 dB。生活中普通谈话为 60～70 dB,载重卡车行驶声音为 80～90 dB。

(二)生产性噪声分类及主要接触机会

生产性噪声(industrial noise)是指在生产过程中产生的噪声,其种类复杂,可按以下方式进行分类。

1. 按生产性噪声的来源分类

(1)机械性噪声。机械性噪声是指由于机械的撞击、摩擦、转动等产生的噪声,如织布机、球磨机、冲压机等工作产生的噪声。

(2)流体动力性噪声。流体动力性噪声是指由于气体压力突然变化或流体流动所产生的噪声,如空压机、汽笛等产生的噪声。

(3)电磁性噪声。电磁性噪声是指由于电机交变力相互作用而产生的噪声,如电动机、变压器发出的噪声。

2. 根据噪声强度随时间变化分类　生产性噪声可分为连续性噪声和间断性噪声。连续性噪声按其发生的声压波动是否大于 3 dB,又可分为稳态噪声和非稳态噪声。间断性噪声是指在测量过程中,声波保持在背景噪声之上的持续时间大于或等于 1 秒,并多次下降到背景噪声水平的噪声。还有一类噪声称为脉冲噪声,是指声音持续时间＜0.5 秒、间隔时间＞1 秒、声压有效值变化大于 40 dB 的噪声。对于稳态噪声,根据其频率组成特性又可分为低频噪声(频率在 300 Hz 以下)、中频噪声(频率在 300～800 Hz)和高频噪声(频率在 800 Hz以上)。生产性噪声多属混合性噪声,即由多种频率、各段频率、声波强度各不相同的声音混合在一起,其中,以宽频带、中高频噪声为多见。

在工农业生产中,接触噪声的职业种类甚多,主要集中在机械制造、矿山、建筑、建材、纺织、发动机制造与维修、运输等作业。就我国职业性接触噪声强度和接触人数而言,以使用风动工具和有梭织布机工种为甚。

(三)噪声对人体的危害

噪声对人体的危害是全身性的,一般可分为听觉系统损害和非听觉系统损害。前者为噪声对机体的特异作用;后者为噪声对机体的非特异作用,主要包括对心血管系统、神经系统及全身其他组织器官产生的不良影响。早期多为可逆性、生理性改变,但长期接触强噪声,可出现不可逆性、病理性损伤。

1.听觉系统 长期接触强噪声所引起的听觉系统改变可分为两个阶段,即暂时性听阈位移(temporary threshold shift,TTS)和永久性听阈位移(permanent threshold shift,PTS)。

暂时性听阈位移属于生理改变,指接触噪声后引起听阈水平变化,脱离噪声环境后,经过一段时间听力可以恢复到原来水平,可分为听觉适应和听觉疲劳两个阶段。短时间暴露于强烈噪声,听觉器官的敏感性下降,听阈可上升10~15 dB,脱离噪声环境后数分钟内即可恢复正常,这种现象称为听觉适应(auditory adaptation)。听觉适应是一种生理保护现象。较长时间暴露于强噪声,听力可出现明显下降,听阈上升15~30 dB甚至更多,脱离噪声环境后,需数小时甚至数十小时听力才能恢复,此现象称为听力疲劳(auditory fatigue),是听觉器官的病理前状态。

永久性听阈位移是指由噪声或其他因素引起的不能恢复到正常听阈水平的听阈升高,属不可逆性的病理性改变,包括听力损失和噪声聋。噪声所致的永久性听阈位移早期常表现为高频听力下降,听力曲线在3000~6000 Hz(多在4000 Hz)出现"V"型下陷(图7-4-1),又称听谷(tip)。此时患者主观无耳聋感觉,交谈和社交活动能够正常进行。随着病损程度加重,除了高频听力继续下降,语言频段(500~2000 Hz)的听力也受到影响,出现语言听力障碍,严重者可发展至全聋。

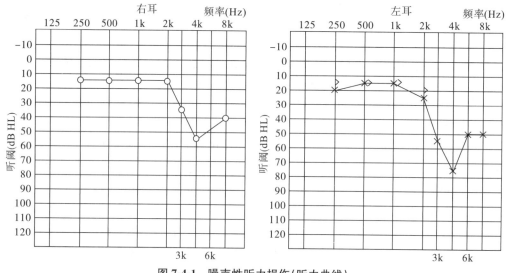

图7-4-1 噪声性听力损伤(听力曲线)

职业性噪声聋是指劳动者在工作过程中,由于长期接触噪声而发生的一种渐进性的感音性听觉损伤(sensory hearing loss,气导与骨导相差在15 dB以内),大多数病人为双耳对称的听觉损伤。近些年,国外学者根据对噪声引起的听力损失发生机制研究结果,提出噪声引起听力损失不仅仅是听毛细胞的损伤与凋亡,内耳听神经纤维对噪声更加敏感,因此认为噪声引起的是感音神经性听力损失(sensorineural hearing loss)。

急性听力损伤,又称爆震性耳聋(explosive deafness),是指暴露于瞬间发生的短暂而强烈的冲击波或强脉冲噪声所造成的中耳、内耳或中耳及内耳混合性急性损伤所导致的听力损失或丧失。发生强烈爆炸时,听觉器官在强大的声压和冲击波气压的作用下,可出现鼓膜破裂,听骨链断裂或错位,内耳组织出血及柯蒂器的毛细胞损伤。患者出现耳鸣、耳痛、眩晕、恶心、呕吐、听力严重障碍或完全丧失。轻者可部分或大部分恢复,重者则致永久性耳聋。

我国《职业性噪声聋的诊断》(GBZ 49—2014)适用于长期接触职业噪声所致听力下降的诊断及处理。

噪声所致的听力损伤和噪声聋尚无有效的治疗方法。对急性听力损伤,应及时给以促进内耳血液循环和改善营养及代谢状况的药物;有鼓膜、中耳、内耳外伤的应防止感染,并及时给予对症治疗。噪声聋患者应调离噪声工作场所。

2. 非听觉系统　噪声还可引起神经系统、心血管系统等非听觉器官的不良影响。

(1)神经系统。如头痛、头晕、心悸、睡眠障碍和全身乏力等症状,以及记忆力减退和情绪不稳等。

(2)心血管系统。如心率加快或减慢,血压不稳和长期接触噪声的血压升高,以及心电图 ST 段或 T 波的缺血性改变等心血管系统的影响。

(3)消化系统。如胃肠功能紊乱、食欲缺乏、胃紧张度降低、胃蠕动减慢、胃液分泌减少等消化系统影响。

(4)内分泌系统。如肾上腺皮质功能改变、免疫功能降低、脂质代谢紊乱及女性性机能紊乱等。

噪声还可影响工作效率,在噪声环境下人的注意力不易集中,反应迟钝,且易烦躁,对工作效率,尤其是脑力劳动工作效率影响较大。在某些作业场所,噪声还可掩盖各种信号,易引发工伤事故。

(四)控制噪声危害措施

控制噪声危害措施包括控制噪声源、控制噪声传播、加强个体防护和落实预防保健措施等。

1. 控制噪声源　通过技术手段,改革工艺过程和生产设备,控制和消除噪声源,是控制噪声危害的根本措施。如采用无声的液压代替噪声高的锻压,以焊接代替铆接,加强设备维护检修,减少其运行中部件的撞击和摩擦,减小振动等。

2. 控制噪声传播　具体措施包括隔声、消声和吸声等。

(1)隔声。使用一定的材料和装置,将噪声源封闭或将工人经常操作的地点(如球磨机操作控制台)封闭成一个较小的隔声空间,如隔声罩、隔声墙、隔声门窗等。隔声效果的优劣与隔声结构的严密性和是否发生共振等有关。

(2)消声。此方法是控制流体动力性噪声的主要措施。如在风道、排气管口等部位安装各种消声器,以降低噪声传播强度。

(3)吸声。吸声是指用吸声的多孔材料装饰车间内表面,或在工作场所内悬挂吸声体,吸收辐射和反射声,以降低工作环境噪声强度。

3. 加强个体防护　当生产环境噪声暂时得不到有效控制或需要在特殊高噪声环境工作时,合理使用防声耳塞、耳罩等个人防护用品是保护听觉器官的一项有效措施。用橡胶或软塑料等材料制成的耳塞,隔声效果可为 20~30 dB,尤其对高频噪声效果显著。耳罩的隔声效果优于耳塞,可为 30~40 dB,但其佩戴没有耳塞方便,且价格较高。

4. 落实预防保健措施　重点是加强对接触噪声工人的健康监护。在就业前体格检查中,被检出患有听觉器官疾病、中枢神经系统疾病、心血管系统器质性疾病或自主神经功能失调者,不宜参加强噪声作业。定期进行以听力检查为重点的健康检查,可及时发现高频听力损失者,并应采取措施防止听力继续下降。对听力下降显著者,应及时调离强噪声作业岗位。

5.其他　制定合理的作息时间,如在工作日内安排工间休息;对生产环境噪声强度超过卫生标准的,应视具体强度的大小,限制工作时间。严格执行《工作场所有害因素职业接触限值(第2部分:物理因素)》(GBZ 2.2—2007)的规定:每周工作5天,每天工作8小时,稳态噪声限值为85 dB(A),非稳态噪声等效声级的限值为85 dB(A);如每周工作5天,每天工作时间非8小时,需计算8小时等效声级;如每周工作日非5天,需计算40小时等效声级,其接触限值均为85 dB(A)。在脉冲噪声作业场所,如工作日接触脉冲噪声次数 N 分别为 $N \leqslant$ 100、100$<N\leqslant$1000 和 1000$<N\leqslant$10000,则其对应的声压级峰值限值分别为140 dB(A)、130 dB(A)和120 dB(A)。

三、振动

振动(vibration)是指在外力作用下,质点或物体沿直线或弧线围绕一平衡位置来回往复的运动。生产或工作设备产生的振动称为生产性振动。长期接触生产性振动可对机体产生不良影响,严重者可发生职业病。

(一)振动对机体的影响

根据振动作用于人体的部位和传导方式,可将生产性振动相对分为全身振动(whole body vibration)和局部振动(local vibration)。这两种振动无论是对机体的危害还是防治措施方面都迥然不同。

1.全身振动　全身振动是指工作地点或座椅的振动,人体足部或臀部接触的振动,通过下肢躯干传导至全身。接触机会常见于在交通工具(汽车、火车、船舶、飞机、拖拉机、收割机等)上的作业或在作业台(钻井平台、振动筛操作台等)上的作业。

人体是一个弹性体,各器官都有其固有频率,当外来振动的频率与人体某器官的固有频率一致时,会引起共振,因而对该器官的影响也最大。全身受振的共振频率为3~14 Hz,在该条件下全身受振作用最强。

全身振动首先使人感觉不舒适,继而出现疲劳、头晕、焦虑、嗜睡等。强度大的振动使人感觉难以忍受,甚至可引起内脏移位或造成机械性损伤。在全身振动的作用下,交感神经处于紧张状态,血压升高,脉搏加快,心搏出量减少,脉压增大,可致心肌局部缺血;胃酸分泌和胃肠蠕动呈现抑制,可使胃肠道和腹内压力增高,如机动车驾驶员胃肠症状或疾病的发生率增高。

全身振动可影响作业效率。通过直接的机械作用或对中枢神经系统的影响,使姿势平衡和空间定向发生障碍,外界物体不能在视网膜形成稳定的图像,发生视物模糊,视觉的分辨力下降,动作的准确性降低。全身振动伴有长时间的强制体位(如长途驾车)是导致骨骼肌疲劳的主要原因。此外,由于中枢神经系统受到抑制,可使人注意力分散、反应速度降低、疲劳及作业能力下降。

低频率、大振幅的全身振动,如车、船、飞机等交通工具的振动,可引起运动病(motion sickness),也称晕动病。运动病是振动刺激前庭器官出现的急性反应症状。常见的症状有眩晕、面色苍白、出冷汗、恶心、呕吐等,预后一般良好,脱离振动环境后经适当休息可以缓解。

2.局部振动　局部振动又称手臂振动（hand-arm vibration）或手传振动（hand-transmitted vibration），系指生产中使用手持振动工具或接触受振工件时，直接作用或传递到人的手臂的机械振动或冲击。常见接触机会包括使用风动工具（风铲、风镐、风钻、气锤、凿岩机、捣固机、铆钉机等）、电动工具（电钻、电锯、电刨等）和高速旋转工具（砂轮机、抛光机等）的作业。

局部振动可导致外周循环功能改变、外周血管痉挛，表现为皮肤温度降低，冷水负荷试验时皮温恢复时间延长，出现典型临床表现——发作性手指变白。振幅大、冲击力强的振动还可引起骨、关节损害，引起手、腕、肘、肩关节局限性骨质增生、骨关节病、骨刺形成、囊样变和无菌性骨坏死；亦可见手部肌肉萎缩、掌挛缩病等。

局部振动还可以对人体产生全身性影响。长期接触较强的局部振动，可以引起外周和中枢神经系统的功能改变，出现条件反射抑制，潜伏时间延长，神经传导速度降低和肢端感觉障碍，如感觉迟钝、痛觉减退等。自主神经功能紊乱表现为组织营养障碍、手掌多汗等。还可对听觉系统产生影响，引起听力下降，振动与噪声联合作用可以加重听力损伤，加速耳聋的发生和发展。另外，局部振动还可影响消化系统、内分泌系统、免疫系统功能。

（二）手臂振动病

手臂振动病（hand-arm vibration disease）是指长期从事手传振动作业而引起的以手部末梢循环和/或手臂神经功能障碍为主的疾病，并能引起手臂骨关节-肌肉的损伤。其典型表现为振动性白指（vibration-induced white finger，VWF）。

手臂振动病是我国法定职业病，在我国发病的地区和工种分布相当广泛，如凿岩工、油锯工、砂轮磨光工等均有发病。

局部振动病早期主诉多为手部症状和自主神经症。其中，手部症状以手麻、手痛、手胀、手僵等较为普遍，夜间手痛、手麻更为明显，往往影响睡眠。手部特别是指端的感觉减退，手僵、无力和动作不灵活等功能障碍也是常见的临床表现。自主神经症的症状常见有头痛、头昏、乏力等。

手臂振动病的典型表现是振动性白指，这也是诊断本病的主要临床依据。振动性白指又称职业性雷诺现象（occupational Raynaud's phenomenon），其发作具有一过性和时相性特点，一般是在受冷后，患指出现麻、胀、痛，并由灰白变苍白，由远端向近端发展，界限分明，可持续数分钟至数十分钟，再逐渐由苍白变潮红，恢复至常色。白指的常见部位是食指、中指和无名指的远端指节，严重者可累及近端指节，以致全手指变白，因此，有死指、死手之称。足趾阵发性变白的病例也有报道，指关节变形、手部肌肉萎缩等病变也可见到，多见于较重的病例。

局部振动病的诊断原则：根据我国《职业性手臂振动病的诊断》（GBZ 7—2014），依据1年以上连续从事手传振动作业的作业史，以手部末梢循环障碍、手臂神经功能障碍和/或骨关节肌肉损伤为主要临床表现，结合末梢循环功能、神经肌电图检查结果，参考作业环境的职业卫生学资料，综合分析，排除其他病因所致类似疾病，方可诊断。

手臂振动病目前尚无特效疗法，可采用扩张血管及营养神经的药物、具活血通络作用的中药、物理疗法、运动治疗等综合治疗。确诊为手臂振动病者，应调离手传振动作业岗位。

(三)影响振动对机体作用的因素

1.振动本身的特性

(1)频率。人体能够感受得到的振动频率为1~1000 Hz,20 Hz以下大振幅全身振动主要影响前庭和内脏器官;而当局部受振时,骨关节和局部肌肉组织受损较明显。高频率(40~300 Hz)振动对末梢循环和神经功能损害明显。

(2)振幅。在一定的频率下,振幅越大,对机体的影响越大。大振幅、低频率的振动作用于前庭,并使内脏移位。高频率、低振幅的振动主要对组织内的神经末梢产生作用。

(3)加速度。加速度越大,振动性白指的发生频率越高,从接触到出现白指的时间越短。

2.接触振动的时间 接触振动的强度和时间决定了机体接受振动的"剂量"。流行病学调查表明,手臂振动病的患病率随着接触振动时间的延长而增加,严重程度也随着接触振动时间的延长而加重,接振时间越长,危害越大。

3.体位和操作方式 对全身振动而言,立位时对垂直振动敏感,卧位时对水平振动敏感。强制体位如手持工具过紧、手抱振动工具紧贴胸腹部时,机体受振过大或血循环不畅,会促使局部振动病发生。

4.其他 寒冷和噪声均可促使振动病的发生。工具重量和被加工件硬度增大均可增加作业负荷和静力紧张程度,加剧对人体的损伤。

(四)振动危害的预防措施

振动的预防要采取综合性措施,即消除或减弱振动源的振动,限制接触振动作业的时间和强度,改善作业环境,加强个人防护,采取医疗保健措施,以及进行职业卫生教育和职业培训等。

1.消除或减弱振动源的振动 消除或减弱振动源的振动是控制振动危害的根本性措施。通过工艺改革尽量消除或减少产生振动的工艺过程,如焊接代替铆接、水利清砂代替风铲清砂等。采取减振措施,可减少手臂直接接触振动源。

2.限制接触振动作业时间和强度 按照《工作场所有害因素职业接触限值(第2部分:物理因素)》(GBZ 2.2—2007)要求,手传振动4小时等能量频率计权振动加速度限值为5 m/s²,在日接振时间不足或超过4小时时,将其换算为相当于接振4小时的频率计权振动加速度限值。

3.改善作业环境 改善作业环境是指控制工作场所的温度、噪声、毒物和湿度,特别是注意防寒保暖。

4.加强个人防护 合理使用防护用品也是防止和减轻振动危害的一项重要措施,如戴减振保暖的手套。

5.采取医疗保健措施 在就业前体检,检出职业禁忌证;定期体检,早期发现受手传振动危害的个体,及时治疗和处理。

6.进行职业卫生教育和职业培训 进行健康教育,对新工人进行技术培训,尽量减少作业中的静力作用成分。

四、非电离辐射和电离辐射

非电离辐射与电离辐射均属于电磁辐射。电磁辐射具有波的一切特性,是电磁波以能量的形式在空间向四周辐射传播。电磁辐射的波长(λ)、频率(f)与传播速度(c)之间的关系可用 $\lambda = c/f$ 表示。电磁辐射在介质中的波动频率以"赫兹"(Hz)为单位。

(一)非电离辐射

电磁辐射中量子能量较低、不足以引起生物体电离的辐射,称为非电离辐射(non-ionizing radiation),如可见光、紫外线、红外线、射频辐射及来源于可见光的激光等。

1. 射频辐射　射频辐射也称无线电波,通常是指频率在 100 kHz～300 GHz 的电磁辐射,是电磁辐射中量子能量最小、波长最长的频段,波长范围为 1 mm～3 km。按波长和频率可分为高频电磁场(high-frequency electromagnetic field)和微波(microwave)(表 7-4-1)。

表 7-4-1　射频辐射波谱的划分

	高频电磁场				微波		
波段	长波	中波	短波	超短波	分米波	厘米波	毫米波
频率	30 kHz～	300 kHz～	3 MHz～	30 MHz～	300 MHz～	3 GHz～	30～300 GHz
波长	3 km～	1 km～	100 m～	10 m～	1 m～	10 cm～	1 cm～1 mm

(1)接触机会。

①高频感应加热:如热处理的表面淬火、金属冶炼与焊接切割等,使用频率多为 200～500 kHz,半导体材料加工的使用频率常为 0.3～3 MHz。

②高频介质加热:常见于塑料制品的热合,木材、粮食、棉纱的烘干及橡胶的硫化等生产过程,使用频率一般为 10～30 MHz。

③微波的应用:如利用微波进行导航、探测、通信、电视和科学研究等,使用频率常为3～300 GHz;食品加工,木材、纸张、药材和皮革干燥以及理疗、烹饪等,使用频率均为2450 MHz 和 915 MHz 这两个固定频率。

(2)对人体的影响。高频电磁场和微波的生物学效应机制尚不十分清楚,目前有致热效应(thermal effect)和非致热效应(non-thermal effect)学说。致热效应是指射频辐射可致机体整体或局部加热,被加热的组织器官可因血管分布少等出现散热困难,而造成局部温度上升,引起某些组织器官生理生化功能失调,甚至导致其形态和结构的异常。非致热效应是指机体接触射频辐射后出现的不伴有组织温度升高的生物学效应。一般来讲,生物学效应随射频辐射波长变短而递增,即微波＞超短波＞短波＞中长波,但在微波段以厘米波危害最大。场强越大,作用时间越长,对机体的影响越大;场强相同,脉冲波比连续波影响严重。

高功率密度的微波辐射可致急性损伤,一般发生于人体与辐射源距离很近的意外辐射事故。职业性接触射频辐射所致的健康损害多属长时间较高强度的辐射造成的神经、眼和生殖功能等不良影响,其主要表现为:

①神经内分泌系统:主要表现为类神经症和自主神经功能紊乱,如头昏、头痛、疲劳、乏力、睡眠障碍和记忆力减退等,可伴有手足多汗、易激动和月经紊乱,少数甚至出现性欲减退等症状。脑电图检查可呈现以抑制过程占优势的变化,如节律紊乱、双侧较多 θ 波。

②心血管系统:心血管系统以自主神经功能紊乱所引起的表现为特征,副交感神经兴奋性增高者多见,可伴有交感神经张力降低等一些改变,常表现为血压偏低或低血压、心动过缓等,可有胸闷、心悸、心前区不适或疼痛等主诉。微波接触者出现上述症状与体征比高频作业者明显。心电图检查可有窦性心律不齐、心动过缓、心房和心室传导时间延长等改变,

少数有 ST 段压低和 T 波低平等。

③眼睛:长期接触高强度微波者,可发生眼晶状体点状或小片状浑浊,也有白内障个案报道。一般认为,微波可加速晶状体老化过程,其主要危害频率为 1000～3000 MHz。

④其他:微波可使人体外周血象在正常值范围内发生波动,主要为白细胞总数和血小板计数减少。免疫系统可呈双相反应,较低强度接触表现为适应代偿性反应,如淋巴细胞增多、免疫球蛋白计数增高等,较高强度接触则可引起白细胞吞噬功能下降、IgG 等免疫球蛋白含量降低等。

射频辐射所致机体不良影响的处理原则主要为对症治疗,一般停止接触数周即可恢复。

(3)射频辐射防护。高频辐射的防护措施主要包括:①屏蔽场源:场源屏蔽是最有效、最根本的防护措施,即用良好接地的金属薄板或金属网、罩将高频电磁波的场源包围起来;②距离防护:采用自动化或半自动化操作,合理布局高频机,使作业人员尽可能远离高频电磁场的场源;③严格执行国家卫生标准《工作场所有害因素职业接触限值(第 2 部分:物理因素)》(GBZ 2.2—2007)的规定。

微波辐射的防护措施主要包括:①微波辐射能吸收:在调试高功率微波设备(如雷达等)时,使用等效天线,吸收微波辐射能量;②屏蔽辐射源:一般采用可吸收或反射微波的材料对辐射源进行屏蔽;③合理设置工作位置:作业人员的经常操作点应尽可能地设在辐射强度最小的位置,避免在微波流正前方工作;④个人防护:在微波辐射较强处工作时,应佩戴防护眼镜、防护帽,穿微波屏蔽服等;⑤严格执行国家卫生标准《工作场所有害因素职业接触限值(第 2 部分:物理因素)》(GBZ 2.2—2007)的规定。

此外,应加强射频辐射接触者的预防保健工作,做好就业前和定期体格检查。患有明显类神经症、心血管系统和内分泌系统疾病者,应禁止从事射频辐射工作;孕期、哺乳期妇女和眼病患者不应接触微波辐射。

2.红外辐射　红外辐射(infrared radiation)即红外线,也称热射线。所有温度高于绝对零度以上的物体都能发射红外线。红外线按波长可分为远红外线(长波红外线)、中波红外线及近红外线(短波红外线)。远红外线波长为 3 μm～1 mm,能被皮肤吸收,产生热的感觉。中波红外线波长为 1400 nm～3 μm,能被角膜及皮肤吸收。近红外线波长为 760～1400 nm,被组织吸收后可引起灼伤。物体温度越高,红外辐射强度越大,其辐射波长越短(近红外线成分越多)。

自然界中,太阳是最强的红外线辐射源。在生产环境中,红外线辐射源主要包括强红外线光源、熔炉、熔融态金属和玻璃、烘烤和加热设备等。

红外线对机体的危害主要表现为通过其致热作用对皮肤和眼睛产生损伤。

(1)皮肤。较高强度的红外线可致皮肤局部温度升高,血管扩张,出现红斑反应,反复照射出现色素沉着。除急性皮肤烧伤外,过量照射还可深入皮下组织,使血液及深部组织加热。

(2)眼睛。红外线可伤及眼角膜、虹膜、晶体和视网膜。长期暴露于低能量的红外线,可致慢性充血性睑缘炎;而短波红外线能被角膜吸收,产生角膜的热损伤,并能透过角膜伤及虹膜;如果作业人员工龄够长,还可出现晶状体浑浊,表现为白内障,主诉自觉视力减退;波长小于 1 μm 的红外线和可见光可达到视网膜,主要损伤黄斑区,多见于弧光灯、电焊和乙炔焊操作者。

为防护红外线,可使用反射性铝制遮盖物和铝箔衣服,以减少红外线暴露量及降低熔炼工、热金属操作工的热负荷;严禁裸眼观看强光源;热操作工应佩戴能有效过滤红外线的防护眼镜。

3.紫外辐射 紫外辐射(ultraviolet radiation,UV)又称紫外线(ultraviolet ray,UV),是指波长范围在 $100\sim400$ nm 的电磁波。物体温度达 $1200\ ℃$ 以上时即可发出紫外辐射,且随着温度升高,紫外线的波长变短,强度增大。电炉炼钢、电焊、气焊、紫外线照射等工作场所均可接触紫外线。太阳辐射是紫外线的最大天然源。紫外线对机体的影响主要是对皮肤和眼睛造成危害。

(1)皮肤。皮肤对紫外线的吸收因波长而异。受到强烈的紫外线辐照,可引起皮肤红斑、水泡和水肿;停止照射 24 小时以后可有色素沉着;接触 300 nm 波段可引起皮肤灼伤;波长 297 nm 的紫外线对皮肤的作用最强,可引起皮肤红斑并残留色素沉着;长期暴露于紫外线可造成皮肤皱缩、老化,甚至诱发皮肤癌。

(2)眼睛。波长为 $250\sim320$ nm 的紫外线可被角膜和结膜上皮大量吸收,引起急性角膜结膜炎,又称为电光性眼炎——一种法定的职业病,多见于无防护的电焊操作工或辅助工。在阳光照射的冰雪环境下作业时,大量反射的紫外线可引起角膜、结膜损伤,称为雪盲症。其发作需经过一定的潜伏期,一般为 $6\sim8$ 小时,故常在夜间或清晨发作,起初患者仅有眼睛异物感或不适,随后有眼部烧灼感或剧痛,伴有高度畏光、流泪和视物模糊,检查可见球结膜充血、水肿,瞳孔缩小,对光反应迟钝,眼周皮肤潮红。

对紫外辐射的防护以屏蔽和增大与辐射源的距离为原则。电焊工、电焊辅助工须佩戴专门的防护眼镜和面罩,及适宜的防护服和手套。电焊操作时应用移动屏障围住操作区,以免紫外辐射对其他工种工人产生影响。接触低强度 UV 源时,可使用塑料或玻璃护目镜保护眼睛。

4.激光 激光(laser)是物质受激辐射所发出的光放大,它是一种人造的、特殊类型的非电离辐射,具有亮度高、方向性和相干性好等优点。激光的应用非常广泛,其与生物组织的相互作用主要表现为热效应、光化学效应、机械压力效应和电磁场效应。激光伤害人体的靶器官主要为眼和皮肤。激光对皮肤的损伤主要由热效应所致。激光对人体组织的伤害及损伤程度主要决定于激光的波长、光源类型、发射方式、入射角度、辐射强度、受照时间及生物组织的特性与光斑大小。激光所致眼(角膜、晶状体、视网膜)损伤为法定职业病。

激光的防护主要包括激光器、工作环境及个体防护三方面。激光器须有安全设施,并在光束可能漏射部位设置防光封闭罩。须安装激光开启与光束止动的连锁装置。工作室围护结构用吸光材料制成,工作区采光宜充足,室内无反射、折射光束的用具和物件。激光作业人员须先接受激光危害及安全防护教育。严禁裸眼观看激光束,并防止激光反射至眼睛。工作人员接受就业前健康检查,以眼睛为重点。

(二)电离辐射

凡能使受作用物质电离的辐射称为电离辐射(ionizing radiation),如属电磁波谱的 X 射线和 γ 射线,及属粒子性辐射的 α 射线、β 射线等。电离辐射来源广泛,包括来自自然界的宇宙射线和地壳岩石层的放射性物质(如铀、钍等),及各种人工辐射源。

1.基本概念

(1)放射性活度。放射性活度亦称放射性强度,是指一定量放射性物质在单位时间发生的核衰变期望数。国际单位制(SI)单位为贝柯(Bq)。

(2)照射量。照射量是根据 X 射线或 γ 射线在空气中的电离能力来度量其辐射源输出量,仅适用于 X 射线和 γ 射线。SI 单位为库仑/千克。

(3)吸收剂量。吸收剂量是表示被照射物质吸收辐射能量程度的一个指标,适用于任何电离辐射的内、外照射。SI 单位为戈瑞(Gy)。

(4)剂量当量。为衡量不同类型电离辐射的生物效应,将吸收剂量乘以若干修正系数,即获得剂量当量。SI 单位为西弗(Sv)。

(5)铅当量。铅当量是衡量防护材料阻挡 γ 射线能力的指标。当某厚度的防护材料与一定厚度的铅具有相同的阻挡 γ 射线的效果时,其防护效果用铅厚度表示,称为铅当量。

2.接触机会

(1)核工业系统。如放射性矿物的开采、冶炼和加工;核反应堆、核电站的建立和运转等。

(2)射线发生器的生产和使用。如加速器、医用和工农业生产中使用的 X 射线。

(3)放射性核素的生产、加工和使用。如放射性发光涂料、放射性诊断试剂的生产与使用等。

(4)伴生或共生天然放射性核素的矿物开采。如稀土矿、钨矿等的开采与加工。

3.电离辐射对机体的危害

(1)电离辐射损伤效应。电离辐射所致的放射性损伤效应可分为随机性效应(stochastic effect)和确定性效应(deterministic effect)两类。随机性效应是指放射损伤的发生概率与剂量大小有关,而损伤程度与剂量无关,且损伤效应无剂量阈值,如致癌效应、遗传效应等。确定性效应是指当辐射剂量超过一定阈值时,损伤效应发生概率将急剧增高,且损伤程度也随剂量加大而加重,如急性放射病等。

(2)电离辐射对机体的影响。电离辐射的过量照射可致人体产生放射性疾病,包括:全身性放射性疾病,如急慢性放射病;局部放射病,如急慢性放射性皮炎等;电离辐射所致的远期损伤,如放射线所致的白血病等。

(3)放射损伤机制。放射损伤的机制主要包括原发作用和继发作用。原发作用是指电离辐射直接作用于对生命活动具有重要意义的大分子,如脱氧核糖核酸、核蛋白及酶类,使其发生电离、激发或化学键断裂,造成分子变性和结构破坏。电离辐射还可使组织水分发生电离或激发,产生大量具有强氧化作用的 OH^-、HO_2^- 等自由基,自由基在体内可产生一系列生物学效应。继发作用是指在原发作用的基础上,染色体发生畸变、基因移位或缺失而引起细胞核分裂抑制,发生病理性核分裂等损害。机体酶类对射线敏感,酶的活性异常也会引发一系列病理性改变。

4.放射病　放射病(radiation sickness)是指一定剂量的电离辐射作用于人体所引起的全身性放射性损伤,临床上分为急性放射病、亚急性放射病和慢性放射病。放射性疾病属于我国法定职业病。

(1)外照射急性放射病是指短时间内一次或多次受到大剂量照射所引起的全身性疾病。急性放射病多见于核事故、放射性治疗和核爆炸等。其病程时相性明显,有初期、假愈期、极期和恢复期 4 个阶段。按其临床表现和病理改变特点可分为骨髓型、胃肠型和脑型。

根据明确的大剂量照射史、临床表现、血象检查及受照剂量的估算,急性放射病早期诊断不难。急性放射病的治疗主要包括抗放射药物的应用、改善微循环、防治出血、预防感染、造血干细胞移植和细胞因子治疗等。

（2）外照射亚急性放射病是指在较长时间（数周到数月）内，人体连续或间断地受较大剂量电离辐射外照射，累积剂量大于 1 Gy 时所引起的一组全身性疾病。临床表现以造血功能再生障碍为主，可见全血细胞减少及相关症状，一般不伴无力型神经衰弱综合征。淋巴细胞染色体畸变率增高，可伴微循环凝血机制障碍、T 淋巴细胞功能低下及生殖功能低下，一般抗贫血药物治疗无效。

诊断须依据受照史、受照剂量、临床表现和实验室检查，并结合健康档案综合分析，排除其他疾病，依据《外照射亚急性放射病诊断标准》（GBZ 99—2002）进行诊断。治疗原则是保护造血功能，促进造血功能恢复，改善全身状况，预防感染和出血等并发症。

（3）外照射慢性放射病是指较长时间受到超限值剂量照射所引起的全身性损伤。慢性放射病多见于长期从事放射工作的人群。其临床表现主要为类神经症、自主神经功能紊乱、血液造血系统改变，以及消化功能障碍、生育功能受损伤等。除全身性放射病外，患者还可伴有局部放射性损害，如放射性皮肤损害、放射性白内障等。

慢性放射病的诊断需在查明接触史和个人受照射水平的基础上，综合分析体格检查结果，排除其他疾病，依据《职业性外照射慢性放射病诊断》（GBZ 105—2017）进行诊断。慢性放射病患者应及时脱离射线工作，积极治疗，以每 2 年 1 次的周期定期随访。

（4）内照射放射病是指大量放射性核素进入体内，对机体持续辐射而引起的全身性疾病。该病较为少见，其特点包括放射性核素在体内持续作用、新旧反应、损伤与修复并存，且随时间迁延，因此临床上无典型的分期表现，可造成远期效应。其诊断需全面掌握职业史、临床表现、体征和实验室检查结果，依据《内照射放射病诊断标准》（GBZ 96—2011）进行诊断。内照射所致疾病的治疗，除一般治疗与外照射急性放射病相同之外，还需减少放射性核素的吸收、促进放射性核素的排出，并对"沉积器官"的损伤进行治疗。

（5）其他。其他放射病还包括放射性皮肤病、放射性肿瘤、放射性骨损伤、放射性甲状腺疾病、反射性性腺疾病、放射性复合伤及根据《职业性放射性疾病诊断总则》（GBZ 112—2017）可以诊断的其他放射性损伤。

5.电离辐射危害的影响因素

（1）辐射的物理特性。辐射的电离密度和穿透力是影响辐射危害的重要因素。如 X 射线和 γ 射线穿透力较强，尤其是高能 X 射线和 γ 射线，具有强大的穿透辐射作用。α 粒子电离密度大，但穿透性低，故主要危害是内照射。

（2）剂量和剂量率。剂量越大，生物学效应越大。剂量率（单位时间内机体受到的照射剂量）越大，生物学效应越大。

（3）照射部位和面积。机体腹部对照射的反应最强，其次是盆腔、头颈、胸部和四肢。照射面积越大，辐射生物学效应越明显。

（4）机体因素。机体组织对辐射的敏感性与其细胞分裂活动成正比，与分化程度成反比。淋巴组织、骨髓、性腺、胚胎等对射线高度敏感。

6.电离辐射防护　电离辐射防护的目标是防止辐射对机体危害的肯定效应，尽可能降低随机效应的发生率，将照射量控制在可接受的安全水平。需认真执行辐射防护三原则：任何照射必须有正当的理由；辐射防护应最优化配置；遵守个人剂量当量限值的规定。

(1)外照射防护。辐射外照射的特点是脱离或远离辐射源,辐射作用即停止。因此,防护措施主要为屏蔽防护、距离防护和时间防护。

(2)内照射防护。辐射内照射是指放射性核素经消化道、呼吸道、皮肤及注射进入机体内产生辐射效应。其防护措施的关键是防止放射性核素进入人体,如在开放性放射工作场所内应禁止一切可能使放射性核素进入机体的行为,如饮水、进食、吸烟等。同时,应防止放射性核素向空气、水和土壤逸散,对外环境造成污染。

（丁　锐）

扫码查看练习题

第八章　食物与健康

第一节　人体营养素和能量平衡

一、营养素及参考摄入量

(一)概念

营养(nutrition)是指机体摄取食物并消化、吸收、代谢和利用食物中的营养素和其他有益成分以满足机体生长发育、生理功能、组织更新和体力活动需要的生物学过程。

食物中具有营养功能的化学成分称为营养素(nutrient)，即通过食物获取并能在人体内被利用，具有供给能量、构成组织及调节生理功能的物质，包括蛋白质、脂类、碳水化合物、矿物质、维生素和水六大类。其中，蛋白质、脂类和碳水化合物由于人体需要多，在膳食中所占比例大，故被称为宏量营养素(macronutrient)；矿物质和维生素由于人体需要相对较少，在膳食中所占比例也小，故被称为微量营养素(micronutrient)。机体可以合成某些营养素，那些不能合成而必须从食物中获得的营养素称为必需营养素(essential nutrient)。营养素的主要功能有 3 个方面：①供给机体基础代谢活动和劳动所需的能量；②构成机体组织成分；③调节生理功能。

(二)人体的营养需要

1. 营养素的生理需要量　营养素的生理需要量是指能保持人体健康，达到应有发育水平及能充分发挥效率地完成各项体力和脑力活动时，人体所需的能量和各种营养素的必需量。这是根据长期的膳食调查、生理与生化试验，结合机体的不同生理情况和劳动条件而制定的。

2. 营养素的供给量　营养素的供给量是指为满足几乎全部健康人群的需要，每日需由膳食提供的各种营养素的量。在中国，营养素的供给量被称为每日膳食营养素推荐供给量(recommended dietary allowance，RDA)，也有人称其为营养素供给量标准。它是在生理需要量的基础上考虑了人群的安全率而制定的适宜数值。所谓"安全率"，是包括人群中个体差异、应急等特殊情况下需要量的波动，同时考虑食物消化率、烹调损失及各种食物因素与营养素间的相互影响，还兼顾社会与经济条件等实际问题而提出的，因而一般是生理需要量平均值加 2 个标准差，即能满足绝大多数人(人群中 97%～98% 的人)的需要。但上述推算不包括能量，能量的营养素供给量应等于生理需要量。

(三)膳食营养素参考摄入量

膳食营养素参考摄入量(dietary reference intake，DRI)是在 RDA 基础上发展起来的每日平均膳食营养素摄入量的一组参考值。它包括 4 个营养水平：平均需要量（estimated average requirement，EAR）、推荐摄入量（recommended nutrient intake，RNI）、适宜摄入量（adequate intake，AI）和可耐受最高摄入量（tolerable upper intake level，UL）。2013 年，中国营养学会发布的《中国居民膳食营养素参考摄入量（2013 版）》增加了与慢性非传染性疾病有关的 3 个指标：宏量营养素可接受范围（acceptable macronutrient distribution range，AMDR）、预防非传染性慢性病的建议摄入量（proposed intakes for preventing non-communicable chronic diseases，PI-NCD）和特定建议值（specific proposed level，SPL）。

1. EAR　EAR 是根据个体需要量的研究资料制定的，是根据某些指标判断可以满足某一特定性别、年龄及生理状况群体中 50% 个体需要量的摄入水平。EAR 是制定 RNI 的基础。

2. RNI　RNI 相当于传统使用的 RDA，是可以满足某一特定性别、年龄及生理状况群体中绝大多数（97%～98%）个体需要量的摄入水平。长期摄入 RNI 水平的营养素，可以满足身体对该营养素的需要，保持健康和维持组织中适当的储备。RNI 的主要用途是作为个体每日摄入该营养素的目标值。

3. AI　AI 是指通过观察或实验获得的健康人群某种营养素摄入量。在个体需要量的研究资料不足而不能计算 EAR，从而无法推算 RNI 时，可通过设定 AI 来代替 RNI。制定 AI 时不仅考虑预防营养素缺乏的需要，而且纳入了减少某些疾病风险的概念。AI 和 RNI 的相似之处就是两者都可以作为目标群体中个体营养素摄入的目标值，但 AI 不如 RNI 准确。

4. UL　UL 是指平均每日摄入营养素的最高限量。这个量对一般人群中的几乎所有个体不致引起不利于健康的作用，但并不表示它可能是有益的。当摄入量超过 UL 时，发生毒损害健康的危险性随之增大。UL 并不是一个建议的摄入水平。"可耐受"指这一剂量在生物学上大体是可以耐受的，健康个体摄入量超过 RNI 或 AI 是没有明确益处的。

5. 其他　AMDR 是指蛋白质、脂肪和碳水化合物的摄入范围。PI-NCD 是以非传染性慢性病的第一级预防为目标，提出的必需营养素的每日摄入量。SPL 是营养素以外的其他食物成分建议每日摄入水平。

（四）营养素安全摄入范围

营养素的摄入量-反应曲线往往表现为 U 形，如图 8-1-1 所示。若人群摄入某种营养素不足，其摄入量长期低于 EAR，则该人群可能存在发生该营养素缺乏的危险。当平均摄入水平达到 EAR 时，人群中有 50% 个体的需要量可以得到满足。当摄入量达到 RNI 时，人群中几乎全部个体（97%～98%）的需要量得到满足，亦即人群中绝大多数个体不会发生营养素缺乏症。RNI 与 UL 之间是一个"安全摄入范围"。当摄入量超过 UL 时，出现有害健康效应的危险性增加。

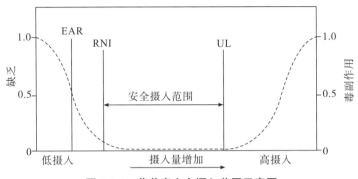

图 8-1-1　营养素安全摄入范围示意图

二、人体营养素

(一)能量

1. 能量单位　多年来惯用的能量单位是卡(calorie,cal),近年来国际上建议能量单位用焦耳(Joule,J)。两者的换算关系如下:1 cal=4.184 J;1 J=0.239 cal。

2. 产能营养素及能量系数　人体需要的能量(energy)来源于食物中的蛋白质、脂类和碳水化合物,三者统称为产能营养素。每克蛋白质、脂肪、碳水化合物在体内氧化产生的能量值称为能量系数。蛋白质的能量系数为 4 kcal/g,脂肪的能量系数为 9 kcal/g,碳水化合物的能量系数为 4 kcal/g。

3. 人体的能量需要　人体的能量消耗包括基础代谢、体力活动、食物热效应和生长发育四个方面。

(1)基础代谢(basal metabolism,BM)。基础代谢是维持人体最基本生命活动所必需的能量消耗,是指人体在安静和恒温条件下(22~26 ℃),禁食 12 小时,静卧、放松而又清醒时的能量消耗。此时能量仅限于维持体温、呼吸、心跳和血液循环等基本的生命活动。基础代谢水平用基础代谢率(basal metabolic rate,BMR)来表示,基础代谢率是指人体处于基础代谢状态下,每小时每千克体重(或每平方米体表面积)的能量消耗。

人体的基础代谢存在个体差异,自身的基础代谢也存在变化,影响基础代谢的因素有:①体格:体表面积大、肌肉发达者,基础代谢水平高;②年龄:年龄越小,BMR 越高;③性别:男性高于女性 5%~10%;④环境:炎热、寒冷、精神紧张及尼古丁和咖啡都会使基础代谢增加;⑤内分泌:许多激素对细胞代谢起调节作用,当腺体(如甲状腺)分泌异常时,可影响BMR;⑥应激状态:一切应激状态,如发热、创伤、心理应激等均可使 BMR 升高。

(2)体力活动。人每天都进行各种体力活动或劳动,在通常情况下,由体力活动所消耗的能量占人体总热能消耗的 15%~30%。这是人体能量消耗变化最大的部分,也是人体控制能量消耗、保持能量平衡、维持身体健康的最重要的部分。若肌肉发达、体重较重、活动时间较长、强度较大,则能量消耗较多。营养学上根据能量消耗水平和活动强度对体力活动水平(physical activity level,PAL)进行级别划分,中国营养学会建议将其分为 3 级,见表8-1-1。

表 8-1-1   中国营养学会建议中国成年人活动水平分级

活动水平	职业工作时间分配	工作内容举例	PAL 男	PAL 女
轻	75%的时间坐或站立 25%的时间站着活动	办公室工作、修理电器钟表、售货员、酒店服务员、化学实验操作、讲课等	1.55	1.56
中	40%的时间坐或站立 60%的时间从事特殊职业活动	学生日常活动、机动车驾驶、电工安装、车床操作、金工切割等	1.78	1.64
重	25%的时间站着活动 75%的时间从事特殊职业活动	非机械化劳动、炼钢、舞蹈、体育运动、装卸、采矿等	2.10	1.82

(3)食物热效应(thermic effect of food,TEF)。食物热效应是指人体在摄食的过程中,因对食物进行消化、吸收、代谢转化等而需要的额外能量消耗,同时引起体温升高和热量散发,也称食物特殊动力作用。例如,进食蛋白质可使能量消耗增加 30%～40%,进食碳水化合物增加 5%～6%,进食脂肪增加 4%～5%。一般进食混合食物约增加基础代谢的 10%。吃得多,热能消耗也多;吃得快者比吃得慢者的食物热效应高。

(4)生长发育。婴幼儿、儿童、青少年的生长发育需要能量,主要包括机体生长发育中形成新的组织所需要的能量,以及新生成的组织进行新陈代谢所需要的能量。婴儿每增加 1 g 体重约需 20.9 kJ(5 kcal)能量。孕妇的子宫、乳房、胎盘的生长发育及体脂的储备均需要能量,乳母合成和分泌乳汁也需要额外的能量补充。

4.参考摄入量   能量参考摄入量见表 8-1-2。

表 8-1-2   能量需要量(kcal/d)

年龄/岁	男 轻	男 中	男 重	女 轻	女 中	女 重
0～		90 kcal/(kg·d)			90 kcal/(kg·d)	
0.5～		80 kcal/(kg·d)			80 kcal/(kg·d)	
1～		900			800	
2～		1100			1000	
3～		1250			1200	
4～		1300			1250	
5～		1400			1300	
6～	1400	1600	1800	1250	1450	1650
7～	1500	1700	1900	1350	1550	1750
8～	1650	1850	2100	1450	1700	1900
9～	1750	2000	2250	1550	1800	2000
10～	1800	2050	2300	1650	1900	2150
11～	2050	2350	2600	1800	2050	2300
14～	2500	2850	3200	2000	2300	2550
18～	2250	2600	3000	1800	2100	2400
50～	2100	2450	2800	1750	2050	2350
65～	2050	2350		1700	1950	
80～	1900	2200		1500	1750	
孕妇(早)				+0	+0	+0
孕妇(中)				+300	+300	+300
孕妇(晚)				+450	+450	+450
乳母				+500	+500	+500

5.能量平衡与健康 能量平衡是指一定时间段内人体能量的摄入等于能量消耗。机体处于能量平衡状态时,体重保持稳定。在一定时间段内,能量摄入和能量消耗的不平衡会导致体重的变化与疾病的发生。一方面,能量不足会出现体力下降、工作效率低下、对环境的适应能力降低和抗病能力下降,女性还会出现性成熟延迟,易生低体重儿;另一方面,能量过剩会导致肥胖,肥胖与高血压、心脏病、糖尿病和某些癌症有关。因此,能量是否平衡与健康关系极大。衡量能量平衡的指标是体重,体重保持在理想范围之内,说明能量的摄入与能量的消耗达到了平衡。三大营养素为人体提供能量,中国营养学会建议三者供能合适比例为蛋白质占人体所需能量的 10%～15%,脂肪占 20%～30%,碳水化合物占 50%～65%。

(二)蛋白质

1.蛋白质的营养学意义

(1)人体的组成成分。人体各组织、器官无一不含蛋白质(protein)。正常人体内16%～19%是蛋白质,亦即一个 50 kg 的成年人体内含蛋白质约 8.2 kg。

(2)体内生理活性物质。如酶能催化物质代谢;激素能调节各种生理过程、维持内环境的稳定;抗体可以抵御外来微生物及其他有害物质入侵;细胞膜和血液中的蛋白质担负着各类物质的运输和交换功能;核蛋白构成细胞核并影响细胞功能等。

(3)供给热能。1 g 食物蛋白质在体内约产生 16.7 kJ(4.0 kcal)的热能。但供给热能不是蛋白质的主要功能。

近年来研究发现,许多蛋白质降解的肽具有特有的生理功能,某些非必需氨基酸的特有生理功能目前也受到营养学界的关注。

2.氨基酸和必需氨基酸

(1)氨基酸和必需氨基酸。蛋白质是由氨基酸组成的。人体蛋白质由 20 种氨基酸组成,有必需氨基酸、非必需氨基酸和条件必需氨基酸之分。必需氨基酸(essential amino acid,EAA)是指体内不能合成,或合成的速度不能适应机体的需要,必须从食物中直接获取的氨基酸,共有 9 种,见表 8-1-3。

表 8-1-3 构成人体蛋白质的氨基酸

氨基酸	英文缩写	氨基酸	英文缩写
必需氨基酸		精氨酸	Arg
异亮氨酸	Ile	天门冬氨酸	Asp
亮氨酸	Leu	天门冬酰胺	Asn
赖氨酸	Lys	谷氨酸	Glu
蛋氨酸	Met	谷氨酰胺	Gln
苯丙氨酸	Phe	甘氨酸	Gly
苏氨酸	Thr	脯氨酸	Pro
色氨酸	Trp	丝氨酸	Ser
缬氨酸	Val	条件必需氨基酸	
组氨酸	His	半胱氨酸	Cys
非必需氨基酸		酪氨酸	Tyr
丙氨酸	Ala		

(2)氨基酸模式和限制性氨基酸。蛋白质中各种必需氨基酸之间的相互比例,就是氨基酸模式(amino acid pattern)。其计算方法是将该蛋白质中的色氨酸含量定为1,分别计算出其他必需氨基酸的相应比值,这一系列比值就是该蛋白质的氨基酸模式,见表8-1-4。

表 8-1-4　几种食物和人体蛋白质的氨基酸模式

氨基酸	人体	全鸡蛋	牛奶	牛肉	大豆	面粉	大米
异亮氨酸	5.0	3.2	3.4	4.4	4.3	3.8	4.0
亮氨酸	9.8	5.1	6.8	6.8	5.7	6.4	6.3
赖氨酸	7.5	4.1	5.6	7.2	4.9	1.8	2.3
蛋氨酸＋半胱氨酸	3.7	3.4	2.4	3.2	1.2	2.8	2.8
苯丙氨酸＋酪氨酸	6.3	5.5	7.3	6.2	3.2	7.2	7.2
苏氨酸	3.8	2.8	3.1	3.6	2.8	2.5	2.5
缬氨酸	6.5	3.9	4.6	4.6	3.2	3.8	3.8
色氨酸	1.0	1.0	1.0	1.0	1.0	1.0	1.0

食物氨基酸模式越接近人体蛋白质组成,必需氨基酸被机体利用的程度越高,食物蛋白质的营养价值越高。含必需氨基酸种类齐全,氨基酸模式与人体蛋白质接近,营养价值较高,不仅可以维持成人的健康,也可促进儿童生长发育的蛋白质,称为优质蛋白质,如动物蛋白。其中,鸡蛋蛋白与人体氨基酸模式最接近,实验中常以它作为参考蛋白(reference protein)。反之,食物蛋白质中的一种或几种必需氨基酸相对含量较低,限制了其他氨基酸的利用,造成蛋白质营养价值降低,这些氨基酸称为限制性氨基酸(limiting amino acid),如谷类中的赖氨酸和色氨酸,豆类中的蛋氨酸和苏氨酸。为了提高食物蛋白质的营养价值,往往将缺乏某种必需氨基酸的食物和富含某种必需氨基酸的食物混合食用,目的是以多补少,起到相互弥补必需氨基酸不足的作用,称为蛋白质互补作用(protein complementary action)。

3.食物蛋白质的营养学评价　营养学上主要从食物蛋白质含量、消化吸收程度和被人体利用程度三方面来全面评价食物蛋白质的营养价值。

(1)蛋白质含量。食物中蛋白质含量是否丰富是评价其营养价值的前提,一般用微量凯氏定氮法测定食物中氮的含量,再乘以换算系数6.25,即得到蛋白质的含量。食物中粗蛋白的含量以大豆最高。

(2)蛋白质消化率(protein digestibility)。蛋白质消化率是指蛋白质被消化分解的程度,同时,也反映了消化后的氨基酸和肽被吸收的程度。蛋白质消化率越高,说明蛋白质被吸收利用的可能性越大。

$$蛋白质消化率(\%)=\frac{氮吸收量}{氮摄入量}=\frac{摄入氮-(粪氮-粪代谢氮)}{摄入氮}\times100\%$$

上式计算结果为食物蛋白质的真消化率,在实际应用时,往往不考虑粪代谢氮(粪代谢氮是指来自消化道脱落的肠黏膜细胞、死亡的肠道微生物及由肠黏膜分泌的消化液氮,当受试人完全不吃含蛋白质食物时,粪中所测得的氮即为粪代谢氮),这种消化率称为表观消化率,比真消化率要低,具有一定的安全性。

动物蛋白质消化率一般高于植物蛋白质消化率,见表 8-1-5。大豆整粒食用时,蛋白质消化率仅为 60%,而加工成豆腐后,蛋白质消化率提高到 90%。这是因为加工后的制品中除去了纤维素和其他不利于蛋白质消化吸收的影响因素。

表 8-1-5　常见食物蛋白质消化率

食物	真消化率	食物	真消化率	食物	真消化率
鸡蛋	97	大米	88	大豆粉	86
牛奶	95	面粉(精制)	96	菜豆	78
肉、鱼	94	燕麦片	86	花生酱	95
玉米	85	小米	79	花生	94
豆子	78	黑小麦	90	中国混合膳	96

(3)蛋白质的利用率。蛋白质的利用率是指食物蛋白质被消化吸收后在体内的利用程度。用于评价蛋白质利用率的指标有蛋白质功效比值、蛋白质净利用率、氨基酸评分等,最常用的指标是蛋白质的生物学价值(biological value,BV),简称生物价。

$$生物价=\frac{储留氮}{吸收氮}\times100\%$$

储留氮=摄入氮-(粪氮-粪代谢氮)-(尿氮-尿内源氮)

吸收氮=摄入氮-(粪氮-粪代谢氮)

生物价是反映食物蛋白质消化吸收后被机体利用程度的指标,其高低取决于必需氨基酸模式。必需氨基酸模式越接近人体蛋白质氨基酸模式,生物价越高。生物价对指导肝、肾病人的膳食很有意义。常用食物蛋白质的生物价见表 8-1-6。

表 8-1-6　常用食物蛋白质的生物价

食物	生物价	食物	生物价	食物	生物价
鸡蛋黄	96	牛肉	76	玉米	60
鸡蛋蛋白质	94	猪肉	74	花生	59
脱脂牛奶	85	小麦	67	蚕豆	58
鸡蛋白	83	白菜	76	小米	57
鱼	83	扁豆	72	生大豆	57
大米	77	熟大豆	64	马铃薯	67

4.参考摄入量和食物来源　人体每日约有 3% 的蛋白质进行代谢更新。摄入的食物蛋白质经消化吸收后,成年人主要用于组织蛋白质更新;婴幼儿、青少年、孕妇和乳母除维持组织蛋白质更新外,还要合成新组织。在一定时间内摄入氮量与排出氮量一致,机体处于零氮平衡(zero nitrogen balance)状态,当摄入氮量大于排出氮量时,为正氮平衡,反之,为负氮平衡。人在幼年期和童年期、怀孕和哺乳期都特别需要补充蛋白质,故应处于正氮平衡。

理论上成人每日摄入不到 30 g 蛋白质就可满足氮平衡。但从安全性角度考虑,成人每千克体重每日摄入 0.8 g 蛋白质较好。我国以植物性食物为主,蛋白质的营养价值偏低,因此,成年男性 RNI 为 65 g/d,女性 RNI 为 55 g/d,以能量来折算,占总热能的 10%~15%,儿童、青少年的 RNI 以能量折算占总热能的 12%~14%,孕妇、乳母应适当增加。

蛋白质广泛存在于动物性和植物性食物中,大豆含蛋白质 30%~40%,动物性食物含 10%~20%,谷类含 10%左右,蔬菜中含量较低。动物蛋白质营养价值高,植物蛋白质营养价值低,动物蛋白质和大豆蛋白质都是优质蛋白质。中国营养学会建议,优质蛋白质的摄入量应占总量的 1/3 以上。

大豆富含优质蛋白质,同时,还具有多种保健作用,如抗氧化、降低血脂和胆固醇,其中,大豆皂苷、大豆异黄酮还具有雌激素样作用和抗溶血、抗真菌、抗细菌和抗肿瘤的作用。豆类食物不具有动物性食物的高脂肪和高胆固醇,同时,它又是解决我国蛋白质资源缺乏的有效途径之一,因而大豆在我国居民膳食中具有重要的地位。《中国居民膳食指南(2022)》建议,每人每日摄取 15~25 g 的大豆及其制品。

5.蛋白质营养不良　蛋白质缺乏在成人和儿童中都有发生,儿童更为敏感。据世界卫生组织估计,目前世界上大约有 500 万儿童患蛋白质-能量营养不良(protein-energy malnutrition,PEM),大多数由贫穷和饥饿引起。PEM 有 2 种,一种是 Kwashiorkor 症,指能量基本能满足而蛋白质严重不足,主要表现为水肿;另一种称为 Marasmus,指蛋白质和能量均严重不足,主要表现为消瘦。人体蛋白质营养状况可以通过体格测量、生化检查来衡量。

蛋白质尤其是动物蛋白质摄入过多,对人体同样有害。

(三)脂类

营养学上重要的脂类(lipid)主要是三酰甘油、磷脂和固醇类。脂类具有脂溶性,不仅易溶解于有机溶剂,而且可溶解其他脂溶性物质和脂溶性维生素。

1.三酰甘油(triacylglycerol,TAG)　三酰甘油也称脂肪或中性脂肪,构成食物的脂肪和动物体脂主要以三酰甘油为基本结构。三酰甘油是三分子脂肪酸与一分子甘油所形成的酯。

(1)体内三酰甘油的生理功能。①储存和提供能量;②维持体温;③保护器官和脏器;④内分泌作用,分泌一系列因子参与机体代谢、免疫、生长发育等生理过程;⑤帮助机体利用碳水化合物和节约蛋白质;⑥构成机体的重要成分。

(2)食物中三酰甘油的功能。①增加饱腹感;②改善食物感官性状;③利于脂溶性维生素的吸收;④提供机体必需脂肪酸。

2.类脂及其功能

(1)磷脂(phospholipid)。磷脂是指三酰甘油中的 1 个或 2 个脂肪酸被含磷酸的其他基团所取代的一类脂类物质。其中,最重要的磷脂是卵磷脂,此外,还有脑磷脂、鞘磷脂、神经磷脂等。

磷脂可以供能,不过更重要的是作为细胞膜的构成成分。由于其具有极性和非极性双重特性,故可以帮助脂溶性维生素、激素等顺利通过细胞膜,促进细胞内外物质交换。磷脂缺乏会造成细胞膜结构受损,出现毛细血管脆性增加和通透性增加,皮肤细胞对水的通透性增高而引起水代谢紊乱,产生皮疹。磷脂在预防心血管疾病方面的作用也越来越多地受到关注。

(2)固醇(sterol)类。固醇类是一类含有多个环状结构的脂类化合物,包括动物固醇和植物固醇,最重要的固醇是胆固醇(cholesterol)。

胆固醇是细胞膜的重要构成成分。许多活性物质都以胆固醇为原料来合成,如胆汁、性激素、肾上腺素和维生素 D 等。胆固醇广泛存在于动物性食物中,人体自身也能合成,一般不会缺乏。相反,由于它与高血脂、动脉粥样硬化、心脏病等相关,故人们往往关注体内胆固醇超标的危害性。

植物固醇(phytosterol)可以干扰肠道对膳食中胆固醇和胆汁中胆固醇的吸收,因此,具有降低人和动物血清胆固醇的作用。植物固醇的主要来源是植物油、种子和坚果等食品,30 g 玉米油中可获得 286 mg 的植物固醇,这样的摄入量可以表现出降低胆固醇吸收的生物活性。

3.脂肪酸分类及其功能

(1)脂肪酸(fatty acid,FA)的分类。脂肪酸是脂类的关键部分,食物中脂肪酸按碳链的长短分为长链脂肪酸(long-chain fatty acid,LCFA,含 14～24 个碳原子)、中链脂肪酸(medium-chain fatty acid,MCFA,含 8～12 个碳原子)和短链脂肪酸(short-chain fatty acid,SCFA,含 6 个以下碳原子);按其饱和程度分为饱和脂肪酸(saturated fatty acid,SFA)、单不饱和脂肪酸(monounsaturated fatty acid,MUFA)和多不饱和脂肪酸(polyunsaturated fatty acid,PUFA);按其空间结构分为顺式脂肪酸(cis-fatty acid)和反式脂肪酸(trans-fatty acid)。在自然状态下,大多数的脂肪酸为顺式脂肪酸,在油脂的氢化过程和高温加热条件下,一些脂肪酸由顺式转化为反式,称为反式脂肪酸。反式脂肪酸按第一个双键离甲基端的位置分为 n-3 族、n-6 族和 n-9 族,见表 8-1-7。

表 8-1-7　常见的脂肪酸

饱和脂肪酸	单不饱和脂肪酸	多不饱和脂肪酸
丁酸 C4:0	棕榈油酸 C16:1,n-7 cis	亚油酸 C18:2,n-6,9 all cis
己酸 C6:0	油酸 C18:1,n-9 cis	α-亚麻酸 C18:3,n-3,6,9 all cis
辛酸 C8:0	反油酸 C18:1,n-9 trans	γ-亚麻酸 C18:3,n-6,9,12 all cis
癸酸 C10:0	芥子酸 C22:1,n-9 cis	花生四烯酸 C20:4,n-6,9,12,15 all cis
月桂酸 C12:0	神经酸 C24:1,n-9 cis	二十碳五烯酸 C20:5,n-3,6,9,12,15 all cis
肉豆蔻酸 C14:0		二十二碳五烯酸 C22:5,n-3,6,9,12,15 all cis
棕榈酸 C16:0		二十二碳六烯酸 C22:6,n-3,6,9,12,15,18 all cis
硬脂酸 C18:0		
花生酸 C20:0		

(2)必需脂肪酸和多不饱和脂肪酸。

①必需脂肪酸(essential fatty acid,EFA)。必需脂肪酸是指人体不能合成,必须由食物供给,且人体又必不可少的脂肪酸。n-6 系列中的亚油酸(linoleic acid,C18:2,n-6)和 n-3 系列中的 α-亚麻酸(alpha-linolenic acid,C18:3,n-3)是必需脂肪酸。必需脂肪酸在体内主要有以下功能:参与磷脂的合成,并以磷脂的形式出现在线粒体和细胞膜中;与胆固醇代谢关系密切,在低密度脂蛋白和高密度脂蛋白中,胆固醇与亚油酸形成亚油酸胆固醇酯,然后被转运和代谢,亚油酸缺乏时,胆固醇与饱和脂肪酸结合,可在血管内沉积;亚油酸还是合成前列

腺素的前体,前列腺素是一组与必需脂肪酸有关的化合物,有着各种各样的生理功能,如血管扩张和收缩、神经刺激的传导、影响肾脏水的排泄等;参与合成类花生酸物质,如前列腺素、血栓素以及白三烯,类花生酸是很多生化过程的重要和有利的调节剂,在协调细胞间生理作用中起重要作用,许多必需脂肪酸的缺乏体征可能是因类花生酸化合物代谢改变而引起。

每天机体必需脂肪酸的摄入不应小于总能量的3%。必需脂肪酸的缺乏发生在婴儿、幼儿和长期全胃肠外营养的病人。缺乏必需脂肪酸可引起生长迟缓、生殖障碍、皮肤损伤(出现皮疹),以及肾脏、肝脏、神经和视觉方面的多种疾病。必需脂肪酸对心血管疾病、炎症、肿瘤等多方面的影响,也是目前营养学研究的热门课题。过多的PUFA摄入同样会对机体产生慢性危害。

②长链多不饱和脂肪酸。长链多不饱和脂肪酸是指在C14和C26之间,含有多个顺式不饱和双键的脂肪酸,包括花生四烯酸(arachidonic acid,AA)、二十碳五烯酸(eicosapentaenoic acid,EPA)和二十二碳六烯酸(docosahexaenoic acid,DHA)。这些脂肪酸在体内可由必需脂肪酸转化而来,并且具有必需脂肪酸的功能。因在体内可以利用亚油酸和α-亚麻酸来合成这些脂肪酸,所以不能说它们是必需脂肪酸。

新的研究发现,n-3系列脂肪酸不但对正常生长发育是不可缺少的,而且在冠心病、高血压、关节炎、其他炎症和自身免疫性疾病及肿瘤防治中发挥重要作用。营养学上目前更多地强调n-6族和n-3族脂肪酸的平衡对人体健康的有益作用。

4. 参考摄入量和食物来源 人类膳食脂类主要来源于动物和植物的脂肪,动物脂肪相对含饱和脂肪酸和单不饱和脂肪酸较多,胆固醇也较多,而多不饱和脂肪酸较少。植物油中主要含多不饱和脂肪酸和必需脂肪酸,不含胆固醇。亚油酸普遍存在于植物油中,亚麻酸在豆油和紫苏籽油中含量较多,鱼贝类相对含二十碳五烯酸和二十二碳六烯酸较多。含磷脂较多的食物有蛋黄、大豆、麦胚和花生等。含胆固醇丰富的食物有动物脑、肝、肾和蛋类,肉类和奶类也含有一定量的胆固醇。

脂肪摄入过多,与肥胖、心血管疾病、高血压和某些癌症发病率升高有关。因此,限制和降低脂肪的摄入已成为发达国家和我国预防此类疾病发生的重要措施。中国营养学会对各类人群膳食脂肪的适宜摄入量有详细的推荐,见表8-1-8。

表8-1-8 中国居民膳食脂肪和脂肪酸参考摄入量

年龄(岁)	总脂肪 (AMDR/%E)	SFA (U-AMDR/%E)	n-6 PUFA LA (AI/%E)	n-3 PUFA	
				ALA (AI/%E)	EPA+DHA (AI/mg)
0~	48(AI)	—	7.3(ARA 150 mg)	0.87	100(DHA)
0.5~	40(AI)	—	6.0	0.66	100(DHA)
1~	35(AI)	—	4.0	0.60	100(DHA)
4~	20~30	<8	4.0	0.60	—
7~	20~30	<8	4.0	0.60	—
18~	20~30	<10	4.0	0.60	—
60~	20~30	<10	4.0	0.60	—
孕妇和乳母	20~30	<10	4.0	0.60	250(DHA)

月桂酸、肉豆蔻酸和棕榈酸分别是C12、C14和C16的饱和脂肪酸,升高血胆固醇的作

用较强,但十八碳饱和脂肪酸的这一作用较弱。因饱和脂肪酸相对不易氧化产生有害的氧化物、过氧化物等,故人体不应该完全限制饱和脂肪酸的摄入。

人造奶油是用植物油氢化饱和后制得的,其中,反式脂肪酸含量为25%～35%。反式脂肪酸可升高低密度脂蛋白胆固醇,降低高密度脂蛋白胆固醇,增加心血管疾病的危险,因此,要注意限制此类脂肪酸的摄入。

(四)碳水化合物

1. 碳水化合物的分类　碳水化合物(carbohydrate)也称糖类,是由碳、氢、氧3种元素组成的一类化合物,营养学上一般将其分为单糖、双糖、寡糖和多糖4类。

(1)单糖(monosaccharide)。食物中常见的单糖有葡萄糖(glucose)、果糖(fructose)和半乳糖(galactose)。

(2)双糖(disaccharide)。双糖由两分子的单糖结合而成。常见的双糖有蔗糖(sucrose)、麦芽糖(maltose)和乳糖(lactose)等。

(3)寡糖(oligosaccharide)。寡糖是由3～10个单糖构成的一类小分子多糖,比较重要的寡糖有豆类食物中的棉籽糖(raffinose)、水苏糖(stachyose),洋葱、芦笋中的低聚果糖(fructo-oligosaccharide),发酵食品酒和酱油中的异麦芽低聚糖(isomalto-oligosaccharide)等。寡糖可被肠道益生菌如双歧杆菌所利用,促进菌群生长和繁殖,其发酵产物如短链脂肪酸有重要的生理功能,与膳食纤维一起对肠道的结构与功能起重要的保护和促进作用。

(4)多糖(polysaccharide)。多糖是由10个以上糖单位构成的聚合物,营养学上具有重要作用的多糖有3种,即糖原(glycogen)、淀粉(starch)和膳食纤维(dietary fiber)。糖原也称动物淀粉,在肝脏和肌肉中合成并储存。淀粉是人类的主要能量物质,存在于谷类、根茎类等植物中,由几十或几百个葡萄糖聚合而成。根据结构不同,淀粉有直链淀粉和支链淀粉之分,前者易使食物老化,后者易使食物糊化。淀粉根据能否被肠道消化酶消化分为可消化淀粉和不可消化淀粉。可消化淀粉在小肠能被酶消化分解成单糖(葡萄糖、果糖和半乳糖)而被吸收;不可消化淀粉在小肠内不被消化,只在结肠被生理性细菌发酵。不能在人体小肠内被消化、吸收的非淀粉类多糖称为膳食纤维,它对人体健康具有非常重要的意义。

膳食纤维根据水溶解性可分为不溶性膳食纤维(insoluble dietary fiber)和可溶性膳食纤维(soluble dietary fiber)。不溶性膳食纤维主要是细胞壁的组成部分,包括纤维素、木质素、壳聚糖、原果胶和植物蜡等;可溶性膳食纤维主要是细胞壁内的储存物质和分泌物,另外还包括微生物多糖和合成多糖,主要是一些胶类物质,如果胶、树胶等。

2. 碳水化合物的功能

(1)体内碳水化合物的功能。①储存和提供能量;②构成机体的成分;③节约蛋白质作用;④抗生酮作用。

(2)食物碳水化合物的功能。①能量营养素;②改变食物的色、香、味、型;③提供膳食纤维。

(3)膳食纤维的生理功能。①增强肠道功能,有利于粪便排出;②降低血糖和血胆固醇;③控制体重和减肥;④减少毒物的吸收,预防癌症。

3. 参考摄入量　碳水化合物主要存在谷类食物中,在人们温饱问题解决后,一般不会缺乏。中国营养学会推荐我国居民的碳水化合物AMDR占总热能的50%～65%,应包括复合碳水化合物、抗性淀粉、膳食纤维、寡聚糖等;应限制纯热能食物如糖的摄入,保障人体能量和营养素的需要,以及改善胃肠道环境和预防龋齿。

大部分食物中均含有碳水化合物,但以谷类(70%~75%)、薯类(20%~25%)、根茎类和豆类(50%~60%)含量较丰富,另外,还有食糖,主要是蔗糖。

膳食纤维最好的来源不是那些精制的纤维素产品,而是天然食物,如谷类、豆类、新鲜的蔬菜和水果。膳食纤维能够促进肠道健康、调节血糖、调节体重和预防肿瘤,但是它易干扰元素吸收并且影响消化,如不溶性纤维与植酸结合,影响矿物质的吸收。因此,正常人每日应摄入 20~35 g 膳食纤维。

有相当一部分人(约 70%)有不同程度的乳糖不耐受(lactose intolerance),他们不能或只能部分地分解乳糖,乳糖进入大肠被细菌分解且产酸、产气,引起胃肠不适、胀气、痉挛和腹泻等,多因体内缺少分解乳糖的乳糖酶。为了克服这种乳糖不耐受,可选用经过发酵的乳制品,如酸奶。

血糖指数(glycemic index,GI):FAO/WHO 专家委员会于 1997 年将血糖指数定义为:含 50 g 碳水化合物的食物血糖应答曲线下面积与同一个体摄入 50 g 葡萄糖或白面包血糖应答曲线下面积之比。血糖指数是用以衡量某种食物或膳食组成对血糖浓度影响的一个指标。GI 高的食物或膳食进入胃肠后,消化快、吸收完全,血糖浓度波动大;反之,GI 低的食物或膳食在胃肠停留的时间长、吸收慢,血糖浓度波动小。糖尿病、肥胖、高血糖和高血脂病人应该选用低 GI 食物。常见食物的血糖指数见表 8-1-9。

表 8-1-9 常见食物的血糖指数(GI)

食物名称	GI	食物名称	GI	食物名称	GI
花生	14	葡萄	43	玉米面	68
黄豆(浸泡、煮)	18	柑	43	胡萝卜	71
柚子	25	闲趣饼干	47.1	小米	71
四季豆	27	酸奶	48	西瓜	72
绿豆	27.2	山药	51	油条	74.9
牛奶	27.6	香蕉	52	南瓜	75
鲜桃	28	猕猴桃	52	熟甘薯	76.7
藕粉	32.6	荞麦	54	玉米片	78.5
苕粉	34.5	生甘薯	54	烙饼	79.6
梨	36	荞麦面条	59.3	面条	81.6
苹果	36	大麦粉	66	大米饭	83.2
扁豆	38	菠萝	66	白面包	87.9
可乐	40.3	马铃薯(煮)	66.4	馒头	88.1

(五)矿物质

人体组织中几乎含有自然界存在的各种元素,而且与地球表层元素组成基本一致。在这些元素中,碳、氢、氧、氮 4 种元素组成碳水化合物、脂肪、蛋白质、维生素等有机化合物,其余的元素无论多少都以无机物的形式存在,称为矿物质(minerals),亦称为无机盐或灰分。在机体中含量超过体重 0.01% 的元素称为常量元素,包括钙、磷、钠、钾、氯、镁、硫等 7 种。

含量在体重 0.01％以下的元素称为微量元素,其中,铜、钴、铬、铁、氟、碘、锰、钼、硒、锌 10 种为必需微量元素。营养学上将微量元素和维生素合称为微量营养素。微量营养素缺乏问题是继人类在解决温饱问题以后又一困扰营养学家的问题。我国人群中比较容易缺乏的有钙、铁、锌。在特殊地理环境或其他特殊条件下,也可能有碘、硒及其他元素的缺乏问题。

1. 钙

(1)生理功能。钙(calcium,Ca)是人体含量最多的一种无机盐元素,仅次于氢、氧、碳、氮,位于第 5 位。钙在人体内总量达 1300 g,占体重的 1.5％～2.0％,其中,99％在骨骼和牙齿中。

骨钙的更新速率随年龄的增长而减慢,幼儿骨骼每 1～2 年更新一次,成年 10～12 年更新一次。男性在 18 岁以后骨的长度开始稳定,女性还更早一些,但骨密度仍不断增加,直到 30 岁左右。40 岁以后,骨中矿物质逐渐减少,转换速率为每年 0.7％,男女开始有骨质疏松的现象出现,减少速度因人而异,女性一般快于男性,体力活动和运动有减慢这种速度的作用。

存在于细胞外液、软组织和血液中的钙为混溶钙池(miscible calcium pool),在体内有重要的作用。这部分钙和骨骼钙维持着动态平衡,维持神经和肌肉的活动;促进体内某些酶的活性;参与血液的凝固、激素分泌和维持细胞内的酸碱平衡等。

(2)膳食因素对钙吸收的影响。钙的吸收部位在小肠。在特殊的生理状况下,如生长、妊娠、哺乳时,因钙的需要量增加,钙的吸收量也增加,钙的吸收率为 20％～60％。

钙吸收除受生理需要和钙的摄入量影响以外,还受许多膳食因素的影响。其中,维生素 D、某些氨基酸(赖氨酸、精氨酸、色氨酸等)、乳糖和适当的钙、磷比例均有利于钙吸收。而谷物中的植酸、某些蔬菜(如菠菜、苋菜、竹笋等)中的草酸以及过多的膳食纤维、碱性磷酸盐、脂肪等会妨碍钙的吸收,抗酸药、四环素和肝素也不利于钙吸收。若蛋白质摄入过高,可增加肾小球滤过率,降低肾小管对钙的再吸收,使钙排出增加。

(3)食物来源和参考摄入量。钙的食物来源应考虑两方面的因素:一是钙的含量,二是钙的吸收利用率。牛奶是钙的优质来源,每 100 g 牛奶含钙 120 mg,吸收利用率也高。《中国居民膳食指南(2022)》建议每人每日饮用奶及奶制品 300～500 g。水产品中的小虾皮含钙也特别丰富,其次是海带、豆及豆制品,油料作物种子和蔬菜含钙也较多,特别突出的是黄豆及其制品、黑豆、赤小豆、各种瓜子、芝麻酱等,海菜、发菜等的钙含量也特别丰富。

我国成年人钙的 RNI 为 800 mg/d,UL 为 2000 mg/d。孕期和哺乳期妇女、婴儿、青少年、老年人均应增加钙的供给。

(4)钙缺乏和钙过量。钙缺乏主要影响骨骼发育和结构,表现为婴儿佝偻病、成年人骨质软化症及老年人骨质疏松症。人类在一定程度上对低钙饮食有适应能力,可是与营养好的儿童相比,缺钙儿童的特点为生长迟缓和成年后较矮。

钙过量可致高钙血症、手足抽搐和肾结石。

(5)钙与骨质疏松及补钙对骨密度的影响。骨质疏松的原因较复杂,但从营养学角度来说,增加骨质峰值(最大骨质量)、延缓绝经期妇女和老年人的骨质丢失是可以预防骨质疏松的。增加骨质峰值的方法主要是在儿童期和青春期补充足够的钙。补钙可以延缓骨的丢失,特别是对平时钙摄入量低的妇女更为有益。营养学主张食物补钙。

2. 铁 铁(iron,Fe)是人体重要的必需微量元素之一。铁在机体代谢中有着重要的地位,因为铁在食物中的吸收率不高,易致缺乏,故这种营养素受到营养学家的广泛关注。

(1)生理功能。成年人体内的铁有 4～5 g,可分为功能性铁和储存铁。功能性铁是铁的主要形式,占总铁的 75% 左右,其中,60%～70% 存在于血红蛋白中,3% 在肌红蛋白中,1% 在含铁酶(细胞色素、细胞色素氧化酶、过氧化物酶和过氧化氢酶)中。储存铁以铁蛋白和含铁血黄素形式存在于肝、脾与骨髓中,约占体内总铁的 25%。铁在体内的含量随年龄、性别、营养和健康状况而有很大的个体差异。

功能性铁主要参与体内氧的运输和组织呼吸,促进生物氧化还原反应。铁还可催化胡萝卜素转化为维生素 A、嘌呤和胶原的合成、抗体的产生、脂类从肝脏的转运及药物在肝脏的解毒等。铁有抗脂质过氧化的功能。

(2)膳食因素与铁吸收。膳食铁以血红素铁和非血红素铁 2 种形式存在。血红素铁主要来自肉、禽、鱼的血红蛋白和肌红蛋白,它的吸收受膳食成分和胃肠道分泌物影响很小,其摄入量仅占膳食铁的 5%～10%,但吸收率达 25%;而非血红素铁占膳食铁的比例大于 85%,吸收率仅为 5%。虽然少量的铁吸收从胃内开始,并在整个小肠都可进行,但铁的吸收率最高的部位还是十二指肠和空肠。谷类、蔬菜和豆类(不包括黄豆)中的铁仅 10% 可吸收。其他食物中的铁吸收率可稍高,如肉中的铁为 30%、鱼为 15%。为了估计膳食中铁的吸收情况,人们通常以 10% 作为混合膳食中铁的吸收率。我国第三、第四次全国营养调查发现,人群平均铁的摄入量高于 RNI,但缺铁性贫血患病率仍然居高不下,有专家分析了这种矛盾现象,认为我国居民混合膳食中铁的吸收率估计小于 10%。

非血红素铁在吸收之前,必须与结合的有机物分离,如蛋白质、氨基酸和有机酸等,也必须在转化为亚铁后方可被吸收。食物中的因素可影响铁的吸收:粮谷和蔬菜中的植酸盐、草酸盐以及存在于茶叶和咖啡中的多酚类物质均可妨碍铁的吸收;胃中胃酸的缺乏或服过多的抗酸药物可阻碍铁的吸收;而食物中维生素 C、某些单糖、氨基酸、有机酸以及动物肉类可促进铁的吸收。动物肉类、肝脏可促进铁的吸收,原因未明,故称为肉类因子或肉禽因子。近年来研究发现,核黄素对铁的吸收、转运与储存有良好的影响。

无论是血红素铁吸收还是非血红素铁吸收,都受机体对铁的需要量的调节。生长发育、月经、孕妇、乳母妊娠,机体需要量增加,出血后贫血和造血异常,储存铁低或缺锌时,铁吸收都会增加。

(3)铁缺乏和铁过多。铁缺乏可引起缺铁性贫血。首先体内铁储备减少(铁储存减少期),血清铁蛋白下降;继之,体内循环铁含量减少(红细胞生成缺铁期),即血清铁降低,运铁蛋白饱和度下降,红细胞原卟啉增加;最后导致血红蛋白生成障碍而出现小细胞低色素性贫血(缺铁性贫血期)。贫血是一个最重要的公共卫生问题,尽管很少引起死亡,但它却造成数以百万计的人体质虚弱,处于病态,工作能力下降。特别是婴幼儿、孕妇及乳母,更易发生贫血。据第四次全国营养调查表明,我国以铁缺乏为主的贫血患病率为 20% 左右,其中,以儿童、孕妇和老人患病率为高。

铁摄入过多或代谢缺陷,如特发性血色素沉着症——一种遗传性疾病发生时,可出现铁过量。铁过量的临床症状和体征有皮肤色素沉着过度、肝硬化和心肌衰竭。

(4)食物来源和参考摄入量。膳食中铁的来源有动物肝脏、动物血、鸡胗、大豆、黑木耳、芝麻酱等。铁的良好来源为瘦肉、蛋黄、红糖和干果。牛奶是贫铁食物,因鸡蛋黄中存在卵黄磷蛋白,干扰铁的吸收,所以鸡蛋也不能算是铁的优质来源。

酱油、谷类、面粉和面包的铁强化,可使铁摄入量增加。铁强化婴儿谷类食品对 12 个月前的婴儿是良好的铁来源。中国营养学会建议,成年男性铁的 RNI 为 12 mg/d,女性为 20 mg/d,UL 为 42 mg/d,孕妇中期、晚期分别增加 4 mg/d、9 mg/d,乳母增加 4 mg/d。

3. 碘　碘(iodine,I)被认为是包括人类在内的所有动物的必需营养素。人体含有约 25 mg 的碘,其中 10 mg 在甲状腺中,它是合成甲状腺激素的主要原料。因此,碘的生理作用是通过甲状腺激素来完成的。

(1)生理功能和缺乏症。碘是合成甲状腺激素的主要原料,甲状腺激素的主要作用是维持机体正常的代谢,促进生长发育,促进三羧酸循环中的生物氧化过程,维持脑正常发育、骨骼生长,以及影响各种营养素的代谢。在脑发育的临界期内(从妊娠开始至出生后 2 岁),神经系统的发育必须依赖于甲状腺激素的存在,如果碘缺乏,就会有不同程度的脑发育落后,这种发育障碍在临界期以后再补充碘或甲状腺激素不可逆转。

碘缺乏的典型症状是甲状腺肿(颈基底部的甲状腺肿大),常为地区性,为地方性甲状腺肿。母亲缺碘可导致子代患呆小病,这是一种以甲状腺功能减退、甲状腺肿、智力低下和生长迟缓(四肢短小、颈短、骨骼异常)为特征的疾病。凡是在碘贫乏的土壤里种植产出的食物,均不能满足人体碘的需要。

环境和食物缺碘并非引起甲状腺肿的唯一因素,有些食物中含有致甲状腺肿物质,如十字花科植物[白菜、萝卜、甘蓝、花椰菜、油菜(籽)等]含有硫代葡萄糖苷等,可影响碘的利用。此外,蛋白质不足,钙、锰、氟含量过高或钴、钼不足对甲状腺激素的合成也有一定的影响。在碘缺乏的地区使用碘化食盐预防碘缺乏,效果显著,也可采用碘化油。

碘过量同样可引起甲状腺肿。长期摄入含碘量过高的食物可致碘过量。我国河北、山东部分县区居民,曾因饮用深层高碘水或食用高碘食物而造成高碘甲状腺肿。只要限制高碘食物和饮用水,就可防治此病。

(2)食物来源和参考摄入量。含碘较丰富的食品有海产品,如每百克海带(干)含碘 24000 μg,紫菜(干)含 1800 μg,淡菜(干)含 1000 μg,海参(干)含 600 μg,海贝类及鲜海鱼含 80 μg,海盐中碘含量一般在 30 μg 以上。

中国营养学会建议成人碘的 RNI 为 120 μg/d,孕妇在成人摄入量的基础之上加 110 μg/d,乳母在成人摄入量的基础之上加 120 μg/d,UL 为 600 μg/d。

4. 锌　人体含锌(zinc,Zn)2~2.5 g,锌主要存在于肌肉、骨骼和皮肤中。锌主要以金属酶和碳酸酐酶、碱性磷酸酶的组分存在;血浆中锌主要与蛋白质结合,其中 60% 与白蛋白结合,30% 与球蛋白结合,而 7% 左右与氨基酸结合。此外,有一小部分锌与运铁蛋白、金属硫蛋白和核蛋白结合,游离锌含量很低。

(1)生理功能和缺乏症。锌是许多金属酶的结构成分或激活剂,蛋白质、核酸的合成和代谢、骨骼的正常骨化、生殖器官的发育和功能维持都需要锌。锌能维护正常的味觉、嗅觉,促进食欲;促进维生素 A 的代谢和发挥生理作用,有利于维持视觉和皮肤的健康;锌还参与维护和保持免疫反应细胞的复制。

儿童较易出现锌缺乏。锌缺乏的临床特征是食欲减退,儿童出现生长停滞和皮肤变化,男孩性腺小,味觉失去灵敏,毛发色素变淡,指甲上有白斑,创伤愈合较慢、易感染等。肠源性肢端皮炎是一种家族性遗传病,经锌治疗可以得到迅速恢复。在中东地区,明显缺锌的男人会导致性腺机能减退和侏儒症。孕妇缺锌,胎儿可发生中枢神经系统先天性畸形。缺锌最常见的病因是膳食不平衡和需要量增加,以及失血、外伤等造成的丢失过多,再者,饮酒也会导致锌的缺乏,因为储存的锌会从肝脏涌出,经尿排出。

锌过量可引起铜的继发性缺乏,损害免疫器官和免疫功能,影响中性粒细胞和巨噬细胞活力,抑制趋化性和吞噬作用及细胞的杀伤能力。

(2)食物来源和参考摄入量。锌的来源广泛,但动物性食物锌含量和吸收率有很大的差异。牡蛎、鱼贝类、肝脏、肉、蛋类等含锌丰富;豆类粮食也含有较多的锌,但吸收率较低。

锌吸收受到体内锌的营养状况的影响,此外,还受膳食中植酸、纤维和某些微量元素的影响,如钙、磷、铜、铁过多可抑制锌的吸收。

我国规定1～10岁儿童锌的RNI为4～7 mg/d;11～17岁男生为10～12.5 mg/d,女生为9～7.5 mg/d;成年男性为12.5 mg/d,女性为7.5 mg/d,UL为40 mg/d。

其他微量元素的主要功能、食物来源、参考摄入量及缺乏症状见表8-1-10。

表 8-1-10　其他微量元素的主要功能、食物来源、参考摄入量及缺乏症状

名称	主要功能	食物来源及参考摄入量	缺乏症状
铜	为各种含铜金属酶的成分;参与铁的吸收与转运;参与骨骼、皮肤、中枢神经系统、结缔组织发育;与生育繁殖有关	谷类、豆类、动物肝脏、水产、粗粮、核桃 成人RNI为0.8 mg/d	贫血、骨骼缺陷、神经系统脱髓鞘与变性、头发结构和颜色异常、生殖能力减退及明显的心血管损害
钼	为构成黄嘌呤氧化酶、醛氧化酶、亚硫酸氧化酶的主要成分;与铜形成不溶物而妨碍两者吸收	豆类、内脏、全谷类、叶菜、酵母 成人RNI为100 μg/d	
硒	以谷胱甘肽过氧化酶的形式发挥抗氧化作用;重金属解毒剂;与视觉功能有关;与维生素E可以相互节约	肝、肾、海产、肉类 成人RNI为60 μg/d	克山病、大骨节病
氟	构成牙齿和骨骼,预防龋齿	海产、茶叶、粮食 成年人AI为1.5 mg/d	龋齿
铬	为葡萄糖耐量因子的成分,调节生热营养素的代谢与转运;核酸(DNA和RNA)的稳定剂;刺激肝脏中脂肪酸和胆固醇的合成	肉制品、乳酪、豆类、啤酒酵母 成人AI为30 μg/d	葡萄糖耐量异常、脂肪和蛋白质代谢紊乱

(六)维生素

1.概述

(1)维生素定义。维生素(vitamin,Vit)是维持生命活动过程所必需的一类微量的低分子有机化合物,以本体或前体形式存在于天然食物中。在体内,维生素既不供给能量,也不构成人体组织,人体每天需要量很少,但体内不能合成或合成数量不能满足生理需要,必须由食物供给。每种维生素在体内履行着特殊的功能,相互间不能替代。

(2)维生素分类。自然界存在的常见维生素有十几种。目前,根据其溶解性分为脂溶性和水溶性两大类,脂溶性维生素有维生素A、维生素D、维生素E和维生素K。这些维生素不溶于水而溶于脂肪及有机溶剂(如苯、乙醚和氯仿);在食物中它们常与脂类共存,在酸败的食物中容易被破坏,其吸收与肠道中的脂类密切相关;易储存于肝脏,不易排出体外;摄入过多可引起中毒。水溶性维生素包括B族维生素(维生素B_1、维生素B_2、维生素PP、维生素B_6、维生素B_{12}、叶酸、泛酸、生物素等)和维生素C。这些维生素及其代谢产物易从尿中排出,一般不会引起中毒,但当人体摄入极大量时,有中毒的报道。

（3）维生素缺乏。维生素参与机体重要的生理过程,是生命中不可缺少的物质,许多维生素是辅酶的组成成分或是酶的前身。膳食长期缺乏某种维生素时,首先消耗组织储备,进而出现生化或生理功能改变,最后出现营养缺乏病的体征和症状。维生素缺乏病按病因分为原发性和继发性 2 种,前者的病因为摄入不足;后者的病因为吸收障碍或需要量增加。按维生素缺乏程度,可将维生素缺乏分为临床缺乏和亚临床缺乏,前者指不仅有生化指标的改变,而且出现了临床症状;后者无临床表现,但生化指标出现异常。

维生素缺乏的原因:①维生素摄入不足:由食物供应不足或食物储存、运输、加工和烹调不当造成;②吸收利用低:胃肠功能降低和食物中的干扰因素存在使维生素的吸收利用受到影响;③需要量相对增加:妊娠或哺乳期妇女、生长发育的儿童、特殊生活和工作环境的人群,以及疾病恢复期的病人等,对维生素的需要量都会增加,一旦摄入不足,必将引起缺乏。

在当今和今后相当长一段时间,亚临床缺乏将是营养缺乏中的一个主要问题。发生亚临床缺乏时,体内维生素营养水平及其功能处于低下状态,使机体对疾病的抵抗力降低,也使工作效率和生活质量下降。有时病人表现为食欲差、视力降低、身体容易疲乏等,但由于这些症状不明显、不特异,往往被人们忽略,故应提高警惕性。

维生素有各不相同的生理功能并能防止营养缺乏病发生,近年来,又发现了维生素的许多新功能,如 β-胡萝卜素、维生素 C、维生素 E、维生素 B_2 的抗氧化功能;维生素 C、维生素 E、β-胡萝卜素、叶酸、维生素 B_6、维生素 B_{12} 预防心血管疾病的功能;维生素 A 与胡萝卜素、维生素 B_2、维生素 C 的抗贫血作用;维生素 A、维生素 D、维生素 E、维生素 C、维生素 B_6 对机体的免疫功能有重要作用;叶酸、维生素 C、维生素 E 等有预防肿瘤的作用等。维生素的这些新功能是目前营养学关注的热点。

2.维生素 A(vitamin A,Vit A)　距今 1500 年前,我国就有肝能明目的记载;古希腊的希波克拉底认为牛或鸡的肝脏(维生素 A 的良好来源)可治疗夜盲症。但直到 20 世纪,科学家才证明维生素 A 是一种营养素并能人工合成维生素 A。

维生素 A 是指所有具有视黄醇生物活性的化合物,包括视黄醇、视黄醛和视黄酸及维生素 A 原。在黄色、绿色和红色植物中含有类胡萝卜素,其中可在体内转变为视黄醇的类胡萝卜素称为维生素 A 原,如 α-胡萝卜素、β-胡萝卜素、γ-胡萝卜素、隐黄素等,以 β-胡萝卜素的活性最高,其常与叶绿素并存。

（1）生理功能。维生素 A 和胡萝卜素都对酸、碱和热稳定,一般不会被烹调和罐头加工破坏,但易被氧化和受紫外线破坏。加磷脂、维生素 E、维生素 C 和其他抗氧化剂时,有利于维生素 A 和胡萝卜素的稳定,脂肪酸败时可引起严重的破坏。

维生素 A 参与视网膜内视紫红质的合成或再生,能维持正常视觉,防止夜盲症的出现;视黄酸通过与核受体,即视黄酸受体/类维生素 A X 受体(RAR/RXR)结合,影响 DNA 的转录,维持呼吸道、消化道、泌尿道、皮肤等上皮细胞的正常生长和分化;促进生长和骨骼发育,维护生殖功能;使机体免疫功能保持正常,增加机体对感染的抵抗力。近年来研究证明,维生素 A 有一定的抗癌作用,特别是 β-胡萝卜素,与某些癌症的发病呈明显负相关。

（2）缺乏症和中毒。维生素 A 缺乏已成为许多发展中国家的一个主要卫生问题。据统计,不发达国家中每年有 25 万～50 万儿童因罹患维生素 A 缺乏而导致失明,这些失明儿童中有 2/3 在数月后因继发感染性疾病而死亡。1999—2000 年,我国进行了全国性儿童维生素 A 缺乏情况调查。按照 WHO 标准,我国为中度儿童维生素 A 缺乏国家,其中,城市为轻度缺乏地区,农村为中度缺乏地区,西部地区农村为重度缺乏地区。2002 年全国营养调查表明,我国城乡居民视黄醇平均摄入量仅为 476 μg RE(视黄醇当量),其中 2/3 来自植物性食物。

维生素 A 缺乏表现为暗适应时间延长,重者表现为夜盲、干眼病、结膜干燥、角膜软化,结膜颞侧的 1/4 处可出现比托斑(Bitot's spot),皮肤出现毛囊角化和干燥,呼吸道、消化道、泌尿道有并发症出现,如呼吸道感染、消化不良、发育不良等。

过度摄入维生素 A 可导致严重的健康损害,包括急性毒性、慢性毒性和致畸毒性,多为使用维生素 A 制剂不当引起,如每日服用 7.5 万～50 万 IU 维生素 A 即可发生急性中毒,如每日服用 5 万 IU 维生素 A,数月后可发生慢性中毒。大量摄入胡萝卜素对健康无害,因为胡萝卜素不会快速地转化为维生素 A 而产生毒性。过量胡萝卜素只会使皮肤变黄,摄入减少时随即消失。

血浆中视黄醇结合蛋白含量可反映机体维生素 A 的营养水平,亦可直接测定血浆中维生素 A 的浓度;暗适应能力减低及生理视野盲点扩大亦可作为维生素 A 缺乏的早期诊断指标。

(3)参考摄入量和食物来源。维生素 A 摄入量以前用视黄醇当量(RE)表示,现用视黄醇活性当量(RAE)表示。中国营养学会 2013 年公布的成年男性 RNI 为 800 μg RAE/d,成年女性 RNI 为 700 μg RAE/d。RAE 表示膳食中具有视黄醇活性的全部物质的总量,它们常用的换算关系是:

$$RE(\mu g) = 视黄醇(\mu g) + 1/6\ \beta\text{-胡萝卜素}(\mu g) + 1/12\ 其他胡萝卜素(\mu g)$$

$$RAE(\mu g) = 视黄醇(\mu g) + 1/12\ 膳食\ \beta\text{-胡萝卜素}(\mu g) + 1/24\ 其他膳食维生素\ A\ 原类胡萝卜素(\mu g)$$

维生素 A 的最好来源是各种动物肝脏、鱼肝油、鱼卵、全奶、奶油、禽蛋等;维生素 A 的良好来源是深绿色蔬菜和水果,如冬寒菜、菠菜、苜蓿、空心菜、莴笋叶、芹菜叶、胡萝卜、豌豆苗、红心红薯、辣椒、芒果、杏子、柿子等。

除膳食来源外,维生素 A 补充剂也常被使用,其使用剂量不要高于 DRI 的 1.5 倍,用量过大不仅没有必要,反而会引起中毒。

3.维生素 D　维生素 D(vitamin D,Vit D)包括维生素 D_2(麦角钙化醇)和维生素 D_3(胆钙化醇)。人体皮下脱氢胆固醇经紫外线照射后可以合成维生素 D_3。从膳食和皮肤两条途径获得的维生素 D_3,在肝脏羟化后被转运至肾脏再羟化,经血液到达靶器官,与靶器官的核受体和膜受体结合,发生相应的生物学效应。因维生素 D_3 在中性和碱性溶液中耐热,不易被氧化,而在酸性溶液中易逐渐分解,故通常的烹调加工不会引起维生素 D 的损失,但脂肪酸败可破坏维生素 D。

(1)生理功能和缺乏症。维生素 D 主要调节钙、磷的代谢,增加钙、磷在小肠内的吸收,并促进肾小管对钙、磷的重吸收,促进骨骼和牙齿的正常生长。维生素 D 缺乏影响骨骼和牙齿钙化,引起骨骼变软、弯曲变形,婴幼儿可发生佝偻病,成人可致骨质软化症和骨质疏松症。通过测血浆中 25-(OH)-D_3 浓度可以判断维生素 D 的营养水平。

近年来研究发现,1,25-(OH)$_2$-D_3 作用的靶器官遍及全身,包括肠、肾、骨、胰、垂体、乳房、胎盘、造血组织、皮肤和各种来源的癌细胞。维生素 D 可抑制多种肿瘤细胞的增生和末期分化,对治疗骨质疏松症、牛皮癣有效。

过量摄入维生素 D 可引起维生素 D 过多症。维生素 D_3 的中毒剂量目前尚未确定。1996 年,某地 193 名婴儿注射维生素 D_3 针剂,每周 1 次,每次 1 支(含 30 万或 60 万 IU),其中有187名婴儿确诊为维生素 D_3 中毒,出现腕关节X线改变、肾脏钙质沉着及颅脑CT改变等情况。发现维生素D中毒后,首先应停服维生素D,限制钙的摄入,重症者可用EDTA,促进钙的排出。

(2)参考摄入量和食物来源。儿童、少年、孕妇、乳母、18岁以上成年人的维生素D的RNI为 $10\ \mu g/d$。65岁以上老人平均每人 $15\ \mu g/d$。维生素D的供给必须与钙、磷一起来考虑。

经常晒太阳的人可以得到充足的维生素 D_3。成年人只要经常接触阳光,在一般膳食条件下不会发生维生素D缺乏病。在阳光不足和空气污染较严重的地区,必须依靠食物提供维生素D。

维生素D主要存在于海水鱼、肝脏、蛋黄等动物性食品及鱼肝油制剂中。我国不少地区使用维生素A和维生素D强化牛奶。在用维生素D强化食品时,应该十分慎重。19世纪30年代初期,美国用维生素 D_3（$10\ \mu g$/夸脱）强化牛奶消除了存在的佝偻病。而在第二次世界大战期间,英国儿童牛奶中维生素D的强化量增加了5～10倍,结果在20世纪40年代和50年代出现血钙过多症流行。

4. 维生素E 维生素E(vitamin E, Vit E)又名生育酚,有多种活性形式,包括 α-生育酚、β-生育酚、γ-生育酚、δ-生育酚和 α-生育三烯酚、β-生育三烯酚、γ-生育三烯酚、δ-生育三烯酚等,其中 α-生育酚活性最大。α-生育酚为黄色油状液体,溶于酒精、脂肪和溶剂,对热及对酸稳定,对碱不稳定,对氧十分敏感,油脂酸败可加速维生素E破坏。食物中维生素E在一般烹调时损失不大,但油炸时维生素E活性明显降低。

(1)生理功能和缺乏症。维生素E是高效抗氧化剂。维生素E和一些抗氧化酶类,如超氧化物歧化酶(superoxide dismutase, SOD)、谷胱甘肽过氧化物酶(glutathione peroxidase, GPX)一起组成体内的抗氧化系统,保护生物膜上多烯脂肪酸、细胞骨架及其他蛋白质的疏基免受自由基的攻击;同时,维生素E作为抗氧化剂,可防止维生素A(胡萝卜素)、维生素C、含硫的酶和ATP的氧化;维生素E与生长、发育、延缓衰老有密切的关系;由于维生素E能调节血小板的黏附力和聚集作用,加上能预防低密度脂蛋白被氧化,所以维生素E有预防动粥样硬化和其他心血管疾病的作用,并有抗癌作用。

人类由于维生素E摄入量不足而产生缺乏症状历来罕见,明显的维生素E缺乏现象几乎都出现在早产儿身上,在其出生的头几周可能发生溶血性贫血。

学者关注正常偏低的维生素E营养状态对动脉粥样硬化、癌症、白内障生成,以及涉及老龄化的其他退行性过程危险性的影响。在欧洲10个国家16个中心参加的WHO-MONICA流行病学研究中,60%以上的研究结果表明,低血浆维生素E水平与高血压心脏病死亡率有关。

(2)参考摄入量和食物来源。维生素E在自然界分布很广,其含量较丰富的食物有麦胚油、棉籽油、玉米油、花生油、芝麻油、硬果、种子类、豆类等;蛋类、鸡、绿叶蔬菜中的含量也较多。

中国营养学会在修订维生素E的DRI中考虑其对慢性疾病的预防作用,将成人AI定为 $14\ mg\ \alpha$-TE/d。

5. 维生素 B_1 维生素 B_1(vitamin B_1, Vit B_1),又名硫胺素(thiamine)、抗脚气病因子和抗神经炎因子,是人类发现最早的维生素之一,各种动物都需要维生素 B_1,除反刍动物可以通过消化道合成维生素 B_1 外,其他动物都必须由日常饮食来供给。

(1)生理功能。维生素 B_1 为白色晶体,溶于水,易受热和氧化而遭到破坏,尤其在碱性环境中更是如此,在酸性环境中比较稳定。在体内,维生素 B_1 硫胺素被磷酸化形成硫胺素焦磷酸(thiamine pyrophosphate,TPP)才发挥其活性。TPP 构成脱羧酶的辅酶,使丙酮酸和 α-酮酸进入三羧酸循环,它是体内物质代谢和能量代谢的关键酶。若机体维生素 B_1 不足,不仅丙酮酸不能继续代谢,而且还影响氨基酸、核酸和脂肪酸的代谢。目前,研究者认为,维生素 B_1 除具有以上的酶性功能外,还具有一些非酶性的功能,主要用来维持神经、肌肉特别是心肌的正常功能,在刺激胃肠蠕动和消化液分泌及维持正常食欲方面起着重要的作用。

(2)维生素 B_1 缺乏。长期摄入碾磨过度的精白米、面,缺乏其他杂粮和多种副食补充;加工烹调方法不当;妊娠、哺乳等特殊生理状态下需要量增加;肝损害、酗酒、长期肾透析等,都可能造成维生素 B_1 缺乏而引起脚气病。WHO 指出,维生素 B_1 供给量低于 0.3 mg/1000 kcal 就可能引起脚气病。脚气病主要损害神经和心血管系统,临床表现分为 3 型:①干性脚气病:主要症状是多发性神经炎,表现为肢端麻痹或功能障碍;②湿性脚气病:主要症状是充血性心力衰竭引起的水肿;③婴儿脚气病:这一急性失调通常发生于 2~5 个月的婴儿,由缺乏维生素 B_1 的母乳喂养所造成,其主要症状是婴儿大哭时声音微弱、食欲不佳、呕吐、腹泻、脉快、发绀以及突然死亡。

人体是否缺乏维生素 B_1 可以通过尿负荷试验、红细胞转酮酶活力系数、空腹尿硫胺素和肌酐比值来判断。

(3)参考摄入量和食物来源。维生素 B_1 的需要量与能量摄入量有密切关系,成年男性 RNI 为 1.4 mg/d,女性为 1.2 mg/d。维生素 B_1 的良好来源是动物的内脏(肝、肾、心)和瘦肉、全谷、豆类和坚果。对于中国居民来说,谷类是维生素 B_1 的主要食物来源,但随着人们口味的提高,过多摄入精白米、面可能导致维生素 B_1 缺乏,这是值得人们注意的问题。

6.维生素 B_2　维生素 B_2(vitamin B_2,Vit B_2)即核黄素(riboflavin),为橙黄色晶体,有苦味。维生素 B_2 在水溶液中会发出略带绿色的黄色荧光。维生素 B_2 微溶于水,在中性和酸性溶液中对热稳定,但在碱性溶液中会因加热而被破坏。游离型维生素 B_2 对紫外光高度敏感,如瓶装牛奶经日光照射 2 小时,可破坏 50% 以上。食物中维生素 B_2 多为结合型,即与蛋白质形成黄素蛋白,对光比较稳定。

维生素 B_2 在小肠上部吸收。胃酸和胆盐有利于维生素 B_2 的吸收,而抗酸制剂、乙醇、金属离子(Zn^{2+}、Cu^{2+}、Fe^{2+})、咖啡因、茶碱和维生素 C 可影响维生素 B_2 的吸收。

(1)生理功能。维生素 B_2 在体内经磷酸化形成黄素单核苷酸(flavin mononucleotide,FMN)和黄素腺嘌呤二核苷酸(flavin adenine dinucleotide,FAD),FMN 和 FAD 均是多种黄素酶的辅酶。它们在体内催化许多氧化还原反应,如能量代谢(FAD 参与呼吸链)、药物代谢(与细胞色素 P450 酶系有关)、氨基酸和脂肪的氧化、嘌呤碱转化成尿酸、芳香族化合物的羟化、铁的转运等。

因 FAD 是谷胱甘肽氧化还原循环中所必需的辅酶,所以它还具有抗氧化性,可以抑制脂质的过氧化。

(2)维生素 B_2 缺乏。维生素 B_2 缺乏多发生于冬末春初,是我国常见的营养缺乏病,在 15~25 岁的青少年中发病率最高,比 30 岁以上年龄组的人要高 100 倍。人类维生素 B_2 缺乏时涉及的范围较广,因主要表现在唇、舌、口腔黏膜和会阴的皮肤处,故有"口腔-生殖综合征"之称。维生素 B_2 长期缺乏还会导致儿童生长迟缓、贫血,严重缺乏时会混有叶酸、吡哆醛和烟酸缺乏的症状。

摄入不足、酗酒、疾病、药物和内分泌失调均可致维生素 B_2 缺乏,维生素 B_2 是否缺乏可以通过负荷尿试验或任意一次尿与肌酐的比值或全血谷胱甘肽还原酶的活性来判断。

(3)参考摄入量和食物来源。动物性食物中肝、肾、心、蛋黄和乳类是维生素 B_2 的良好来源。植物性食物中菠菜、韭菜、油菜及豆类含核黄素也较多。

成人 RNI 男性为 1.4 mg/d,女性为 1.2 mg/d。孕妇、乳母应增加。

7.叶酸　叶酸(folic acid,FA)的化学名称是蝶酰谷氨酸,因最初从菠菜中提取而得名。叶酸为鲜黄色粉末结晶,微溶于热水。叶酸的钠盐易溶于水,但在水溶液中易被光解破坏,在酸性溶液中对热不稳定,而在中性和碱性环境中却十分稳定。

(1)生理功能和缺乏症。叶酸在体内的活性形式是四氢叶酸,在体内许多重要的生物合成中作为一碳单位的载体发挥重要的功能;与合成 RNA、DNA 及蛋白质有关,还可通过蛋氨酸影响磷脂、肌酸、神经介质的合成;目前研究认为,叶酸能预防心血管疾病、婴儿神经管畸形及某些癌症的发生。

膳食摄入不足、酗酒、抗惊厥和避孕药物等妨碍叶酸的吸收和利用,常导致叶酸缺乏。叶酸缺乏可引起巨幼红细胞贫血、舌炎和胃肠功能紊乱。目前对叶酸和疾病的研究主要集中在叶酸与癌症、婴儿神经管缺陷及心血管疾病方面,有关研究认为,叶酸可以调节致癌过程,降低癌症的危险性。通过干预试验发现,孕前给予叶酸营养补充剂,能明显地降低婴儿神经管畸形率。叶酸缺乏可致血中同型半胱氨酸升高,而许多研究发现,半胱氨酸血症是动脉粥样硬化和心血管疾病的重要致病因素之一。虽然说维生素 B_6、维生素 B_{12} 和叶酸都是血中半胱氨酸水平的决定因素,但血中半胱氨酸水平与叶酸的关联性最大。

(2)参考摄入量和食物来源。叶酸广泛存在于各种食物中,叶酸的良好来源是肝、肾、绿叶蔬菜、马铃薯、豆类和麦胚等。2013 年中国营养学会推荐成年人每日摄入叶酸 400 μg DFE,不得超过 1000 μg DFE。

8.维生素C　维生素C(vitamin C,Vit C)又名抗坏血酸,是最早发现人体缺乏病的维生素之一。早年在远离陆地、长期海上航行和极地探险活动时,曾多次发生坏血病的流行,死亡无数。纯的维生素C是一种白色无味的晶体粉末,干燥时十分稳定,但液态的维生素C极不稳定。维生素C易溶于水,不溶于脂肪。其水溶液极易氧化,遇空气、热、光、碱性物质、氧化酶及痕量铜离子和铁离子会加快维生素C的氧化破坏,蒸煮会导致维生素C的损失。酸性、冷藏及避免暴露于空气的食品中维生素C破坏减慢。

(1)生理功能和缺乏症。维生素C在体内能进行可逆性的氧化,其氧化还原特性决定了它是一种电子供体。维生素C的所有生理功能几乎都源于其本身的这一特性。如参与胶原蛋白、肉碱、去甲肾上腺素、5-羟色胺和肽激素的合成及酪氨酸的代谢;清除自由基,保护DNA、蛋白质和膜结构免受损伤;有利于铁的吸收、转运和储备;促进叶酸转变为四氢叶酸、胆固醇转变为胆酸。

维生素C严重摄入不足时可致坏血病。其早期症状往往是非特异性的,临床表现主要是全身出血。开始出血位置在皮下毛囊的周围,呈轮状,具有特征性,常出现在臀部和下肢及身体受挤压的部位,继而牙龈出血肿胀,严重者可致皮下、肌肉和关节腔出血,最终可有内脏出血,进而死亡。

婴儿可患坏血病,出生 6 个月至 1 周岁的婴儿最易患坏血病,尤其是人工喂养的婴儿,如果不按时添加含维生素C的菜汁和果汁,就会出现坏血病。

机体的营养状况可以通过负荷尿试验、血浆维生素 C 含量或白细胞中维生素 C 含量来判定。

（2）参考摄入量和食物来源。我国成年人 RNI 为 100 mg/d，这个剂量是针对研究认为维生素 C 具有预防感冒和癌症的作用而重新修订的，UL 为 2000 mg/d。

维生素 C 主要存在于植物性食物中，动物性食物除肝脏和肾脏含有少量维生素 C 外，其余所含维生素 C 的量很少。在植物性食物中，新鲜蔬菜和水果是维生素 C 的最好来源，尤其是绿色蔬菜。叶菜类中的小白菜、塌棵菜、油菜、卷心菜、芥菜、雪里蕻、韭菜、青蒜、荠菜、香椿和菜花含量较多；瓜果中以苦瓜、甜瓜含量较多；茄果类以番茄、辣椒、柿子椒含量丰富；鲜豆类中的毛豆、四季豆和豌豆含量也较多；马铃薯、黄豆芽和绿豆芽虽说含维生素 C 不多，但在蔬菜缺乏季节，可作为维生素 C 的补充来源；水果中柚子、甜橙、柠檬、青枣、山楂、猕猴桃等含维生素 C 较多，其次，龙眼、草莓、柿子中含量也较丰富。

其他维生素简介见表 8-1-11。

表 8-1-11　其他维生素主要功能及 DRI 和食物来源

维生素	主要功能及 DRI	食物来源
维生素 PP	通过参与构成辅酶Ⅰ和辅酶Ⅱ，为组织呼吸所必需；成年人 RNI 男性为 15 mg NE/d，女性为 12 mg NE/d	豆类、粮食、肝、肾、瘦肉、鱼、酵母
维生素 K	催化凝血酶原合成；成年人 AI 为 80 μg/d	苜蓿、菠菜、生菜、白菜、豆油
维生素 B$_6$	构成辅酶，参与色氨酸代谢，保护神经组织；成年人 AI 为 1.4 mg/d	蛋黄、肉、鱼、豆类、蔬菜
维生素 B$_{12}$	增加叶酸利用效率，促进红细胞成熟；成年人 RNI 为 2.4 μg/d	肝、肾、瘦肉、鱼
泛酸	具有辅酶 A 的功能，参与机体代谢、能量转化；成年人 AI 为 5.0 mg/d	肝、蛋黄、花生、酵母、马铃薯
生物素	是羧化酶的辅酶，与脂肪酸合成有关；成年人 AI 为 40 μg/d	蛋黄、肝、牛奶、酵母

（七）植物化学物

1. 概述　通过对 200 多项流行病学研究结果进行分析，证实大量食用蔬菜和水果可以预防人类多种癌症。通常摄入蔬菜和水果量大的人群较摄入量小的人群癌症发生率大约低 50%。流行病学证据显示，摄入大量蔬菜和水果除能降低癌症发生的危险性外，还可降低心脑血管疾病发病的危险性。植物性食物除了含有丰富的 B 族维生素、维生素 C、微量元素和多不饱和脂肪酸，还含有大量的非营养性生物活性物质，这些物质称为植物化学物（phytochemical）。

2. 植物化学物的分类　植物化学物可按照它们的化学结构或者功能特点进行分类。主要的植物化学物列于表 8-1-12，从该表中可见它们的生物学功能有很大区别。

表 8-1-12　植物化学物的分类及其主要生物学功能

植物化学物	生物学功能									
	A	B	C	D	E	F	G	H	I	J
类胡萝卜素	○		○		○			○		
植物固醇	○							○		
皂苷	○	○			○			○		

续表

植物化学物	生物学功能									
	A	B	C	D	E	F	G	H	I	J
硫代葡萄糖苷	○	○						○		
多酚	○	○	○	○	○	○	○		○	
蛋白酶抑制剂	○		○							
单萜类化合物	○	○								
植物雌激素	○	○								
硫化物	○	○	○		○	○	○	○		○
植酸	○		○		○				○	

注：A＝抗癌作用；B＝抗微生物作用；C＝抗氧化作用；D＝抗血栓作用；E＝免疫调节作用；F＝抑制炎症过程；G＝影响血压；H＝降低胆固醇；I＝调节血糖作用；J＝促进消化作用。

（1）类胡萝卜素。类胡萝卜素（carotenoid）是水果和蔬菜中广泛存在的植物次级代谢产物，它们的主要功能之一是使植物显示出红色或黄色。在自然界存在的 700 多种天然类胡萝卜素中，对人体营养有意义的有 40～50 种。人体每天摄入的类胡萝卜素大约为 6 mg，人血清中 β-胡萝卜素占总类胡萝卜素含量的 15%～30%。

（2）植物固醇。植物固醇（phytosterol）主要存在于植物的种子及其油料中，如 β-谷固醇（β-sitosterol）、豆固醇（stigmasterol）和菜油甾醇（campesterol）。从化学结构来看，植物固醇与胆固醇的区别是前者增加了一个侧链。人每日从膳食中摄入的植物固醇为 150～400 mg，但人体能吸收的只占 5% 左右。早在 20 世纪中叶，人们就发现植物固醇有降低胆固醇的作用，其作用机制主要是抑制胆固醇的吸收。

（3）皂苷。皂苷（saponin）是一类具有苦味的化合物，豆科植物中皂苷特别丰富。根据膳食习惯和特点，人平均每日膳食摄入的皂苷约为 10 mg，最高可达 200 mg。由于皂苷具有溶血的特性，所以以前一直认为皂苷对健康是有害的，而人群试验却未能证实其危害性。目前，一些国家已批准将某些种类的皂苷作为食品添加剂用于饮料，如美国和加拿大将其作为泡沫稳定剂用在啤酒中，英国将其用在无酒精饮料中。

（4）硫代葡萄糖苷。硫代葡萄糖苷（glucosinolate）存在于所有十字花科植物中，它们的降解产物具有典型的芥末、辣根和花椰菜的味道。借助于植物中葡萄糖硫苷酶的作用，植物组织的机械性损伤可将硫代葡萄糖苷转变为有实际活性的物质，即异硫氰酸盐（isothiocyanate）、硫氰酸盐（thiocyanate）和吲哚（indole）。当白菜加热时，其中的硫代葡萄糖苷含量可减少 30%～60%。人体每日从膳食中摄入的硫代葡萄糖苷为 10～50 mg，素食者每日摄入量可高达 110 mg。

（5）多酚。多酚（polyphenol）是所有酚类衍生物的总称，主要为酚酸（包括羟基肉桂酸）和类黄酮，后者主要存在于水果和蔬菜的外层（黄酮醇）及整粒的谷物中（木聚素）。新鲜蔬菜中的多酚含量可高达 0.1%，例如，莴苣外面的绿叶中多酚的含量就特别高，绿叶蔬菜中类黄酮的含量随着蔬菜的成熟而增加，户外蔬菜中类黄酮的含量明显高于大棚蔬菜中的含量。最常见的类黄酮是槲皮素（quercetin），人体每日摄入量大约为 23 mg。最近的研究表明，该剂量的类黄酮如槲皮素对人体健康是有益的。

（6）蛋白酶抑制剂（protease inhibitor）。植物蛋白酶抑制剂存在于所有植物中，特别是在豆类、谷类等的种子中含量更高。哺乳动物肠道中的蛋白酶抑制剂主要阻碍内源性蛋白酶(如胰蛋白酶)的活性。人体平均每日摄入的胰蛋白酶抑制剂约为295 mg,对于膳食以蔬菜、豆类和粮谷为主的素食者来说,摄入的蛋白酶抑制剂更多。人体吸收的蛋白酶抑制剂能以生物活性形式在各组织中被检测出来,它们主要具有抑制肿瘤和抗氧化的作用。

(7)单萜类化合物。调料类植物中所存在的植物化学物主要是典型的单萜类化合物(monoterpene),如薄荷中的薄荷醇(menthol)、葛缕子种子中的香芹酮(carvone)、柑橘油中的柠檬油精(limonene)等。每日的单萜类化合物摄入量大约为150 mg。

(8)植物雌激素。植物雌激素(phytoestrogen)是存在于植物中的可结合到哺乳动物体内雌激素受体上,并能发挥类似于内源性雌激素作用的成分。从化学结构上讲,异黄酮(isoflavone)和木聚素均是多酚类物质,但也属于植物雌激素。异黄酮几乎全部存在于大豆及大豆制品中,木聚素在亚麻种子和粮食制品中含量较高。依照机体内源性雌激素数量和含量的不同,植物雌激素可发挥雌激素作用和抗雌激素作用。

(9)硫化物。植物次级代谢产物中的硫化物(sulphide)包括所有存在于大蒜和其他球根状植物中的有机硫化物。大蒜中的主要活性物质是氧化形式的二烯丙基二硫化物(diallyl disulfide),亦称蒜素(allicin)。蒜素中的基本物质是蒜氨酸(alliin)。当大蒜类植物的结构受损时,蒜氨酸在蒜氨酸酶(alliinase)的作用下形成蒜素。新鲜大蒜中蒜素的含量可高达4 g/kg。白菜中也含有硫化物,但由于缺少蒜氨酸酶而不能形成具有生物活性的硫化物代谢产物。

(10)植酸。植酸(phytic acid)主要分布于种子胚层和谷皮中,具有螯合、抗氧化、免疫调节、辅助抗肿瘤等多种生物学作用。

3. 植物化学物的生物学作用　①抗癌作用;②抗氧化作用;③免疫调节作用;④抗微生物作用;⑤降低胆固醇作用,等等。

第二节　合理营养

一、合理营养的概念

营养学的核心就是合理营养。人体需要的营养素有40余种,而自然界中除母乳外,任何一种天然食物所含的营养素都是不齐全的,需要多种食物合理搭配才能满足机体需要。

合理营养是通过平衡膳食(balanced diet)来实现的。平衡膳食是指通过膳食为机体提供种类齐全、数量充足、相互间比例适宜的热能和各种营养素。

二、食物的营养价值

各类食物有各自的营养特点,它们之间的比例关系从食物生产和食物供应角度讲,称为食物结构;从食物的消费角度讲,称为膳食结构。合理、平衡的膳食必须由多种食物组成,才能满足人体各种营养的需要,达到合理营养、促进健康的目的,因而提倡人们广泛食用多种食物。多种食物应包括以下五大类:

第一类为谷类及薯类,谷类包括米、面、杂粮,薯类包括马铃薯、甘薯、木薯等,主要提供碳水化合物、蛋白质、膳食纤维及 B 族维生素。

第二类为动物性食物,包括肉、禽、鱼、奶、蛋等,主要提供蛋白质、脂肪、矿物质、维生素 A 和 B 族维生素。

第三类为豆类及其制品,包括大豆及其他干豆类,主要提供蛋白质、脂肪、膳食纤维、矿物质和 B 族维生素。

第四类为蔬菜水果类,包括鲜豆、根茎、叶菜、茄果等,主要提供膳食纤维、矿物质、维生素 C 和胡萝卜素。

第五类为纯热能食物,包括动植物油、淀粉、食用糖和酒类,主要提供能量。植物油还可提供维生素 E 和必需脂肪酸。

三、平衡膳食

(一)营养失衡

营养失去平衡可产生营养不良(malnutrition),营养不良是指由于一种或一种以上营养素的缺乏或过剩所造成的机体健康异常或疾病状态。营养不良包括两种表现,即营养缺乏(nutrition deficiency)和营养过剩(overnutrition)。

(二)平衡膳食的基本要求

1. 摄取的食物应供给足量的营养素和热能,以保证机体活动和劳动所需要的能量;保证机体生长发育、修复组织、维持和调节体内的各种生理活动;提高机体的抵抗力和免疫力,适应各种环境和条件下的机体需要。

2. 摄取的食物应保持各营养素的平衡,包括各营养素的摄入量和消耗量,以及各种营养素之间的平衡。膳食安排应尽量多样化,注意粗细粮、主副食、荤素、甜咸、成碱性和成酸性食物搭配,使各种营养素达到 RNI 和 AI 要求,比例适宜。

3. 食物应无毒无害,保证安全。食物在自然环境中难免会被有害物质污染,为了保障人体健康,食品中的微生物毒素、化学物质、农药残留、食品添加剂等有害物质应符合国家食品卫生标准的规定。

4. 食物应通过合理烹调和加工,减少营养素的损失,提高消化吸收率,并具有良好的色、香、味,能引起食欲。

5. 合理膳食制度和良好饮食习惯。膳食制度不但有利于食物中营养素的消化吸收,而且可以预防由饮食紊乱而引起的消化系统疾病,增强体质。我国居民一般采取一日三餐制,学龄前儿童及学龄儿童以一日三餐一点制为优,并应养成良好的饮食习惯,如少吃零食,不挑食,不偏食,不暴饮暴食,吃饭时不要看电视、看书,不吃变质食物,注意食品卫生等。

四、膳食指南和膳食宝塔

(一)膳食指南

为了指导居民合理地选择和搭配食物,世界各国都制定了膳食指南。中国营养学会于1997 年发布了《中国居民膳食指南》,后来又补充制定了《特定人群膳食指南》。近年来,我国城乡居民的膳食状况明显改善,儿童、青少年平均身高增加,营养不良患病率下降。但在贫困农村,仍存在着营养不足的问题。同时,我国居民膳食结构及生活方式也发生了重要变化,与之相关的慢性非传染性疾病,如肥胖、高血压、糖尿病、血脂异常等的患病率增加,这已成为威胁国民健康的突出问题。鉴于以上情况,为给居民提供最根本、准确的健康膳食信息,指导居民合理营养、保持健康,受卫计委(卫生部)的委托,中国营养学会组织专家对《中国居民膳食指南》进行了 2 次修订。2007 年,卫生部发布《中国居民膳食指南(2007)》。2016年 5 月 13 日,卫计委发布《中国居民膳食指南(2016)》。2022 年 4 月 26 日,中国营养学会发布《中国居民膳食指南(2022)》。

《中国居民膳食指南(2022)》的优势体现在:①提高了可操作性和实用性;②注重饮食文化传承发扬;③兼顾科学性和科普性。新指南提炼出 8 条平衡膳食准则,文字简练、清晰,容易记忆,同时提供了更多的可视化图形及图表、食谱,便于百姓理解、接受和使用。新指南中专门提出弘扬尊重劳动、珍惜粮食、杜绝浪费的传统美德,强调个人、家庭、社会、文化对膳食和健康的综合影响作用,建议在传承民族传统饮食文化的同时,开启饮食新理念,着力解决公共营养和健康的现实问题,并鼓励社会提供良好的支持环境。新指南中包括大量的科学证据和理论分析,为方便大众理解使用,特别编撰科普读本,用百姓易于理解的语言讲百姓关心的常识,结合与百姓生活密切相关的饮食营养问题,以图文并茂的形式、通俗易懂的表达,对核心推荐内容进行科学讲解。

《中国居民膳食指南(2022)》包括一般人群膳食指南、孕妇乳母膳食指南、婴幼儿膳食指南、儿童膳食指南、老年人膳食指南和素食人群膳食指南。其中针对一般人群,新版膳食指南提出 8 条核心准则:①食物多样,合理搭配;②吃动平衡,健康体重;③多吃蔬果、奶类、全谷和大豆;④适量吃鱼、禽、蛋、瘦肉;⑤少盐少油,控糖限酒;⑥规律进餐,足量饮水;⑦会烹会选,会看标签;⑧公筷分餐,杜绝浪费。

(二)膳食宝塔和膳食餐盘

中国居民平衡膳食宝塔(以下简称膳食宝塔)直观地展示了每人每日应摄入的食物种类、合理数量及适宜的身体活动量,如图 8-2-1 所示。

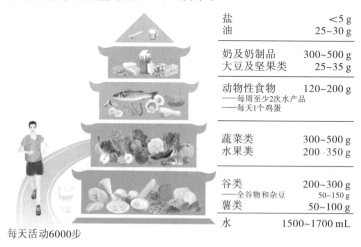

盐	<5 g
油	25~30 g
奶及奶制品	300~500 g
大豆及坚果类	25~35 g
动物性食物	120~200 g
——每周至少2次水产品	
——每天1个鸡蛋	
蔬菜类	300~500 g
水果类	200~350 g
谷类	200~300 g
——全谷物和杂豆	50~150 g
薯类	50~100 g
水	1500~1700 mL

每天活动6000步

图 8-2-1　中国居民平衡膳食宝塔

膳食宝塔共分 5 层,包含每日应摄入的主要食物种类。膳食宝塔利用各层位置和面积的不同反映了各类食物在膳食中的地位和应占的比重。谷类和薯类食物位居底层,每人每日应分别摄入 200~300 g 和 50~100 g;蔬菜和水果居第二层,每日应分别摄入 300~500 g

和 200～350 g;动物性食物位于第三层,每日应摄入 120～200 g;奶及奶制品、大豆及坚果类食物合居第四层,每日应吃相当于鲜奶 300～500 g 的奶及奶制品和 25～35 g 的大豆及坚果;第五层塔顶是烹调油和食盐,每日烹调油应限制在 25～30 g,食盐不超过 5 g;建议每天饮水1500～1700 mL,身体活动 6000 步。

中国居民平衡膳食餐盘与中国居民平衡膳食宝塔一样,是以图文并茂的形式指导居民选择食物,合理营养,如图 8-2-2 所示。

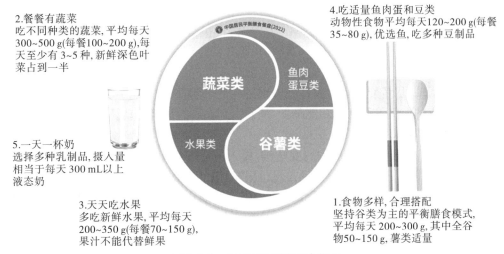

2.餐餐有蔬菜
吃不同种类的蔬菜,平均每天 300～500 g(每餐100～200 g),每天至少有 3～5 种,新鲜深色叶菜占到一半

4.吃适量鱼肉蛋和豆类
动物性食物平均每天120～200 g(每餐 35～80 g),优选鱼,吃多种豆制品

5.一天一杯奶
选择多种乳制品,摄入量相当于每天 300 mL 以上液态奶

3.天天吃水果
多吃新鲜水果,平均每天 200～350 g(每餐70～150 g),果汁不能代替鲜果

1.食物多样,合理搭配
坚持谷类为主的平衡膳食模式,平均每天 200～300 g,其中全谷物50～150 g,薯类适量

图 8-2-2　中国居民平衡膳食餐盘

五、营养相关疾病及膳食干预

(一)营养与心血管疾病

1.高血压　高血压是一组以动脉血压升高为主要表现的心血管疾病,不仅患病率高,而且可引起心、脑、肾等的并发症,是老年人群致残、致死的主要原因。

(1)营养因素与高血压。目前认为高血压是一种由多基因与环境多危险因子交互作用而形成的以血压调节功能失调为主要表现的慢性全身性疾病。营养因素在多环节上影响血压调节,引起血压改变。

①肥胖。超重和肥胖,特别是中心性肥胖是血压升高的重要危险因素,并且随着体重的增加,发生高血压的危险性也增加。当病人体重下降后,其血压也常会随之下降。肥胖的高血压病人更易发生心绞痛和猝死。

②钠盐。钠盐摄入量与高血压显著相关。高盐摄入地区的高血压发病率也高,限制食盐摄入可改善高血压症状。

③酒精。饮酒量和血压呈"J"型关系,少量饮酒者的血压比绝对禁酒者低,多量饮酒、嗜酒甚至酗酒有明显的升高血压作用。

④钾、钙、镁。钾能降低血压,对于高钠引起的高血压病人,其降压作用更为明显,表明钾能拮抗钠所引起的升血压作用。钙对血压的影响可能是双向的,对盐敏感的高血压病人补钙可削弱盐的升压作用,但对"盐不敏感型"的高血压病人有可能加重高血压病情。镁能够降低血管的紧张性和收缩力,达到降血压的效果。

⑤脂类。增加多不饱和脂肪酸的摄入和减少饱和脂肪酸的摄入有利于降低血压。但脂

肪摄入量和各种脂肪酸如何影响血压仍不清楚。如脂肪摄入量过多会引起血压升高,而降低脂肪摄入量可以降低血压,但此现象可能并非脂肪单一因素所致,因为在脂肪高摄入的同时,其他膳食因素也随之变化。

⑥蛋白质。动物蛋白质和总蛋白质的摄入量都与人群收缩压和舒张压呈显著负相关,提示在人群中提高优质蛋白质的摄入可能对血压有保护作用。有研究表明,某些特殊氨基酸与血压的关系较密切,如色氨酸和酪氨酸可引起血压降低,牛磺酸是含硫氨基酸的代谢中间产物,也有降低血压的作用。

(2)营养干预。防治高血压是防治心血管疾病的关键。因此,改善不合理的生活方式,消除不利于心理和身体健康的行为和习惯是预防和治疗高血压的重要手段,具体措施如下:

①控制体重、避免肥胖。肥胖或超重的高血压病人应循序渐进地限制热能摄入,并且参加一定的体力活动,尽量使自身体重达到或维持在理想体重范围内。每餐不宜过饱,因饱餐可使高血压病人的血管舒张调节功能降低,从而引起血压的显著波动。

②改善膳食结构。

a. 减少钠盐。WHO 建议的食盐(氯化钠)摄入量标准为每日不超过 6 g。必须指出,除食盐外,腌、熏食品及酱油、味精等的钠含量也很高,应计入在内。

b. 减少膳食脂肪,补充适量优质蛋白质。膳食脂肪占总能量的比例控制在 25% 以下,并保持良好的脂肪酸比例。多食鱼类,特别是海产鱼,有降低血脂和防止血栓的作用。动物蛋白和大豆蛋白食物除能提供人体多种优质的营养素外,还含有许多生物活性成分,对于降低血压、控制血脂都有很好的作用。

c. 多食富含钾、钙、镁、碘、锌的食物。多食新鲜蔬菜和水果,补足微量营养素的摄入量;多食富含纤维的食物,可促进肠蠕动,减少胆固醇吸收,对防治高血压和血脂异常有利;注意含钙丰富的牛奶、豆类的摄入。

③限制饮酒。因过量饮酒会增加患高血压、脑卒中等的危险,而且饮酒可增加降压药物的抗性,故高血压病人应戒酒或限酒(小于 2 个酒精单位/天),青少年不宜饮酒。

④其他防治。适当饮用茶和咖啡;保持良好的心理状态;培养良好的生活和饮食习惯;注意避免某些食物与药物之间可能发生的不良反应。

2. 冠心病　冠状动脉粥样硬化性心脏病,简称冠心病,是动脉粥样硬化(atherosclerosis, AS)导致器官病变的最常见类型。此病病因不明,可能与年龄增大、高血压、高脂血症、糖尿病、吸烟、肥胖等因素有关。

(1)膳食营养因素与冠心病。

①膳食脂肪。总脂肪摄入量与心血管疾病的关系尚不明确,但膳食中脂肪酸的饱和程度和碳链的长短对血脂的影响存在差异,即摄入脂肪酸的种类比总脂肪量对 AS 的影响可能更大。

a. 饱和脂肪酸(SFA)。饱和脂肪酸的摄入量与 AS 的发病率呈正相关。目前较一致的看法是 SFA 会升高血浆 TC 和 LDL-C 水平,但是 SFA 碳链的长短对血脂的影响不一样。

b. 单不饱和脂肪酸(MUFA)。MUFA(橄榄油和茶油中较多)具有降低 TC 和 LDL-C、升高 HDL-C 水平的作用。地中海地区居民多食用橄榄油,其血 TC 水平低、心血管疾病发病率低。

c. 多不饱和脂肪酸(PUFA)。PUFA 包括 n-6 族的亚油酸和 n-3 族的 α-亚麻酸,以及长链的 EPA 和 DHA。PUFA 因双键的数目及位置不同,生物学功能也有差异。用亚油酸和亚麻酸替代膳食中饱和脂肪酸,可使血清中 TC、LDL-C 水平显著降低,并且不会升高 TG。但高 PUFA 膳食也可降低 HDL-C 水平,并增加某些肿瘤的危险。

　　d. 反式脂肪酸。反式脂肪酸不仅能升高血 LDL-C 水平,还能引起 HDL-C 降低、TC/HDL-C 和 LDL-C/HDL-C 比值增加以及脂蛋白 a 升高,从而增加动脉粥样硬化和心血管疾病的危险性,其作用强于饱和脂肪酸。

　　e. 胆固醇。膳食胆固醇对血 TC 水平的影响很复杂,如膳食胆固醇的形式、膳食类型、膳食脂肪含量等因素都会对血胆固醇水平产生不同的影响。尽管如此,一般的结论是,增加膳食胆固醇的摄入可使血胆固醇水平升高。

　　f. 磷脂、植物固醇。磷脂是一种强乳化剂,可使血胆固醇颗粒变小,易于透过血管壁为组织所利用,避免胆固醇在血管壁沉积,有利于防止 AS;植物固醇在消化道能竞争性抑制胆固醇的吸收,从而降低血胆固醇水平。

　　②膳食能量与碳水化合物。过多的能量摄入最直接的结果是增加体重,而超重或肥胖者的冠心病和高血压的发病率较正常人高。在膳食能量的来源中,过多摄入碳水化合物,特别是能量密度高、缺乏纤维素的双糖或单糖类,可使血清 VLDL-C、TG、TC、LDL-C 水平升高及 HDL-C 水平下降,膳食碳水化合物摄入量占总能量的百分比与血清 HDL-C 水平呈负相关。中国人的膳食结构以碳水化合物为主,人群血脂异常以 TG 升高较常见。

　　膳食纤维有调节血脂的作用,其摄入量与心血管疾病的危险性呈负相关。膳食纤维可降低血清 TC、LDL-C 水平,此类作用中可溶性膳食纤维大于不溶性膳食纤维。

　　③膳食蛋白质。来自动植物的膳食蛋白质,尤其是大豆蛋白,对许多心血管疾病的危险因素有预防和保护作用。减少膳食脂肪、增加蛋白质摄入量可减少冠状动脉新的损伤。但要注意的是,通过增加动物性食物来提高蛋白质摄入,也应考虑有可能因增加了 SFA 和 TC 的摄入而带来不利的影响。大豆中抗 AS 的因素,除了所含各种营养素的数量及质量较好,还可能与其含有许多生物活性物质,尤其是异黄酮类有关,异黄酮具有降低血清 TC 和抗 AS 的作用。

　　④维生素。目前认为,对血脂代谢有影响的维生素主要是维生素 C、维生素 E 和 β-胡萝卜素,这些维生素因能抗氧化和清除自由基而被认为有预防 AS 的作用。

　　⑤矿物质或无机盐。有研究表明,水质的硬度与冠心病的发病率、死亡率呈负相关。水质的硬度取决于水中钙、镁、锌等元素的含量。镁对心血管系统有保护作用;缺钙可引起血 TC 和 TG 升高,补钙后血脂恢复正常;血清锌含量与 TC、LDL-C 呈负相关,而与 HDL-C 呈正相关;铬是葡萄糖耐量因子的组成成分,是葡萄糖和脂质代谢的必需微量元素,缺铬可使血清 TC 增高,并使 HDL-C 下降,补铬后,血清 HDL-C 升高,TC 和 TG 水平下降,血清铬与 HDL-C 水平呈明显正相关;硒能降低心血管疾病的发病率。

　　⑥其他危险因素。酒精可升高血清 HDL-C 水平,但同时也可升高血 TG 水平,如饮酒同时摄入高脂肪,这种现象会更明显。因此,限制饮酒是控制高 TG 血症,尤其是高 VLDL-C 血症病人的首要重要措施。通常认为,少量饮酒,尤其是葡萄酒对冠心病有保护作用,但不应提倡采用饮酒的方法来提高血清 HDL-C 水平。

　　(2)膳食营养与冠心病的防治。对于高 TC 血症病人,其膳食治疗的目标不仅仅是降低血清 TC,还应考虑利于降低其他危险因素,如限盐、增加抗氧化维生素、增加保护因素等。

高胆固醇血症的膳食建议见表 8-2-1。

表 8-2-1 高胆固醇血症的膳食建议

营养素	第一级控制方案	第二级控制方案
总脂肪	<30％kcal	<30％kcal
饱和脂肪酸	占总能量的 8％～10％	<7％总能量
多不饱和脂肪酸	占总能量的 7％～10％	同前
单不饱和脂肪酸	占总能量的 10％～15％	同前
碳水化合物	占总能量的 50％～60％	同前
蛋白质	占总能量的 10％～20％	同前
胆固醇(mg/d)	300	200
总能量	达到和维持理想体重	同前

总之,为了预防心血管疾病,调整饮食和改善生活方式是基础。需要控制总能量的摄入;限制膳食中的高能量、高脂肪和胆固醇,并提高植物性蛋白质的摄入量;保证充足的膳食纤维;补充各种维生素和矿物质;为防治高血压,还需控制食盐的摄入量;适当多吃保护性食品;加强体育锻炼,以达到能量的平衡。除上述之外,合理安排工作和生活,保持乐观态度,避免过度劳累和情绪激动,保证充足的睡眠,提倡不吸烟、不饮烈性酒等都很重要。

(二)营养与肥胖

近年来,膳食结构发生了巨大的变化,肥胖病患病率以惊人的速度增长。肥胖不仅是一种独立的疾病,而且是 2 型糖尿病、心血管疾病等多种慢性非传染性疾病和社会心理障碍的重要危险因素。

1.肥胖及其发病机制　肥胖(obesity)是指体内脂肪组织因增加(脂肪细胞数目增多和/或脂肪细胞体积增大)而堆积过多和/或分布异常,所导致脂肪组织(全身或局部)所占机体重量的比例异常增加的现象。肥胖常与 2 型糖尿病、高血压、血脂异常、缺血性心脏病等集结出现,因而它也是一种慢性的代谢异常疾病。

(1)肥胖发生的内因。流行病学研究表明,单纯性肥胖可呈一定的家族聚集性,但遗传基础未明。家族聚集性可能表现在两个方面:①遗传因素起决定性作用,现已发现有多种基因突变与肥胖有关,但这些基因位点突变多源于动物实验,而人类基因突变资料还有待于进一步验证;②肥胖是遗传因素与环境因素共同作用的结果,如不能排除共同生活方式的影响(如对食物的偏好、体力活动少等)。

(2)肥胖发生的外因。在单纯性肥胖的众多因素中,能量长期过剩是最根本的原因。一方面,膳食结构发生了很大的变化,动物性食物、脂肪等能量密度高的食物摄入量明显增加;孕妇营养过剩,婴儿出生时体重较重、出生后人工过量喂养、过早添加固体食物等;不良的进食行为,如进食速度快及食量大,偏食、喜食油腻食物和甜食,吃零食、夜食等都可能成为肥胖的诱发因素。另一方面,人们的体力活动量明显减少也是肥胖的诱发因素之一。

2.肥胖的治疗和干预　对肥胖的治疗并非将体重降至理想范围(此目标不仅难以达到,即使达到了也极难维持),而是降低与肥胖有关疾病发生的危险性。因此,新的减肥目标是适度的体重减轻,即便是减轻体重的 10％甚至 5％,就足以控制或至少改善大多数肥胖症的并发症。

治疗肥胖症所采用的基本疗法包括三个方面,即合理安排饮食、行为疗法以及加强体力活动和锻炼。

(1)合理安排饮食。饮食疗法是基本疗法的核心之一,也是综合治疗的基础。对大多数超重和肥胖者,或需预防体重进一步增加的个体,都需要调整饮食,以达到减少热量摄入的目的。合理的减重膳食应在膳食营养素平衡的基础上减少每日摄入的总热量,使其既要满足人体对营养素的需要,又要使热量的摄入低于机体的能量消耗,让身体的一部分脂肪氧化,以供能量消耗所需。在平衡膳食中,蛋白质、碳水化合物和脂肪提供的能量应分别占总能量的15%~20%、50%~55%和25%左右。减重膳食构成的基本原则是低能量、低脂肪、适量优质蛋白质、含复合碳水化合物(如谷类)、增加新鲜蔬菜和水果在膳食中的比重。此种膳食一般能量设计为女性 1000~1200 kcal/d,男性 1200~1600 kcal/d,或比原来习惯摄入的能量低 300~500 kcal/d。在用低能量饮食时,可适量增加微量营养素补充剂,避免用极低能量膳食(即总能量摄入低于 800 kcal/d),如有需要,也应在医护人员的严密观察下进行增加。

(2)行为疗法。建立节食意识,克服贪吃零食、喜夜食等不良饮食行为,减少暴饮暴食的频度和程度,要培养细嚼慢咽、延长进食时间、计划用餐等习惯,并持之以恒。

(3)加强体力活动和锻炼。采用增加体力活动与限制饮食相结合的减轻体重措施,有利于长期保持减重后体重不反弹,其总体效益优于单独限制饮食,这也是世界公认的减重良方。长时间低强度的体力活动(如散步)和高强度体育活动一样有效,且易坚持,应是肥胖者首选的运动方式。

(4)其他措施。对于重度肥胖者,由于种种原因体重仍然不能减轻者,可考虑用药物辅助减重。手术治疗仅适合那些极度肥胖或有严重肥胖并发症的病人。

对于肥胖的儿童,考虑到生长发育的特点,一般禁用药物减肥和手术疗法,也不主张采用禁食疗法。儿童减肥中,防止体重增加比力求减轻体重更重要。

(三)营养与糖尿病

糖尿病(diabetes mellitus,DM)是由多种病因引起的,由于胰岛素分泌和(或)作用缺陷而导致的碳水化合物、脂肪、蛋白质等代谢紊乱,并以慢性高血糖为主要标志的综合征。

1.糖尿病的诱发因素　糖尿病的发病是遗传与环境两大因素共同作用的结果。

(1)不科学的生活方式和不当的饮食结构。饮食不当,能量及脂肪摄入过多,膳食纤维、维生素、矿物质摄入过少,嗜好烟酒,不良的饮食行为,静坐时间延长导致消耗能量少等,都是目前诱发糖尿病及肥胖人数剧增的重要原因。

(2)生理、病理因素。进入中年后,随着年龄增长,胰岛功能及糖耐量呈下降的趋势,加上年长者体力活动减少导致体重增加,特别是腹部脂肪堆积,肥胖的组织对胰岛素不敏感等都可造成糖尿病的发病机会增多;妊娠期孕妇的各种激素改变,以及孕期热量摄取过多也都可显著增加糖尿病的发病机会;病毒感染可能成为 1 型糖尿病的诱发因素,还可使隐蔽的 2 型糖尿病得以外显;个别情况下重度急性、慢性胰腺炎可使胰岛遭到破坏而诱发糖尿病。2 型糖尿病和高血压病、动脉粥样硬化有着共同的遗传基础和环境危险因素,因此,糖尿病和肥胖及心血管疾病常具有伴发现象。

(3)社会环境因素。生活节奏快、应激增多、工作压力大、紧张、情绪不良等均可造成人体内环境的紊乱,导致机体对糖尿病的易感性增大。

2.糖尿病的营养治疗 尽管目前尚无根治糖尿病的方法,但有充分的证据表明,通过包括营养治疗在内的综合治疗措施可成功地控制血糖,并在减少糖尿病的微血管和神经系统的并发症方面发挥重要的作用。饮食控制是糖尿病综合治疗(饮食、运动、药物、自我监测与教育)中最基本的治疗方法,如果把综合治疗比作"五驾马车",那么饮食治疗则是"驾辕之马"。

(1)饮食治疗目标。①使综合治疗措施(包括食物摄入、体力活动与药物治疗)在体内发挥最佳的协同作用,使血糖水平达到或尽可能接近正常水平。②避免过度的饮食控制而忽视必需营养素的摄入,全面提高体内营养水平,提高生活质量。成人维持或达到理想体重并能从事正常的活动,儿童和青少年能得到正常的生长发育。③控制血糖、尿糖、血脂及血压,防止或延缓急性、慢性并发症的发生与发展。

(2)饮食治疗原则。不同类型的糖尿病病人在饮食治疗中应有不同的重点要求。1型糖尿病病人饮食治疗的重点是定时、定量和定餐,还应考虑儿童青少年的生长发育所需。对2型糖尿病病人,尤其是肥胖或超重者,饮食治疗应有利于减轻体重,改善高血糖、脂代谢紊乱和高血压的状态。总之,要掌握好药物及胰岛素、饮食与体力活动三者之间的平衡关系,以达到控血糖、稳血压、调血脂、降血黏、全面提升身体素质的目的。

①合理控制总能量。由于总能量的设计是以维持理想体重为原则,故应以理想体重而不是按实际体重进行计算。首先计算出相应身高的理想体重[理想体重(kg)=身高(cm)−105],然后根据个人体重、年龄、劳动强度,并结合病情和营养状况确定每日能量摄入量。年龄超过50岁者,每增加10岁,每日能量摄入量比规定值酌情减少10%左右,具体见表8-2-2。

表 8-2-2 糖尿病病人每日能量摄入量[kcal/(kg·d)]

体型	卧床	轻体力	中等体力	重体力
消瘦	20~25	35	40	45~50
正常	15~20	30	35	40
肥胖	<15	20~25	30	35

②在总能量控制的前提下,调整三大产热营养素的比例。适当提高碳水化合物摄入量不仅可以改善糖耐量,还可以提高周围组织对胰岛素的敏感性。碳水化合物供能可占总能量的50%~60%,一般成人轻体力强度每日碳水化合物摄入量为150~300 g(相当于主食200~400 g)。如果糖类摄入过少(不足125 g),会引起饥饿性酮症。在选择食物时,还要考虑含糖类丰富的食物的血糖指数(glycemic index,GI)。血糖指数是衡量食物摄入后引起血糖反应的一项有生理意义的指标,表示含有50 g有价值的碳水化合物的食物与相当量的葡萄糖和面包相比,在一定时间内体内血糖应答水平的百分比值。高血糖指数食物进入胃肠道后消化快,吸收完全,葡萄糖迅速进入血液,因而餐后的血糖波动大;低血糖指数食物在胃肠道中停留时间长,缓慢消化吸收,缓慢释放能量,能较长时间保持饱腹感,葡萄糖进入血液后峰值低,有利于控制血糖的波动。另外,将碳水化合物的"质"与"量"结合起来,提出了食物的血糖负荷(glycemic load,GL)。GL=GI×碳水化合物含量(g)/100。因此,糖尿病病人在选择含碳水化合物丰富的食物时,应多选用低血糖指数食物,适当增加粗粮和面食(如玉米、荞麦、燕麦、莜麦、红薯等)的比例。

糖尿病病人每日蛋白质的需要量为 1.0 g/kg,约占总能量的 15%,其中,动物蛋白质应占总蛋白质摄入量的 40%～50%。对处于生长发育期的儿童和孕妇、乳母,以及患有消耗性疾病的病人、消瘦者,蛋白质的比例可适当放宽。对糖尿病肾病病人,应慎重对待蛋白质的摄入量。

糖尿病病人脂肪的每日需要量为 0.6～1.0 g/kg,占总能量的合适比例为 20%～30%,植物性脂肪应占总脂肪摄入量的 40% 以上。肥胖的糖尿病病人应积极采取低能量、低脂肪膳食,一般建议 SFA、MUFA、PUFA 的比例为 1：1：1;每日胆固醇摄入量在 300 mg 以下,高 TC 血症病人应限制在 200 mg 以内。

③增加膳食纤维和微量营养素的摄入。膳食纤维具有减慢糖吸收、降低餐后血糖和降低胆固醇等作用,糖尿病病人每日膳食纤维摄入量约为 30 g。食入膳食纤维过多会引起胃肠道不良反应,且影响其他元素的吸收。

④糖尿病病人三大营养物质代谢紊乱会影响人体对微量营养素的需要量,因此,调节维生素和矿物质的平衡在纠正糖尿病病人的代谢紊乱、防治并发症方面显得非常重要。与糖尿病有关的微量营养素主要有:

a.抗氧化的维生素。糖尿病病人产生的氧自由基增加,会损伤动脉内皮细胞,引起动脉粥样硬化。氧自由基还能损伤肾小球微血管,引发肾病;损伤眼的晶体引起白内障;损伤神经引起多发性神经炎。维生素 C、维生素 E、β-胡萝卜素等抗氧化维生素单独作用或协同作用,均具有较好的抗氧化作用。

b.其他维生素。维生素 B_1、维生素 B_2、维生素 B_6、维生素 B_{12} 对糖尿病多发性神经炎有一定的辅助治疗作用;维生素 B_6、维生素 B_{12} 也能降低血浆中的同型半胱氨酸水平,降低动脉粥样硬化发生的危险性;B 族维生素还是糖代谢不同环节中辅酶的主要成分,因此,糖尿病病人应该适当补充 B 族维生素。

c.矿物质。一些矿物质与糖尿病之间的关系密切。锌参与胰岛素的合成与降解;三价铬是葡萄糖耐量因子的组成部分;硒是谷胱甘肽过氧化物酶的重要成分,后者有清除氧自由基的作用;钒能促进心脏糖苷对肌肉的作用,增加心室肌的收缩力,也影响胰岛素的分泌;补钙对预防骨质疏松症有益;镁对防止糖尿病视网膜病变、高血脂有一定的作用。

⑤饮食分配和餐次安排。糖尿病病人的进餐要定时、定量,防止由于间隔时间过短或过长而引发较大的血糖波动或低血糖。餐次安排至少三餐,每餐食物都应含有三大产热营养素。注射胰岛素的病人或易发生低血糖者,要求在总量受控制的前提下,从正餐中匀出一小部分食物作为加餐,加餐不加量。餐次及其能量分配比例可根据膳食、血糖及活动情况而定。

糖尿病病人选择食物的品种应尽可能多,以满足机体对各种营养素的需要;烹调上多采用蒸、煮、烧、炖、凉拌等方法,避免食用油炸食物。

(3)食物交换份。规范的糖尿病饮食是一种需要计算能量和称重的饮食,但具体操作很麻烦,病人也不易掌握。食品交换份是将食物按照来源、性质分成四大类八小类,同类食物在一定重量内所含的蛋白质、脂肪、碳水化合物和能量相近,不同类食物所提供的能量也是相同的(以 90 kcal 为一个交换单位,将每一种食物的重量列为表格),以便糖尿病病人在所需的热卡范围内挑选食物。食品交换份法由于简便、快速、灵活而作为标准营养治疗方法并被普遍采用,其核心内容可概括为"总量控制,局部交换,掌握比例,食谱广泛"。

(四)营养与痛风

痛风是与嘌呤代谢紊乱及(或)尿酸排泄减少有关的一组代谢性疾病,高尿酸血症是痛风的重要特征。痛风的自然病程经历四个阶段:无症状性高尿酸血症、急性痛风性关节炎、间歇期、痛风石与慢性痛风性关节炎。痛风病人营养治疗的目的是尽快终止急性症状,预防急性关节炎的复发,阻止、减少或逆转并发症的发生。营养治疗原则是减少体内尿酸的生成、促进尿酸排出体外。

1. 保持适宜体重 对于痛风或高尿酸血症并有超重或肥胖的病人,应限制总能量的摄入,使体重降至理想体重或略低,一般为 20~25 kcal/(kg·d),全日为 1500~2000 kcal。以此值与当前实际摄入的能量相比较,如相距不大,可一步减到位,如相距甚大,可分阶段逐步减少,循序渐进,切忌减得太快而使体内脂肪过度分解产生大量酮体而与尿酸竞争排出,诱发痛风的急性发作。

2. 多食素食为主的碱性食物 尿液 pH 升高,尿酸的溶解性亦增加,有利于排出。多摄入在体内最后代谢产物呈碱性的新鲜蔬菜、水果、牛奶、海藻等(以植物性食物为主),此类食物还可提供丰富的微量营养素和膳食纤维,其中的维生素 C 能促进组织内尿酸盐的溶解和清除。蔬菜每日可供给 1000 g 左右,水果每日可食用 4~5 次。

3. 合理的膳食结构 在总能量限制的情况下,蛋白质占总能量的 11%~15%,或每千克体重给予 0.8~1.0 g,并以不含核蛋白、不会增加嘌呤来源的牛奶、鸡蛋为主;脂肪占总能量的比例小于 30%,全日控制在 50 g 以内,其中,SFA、MUFA、PUFA 的比例为 1:1:1;充足的碳水化合物可防止组织分解代谢及产生酮体,还可在一定程度上增加尿酸排除,是热能的主要来源,占总能量的 65%~70%;维生素与矿物质满足膳食营养素参考摄入量的要求。

4. 保证液体摄入量充足 充足的液体摄入能稀释尿液,保持尿量,促进尿酸排出,预防肾尿酸结石,延缓肾脏进行性损害。因此,病人应大量饮水和食用含水分多的食物,每日饮水量至少为 2000 mL,分 8~10 次饮用。为了防止夜尿浓缩,夜间也应补充一定水分。如病人有肾功能不全,应适当调整饮水量。

5. 避免饮酒 乙醇代谢能造成体内乳酸堆积,进而抑制肾小管分泌尿酸,对尿酸排泄有竞争性抑制作用。在饥饿状态下,酗酒或饮酒并进食高脂饮食、海鲜食品等常是痛风急性发作的诱因;饮酒过多会使脂肪酸合成增加,导致三酰甘油含量进一步升高,而这些因素互为因果,可造成机体代谢紊乱;另外,啤酒本身含有大量嘌呤,摄入体内可使血尿酸浓度增高。

6. 建立良好的饮食习惯 暴饮暴食和餐饮丰盛常是痛风性关节炎急性发作的诱因,因此,应避免、纠正不良的饮食习惯。此外,也不应随意漏餐,以免造成饥饿而导致酮症。每日至少应有规律地安排三餐或少食多餐;注意烹调方法,少用刺激性调味品;肉、禽类经煮沸弃汤后再食用可去除部分嘌呤。《中国居民膳食指南(2022)》具有普遍的指导意义,亦适用于痛风病人。

7. 避免高嘌呤食物 由于体内尿酸主要为内源性的(约80%),因此,目前不再提倡长期采用严格的限嘌呤饮食(往往会造成蛋白质摄入不足)。但在急性发作期,严格限制嘌呤摄入量在 150 mg/d 以下,对于尽快终止急性症状是有利的。此期病人宜选用含嘌呤少的食物,以牛奶及其制品、蛋类、蔬菜、水果、细粮为主。处于缓解期的病人可适量增选嘌呤含量中等的食物,如肉类等,但每日摄入量不超过 120 g,尤其不要集中在一餐食用。无论在急性期或缓解期,病人均应避免进食含嘌呤多的食物。

（五）营养与肿瘤

肿瘤是机体在多种内在和外来的致瘤因素作用下,引起细胞异常增生而形成的新生物。肿瘤作为一种以细胞突变为基础的疾病,营养因素可以影响其发生发展的多个阶段。就临床营养学来说,营养与肿瘤(主要指恶性肿瘤或癌症)的关系主要可归纳为营养因素在肿瘤发病中的作用、肿瘤对机体营养代谢的影响以及恶性肿瘤治疗过程中营养补给措施等三个方面。

1.营养素与肿瘤　某些营养素的缺乏、过多或不平衡都可能会促使某种癌症的发生。

(1)总能量。能量摄入过多可导致体重超重、肥胖,而此类人群患乳腺癌、结肠癌、胰腺癌、胆囊癌、子宫内膜癌和前列腺癌的危险性增加。如增加体力活动、增大能量消耗,则能降低此类癌症的危险性。低能量摄入可抑制癌生成的启动和促进,尤其是在肿瘤促进阶段最有效。

(2)脂肪。高脂膳食人群中某些癌症(如结肠癌、直肠癌、乳腺癌和前列腺癌)的发病率及病死率较高,且与动物脂肪、饱和脂肪酸摄取量呈正相关,推测脂肪是在促癌阶段起作用,这可能与高脂肪摄入抑制细胞免疫功能、影响内分泌系统、增加肠道内胆汁酸分泌、改变肠道正常菌丛、产生肠道内致癌化学物质等有关。高脂膳食还可促进雌激素的合成代谢,其中的雌酮和雌二酮有致乳腺癌的作用。

(3)蛋白质。蛋白质摄入量过高或过低均会促进肿瘤的生长。蛋白质摄入过低,易引起食管癌和胃癌;蛋白质摄入过多,易引起结肠癌、乳腺癌和胰腺癌。在等能量进食时,一些相关性研究和动物实验均提出,动物性蛋白质摄入量高可能在发达国家多种常见癌的危险性增加方面发挥作用。但富含蛋白质的饮食也常伴有高脂肪,因此,不能排除其他成分的影响。

(4)碳水化合物。高淀粉膳食本身无促癌作用,但摄入以淀粉膳食为主的人群常伴有蛋白质摄入量偏低和其他保护因素不足。另外,高淀粉膳食因容量较大而易损伤胃黏膜,还可导致机体的抵抗力下降,免疫功能受损。

2.食物加工、烹调与肿瘤　食物加工和烹调不当可增加患某些癌症的危险性,包括不合理使用调味品及添加剂、食品受到致癌物的污染,以及在加工烹调过程中所产生的致癌物等。

(1)调味品和添加剂。部分调味品(如发酵法生产的酱油、虾子酱等)本身具有致突变性,经高温烹调后,其致突变作用更强。另外,食品添加剂如糖精的大量应用可能使膀胱癌发生概率增高,人工色素、防腐剂等超标准食用也可能会带来一定的危险性。

(2)油炸、烟熏、烧烤食物中产生多环芳烃。食物的一些成分在烹调加工时经高温热解或热聚可产生有致癌性的多环芳烃族化合物。另外,在烧烤烹制食物中,鱼和肉烧焦的表面含有强致突变性的蛋白质和氨基酸的裂解产物。

(3)盐腌食品。N-亚硝基化合物是强致癌剂。在某些特殊加工的食物中 N-亚硝基化合物含量增高,可增加癌症发生风险。

3.食物污染物与肿瘤　食物污染物来自生物性污染和化学性污染两大类。生物性污染主要是指某些霉菌污染食物并产生有致癌作用的毒素。化学性污染包括生产、生活环境(大气、水、土壤)中的各种化学物质污染食物。

4.生活及饮食习惯与肿瘤　不良的生活、饮食习惯可直接或间接地增加患癌的危险性,如重度饮酒、吸烟、食用霉变食物、喜吃烫食或进食过快等行为。

5.肿瘤病人的代谢变化

（1）厌食和体重下降。常见于各种癌症或经手术、放疗或化疗后的病人。持续厌食、病情发展严重和/或肿瘤本身对消化道的压迫均可影响消化吸收，导致严重的营养不良和组织极度消耗而引起恶病质，直至体重下降，严重影响病人的生存质量。

（2）代谢异常。

①能量代谢异常：癌症病人明显消瘦除因摄入减少外，消耗的增加亦是不能忽视的一个方面。

②碳水化合物代谢异常：癌症病人由于胰岛素释放不足或胰岛素不敏感，可造成葡萄糖不耐受症。

③脂肪代谢异常：癌症病人由于脂肪合成降低、分解增强、血清脂蛋白脂肪酶活性降低而发生高脂血症。

④蛋白质代谢异常：肝脏蛋白质合成增加是癌症恶病质的关键特征，这种蛋白质合成增加与癌肿的生长成比例；肌肉蛋白质合成降低、分解加速导致病人消瘦、体重下降；血浆支链氨基酸含量下降；癌细胞是谷氨酰胺的最大消耗者，并与宿主竞争血中的谷氨酰胺，干扰宿主谷氨酰胺代谢。

⑤维生素代谢异常：病人血浆中抗氧化营养素含量下降，其他维生素含量亦有降低。

⑥微量元素代谢异常：癌症病人大多有血清硒和锌降低，同时，可见到抗氧化能力降低和细胞免疫功能下降。

6.恶性肿瘤的营养治疗　在肿瘤病人的临床治疗中，辅助营养疗法可以预防和纠正癌症发展过程中所发生的营养不良，使病人体重丢失限制在最低限度，并能坚持多种治疗手段，防止肿瘤的复发和转移。

（1）营养支持途径的选择。

①经口进食是病人的首选，应尽可能根据病人平时的饮食习惯，烹调病人喜吃的又符合营养原则的饮食，以保证营养的摄取。

②病人不能经口进食或胃肠功能有障碍，摄入营养不能满足需要时，可选择鼻饲或静脉营养。一旦其胃肠功能恢复，即改为肠内营养和经口进食。

（2）营养治疗。

①能量：理想的肿瘤患者的营养治疗应该实现两个达标：即能量达标与蛋白质达标。恶性肿瘤是消耗性疾病，一方面，癌细胞的迅速生长和增殖使机体能量消耗增加；另一方面，机体在疾病状态下又会出现营养摄入不足或营养缺乏状态，而放疗、化疗等治疗手段又可抑制病人的食欲，导致摄食量进一步减少，加重营养不良。因此，对恶性肿瘤病人应补充适宜能量。目前，癌症病人的能量供给量多为疾病状态下的需要量，依实际需求量供给。

②蛋白质：适当提高蛋白质（动物和植物蛋白质比例恰当）摄入量，以纠正负氮平衡和改善免疫功能。

③脂肪：控制脂肪的摄入量，并调整动物和植物脂肪的比例。对于一些与脂肪摄入有密切关系的癌症，以及消化吸收功能严重障碍的癌症病人，全日脂肪摄入量不能超过总能量的20%，其他癌症病人可根据病情调整至25%～30%。

④碳水化合物：各类癌细胞生长的共同特点是均以葡萄糖作为能量的主要来源，在三大

供能营养素中,癌细胞摄取葡萄糖的能力最强,也最为活跃。因此,对于癌症病人,饮食中应控制碳水化合物的供给,并注意不宜以单糖作为碳水化合物的主要来源。

⑤膳食纤维:促进排便,缩短粪便在肠道的停留时间而减少有毒物质的重吸收,避免毒素造成的过氧化反应对细胞产生损害。

⑥维生素与无机盐:癌症病人,尤其是长期未进食或行肠外营养支持者,由于维生素和矿物质的摄入量不足或丢失量增加,易造成缺乏,应注意补充。

(3)癌症发生不同阶段的营养治疗。

①癌前病变的营养治疗:对病人进行癌前阶段的饮食营养预防,可使肿瘤的发生率大幅度地下降。癌前阶段病人的饮食预防应从防癌机制的多个环节上干预,可从减少致癌前体物或致癌物的摄入、阻止致癌物在胃内的合成、阻断致癌物对靶器官的作用、抑制癌基因的表达和提高机体的免疫功能等方面,采取综合措施进行预防。

②接受化疗、放疗病人的营养治疗:常规的治疗手段在阻止、杀伤肿瘤细胞的同时,亦会损伤正常组织和细胞,或多或少出现副作用,给病人营养状况带来不良的潜在影响。因此,在调整病人营养素平衡的同时补充抗氧化营养素,可减少化疗和放疗的毒副反应。

③晚期病人的营养治疗:晚期病人常因肿瘤转移到其他脏器而无法手术切除,这时病人的营养状况极为不良,免疫功能极度下降,病人的抗氧化能力很低,血中的脂质过氧化物明显升高。因此,对晚期肿瘤病人的治疗原则是提高进食能力,提高免疫功能和抗氧化能力;调整其他器官的功能,增强人体抵抗力,达到延长生存期和提高生存质量的目的。此期病人可辅以中医中药治疗。

(4)抗癌治疗后的营养措施。各种抗癌治疗可能使病人出现恶心、呕吐、食欲减退和无食欲等症状,需根据症状调整食物,以改善其进食状况。

(杨万水)

第三节　特定人群营养

特定人群包括孕妇、乳母、婴幼儿、儿童、老年人群等,他们有自己的生理特点及特殊的营养需要。

一、孕妇及乳母营养

(一)孕妇营养与膳食

孕妇是指处于妊娠特定生理状态下的人群。在约 280 天的孕育过程中,母体的生理状态及代谢都有较大的改变。母体的营养状况对妊娠结局可产生直接或间接的影响,孕妇营养关系母子两代人的健康。

1.孕期营养对胎儿及母体的影响　孕期妇女的营养状况(包括营养不良、营养过剩和营养不平衡等)可对其本身及胎儿,甚至对子代将来的体格、智力等方面产生较大影响。

(1)孕期营养对胎儿的影响。身材矮小、体重轻、孕期增重不足的孕妇分娩低体重儿的概率较大;孕期蛋白质-能量供给不足的母体可造成子代身长较短、体重较轻,子代的脑组织重量、脑细胞数量及脑组织中各种酶的含量和活性均较低,子代对刺激的反应性和学习能力也会降低;孕期营养不良还可引起流产、早产、新生儿体重下降,甚至造成新生儿和婴儿死亡率升高;孕妇严重贫血除可影响新生儿的铁储备,使婴儿出生后不久就发生贫血外,甚至还可导致胎儿早产或死产;孕妇锌缺乏可引起胎儿畸形;孕早期叶酸缺乏可引起神经管畸形;母体缺乏维生素 A 可引起早产、胎儿宫内发育迟缓及低出生体重等。

有时孕妇营养过剩会导致比营养缺乏更为严重的后果,如胎儿生长发育加速,成为大于胎龄儿,甚至巨大儿。巨大儿易造成难产和产伤,出生后易出现低血糖、低血钙、红细胞增多症等并发症;大量补充维生素 A 则可导致自发性流产,以及新生儿中枢神经系统、血管和面部先天畸形;营养过剩所致的胎儿宫内生长发育异常也是其成年后某些慢性疾病,如肥胖症、糖代谢异常、高血压等的潜在病因。

(2)孕期营养对母体的影响。妊娠母体发生代谢改变和生理性代偿,甚至牺牲自身组织以保证胎儿的生长发育。毫无疑问,孕妇的营养若得不到合理补充,将影响自身的健康。

孕妇摄入的食物缺乏铁、叶酸、维生素 B_{12},可引起营养性贫血,临床上以缺铁性贫血多见,其他营养素摄入不足也会加重贫血的程度。贫血孕妇在分娩时,即使出血量不大也容易发生休克,并可造成产后感染多发;孕妇挑食、偏食、节食以及患有消耗性疾病都可发生自身营养不良性水肿、低蛋白血症、低血糖等;摄入钙量不足和维生素 D 缺乏而又无钙储存的孕妇,会动用自身骨骼中的钙以满足胎儿所需,其结果是母体因骨钙不足而患骨质软化症,产后骨密度降低。

近年来,由于孕妇营养过剩而引发的妊娠糖尿病、妊娠高血压现象也较常见。

2.孕期营养与膳食 根据胎儿生长发育的情况,一般将妊娠分为早、中、晚三期。妊娠早期(第 13 周以前)主要是胚胎分化和器官形成期。此期母体子宫、乳房及血容量的变化很小,胎儿生长较慢,体重平均每天仅增加 1～2 g。因此,此期所需的能量和营养素变化不大,与正常妇女的营养需要相似,若孕妇身体状况良好,并不需要额外补充营养。妊娠中期(第 13～27 周)胎儿生长加快,平均每天增重约 10 g,而母体体重增加约 5 kg。随着母体和胎儿体重的增加,各种营养素及能量也应相应增加。妊娠晚期(第 28 周以后)胎儿生长很快,其中又以第 32～38 周最为突出,此期母体增加的体重多为胎儿增加的体重,同时,孕妇为产后哺乳而准备的各种营养素的储存也主要发生在此阶段。因此,应该特别注意妊娠最后 3 个月的营养补充。

(1)能量。孕妇能量消耗增加主要基于以下 4 个方面:①基础代谢增加;②食物特殊动力作用;③劳动(活动)耗能;④生长发育需要(包括母体增重与胎儿新生组织和胎盘的形成,以及新生组织代谢所需)。孕妇在整个妊娠期(主要为中晚期)需要增加能量 75000～80000 kcal,以满足自身及新生儿正常体重的能量需求。因此,孕中期、晚期孕妇的每日能量推荐摄入量较非孕妇女分别增加 300 kcal 和 450 kcal,并根据自身情况进行适当的调整。孕期能量摄入是否恰当主要依据定期测量孕妇体重的增长来评价和判断。凡是孕前体重正常,孕中期、晚期每周体重增加 0.4～0.5 kg 的孕妇,其能量摄入即基本上符合要求。2009 年,美国医学研究所(Institute of Medicine,IOM)根据孕前不同 BMI 修订了孕期适宜增重范围,见表 8-3-1。

表 8-3-1　美国医学研究所按孕前 BMI 推荐的孕期体重增长适宜范围

孕前 BMI 状态	孕前 BMI(kg/m²)	孕期体重增长范围(kg)
低	≤18.5	12.5~18.0
正常	18.5~24.9	11.5~16.0
超重	25.0~29.9	7.0~11.5
肥胖	≥30.0	5.0~9.0

(2)蛋白质。妊娠全过程母体储留蛋白质 910~925 g,这些蛋白质一部分为供给胎儿、胎盘、羊水、血容量增加以及母亲子宫、乳房等组织的增长所需,另一部分储存于母体内,以备后期胎儿的需要量加大时所需。孕妇有充足的蛋白质,能预防一些妊娠并发症的发生,也能预防由于分娩过程可能损失大量的血液而发生的产后贫血;一定量的蛋白质储留可以保障孕妇体质恢复;丰富的氮储备还有刺激乳腺分泌、增加乳量的作用。此外,摄入蛋白质的质量也很重要,因为胎儿肝脏发育成熟前不能进行氨基酸的合成,故对于胎儿来说,所有的氨基酸均是必需氨基酸,均需从母体中获得。

综合考虑,孕妇蛋白质的推荐摄入量为:孕中期、晚期增加值分别为 15 g/d、30 g/d,蛋白质能量应占总能量的 13%~15%,优质蛋白质占总蛋白质的 1/2~2/3。

(3)脂类。孕期需积累 3~4 kg 的脂肪以备产后泌乳所需。膳食中的磷脂及长链不饱和脂肪酸对人类生命早期脑组织和视网膜的发育非常重要。《中国居民膳食营养素参考摄入量(2013 版)》推荐孕妇膳食脂肪供能百分比为 20%~30%。

(4)碳水化合物。妊娠中晚期,胎儿脑组织需要充足的能量,葡萄糖是脑细胞形成和活动所需的主要能源,故胎儿耗用母体的葡萄糖较多。若孕妇因碳水化合物摄入不足而分解、动员脂肪供能,则会产生大量的酮体,对胎儿大脑发育不利。须注意的是,在保证孕妇摄入充足的碳水化合物的同时,还应考虑到孕妇对胰岛素不敏感,避免孕妇血糖上升幅度过大。对患有糖尿病的孕妇尤其要注意,长期血糖过高,胎儿可发生高胰岛素血症。

(5)无机盐。妊娠期妇女由于生理需要量增加,易出现钙、铁、锌、碘等矿物质缺乏。

孕期母体需增加钙储存约 30 g。如果孕前钙储备不足,孕期又未得到大量补充,孕妇自身易患骨质软化症。另外,胎儿要从母亲的骨骼中夺取大量的钙、磷,以满足自身骨骼和牙齿钙化的需要(孕 30 周后更为明显),此过程会加重母体缺钙的状况。因此,中国营养学会建议:孕妇钙的推荐摄入量在孕中期为 1000 mg/d,可耐受最高摄入量为 2000 mg/d。

妇女因月经失血而储备铁不足,妊娠期需要 1000~1600 mg 铁满足胎儿、胎盘及自身的需要,还包括储备一定的铁以补偿分娩时由于失血而造成的铁损失。另外,由于母乳中铁含量极少,因此,胎儿肝脏还要储存一部分铁以保障出生后 6 个月内不出现贫血。孕妇铁的推荐摄入量在孕早期为 20 mg/d、孕中期为 24 mg/d、孕晚期为 29 mg/d,可耐受最高摄入量均为 42 mg/d。由于我国居民以植物性食物为主,铁的吸收利用率低,除了增加动物性食物及维生素 C,还需适当补充铁制剂。

母体血锌从孕早期开始逐渐降低,至产前达最低点。此种现象说明在整个妊娠期(特别是孕末期),胎儿对锌的需要量是迅速增加的。孕早、中、晚期锌的推荐摄入量均较非孕妇女多 2 mg/d,可耐受最高摄入量为 40 mg/d。甲状腺素能促进蛋白质的合成,促进胎儿的生长发育。孕妇甲状腺功能活跃,需碘量增加。碘的推荐摄入量在孕早、中、晚期均为 230 μg/d,

可耐受最高摄入量为 600 $\mu g/d$。

（6）维生素。维生素 A 能增加孕妇对传染病的抵抗力，可防止产后乳头皲裂。维生素 A 的推荐摄入量在孕早期为 700 μg RAE/d，孕中、晚期均为 770 μg RAE/d，维生素的食物来源应以植物性食物为主；我国孕期妇女维生素 D 的推荐摄入量为 10 $\mu g/d$；孕期妇女能量摄入较正常妇女增多，维生素 B_1、维生素 B_2 的需要量也相应增加，两者的推荐摄入量均为孕早期 1.2 mg/d、中期 1.4 mg/d、晚期 1.5 mg/d；由于妊娠时雌激素增加，色氨酸加氧酶的活性增加，维生素 B_6 的需要量也增加，再加上血液稀释和胎儿的需要，故孕妇血中维生素 B_6 含量降低，特别在妊娠的后 3 个月表现更为明显，《中国居民膳食营养素参考摄入量（2013 版）》中孕妇维生素 B_6 的推荐摄入量为 2.2 mg/d，叶酸和维生素 B_{12} 的推荐摄入量分别为 600 μg DFE/d 和 2.9 $\mu g/d$。

3. 孕妇的合理膳食　妇女孕期（生命早期 1000 天的第一阶段）的营养需要通过每天膳食实现。《中国居民膳食指南（2022）》调整孕前体重至正常范围，保证孕期体重适当增加。常吃含铁丰富的食物，选用碘盐，合理补充叶酸和维生素；孕吐严重者，可少量多餐，保证摄入含必需量碳水化合物的食物；孕中、晚期适量增加奶、鱼、禽、瘦肉的摄入；经常参加户外活动，禁烟酒，保持健康的生活方式；愉快孕育新生命，积极准备母乳喂养。

（1）妊娠早期。妊娠早期胎儿生长很慢，孕妇对各种营养素的需要量与孕前基本相同。有妊娠反应时，配膳原则是"易消化、少油腻、味清淡、少食多餐"，在不妨碍身体健康的前提下，尽量适合孕妇的口味。进食量少的孕妇要设法吃进 130 g 以上的碳水化合物，以防止饥饿引起的酮症酸中毒，并尽量摄入 40 g 以上的蛋白质，以维持正氮平衡。

（2）妊娠中期。妊娠中期胎儿生长加快，母体也开始储备营养素，母体对营养素的需要量也相应增加。此期应根据经济条件和市场供应情况尽量多供给营养丰富的食物，并注意各种食物的合理搭配，特别要注意动物性食物、蔬菜和水果的供给。

（3）妊娠晚期。妊娠晚期胎儿生长更快，而且母体和胎儿体内储存的营养素在这个时期也最多。此期应在妊娠中期膳食要求的基础上，更加注意食物的多样化，以扩大营养素的来源。特别注意富含优质蛋白质食物的供给，增加鱼、肉、蛋、奶及海产品的摄入。有下肢水肿的孕妇应该限盐。

（二）乳母的营养与膳食

随着胎儿的出生，母亲由妊娠期进入了哺乳期（生命早期 1000 天的第二阶段）。乳母营养状况的优劣不仅会影响婴儿的正常生长发育，而且会影响乳母自身近期的生理调整和远期的健康状况。只有调整好乳母的营养膳食，才能保证母婴两代人的健康。

1. 乳母的营养需要　乳母保持良好的营养状况能保证乳汁的正常分泌，并维持乳汁的质量和数量，但此过程消耗的能量及各种营养素较多，因此，乳母的营养需求远大于孕妇的营养需求。调整好哺乳期妇女的营养摄入，对保证母婴获得足够的营养都很重要。

2. 乳母的合理膳食　由于乳母对各种营养素的需要量增加，因此乳母的膳食要选用营养价值较高的食物来合理搭配，尽量做到食物种类齐全，保证充足的蛋白质及其他营养素的摄入；多食含钙丰富的食物；补充铁剂；摄入足够的新鲜蔬菜和水果；每天安排 4～5 餐，选择适宜的烹调方法，并注意食品卫生。需要强调的是，要注意整个哺乳期营养供给的均衡性，避免把对母体的营养补充重点只放在产后 1 个月内。此外，产后情绪、心理、睡眠等也会影响乳汁分泌。中国营养学会给哺乳期妇女的膳食指南是：产褥期食物多样、不过量，重视整个哺乳期的营养均衡;适量增加富含优质蛋白质及维生素 A 的动物性食品和海产品,选用碘盐,合理补充维生素 D;提供家庭支持,保持愉悦心情和充足睡眠,坚持母乳喂养;增加身体活动量,促进产后恢复健康体重;多喝汤和水,忌烟酒,限制浓茶和咖啡。孕妇及乳母每日膳食营养素参考摄入量见表 8-3-2。

表 8-3-2　孕妇及乳母每日膳食营养素参考摄入量

	成年女子（轻体力劳动）	孕妇			乳母
		孕早期	孕中期	孕晚期	
能量(kcal)	1800	+0	+300	+450	2300
蛋白质(g)	55	+0	+15	+30	80
脂肪(%E)	20～30				
亚油酸(%E)	4.0	4.0	4.0	4.0	4.0
α-亚麻酸(%E)	0.6	0.6	0.6	0.6	0.6
DHA+EPA(mg/d)		0.25(0.20*)	0.25(0.20*)	0.25(0.20*)	0.25(0.20*)
钙(mg)	800	+0	+200	+200	1000
铁(mg)	20	+0	+4	+9	24
锌(mg)	7.5	+2.0	+2.0	+2.0	12
硒(μg)	60	+5	+5	+5	78
碘(μg)	120	+110	+110	+110	240
视黄醇当量(μg RAE)	700	+0	+70	+70	1300
维生素 D(μg)	10	+0	+0	+0	10
维生素 E(mg α-TE)	14	+0	+0	+0	17
维生素 B$_1$(mg)	1.2	+0	+0.2	+0.3	1.5
维生素 B$_2$(mg)	1.2	+0	+0.2	+0.3	1.5
烟酸(mg NE)	12	+0	+0	+0	15
维生素 B$_6$(mg)	1.4	+0.8	+0.8	+0.8	1.7
维生素 B$_{12}$(μg)	2.4	+0.5	+0.5	+0.5	3.2
叶酸当量(μg DFE)	400	+200	+200	+200	550
维生素 C(mg)	100	+0	+15	+15	150

注: * 为 DHA。

二、婴幼儿营养

婴幼儿阶段是指出生后至满 2 周岁前的阶段(从怀孕至出生满 2 周岁为生命早期 1000 天),包括婴儿期(出生后至满 1 周岁前)和幼儿期(满 1 周岁至满 2 周岁前)。孩子从新生儿期到婴儿期是生命过程中生长发育的第一个高峰,在体重、身长、头围、胸围等各方面都呈快速增长趋势。幼儿的生长发育虽不及婴儿迅猛,但与成人相比也是非常旺盛的。此期婴儿的许多器官都处在不成熟和娇嫩的萌芽状态,其消化能力与营养需求存在严重的矛盾,因此,需采用科学的喂养方式。

(一)母乳喂养

对 6 个月以内的婴儿来说,母乳是营养最全面的食物。母乳的营养成分优于其他乳制品,其蛋白质、脂肪、乳糖及其他营养素的质和量均符合婴儿的生理特点,易消化吸收,最适合婴儿的需要。母乳的质和量还可随着婴儿的生长发生相适应的改变。母乳含有能增强婴儿抗病能力的特异性免疫物质;母乳喂养能刺激婴儿味觉的发育,能促进母婴之间的情感交流;乳母通过喂养孩子可反射性地刺激子宫收缩,利于母亲产后的恢复。另外,母乳喂养既方便、卫生、经济,又不会因加工消毒而损失营养素。

在母乳充足的情况下,婴儿前 6 个月内最好不要添加任何食物或饮料,因为纯母乳喂养能满足 6 月龄以内婴儿除维生素 D 以外所需要的全部液体、能量和营养素,因此,婴儿出生后数日开始每日补充维生素 D_3 10 μg(400 IU)。

中国营养学会给予 6 月龄内婴儿的喂养指南是:母乳是婴儿最理想的食物,坚持 6 月龄内婴儿纯母乳喂养;生后 1 小时内开奶,重视尽早吸吮;给予回应式喂养,建立良好的生活规律;适当补充维生素 D,母乳喂养无须补钙;一旦有任何动摇母乳喂养的想法和举动,都必须咨询医生或其他专员,并由他们帮助出决定;定期监测婴儿体格指标,保持健康生长。

(二)混合喂养和人工喂养

尽管母乳是新生儿和婴儿最理想的天然营养食物,但仍有一些特殊情况不宜或不能采用母乳喂养,此时需用其他代乳品来替代母乳喂养婴儿。

1. 混合喂养   因各种原因造成的,虽然保持母乳喂养,但同时部分采用母乳代用品喂养婴儿的喂养方式,称为混合喂养。

2. 人工喂养   用母乳代用品或代乳品(如配方乳、代乳粉)等喂养 6 个月内的婴儿。人工喂养时应满足婴儿需要的能量与各种营养素,只在母亲无法母乳喂养时采用。

(三)添加辅食

随着年龄的增长,7 月龄以后婴儿的胃容量逐渐增大,分泌的消化酶也发生变化,此时单纯母乳喂养不能完全满足婴儿生长发育的需要,因此,要及时添加辅助食品。添加辅助食品要注意婴儿的生理特点,遵循从一种到多种、由少量到多量的原则。1 岁以内小儿咀嚼、消化能力不强,在饮食的品种及烹调方法上要做适当的搭配与调剂。

(四)幼儿膳食

幼儿膳食是幼儿从婴儿期的以乳类为主过渡到以谷类为主,奶、蛋、鱼、禽、肉及蔬菜和水果为辅的混合膳食,除高脂肪及刺激性或不易消化的食物外,成人吃的食物幼儿都可以食用,但其烹调方法应与成人有别,餐次安排也要适应这一时期小儿的特点,可安排多餐(如三餐两点)。幼儿时期也是健康易出问题的时期,易发生营养不良,因此,应注意增加食物的种类,注意培养幼儿良好的饮食习惯,不挑食、不偏食。城市 2 岁以后的幼儿逐渐进入幼托机构,并可能在幼儿园进餐,因此,提高幼托机构人员的营养知识水平对保证幼儿的合理营养特别重要。《中国居民膳食指南(2022)》中 7~24 月龄婴幼儿喂养指南是:继续母乳喂养,满 6 月龄起必须添加辅食,从富含铁的泥糊状食物开始,及时引入多样化食物,重视动物性食物的添加;尽量少加糖盐,油脂适当,保持食物原味;提倡回应式喂养,鼓励但不强迫进食;注重饮食卫生和进食安全;定期检测体格指标,追求健康生长。

三、儿童营养

(一)学龄前儿童营养

学龄前儿童是指满 2 周岁至满 6 周岁前的儿童。学龄前儿童与婴幼儿相比,生长发育呈稳步增长,而脑及神经系统发育持续并逐渐成熟,加上此期儿童具有好奇、注意力分散、喜欢模仿、活泼好动等特点,因此,需要充足营养。此期也是培养儿童良好饮食习惯的重要阶段。因此,学龄前儿童平衡膳食应遵循多样食物合理搭配的原则,供给其足够的营养;制定合理的膳食制度,建立良好的生活、饮食习惯;2~5岁儿童的咀嚼及消化能力仍有限,应注意选择适合此期年龄特点的烹调方法,注意色、香、味多样化,以增加儿童食欲。《中国居民膳食指南(2022)》指出:学龄前儿童应保持食物多样,规律就餐,自主进食,培养健康饮食行为;每天饮奶,足量饮水,合理选择零食;合理烹调,少调料、少油炸;参与食物选择与制作,增进对食物的认识和喜爱;经常参加户外活动,定期进行体格测量,保障健康成长。

(二)学龄儿童营养

中国营养学会将满6岁到不满18岁的未成年人列为学龄儿童。学龄儿童体重增长虽较平稳,但生长成熟期个体差异大,另外,这个时期学习任务繁重,因而容易出现一些营养问题,如早餐不足、缺铁性贫血、某种维生素的缺乏等。此外,看电视时间过长、体力活动减少,加上饮食不平衡而导致的超重和肥胖在这一时期也比较突出。因此,学龄儿童应该合理食用各类食物,确保平衡膳食,尤其应注重早餐的数量和质量,培养良好的生活习惯和饮食习惯,经常参加体育活动。《中国居民膳食指南(2022)》指出:主动参与食物选择和制作,提高营养素养;吃好早餐,合理选择零食,培养健康饮食行为;天天喝奶,足量饮水,不喝含糖饮料,禁止饮酒;多参加户外活动,减少看视频时间,每天参加60分钟以上的中高强度身体活动;定期监测体格发育,保持体重适宜增长。

四、老年人营养

衰老是一个逐渐发生的自然过程,何时进入老年期,在年龄上很难界定。开始衰老的年龄不同,即使是同一个体,各器官功能开始退化的年龄也不一致。人到中年以后,机体活动量逐渐减少,代谢率降低,各系统器官的生理功能减退,特别是胃肠道功能及机体调节适应能力减弱,使机体的物质代谢平衡和各系统器官的功能状态比青壮年时期更容易受到膳食质量的影响。大多数老年性常见病、多发病都与膳食因素有关。

(一)老年人营养

1.能量　随着年龄的增长,30岁以后人的基础代谢率逐渐降低,活动量减少,体脂增加,瘦体质减少,体内能量的消耗呈现逐渐下降的趋势。因此,老年人能量的摄入应随年龄的增长而逐渐减少,并以体重来衡量。如果摄入过多而消耗少,过剩的能量将以体脂的形式储存,使体重超重,引起肥胖。因此,老年人在适当控制能量摄入的同时,可以选择其本人喜爱的、适合于本人并能接受的运动项目,并根据活动量的大小调节能量的摄入,使体重保持在理想范围。

2.蛋白质　一方面,老年人体内蛋白质的分解代谢大于合成代谢,而且老年人对食物蛋白质的吸收利用率降低,因而容易出现负氮平衡;另一方面,老年人的肝、肾功能降低,过多的蛋白质摄入会增加肝、肾负担,因此,其蛋白质摄入以维持氮平衡为原则。总之,老年人对蛋白质的需要量不低于中青年,应占总能量的15%,并应选择容易消化的、含蛋白质丰富的食物,大豆类及其制品是老年人的理想食品之一。老年人群的蛋白质参考摄入量男性为65 g/d,女性为55 g/d。

3.脂类　老年人摄入脂肪过多或过少对健康都无益,摄入过少会影响脂溶性维生素的吸收,摄入过多容易引起肥胖、高血压、冠心病、动脉粥样硬化等。一般认为,脂肪的摄入量占总能量的 20%～30% 为宜,饱和脂肪酸、单不饱和脂肪酸和多不饱和脂肪酸的比例以 1:1:1 较好,可多摄食一些有降胆固醇作用的保健食物,如洋葱、大蒜、香菇、木耳、豆制品等。

4.碳水化合物　老年人由于胰岛素分泌减少,组织对胰岛素的敏感性下降、糖耐量降低,容易发生血糖增高。另外,过量摄入的糖类在体内还可转变为脂肪,引起肥胖、高脂血症等疾病。根据我国的膳食结构和膳食习惯,碳水化合物的适宜摄入量应占总能量的 50%～65%,应增加复合碳水化合物及粗杂粮、膳食纤维的摄入。

5.无机盐　无机盐的摄入量应该以符合成年人平衡膳食的要求为原则,并可略微增加。老年人钙、铁、钠的摄入量之所以受到较多的重视,在很大程度上是由于它们与骨质疏松、贫血、高血压等老年多发病有关。关注膳食钙的摄入及维生素 D 的补充,并积极采取综合措施,防治老年人骨质疏松,要特别关注骨质疏松高危群体——老年女性。

6.维生素　老年人由于进食量少、消化功能减退、对维生素的利用率下降、肝肾功能衰退等,易出现各种维生素的缺乏。而机体老化的某些过程、老年多发病的发生和发展往往都与维生素摄入不足、维生素缺乏有关,因而需要特别给予关注,应保证老年人各种维生素的摄入量充足。

(二)老年人的合理膳食

1.食物应多样化,注意避免部分老年人由于牙齿的脱落,常需吃质地柔软的食物而造成食物加工过程中出现的营养素丢失。

2.选择的动物性食物应富含优质蛋白质和必需脂肪酸,而油脂应来自饱和脂肪酸和胆固醇较少的食物,如牛奶、大豆制品、鱼和鱼油、鸡肉和鸡油、牛肉等,避免过多摄入肥猪肉、蛋黄、奶油及油煎、油炸的食物,多吃蔬菜和水果。

3.节制饮食,不宜过饱,少食多餐,定时定量。

4.食物宜清淡,质地应柔软、易于消化,避免过咸、过甜、过油腻和过度加工的食物,并注意色、香、味,以促进食欲。

5.适量饮水可帮助体内废物的排泄,利于排便,但晚间应避免喝浓茶和浓咖啡,以免影响睡眠。

6.营造愉快的进餐环境,尽量避免因独居而容易出现的饮食单调、无规律及精神不愉快,应适当运动。

《中国居民膳食指南(2022)》指出:老年人的食物品种要丰富,动物性食物充足,常吃大豆制品;鼓励共同进餐,保持良好食欲,享受食物美味;积极参加户外活动,延缓肌肉衰减,保持适宜体重;定期做健康体检,测评营养状况,预防营养缺乏。

(李　李　蒋建华)

第四节　病人营养

一、病人营养风险筛查与营养状况评估

病人常因代谢异常、食欲缺乏、进食困难、消化功能不良或需禁食等而发生营养不良,这

不仅会影响临床疗效,还会加重病情,直接影响疾病的转归和手术的预后。因此,定期或不定期对病人进行营养评价和风险筛查,可有效地预防和纠正营养不良,对于提高临床疗效、促进病人机体康复非常重要。

(一)营养风险筛查

营养风险筛查(nutritional risk screening)快速、简便,对患者无创,因此应用广泛。目前临床上应用较多的营养筛查方式有主观全面评定(subjective global assessment,SGA)、微型营养评定(mini-nutritional assessment,MNA)、营养风险筛查 2002(nutritional risk screening 2002,NRS 2002)、营养不良通用筛查工具(malnutrition universal screening tool,MUST)、预后营养指数(prognostic nutritional index,PNI)及营养风险指数(nutritional risk index,NRI)等。

1. 主观全面评定 SGA 是美国肠外肠内营养学会(American Society for Parenteral and Enteral Nutrition,ASPEN)推荐的临床营养状况评估工具,见表 8-4-1。

表 8-4-1 主观全面评定

指标	A 级	B 级	C 级
1. 近期(2 周)体重改变	无/升高	减少<5%	减少>5%
2. 饮食改变	无	减少	不进食/低热量饮食
3. 胃肠道症状(持续 2 周)	无/食欲不减	轻微恶心、呕吐	严重恶心、呕吐
4. 活动能力改变	无/减退	能下床活动	卧床
5. 应激反应	无/低度	中度	高度
6. 肌肉消耗	无	轻度	重度
7. 三头肌皮褶厚度	正常	轻度减少	重度减少
8. 踝部水肿	无	轻度	重度

注:上述 8 项中,至少 5 项属于 C 级或 B 级者,可分别被定为重度或中度营养不良。

2. 微型营养评定 MNA 由 Gulgoz、Vellas 和 Garry 于 20 世纪 90 年代初提出。该方法简便易行,且与传统的人体营养评价及人体组成评价方法有良好的相关性,主要用于老年患者的营养评估。MNA 评价内容包括人体测量、整体评价、膳食问卷和主观评定等,根据上述各项评分标准进行计分并累加,可用于预测健康结局、社会适应能力、病死概率、复诊次数和住院费用等。

3. 营养风险筛查 2002 NRS 2002 是欧洲肠外肠内营养学会(European Society for Parenteral and Enteral Nutrition,ESPEN)于 2002 年提出并推荐使用的营养筛查工具,包括人体测量、近期体重变化、膳食摄入情况和疾病严重程度四个方面的评估内容。NRS 2002 评分由三部分构成:营养状况评分、疾病严重程度评分和年龄调整评分(若病人大于或等于 70 岁,加 1 分),评分之和为总评分,总评分为 0~7 分。若 NRS 2002 的评分大于 3 分,可确定病人存在营养不良风险。NRS 2002 的突出优点在于能预测营养不良的风险,并能前瞻性地动态判断病人的营养状态变化,便于及时了解病人的营养状况,并为调整营养支持方案提供证据。有研究显示,应用 NRS 2002 发现存在营养风险的病人,给予营养支持后,可改善临床结局,如缩短病人住院时间等。NRS 2002 简便易行,方便进行医患沟通,通过问诊和简便测量,即可在 3 分钟内迅速完成,无创、无医疗耗费,病人易于接受。NRS 2002 初筛表和最终筛查表分别见表 8-4-2 和表 8-4-3。

表 8-4-2　NRS 2002 的初筛表

问题	是	否
1.体重指数(BMI)是否小于 20.5 kg/m² ?	☐	☐
2.最近 3 个月内患者的体重有丢失吗?	☐	☐
3.最近 1 个星期内患者的膳食摄入有减少吗?	☐	☐
4.患者的病情严重吗? (如在重症监护中)	☐	☐

　　注:如果任何一个问题的答案为"是",则按表 8-4-3 进行最终筛查;如果所有问题的答案均为"否",每隔 1 周要重新进行筛查。

表 8-4-3　NRS 2002 最终筛查表

营养状况评分			疾病严重程度评分		
无	0 分	正常营养状态	无	0 分	正常营养需要量
轻度	1 分	近 3 个月内体重丢失大于 5%;或食物摄入量比正常需要量低 20%~50%	轻度	1 分	营养需要量轻度增加:髋骨骨折、慢性疾病有急性并发症;肝硬化、慢性阻塞性肺疾病、长期血液透析、糖尿病、一般肿瘤
中度	2 分	一般情况差或 2 个月内体重丢失大于 5%;或食物摄入量比正常需要量低 50%~75%	中度	2 分	营养需要量中度增加:腹部大手术、卒中、重症肺炎、血液系统恶性肿瘤
严重	3 分	BMI<18.5 kg/m² 且一般情况差或 1 个月内体重丢失大于 5%;或前一周的食物摄入量比正常需求量低 75%~100%	严重	3 分	营养需要量明显增加:颅脑损伤、骨髓移植、APACHE 评分大于 10 分的 ICU 患者
年龄	年龄≥70 岁,在总分基础上加 1 分				
总分=营养状况评分+疾病严重程度评分+年龄调整评分					

　　注:分数≥3,说明病人存在营养风险,需要营养支持;分数<3,说明病人需要每周重复测量;如果病人安排有重大手术,要考虑预防性的营养支持,以避免联合风险状况。

　　4.营养不良通用筛查工具　MUST 是英国肠外肠内营养协会多学科营养不良咨询小组开发的营养筛查方式,整合了 BMI、最近体质量丢失和疾病对进食状态影响三方面资料,通过三部分评分得出总分,将病人分为低风险、中风险、高风险等营养风险状态。该工具可预测老年住院病人的病死率和住院时间。对于无法测量体重的卧床老年病人,MUST 也可进行筛查,并预测临床结局。其优点在于简便和快速,并适用于所有的住院病人。MUST 与 SGA 和 NRS 2002 有较高的一致性。MUST 在不同使用者间也具有较高的一致性。

　　5.预后营养指数　PNI 是一个综合性营养评价指标,主要作为临床病人营养支持的指针,可用于评价外科病人术前营养状况及预测术后并发症及死亡概率。PNI 越高,提示病人发生手术并发症,术后感染及死亡的概率越大。当临床病人的 PNI>30% 时,应及时进行营养支持。若 PNI<30%,表示发生术后并发症及死亡的概率很小;30%≤PNI<40%,表示存在轻度手术预后不良风险;40%≤PNI<50%,表示存在中度手术预后不良风险;PNI≥50%,表示存在较高的术后并发症及死亡概率。

　　由于目前缺乏灵敏度和特异度均较理想、适用于各类病人营养评价的"金标准",故临床上可依据筛查对象特点和评估目的选择适当的工具。应尽快建立适合我国国情的危重症患者营养风险筛查和营养评价标准,以及与之对应的营养治疗方案,以保障危重症患者能及时获得有效的营养评价和营养支持。

(二)营养评价

营养评价在临床治疗中应用广泛,对病人进行科学的营养评价能及时而准确地了解病人的营养状态,也是实施营养治疗和营养支持的前提,为营养治疗原则的制定以及选择何种营养治疗方式提供科学依据;在营养治疗过程中,用恰当的营养评价方法对病人进行经常性或定期的营养监测,可评定营养治疗的效果,为及时调整营养治疗方案提供依据;对于门诊就诊者或无症状的亚临床病人进行营养评价,可拟定适合于个体的饮食指导方案,充分发挥膳食调理在预防和减少疾病发生方面的作用。

评价病人营养状况主要包括膳食调查、人体营养状况测量、临床生化检验和营养缺乏病的临床检查4个方面。

1.膳食调查　对病人在某段时期内膳食摄入情况进行调查并统计分析,以此来评定病人的饮食摄入与满足机体的营养素需求的配合程度,并为纠正不合理膳食行为、改善营养状况提供依据。

(1)膳食调查的内容及方法。调查内容包括了解被调查对象在调查期间(或日常生活中)每天所摄入食物的品种和数量;常用的烹调方法及饮食制度和餐次分配;既往的饮食结构、饮食习惯、饮食卫生等。

调查方法有询问法、查账法、称重法、化学分析法和食物频数法等。每种方法都有其优点和不足,实际调查时常采用多种方法的组合,以使结果更为准确。

①询问法:该方法简便易行、费用低,但因存在回顾性偏倚,故准确性较差。在采用询问法进行膳食调查时,应计入加餐、零食和饮料等食物。

②查账法:通过查询各种食物出入账目,了解每天食物消耗的品种、数量和就餐人数。该方法的优点是适合于集体就餐的人群,所需人力少,但此法难以对不同个体实际摄入各种营养素的量作出较准确的估算。

③称重法:该方法是对某一食堂、家庭或个人所消耗的全部食物在烹调前和烹调后进行称重,计算生熟比值,再根据实际就餐人数和生熟比值折算出每人实际摄入的食物重量。此法调查结果较准确、细致,但工作量大、费时费力,不适合大规模人群的调查。

④化学分析法:该方法是将被调查对象全天所摄入的食物进行备份,并在实验室进行化学分析,测定其能量和各种营养素的含量。该方法需要一定的仪器设备,分析操作复杂,费用高,不适合一般的调查。

(2)膳食调查结果的整理及评价。无论何种膳食调查方法,所得资料都要进行以下方面的统计分析:①平均每人每日摄取的各种主、副食品的名称及数量;②根据食物成分表分别计算出摄入每种食物所提供的能量和各种营养素的含量,并汇总计算平均每人每日各种营养素及能量的实际摄入量;③计算所摄入三大营养素的能量百分比,分类计算蛋白质来源(粮食类、豆类、动物类食品等)百分比和脂肪来源(动物性脂肪、植物性脂肪)百分比;④计算三餐或多餐的能量摄入百分比;⑤有针对性地计算需要了解的某种营养素来源的百分比,如来源于动物性食物的视黄醇和来源于植物性食物的胡萝卜素。

将调查结果与中国营养学会推荐的《中国居民膳食营养素参考摄入量(2013版)》中同类人群进行比较,并作出恰当的评价。评价的项目主要有:①所摄入食物是否种类多样,主副食品搭配、荤素搭配是否合理;能量及各种营养素是否数量充足、比例恰当;能否满足被调查者的营养需要。②所摄入的能量及各种营养素占同类人群营养素参考摄入量的百分比、三大营养素供能比、各餐能量比、蛋白质的来源分布、脂肪的来源分布等是否合理。

在进行膳食调查时,不仅要对调查全过程进行质量控制,以保证资料、数据的准确性,同时,还要善于发现问题,如食物的选购和搭配,食物的储存、加工、烹调方法以及饮食制度和饮食习惯,就餐环境和卫生条件等是否符合卫生学要求。

2. 人体营养状况测量 人体营养状况测量是评价人体营养状况的主要手段之一,通过测量相关指标可了解被测对象的一般营养状况。基本指标包括身高(长)、体重、皮下脂肪厚度、围度、握力等,处于生长发育期的儿童可加测头围、胸围及坐高。

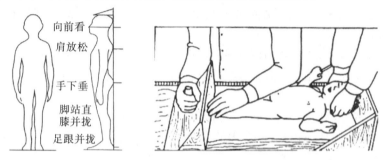

图 8-4-1 身高(长)测量法

(1)身高(长)与体重的测定。

①身高(长)(body height,BH):身高(长)是评定生长发育和营养状况的基本指标之一,尤其对儿童有重要的意义。身高为站立式测量人体的高度,常用于健康人群和能站立的病人;身长为仰卧式测量人体的长度,适用于 3 岁以下儿童、不能直立的患者和部分老年人。由于身长在一天之内会有波动,所以测量时间应选择在清晨。测量方法有直接测量法和间接测量法 2 种。身高(长)测量法如图 8-4-1 所示。

②体重(body weight,BW):体重是评定一般营养状况最简单、最直接而又极为重要的常用指标。从病人的体重变化可初步了解能量摄入的营养状况。测量体重时要注意条件的一致性(清晨、空腹、排空大小便并着少量内衣时进行),并应排除水肿、腹水、胸膜渗出、巨大肿瘤或器官肥大、使用利尿剂,以及短时间内出现的能量及钠摄入量的显著改变等影响体重的因素。

③体重比:

a. 理想体重:理想体重又称标准体重,是定义人体胖瘦的一种理想对照参考值。我国常用 Broca 改良公式:理想体重(kg)=身高(cm)-105;平田公式:理想体重(kg)=[身高(cm)-100]×0.9;2 岁以上儿童理想体重(kg)=年龄×2+8。

b. 实测体重与理想体重比:

实测体重与理想体重比(%)=(实测体重-理想体重)/理想体重×100%

评价标准:实测体重处于理想体重±10%范围内为营养正常;处于理想体重±(10%~20%)范围内为超重或消瘦;处于理想体重±20%以上为肥胖或严重消瘦。

c. 实测体重与平时体重比:

实测体重与平时体重比(%)=实测体重/平时体重×100%

评价标准:实测体重占平时体重的85%～95%为轻度能量营养不良;实测体重占平时体重的75%～84%为中度能量营养不良;实测体重占平时体重的75%以下为严重能量营养不良。

临床意义:反映机体能量平衡营养状况的改变情况。

d. 体重丢失率:通过体重测量评价患者的营养状况还应考虑其动态变化,其中,体重变化的幅度与速率是两个关键考量因素。

$$体重丢失率(\%)=(平时体重-实测体重)/平时体重\times100\%$$

体重丢失率评定见表8-4-4。

表 8-4-4　体重丢失率评定

时间	中度体重丧失	重度体重丧失
1 周	1%～2%	＞2%
1 个月	5%	＞5%
3 个月	7.5%	＞7.5%
6 个月	10%	＞10%

注:若短期内体重减少超过10%,同时血浆白蛋白≤30g/L,排除其他原因后,应考虑为重度蛋白质-能量营养不良。

临床意义:反映机体能量与蛋白质代谢状况,提示是否存在蛋白质-能量营养不良。

e. 体重指数(body mass index,BMI):BMI是评价肥胖和消瘦程度的常用指标。

$$BMI=体重(kg)\div身高(m)^2$$

我国成人 BMI 的评价标准:$18.5\sim23.9\ kg/m^2$ 为正常,$24.0\sim27.9\ kg/m^2$ 为超重,$\geqslant28.0\ kg/m^2$ 为肥胖;$<18.5\ kg/m^2$ 为消瘦,$17.0\sim18.4\ kg/m^2$ 为轻度蛋白质-能量营养不良,$16.0\sim16.9\ kg/m^2$ 为中度蛋白质-能量营养不良,$<16.0\ kg/m^2$ 为重度蛋白质-能量营养不良。此标准不适用于儿童。

临床意义:BMI是反映蛋白质-能量营养不良以及肥胖症的可靠指标,体重指数的改变在临床上可提示疾病的转归。

值得注意的是,即使两个人的身高、体重和BMI完全相同,他们的脂肪和肌肉等身体构成也可能不同。

(2)脂肪储存量的测定。测定体脂的方法很多,临床上常通过对皮下脂肪厚度的测量来推算体脂总量,间接反映机体能量储存量的变化。皮下脂肪的储存量常用皮褶厚度计进行测量,简单易行,但选择的测量部位和准确性及测量压力的大小对结果的影响较大。因此,需选准测量部位,采用恰当的测量压力($10\ g/cm^2$),在卡尺固定皮肤2秒后读数,并要求在同一部位连续测量3次,取其平均值。皮褶厚度的变化是进行性的,短期内无论是否给予营养支持,变化都不明显。因此,营养不良或营养改善状况不能单纯依据皮褶厚度测定值进行判断,而应结合其他指标综合评价;皮褶厚度的正常值没有统一标准,通常是所有人群测定的平均值,因此只能作为参考。

①三头肌皮褶厚度(triceps skinfold thickness,TSF):TSF代表肢体皮下脂肪堆积情况。被测者上臂自然下垂,取左上臂背侧、左肩峰至尺骨鹰嘴的中点上方1～2 cm处(即三头肌部)作为测量部位。

临床意义：三头肌皮褶厚度可反映人体皮下脂肪的分布情况，间接推算全身的脂肪含量，因此可作为评价能量缺乏与肥胖程度的指标。

评价标准：各国的指标参考值有所不同，日本成年男性和成年女性分别为 8.3 cm 和 15.3 cm；美国成年男性和成年女性分别为 12.5 mm 和 16.5 mm，我国目前无经群体调查的公认值，但上述数据可用于病人治疗前后的自身对比。

三头肌皮褶厚度占参考值的 90%～110% 为正常，占参考值的 80%～90% 为体脂轻度减少，占参考值的 60%～80% 为体脂中度减少，低于参考值的 60% 为体脂重度减少，超过参考值的 120% 为肥胖，若皮褶厚度小于 5 mm，表示无皮下脂肪。

②肩胛下皮褶厚度：代表躯干背面皮下脂肪堆积情况。被测者上臂自然下垂，以左肩胛下角下方 2 cm 处作为测量部位。临床上常以肩胛下皮褶厚度与三头肌皮褶厚度之和来判断营养状况。

评价标准：以两种皮褶厚度之和为测量值，男性＞40 mm、女性＞50 mm 者为肥胖；男性 10～40 mm、女性 20～50 mm 者为正常；男性＜10 mm、女性＜20 mm 者为消瘦。

③腹部皮褶厚度：代表躯干腹面皮下脂肪堆积程度。以距脐左方 1 cm 处为测量部位。

④髂骨上皮褶厚度：代表躯干侧面皮下脂肪堆积程度。以左侧腋中线与髂峰交叉点处为测量部位。

⑤腰围：被测者自然站立，两脚分开 25～30 cm，用一根没有弹性、最小刻度为 1 mm 的皮尺，放在被测者髂前上棘与第十二肋骨下缘连线的中点（通常是腰部自然最窄部位），沿水平方向围绕腹部一周。测量时将测量尺紧贴软组织，但不能压迫，在正常呼气末尾测量腰围的长度，测量值精确到 0.1 cm。

⑥臀围：经臀部最隆起部位测得身体水平周径。

腰围和腰臀比：对肥胖者，不仅要评价体脂量，还应考虑肥胖类型，即是否伴有体脂分布异常，而腰围和腰臀比是两个能较好反应脂肪分布的简便指标。

评价标准：中国男性腰围≥85 cm、腰臀比＞0.9，女性腰围≥80 cm、腰臀比＞0.8，都可视为腹部脂肪蓄积。

(3)骨骼肌含量的测定。

①上臂围(arm circumference, AC)：AC 是对上臂的肌肉、骨骼、皮下脂肪和皮肤的综合反映，测量方法是测量上臂中点的周长，可反映肌蛋白贮存和消耗程度，也能间接反映能量营养状况。

评价标准：男性平均为 27.5 cm，女性平均为 25.8 cm。

测量值占参考值的 90%～110% 为营养正常，占参考值的 80%～90% 为轻度营养不良，占参考值的 60%～80% 为中度营养不良，小于参考值的 60% 为严重营养不良。

②上臂肌围(arm muscle circumference, AMC)：AMC 反映人体肌肉蛋白营养状况的指标，不仅可间接反映体内蛋白质的储存水平，而且与血清白蛋白含量存在密切关联，当血清白蛋白＜28 g/L 时，87% 病人上臂肌围缩小。用该指标进行动态观察可了解病人营养状况的好转或恶化。

AMC 可根据上臂围和三头肌皮褶厚度进行计算，即

$$AMC(cm) = AC(cm) - 3.14 \times TSF(cm)$$

评价标准：我国男性 AMC 为 24.8 cm，女性 AMC 为 21.0 cm。

实测值占参考值的 90%～110% 为营养正常,占参考值的 80%～90% 为轻度肌蛋白消耗,占参考值的 60%～80% 为中度肌蛋白消耗,小于参考值的 60% 为严重肌蛋白消耗。

3. 临床生化检验　营养不良多是一个逐渐发展的过程,在临床或亚临床症状未出现之前,人体血和尿等生物材料中某种营养素及其代谢衍生物的含量和相应的功能成分即可能发生变化。因此,实验室检查可早期发现营养缺乏的种类和缺乏程度,为营养评价提供客观的依据。

(1)蛋白质营养状况评价。

1)血浆蛋白质含量:血浆蛋白质含量是评价病人蛋白质营养状况的常用指标,包括血清总蛋白、白蛋白、前白蛋白、运铁蛋白、甲状腺素结合蛋白和视黄醇结合蛋白等。患病机体由于疾病应激、肝脏合成蛋白质减少、氨基酸供应不足、体内蛋白质的过多消耗及分布异常等,血浆蛋白水平会出现下降。在评价蛋白质营养状况时,还须考虑排除一些干扰因素,如水肿、传染病、手术创伤、恶性肿瘤等各种应激状态反应,病人的肝脏功能是否正常,以及胃肠道或肾脏有无大量蛋白质丢失等。

①血清白蛋白(albumin,ALB):血清白蛋白在血浆蛋白质中含量最多,其半衰期较长,约为 20 天。短期内蛋白质摄入不足时,机体可通过肌肉分解、释放氨基酸入血等方式提供合成白蛋白的基质,同时还伴有循环外白蛋白向循环内的转移,使得血清白蛋白维持正常的水平。因此,血清白蛋白含量更能反映机体较长时间内的蛋白质营养状况。持续的低血清白蛋白血症被认为是判断营养不良的可靠指标。

②血清前白蛋白(prealbumin,PA):血清前白蛋白的半衰期较短(1.9 天),血清中含量少且体内储存也较少,变化速度较血清白蛋白指标快,是一个较敏感的反映近期蛋白质营养状况的指标。因此,在评价轻、中度营养不良时,选择前白蛋白作为蛋白质营养状况的评价指标较为合适。另外,对输入白蛋白的病人也宜选用前白蛋白作为评价指标。然而,血清前白蛋白含量易受多种疾病的影响,如脱水和慢性肾衰竭等可出现血清前白蛋白升高的假象,而在水肿、传染病、手术创伤、肝脏疾病、恶性肿瘤等各种应激状态反应后 1～2 天,血清前白蛋白浓度即可迅速下降。因此,血清前白蛋白不宜作为高度应激状态下营养评价的指标。

③血清运铁蛋白(transferrin,TRF):血清运铁蛋白是含铁蛋白质,其半衰期为 7 天,临床上常用来评价营养治疗后营养状态与免疫功能的恢复情况。判断标准:正常:2.0～4.0 g/L;轻度不足:1.5～2.0 g/L;中度不足:1.0～1.5 g/L;重度不足:<1.0 g/L。

2)血浆氨基酸比值:当机体处于正常营养状态时,血浆中必需氨基酸和非必需氨基酸比值大于 2.2,如果比值小于 1.8,则提示存在中度以上营养不良。重度蛋白质-能量营养不良病人不仅血浆总氨基酸值会出现明显的下降,而且不同种类的氨基酸浓度下降的幅度也不一致,必需氨基酸(EAA)下降的幅度较非必需氨基酸(non-essential amino acid,NEAA)更为明显。

3)尿中蛋白质代谢产物。

①肌酐身高指数(creatinine-height index,CHI):肌酸主要在肌肉组织中产生,因此,肌酸的代谢产物——肌酐的排出水平与机体瘦体组织(肌肉总量)密切相关。在肾功能正常时,相应身高的成人 24 小时经尿排出的肌酐量基本恒定,且受干扰因素少。因此,肌酐身高指数是衡量机体蛋白质水平的灵敏指标。在蛋白质营养不良、消耗性疾病和肌肉消瘦时,肌酐生成量减少,尿中排出量亦随之降低。

CHI=被测者 24 小时尿中肌酐排出量(mg)/相同性别和身高的健康人 24 小时尿中肌酐排出量(mg)×100%

评价标准:CHI 大于 90% 为正常;80%～90% 表示轻度缺乏;60%～80% 表示中度缺乏;小于 60% 表示重度缺乏。

但此指数在实际应用中也存在一定的局限性,如收集 24 小时尿液较困难,肝肾衰竭、肿瘤和严重感染及年龄等因素都会影响肌酐的排出量。

②尿羟脯氨酸:羟脯氨酸是胶原蛋白的代谢产物,儿童营养不良和体内蛋白质亏损时,其胶原蛋白合成减少,尿中羟脯氨酸排出量减少,因此,对儿童的蛋白质营养状况评定有较大意义。

尿羟脯氨酸指数＝尿中羟脯氨酸(mmol)/尿肌酐(mmol)×体重(kg)

评价标准(3 个月至 10 岁儿童):尿羟脯氨酸指数大于 2.0 为正常,1.0～2.0 为不足,小于 1.0 为缺乏。

③3-甲基组氨酸:3-甲基组氨酸几乎全部存在于骨骼肌,从肌肉分解和释出后全部从尿中排出,不再被利用。因此,尿中的 3-甲基组氨酸含量是反映肌蛋白代谢的良好指标。

4)氮平衡(nitrogen balance,NB):氮平衡是评价机体蛋白质营养状况最可靠与最常用的指标之一。计算氮平衡时,要求准确地收集和分析被评价者氮的摄入量与排出量。氮的摄入包括经口摄入、经肠道和经静脉输入氮的总和;对住院患者来说,在一般的膳食情况下,排出的氮大部分为尿氮(80%),其他还包括粪氮、体表丢失氮、非蛋白氮等。尿氮可由测定 24 小时尿素氮的排出量来确定,而粪氮、体表丢失氮及非蛋白氮三者数量少且较恒定,临床上可取常数 3.5。氮平衡的公式为

氮平衡＝摄入氮(g)－[24 小时尿中尿素氮(g)＋3.5]

5)免疫功能:包括总淋巴细胞数目和皮肤迟发性超敏反应。皮肤迟发性超敏反应测定方法:将抗原注射于前臂表皮内,待 24～48 小时后测量接种出硬结直径,常用的致敏剂有链激酶、链道酶、植物血凝素等。

临床意义:评价是否存在蛋白质营养不良。

评价标准:若直径小于 5 mm 时免疫功能下降,说明至少存在中度营养不良。

(2)无机盐与微量元素。机体无机盐和微量元素的营养状况评价包括血、尿、头发等生物材料中各元素含量的测定及一些特异性指标的测定,如了解铁的营养状况可测定血清铁含量、血红蛋白、血清铁蛋白、红细胞游离原卟啉、运铁蛋白饱和度等;了解铜的营养水平可测定血清铜蓝蛋白;碘的营养水平可通过测定甲状腺激素 T_3、T_4 来反映;若鉴定硒的营养状况,可测定谷胱甘肽过氧化物酶活性等。

(3)维生素。维生素的营养状况评价指标包括血清或血浆中某种维生素的含量、水溶性维生素的尿负荷试验及某些相关酶活性的测定,还可通过生理功能检查来评价某种维生素的营养状况,如检查眼的暗适应能力可帮助判断维生素 A 的营养状况等。

(4)其他指标。如血清三酰甘油、胆固醇、脂蛋白、血糖、血尿酸等指标的测定可反映人体内是否存在代谢紊乱的现象,为预防和治疗代谢综合征及其并发症提供依据。

4. 营养缺乏病的临床检查　某些营养素长期摄入不足或缺乏最终会导致机体出现病理改变,并表现出相应的临床症状与体征。因此,通过临床检查,可以发现某种营养缺乏的线索。但在临床检查中应注意:营养素缺乏的许多症状和体征的特异性不强;出现某一种营养素缺乏的表现时,常会伴有其他营养素的缺乏,即某种症状和体征的出现可能是由于一种或几种营养素缺乏所致,或者某种营养素缺乏可表现出多种症状和体征。病人的营养状况与

临床表现见表 8-4-5。

表 8-4-5　病人的营养状况与临床表现

营养状况	临床表现	诊断依据
蛋白质-能量营养不良	①体重低于正常的 15％以上；②身高略低；③腹部皮脂厚度减少	参考食物摄入情况综合考虑
维生素 A 缺乏	①暗适应时间延长（＞50 秒）；②夜盲；③结膜干燥、结膜有皱褶；④角膜干燥、角膜软化、角膜穿孔；⑤比托斑；⑥皮肤干燥、鳞屑、毛囊角化	有①⑥或④⑤两项以上者
维生素 B_1 缺乏	①食欲减退、倦怠无力；②多发性神经炎；③腓肠肌压痛④心悸、气短；⑤心脏扩大；⑥浮肿	⑤⑥阳性（排除其他疾病），②或③一项阳性
维生素 B_2 缺乏	①视物模糊、畏光；②睑缘炎；③角膜周围充血或血管形成；④口角炎；⑤舌炎；⑥唇炎；⑦阴囊、会阴皮炎；⑧脂溢性皮炎	有③④⑤⑥⑧中两项以上者，有⑤或⑧一项阳性
烟酸（尼克酸、维生素 PP）缺乏	①暴露部位对称性皮炎；②舌炎（猩红色舌炎）；③舌裂、舌水肿；④腹泻；⑤精神神经异常	有①或②项者
维生素 C 缺乏	①齿龈炎；②皮下出血；③毛囊角化（维生素 A 治疗无效）；④四肢长骨端肿胀	有①或②项者
维生素 D 与钙缺乏	①兴奋不安、好哭、多汗；②肌肉松软、蛙状腹；③前囟大、方颅；④肋骨串珠、赫氏沟、鸡胸；⑤"手镯征"、"X"型或"O"型腿；⑥脊柱弯曲；⑦牙齿发育障碍	有一项以上者
铁缺乏	①疲乏无力、头晕眼花；②心慌、气短；③面色苍白、口唇和眼结膜苍白；④匙状指；⑤异食癖	有④及其他一项以上者
锌缺乏	①生长发育迟缓、性成熟迟缓；②食欲减退；③味觉异常、异食癖；④伤口不易愈合	有两项以上者

5.综合评价　由于各种营养评价指标的灵敏度和（或）特异性有限,如果用单一指标来衡量人体的营养状况、评价疾病的预后,其局限性显而易见。因此,应将以上所述 4 个方面的资料进行综合性分析。需要注意的是,如果几方面的资料不具有一致性,则应进行综合分析及判断,找出原因所在,去伪存真,才能作出比较准确、科学的评价,并可对疾病的转归从营养学上作出正确的判断。

二、医院膳食

为住院病人提供的各种膳食统称为医院膳食。医院膳食的种类概括起来可分为基本膳食、治疗膳食及诊断用的试验膳食三大类,一些综合性医院还有儿科膳食。因住院病人所患疾病的种类、病因、病情、病程及治疗手段不同,对营养素的消化吸收功能有别,故必须根据不同情况选择合适的膳食种类,尽量做到既满足特定病情需要,又符合营养原则。

(一)基本膳食

住院病人的基本膳食包括普食、软食、半流质及流质 4 种。

1.普食(即普通饭)

1)适用范围:普食类似于健康人的膳食,适用于体温正常或接近正常、无咀嚼吞咽困难、消化功能无障碍的病人,即在饮食上无特殊要求,也不需对任何营养素进行调整的病人,此类饮食占住院病人饮食的大多数。

2)配膳原则:①必须是适合身体需要的平衡膳食,含有充足的能量及各种营养素,并保持三大营养素比例恰当;②根据季节变化及市场供应情况,采购一般正常的食品即可,力求主、副食品种多样化,并通过合理的烹调加工,使膳食具备良好的感官性状,保证每餐膳食有适当的体积,能够饱腹;③避免应用强烈辛辣刺激性的食品或调味品;④限用高脂肪食品、油炸食品及其他不易消化的食物;⑤将全天的食物适当地分配于三餐,通常三餐热能所占比例分别为早餐 25%～30%,中餐 40%,晚餐 30%～35%。

2. 软食 软食质软,比普食更易消化。

1)适用范围:轻度发热、消化不良、咀嚼功能欠佳而需进食质软、少渣、块小食物的病人,以及恢复期病人、老人及幼儿,也可作为术后病人的过渡饮食。

2)配膳原则:①配膳要求基本上与普食相同,注意平衡饮食,总能量可略低于普食,蛋白质按正常摄入量供给;②食物要易于消化,便于咀嚼,一切食物烹调时要切碎,烧烂煮软;③不用油炸及粗纤维多的食物,忌用强烈辛辣的调味品;④若长期采用软食,因蔬菜都是切碎煮软,水溶性维生素损失较多,可多食新鲜菜汁、果汁以弥补不足;⑤每日 3～4 餐。

3. 半流质 该膳食比较稀软,为半流体,是介于软食与流质饮食之间的一种饮食。

1)适用范围:半流质应用于体温稍高、身体较弱、不便咀嚼或吞咽大块食物有困难者;施行手术后,刚分娩后的产妇及有消化疾病的病人等。

2)配膳原则:①食物应呈半流体,极软,易于消化,易于咀嚼及吞咽。②少食多餐,每天 4～5 餐。热量为 6300～8400 kJ(1500～2000 kcal),蛋白质应达到正常需要量。③消化道出血病人应采用少渣半流质。伤寒、痢疾病人的饮食不能给含纤维及胀气的食物,如蔬菜、生水果等,痢疾病人的饮食不能给牛奶及过甜胀气的食品。④可用的食物包括:各种粥类(大米粥、碎菜肉末粥、豆沙粥、蛋花粥、枣泥粥、鱼肉粥、鸡末粥、虾仁粥及肝末粥)及各种面食(馄饨、面包、馒头、麦片、苏打饼干、蛋糕等软点心);嫩瘦肉及各种烹调的蛋类(免油煎蛋);乳类及用乳类做成的软点心;豆浆、豆腐脑、豆腐;切碎菜叶,等等。⑤禁用食物包括油脂多或油煎炸的食物、粗纤维食物及辛辣调味品等。

4. 流质 流质是一种将全部食物制成流体或在口腔内能融化成液体的饮食,较半流质膳食更易吞咽和消化。此膳食所提供的能量、蛋白质及其他营养素均较少,不宜长期使用。流质膳食又可分为普通流质、浓流质、清流质、冷流质及不胀气流质 5 种。

1)适用范围:流质适用于急性感染、高烧、口腔咽部咀嚼困难、急性消化道溃疡或炎症、大手术后及腹部手术后的病人(包括妇产科)和危重病人等。

2)配膳原则:①食物呈液体或在口中能溶化为液体,易消化,尤易吞咽,无刺激性。②少食多餐,每 2～3 小时供应一次,每日 6～7 餐,每餐 200～250 mL。有咸有甜,咸甜相间,特殊情况遵医嘱。③对腹部手术者及痢疾病人,为避免胀气,不给牛奶、豆浆及过甜的液体;对喉部手术者,如扁桃体摘除手术后应给予流质(冷流质),同时禁用过酸、过咸的饮料,以免刺激伤口引起疼痛。⑤凡用鼻管喂入的流质,忌用蛋花汤、浓米汤,以免管道堵塞。⑥此饮食所供热量及营养素均不充足,仅能短时间作为过渡期膳食应用,或者同时辅以其他肠内或肠外营养。⑦可用食物包括:米面类(米汤及各类米面糊,如芝麻糊、枣泥糊等);汤类(排骨汤、牛肉汤、鸡汤、肝泥汤、过箩菜汤、番茄汁等);豆类(豆浆、嫩豆腐脑、过箩绿豆、赤豆汤等);乳类(牛奶、牛奶冲蛋花、牛奶蒸蛋、牛奶可可、冰淇淋、奶油、奶酪等);饮料(果汁、水果冻、菜汁、麦乳精等)。

(二)治疗膳食

治疗膳食是疾病治疗的重要手段之一,通过营养治疗可供给或补充疾病消耗或组织新生所必需的营养物质,纠正机体代谢紊乱,增强病人的抵抗力,促进机体康复。治疗膳食的种类很多,大致归纳为四类:增减营养素膳食、特别制备膳食、特殊治疗膳食和诊断用试验膳食。

1. 增减营养素膳食

(1)高能量膳食。日供能 35 kcal/kg(理想体重),总能量在 2000 kcal 以上,满足营养不良和高代谢病人的需要。

1)适用范围:体重不足、贫血、慢性消耗性疾病、甲状腺功能亢进、疾病康复期的病人。

2)配膳原则:①在平衡膳食的原则下,尽可能选择可促进病人食欲的菜肴及烹制方法,鼓励病人以加餐方式增加食物摄入量,如可加 2～3 次点心(牛奶、甜点等含热量高的食物);②对食欲欠佳者,可辅以配方营养剂来增加总的热能和相关营养素的摄入量;③忌用食物同普食。

(2)低能量膳食。

1)适用范围:需要减轻体重者及减肥者。

2)配膳原则:①降低膳食总热量摄入,根据肥胖情况每日可给予 1200 kcal、1500 kcal 或 1800 kcal,严格按所设计的总热能供给量制备饮食,但要注意热能限制要渐进而行,避免骤然降至最低安全水平以下。蛋白质供应充足,并选用优质蛋白质食物,如脱脂牛奶及奶粉、鱼、鸡、蛋清、瘦肉、豆制品等。②可选用粗粮、杂粮及含膳食纤维多的蔬菜,它们除可提供微量营养素和膳食纤维外,还可满足饱腹感。③限用精白米面,忌用精糖、甜点心及其他含糖分较高的食物。④不食用含油脂高的食物,如肥肉、全脂奶等,限量使用动植物油脂。

(3)高蛋白膳食。日蛋白质摄入量为 1.2～2 g/kg(理想体重),占总能量的 15%～20%。

1)适用范围:各种原因引起的营养不良、手术前后、烧伤、甲亢、低蛋白血症、肾病综合征、贫血、结核病、各种慢性消耗性疾病的病人,以及孕妇、乳母等。

2)配膳原则:①在供给充足热能的基础上,可通过加餐方式增加膳食中蛋白质含量,以不超过摄入能量的 20% 为原则,其中来源于蛋、奶、鱼、肉、大豆制品等的优质蛋白质应占总蛋白质的1/3～2/3,注意避免在摄入高蛋白食物的同时过多摄入脂肪;②食欲欠佳者可采用高蛋白配方制剂,如酪蛋白、乳清蛋白、大豆分离蛋白制品等;③应增加维生素 A、胡萝卜素、钙的摄入量;④机体氮排泄障碍时忌用此膳食;⑤避免使用易引起变态反应的食物。

(4)低蛋白膳食。控制膳食中的蛋白质含量,以减少机体内含氮代谢产物,减轻肝、肾负担。

1)适用范围:患有急性肾炎、急慢性肾功能不全、肝昏迷前期的病人。

2)配膳原则:①视肝、肾功能而确定每日膳食中的蛋白质摄入量,并严格执行,一般每日摄入量为 20～40 g。②在控制蛋白质摄入量的前提下,提供充足的能量和其他营养素,必要时可采用纯淀粉,以增加能量摄入。③肾功能不良者,在蛋白质限量范围内,选用富含 8 种必需氨基酸的食物,如牛奶、鸡蛋、瘦肉等,优质蛋白质含量占 50% 以上;肝功能衰竭者应选用含高支链、低芳香族氨基酸的食物,通常以豆类蛋白质为主,避免动物类食物。④供给充足的维生素,水、电解质需根据病情进行调整。⑤避免食用其他富含蛋白质的食物。

2.特别制备膳食

(1)低盐膳食。调整膳食中的钠摄入量,纠正水、钠潴留,达到维持机体水和电解质平衡的目的。

1)适用范围:高血压病人,心力衰竭病人,急、慢性肾炎病人,妊娠毒血症病人及各种原因引起的水、钠潴留者。

2)配膳原则:①根据24小时尿钠排出量、血钠、血压等临床指标来调整钠盐的摄入,一般为1～4 g/d(1 g盐含钠量约等于5 mL酱油含钠量),每日食物含钠量低于2000 mg。水肿明显者钠盐应限制在1 g/d,一般高血压病人限制在4 g/d。②食盐及已明确含盐量的食物应先计算后称重配制。面点制作应用鲜、干酵母替代食用碱,烹调食物可以用番茄汁、芝麻酱、糖、醋等代替食盐。③忌用一切盐腌食物,慎用含盐量不明的食物和调味品。

(2)无盐膳食。

1)适用范围:病种同低盐膳食,但症状加重者。

2)配膳原则:①烹调加工食物过程中免加食盐、酱油和其他含钠盐调味品,避免食用盐腌食物。禁用加碱的食物,如加碱的馒头、面条、发酵粉做的点心,每日食物含钠量低于1000 mg。②此种膳食一般只能短期使用,并注意观察病人的血钠浓度,防止出现低钠血症。必要时可用钾盐代替。③食物中钠量参阅有关钠量表。

(3)低钠膳食。本膳食要求钠盐控制在每日700 mg(甚至500 mg)以下,因此,需在医护人员严密监测下短期使用。

1)适用范围:同低盐膳食,但病情更严重者。

2)膳食原则:①除禁用食盐、酱油和含盐调味品外,还应选择含钠量低于100 mg/100 g的食物,并按规定严格计算;②密切观察病人血钠情况,注意防止低钠血症;③忌用食物可参照无盐膳食,免用含钠量高的食物,如皮蛋、海参,忌食用含食用碱的馒头、稀饭等。

(4)低脂膳食。减少食物脂肪的摄入,改善脂肪代谢紊乱和吸收不良而引起的各种疾病。根据不同病情,可分一般限制、中等限制和严格限制3种。

1)适用范围:急、慢性肝、胆、胰疾病病人,肥胖症、高血压、冠心病及血脂异常、腹泻病人。

2)配膳原则:①食物配制宜清淡少油,烹调方法以蒸、煮、炖、烩为主。②奶制品应选择低脂或脱脂奶。③脂肪泻病人宜注意补充热能及脂溶性维生素。④脂肪一般限制:适用对象为高血压、高脂血症、冠心病等疾病的病人,其脂肪占总能量的25%以下,全日摄入脂肪总量(食物本身及烹调用油的总和)小于50 g;中等限制:适用对象为急性胰腺炎病人,其脂肪占总能量的20%,总量控制在30 g/d以下,也可用于胆囊炎恢复期脂肪吸收不良病人;严格限制:脂肪摄入量小于15 g/d,如急性胰腺炎、急性胆囊炎病人。⑤忌用含油脂高的食物,如肥肉、香肠、肥禽以及硬果类、巧克力等;忌用油煎炸食物,限制烹调用油。

(5)低胆固醇膳食。每日膳食中的胆固醇含量需控制在300 mg以下,甚至低于200 mg。

1)适用范围:高血压、冠心病、高脂血症、胆结石病人等。

2)配膳原则:①在限制脂肪总量、限制饱和脂肪酸的基础上,限用胆固醇含量高的食物,如动物内脏、蛋黄、脑、鱼子等。选用单不饱和脂肪酸含量高的油脂作为烹调用油,有助于调整血脂。牛奶、鸡蛋、瘦肉等可少量选用。②增加膳食纤维摄入量,有利于降低血脂及胆固醇。可多食用香菇、木耳、豆类及其制品、蔬菜和水果等食物。③适当控制总热能,维持体重。④忌用脂肪含量高的食物,如肥肉、奶油、肥禽、酥油或奶油点心、油炸食物等。

(6)少渣膳食。选择低膳食纤维食物,减少对消化道的刺激,减少粪便量。

1)适用范围:结肠过敏、腹泻、肠炎恢复期、食道静脉曲张、伤寒、直肠肿瘤及其术后、咽喉部及消化道手术后、溃疡病恢复期的病人等。

2)配膳原则:①选择在消化后留下极少渣滓的食物,如牛奶、鸡蛋、鱼、豆浆、豆腐脑、豆腐等。②所有食物均需切小、制软,使其易于消化。③少量多餐,热能充足,但应控制脂肪摄入。④不用含膳食纤维多的食物,如芹菜、韭菜、干豆类及毛豆、竹笋等;忌用粗粮及油炸食物;避免食用大块肉类和油脂含量高的食物,如带骨鸡鸭、多刺鱼、整虾等。

(7)高纤维膳食。增加膳食中的膳食纤维量,使其在一天中摄入的总量不低于 25 g,目的是增加粪便体积和重量、刺激肠道蠕动、促进排便等。

1)适用范围:无蠕动力习惯性便秘者,误食异物需刺激肠道蠕动使其排出者,预防和控制高脂血症、冠心病、糖尿病、肥胖病的患者等。

2)配膳原则:①在普食的基础上,增加含粗纤维的食物,如韭菜、芹菜、粗粮、麦麸、玉米等;②每日饮水 6~8 杯,宜清晨饮水,刺激肠道蠕动;③如病人有咀嚼困难,可选用膳食纤维配方;④少用精细食物,不用辛辣调味品。

以上各种膳食可根据病情配以少盐少油、少盐少渣等流质、半流质、软食、普食或少盐、低胆固醇、高纤维素等。

3.特殊治疗膳食　特殊治疗膳食包括糖尿病膳食、低嘌呤膳食、麦淀粉膳食、低铜膳食、免乳糖膳食、急性肾功能衰竭膳食、肾透析膳食、肝功能衰竭膳食等。

糖尿病膳食和低嘌呤膳食可详见本章第二节相关内容。

三、营养支持

营养支持是利用特殊方式对经口摄入常规饮食无法满足营养需要的病人实施营养供给的一种临床治疗措施,分为肠内营养和肠外营养。前者包括各种治疗饮食和重症病人的管喂饮食,后者分为中心静脉营养和周围静脉营养。

营养支持的途径有:①口服;②肠内营养(enteral nutrition,EN),也称经肠营养;③肠外营养(parenteral nutrition,PN),也称静脉营养;④联合应用,即口服、肠内营养与肠外营养可单独或联合运用,以适应病人的不同需要,或作为营养治疗的过渡阶段。但要注意掌握肠内营养和肠外营养各自的适应证和禁忌证,选择恰当的方式给病人提供营养支持。需要强调的是,从肠外营养过渡到肠内营养必须缓慢进行,否则会加重肠道的负担而不利于康复。

营养支持途径的选择原则:①安全、有效、经济、方便;②只要肠道有功能且没有特殊禁忌,应优先选择肠内营养;③肠内营养不能满足病人需要时可联合应用肠外营养补充;④周围静脉营养支持与中心静脉营养支持之间应优先选择周围静脉营养支持;⑤周围静脉营养支持如超过 2 周,或需长期依靠静脉供给营养的短肠综合征、肠瘘、特重烧伤、创伤病人等及其他周围静脉营养支持不能满足营养需要的病人,应选择中心静脉营养支持。

(一)肠内营养

肠内营养是用口服或管饲方式经胃肠道为机体提供所需的营养物质,具有比肠外营养安全、方便,并发症相对较少,且易于制备的优点。肠内营养的途径包括经口营养和经管营养。后者根据插管部位又可分为鼻胃管、鼻肠管(鼻-十二指肠、鼻-空肠)和造口(食道造口、胃造口和空肠造口),经管营养又可采用一次性给予、间歇重力滴注和连续滴注3种方法。

1.肠内营养制剂的种类　肠内营养制剂分单体和多聚体两大类。单体组成的制剂为要素饮食,是无须消化即可直接吸收的、无残渣的营养制剂;多聚体饮食是由大分子营养素组成的非要素饮食,又可分为用天然食物配制的流质饮食、混合奶、匀浆饮食及按一定处方组成的各种制剂。非要素饮食需经消化后方可吸收。

2.肠内营养的并发症　肠内营养的并发症包括:①胃肠并发症(恶心、呕吐、腹泻、腹胀和便秘);②代谢性并发症(输入水分过多、高渗性非酮症高血糖、水电解质紊乱及微量元素异常、维生素及脂肪酸缺乏、肾衰竭、肝衰竭、心衰竭和代谢异常);③感染并发症(吸入性肺炎、营养液和输送系统器械污染所致感染);④管道机械刺激并发症(鼻喉不适、鼻部糜烂和坏死、鼻纵隔脓肿、急性鼻窦炎、中耳炎、声嘶、管道性颅内感染、呃逆、咽喉部溃疡和狭窄、食管炎、食管溃疡和狭窄、气管食管瘘、食管静脉曲张破裂、管道胃内扭结、管道不能拔除、十二指肠和肠穿孔、胃造瘘、空肠造瘘并发症、颈部食管造瘘并发症);⑤精神心理并发症等。

为了及时发现和避免并发症的发生,施行肠内营养时,可实施胃肠耐受性的监测(胃肠症状、测定胃残留液量)、营养监测、易出现的并发症的监测等。

肠内营养支持一旦使用,须注意几个问题:①对重症病人,经胃肠途径提供营养时,应根据肠道的耐受能力来确定需要量,不能完全按照计算需要量而给予。如果肠道耐受,尽可能经肠道满足全部营养需要;如不耐受,应适当从肠外补充。②对重症病人,营养液输注时一定要保持体位在30°以上,输注完后应维持该体位30分钟以上,以利于营养液进入肠道,防止反流。但鼻-十二指肠管喂或空肠造口管饲可不必严格限制体位。③营养液温度不宜过热或过凉。④保证卫生安全,防止污染。

3.特殊医学用途配方食品(food for special medical purpose,FSMP)　特殊医学用途配方食品简称特医食品,是指为满足进食受限、消化吸收障碍、代谢紊乱或者特定疾病状态人群对营养素或者膳食的特殊需要,专门加工配制而成的配方食品。不同于广义范畴的特殊膳食和传统保健食品,特殊医学用途配方食品具有以下使用特点:有相对特定的适应证,某些产品的特定性与药品类同;产品的构成属于食品类别,但销售渠道和购买方式与药品近似;产品的使用决定权往往不是使用者(消费者)本身,而是医务人员;很多情况下,需要与插管、造瘘等医疗手段相结合。有些特殊医学用途配方食品并未改变营养成分,只是改变了食物的性状或形态。

当特定患者无法进食普通膳食或无法用日常膳食满足其营养需求时,特殊医学用途配方食品可以作为一种营养补充而发挥营养支持作用。此类食品不是药品,不能替代药物的治疗作用,产品也不得声称具有预防和治疗疾病的功能。该产品必须在医生或临床营养师指导下食用,单独食用或与其他食品配合食用。

特医食品分为全营养特医食品、特定全营养特医食品和非全营养特医食品三大类。

(二)肠外营养

肠外营养是指通过胃肠外途径——静脉系统补充营养和体液的营养支持方法,故又称静脉营养。在病人不能进食、没有消化酶参与的条件下,仍能使患者得到其所需的全部营养物质。肠外营养可分为部分肠外营养与全肠外营养两种,部分肠外营养是对经肠营养摄入不足的一种补充;全肠外营养能提供人体所需的全部能量和营养素,可满足生长与代谢的需要。

1.适应证及禁忌证

(1)适应证:由于各种原因不能从胃肠道正常摄入营养的病人;消化道丧失了吸收能力,如先天性或后天性的消化道畸形及严重的肠道炎症等,包括严重消化吸收不良综合征、急性胰腺炎、肠梗阻、肠瘘、短肠综合征、炎性肠道疾病等;高分解代谢状态,如严重感染、灼伤、烧伤、感染或中度以上营养不良必须进行大手术者;抗肿瘤治疗期间;低体重新生儿;5~7天不能正常进食者;危重症患者等。肠内营养也适用于拒绝经口进食的病人。

(2)禁忌证:严重水电解质、酸碱平衡紊乱;休克。

2.输入途径　肠外营养液的输注途径分为周围静脉和中心静脉,其选择须视病情、营养液组成、输液量及护理条件等而定。当给予短期(1~2周)营养支持或作为部分营养补充,或中心静脉置管和护理有困难时,可经周围静脉输注。长期全量补充时,以选择中心静脉途径为宜。

3.并发症　肠外营养较肠内营养更易出现各类并发症:与静脉穿刺、置管相关的并发症,如气胸、血管和神经损伤、胸导管损伤、空气栓塞和血栓性浅静脉炎;感染性并发症,如穿刺部位的局部感染、导管性感染和肠源性感染;代谢性并发症,如高渗性非酮症高血糖性昏迷、低血糖性休克、高脂血症、电解质紊乱、肝胆系统损害、代谢性骨病等。更重要的是长期应用肠外营养可能导致肠黏膜屏障功能降低和肠黏膜萎缩。

4.监测　施行肠外营养过程中,应根据临床观察和实验室检测结果,评价病人每日的需要量,以减少和避免与之有关的并发症发生。同时,可判断营养治疗的效果,或及时调整营养支持方案。监测内容包括临床监测、有关实验室指标的监测、人体测量指标的监测等。

(蒋建华)

第五节　食源性疾病

一、食源性疾病的概念

根据WHO的定义,食源性疾病(foodborne disease)是指通过摄食进入人体内的各种致病因子引起的、通常具有感染或中毒性质的一类疾病。这一定义明确了食源性疾病的3个基本要素:①食物是疾病的传播媒介;②病原物是食物中的致病因子;③临床表现为急性、亚急性中毒或感染。

食源性疾病源于传统的食物中毒,但随着人们对疾病认识的深入和发展,其范畴在不断扩大,食源性疾病既包括传统的食物中毒,又包括食源性肠道传染病、食源性寄生虫病,以及由食物中有毒有害污染物引起的中毒性疾病。目前,国内有些专家认为凡是与饮食因素有关的疾病都应归为食源性疾病。因此,除WHO定义的范畴外,食源性疾病还应包括由食物营养不平衡引起的某些慢性退行性疾病(如高血压、糖尿病、心脑血管疾病等)、食源性变态反应性疾病,暴饮暴食引起的急性胃肠炎、酒精中毒,以及由食物中某些污染物引起的慢性中毒性疾病。

(一)食源性疾病病原物的分类

食源性疾病的病原物按性质分为生物性病原物、化学性病原物和物理性病原物三类。

生物性病原物包括细菌及细菌毒素、霉菌及霉菌毒素、寄生虫、昆虫和病毒；化学性病原物有农药、激素、抗生素、重金属、二噁英、多环芳烃、N-亚硝基化合物、杂环胺、丙烯酰胺、氯丙醇、食品容器、包装材料、涂料和运输工具等接触食品时溶入食品中的有害物质以及滥用的食品添加剂、酒中甲醇和醛类等；物理性病原物主要来自放射性物质的开采、冶炼、生产、应用及意外事故等。

(二)食源性疾病的现状

食源性疾病分布广泛，全球每年发生食源性疾病的病例达数十亿例，即使发达国家也至少有 1/3 的人患食源性疾病，其发病率居各类疾病总发病率的前列，是当今世界上最突出的公共卫生问题之一。食源性疾病对发展中国家和发达国家都存在威胁，如日本的大肠杆菌 O_{157} 流行事件、英国的疯牛病事件、比利时的二噁英事件、上海因食用毛蚶而暴发的甲肝大流行事件、亚洲的禽流感事件等，都是近年来国际上较大的食源性疾病事件。

(三)食源性疾病的预防措施

1. 全面贯彻落实《中华人民共和国食品安全法》是预防和控制食源性疾病的总纲。

2. 减少和控制食物中毒的发生。

3. 严格执行食品生产良好操作规范（good manufacturing practice，GMP），提高食品质量。

4. 防止食品从种植到餐桌中间的各个环节受到有害物质污染。

5. 广泛进行食品卫生知识宣传教育工作，增强消费者的自我保健意识，减少家庭传播食源性疾病的机会。

二、食物中毒

食物中毒（food poisoning）是指摄入了含有生物性、化学性有毒有害物质的食品或把有毒有害物质当作食品摄入后所出现的非传染性的急性、亚急性疾病。

食物中毒属于食源性疾病的范畴，是食源性疾病中较为常见的类型。食物中毒既不包括因暴食暴饮而引起的急性胃肠炎、食源性肠道传染病（如伤寒、甲肝）和寄生虫病（如旋毛虫病、囊虫病），也不包括因一次大量或长期多次少量摄入某些有毒、有害物质而引起的以慢性毒害（如致癌、致畸、致突变）为主要特征的疾病。

(一)食物中毒特点及分类

1. 食物中毒的发病特点

(1)潜伏期短，呈暴发性。短时间内可能有多数人发病，发病曲线呈突然上升的趋势。

(2)中毒病人的临床表现基本相似，常常出现恶心、呕吐、腹疼、腹泻等消化道症状，病程一般较短。

(3)发病与某种食物有关。中毒病人在相近的时间内都食用过同样的污染食物，未食用者不中毒，发病波及的范围与污染食物的供应范围相一致。停止污染食物供应后，发病很快终止，发病曲线在突然上升后呈突然下降的趋势，无传染病流行时的余波。

(4)人与人之间无直接传染。

2. 食物中毒的流行病学特点

(1)季节性。食物中毒发生的季节性特点与食物中毒的种类有关，如细菌性食物中毒主要发生在 5～10 月份,化学性食物中毒全年均可发生。

(2)地区性。绝大多数食物中毒的发生有明显的地区性,如我国沿海省区多发生副溶血性弧菌食物中毒,肉毒梭菌食物中毒主要发生在新疆地区,霉变甘蔗中毒多见于我国北方地区等。但随着近年来食品运输的便利,食物中毒发病的地区性特点越来越不明显。

(3)中毒原因。近年来全国食物中毒事件情况通报显示,微生物引起的食物中毒事件报告起数和中毒人数最多,其次为有毒动植物引起的食物中毒,再次为化学性食物中毒。微生物引起的食物中毒事件中,主要为沙门菌、副溶血性弧菌、金黄色葡萄球菌及其肠毒素、变形杆菌、大肠埃希菌等引起的中毒;植物导致的中毒主要为毒蘑菇和未煮熟的四季豆中毒;化学性食物中毒主要为亚硝酸盐、农药/鼠药中毒。

(4)病死率。食物中毒的病死率较低。有毒动植物食物中毒引起的死亡人数较多,其次为化学性食物中毒和微生物食物中毒。

(5)中毒发生的场所。食物中毒发生的场所多见于集体食堂、饮食服务单位和家庭。其中发生在家庭的食物中毒事件报告起数和死亡人数均最多。

3.食物中毒的分类　食物中毒按病原物的不同分为以下 5 类:细菌性食物中毒;真菌及其毒素食物中毒;有毒动物食物中毒;有毒植物食物中毒;化学性食物中毒。

(二)细菌性食物中毒

细菌性食物中毒是指因摄入被致病菌或其毒素污染的食物引起的食物中毒,是最常见的一类食物中毒。统计资料表明,我国发生的细菌性食物中毒以沙门菌、变形杆菌、金黄色葡萄球菌、副溶血性弧菌、蜡样芽孢杆菌和致病性大肠杆菌食物中毒较为常见。

1.概述

(1)细菌性食物中毒的流行病学特点。

①发病率高:在各种类型的食物中毒中,细菌性食物中毒的发病率最高,但多数细菌性食物中毒的病死率较低。大多数细菌性食物中毒,如常见的沙门菌、变形杆菌、金黄色葡萄球菌等引起的食物中毒,病程短、恢复快、预后好、病死率低,但肉毒梭菌等引起的食物中毒病死率通常较高,且病程长、病情重、恢复慢。

②夏秋季节高发:细菌性食物中毒全年均可发生,但绝大多数发生在 5～10 月份,这与细菌在较高的温度下易于生长繁殖或产生毒素相一致,也与人体在夏秋季节防御机能降低、易感性增高有关。

③被污染的动物性食物是主要的中毒食物:畜肉类及其制品居首位,其次为变质的禽肉,鱼、奶、蛋类也占一定比例。植物性食物如剩米饭、米糕、米粉等可引起金黄色葡萄球菌食物中毒,家庭自制的豆类或面粉类发酵食物可致肉毒梭菌食物中毒。

(2)细菌性食物中毒发生的原因。①牲畜在屠宰时或畜肉在运输、储藏、销售等过程中受到致病菌的污染;②被致病菌污染的食物在较高温度下存放,食物中充足的水分、适宜的pH 及丰富的营养条件使致病菌大量生长繁殖并产生毒素;③被污染的食物在食用前未烧熟煮透,或煮熟后又接触到带菌容器,或被食品从业人员带菌者再次污染。

(3)细菌性食物中毒的预防措施。

①加强卫生宣传教育:改变生食等不良的饮食习惯;加强对污染源的管理,严格遵守牲畜宰前、宰中及宰后的卫生要求,防止病畜肉混入市场;食品在加工、储存、运输、销售等过程中要严格遵守卫生制度,食品容器、砧板、刀具等的使用应避免生熟交叉污染,做好消毒工

作,防止交叉污染;食品应低温保存或放于阴凉通风处,以控制病原菌的繁殖及毒素的产生;食物在食用前应充分加热,以杀灭病原菌和破坏毒素;食品从业人员、医院人员、托幼机构人员和炊事员应认真执行就业前体检和录用后定期体检制度,经常接受食品卫生教育,养成良好的个人卫生习惯。

②加强食品卫生监督管理:食品卫生监督部门应加强对餐饮、食品加工厂、屠宰场等相关部门的卫生检验、检疫工作。

③建立快速可靠的病原菌检测技术:根据病原菌的生物学特征和分子遗传学特征,结合现代分子生物学检测手段和流行病学方法,分析病原菌的变化、扩散范围和趋势等,为大范围食物中毒暴发的快速诊断和处理提供相关资料,防止更大范围的传播和流行。

2. 沙门菌食物中毒

(1)病原学特点。沙门菌(*Salmonella*)属肠杆菌科,寄生于人和动物肠道,革兰氏阴性杆菌,需氧或兼性厌氧。目前发现沙门菌有 2500 个以上的血清型。沙门菌无宿主特异性,既可感染动物也可感染人类,极易引起人类的食物中毒。致病性最强的沙门菌为猪霍乱沙门菌,其次是鼠伤寒沙门菌和肠炎沙门菌。

沙门菌生长的适宜温度为 20～30 ℃,在水中可生存 2～3 周,在粪便或冰水中可存活 1～2 个月,在冰冻土壤中可过冬,在含食盐 12%～19%的咸肉中可存活 75 天。该菌属不耐热,55 ℃可存活 1 小时,60 ℃可存活 15～30 分钟,100 ℃数分钟可被杀灭。此外,由于沙门菌不分解蛋白质,污染食物后不引起感官性状的变化,极易被忽视而引起食物中毒,故储存较久的肉类,即使没有腐败变质,也应彻底加热灭菌,以防引起食物中毒。

沙门菌有菌毛,对肠黏膜有侵袭力,被人体内吞噬细胞吞噬并杀灭的沙门菌可释放内毒素,有些沙门菌还能产生肠毒素,如肠炎沙门菌在适合的条件下可在牛奶或肉中产生达到危险水平的肠毒素。沙门菌对肠黏膜细胞的侵袭力及某些菌株产生的肠毒素在沙门菌食物中毒的发生机制中有重要意义。

(2)流行病学特点。

1)发病季节分布。全年皆可发生,但多见于夏、秋两季,即 5～10 月份。

2)引起中毒的食物。多由动物性食物引起,特别是畜肉类及其制品,其次为禽肉、蛋类、奶类及其制品。

3)食物中沙门菌的来源。沙门菌广泛分布于自然界,健康家畜、家禽肠道中沙门菌的检出率为 2%～15%,病猪肠道中沙门菌的检出率可高达 70%,健康人粪便中沙门菌的检出率为0.02%～0.20%,腹泻病人粪便中沙门菌的检出率为 8.6%～18.8%。因此,肉类食物受沙门菌污染的机会很多。

①家畜、家禽的生前感染是指家畜、家禽在宰杀前已感染沙门菌,包括原发沙门菌病和继发沙门菌病 2 种,是肉类食物中沙门菌的主要来源。

②畜肉、禽肉的宰后污染是指家畜、家禽在屠宰过程中或屠宰后被带沙门菌的粪便、容器、污水等污染。

③蛋类可因家禽带菌而被污染,尤其是鸭、鹅等水禽及其蛋类,带菌率一般为 30%～40%。除家禽的原发和继发感染使卵巢、卵黄、全身带菌外,禽蛋在经泄殖腔排出时,蛋壳表面可在肛门腔里被沙门菌污染,沙门菌可通过蛋壳气孔侵入蛋内。

④患沙门菌病的奶牛的奶中可能带菌。健康奶牛的奶在挤出后亦可受到带菌粪便或其

他污物的污染,因此,未经彻底消毒的鲜奶可引起沙门菌食物中毒。

⑤烹调后的熟制品,如熟肉、内脏、煎蛋等可再次受到带菌容器、烹调工具或食品从业人员带菌者的污染。

(3)临床表现。大多数沙门菌食物中毒是沙门菌活菌对肠黏膜的侵袭及其内毒素协同导致的感染型中毒。其潜伏期一般为4～48小时,长者可达72小时。通常潜伏期越短,病情越重。前驱症状有寒战、头晕、头痛、食欲缺乏等。主要症状为恶心、呕吐、腹痛、腹泻等,体温为38～40℃或更高,一般3～5天迅速缓解。沙门菌食物中毒有多种临床表现,可分为5种类型,其中胃肠炎型最常见,其他为类霍乱型、类伤寒型、类感冒型和败血症型。

(4)预防措施。针对以下3个环节,采取相应的预防措施:①防止食品被沙门菌污染:采取积极措施控制带沙门菌的病畜肉流入市场,宰前严格检疫。凡属病死、毒死或死因不明的家畜、家禽的肉及内脏,一律禁止出售和食用。家庭与集体餐饮业中,刀、菜墩、盆等要生熟分开,防止污染。②控制食品中沙门菌的繁殖:低温储藏食品是预防沙门菌食物中毒的重要措施。沙门菌繁殖的最适温度为37℃,但在20℃以上即能大量繁殖。因此,食品工业、集体食堂、食品销售网点均应有冷藏设备,低温储藏食品,以控制细菌繁殖。③彻底加热杀灭沙门菌:加热杀灭病原菌是预防沙门菌食物中毒的关键措施。一般高温处理可供食用的肉类时,肉块应在1 kg以下,持续煮沸3小时,或肉块深部温度至少达到80℃,并持续12分钟。

3.副溶血性弧菌食物中毒

(1)病原学特点。副溶血性弧菌(*Vibrio parahaemolyticus*)是一种嗜盐性细菌,存在于近岸海水、海底沉积物和鱼、贝类等海产品中。副溶血性弧菌食物中毒是我国沿海地区最常见的食物中毒。

副溶血性弧菌呈弧状、杆状、丝状等多种形态,有鞭毛,运动灵活,属革兰氏阴性菌。其最适生长温度为37℃,最适pH为7.7,在含盐量3%～4%的培养基上或食物中生长最佳,而在无盐的条件下不生长。该菌的抵抗力较弱,56℃加热5分钟、90℃加热1分钟、1%食醋处理5分钟,均可将其杀灭。该菌在淡水中的生存期短,但在海水中能存活近50天。

多数致病性副溶血性弧菌能使人或家兔的红细胞发生溶血,使血琼脂培养基上出现β溶血带,称为神奈川试验阳性。引起食物中毒的副溶血性弧菌中90%为神奈川试验阳性。流行病学调查表明,该菌致病力与其溶血能力平行,神奈川试验阳性菌致病能力强,通常在感染人体后12小时内即出现食物中毒症状。

(2)流行病学特点。

①发病地区和季节分布:我国沿海水域的海产品中副溶血性弧菌检出率较高,尤其是气温较高的夏秋季节。因此,沿海地区是我国副溶血性弧菌食物中毒的多发地区。但近年来,随着海产品的市场流通,其他地区也散在发生副溶血性弧菌食物中毒。夏秋季节,尤其7～9月份是副溶血性弧菌食物中毒的高发季节。

②引起中毒的食物:引起副溶血性弧菌中毒的食物主要是海产品和盐渍食品,如海产鱼、虾、蟹、贝以及咸肉、咸禽、咸蛋、咸菜、凉拌菜等。

③食物中副溶血性弧菌的来源:近岸海水及海底沉积物中的副溶血性弧菌可对海产品造成污染。沿海地区饮食从业人员、健康人群及渔民副溶血性弧菌带菌率为0～11.7%,有肠道病史者带菌率为31.6%～88.8%,带菌人群可污染各种食物。

食物容器、砧板、切菜刀等工具生熟不严格分开时,副溶血性弧菌还可通过上述工具污染熟食品或凉拌菜。被副溶血性弧菌污染的食物,若在较高温度下存放,食用前不加热或加热不彻底,又未经食醋处理,副溶血性弧菌可随食物进入人体肠道,在肠道生长繁殖,当达到一定数量时,即可引起食物中毒。副溶血性弧菌所产生的耐热性溶血毒素也是引起食物中毒的病因。

(3)临床表现。副溶血性弧菌食物中毒的潜伏期一般为 14～20 小时,短者 4～6 小时,长者可达 40 小时。病人发病初期主要表现为腹部不适,尤其是上腹部疼痛或胃痉挛,继之恶心、呕吐、腹泻,体温一般为 37.7～39.5 ℃。发病 5～6 小时后,病人腹痛加剧,以脐部阵发性绞痛为特点。粪便多为水样、血水样、黏液或脓血便,里急后重不明显。病程为 3～4天,预后良好。重症病人可出现脱水、休克及意识障碍。

(4)预防措施。与沙门菌食物中毒的预防措施基本相同,针对防止污染、控制繁殖和杀灭病原菌 3 个环节采取相应措施。各种食品,尤其是海产品及各种熟制品应低温储藏。鱼、虾、蟹、贝类等海产品应煮熟煮透。凉拌食品清洗干净后,在食醋中浸泡 10 分钟或在 100 ℃沸水中漂烫数分钟即可杀灭副溶血性弧菌。此外,还应注意盛装生、熟食品的器具要分开,防止交叉污染。

4. 大肠埃希菌食物中毒

(1)病原学特点。大肠埃希菌(*Escherichia coli*)俗称大肠杆菌,为革兰氏阴性杆菌,多数菌株有周身鞭毛,能发酵乳糖及多种糖类,产酸产气。该菌主要存在于人和动物的肠道内,属于肠道的正常菌群,一般不致病。该菌随粪便排出后,广泛分布于自然界中。该菌在自然界中的生命力强,在土壤和水中可存活数月。

当人体抵抗力降低或食入被大量的致病性大肠埃希菌活菌污染的食物时,便会发生食物中毒。引起食物中毒的致病性大肠埃希菌的血清型主要为 $O_{157}:H_7$、$O_{111}:B_4$、$O_{55}:B_5$、$O_{26}:B_6$、$O_{86}:B_7$、$O_{124}:B_{17}$ 等。

(2)流行病学特点。

①季节性:多发生在夏秋季节。

②中毒食物:引起中毒的食物种类与沙门菌相同。

③食物中大肠埃希菌的来源:健康人肠道中致病性大肠埃希菌的带菌率为 2%～8%,高者可达 44%。成人患肠炎、儿童患腹泻时,带菌率较健康人高,可为 29%～52%。大肠埃希菌随粪便排出而污染水源和土壤,进而直接或间接污染食物。食物中致病性大肠埃希菌的检出率高低不一,高者可达 18.4%。饮食行业的餐具易被大肠埃希菌污染,检出率高达50%,致病性大肠埃希菌的检出率为 0.5%～1.6%。

(3)临床表现。临床表现因致病性大肠埃希菌的类型不同而有所不同,主要有以下 3 种类型。

①急性胃肠炎型:急性胃肠炎型主要由肠产毒性大肠埃希菌引起,易感人群主要为婴幼儿和旅游者,潜伏期一般为 10～15 小时,短者为 6 小时,长者为 72 小时。临床表现为水样腹泻、腹痛、恶心等,体温可达 40 ℃。

②急性菌痢型:急性菌痢型主要由肠侵袭性大肠埃希菌引起,潜伏期一般为 48～72 小时。临床表现为血便或黏液脓血便、里急后重、腹痛、发热等。病程为 1～2 周。

③出血性肠炎型:出血性肠炎型主要由肠出血性大肠埃希菌引起,潜伏期一般为 3～4

天。临床表现为突发性剧烈腹痛、腹泻,先水便后血便。病程 10 天左右,病死率为 3%～5%,老人、儿童多见。

(4)预防措施。因其主要经动物性食品传播,牛、羊、鸡为储存宿主,故与沙门菌食物中毒的预防措施基本相同。

5.葡萄球菌食物中毒

(1)病原学特点。葡萄球菌食物中毒由摄入被葡萄球菌肠毒素污染的食物引起。能产生肠毒素的葡萄球菌主要是金黄色葡萄球菌(*Staphylococcus aureus*)。葡萄球菌为革兰氏阳性兼性厌氧菌,生长繁殖的适宜温度为 30～37 ℃,最适 pH 为 7.4;耐盐,在含 10%～15% 氯化钠的培养基中仍能生长;对热有较强的抵抗力,70 ℃处理 1 小时方可杀灭。葡萄球菌对营养要求不高,在普通培养基上生长良好,如在培养基中加入可被分解的碳水化合物,则有利于肠毒素的形成。

葡萄球菌可产生多种肠毒素,按其抗原性分为 A、B、C_1、C_2、C_3、D、E、F 共 8 个血清型。其中,F 型是引起毒性休克综合征的肠毒素,其余各型均能引起食物中毒,其中,以 A 型、D 型较多见。一株金黄色葡萄球菌可产生 2 种以上的肠毒素,能产生肠毒素的菌株凝固酶试验常呈阳性。多数葡萄球菌肠毒素耐热,并能抵抗胃肠道蛋白酶的水解。要破坏食物中的葡萄球菌肠毒素,需在 100 ℃加热 2 小时。

(2)流行病学特点。

1)发病季节。全年皆可发生,但多见于夏秋季节。

2)中毒食物。中毒的食物种类很多,主要是营养丰富且含水分较多的食物,如奶、肉、蛋、鱼及其制品等。国内报道以奶及奶制品最为多见,如奶油糕点、冰淇淋、含奶饮料,其次为肉制品、剩米饭等。

3)食物被污染的原因。葡萄球菌广泛存在于空气、水、土壤中和物品上。人和动物的鼻腔、咽、消化道带菌率均较高,健康人带菌率为 20%～30%,上呼吸道被金黄色葡萄球菌感染的病人鼻腔带菌率可高达 83.3%。葡萄球菌是最常见的化脓性球菌之一,人和动物的化脓性感染部位常成为污染源。

①食物中葡萄球菌的来源包括:人类带菌者对各种食物的污染;患化脓性乳腺炎的奶牛,其乳汁中可能带有葡萄球菌;畜、禽患局部化脓性感染时,感染部位的葡萄球菌对肉体其他部位的污染。

②肠毒素形成的条件:食物中葡萄球菌污染越严重,繁殖越快,越易形成肠毒素;食品存放的温度越高,产生肠毒素需要的时间越短,如薯类或谷类食品中污染的葡萄球菌在 20～37 ℃下经 4～8 小时产生肠毒素,而在 5～6 ℃下需经 18 天方可产生肠毒素;因葡萄球菌为兼性厌氧菌,当被污染食品存放的环境通风不良、氧分压较低时,肠毒素易于形成,如被葡萄球菌污染的剩饭在通风不良的条件下存放,极易形成肠毒素;一般而言,含蛋白质丰富、水分较多,同时含一定淀粉的食品,如奶油糕点、冰淇淋、剩饭、凉糕等,或含较多油脂的食物,如油煎荷包蛋、油炸鱼罐头等,被葡萄球菌污染后易形成肠毒素。需强调的是,淀粉可促进肠毒素的形成,如受葡萄球菌污染的生肉馅在 37 ℃下需经 18～19 小时才产生肠毒素,而在肉馅中加入馒头碎屑或淀粉时,在同样温度下只需 8 小时即可产生肠毒素。

(3)临床表现。葡萄球菌食物中毒属毒素型食物中毒。其潜伏期短,一般为 2～5 小时,最短为 1 小时,最长为 6 小时。病人的主要症状为恶心、剧烈而频繁的呕吐,呕吐物中常有胆汁、黏液和血,同时伴有上腹部剧烈疼痛,腹泻为水样便,体温一般正常。因剧烈、频繁地呕吐,加上腹泻,病人可出现虚脱及严重脱水。因儿童对肠毒素比成人更敏感,故其发病率较成人高,病情也较成人重。

(4)预防措施。预防的关键是防止葡萄球菌对食品的污染和肠毒素的形成。为防止食品受到污染,应定期对食品加工和饮食行业的从业人员、保育员进行健康检查,有局部化脓性感染(疖疮、手指化脓)、上呼吸道感染(鼻窦炎、急性咽炎、口腔疾病等)时,应暂时调换工作;应经常对奶牛进行兽医卫生检查,对患有乳腺炎、皮肤化脓性感染的奶牛,应及时给予治疗,患乳腺炎奶牛挤下的奶不宜直接食用;剩饭应放在通风、阴凉和干净的地方,避免污染,或放入冰箱内,食用时应彻底加热。

6. 肉毒梭菌食物中毒

(1)病原学特点。肉毒梭菌(*Clostridium botulinum*)为革兰氏阳性、厌氧、短粗杆菌,在自然界分布广泛,特别是土壤中,在 20~25 ℃可形成椭圆形芽孢。当 pH 小于 4.5 或大于9.0 时,或当环境温度低于 15 ℃或高于 55 ℃时,肉毒梭菌芽孢不能繁殖,也不产生毒素。该菌芽孢对热的抵抗力强,需经 180 ℃干热处理 5~15 分钟、121 ℃高压蒸汽处理 30 分钟或100 ℃湿热处理 5 小时才能将其杀死。

肉毒梭菌食物中毒是由肉毒梭菌产生的外毒素,即肉毒毒素引起的。肉毒毒素是一种强烈的神经毒素,对人的致死剂量约为 10^{-9} mg/kg 体重。根据抗原性不同,将肉毒毒素分为 A、B、C_α、C_β、D、E、F、G 共 8 型,引起人类中毒的有 A、B、E、F 等 4 型,其中,A 型和 B 型最为常见。我国报道的肉毒梭菌食物中毒多为 A 型,其次为 B 型和 E 型。

(2)流行病学特点

①季节性及地区分布:肉毒梭菌食物中毒一年四季均可发生,但大多发生在 4~5 月份。新疆察布查尔地区是我国肉毒梭菌食物中毒的多发地区。

②引起中毒的食品:引起肉毒梭菌中毒的食物因各地饮食习惯、膳食组成和制作工艺的不同而有差别,但绝大多数为家庭自制的并在厌氧条件下加工或发酵的低盐浓度食物,以及在厌氧条件下保存的肉制品。

③食品中肉毒梭菌的来源及毒素的形成:肉毒梭菌广泛存在于土壤、江河湖海淤泥沉淀物、尘埃及动物粪便中,粮谷、豆类等食品受污染的机会很多,尤其是带菌土壤,可污染各种食品原料。被该菌芽孢污染的食品原料在家庭自制发酵食品、罐头食品或其他加工食品时,加热的温度与压力均不能杀死肉毒梭菌的芽孢,后又在密封即厌氧环境中发酵,为芽孢形成繁殖体并产生毒素提供了条件。食品制成后,不经加热而食用,其毒素随食品进入体内,引起中毒。此外,有的地方牧民的饮食习惯是,冬季屠宰的牛肉密封越冬至开春,气温的升高及密封为食品中存在的肉毒梭菌芽孢变为繁殖体并产生毒素创造了条件,生吃污染肉毒梭菌及其毒素的牛肉,极易引起中毒。

(3)临床表现。肉毒毒素属于神经毒素,主要作用于中枢神经系统的脑神经核、神经-肌肉接头处、自主神经末梢,阻止胆碱能神经末梢释放乙酰胆碱,使神经冲动的传导受阻,导致肌肉麻痹和瘫痪。肉毒梭菌食物中毒的潜伏期一般为 12~48 小时,最短为 6 小时,长者为8~10 天。通常潜伏期越短,病死率越高。前驱症状为头痛、头晕、乏力、食欲缺乏等,少数病人有恶心、呕吐等胃肠道症状。临床表现以对称性脑神经受损症状为特征,表现为视力模糊、眼睑下垂、复视、咀嚼与吞咽困难、言语不清、声音嘶哑、唾液分泌减少、头下垂等,继续发展可致呼吸肌麻痹,多因呼吸困难、呼吸衰竭而死亡,病死率较高。

（4）预防措施。主要措施是防止食物污染。肉毒梭菌及其芽孢常随泥土或动物粪便污染食品,因此,必须严格遵守操作规程,减少食品原料在运输、储存和加工过程中受到污染。制作发酵食品时,应彻底蒸煮原料,制作罐头时应严格执行灭菌流程。加工后的熟制品应迅速冷却并低温保存,防止细菌繁殖并产生毒素。肉毒毒素不耐热,对可疑食品应彻底加热,100 ℃处理10～20分钟可破坏各型肉毒毒素。

（三）真菌及其毒素食物中毒

真菌及其毒素食物中毒是指摄入被真菌及其毒素污染的食物而引起的食物中毒。其发病率较高,病死率也较高,发病的季节性及地区性均较明显,如霉变甘蔗中毒常见于初春的北方。赤霉病麦中毒属于真菌性食物中毒,在我国长江中下游地区较为多见。它是一种由于误食赤霉病麦而引起的以呕吐为主要症状的急性中毒。

1.病原学特点及中毒机制　赤霉病麦是由小麦被霉菌中的镰刀菌感染所致的,其中,最主要的病原菌为禾谷镰刀菌。该菌在16～24 ℃、湿度85％时最易在谷物上繁殖。赤霉病麦从外观上可见麦粒颜色灰暗带红、谷皮皱缩,并有胚芽发红等特征,用肉眼观察即可将病粒挑出。

赤霉病麦引起中毒的有毒成分主要为脱氧雪腐镰刀菌烯醇,该物质属于单端孢霉烯族化合物,是镰刀菌所产生的有毒代谢产物,因其主要毒性作用是引起呕吐,故又被称为致吐毒素。该毒素对热稳定,一般烹调方法不能去毒。赤霉病麦中毒的流行范围、发病程度与麦类赤霉病流行范围和发生程度呈正相关。

2.中毒症状和处理　人误食赤霉病麦后,发病率一般为33％～79％。病人多在食用后10～30分钟发病,轻者仅有头昏、腹胀,较重者出现眩晕、头痛、恶心、呕吐、全身乏力,少数伴有腹痛、腹泻、流涎、颜面潮红,个别重症病例可有呼吸、脉搏加快、体温及血压略有升高。由病麦引起的中毒症状一般较轻,病程也短,有自愈趋势,预后较佳,一般在停止食用病麦后1～2天即可恢复。对重症病人可采取对症治疗。严重呕吐者,应予以补液。

3.预防措施

（1）防霉。粮谷赤霉病的发生主要是由粮谷在田间感染了镰刀菌所致的,所以应加强田间管理,特别是在春季低温多雨时;粮谷收获时应及时脱粒、晒干或烘干;粮谷仓储期间应加强通风、翻晒,控制粮谷水分在11％以下。

（2）减少病麦粒和去除毒素。常用方法有:①比重分离病麦法:用1∶18盐水分离小麦,使病麦粒上浮并除去;②碾磨去皮法:赤霉病麦的毒素主要集中在麦粒外表层,如将病麦磨成低出粉率的精白面,可大大降低毒素含量;③稀释病麦法:将病麦与正常麦粒混合,使病麦比例降至3％～5％,并以不引起急性中毒为标准进行动物试验。

（3）制定粮食中毒素的限量标准,加强粮食的卫生管理。

（四）有毒动物食物中毒

有毒动物食物中毒是指摄入本身含有有毒成分的动物性食物而引起的食物中毒。其发病率较高,病死率因动物种类而异,有一定的地区性。动物性有毒食物主要有2种:①将天然含有有毒成分的动物或动物的某一部分当作食物(如河豚);②在一定条件下,产生了大量有毒成分的动物性食物(如鱼类储存不当引起的组胺中毒)。

河豚中毒是常见的有毒动物食物中毒。河豚(puffer)又名鲀,是一种味道鲜美但含有剧毒物质的鱼类,主要产地是我国沿海及长江下游一带。

(1)有毒物质。河豚所含有毒成分为河豚毒素(tetrodotoxin),它是毒性极强的非蛋白质类毒素,微溶于水,理化性质稳定,经煮沸、盐腌、日晒均不被破坏,100 ℃加热 7 小时、120 ℃加热 60 分钟可被破坏。河豚的肝、脾、肾、卵巢、卵子、睾丸、皮肤及血液中都含有河豚毒素,其中,以卵巢最毒,肝脏次之。新鲜洗净的鱼肉一般无毒,但如果鱼死后过久,毒素可从内脏渗入肌肉。每年 2～5 月份为河豚的生殖产卵期,此时含毒素最多,毒性最强,易引起食物中毒。

(2)中毒机制。河豚毒素主要作用于神经系统,可阻断神经传导,使神经末梢和中枢神经发生麻痹。初为感觉神经麻痹,继而出现运动神经麻痹,同时引起外周血管扩张,使血压急剧下降,最后出现呼吸中枢和血管运动中枢麻痹。

(3)中毒症状和急救治疗。发病急速而剧烈,潜伏期很短,一般在食后 10 分钟至 5 小时即发病。病情发展迅速,初为感觉不适,出现恶心、呕吐、腹痛等胃肠道症状,口唇、舌尖及手指末端刺痛发麻,随后感觉消失而麻痹,接着四肢肌肉麻痹,逐渐失去运动能力,最后全身麻痹呈瘫痪状态。一般预后不良,常因呼吸麻痹、循环衰竭而于 4～6 小时后死亡,病死率为 40%～60%。如抢救及时,病程超过 8～9 小时未死亡者则多能恢复。

一旦发生河豚中毒,应迅速进行抢救,以催吐、洗胃和导泻为主,配合对症治疗,目前尚无特效解毒药。

(4)预防措施。由于河豚毒素耐热,一般家庭烹调方法难以将毒素去除,因此,最有效的预防中毒的方法是将河豚集中处理,禁止出售。同时,还应大力开展宣传教育,使群众了解河豚有毒并能识别其性状,以防误食中毒。

(五)有毒植物食物中毒

有毒植物食物中毒是指摄入植物性有毒食品而引起的食物中毒。其发病率较高,病死率因引起中毒食物的种类而异,季节性、地区性比较明显,如毒蕈中毒多见于春、秋暖湿季节及丘陵地区,多数病死率较高。植物性有毒食物主要有 3 种:①将天然含有毒成分的植物或其加工制品当作食物(如毒蕈、桐油等);②把在加工过程中未能破坏或除去有毒成分的植物当作食物(如木薯、苦杏仁等);③在一定条件下,产生了大量有毒成分的植物性食物(如发芽马铃薯)。

蕈类又称蘑菇,属于真菌。毒蕈是指食后可引起中毒的蕈类,在我国目前已鉴定的蕈类中,可食用蕈类近 300 种,有毒蕈类 100 多种,其中,含有剧毒可致死的蕈类不到 10 种。毒蕈的有毒成分十分复杂,一种毒蕈可以含有几种毒素,一种毒素又可以存在于几种毒蕈之中,目前,对毒蕈毒素尚未完全研究清楚。毒蕈中毒多是由个人采集野生鲜蘑,误食毒蕈而引起的。

(1)有毒成分和中毒表现。由于毒蕈种类较多,其有毒成分和中毒症状各不相同,故一般根据毒蕈所含有毒成分及中毒的临床表现,将毒蕈中毒分为 5 种类型。

1)胃肠炎型。引起此型中毒的代表为黑伞蕈属和乳菇属的某些蕈种。有毒成分可能为刺激胃肠道的类树脂物质。潜伏期为 0.5～6 小时,主要症状为剧烈腹泻、水样便、阵发性腹痛,以上腹部和脐部为主,体温不升高,经对症处理可迅速恢复。一般病程为 2～3 天,预后良好。

2)神经精神型。引起神经、精神症状的毒素主要有四大类：①毒蝇碱：毒蝇碱是一种生物碱，主要作用为兴奋副交感神经；②蜡子树酸及其衍生物：可引起幻觉症状，色觉和位置觉错乱，视觉模糊；③光盖伞素及脱磷酸光盖伞素：可引起幻觉、听觉和味觉改变，发声异常，烦躁不安；④幻觉原：有致幻觉作用，视力不清，感觉房间变小、颜色奇异，手舞足蹈如醉酒状。

此型中毒的潜伏期一般为 0.5～4 小时，最短可在食后 10 分钟发病。中毒症状除有胃肠炎外，主要表现为副交感神经兴奋症状，如流涎、流泪、出汗、瞳孔缩小、脉缓等，重症病人可出现谵妄、精神错乱、幻觉、狂笑、动作不稳等，部分病人出现迫害妄想，类似精神分裂症。用阿托品类药物及时治疗，症状可迅速缓解。病程一般为 1～2 天，死亡率低。

3)溶血型。此型由鹿花蕈引起，有毒成分为鹿花毒素，有强烈的溶血作用。中毒潜伏期为 6～12 小时，以恶心、呕吐、腹泻等胃肠道症状为主，发病 3～4 天即可出现溶血性黄疸、肝脾肿大，少数病人出现血尿。给予肾上腺皮质激素治疗可快速控制病情，病程为 2～6 天，一般死亡率不高。

4)脏器损害型。此型中毒最严重，由毒伞蕈属、褐鳞小伞蕈及秋生盔孢伞蕈引起，有毒成分主要为毒肽类和毒伞肽类。此类毒素属剧毒，对人的致死量为 0.1 mg/kg 体重，可使体内大多数器官发生细胞变性，属原浆毒。

此型中毒的临床表现十分复杂，按其病情发展可分为 6 期：①潜伏期：食毒蕈后 6～7 小时即可发病，但多数为 10～24 小时，潜伏期长短与中毒严重程度有关；②胃肠炎期：病人出现恶心、呕吐、腹痛、腹泻等，多在 1～2 天后缓解；③假愈期：胃肠炎症状缓解后，病人暂时无症状，或仅有轻微乏力、食欲缺乏，轻度中毒病人可由此进入恢复期；④脏器损害期：严重中毒病人在发病后 2～3 天出现肝、肾、脑、心等实质性脏器损害，以肝损害最严重，可出现肝大、黄疸、转氨酶升高，严重者可出现肝坏死、肝昏迷等；⑤精神症状期：病人可出现烦躁不安、表情淡漠，继而出现惊厥、昏迷，甚至死亡；⑥恢复期：经及时治疗的病人在 2～3 周后，各项症状可好转并痊愈。

5)类光过敏型。此型潜伏期一般为 24 小时左右，误食后会出现类似日光性皮炎的症状。在身体暴露部位出现明显的肿胀、疼痛，特别是嘴唇肿胀外翻，另外还有指尖疼痛、指甲根部出血等。

（2）毒蕈中毒的急救治疗原则。发生毒蕈中毒后，应及时采取催吐、洗胃、导泻、灌肠等措施，迅速排除体内毒物。对于各型毒蕈中毒，应根据不同症状和毒素情况进行治疗。如单纯胃肠炎型毒蕈中毒可按一般食物中毒处理；毒蝇伞引起的神经精神型中毒可用阿托品治疗；溶血型毒蕈中毒可用肾上腺皮质激素治疗；对于毒伞蕈属引起的脏器损害型中毒，一般用二巯基丙磺酸钠解毒，因病人的肝脏受损，故不宜用二巯基丙醇。

（3）预防措施。对于毒蕈和可食蕈的鉴别，目前尚无可靠的简易方法。民间有一些识别毒蕈的实践经验，但都不够完善可靠。为预防毒蕈中毒的发生，最根本的办法是切勿采摘自己不认识的蘑菇食用。毫无识别蘑菇经验者，千万不要自采蘑菇。

（六）化学性食物中毒

化学性食物中毒是指摄入化学性有毒食物而引起的食物中毒。其发病的季节性、地区性均不明显，发病率和病死率一般都比较高，如有机磷农药、某些金属或类金属化合物、亚硝酸盐等引起的食物中毒。化学性有毒食物主要有 4 种：①被有毒有害化学物质污染的食物；②被误认为食物、食品添加剂或营养强化剂的有毒有害的化学物质；③添加非食品级的或伪造的或禁止使用的食品添加剂、营养强化剂的食物,以及超量使用食品添加剂的食物;④营养成分发生化学变化的食物(如酸败的油脂)。

亚硝酸盐食物中毒近年来时有发生,其中,多数为误将亚硝酸盐当作食盐而引起的误食中毒。一般情况下,引起中毒的原因多是食入含有大量硝酸盐、亚硝酸盐的蔬菜。此类中毒多发生在农村或集体食堂,以散发和儿童发病居多。

1.亚硝酸盐的来源

(1)意外事故。误将亚硝酸盐当作食盐加入食品。

(2)刚腌不久的蔬菜含有大量亚硝酸盐,一般于腌后 20 天消失。

(3)腌肉制品加入过量的硝酸盐和亚硝酸盐。

(4)储存过久的不新鲜蔬菜及放置过久的煮熟蔬菜中原有的硝酸盐在硝酸盐还原菌的作用下转化为亚硝酸盐。

(5)苦井水含较多的硝酸盐,当用该水煮粥或其他食物,再在不洁的锅内放置过夜后,则硝酸盐在细菌作用下可被还原成亚硝酸盐。

(6)食用蔬菜过多时,大量硝酸盐进入肠道,当人患胃肠功能紊乱、贫血、肠道寄生虫病及胃酸浓度降低时,其肠道内的细菌可将硝酸盐还原成亚硝酸盐,且在肠道内形成得过多、过快以致来不及分解,大量亚硝酸盐进入血液导致中毒,出现青紫,称为肠源性青紫症。

2.中毒机理及临床表现   亚硝酸盐为强氧化剂,进入人体后短期内可将血液中的低铁血红蛋白氧化为高铁血红蛋白,使其失去输送氧的功能,使组织缺氧,出现青紫而中毒。亚硝酸盐的中毒量为 0.3～0.5 g,致死量为 1～3 g。

亚硝酸盐食物中毒发病急速,潜伏期一般为 1～3 小时,误食大量亚硝酸盐者潜伏期仅十多分钟。轻者表现为头晕、乏力、胸闷、恶心、呕吐、口唇和指尖轻度发绀,血中高铁血红蛋白含量为 10%～30%;重者眼结膜、面部及全身皮肤出现发绀,心率加快,烦躁不安,呼吸困难,血中高铁血红蛋白含量常超过 50%;严重者可发生昏迷、惊厥、大小便失禁,可因呼吸衰竭而死亡。

3.诊断原则

(1)符合亚硝酸盐食物中毒的流行病学特点,确认中毒由亚硝酸盐引起。

(2)符合亚硝酸盐中毒的临床表现。

(3)剩余食物或呕吐物中检出超过限量的亚硝酸盐。

(4)血中高铁血红蛋白含量超过 10%。

4.急救治疗   轻度中毒一般不需治疗,重度中毒要及时抢救和治疗,具体措施:首先进行催吐、洗胃和导泻,然后及时口服或注射特效解毒剂亚甲蓝,治疗要用小剂量,一般用 1%亚甲蓝 10～15 mL,加入 20 mL 25%～50%葡萄糖溶液,缓慢静脉注射,用量为 1～2 mg/kg 体重,1～2 小时后如症状不见好转,可重复注射一次。亚甲蓝也可口服,剂量为每次 3～5 mg/kg 体重,每6 小时 1 次或 1 天 3 次。使用亚甲蓝抢救亚硝酸盐食物中毒时,应特别注意亚甲蓝用量一定要准确,不得过量。由于大剂量维生素 C 可直接还原高铁血红蛋白,故亚甲蓝、维生素 C 和葡萄糖三者合用效果较好。

5.预防措施

(1)加强对集体食堂、工地食堂的管理,将亚硝酸盐和食盐分开储存,避免误食。

(2)肉制品中硝酸盐和亚硝酸盐的使用量要严格按照《食品安全国家标准   食品添加剂使用标准》(GB 2760—2014),不可多加。

(3)保持蔬菜新鲜,勿食用存放过久的不新鲜蔬菜,食剩的熟菜不可在高温下长时间存放后再食用;勿食用大量刚腌的蔬菜,至少需腌制15天才能食用,腌菜时盐的含量应在12%以上。

(4)苦井水勿用于煮饭,尤其不能存放过夜后又用来煮饭菜。

(七)食物中毒的调查处理

食物中毒是最常见的食品安全事故之一。食物中毒的调查处理应按《中华人民共和国食品安全法》《中华人民共和国突发事件应对法》《中华人民共和国食品安全法实施条例》《国家食品安全事故应急预案》《食品安全事故流行病学调查工作规范》《食品安全事故流行病学调查技术指南》和《食物中毒诊断标准及技术处理总则》等的要求进行。

1.落实食物中毒报告制度　发生食品安全事件的单位,应当在2小时内向所在地县级卫生行政部门和负责本单位食品安全监管工作的有关部门报告。医疗机构发现其收治的病人可能与食品安全事件有关的,应当按照规定及时向所在地县级卫生行政部门报告。县级以上人民政府农业行政部门在日常监督管理中发现食品安全事故或接到事故举报,应当立即向同级食品安全监督管理部门通报。任何组织和个人有权举报食品安全违法行为,依法向有关部门了解食品安全信息,对食品安全监督管理工作提出意见和建议。任何单位或者个人不得隐瞒、谎报、缓报。

食品安全监督管理部门接到有关食品污染和食品中毒、食源性疾病的相关信息后,应当立即进行初步核实,经初步核实为食品安全事故的,应当立即向卫生行政部门和其他有关部门通报,并逐级向上级主管部门报告,每级上报时间不得超过2小时。初次报告后,应根据调查处理情况及时续报。

报告的内容主要如下:事件发生单位、时间、地点,事件简要经过;事件造成的发病和死亡人数、主要症状、救治情况;可疑食品基本情况;已采取的措施;其他已经掌握的情况。

2.食物中毒调查处理　发生食物中毒或疑似食物中毒事故时,卫生行政部门应按照《食品安全事件调查处理办法(征求意见稿)》和《食品安全事故流行病学调查工作规范》等的要求,及时组织县级以上疾病预防控制机构开展现场流行病学调查,并参与对可疑食品的控制、处理等工作,同时注意收集与食物中毒事故有关的证据。县级以上疾病预防控制机构应当按照规定及时向调查组提交流行病学调查报告,明确事件范围、发病人数、死亡人数、事件原因、致病因素、污染食品及污染原因等。食品安全事件发生单位应当妥善保护可能造成事件的食品及其原料、工具、用具、设施设备和现场。任何单位和个人不得隐匿、伪造、毁灭相关证据。

(1)报告登记。①食物中毒或疑似食物中毒事故的流行病学调查应使用统一的调查登记表,登记食物中毒事故的有关内容,尽可能包括发生食物中毒的单位、地点、时间、可疑及中毒病人的人数、进食人数、可疑中毒食品、临床症状及体征、病人就诊地点诊断及抢救和治疗情况等;②通知报告人采取保护现场、留存病人呕吐物及可疑中毒食物等措施,以备后续的取样和送检。

(2)组织开展现场调查及采样检验。

1)现场卫生学和流行病学调查包括对患者、同餐进食者的调查,对可疑食品加工现场的卫生学调查。应尽可能采样进行现场快速检验,根据初步调查结果提出可能的发病原因、防控及救治措施。①了解发病情况,参与抢救患者:调查人员赶赴现场听取病情介绍后,要积极参与组织抢救患者,切忌不顾患者病情而只顾向患者询问。②对患者和进餐者进行调查:调查内容包括各种临床症状、体征及诊治情况,应详细记录其主诉症状、发病经过、呕吐和排泄物的性状、可疑餐次(若无可疑餐次,应调查发病前72小时的进食情况)的时间和食用量等信息。根据统一制定的"食物中毒患者临床表现调查表"和"食物中毒患者进餐情况调查表",对中毒患者逐项进行调查,并请患者签字认可。在做进餐史调查时,有时还需对与中毒患者同单位或同生活的部分健康人进行调查,作为对照。③可疑中毒食物调查:根据"食物中毒患者进餐情况调查表"的分析结果,调查人员应追踪至食堂或可疑中毒食物制造单位,对可疑食物的原料和质量、加工烹调方法、加热温度和时间、用具和容器的清洁度、食品储藏条件和时间、加工过程是否存在直接或间接的交叉污染、进食前是否再加热等进行详细调查,同时,应采集剩余的可疑食物,对可能污染的环节进行涂抹采样。④食品从业人员健康状况调查:对于疑似细菌性食物中毒,应对可疑中毒食物制作人员的健康状况进行调查。

2)现场采样和检验。①食物采集:尽量采集剩余可疑食物,无剩余食物时,应采集用灭菌生理盐水洗刷可疑食物的包装材料或容器后的洗液,必要时也可采集可疑食物的半成品和原料。②对可疑食物制售环节的采样:在查找可疑中毒食物污染来源时,要对其制售过程所使用的工具、容器等用无菌棉拭子浸蘸生理盐水,广泛进行涂抹采样。③患者吐泻物采集:采集患者吐泻物应在患者服药前进行。④血样、尿样采集:对疑似细菌性食物中毒,应采集患者急性期(3天内)和恢复期(2周左右)静脉血各3 mL,同时采集一份正常人血样作对照;对疑似化学性食物中毒,还需收集患者尿样和用品。⑤对食品从业人员进行带菌检查:采集食品从业人员大便,对患有呼吸道感染或化脓性皮肤病的从业人员,应对其咽部或皮肤病灶处进行涂抹采样。

(3)调查资料的技术分析。①确定病例:通过分析现场的发病情况及进食情况,提出中毒病例的共同特征;②对病例进行初步流行病学分析:通过绘制病例发病的时间曲线图及地点分布图,确定可能的发病场所或地点;③分析食物中毒事件的可能原因:根据病例的确定标准及病例的流行病学分布特点,应就该起中毒事件的性质、可能的传播途径、可疑中毒食物、进食可疑食物的时间和地点形成病因假设;④综合判断:在获取现场卫生学调查的资料和实验室检验结果后,结合临床特点、流行病学资料、可疑食物加工工艺和储存情况等进行综合分析,作出综合判定。

(4)食物中毒事件的控制和处理。①现场处理:现场处理包括对可疑食物采取相应的控制措施,追回、销毁导致中毒的食物,对中毒的场所及接触中毒食物的餐具进行消毒;②行政处罚:现场调查处理后,调查人员应对流行病学调查资料进行相应的统计分析,结合实验室对样品的检验结果作出最后诊断,写出调查报告,卫生行政部门收集相关的违法证据,施用有关法律,按执法程序进行行政处罚。

三、食物过敏

食物过敏(food allergy),也称食物的超敏反应,是指所摄入体内的食物中的某组成成分,作为抗原诱导机体产生免疫应答而发生的一种变态反应性疾病。

(一)食物过敏的流行病学特征

食物过敏在西方国家儿童中的发病率为4%～6%,成人的发病率为1%～3%。我国目前还没有相关统计数据,但临床上发现,食物过敏的病例越来越多。

(1)婴幼儿及儿童的发病率较高。婴幼儿过敏性疾病以食物过敏为主,4 岁以下儿童对吸入性抗原的敏感性增加。

(2)发病率随年龄增长而降低。如患病儿童随着年龄的增加对牛奶不再过敏,但多数对花生、坚果、鱼虾则终身过敏。

(3)人群中实际发病率较低。由于临床表现难以区分,人们往往把各种原因引起的对食物的不良反应误认为是食物过敏。

(二)常见的引起过敏的食物及食物过敏的症状

引起食物过敏的食物约有 160 多种,但常见的致敏食品主要有 8 类:①牛乳及乳制品(干酪、酪蛋白、乳糖等);②蛋及蛋制品;③花生及其制品;④大豆和其他豆类,以及各种豆制品;⑤小麦、大麦、燕麦等谷物及其制品;⑥鱼类及其制品;⑦甲壳类及其制品;⑧坚果类(核桃、芝麻等)及其制品。

食物过敏的症状主要有以下几方面:

(1)胃肠道症状,如恶心、呕吐、腹痛、腹胀、腹泻,黏液样或稀水样便,个别人还会出现过敏性胃炎及肠炎、乳糜泻等。

(2)皮肤症状,如皮肤充血、湿疹、瘙痒、荨麻疹、血管性水肿等。这些症状最容易出现在面部、颈部、耳部等部位。

(3)神经系统症状,如头痛、头昏等,比较严重者还可能会出现血压急剧下降、意识丧失、呼吸不畅甚至过敏性休克的症状。

(三)防治措施和处理原则

(1)避免食物过敏原。明确食物致敏原后,应严格避免再进食该类食物,不去吃过敏食物就不会发病。对含有麸质蛋白的谷物过敏的患者,要终身禁食全谷类食物,应食用去除谷类蛋白的谷类。此外,生食都比熟食更易致敏,烹调或加热可使大多数食物抗原失去致敏性。例如,对牛奶和鸡蛋等食物过敏者,可采用加热的方法降低过敏的发生率。

(2)致敏食物标签。食物致敏原的标示已成为许多国家法规的强制性要求。我国的《食品安全国家标准　预包装食品标签通则》(GB 7718—2011)参照国际食品法典标准列出了 8 类致敏物质,并将其作为推荐标示内容,鼓励生产企业在食物标签上进行标示,进而保护食物过敏者的健康。

(3)一旦发生食物过敏,需对症处理。对免疫性球蛋白 E(IgE)介导的过敏反应,可适当给予抗组胺类药物。

第六节　食品安全

一、食品安全及风险评估

食品安全(food safety)是指对食品按其原定用途进行制作和食用时不会使消费者受害的一种担保。主要包括:①食品应无毒、无害;②食品应当符合应有的营养要求;③食品应当对人体健康不造成任何急性、亚急性或慢性危害;④食品安全具有绝对性和相对性。食品安全是一个综合概念,包括食品卫生、食品质量、食品营养等内容。

风险评估是对有害事件发生的可能性和不确定性进行评估,由危害识别、危害特征描述、暴露评估以及风险特征描述四个步骤组成的过程。我国食品安全法规定:国家建立食品安全风险评估制度,运用科学方法,根据食品安全风险监测信息、科学数据以及有关信息,对食品、食品添加剂、食品相关产品中生物性、化学性和物理性危害因素进行风险评估。

(一)危害识别

危害识别(hazard identification)是对某种食品中可能产生不良健康影响的生物、化学和物理因素的确定。根据流行病学、动物试验、体外试验、结构-活性关系等科学数据和文献信息,确定人体暴露于某种危害后是否会对健康造成不良影响、造成不良影响的可能性,以及可能处于风险之中的人群和范围。

危害识别是风险评估的定性阶段,是对人或环境能造成不良作用/反应的危险来源的识别,以及对不良作用/反应本质的定性描述。这一阶段的主要任务是根据已知的毒理学资料确定某种食源性因素是否对健康有不良影响,影响的性质和特点,以及这种影响在什么条件下可能表现出来。在很多情况下,危害识别不仅是作出有无危害及危害性质的判断,还要对危害作用进行分级。

(二)危害特征描述

危害特征描述(hazard characterization)是指对食品中生物、化学和物理因素所产生的不良健康影响进行定性和(或)定量分析。可以利用动物试验、临床研究以及流行病学研究确定危害与各种不良健康作用之间的剂量-反应关系、作用机制等。如果有条件,对于毒性作用有阈值的危害应建立人体安全摄入量水平。

危害特征描述是食品安全风险评估的定量阶段,在食品安全风险评估中,这一阶段的主要任务是针对食品中某种食源性因素对健康的影响进行剂量-反应和剂量-效应关系及其各自伴随的不确定性的研究。

(三)暴露评估

暴露评估(exposure assessment)是指对食用时可能摄入的生物、化学、物理因素和其他来源的暴露所作的定性和(或)定量评估。描述危害进入人体的途径,估算不同人群摄入危害的水平。根据危害在膳食中的水平和人群膳食消费量,初步估算危害的膳食总摄入量,同时考虑其他非膳食进入人体的途径,估算人体总摄入量,并与安全摄入量进行比较。

在这一阶段要对人体通过各种途径所接触的化学物进行定性和定量评估,包括接触某化学物的剂量、频率和时间及接触途径(如经皮、经口和呼吸道)。接触评价分外暴露评价(即通过各种途径接触化学物的量)和内暴露评价(即化学物进入机体的有效剂量或与机体发生相互作用的有效剂量)。

(四)风险特征描述

风险特征描述(risk characterization)是指根据危害识别、危害特征描述和暴露评估,对产生健康影响的可能性与特定人群中已发生或可能发生不良健康影响的严重性进行定性和(或)定量评估以及不确定性等综合性描述。

风险特征描述是风险评估的最后一步,对人体摄入某化学物对健康产生不良效应的可能性和严重程度进行估计,说明并讨论各阶段评价中的不确定性因素以及各种证据的优缺点等,为管理部门进行危险性管理提供依据。在描述风险特征时,必须考虑到在风险评估过程中每一步所涉及的不确定性。将动物试验的结果外推到人时存在不确定性,因此,在实际工作中要尽可能收集人体接触某化学物的相关资料,开展以生物学标志物为手段的人群暴露水平监测和健康效应评估,这样可以大大降低危险性评估中的不确定性。

食品安全风险评估结果是制定、修订食品安全标准和实施食品安全监督管理的科学依据。经食品安全风险评估得出食品、食品添加剂、食品相关产品不安全结论的,市场监督管理部门应当立即向社会公告,告知消费者停止食用或者使用,并采取相应措施,确保该食品、食品添加剂、食品相关产品停止生产经营;需要制定、修订相关食品安全国家标准的,国务院卫生行政部门应当会同市场监督管理部门立即制定、修订。

二、食品污染

食品污染(food contamination)是指在各种条件下,有毒有害物质进入食品,造成食品安全性、营养性或感官性状发生改变的过程。按外来物质的性质将其分为生物性污染物、化学性污染物和物理性污染物三大类。

1. 生物性污染物　生物性污染物主要包括微生物(细菌及细菌毒素、霉菌及霉菌毒素、病毒)、寄生虫和昆虫。出现在食物中的微生物不仅包括能引起食物中毒、人畜共患传染病等的致病菌,还包括引起食物腐败变质、降低食物质量并可作为食物受到污染标志的非致病菌。病毒污染主要包括肝炎病毒、脊髓灰质炎病毒和口蹄疫病毒。寄生虫和虫卵主要通过病人、病畜的粪便间接通过水体或土壤污染食物或直接污染食物。昆虫污染主要包括粮食中的甲虫、螨类、蛾类,以及动物食品和发酵食品中的蝇、蛆等。

2. 化学性污染物　化学性污染物包括来自生产、生活环境中的化学物质,如农药、激素与抗生素、重金属、二噁英、多环芳烃、N-亚硝基化合物、杂环胺、丙烯酰胺、氯丙醇等;由食品容器、包装材料、涂料和运输工具等接触食品时溶入食品中的有害物质;滥用的食品添加剂;食品加工、储存过程中产生的有害物质,如酒中甲醇、醛类等;掺假、制假过程中加入的物质等。

3. 物理性污染物　物理性污染物来自食品生产、加工、储藏、运输、销售等过程,如粮食收割时混入的草籽、液体食品容器池中的杂物、食品运销过程中的灰尘等;食品掺杂使假,如粮食中掺入的沙石、肉中注入的水、奶粉中掺入大量的糖等;食品放射性污染,主要来自放射性物质的开采、冶炼、生产、应用及意外事故造成的污染。

食品污染的危害很多,如使食品品质下降,发生腐败变质;造成食用者急性食物中毒;引起机体的慢性危害;对人类产生致畸、致癌和致突变作用。

(一)黄曲霉毒素污染

目前,已知的霉菌毒素有 200 种左右。黄曲霉毒素(aflatoxin,AF)是与食品关系密切的霉菌毒素之一,也是霉菌毒素中毒性最强的。霉菌及霉菌毒素污染食品会导致食品品质下降和人畜中毒。

1. 黄曲霉毒素种类和性质　黄曲霉毒素是黄曲霉和寄生曲霉中产毒菌株产生的代谢产物,是一类结构相似的化合物,其基本结构都有二呋喃环和氧杂萘邻酮。目前,已经发现 20 多种黄曲霉毒素,分别命名为 B_1、B_2、G_1、G_2、M_1、M_2 等。不同种类的黄曲霉毒素毒性相差很大,毒性与其结构有关,其中凡二呋喃环末端有双键者毒性较强并有致癌性,黄曲霉毒素的毒性顺序如下：$B_1 > M_1 > G_1 > B_2 > M_2$。因在粮油及其制品中以黄曲霉毒素 B_1 污染最多见，且其毒性和致癌性也最强，故在食品安全监测中往往以黄曲霉毒素 B_1 作为污染指标。

黄曲霉毒素易溶于氯仿、甲醇及乙醇等有机溶剂，不溶于水、正己烷、石油醚和乙醚。黄曲霉毒素耐热，一般烹调温度下不会被破坏，在 280 ℃ 发生裂解，毒性遭到破坏。在 pH 为 9～10 的强碱溶液中，毒素能迅速分解成香豆素钠盐而溶于水。

2. 食品污染情况　世界各地的农产品普遍受到黄曲霉毒素的污染，其中，污染最严重的是花生、花生油和玉米，其次是稻米和小麦等，豆类是污染最轻的农作物之一。我国有干果类、奶制品及家庭自制发酵食品被污染的报告。我国南方高温、高湿地区的粮油及其制品常受到污染，东北和西北地区受到的污染较少。

3. 毒性

(1)急性毒性。黄曲霉毒素是一种剧毒物质，其毒性比 KCN、砒霜、DDT 的毒性强数十倍至几十倍，是目前已知霉菌毒素中毒性最强的。常见动物的 LD_{50} 为：大鼠(雄)7.2 mg/kg；大鼠(雌)17.9 mg/kg；小鼠 9.0 mg/kg；鸭雏 0.335 mg/kg；兔 0.300～0.500 mg/kg；猫 0.550 mg/kg；猴 2.200 mg/kg；狗 0.500～1.000 mg/kg。中毒靶器官是动物肝脏，呈急性肝炎、出血性坏死、肝脂肪变性和胆管增生，脾脏和胰脏也有轻度的病变。

(2)慢性毒性。长期摄入小剂量的黄曲霉毒素会造成慢性中毒。其主要变化特征为肝脏出现慢性损伤，如肝实质细胞变性、肝硬化等，也会出现动物生长发育迟缓、体重减轻、母畜不孕或产仔少等系列症状。

(3)致癌性。黄曲霉毒素是目前所知致癌性最强的化学物质之一。其致癌特点是：致癌范围广，能诱发鱼类、禽类、各种实验动物、家畜及灵长类动物等的肿瘤；致癌强度大，其致癌能力比二甲基亚硝胺诱发肝癌的能力大 75 倍；可诱发多种癌，主要诱发肝癌，还有胃癌、肾癌、直肠癌、乳腺癌、卵巢及小肠等部位的肿瘤，还可导致畸胎。亚非国家及我国肝癌流行病学调查结果发现，某些地区人群膳食中黄曲霉毒素水平与原发性肝癌的发生率呈正相关。

4. 预防措施

(1)防霉。防霉是预防粮食被黄曲霉毒素污染的最根本措施。真菌的生长和繁殖需要一定的气温、气湿及氧气，还与粮食的水分含量有关。如果能控制其中之一，即可达到防霉目的。

(2)去毒。可采用挑去霉粒、碾压加工、加水搓洗、植物油加碱去毒等方法降低食品中黄曲霉毒素的含量。

(3)限制食品中黄曲霉毒素的含量。我国各种食品中黄曲霉毒素 B_1 允许标准：玉米、花生仁、花生油 $\leqslant 20$ $\mu g/kg$；玉米及花生制品(按原料折算) $\leqslant 20$ $\mu g/kg$；大米、其他食用油 $\leqslant 10$ $\mu g/kg$；其他粮食、豆类、发酵食品 $\leqslant 5$ $\mu g/kg$；婴儿代乳品不得检出；婴幼儿奶粉中不得检出黄曲霉毒素 M_1；牛奶中黄曲霉毒素 $M_1 \leqslant 0.5$ $\mu g/L$。

(二)农药残留

农药使用后在农作物、土壤、水体、食品中残存的农药母体、代谢物、降解物等，统称为农药残留(pesticide residue)。

1. 食品中农药残留的来源

(1)喷洒农药对农作物造成直接污染。

(2)农药施用及工业三废的污染。大量的农药污染进入空气、水和土壤，许多农作物能从环境中吸收农药。

（3）生物富集。当大气中的 DDT 降落到地面水中后,水体中聚集了大气、土壤、污水等各方面的农药污染,通过食物链,使 DDT 在生物体内逐级浓缩,即生物富集。有机汞、有机锡等农药也可通过食物链而逐级浓缩。

（4）粮库、食品库使用农药熏蒸,可使食物上出现农药残留。

（5）农药厂未经处理的废水排放,可污染农作物及水产品;畜、禽产品中的农药可来自饲料和畜舍的杀虫剂。

2.食品中常见农药残留和毒性见表 8-6-1。

表 8-6-1　食品中常见农药残留和毒性

名称	常见品种	特性	残留特性	毒性
有机磷	敌百虫、敌敌畏、乐果、马拉硫磷	较不稳定,易于降解而失去毒性	不易长期残留	急性、慢性中毒主要表现为神经系统、血液系统和视觉损伤
氨基甲酸酯类	杀虫剂(西维因)、除草剂(禾草敌)	溶于水,室温下对光、氯气较稳定,对碱易分解	残留量低,半衰期为 2～8 天	对温血动物、鱼类和人的毒性较低
拟除虫菊酯类	戊菊酯、氰戊菊酯、甲氰菊酯	环境中发生光解、水解和氧化	蓄积性和残留性低	中等毒性或低毒,可致感觉异常和迟发变态反应
有机氯	DDT、六六六、林丹	高度的稳定性、不易降解,脂溶性强不溶或微溶于水	在土壤中残留3～30年(平均10年)	急性毒性表现为神经系统、肝和肾损害;慢性中毒表现为肝病变、血液和神经系统损害
有机汞	氯化乙基汞、醋酸苯汞	较稳定、不易降解、排泄慢、易蓄积	残留时间长,半衰期为 1～30 年	蓄积体内,急性和慢性中毒表现为侵犯神经系统和肝脏,有"三致"报道
有机砷	稻脚青、福美砷、田安	排泄慢、易蓄积	在稻谷和土壤中残留	急性和慢性中毒,有"三致"报道

3.预防措施

（1）加强农药生产和监督管理。依据《农药管理条例》对农药登记、生产、经营和使用进行监督管理。

（2）安全合理使用农药。我国已颁布的《农药安全使用标准》和农药合理使用准则(一～十)系列标准(GB/T 8321.1～8321.10),对主要农作物和常用农药规定了农药所适用的作物、防治对象、施药时间、最高用药量、最低稀释倍数、施药方法、最多使用次数、安全间隔期(最后一次施药距收获期的天数)和最大残留量等,以保证食品中的农药残留不超过最大允许限量标准。

（3）制定和严格执行食品中农药残留限量标准。我国新修订并颁布实施的《食品安全国家标准　食品中农药最大残留限量》(GB 2763—2019)规定了食品中 2,4-滴等 483 种农药在356 种(类)食品中 7107 项最大残留限量,并制定了多种农药残留量的分析和测定方法。

(三)兽药残留

兽药是指用于预防、治疗、诊断动物疾病或有目的地调节动物生理机能的物质(含药物饲料添加剂)。兽药主要包括血清制品、疫苗、诊断制品、微生态制品、中药材、中成药、化学药品、抗生素、生化药品、放射性药品及外用杀虫剂、消毒剂等。兽药残留是指动物产品的任何可食部分所含兽药的母体化合物和(或)其代谢产物,以及与兽药有关的杂质的残留。兽药残留既包括原药,也包括药物在动物体内的代谢产物。

兽药残留的危害主要有急性毒性、慢性毒性、"三致"作用、引起过敏反应、产生耐药菌株和破坏正常的肠道菌群平衡。大多数动物性食物中的兽药残留量一般都很低,食用后不会引起急性中毒。但由于某些药物毒性较大,以及过量使用和非法使用禁用品种等,亦可导致急性中毒。慢性毒性和"三致"作用是长期食用兽药残留超标的动物性食物对人体造成的主要危害。这些兽药及其代谢产物可在体内蓄积,当积累到一定程度后,就会对人体产生毒性作用。如磺胺类药物能破坏人体造血机能;庆大霉素和卡那霉素损害前庭和耳蜗神经,导致眩晕和听力减退。目前,已发现许多兽药有"三致"作用。如雌激素类、硝基呋喃类等具有不同程度的致癌作用,苯并咪唑类抗蠕虫药有潜在的致突变性和致畸性。经常食用含某些抗菌药物的食物,如含青霉素、四环素、磺胺类、呋喃类、氨基糖苷类的食物,可导致个体发生过敏反应。人食用残留抗菌药物的动物性食物会对人体正常肠道菌群平衡产生不良影响,使肠内敏感菌受到抑制或大量死亡,而某些耐药菌和条件致病菌可大量繁殖,使正常的菌群生态平衡被破坏,导致肠道感染、腹泻以及维生素缺乏。

预防兽药残留,应采用加强对兽药生产和经营的管理、安全合理使用兽药、严格制定和执行食品中兽药残留限量标准等措施。

(四)N-亚硝基化合物污染

1.分类和理化性质 N-亚硝基化合物(N-nitroso compound,NOC)可分为 N-亚硝胺(N-nitrosamine)和 N-亚硝酰胺(N-nitrosamide)两大类。

(1)N-亚硝胺。低分子量的 N-亚硝胺(如 N-二甲基亚硝胺)在常温下为黄色油状液体,高分子量的亚硝胺多为固体;易溶于有机溶剂,在中性和碱性环境中较稳定,在酸性环境中及紫外线作用下缓慢分解。

(2)N-亚硝酰胺。化学性质活泼,在酸性和碱性条件下均不稳定。

2.N-亚硝基化合物的形成和污染情况 N-亚硝基化合物对人类和其他动物的威胁除了它本身,还在于食物中存在合成 N-亚硝基化合物的前体胺类、硝酸盐和亚硝酸盐。凡含"═N─"结构的化合物均可参与 N-亚硝基化合物的合成。胺类是蛋白质分解为氨基酸后,再脱羧基形成的。鱼、肉、谷类、烟草中都含有胺类,红辣椒和黑椒等各种调味品胺类含量也较高。

饮食中的硝酸盐和亚硝酸盐来源丰富,芹菜、油菜、菠菜、生菜、莴苣、白菜、南瓜、冬瓜、茄子等蔬菜中均含有高浓度的硝酸盐,化肥的使用会提高蔬菜中硝酸盐的含量。蔬菜在储存、腌制过程中,硝酸盐会转变成亚硝酸盐。肉类食品用硝酸盐或亚硝酸盐做发色剂和防腐剂时会造成残留。腌制和烘烤的鱼、肉制品,发酵食品(如酱油、醋、啤酒)及霉变食品中均可检出 N-亚硝基化合物。人体也可合成 N-亚硝胺,这可能是人体内 N-亚硝胺的主要来源。胃是人体合成 N-亚硝胺的主要场所,唾液中也有相当多的亚硝酸盐。胃酸分泌过少或有硫氰酸盐等催化剂存在时,可促进 N-亚硝基化合物的形成。细菌感染的肠道、膀胱内也可有N-亚硝基化合物的形成。

3.毒性 N-亚硝基化合物既是强致癌物,又是致畸和致突变物。

(1)致癌作用。N-亚硝基化合物为强致癌物,可通过呼吸道、消化道和皮肤接触而诱发动物肿瘤,反复多次投药也可诱发肿瘤,且呈剂量-效应关系。迄今,已发现的 N-亚硝胺有 300 多种,其中,约 90% 可以诱发动物不同器官的肿瘤,而且还能通过胎盘、乳汁使子代发生肿瘤。

日本人胃癌高发与居民喜食咸鱼和咸菜有关。赞比亚人食管癌高发与当地自酿酒中含有大量 N-二甲基亚硝胺有关。

（2）致畸、致突变作用。N-亚硝酰胺可使仔鼠产生脑、眼、肋骨和脊柱的畸形，并存在剂量-效应关系，N-亚硝胺的致畸作用很弱。N-亚硝酰胺还是一类直接致突变物，能引起细菌、真菌、果蝇和哺乳类动物发生突变。

4.预防措施

（1）防止食品的微生物污染。保证食品新鲜，防止食品的微生物污染，对于降低食品中 N-亚硝基化合物含量至关重要。某些细菌和真菌可使硝酸盐还原为亚硝酸盐，又可分解蛋白质产生胺类，具有酶促亚硝基化作用。

（2）控制食品中硝酸盐、亚硝酸盐的含量。改进食品加工工艺，减少 N-亚硝基化合物前体的使用量；在加工工艺可行的情况下，尽可能使用亚硝酸盐的替代品。

（3）利用食品成分阻断 N-亚硝胺的合成。已发现维生素 C、维生素 E、胡萝卜素及大蒜、猕猴桃、沙棘果汁等可抑制亚硝基化过程。

（4）降低 N-亚硝基化合物的含量。大多数 N-亚硝基化合物具有挥发性，加热煮沸时能随蒸汽挥发，同时亦可促进其分解，一般煮沸 15～20 分钟即可。对于不能煮沸的食品，可用热水洗泡，但水温必须在 60 ℃以上，而且反复 2～3 次。阳光和紫外线也能破坏 N-亚硝基化合物，将食物在阳光下曝晒 6 小时，可明显减少食品中的 N-亚硝基化合物含量。

（5）制定标准并加强监测。我国现行的《食品安全国家标准　食品中污染物限量》（GB 2762—2017）中规定：水产制品（水产品罐头除外）中 N-二甲基亚硝胺≤4 μg/kg；肉制品（肉类罐头除外）中 N-二甲基亚硝胺≤3 μg/kg。应加强对食品中 N-亚硝基化合物含量的监测，避免食用 N-亚硝基化合物含量超标的食品。

三、食品添加剂

（一）定义和分类

食品添加剂（food additive）是指为改善食品品质和色、香、味，以及为满足防腐和加工工艺的需要而加入食品中的化学合成或天然物质。我国明确规定，营养强化剂、食品用香料、胶基糖果中基础剂物质、食品工业用加工助剂也属于食品添加剂的范围。

食品添加剂按其来源可分为天然食品添加剂和化学合成食品添加剂两大类。前者是利用动植物或微生物的代谢产物为原料，经干燥、粉碎、提取、纯化等物理方法所获得的天然物质；后者是指采用化学手段，使用单质或化合物通过氧化、还原、缩合、聚合和成盐等合成反应得到的物质。目前，常用的食品添加剂大多属于化学合成的，化学合成食品添加剂品种齐全，价格低，但是其毒性通常大于天然食品添加剂。

食品添加剂按功能用途分为很多类别，我国现行的《食品安全国家标准　食品添加剂使用标准》（GB 2760—2014）将其分为 23 个功能类别。

表 8-6-2 食品添加剂功能类别与代码

名称	代码	名称	代码	名称	代码	名称	代码
酸度调节剂	01	胶基糖果中	07	增味剂	12	稳定和凝固剂	18
抗结剂	02	基础剂物质		面粉处理剂	13	甜味剂	19
消泡剂	03	着色剂	08	被膜剂	14	增稠剂	20
抗氧化剂	04	护色剂	09	水分保持剂	15	食品用香料	21
漂白剂	05	乳化剂	10	营养强化剂	16	食品工业用加工助剂	22
膨松剂	06	酶制剂	11	防腐剂	17	其他	23

(二)食品添加剂使用原则

因食品添加剂本身不是食品的固有成分,一般不具有营养价值,且多数食品添加剂有一定毒性,所以选用时应慎重,尽可能不用或少用。必须使用时,应严格控制使用范围和使用量。食品添加剂的使用原则如下:①经食品毒理学安全性评价证明,在其使用限量内长期使用对人体是安全无害的;②不影响食品自身的感官性状和理化指标,对营养成分无破坏作用;③食品添加剂的使用应执行国家卫生行政部门颁布的质量标准;④食品添加剂在应用中应有明确的检验方法;⑤使用食品添加剂不得以掩盖食品腐败变质或以掺杂、掺假、伪造为目的;⑥不得经营和使用无卫生许可证、无产品检验合格证及污染变质的食品添加剂;⑦食品添加剂在达到一定使用目的后,能够经过加工、烹调或储存而被破坏或排出体外。

(三)食品添加剂的卫生问题

1.使用未经国家批准使用或禁用的添加剂品种 我国允许生产、经营和使用的食品添加剂必须是《食品安全国家标准 食品添加剂使用标准》和《食品安全国家标准 食品营养强化剂使用标准》中所列的品种,但有些单位违法使用未经批准的添加剂,如将荧光增白剂掺入面粉、粉丝中用于增白,工业染料苏丹红用于生产调味料和红心鸭蛋等。

2.超量使用 如超量使用亚硝酸盐;面粉中添加过量的过氧化苯甲酰,引起挂面变质,产生难闻气味。

3.添加剂使用超出规定范围 各种食品添加剂的使用范围应符合规定,否则作为违法食品处理,如婴儿食品中不准添加人工合成色素、糖精和香精。

4.使用工业级添加剂代替食品级添加剂 国家规定,食品加工必须使用食品级规格的食品添加剂,不准使用工业级产品。

5.为掩盖食品腐败变质或以掺杂、掺假、伪造为目的而使用食品添加剂。

(四)食品添加剂的卫生管理

1.制定食品添加剂使用标准和法规 我国对食品添加剂的使用和生产进行严格管理。《食品安全国家标准 食品添加剂使用标准》中列出了食品添加剂种类、名称、使用范围、最大使用量等。此外,我国在《中华人民共和国食品安全法》中对食品添加剂也有相应的法律规定。

2.颁布和执行食品添加剂新品种审批程序 食品添加剂新品种应按《食品添加剂新品种管理办法》和《食品添加剂新品种申报与受理规定》的审批程序,经批准后才能生产和使用。

3.食品添加剂生产经营和使用的管理 为使食品添加剂生产经营及使用更具有安全性和依据性,《中华人民共和国食品安全法》和《食品生产许可管理办法》都规定,申请食品添加剂生产许可,应当具备与所生产食品添加剂品种相适应的场所、生产设备或者设施、食品安全管理人员、专业技术人员和管理制度。

四、保健食品

保健食品(health food)是指声称具有特定保健功能或者以补充维生素、矿物质为目的的食品,即适于特定人群食用,具有调节机体功能,不以治疗疾病为目的,并且对人体不产生任何急性、亚急性或慢性危害的食品。保健食品在国外亦有"健康食品"或"功能食品"等称谓。

(一)保健食品的分类和特征

按照食用目的,保健食品可以分为两类:一类是以调节人体机能为目的的功能类产品,另一类为以补充维生素、矿物质为目的的营养素补充剂类产品。保健食品应该具有以下特征:

1. 保健食品属于食品　保健食品是食品的一个种类,应具有食品的共性,即无毒无害、有一定的营养价值,并具有相应的色、香、味等感官性状。但保健食品不是普通的食品,保健食品既可以体现传统食品的属性,也可以是胶囊、片剂或口服液等形式,并且保健食品在食用量上有限制,不能替代正常膳食。

2. 保健食品不是药物　保健食品是以调节机体功能为主要目的的,不能用于治疗疾病,对人体不产生任何急性、亚急性或慢性危害,可以长期服用。而药物则是以治疗疾病为目的的,允许有一定的副作用且多数不能长期应用。此外,保健食品为经口摄入,而药物则可通过注射、皮肤及口服等多种途径给药。

3. 保健食品具有特定的保健功能　保健食品具有经过科学验证的保健功能,如增强免疫力、抗氧化、减肥、促进生长发育、缓解体力疲劳等功能。这是保健食品区别于普通食品的一个重要特征。

4. 保健食品适于特定人群　食用保健食品是针对亚健康人群设计的,不同功能的保健食品对应的是不同特征的亚健康人群,如减肥的保健食品只适用于肥胖人群,辅助降血糖/降血脂的保健食品只适用于血糖/血脂偏高的人群食用等。这是保健食品区别于普通食品的另一个重要特征。

(二)保健食品的监督和管理

国家市场监督管理总局发布的《保健食品注册与备案管理办法》中对保健食品的注册、备案、标签、说明书和监督管理等作出了详细规定。国家市场监督管理总局负责保健食品注册管理,以及首次进口的属于补充维生素、矿物质等营养物质的保健食品备案管理,并指导监督省、自治区、直辖市市场监督管理部门承担的保健食品注册与备案相关工作。省、自治区、直辖市市场监督管理部门负责本行政区域内保健食品备案管理,并配合国家市场监督管理总局开展保健食品注册现场核查等工作。市、县级市场监督管理部门负责本行政区域内注册和备案保健食品的监督管理,承担上级市场监督管理部门委托的其他工作。

五、转基因食品

转基因食品(genetically modified food,GMF)是指利用基因工程技术改变基因组构成的动物、植物和微生物所制造或生产的食品、食品原料和食品添加物等。目前,转基因食品主要分为三大类:①转基因动植物、微生物产品,如转基因大豆和转基因玉米;②转基因动植物、微生物直接加工品,如由转基因大豆制取的大豆油;③以转基因动植物、微生物或以其直接加工品为原料生产的食品和食品添加剂,如用转基因大豆油加工的食品。

(一)转基因食品可能存在的安全问题

由于转基因食品是采用基因工程技术获得的"非常规"概念的食品,故在食品安全、食品检测、食品法规等方面引起世界范围内的广泛争议,人们担心转基因生物对人类、动植物和生态环境构成危险或潜在风险。转基因食品的安全问题主要涉及环境安全性和食品安全性,其食品安全性主要表现在以下几个方面。

1.食品毒性 导入的基因来自不同类、种或属的其他生物,包括各种细菌、病毒和生物体,其产物可能含有对人体有毒害作用(如致癌)的物质。

2.人体过敏反应 转基因植物引入了外源性目的基因后,会产生新的蛋白质,使人群中部分个体可能很难或无法适应而诱发过敏症。如转基因玉米和转基因大豆导致过敏症发生的频率增高。

3.转基因食品营养成分的改变 转基因食品中的外源性基因可能会改变食物的成分。如抗除草剂转基因大豆中具有防癌功能的异黄酮成分较传统大豆减少了14%;转基因油菜中类胡萝卜素、维生素 E 和叶绿素含量均发生了变化。这些变化会导致食品营养价值降低。

4.产生对抗生素的抗性 由于转基因植物中有90%以上都使用卡那霉素抗性基因作为标志基因,故该标志基因的表达蛋白可能对人体肠道中的正常菌群造成不利影响,使肠道中大量滋生具有抗药性的致病菌。

(二)我国对转基因食品的对策

我国转基因食品的安全性和营养质量评价采用危险性评价、实质等同和个案处理等原则。它要求转基因食品应符合《中华人民共和国食品安全法》及其有关法规、规章、标准的规定,不得对人体造成急性、慢性或其他潜在性健康危害,食用安全性和营养质量不得低于对应的原有食品。

2017 年修订的《农业转基因生物安全评价管理办法》,要求对用于农业生产或农产品加工的植物、动物、微生物三大类农业转基因生物及其产品,要以科学为依据,以个案审查为原则,开展其对人类、动植物、微生物和生态环境构成的危险或潜在风险的安全评价工作。我国对转基因食品实施严格的标识管理,根据我国《农业转基因生物标识管理办法》规定,凡是列入农业转基因生物标识管理目录并用于销售的农业转基因生物,应当进行标识;未标识和不按规定标识的,不得进口或销售。

(阮　亮)

扫码查看练习题

第九章　社会心理行为因素与健康

19世纪以后,伴随着自然科学技术的迅速发展,人们对疾病与健康问题的研究也日趋深入,在医学领域里逐步形成了比较完善的生物科学体系。但与此同时,人们发现许多疾病的发生、发展不能单纯用生物性致病因子的作用加以解释,生物医学的观点已不足以阐明人类疾病与健康的全部,健康与心理行为因素息息相关。1948年,WHO提出:所谓"健康",就是指在身体上、精神上、社会适应上完全处于良好的状态,而不是单纯地指没有疾病。因此,人类医学模式已从单纯的生物医学模式向生物-心理-社会医学模式转变,这种转变不仅给医学的发展带来前所未有的机遇,也深化了人类对环境-人群-健康关系的认识。

社会心理因素主要通过人的心理感受来发挥作用,它作为应激源可以引起人的心理变化和行为的改变。有害的社会心理因素刺激人体从而引起一系列不良的心理活动、不健康行为和生理改变,导致精神性或躯体性疾病的产生;良好的社会心理因素对疾病的治疗、预防及健康可以起到促进作用。鉴于此,研究社会心理行为因素与健康之间的关系,对全面认识疾病病因、制定疾病防治策略、增进人类健康是十分重要的。

第一节　社会因素与健康

社会环境是指人类在自然环境的基础上,通过长期有意识的社会劳动所创造的人工环境,它是人类物质文明和精神文明发展的标志。社会环境是人类自身创建的,人又是归属于社会环境这个系统中的子系统,人既是社会环境因素的唯一决定者,同时又是社会环境因素的影响对象。随着生活水平的提高,人们对健康的要求也提高了,由单纯的生物医学模式转变的生物-心理-社会医学模式就是注重了心理、社会因素对人的影响,因而更符合现代医学的发展趋势。很明显,医学不是纯粹的自然科学,而是自然科学和社会科学两大门类相结合的科学。健康是人类生存发展的要素,人的社会属性决定着健康的社会性,人与人、人与社会、人与环境的协调统一是保证人群健康的基本条件。社会环境因素对健康的影响具有广泛性、持久性和累积性,重视和加强社会环境因素与健康的关联研究对于保护和促进人类健康具有重要意义。

一、社会制度与健康

社会制度是指一定历史条件下形成的社会关系和社会活动的规范体系。健康是一种权利,没有公平、公正的社会制度,人们就无法真正地获得这种权利。社会学家罗尔斯提出:对健康问题来说,只有当社会和经济的不平等能使社会中健康状况最差者能够得到最大的健康利益时,这些不平等才是被允许的。如果社会生产力的降低导致医院和保健所等社会机构无法正常运行,人类总体健康水平将会下降。此外,有研究表明,在与人们健康密切相关的诊疗过程中,是否存在着公平的社会制度也发挥着重要作用,医生往往根据病人社会经济地位(有时还包括性别、种族、年龄等)的不同而采取不同的策略。教育程度低的人提出的问题最有可能被忽视,因为他们在医患沟通的过程中几乎无法控制医生的节奏和注意力。而那些和医生的社会阶层接近的病人,则更有可能与医生进行有效沟通,主动寻求对病情的解释,从而得到更人性化的医疗服务。然而,绝对的社会公平只是一种理想的制度体系,真正达到这种状态很难。

我国改革开放以来,农村地区的基层卫生组织和合作医疗制度曾一度出现萎缩,面临资金短缺甚至崩溃的困境,原先的免费医疗卫生服务体系被"花钱看病"所替代,"因病致贫"成为一种普遍的现象。直到 2003 年《关于建立新型农村合作医疗制度的意见》发布,明确提出新型农村合作医疗制度的具体实施办法,才大大缓解了农村人口看病难看病贵的问题。可见,社会制度对个体健康结果的影响不容忽视。在罕见病治疗方面,过去存在着医疗保障制度的不完善,导致这部分病人往往因为经济困难或缺乏有效医疗保障而得不到有效治疗或者因病致贫、因病返贫。令人欣慰的是,国家陆续出台了相应政策,如 2018 年国家五部委联合发布的《第一批罕见病目录》,共有 121 种疾病被收录其中,2019 年国家卫健委又发布了《国家卫生健康委办公厅关于建立全国罕见病诊疗协作网的通知》,遴选出罕见病诊疗能力较强、诊疗病例较多的 324 家医院作为协作网医院,组建罕见病诊疗协作网。这一系列举措极大地保护了罕见病病人的利益,充分体现了社会主义制度的优越性。

建立人人平等的医疗制度是实现人类发展、提高整体健康水平的必要途径。完善医疗制度,让更多的人享有卫生保健权利,从整体上提高人民群众的健康水平,是构建覆盖社会全体成员的健康保障制度的必然要求。除此之外,政府为儿童免费预防接种、自来水加氟、环境卫生的保洁、流行性疾病的防控、设置公共健身设施等,也是实施广泛的促进公共健康的有效措施。

二、经济发展与健康

人类社会不断发展的历史证明,社会经济因素与人群健康的关系日益密切。社会经济是社会物质生活条件的重要保证,也是决定健康水平的基础因素。在不同的经济条件下,人们的健康观念和健康行为也不同,而人类的健康观念、健康行为又在一定程度上影响着经济发展。健康与社会经济发展之间存在着相互依存、相互促进的关系。社会经济因素通过与健康状况有关的社会因素,如工作、生活条件、营养状况、文化教育、卫生服务等影响人群的健康。

(一)经济发展对健康的促进作用

经济发展能够促进人类健康,同时,人类健康水平的提高又可促进经济发展。随着社会经济的迅速发展,政府用于教育和医疗保健等方面的公共卫生投入随之增加,这有利于改善公民的工作、生活条件、营养水平和健康状况,提高人口平均期望寿命。国内学者通过对我国 30 个省市区平均预期寿命与人均国民收入之间的关系分析表明,经济发展对于提高人口的健康水平具有重要的作用,平均预期寿命随着人均国民收入的增长而上升。世界各国的平均期望寿命在最近几十年内也都有了很大的提高,全世界人口的平均期望寿命从 1950 年的 48 岁提高到 2000 年的 67 岁,我国人口的平均期望寿命从 1950 年的 38 岁提高到 2000 年

71 岁,到 2019 年我国人口的平均期望寿命已经上升到 77.3 岁,且仍然有上升趋势。

从全球范围来看,不同的经济水平是造成不同国家和地区居民健康水平差别的重要原因之一。如美国的卫生经费占国民生产总值的 14%,而发展中国家则较低,有的国家还不到国民生产总值的 1%。从 1882 年科赫发现结核分枝杆菌到 1945 年人类首次发明抗结核药物期间,英国的社会经济发展迅猛,其结核病的死亡率下降了一半,这与英国社会经济发展带来的人们生活水平和居住条件等公共卫生环境的改善密切相关。发达国家的人均国民生产总值高于发展中国家和不发达国家,其婴儿死亡率、5 岁以下儿童死亡率、低出生体重、平均期望寿命等健康指标明显优于不发达国家。

（二）经济发展带来的健康负面问题

过去的三十年间,世界以惊人的速度发展着,同时不平衡的局面也日益严峻,国家之间 GDP 指数和高技术产业的竞争如火如荼。但是经济发展是把"双刃剑",它在促进人类健康的同时,也可能带来诸多负面问题,包括人类健康状况分布不均衡、流动人口及亚健康人群的增加、环境污染与气候变化等,这些问题的出现会不同程度地影响人类的健康,甚至危及人类的生存发展。

1. 人类健康状况分布不均衡　　不合理的世界经济秩序使人类健康状况分布极不均衡。不同地区、不同经济条件下,健康失衡现象不仅存在差异化,而且这种差异化持续存在,难以解决。例如,富裕地区的人群对高血压的重视程度和治疗意愿明显偏高。同时,富裕国家将其国内大部分影响环境的因素转移至相对贫困的国家。不幸的是,这使那些贫困地区的人们在缺少足够的医疗条件情况下,生活更加紧张,环境更加恶劣,因此,物质条件的不平衡导致全球健康失衡加剧。欧美等发达国家可以通过改善人口福利政策、加大公共卫生投入等手段来延长人口的期望寿命。因此,发达国家的人均期望寿命普遍高于发展中国家。WHO 的报告指出,现在全球缺少最基本的卫生设施、住房简陋和无法饮用符合卫生标准的饮用水的人口数分别为 2 亿、15 亿和 20 亿,有 1/5 的儿童受教育不足 5 年,1/5 的儿童营养不良。基本生活待遇的不均衡现象不仅仅局限于贫穷国家,在美国,财富在种族间高度不均衡导致的健康状况的差异也异常明显。因此,不只是收入的绝对水平,一个社会中收入的公平性也决定社会经济状况对健康的影响程度。如果仅仅专注于经济的增长,必定会忽略收入差距对健康产生的有害影响,而在一个经济繁荣和分配公正的社会之中,人们的健康水平也会提高。

2. 人口流动的增加　　当前,伴随着全球经济一体化进程的加速,不同地区人口甚至跨国人口流动频繁,国际贸易和航运、空运量大幅度增加,这势必造成传染病更易在不同国家、地区、人群之间迅速传播蔓延。人口流动已成为目前我经济、社会、人口转型过程中的突出特征。人口流动一方面可以促进经济的发展及社会繁荣,但是另一方面也会带来一些新的特殊的公共卫生问题,如传染病的流行与控制。2003 年,SARS 病毒在短短几个月的时间内迅速波及世界上 30 多个国家和地区。人口的频繁流动也已成为艾滋病流行的重要因素,自 1985 年我国发现首例 HIV 感染病例,至 2015 年 10 月底,全国报告存活的艾滋病病毒（HIV）感染者和病人共计 57.5 万例,死亡 17.7 万人。由于经济全球化加剧了人口流动的频率与范围,新型冠状病毒感染疫情曾在全球快速蔓延。此外,父母外出务工增多导致的留守儿童生理和心理行为问题近年来也越来越受到人们的重视。

3. 亚健康状态人群逐年增加　　20 世纪 80 年代中期,苏联学者通过研究发现,人体除了健康状态和疾病状态,还存在着一种非健康非疾病的中间状态,称为亚健康状态。WHO 的一项全球性调查结果表明,全世界真正健康的人仅占 5%,经医生检查、诊断有病的人也只占 20%,而剩下 75% 的人则处于亚健康状态。亚健康状态人群在经济发达、社会竞争激烈的国家或地区人群中普遍存在,它与社会环境、经济文化、心理因素及自身体质密不可分。美国每年约有 600 万人被怀疑处于亚健康状态,年龄多在 20~45 岁。在我国,以慢性疲劳综合征为代表的亚健康状态在城市新兴行业人群中的发病率为 10%~20%,在某些高薪行业可高达 50%,大城市尤为突出。近年来,亚健康所困扰的主体人群正出现低龄化发展趋势,尤其是青少年学生,他们已成为亚健康的高发人群。

4. 环境污染与气候变化　环境污染是指自然或人为地向环境中添加某种物质,超过环境的自净能力而产生危害的行为。近百年以来,全球经济发展在给人类带来巨大财富的同时,也无情地破坏着人类居住的环境。其突出表现为垃圾污染、大气污染、水资源污染、电磁波污染、振动污染、噪声污染、放射性污染、光污染等,这些都与人类的健康息息相关。美国的洛杉矶光化学烟雾污染事件和伦敦烟雾事件的发生再次发出警示:人类必将为自己对大自然的掠夺式开发付出沉重代价! 大量的污染物进入环境破坏了人类赖以生存的空间,而且具有对人类影响范围广、作用时间长、致病种类多等特点。此外,人类对广谱抗生素、激素,以及食品添加剂、农药和有害化学物质的滥用,加剧了病原微生物的变异、变迁,"超级病原体"不断出现。因此,有些专家担心某些疾病将面临无药可治的局面。近年来,部分地区的环境污染问题相当严峻,例如雾霾灾害、水资源重金属化、土壤污染等,严重威胁着人们的身心健康。如何在保证经济增长的同时,提高和改善环境质量,实现经济和生态环境的协调发展已成为全社会关注的焦点问题。

与此同时,当前全球气候正经历一次以变暖为主要特征的显著变化,而这正是因为人类社会经济活动导致了全球 50 年来的普遍增温。全球变暖对各国影响巨大,尤其对于我国这样的发展中国家,更容易出现因气候改变带来的健康问题。气候变化可能引起热浪频率和强度的增加,由极端高温事件引起的死亡人数和严重疾病将增加,对传染病的新出现和死灰复燃也有影响。它直接影响病原体的成熟和媒介的繁殖,改变媒介或宿主的栖息、居住地,改变人类的营养及人口统计学特征。全球气候变化能改变传染病的分布,使大量新的人群处于潜在的高危状态。气候变化引起海水温度和海平面升高可能使水源性传染病和中毒性疾病(霍乱和贝类中毒)的发生率升高;气候的显著变化所导致的人口迁移和对卫生设施的破坏能间接地影响疾病的传播。由于恶劣气候对农业的影响所致的营养不良,以及紫外线辐射增加对人体免疫系统的潜在改变,均可能使人体对传染病的易感性进一步增加。同时,气候变化伴随的极端天气事件及其引发的气象灾害增多,容易引发社会恐慌,心理社会应激过强,损害人类的心身健康。

5. 现代社会病的产生　随着科技的高速发展,人们的生活方式发生了变化,由新的生活方式所带来的一系列疾病和社会现象称为现代社会病。同时,随着经济的发展,由于讲究速度和效益,人们的紧张心理可能导致心身疾病的发病率大幅度增高。凡此种种均证实过去单纯的生物医学模式已不足以概括现代医学的全部内容。经济改善了生活条件,改变了人们的生活方式,从而导致了高血压、糖尿病、冠心病、肥胖等"富裕病"的发病率增加;物质生活的丰富,电子、电器产品的广泛使用,产生了如空调综合征、电脑综合征等机体功能失调。随着社会和经济的发展,心理健康问题、心身疾病和与心理密切相关的慢性病已经成为我国重大公共卫生问题和社会问题。

6. 城市流动人口和农村留守儿童群体的健康问题隐患　在我国,经济发展带来的一个重要社会问题是城市流动人口和农村留守儿童群体的健康隐患。流动人口是城市改革开放、经济文化发展的必然结果,对城市经济发展和城市建设有着重要作用,但应该看到,人口流动是把"双刃剑",流动人口的健康问题同时给城市带来了不可忽视的消极影响,如在流动人口中孕产妇健康问题突出。一些流动人口居住环境的卫生条件不好,较差的居住条件与肺结核病、风湿病及心脏病的发生密切相关。此外,环境拥挤、卫生条件差的居住场所容易引发伤寒、感染性腹泻等急性传染病;居住空间狭小、环境噪声、空气污染等容易引起个体情绪障碍、人际关系紧张和社会心理压力加大,增加了精神疾病的发病风险。与父母外出务工现象增多相对应的是大量留守儿童的出现,据调查,目前我国农村留守儿童约有 902 万人,这一群体目前面临监护人照料能力不足,父母缺位现象严重;营养膳食状况、健康行为养成、卫生服务利用状况均有待改善;伤害发生率较高;心理健康指标异常检出率高于非留守儿童等问题。研究显示,留守儿童纯母乳喂养满 6 个月的比例不足 1/3,较非留守儿童低 4.5 个百分点;纯母乳喂养平均时间为 3.4 个月,低于非留守儿童的 4 个月。接近 90% 的留守儿童由祖辈照料,祖辈监护人年龄较大、文化程度低,对儿童生长发育状况缺乏了解。此外,留守儿童心理异常发生率接近 12%,情绪问题、品行问题、多动问题和同伴交往问题、亲社会行为等维度心理异常的发生率均高于非留守儿童,突出表现为因学习压力大而出现的情绪低落、因担心某事而失眠、离家出走、自杀意念和有自杀计划等问题的比例较高。

7. 交通伤害发生率及交通工具导致的环境污染日趋严重　经济发展促使全球城市化加剧,城市交通车辆多且集中,由此造成的交通意外伤亡人数不断增加。据估计,全世界每年约有 120 万人死于道路交通伤害,受伤者更是高达 5000 万人。高收入国家由于交通设施比较完善,技术水平比较先进,加之人们有着良好的遵守交通规则的意识,交通事故发生率比较低,交通安全死亡率呈下降趋势,而在中等收入和低收入国家则有大幅度增加趋势。此外,交通工具的废气还会造成空气污染,如 CO、碳氢化合物、氮氧化合物及可吸入微粒,当这些污染物达到一定浓度时,将会导致气管炎、肺气肿及肺癌等慢性疾病的发病风险增加。交通噪声亦是很多大城市的一个难题,它不但会影响人们的睡眠,使人疲劳,而且会增加人们的心理压力。

三、文化因素与健康

广义的文化是指人类在社会历史发展过程中所创造的物质和精神财富的总和,是社会的重要因素,它包括物质文化、制度文化和心理文化 3 个方面。狭义的文化是指人们普遍的社会习惯,如衣食住行、风俗习惯、生活方式、行为规范等。人类的价值观、人生观、思维方式、道德情操、民族性格、审美趣味、宗教感情等是文化的核心,决定每个人对健康的认知与态度,从而决定每个人的文化健康水平。

研究文化与健康的关系,通常从观念/意识形态、精神产品和生活方式 3 个方面入手,内容涉及宗教信仰、价值观念、法律政治、衣食住行、民情风俗、生老病死、社会生活、文学艺术和一切知识成果等。不同的文化内容会相互交错,彼此影响,在人类生存和发展的过程中起到促进或抑制的作用。

(一)教育与健康

文化可以通过影响人们的生活方式来影响人们的生理健康,也可以通过人们的心理过程和精神生活影响人们的生理健康,教育属于规范文化。广义的教育泛指一切增进人们的知识、技能,发展人们的智力、能力,对人们的思想意识施加影响的种种活动,包括社会教育、家庭教育和自我学习教育。狭义的教育则是指学校教育。教育水平是反映一个国家和民族文化水平及素质水平的重要指标。教育机会、教育质量等方面的巨大差别,很可能影响教育成就和健康水平。文化水平较高的人群能够较好地接受健康教育,懂得自我保健,能自觉地养成良好的卫生习惯,建立良好的生活方式,从而能促进健康。相反,文化水平较低的人群卫生保健知识缺乏,易养成不利于健康的生活方式,从而有损健康。个体受教育水平不但与其自身的健康有着密切的关系,而且对下一代健康也有明显的影响。教育水平的提高可促进医疗卫生事业的发展,医学优秀人才的培育是医疗卫生事业进步的基础。

此外,教育还可以提高个体对社会的心理承受能力。教育水平高者由于自身具备较合理的知识结构和较扎实的知识技能,往往能够保持健康心态适应社会环境的变化,较少受到冲击;相反,文化水平较低者在受到社会变化冲击时往往表现出脆弱性,容易出现烦躁、焦虑、悲伤等情绪,从而引发身心疾病。

(二)宗教与健康

宗教是一种社会行为,它包括指导思想(宗教信仰)、组织(宗教组织,如教会)、行动(宗教组织内的活动,如祭祀、礼仪)、文化(宗教建筑、绘画、音乐)等方面内容。一种成功的宗教能够为广大民众所接受,并且对某一时代人类的社会发展形成较大的影响。因此,从社会医学角度看,宗教也影响着人类的健康。早在 20 世纪 80 年代之前,不少科学家就已经承认宗教与医学在健康问题上可以互补,并有着巨大的合作空间。不少西方学者认为精神病医学与宗教在心理健康这一问题上是天然的盟友,并利用宗教的作用开创了一种心理调节方法,其主要原理就是通过特定的宗教信念来调节个体的心理平衡,并由此使其在精神、行为和生理上达到有益的适度状态,此即信仰治疗。

宗教除了在心理上起到感化和调节作用,在生理上对健康也会表现出较明显的影响。如犹太教要求男性婴儿都要举行割礼,即包皮环切仪式,因此,犹太人的阴茎癌发生率居世界较低水平。由于斋戒在教徒生活中的持恒性,故一些清规戒律在教徒的生活中起到根深蒂固的作用。流行病学调查显示,严格遵守戒律的教徒在许多疾病的发生率上明显低于对照组人群。例如,美国犹他州的摩门教徒不吸烟,不喝咖啡和含酒精的饮料,不服用任何成瘾的药物,提倡半衡饮食,重视健全的家庭关系,这些行为选择有助于促进健康。宗教文化还可以对个人和社会行为的方方面面都产生相应的影响,指导人们在日常生活中应该注意什么,比如哪些食物是有营养的,什么是干净的,什么是有害人体的。但有的宗教对食品的种类严格限制,也易导致营养不平衡而影响健康。

(三)风俗习惯与健康

风俗是指在特定社会文化区域内,历代人们共同遵守的行为模式或规范,它是在一定历史条件下形成的,对社会成员有一种非常强烈的行为制约作用。它贯穿于人们的衣、食、住、行,直接影响着人类健康。不同地域有着不同的风俗习惯,良好的风俗习惯有助于培养健康的生活方式;反之,不良风俗习惯将直接危害人类的健康。例如,非洲 Maisa 族人每天进食富含胆固醇的食物,但其冠心病的发生率却非常低。经过调查发现,Maisa族人中青壮年每天运动量极大,导致冠状动脉直径较其他民族大,虽有动脉粥样硬化,但因血管管径粗,不影响血供,故极少发生冠心病。酒在人类文化的历史长河中,已不仅仅是一种客观的物质存在,还是一种文化象征,尤其在我国,敬酒已经形成一种社交礼仪。然而,酗酒对个体健康危害严重。长期大量饮酒者可引起酒精依赖、急慢性肝炎、肝硬化、急慢性胃炎、胃溃疡等一系列严重疾病。婚姻习俗中的某些消极落后的风俗也直接影响着人类健康,如在一些民族中还存在着诸如近亲婚(舅表婚、姨表婚、姑表婚)、转房婚的落后婚俗。这些已经不是一个简单的习惯问题,而成为一个复杂的社会问题。

风俗是一种社会传统,某些当时流行的时尚习俗,也会随着历史条件的变化而改变,即所谓的"移风易俗"。因此,可以通过革除不良的风俗习惯,培育有益于健康的风俗习惯。

共餐制的风俗习惯在传播病原微生物上会带来公众健康隐患,如增加幽门螺杆菌、甲肝、手足口病等的传播和感染风险。因此,提倡实施和推广公筷公勺制具有必要性,需要提高大众对共餐制隐藏的公众健康问题的认识及对公筷公勺制的认同感,这样有利于人类健康。

(四)饮食文化与健康

饮食文化是特定社会群体在对食物原料开发利用、食品加工、制作和饮食消费过程中产生的一门艺术,是社会文化范畴中的一个组成部分。饮食文化内容丰富,涉及范围广泛。"民以食为天"和"病从口入"都精辟地阐述了饮食文化与人们健康的直接关系。

以高能量、高脂肪、高蛋白质的营养过剩型膳食结构为主,可增加肥胖、高血压、冠心病、糖尿病等慢性疾病的发病风险;以植物性食物为主的膳食结构容易出现蛋白质缺乏,导致机体抵抗力低下、健康状况不良、劳动能力降低等。前者为典型的西方发达国家的膳食结构,后者为东方型膳食结构,可见两种类型的膳食结构都不利于健康。为此,日本等国家积极提倡采用以植物性食品和动物性食品并重的膳食结构,它既保留了东方膳食的特点,又吸收了西方膳食的长处,膳食结构基本合理。此外,分餐制也是一种比较健康的饮食习惯,它在很大程度上减少了因聚集餐饮制而引发传染病暴发的可能。

第二节　心理因素与健康

1948年,刚刚成立的WHO向世界各国提出了健康的新概念,指出健康是一种在躯体上、精神上和社会上的完满状态,而不只是没有疾病和虚弱。这个健康新概念着重强调了心理健康的重要性。1977年,Engel G. L. 提出新的生物-心理-社会医学模式,进一步强化了此概念。该模式认为单纯生物医学模式将人从社会群体的环境中孤立出来,忽略了人的社会性和复杂的心理活动及主体意识,尤其是心理活动过程。心理活动不仅是调控个体行为的支配力量,也在其个体生活方式、行为方式的选择中起着导向作用。

一、心理因素影响健康的机制

人们常说"病由心生",这并不是一句没有根据、没有道理的空话,而是有一定科学依据的。不良心理因素会引起心身疾病,尤其许多慢性疾病系由多种因素引起,而心理因素在其中可能起主导作用。因此,心理因素已经成为当前预防保健的重要内容之一。然而,心理因素在不同个体上是否起作用及作用的强度如何,不仅与社会心理应激因素的作用机制有关,还与个体心理应对方式关系密切。

(一)应激因素

人是生活在社会环境中的有各种心理活动的高级动物,社会环境中的各种因素必然要影响人的一切心理活动,导致心理应激、情绪恶化,对健康造成影响。应激(stress)是指人们觉察到环境的刺激、威胁或伤害等因素而作出的一种以防御为主的心理生理反应。应激过程是一种强烈的能量代谢过程,长时间的应激状态会破坏机体的生化保护机制,并导致激素分泌紊乱,使机体的抵抗力降低,从而影响心身健康。

心理应激对个体的心身发展具有重要影响,适度的心理应激可以促进成长,但过度的心理应激却容易导致心身疾病。常见的应激源包括应激性生活事件、工作相关应激源和环境相关应激源(即人类生存的自然环境的突然变故,如地震、洪水、干旱等)。无论是哪一类应激源,当个体长时间或过强地受其刺激,或者自我调节能力不足时,均可能诱发心身疾病。由于现代社会的快节奏与竞争的加剧,应激性疾病的发生率逐年明显上升,尤其是心血管、消化和神经系统的心身疾病,更为突出。

(二)情绪和情感

情绪(emotion)和情感(affection)是人对外界环境的主观反应,是对客观事物的态度体验和伴随的心身变化,因人的需要满足与否而具有肯定或否定的性质。人的需要如果得到满足,便会产生相应的肯定性质的体验,即处于良好的情绪、情感状态,机体多种腺体的分泌活动处于协调、平衡状态,使人感到心身愉快。这种良好的情绪状态不仅是健康的重要条件,也是增强机体抵抗力的重要因素。相反,负性情绪如焦虑、抑郁、悲伤、苦闷等常常会损害人正常的生理功能和心理反应,严重时可导致心身障碍,包括内分泌、循环系统、消化系统、呼吸系统及代谢等方面的改变,这些改变常对机体无益,而负性情绪持续过久或过强可引起某些疾病或成为某些疾病的诱发因素。负性情绪的产生与个人文化水平、思想修养、道德观念、品格修养、个人性格以及生活、工作环境因素等有关。

(三)性格特征

性格(character)是个人对客观现实稳定的态度及与之相适应的习惯化的行为方式。在性格形成中,生理因素提供性格心理发展的自然基础和潜在的能力,社会环境是其形成的决定因素。一个人的性格决定了其对现实认识、看法、情感反应和处理问题的方法,同时,也决定了个人对生活事件的态度。总体来说,性格健全者,受生活事件的影响较小,尽管有时可能会出现较重大的生活事件,但其健全的自我调节机制,使其心身遭受的影响不大;性格不健全者,对生活事件的敏感程度较高,有时轻度的生活事件都可能导致其发生心身疾病。

尽管众多理论研究表明,性格内外向性无所谓利弊,但调查显示,性格内向者的心理健康状况往往比性格外向者的差,这与已有的相关调查结果相一致。一些不恰当的家庭教育方式,不仅会影响家庭良好亲子关系的建立,有时甚至会影响孩子的心理健康成长和良好性格的形成,应引起人们的注意。

(四)归因风格

归因风格是指个体对事件发生的原因,习惯上倾向于作怎样的解释,具有个性的特点

（通过对多个事件发生的原因进行判断来评定）。归因风格包括内在-外在、稳定-不稳定、整体-局部、可控制性-不可控制性 4 个维度。良好的归因方式和归因风格能使个体在失败的条件下维持自己的心身健康，反之则有损健康。有研究发现，对被试者进行测验，如果低自尊水平被试者在失败后立马进行积极归因，可以有效缓冲他们的消极情绪，这是因为低自尊者的自尊资源不够丰富，如果他们又不能有效地采用某种策略，就会消耗他们的自尊资源，从而产生焦虑的情绪。

二、心理因素对健康的影响

（一）心理社会应激因素与健康

应激可分为躯体性应激（如寒冷、高温、噪声、感染或患病等）和心理社会性应激（如人际关系不和、家庭环境变化等）。应激源（stressor）可分为急性应激源和慢性应激源，急性应激源如学校考试、睡眠剥夺等，慢性应激源如失业、离异、丧偶、亲人死亡等，慢性应激源持续时间长，其所引起的神经免疫指标的改变持久。应激的症状表现通常有急性焦虑症状和慢性应激症状，前者如因学校考试而导致的烦躁不安、神经过敏、食欲下降和腹痛腹泻等，严重的会表现为呼吸困难、频繁喘息、窒息发作、心慌气短和濒死感等症状；后者如因失业、离异、丧偶、亲人死亡等导致的易疲劳、呼吸不畅、手脚冰凉等自主神经紊乱症状。应激因素来自生活和社会结构的各个层次，不同的年龄构成也有不同的社会心理应激因素。如留守儿童在一定时期内常常表现出心理上的不适应，严重的还将导致心理畸形发展。常见的心理卫生问题主要表现为性格柔弱内向、自卑、寂寞无聊、怨恨父母、盲目反抗或逆反心理等。不仅如此，留守儿童还容易出现违法犯罪行为。大量研究已证实，儿童期遭受性虐待是导致成年期抑郁、创伤后应激障碍、进食障碍等的重要危险因素，甚至会对躯体产生长期的不良影响，如腹痛、胃肠道症状、盆腔炎，以及其他的一些妇科疾病等。

医学心理学理论认为，适度的应激往往有益于健康发展，但是如果长期遭受来自工作、家庭和社会的多重压力，如工作负担过重，角色冲突，缺乏劳逸结合，严重斗殴与过度劳累，职业与自己的兴趣抱负不一致，受处分、挨批评，恋爱、晋职、晋级受挫，个体的不幸遭遇，夫妻长期不和，婚姻裂变，恶性婚外恋，经济财产损失，下岗，赌博等有害刺激，将导致一系列不良情绪反应，如焦虑、紧张、抑郁、压抑、沮丧、愤怒、悲哀、恐惧等，同时出现回避行为，并将进一步通过神经生理机制、神经内分泌机制和免疫机制作用于人体，引起相应的躯体疾病。退休不适应综合征是由于老年人不适应社会角色的变迁、社会地位的变化、家庭关系环境变化和闲暇的生活方式等表现出来的一种最为常见的心理综合症状，随之而来的精神问题有退化、自信力丧失、疑心病、忧郁、孤独感等。应激的应对方式可分为情绪集中性应对（即改变个人对应激的反应）和问题集中性应对（即直接对付应激源）两大类。

（二）个性心理特征与健康

个性（personality）是指一个人整体的精神面貌，即具有一定倾向性的、稳定的心理特征的总和，包括能力、气质和性格 3 个方面。

气质（temperament）是不以活动目的和内容而转移的典型、稳定的心理活动的动力特性，它与人的生物学素质有关，并使个性染上个人独特的色彩。气质主要表现为个人心理活动过程的速度和稳定性、心理过程的强度及心理活动的指向性。气质是高级神经活动类型在后天活动中的表现,主要由遗传因素决定。心理学把气质分为多血质(活泼型)、黏液质(安静型)、胆汁质(兴奋型)和抑郁质(抑制型)4 种类型。不同气质类型者具有不同的高级神经活动特性及行为表现特征,如黏液质型的高级神经活动属安静型,其行为的特征是安静沉着,注意稳定,善于忍耐,情绪反应慢且持久而不外露,容易冷淡、颓唐。在实际生活中,上述 4 种典型的气质类型并不多见,多数是 2 种或多种气质的混合型。研究表明,许多疾病有明显的气质分布,对确诊为精神分裂病人的前期心理特征进行调查,发现抑郁质型气质者占 40%。

国内外学者自 20 世纪 60 年代以来通过大量的临床观察研究发现,性格类型在人类疾病与健康问题上有着越来越重要的影响。由于性格差异,重大的心理刺激对某些人可能是毁灭性的打击,而另外一些人则可以淡然视之。人的性格特征可以分为 A 型和 B 型两种,A型性格者急躁易怒、争强好胜、雄心勃勃、行动快速,有强烈的时间紧迫感和竞争敌对倾向。研究表明,A 型性格者的冠心病发病率、复发率、死亡率均较高,世界心肺与血液研究协会于1978 年将 A 型性格及行为确定为一种独立于其他因素的冠心病的危险因素。近年来,又有人提出一种易发生肿瘤的性格模型,即 C 型性格模型,流行病学研究指出,C 型性格者宫颈癌发病率比其他人高 3 倍,患胃癌、肝癌等消化系统肿瘤的危险性更高。其特征是压抑自己的情绪,过分忍让,回避矛盾,怒而不发,好生闷气,内向。

研究发现,具有敏感多疑、内向退缩、自卑抑郁、依赖性强、以自我为中心、易走极端的人格倾向,以及好胜要强、期望过高、攻击性强等人格倾向的个体,在面对挫折时,通常表现为心理承受能力差、脆弱、退缩、抑郁、心胸狭窄及孤独感等不良情绪反应,甚至有自杀意念和(或)行为。极端思维(指"非此即彼""非好即坏"的思维)、认知僵化、问题解决不良、自传式记忆、绝望及功能失调性假定,以及对将来的判断存在偏见等不良认知者易产生抑郁、焦虑等不良心理反应。

(三)心理防御机制与健康

心理防御机制是人们面临困难或心理压力时所采用的一种潜意识的心理适应性应对策略,其防御方式与个体的感知和认知评价有关,并因此影响机体的内部调节。心理防御机制按其性质,可分为积极的心理防御机制和消极的心理防御机制两种。消极的心理防御机制与心身疾病关系密切,是导致病理生理症状严重的重要因素。研究证实,心身疾病患者明显过多地使用妥协和消极的心理防御机制,并有着过度掩饰内在情感思维内容的倾向。习惯采用不良防御机制者,其不良心理社会因素在性格缺陷的基础上所造成的心理压力、心理紧张不能及早得到宣泄和逐渐消除,这会引起体内"下丘脑-垂体-卵巢轴功能"紊乱,雌激素偏高,后者再与其他致癌因素共同构成乳腺癌病因。同样,不良应对方式与某些肿瘤的不良预后有关,产生恶劣心境,加重病情。

心身疾病与心理健康损害相互影响,心理损害可引发心身疾病,心身疾病又可作为生活事件加剧心理损害,两者相互影响,形成恶性循环,从而使病情迁延难愈。因此,对于心身疾病患者,在应用药物对病症进行治疗的过程中,应使患者明白心理社会因素在其疾病中的作用,以便从生物和心理两方面消除病因,达到促进康复的目的。心身疾病是生物和心理社会因素共同作用的结果,生物躯体因素是生理基础,个体人格特征是易感因素,生活事件所引起的负性情绪及应激状态则是诱发因素,而社会支持系统对心身疾病起着重要缓冲作用。

(曹秀菁)

第三节　行为因素与健康

行为(behavior)是指个体在主客观因素影响下产生的外部活动,是社会成员为个人生存而适应不断变化的环境时所作出的反应或一切活动的总和。人类对自身行为具有明显的目的性与意志性。生活方式是人们长期受一定的民族习俗、规范及家庭影响所形成的一系列生活意志和习惯。个体的行为与生活方式势必会受到所处的教育水平、认知水平,及社会和经济状况的影响。行为医学(behavioral medicine)是一门把与健康和疾病有关的行为科学技术和生物医学技术整合起来,并将这些技术应用于疾病的诊断、治疗和康复的边缘性学科。

健康相关行为是指个体或群体与健康和疾病有关的行为,可分为促进健康行为和危害健康行为两大类。促进健康行为是指个人或群体表现出的有利于自身和他人健康的一组行为,包括客观上的促进健康行为和促进心理健康行为。客观上的促进健康行为包括:①基本健康行为:做到饮食有节、起居有常、动静结合、心态平和,讲究个人卫生、环境卫生、饮食卫生,勤洗手、常洗澡、早晚刷牙、饭后漱口,不共用毛巾和洗漱用品,不随地吐痰,咳嗽、打喷嚏时用胳膊或纸巾遮掩口鼻;②戒除不良嗜好:如不吸烟,吸烟者尽早戒烟,少喝酒,不酗酒,拒绝毒品等;③预警行为:对可能发生的危害健康的行为或事件预先采取预防措施,去预防不良事件的发生,或者在事件发生后,采取积极的补救措施,如驾车时使用安全带,车祸、火灾等意外事故发生后的自救等行为措施;④避免有害环境行为:环境不仅仅是指存在有毒有害物质的自然环境,也包括紧张的生活环境,如过大的生活压力、职业紧张等社会心理环境因素;⑤合理利用卫生服务:如保健行为,关注并记录自身健康状况,定期健康体检,预防接种等,还包括医疗服务,如求医行为和遵医行为。促进心理健康行为包括:①提高心理健康意识,追求心身共同健康;②使用科学方法缓解压力,重视睡眠健康;③培养科学运动习惯,积极发挥运动对情绪的调节作用;④正确认识抑郁、焦虑等常见的情绪问题,出现心理问题时要及时求助,寻求早期干预;⑤精神疾病的治疗要遵从医嘱;⑥关怀和理解精神疾病患者;⑦关注家庭成员的心理状况。

危害健康行为是指个人或群体在偏离个人、他人、社会的期望方向上表现的一组行为,体现在人们的衣食住行游购娱等日常生活中,包括客观上的危害健康行为和危害心理健康行为。客观上的危害健康行为包括:①不健康的生活方式;②致病行为模式,是指导致特异性疾病发生的行为模式,A 型、C 型行为模式分别是与冠心病、肿瘤相关的行为模式;③不良的疾病行为;④违反社会法律与道德的危害健康行为。危害心理健康行为包括:①超负荷的工作压力;②感情与家庭的重大变故;③对网络的依赖;④生活节奏加快、竞争激烈导致的不良心理情绪反应;⑤学习任务繁重;⑥过度追求物质和攀比等不健康的消费心理。

经济发展改善了人类生活条件,同时,也加快了生活节奏,改变了现有生活方式。为缓解生活压力,人们更倾向于选择不断追求快乐、轻松的生活方式。行为因素与健康的关系越来越受到医学专家们的重视。吸烟、酗酒、吸毒、饮食无节制、缺乏体育锻炼等不良行为生活方式,不仅与高血压、脑卒中、冠心病、肺心病、恶性肿瘤和糖尿病等慢性非传染性疾病发病密切相关,也是诱发传染病和伤害的重要危险因素。

一、吸烟与健康

烟草危害是当今世界最严重的公共卫生问题之一,是人类健康所面临的最大的、可预防的危险因素。根据WHO报告,每3个吸烟者中就有1人死于吸烟相关疾病,吸烟者的平均寿命比非吸烟者缩短10年。目前全球约有11亿烟民,每年因吸烟而死亡者高达500万。如果按照当前趋势,到2030年,烟草使用导致的年死亡人数将超过800万,其中3/4将集中在发展中国家。目前,我国已成为全球最大的烟草生产国、消费国和受害国。全国烟民约3.5亿人,占全球吸烟总人数的1/3。烟草的使用对居民的健康产生了严重的危害,我国目前每年因吸烟相关疾病所致的死亡人数超过100万,超过了艾滋病、结核、交通事故及自杀死亡人数的总和,占全部死因的12%,因二手烟暴露导致的死亡人数超过10万。烟草烟雾中含有69种已知的致癌物,这些致癌物会引发机体内关键基因突变,使正常生长控制机制失调,最终导致细胞癌变和恶性肿瘤的发生。吸烟有可能增加肺癌及多种恶性肿瘤(口腔癌、喉癌、食管癌、胃癌、胰腺癌)等的发病率。研究表明,90%以上的肺癌因吸烟引起,吸烟者的肺癌发病率为不吸烟者的18倍。吸烟还与心血管病的发生和死亡存在关联。烟草中的焦油、一氧化碳、尼古丁等多种有毒物质,可损害心肌和血管壁,引起胆固醇代谢紊乱、高密度脂蛋白减少,导致高血压、高胆固醇血症、动脉硬化等疾病。吸烟可使血液黏稠度增高,促使血液形成凝块,降低人体对心脏病先兆的感应能力,最终引发冠心病,发生猝死。吸烟还可引起下肢血栓闭塞性脉管炎。据调查,吸烟可使冠心病的患病时间提前10年,发生心肌梗死的概率比不吸烟者高3.6倍。

WHO指出,"吸烟这一不良习惯必须彻底抛弃,它已成为严重的社会公害,为人们越来越无法接受和容忍"。《健康中国行动(2019—2030年)》中控烟行动的目标是:到2022年和2030年,15岁以上人群吸烟率分别低于24.5%和20%;全面无烟法规保护的人口比例分别达到30%及以上和80%及以上;把各级党政机关建设成无烟机关,逐步在全国范围内实现室内公共场所、室内工作场所和公共交通工具全面禁烟;将违反有关法律法规向未成年人出售烟草的商家、发布烟草广告的企业和商家,纳入社会诚信体系"黑名单",依法依规实施联合惩戒。

二、饮酒与健康

酒与人类生活密切相关。长期、过量地饮酒就是酗酒,酗酒对心身健康都是有害的。酗酒涵盖酒精滥用及酒精依赖,对健康的危害可分为急性危害和慢性危害两类。急性危害主要有急性乙醇中毒、车祸、犯罪、打架、家庭不和等;慢性危害主要有酒瘾综合征、乙醇性脑病、脂肪肝、肝硬化、心血管疾病、神经精神疾病等。最新研究表明,现有60种疾病因不健康饮酒造成,酒精引起的疾病发病率高于吸烟。WHO呼吁加强控酒措施,因为全球每年有330万人因饮酒而死亡。国外研究表明,酗酒是欧洲青年的第一死因,15~29岁男性青年死亡者中有1/4的死因与酒精有关。酒精使用是导致多种癌症的一项风险因素,包括口腔癌、咽癌、喉癌、食管癌、肝癌、结肠直肠癌和乳腺癌。罹患癌症的风险随着酒精摄入量的增加而增加。如果人们在大量饮酒的同时还大量吸烟,罹患多种癌症的风险会大幅提高。2020年美国一项研究发现,如目前不采取任何干预策略和措施,酒精相关性肝病所导致的死亡率在未来的20年将增加75%,造成超过100万人死亡,而这些人当中有35%为55岁以下的青壮年。俄罗斯国家统计委员会数据显示,该国每年有超过 3.7 万人死于酒精中毒。

青少年饮酒已经成为公共卫生领域的重要问题之一。根据 WHO《2014 年酒精与健康全球状况报告》,欧洲及美洲 15 岁以上青少年曾饮酒率在 70% 以上,东南亚及地中海地区最低,在 20% 以下,中国青少年曾饮酒率已远超东南亚地区,呈现逐步接近欧美地区的趋势。关注青少年的饮酒问题刻不容缓,需要多方面通力合作,开展青少年不饮酒的健康促进,以降低饮酒对青少年的危害。

三、物质滥用

物质滥用(substance abuse)是指违反社会常规或与公认的医疗实践不相关或不一致的间断或持续过度使用精神活性物质的现象。这种滥用远非尝试性使用、社会娱乐或随处境需要的使用,而是逐渐转入强化性的使用状态,从而导致依赖的形成。这种具有依赖性的一类有害物质包括镇静药、镇痛药、鸦片类、大麻、可卡因、幻觉剂、有同化作用的激素类药等。

物质滥用可发生在不同年龄、不同人种的各个阶层中。在西方青少年患者中,不少人来自破裂的家庭或恋爱受挫或失业等,男性比女性多 1/4～1/3。这些人往往从物质依赖中实现“快乐的逃避”。由于青春期的心理特点,现在社会复杂性增加以及各种药物的广泛可得,越来越多的青少年滥用这些物质。对于青少年和成人一项大范围的社区调查中发现,15～24 岁人有不同程度的物质依赖,程度因所滥用的物质性质不同而改变。许多儿童和青少年的物质滥用常常未被发现,因此也未接受治疗。物质滥用会造成青少年心身损伤,已成为全世界一大公害,是当今世界性的公共卫生问题和严重的社会问题,并引起人们的广泛关注和高度警觉。

药物滥用(drug abuse)是指非医疗目的反复、大量使用具有依赖性特性或依赖性潜力的药物,为的是体验该药物产生的特殊精神效应,并由此导致精神依赖性和躯体依赖性。药物成瘾(drug addiction)是一种机体反复与药物接触引起的慢性复发性脑病,其主要特点是强迫性药物使用、持续性渴求状态和对药物渴求控制力的减弱。这类物质主要作用于神经系统,影响神经活动,故又称精神活性物质,包括鸦片类物质、镇静安眠药、麻醉剂、兴奋剂、致幻剂等。从行为医学角度来看,吸毒成瘾主要是人们对精神应激所采取的一种应对方式,是一种社会适应不良行为。

《2019 年世界毒品问题报告》显示,全球 3500 万人患有药物滥用障碍,仅 1/7 的人获得治疗。近年来,“新精神活性物质”(new psychoactive substances,NPS)滥用问题备受关注,作为一个全球现象,已经引起世界各国的高度重视。

四、不安全性行为

不安全性行为是一种有可能导致健康危害的异常性行为,是导致性传播疾病(sexually transmitted disease,STD)发生的主要途径。STD 是主要由性行为接触外生殖器或类似性行为接触为主要传播途径的一组疾病的总称。全球每年有数百万 20～40 岁的青年人感染 STD。WHO 报告,每年约有 4 亿 STD 新病例。美国 STD 问题委员会主席 Morrovtr 指出,全世界至少有 1/8 的人受到 STD 的侵害。美国调查数据还显示,78% 的男性艾滋病病毒携带者是由性接触引起的。STD 可通过母婴传播,导致胎儿或新生儿感染上性病或艾滋病。性行为与婚姻、家庭、子女教育问题等有着直接的联系。近年来,我国许多地方梅毒、淋病等的发病率又有上升趋势。

五、体力活动不足

体力活动(physical activity,PA)是指任何由骨骼肌收缩引起的导致能量消耗的身体运动,主要包括职业性、交通性、日常生活体力活动及闲暇时的体育锻炼。体适能(physical fitness,PF)是指在应付日常工作之余,身体又不会感到过度疲劳,还有余力去享受休闲及应对突发事件的能力,是健康相关(health-related)、技能相关(skill-related)和代谢相关(metabolic-related)的多方面参数的综合。研究表明,闲暇时无体力活动和低体适能水平与冠心病、高血压、心力衰竭、2 型糖尿病、骨关节疾病、癌症等慢性疾病的发生风险及死亡率增加有关。美国每年至少有 190 万人死于体力活动不足。国内一项 123 万人参与、长达 9 年的纵向研究表明,我国有 6.8% 的人死亡与体力活动不足有关,体力活动不足已成为中国人群死亡和多种慢性疾病发生、发展的重要危险因素之一。与此同时,适量的体力活动不仅能提高个体体能发育水平,还可以促进其心理健康。来自香港地区青少年的一项现况研究结果显示,适当的体育锻炼是改善青少年心理健康问题的有效方式。

生命在于运动,运动需要科学。科学的身体活动可以预防疾病,愉悦身心,促进健康。定期适量进行身体活动有助于预防和改善超重和肥胖及高血压、心脏病、脑卒中、糖尿病等慢性病,并能促进精神健康,提高生活质量和幸福感,促进社会和谐。《健康中国行动(2019—2030 年)》中实施全民健身行动的目标是:到 2022 年和 2030 年,城乡居民达到《国民体质测定标准》合格以上的人数比例分别不少于 90.86% 和 92.17%;经常参加体育锻炼(每周参加体育锻炼频度 3 次及以上,每次体育锻炼持续时间 30 分钟及以上,每次体育锻炼的运动强度达到中等及以上)人数比例达到 37% 及以上和 40% 及以上;学校体育场地设施开放率超过 70% 和 90%;人均体育场地面积分别达到 1.9 m² 及以上和 2.3 m² 及以上;城市慢跑步行道绿道的人均长度持续提升;每千人拥有社会体育指导员不少于 1.9 名和 2.3 名;农村行政村体育设施覆盖率基本实现全覆盖和覆盖率 100%。

六、饮食行为与健康

饮食行为是指受有关食物和健康观念支配的人们的摄食活动,内容包括食物的选择、购买、品尝和进食的方式、频率,涉及饮食的营养、卫生、方法、礼仪等多个方面。常见的不良饮食行为有:不吃早餐或早餐质量差;三餐不规律;挑食、偏食行为;吃零食;含糖饮料摄入过多等。不良饮食行为常伴随着诸多的健康问题,如儿童期缺锌导致生长发育停滞、性发育延迟、智能发育迟缓等。同时,不良饮食行为是罹患高血压、高血脂、肥胖的重要危险因素。2016 年全球疾病负担研究结果显示,饮食因素导致的疾病负担占到 15.9%,已成为影响人群健康的重要危险因素。合理膳食以及减少每日食用油、盐、糖摄入量,有助于降低肥胖、糖尿病、高血压、脑卒中、冠心病等疾病的患病风险。

伴随生活水平提高和生活环境转变,我国儿童和青少年各种不健康的饮食行为、体力活动不足和静坐少动的生活方式日益普遍,加速了肥胖易感环境的形成。饮食行为形成的主要影响因素包括个人因素、抚养人因素、家庭因素及社会环境因素,如媒体广告、食品营养标签等。不良饮食行为已经成为影响我国居民健康的问题之一,人们在日常工作和生活中应注意规律饮食,避免不健康食品及不良饮食方式。《健康中国行动(2019—2030 年)》中实施合理膳食行动目标是:到 2022 年和 2030 年,提倡人均每日食盐摄入量不高于 5 g,成人人均每日食用油摄入量不高于 25～30 g,人均每日添加糖摄入量不高于 25 g,蔬菜和水果每日摄入量不低于 500 g,每日摄入食物种类不少于 12 种,每周不少于 25 种;成年人维持健康体重,将 BMI 控制在 18.5～24 kg/m² ;成人男性腰围小于 85 cm,女性腰围小于 80 cm。

第四节　健康危险行为干预

健康危险行为的改变是一个复杂的过程,各国学者经过长期探索提出了多种行为改变理论,以期改变人们的健康危险行为,促进健康。这些行为改变理论试图从不同角度解读健康危险行为的影响因素和变化规律,并提出具有可操作性的干预方法。

一、健康危险行为干预理论

健康危险行为(health risk behavior)又称健康危害行为、问题行为和偏差行为,WHO将其定义为:吸烟、饮酒、药物使用、过早及不安全性行为、膳食不合理、缺乏体育锻炼及导致意外伤害的行为,这些行为直接或潜在威胁个体(尤其是青少年)现在和将来的健康。与婴幼儿和成年人相比,青少年健康问题不是以患病率或死亡率形式表现,而是与健康危险行为密切相关。中国学者将青少年健康危险行为定义为:凡对青少年健康、完好状态乃至成年期健康和生活质量造成直接或间接损害的行为。

(一)知信行模式

知信行(knowledge,attitude,belief and practice,KABP 或 KAP)是知识、信念和行为的简称。该模式认为:卫生保健知识和信息是建立积极正确的信念与态度,进而改变健康危险行为的基础,信念与态度是行为改变的动力。只有首先了解健康相关知识,建立起积极正确的信念与态度,才有可能主动地形成有益于健康的行为。例如,吸烟是一种存在多年的健康危害行为。要想改变吸烟行为,首先要使吸烟者深刻了解吸烟对健康的危害,戒烟的好处及如何戒烟这些知识,然后才会进一步形成吸烟有害健康的认识,树立戒烟的信念,并相信有能力戒烟,此时已具备戒烟的动力。知、信、行之间存在着因果关系,但前者并不一定导致后者,在健康教育中经常会出现知而不信、信而不行的情况,必须认真分析可能的原因,进而达到改变行为的目的。

(二)健康信念模型

健康信念模型(health belief model,HBM)是社会心理学在健康相关行为方面的应用。该理论强调知觉在决策中的重要性,认为信念是人们采取有利于健康的行为的基础,如果人们具有与疾病、健康相关的信念,他们就会采取健康行为,改变危险行为。人们在判断是否采纳健康相关行为时,首先会对健康的威胁进行判断,而后对疾病预防的价值、采纳健康行为对健康改善的期望和克服行为障碍的能力作出判断,最后作出是否采纳健康行为的决定。例如,某人体检查出患有高血压,几十年来饮食口味很咸,医生建议限制每天的食盐摄入量。如果他认识到自己的饮食习惯会导致高血压(知觉到易感性),高血压可能会导致脑卒中,进而引起严重的后遗症甚至死亡(知觉到严重性),然后他相信控制食盐的摄入会对控制高血压有好处（知觉到益处），同时，他又觉得改变多年的饮食习惯太难了（知觉到障碍），但是他相信通过自己的努力可以改变饮食习惯（自我效能），在这种情况下，医生的建议帮助他作出改变饮食习惯的决定（提示因素），这位患者可能逐渐采取低盐饮食的行为。

（三）行为改变阶段理论

行为改变阶段（stage of behavior change，SOC）理论模型认为，人的行为变化是一个过程而非一个事件，需要经过几个阶段才能完成，而且每个改变行为的人都有不同的心理需要和动机，只有针对其需要提供不同的干预，才能促使教育对象向下一阶段转变，最终采取有益于健康的行为。在该理论中，行为改变的心理发展过程被分为 5 个阶段：无打算阶段、打算阶段、准备阶段、行动阶段和维持阶段。针对成瘾性行为如吸毒和酗酒，行为的改变还包括第 6 个阶段：彻底戒除阶段。对处于行为改变特定阶段的人，促使其向下一阶段改变的干预策略也有所差异。

第 1 个阶段是无打算阶段，此时个体尚未意识到不良行为所带来的危险，不想改变自己的行为。第 2 个阶段是打算阶段，个体已经意识到问题的严重性，并开始认真地思考改变自己的行为。第 3 个阶段是准备阶段，个体开始计划、准备改变自己的行为，一些间断性的行为变化已经出现（如偶尔戒烟），但持续性的变化尚未出现（如坚持戒烟）。第 4 个阶段是行动阶段，此时个体已经出现了持续性的行为变化（持续时间不超过 6 个月）。最后是维持阶段，个体维持新出现的行为达 6 个月。行为干预的重点是巩固干预效果，防止复发，需要继续提供环境支持。行为改变阶段理论模型被广泛应用在健康行为干预中，针对不同阶段行为的个体采取针对性的措施，可以达到因材施教、事半功倍的效果。

（四）创新扩散理论

创新扩散（innovation diffusion）理论是指一项新事物通过一定的传播渠道在整个社区或某个人群内扩散，逐渐被社区成员或该人群成员所了解与采用的过程。创新扩散过程包括创新形成、传播、采用、实施和维持 5 个方面。面对创新，人们往往呈现不同的反应类型，包括先驱者、早期接受者、相对较早的大多数接受者、相对较晚的大多数接受者和迟缓者。这 5 类人的行为之所以不同，与其对待新事物的态度有关。对于早期接受者，重点在于提高其认识；对于相对较早的大多数接受者，可通过典型示范等活动激发其动机；对于相对较晚的大多数接受者，需要帮助他们克服心理障碍和客观障碍。

二、健康危险行为干预策略与措施

青少年是健康危险行为的主要发生群体，实践证明，要解决青少年行为问题，难以指望传统的健康教育模式，应运用上述行为干预理论，结合健康促进方法进行干预。

（一）在健康促进学校基础上建立干预平台

WHO 对健康促进学校的定义是：学校内所有成员为保护、促进学生健康而共同努力，为学生提供完整、有益的经验和知识体系，包括设置正式的或非正式的健康教育课程，创造安全、健康的学校环境，提供适宜的卫生服务，动员家庭和更广泛的社区参与，促进学生健康。"社会生态理论"与"危险和保护性理论"都强调应建立良好的生活环境。健康促进学校的工作领域（学校健康政策、学校物质环境、学校社会环境、社区关系、个人技能、学校健康服务）完全符合该要求。如学校以多种形式开展健康教育，如课程整合和同伴教育；开展社团活动,促进休闲教育;充分利用学校现有设施、资源和条件开展健康咨询,不定期提供专题讲座;利用学校多媒体设施,广泛传播健康信息;通过多种形式,如学校开放日、家长学校、家长会议、开设校长热线等加强家校联系,优化家庭教养方式,建立家庭-学校-社区三元介入的行为教育和干预系统,鼓励家长参与,并与社区开展合作,组织学生走出校园,开展社区健康促进活动,参与社会服务和交流等。

(二)学校生活技能教育

问题行为理论认为,危险行为的发生、发展都有一个共同的因素——心理社会因素。该理论为将生活技能应用于预防青少年健康危险行为奠定了理论基础。WHO 将生活技能定义为"个体采取适应和积极的行为,有效地处理日常生活中的各种需要和挑战的能力"。生活技能不是泛指日常生活能力,而是专指人的心理社会能力。心理社会能力是指人能有效处理日常生活中的各种需要和挑战的能力,是个体保持良好的心理状态,并在他人、社会和环境的相互关系中表现出适应和积极的行为。学校生活技能包括 5 对 10 种能力:①自我认识能力和同理能力;②有效交流能力和人际关系能力;③调节情绪能力和缓解压力能力;④创造性思维能力和批判性思维能力;⑤决策能力和解决问题能力。生活技能教育是建立在 Albert Bandura 的社会学习理论(social learning theory)基础之上、以学生为主体的教学活动,各种生活技能是通过观察、实践和强化的社会学习过程而获得的。在学校开展以学校生活技能教育为基础的健康教育,是提高青少年的心理社会能力、预防和减少青少年健康危险行为、促进青少年身心健康的最有效的途径之一,也非常符合我国当前的素质教育要求,是值得我们借鉴和推广的心理健康教育方式,也是学校健康促进的重要途径。

(三)健康信念模式干预

危险和保护性理论中提及,要有效消除健康危险行为,重在提高自觉意识。人的需要、动机、健康认知和个人信念都是对行为产生重要影响的心理因素。健康信念模式是运用社会心理学方法解释健康相关行为的理论模式,主要用于预测人的预防性健康行为和实施健康教育。健康信念,即人如何看待健康和疾病、如何认识疾病的严重程度和易感性、如何认识采取预防措施后的效果和采取措施所遇到的障碍,在人们是否采取相应预防保健措施或消除危害健康行为中起到十分重要的作用。

(四)建立社区综合干预体系

社区自身在预防健康危险行为方面起很大作用:通过社区动员,最大限度地调动政府、卫生部门和非卫生部门、各种协会组织和企业界,以及全体社区居民等广泛参与和合作,实施面向高危人群和全人群的健康促进和干预计划。充分利用广播、电视、报纸等大众媒体,普及健康卫生知识,最大限度地利用一切资源,提高健康危险行为的预防效果。如提供支持体系,禁止体育赛事中烟草和酒生产厂家赞助,严格执行未成年人禁酒条令,鼓励社区人群开展不以喝酒和吸烟为中心的休闲娱乐活动,严格监督当地商业销售网络履行不向未成年人售烟、网吧禁向未成年人开放的承诺,为社区居民提供多用途活动设施,鼓励社区居民充分利用社区休闲/娱乐资源。

(五)加强健康危险行为监测

健康危险行为监测不仅是促进健康和预防疾病至关重要的基础工作,还为减轻疾病负担、识别高危人群、指导和评价疾病预防工作提供必要资料。健康危险行为的发生、发展与社会经济发展、生活方式和社会时尚变化密切关联。加强人群健康危险行为的监测,密切关注变化趋势,及时修订改善策略措施,可促进健康危险行为预防工作的健康发展。

(六)提高社会监督力度

健康危险行为的发生与生活环境密切相关。社会大环境对人群的影响更直接、更见效。应加强综合管理,多管齐下,形成有利于人群身心健康发展的社会环境。如政府通过提高香烟的售价加强禁烟力度,借助媒体宣传,增加青少年与禁烟运动接触的机会等多种方式来控制人群吸烟这一危险行为的发生率。此外,还可通过多种途径、多种方式,有针对性地开展大众传播,如制作有关珍爱生命、培养健康行为习惯的公益广告;设立人群健康危险因素防治网站,定期宣传健康危险因素的危害和防治措施等。同时,应预防媒体暴力对青少年行为的不利影响。

（姚文兵）

扫码查看练习题

第四篇 疾病预防与控制

第十章　传染病预防与控制

传染病(communicable disease)是由病原微生物和寄生虫等病原体感染人体后产生的具有传染性的疾病。病原微生物包括朊病毒、病毒、衣原体、支原体、细菌、螺旋体、立克次体、真菌等,人体寄生虫包括原虫和蠕虫。由上述病原体引起的疾病均属于感染性疾病(infectious disease),但感染性疾病不一定有传染性,有传染性的感染性疾病才称为传染病,它可在人群中传播并造成流行。

第一节　传染病流行状况

传染病肆虐人类的历史已有数千年。20 世纪中叶,随着疫苗和抗生素的应用与推广以及人类生活与卫生条件的改善,长期以来危害人类生命与健康的一些急慢性感染病正在逐渐减少或得到控制。1978 年肆虐全球几千年的天花被消灭,2015 年 WHO 宣布 Ⅱ 型脊灰野病毒在全球范围内被消灭,2019 年 Ⅲ 型脊灰野病毒也宣布被消灭,麻疹、白喉、百日咳等传染病的发病率明显下降。但是近 30 年来,世界部分地区古老传染病的发病率再度回升,更大范围内新发和再发传染病的暴发流行事件接连不断,极大地危害了公共卫生安全,全球传染病疫情形势仍十分严峻。例如,1997 年首次发现高致病性禽流感病毒感染人,以及 2003 年的严重急性呼吸综合征(SARS)和 2019 年的新型冠状病毒感染(corona virus disease 2019,COVID-19)疫情等,这些疫情再次发出警告:人类和传染病的斗争没有终点,任何忽视传染病预防与控制的行为都十分危险。

一、传染病的总体流行状况

传染病的流行状况体现在流行强度、时间分布、地区分布、人群分布等流行特征上。

(一)流行强度

流行强度是体现某一传染病在某地区一定时期内的某人群中发病率变化的指标,是根据某一具体传染病的发病情况与以往同时期、地区、人群的发病率比较而得出的结果,通常用散发、暴发、流行、大流行等表示。

1.散发　目前绝大部分传染病表现为散发,包括以下类型:

(1)一些实施计划免疫的传染病及疫苗可预防的传染病,当在人群中普遍实施预防接种后,其发病常呈现散发状态,如 A 群流脑、乙脑、破伤风、白喉、甲肝、麻疹、乙肝等。

(2)通过采取有效的综合防治措施,或由于传染病本身的特点,使得其传播机制很难实现的一些虫媒传染病、自然疫源性传染病、人兽共患传染病、寄生虫病、肠道传染病等,如血吸虫病、流行性出血热、鼠疫、炭疽、狂犬病、流行性和地方性斑疹伤寒、丝虫病、感染性腹泻以及人感染高致病性禽流感在其病原体获得人际间传播能力前的发病等。

（3）一些新发传染病或目前控制措施难以产生效果的传染病，其感染后免疫比较牢固且维持时间较长，在其流行间期内表现为散发。

（4）一些以隐性感染为主，或潜伏期较长的传染病也常表现为散发，如乙型脑炎、麻风病等。

2.暴发　一些传播途径容易实现、潜伏期较短且显性感染率比较高的传染病的传染源在某一较小范围或局部地区免疫水平较低的人群中出现时，就会造成暴发。暴发常见于以下类型：

（1）纳入计划免疫控制的一些呼吸道传染病，如麻疹、流脑等，当某个地区出现大范围免疫空白或免疫失败（如接种了失效疫苗）人群时，容易造成相应传染病的暴发疫情。

（2）某局部地区或集体单位的集中式供水、食品等受到大范围的病原体污染后，造成如甲肝、痢疾、伤寒等肠道传染病的暴发。

（3）一些呈地方性流行的传染病输入到对该传染病缺乏免疫力的地区或人群，或无免疫力的人群整体迁移至某传染病疫区，或有传染源输入到从没有发生过或多年未发生过某种传染病流行的相对性的封闭地区，如果传播途径容易实现，极易造成暴发疫情。

3.流行和大流行　表现为流行和大流行状态的传染病有以下类型：

（1）一些自然疫源性传染病及虫媒传染病。由于其储存宿主种类及数量繁多、传播机制容易实现、不能形成有效的感染后免疫等，常在特定地区呈地方性流行状态，在流行地形成疫源地，如疟疾、登革热等。

（2）一些传播途径容易实现、易形成感染后免疫的传染病，经一段时间散发状态使易感人口数量积累到一定程度时，又会出现流行，如水痘、风疹、流行性腮腺炎等。

（3）一些传播途径容易实现、病程或病原体携带时间较长的传染病也常表现为流行，如肺结核病、乙型病毒性肝炎等。

（4）一些新发传染病，或病原体极易发生突变的传染病，或感染后不能获得有效免疫的传染病，人群中普遍缺乏对它们的免疫力，如果其传播途径容易实现，常常能跨越国界、洲界，造成世界性的大流行，如流感、霍乱、SARS 等。

（二）时间分布

1.长期趋势　随着科技的发展和人民生活水平的提高，人们对病原体特性的认识会越来越透彻，可采取的综合防治措施也会越来越有效和完善，大部分传染病的发病率还会继续下降并保持在较低水平，一些甚至可以得到彻底消灭。但一些传染病，由于病原体极易发生变异，或由于环境变化、人类生活行为方式改变等使其传播机制得以实现，常会表现为周期性流行或再燃现象。一些新发传染病如 AIDS、人感染高致病性禽流感、疯牛病、SARS 和 COVID-19 等，或将来新发的传染病，人们普遍缺乏对这些疾病的免疫力，而且对其病原体、致病机制的认识及采取有效预防控制措施需要一定时间，在很长时间内将会保持在较高发病水平或呈周期性流行现象。相关法定传染病的发病率变化趋势如图 10-1-1 和图 10-1-2所示。

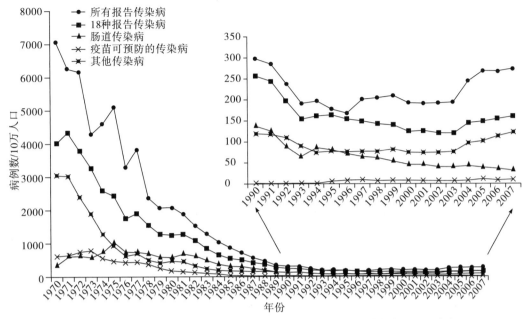

图 10-1-1　1970—2007 年中国法定传染病发病率变化趋势(病例数/10 万人年)

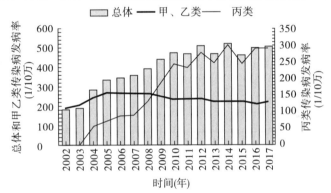

图 10-1-2　2002—2017 年中国总体、甲乙类及丙类法定传染病发病率变化趋势(1/10 万)

2.短期波动　传染病的发病率在较短时间内出现突然升高后下降,且每次波动之间没有规律性。短期波动常见于某些传染病出现暴发流行疫情时,其发病率在短时间内快速升高后,在流行曲线上出现明显的波峰。如果采取的控制措施有效、及时,发病率很快下降至原来水平;如果处理不及时,出现了二代、三代病例等,流行曲线在第一波出现后,还会再出现几个较小的余波,然后回到原来的发病水平。传染病发病率呈短期波动时常有明确的原因,应及时查明,并采取有效的防治措施。

3.季节性　有些传染病每年在一定季节里出现发病率升高现象。季节性特点可表现为严格的季节性和季节性升高现象。呈严格的季节性特点的传染病多集中在某一季节的少数月份内发病,主要是一些虫媒传染病,如乙脑等;呈季节性升高特点的传染病一年四季均可发病,但在一定月份明显升高(如图 10-1-3 所示),如通过蚊虫叮咬传播的传染病在夏秋季发病升高,呼吸道传染病在冬春季发病升高,一些自然疫源性传染病(如钩体病、流行性出血热等)由于职业性暴露在某些月份或季节发病升高等。

传染病出现季节性发病升高的常见原因包括:①病原体的生长、繁殖、在外界环境中的生存情况受气候条件影响;②媒介昆虫的出现、活动情况、数量等随着季节消长;③与动物宿主的生活习性及生长繁殖等因素有关;④与人类风俗习惯、劳动条件、特定季节的职业性暴露等有关。

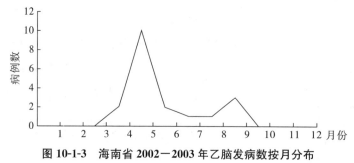

图 10-1-3　海南省 2002—2003 年乙脑发病数按月分布

4.周期性　一些传染病的发病情况在受到有效防治措施干预前常表现为周期性现象。其流行曲线表现为发病率经过一个相当规律的时间间隔后,呈现规律性变动情况。周期性常跟人群免疫状况的变动、动物宿主及媒介昆虫的活动规律性、病原体变异速度等有关。传染病的周期性特点并不是固定不变的,人类通过有效干预措施常能使其发生改变,如延长其发病时间间隔等,甚至能使周期性消失,如图 10-1-4 所示。

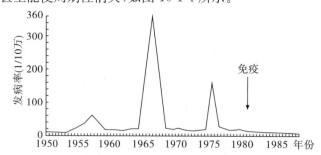

图 10-1-4　保定市 1950—1988 年流行性脑脊髓膜炎发病率

(三)地区分布

有些传染病在全世界均有发生,但在不同地区分布不一;有些传染病有明显的地区聚集性;有些传染病仅仅限于在某些特殊地区发病。传染病的发病在地区分布上也有各自的特点。

1.城乡分布　城市与农村由于生活条件、卫生状况、人口密度、医疗卫生保健、动物与媒介昆虫分布等情况不同,传染病的发病也出现明显差异。

城市人口多、密度大、交通拥挤、人口流动性大,使得城市始终保持有一定数量的某些传染病的易感人群,因此可使某些传染病常年流行,并可形成暴发和大流行,特别是一些呼吸道传染病。而城市生活饮用水采用集中式供水,污染较少,肠道传染病发病率较低。同时,城市中自然疫源性传染病少见,虫媒传染病发病率也较农村低。

农村人口密度低,空气清新,呼吸道传染病不易流行,但常能在中小学校、幼儿园引起暴发。由于卫生条件较差,生活饮用水的安全不能保证,肠道传染病发病率常高于城市。由于接近自然环境,虫媒传染病及自然疫源性传染病发病主要在农村地区。

2.地区聚集性和自然疫源性　有些传染病在某些地区的发病率明显高于其他地区,表现为地区聚集性。地区聚集性可分为暂时性地区聚集和严格的地区聚集性。造成传染病分布出现地区性聚集常有明确的原因。

暂时性地区聚集常与该地区人群对某传染病的免疫水平、卫生条件及医疗保健状况、风俗习惯等有关。如麻疹等一些计划免疫针对的传染病常在一些免疫工作开展薄弱的地区流行;在改善供水及其他基础卫生设施后,一些原先高发地区的肠道传染病发病很快降到较低水平,例如新几内亚富雷族食葬风俗被制止后,库鲁病就消失了。

严格的地区聚集性是指某些传染病只局限在某些地区发病,常与该地区特殊的地理位置、地形、气候及自然环境条件有关。这些地区独特的环境为一些病原体、储存宿主、媒介昆虫的生存、繁殖等提供了适合的条件。呈严格的地区聚集性的传染病主要是一些虫媒传染病和自然疫源性传染病。如我国血吸虫病发病仅限于南方一些有钉螺生长的省份,疟疾主要流行于热带、亚热带地区。

自然疫源性是指一些传染病的病原体在自然条件下,即使没有人类或家畜的参与,也可以通过传播媒介(主要是吸血节肢动物)感染宿主(主要是野生脊椎动物)造成流行,并且可以在自然界长期循环。人和家畜进入疫源地后会引起发病,并能造成人间流行,但对病原体在自然界的保存来说是不必要的。自然疫源性传染病的发病常表现为严格的地区聚集性。

(四)人群分布

传染病在人群特征如年龄、性别、种族、职业、民族等分布上也有很大差异。

大部分传染病在不同年龄阶段发病都是不一样的,主要与人群易感性和暴露机会等有关。

对于感染后能获得保护性免疫且传播途径易实现、易暴露的传染病,如一些呼吸道传染病、病毒性虫媒传染病等,在出生6个月内体内常有胚胎时期从母体那儿获得的抗体,所以较少发病;在6个月后的婴幼儿、儿童中发病较高;在青年期及以后,机体因获得了针对相应传染病的特异性免疫抗体,发病少见。

对于感染后不能获得有效保护性免疫的传染病,各年龄段发病情况的差异主要与暴露机会有关。如1岁以内婴幼儿因为多为母乳喂养,难以接触到病原体,肠道传染病发病较低;在其他年龄组的发病情况主要与个人卫生习惯及生活环境卫生状况相关。一些自然疫源性传染病常高发于青壮年,与该年龄组的职业暴露有关。

人类的有效防治措施能够干预传染病的年龄分布情况。如开展计划免疫后,麻疹发病的年龄有提前及高发年龄向后推迟的现象。如果母亲是通过免疫接种获得抗体的,抗体水平常常较低,新生儿因此不能从母亲那儿获得足量的保护性抗体,导致其在6个月之内就发病。同样,婴幼儿时期接受预防接种获得的抗体,在没有病原体的刺激下,其滴度常常会随着时间逐渐降低,当体内抗体滴度下降到一定水平时,机体接触到病原体时就会发病。

传染病在性别、职业、种族、民族等人群特征上分布的不同主要与暴露机会、遗传特征、人体解剖结构等有关。如饲养员、屠宰工人、畜牧业者易患布鲁氏菌病;乙肝、丙肝、艾滋病、结核病等传染病发病与不同种族人群存在疾病易感基因有关;由于解剖结构的差异,淋球菌更易引起男性发病等。

二、新发传染病和再发传染病的流行状况

1992年,美国医学协会将新发传染病(emerging infectious disease,EID)定义为新的、刚出现的或呈现抗药性的人类感染病,过去20年里其在人群中的发生不断增加或者有迹象表

明在将来有增加发病的可能性。从 1967 年以来,新出现的传染病至少有 40 余种,其病原体如 2019-nCoV、埃博拉病毒、HIV、丙型肝炎病毒、嗜肺军团菌、大肠杆菌 $O_{157}:H_7$ 及霍乱弧菌 O_{139} 等,这部分也被称为狭义上的新发传染病。对于已得到控制,由于抗药性的改变、公共卫生措施的减弱等而再次出现或再度流行的传染病称为再发传染病(re-emerging infectious disease,RID),如霍乱、登革热、白喉、脑膜炎球菌性脑膜炎等。广义上的新发传染病不仅包含狭义上的新发传染病,也包含再发传染病。

(一)再发传染病的流行状况

再发传染病包括结核病、性传播疾病、疟疾、流行性脑脊髓膜炎、霍乱、鼠疫等。

1. 结核病　结核病是一种古老的传染病,早在公元 3 世纪我国医学书籍就有肺结核病的相关记载,"累年积月,渐就顿滞,以至于死,死后复传旁人,乃至灭门"。20 世纪 40 年代起,抗生素、卡介苗和化疗药物问世后,全球肺结核患者人数大幅减少。为此,美国在 20 世纪 80 年代初曾乐观地认为 20 世纪末即可消灭肺结核。

然而,20 世纪 90 年代,WHO 报告肺结核在全球各地死灰复燃,1995 年全世界有 300 万人死于该病,大大超过了肺结核流行的 1900 年,为此,WHO 宣布"全球处于结核病紧急状态"。2019 年,全球估计有 1000 万人罹患结核病,大多数结核病新增患者分布在东南亚(44%)、非洲(25%)和西太平洋(18%)区域,东地中海(8.2%)、美洲(2.9%)和欧洲(2.5%)区域占比较小,全世界结核病新增患者总数的 2/3 分布在以下 8 个国家:印度(26%)、印度尼西亚(8.5%)、中国(8.4%)、菲律宾(6.0%)、巴基斯坦(5.7%)、尼日利亚(4.4%)、孟加拉国(3.6%)和南非(3.6%)。耐药结核病仍旧构成公共卫生威胁。2019 年,全球近 50 万人罹患利福平耐药结核病(rifampicin resistant tuberculosis,RRTB),其中 78% 患有耐多药结核病(multidrug resistant tuberculosis,MDR-TB)。全球负担结核病占比最高的三个国家是印度(27%)、中国(14%)和俄罗斯(8%)。2014 年和 2015 年,世界卫生组织所有会员国和联合国承诺终止结核病流行,分别通过了世界卫生组织的终止结核病战略和联合国可持续发展目标(sustainable development goals,SDGs)。该战略和 SDGs 包含结核病发病率、死亡率以及结核病患者及其家庭面临费用大幅下降的里程碑和目标。

中国一直是结核病高流行国家,被 WHO 列为结核病高负担的 22 个国家之一,仅次于印度,位列第二。结核病疫情呈现出 6 个特点:①感染人数多:目前全国约有 5.5 亿人感染过结核菌,感染率达44.5%,高于全球 1/3 的感染率水平;②患病人数多:全国现有活动性肺结核病人约 450 万人,患病人数居世界第二位;③新发患者多:全国每年新发生肺结核患者约 145 万人,居我国法定甲、乙类传染病报告单病种发病率的首位;④死亡人数多:全国每年约有 13 万人死于结核病,是各种其他传染病和寄生虫病死亡人数总和的 2 倍;⑤农村患者多:全国约有 80% 的结核病患者集中在农村,而且主要在中西部地区;⑥耐药患者多:全国菌阳肺结核病人中耐药病人约占 1/4,而据 WHO 调查,全球每年新发生的耐药结核病病人中,有 1/4 在我国。造成结核病在我国及全球重新流行的主要原因包括频繁的人口流动、结核分枝杆菌耐多药菌株的产生、艾滋病的流行、政府和社会曾经对结核病重视不够等。

2. 性传播疾病(sexually transmitted disease,STD)　STD 是由性行为接触或类似性行为接触为主要传播途径的,可引起泌尿生殖器官及附属淋巴系统病变的疾病,包括全身主要器官的病变。在 8 种最常见的性传播感染中,目前有梅毒、淋病、衣原体感染和滴虫病 4 种是可以治愈的,其他 4 种感染由病毒引起且无法治愈,包括乙型肝炎病毒、单纯疱疹病毒

（HSV）、HIV 和人乳头瘤病毒（human papilloma virus，HPV），这些病毒感染引起的症状或疾病可以通过治疗来减轻或改变。

《全球性传播感染监测报告》指出，全世界每天有超过 100 万例性传播感染。WHO 2020 年的数据显示，每年估计有 3.74 亿新感染者感染了生殖道衣原体感染病、淋病、梅毒和滴虫病 4 种 STD 中的一种。估计有超过 5 亿人罹患 HSV 的生殖器感染，超过 2.9 亿女性感染了 HPV。大多数 STD 没有症状或只有可能不被识别为 STD 的轻微症状。

在新中国成立前，我国性病流行严重，全国估计有各类性病患者 1000 万例。新中国成立后，政府通过采取制定全国性的性病防治策略和规划、关闭妓院和杜绝卖淫嫖娼等综合防治措施，使性病发病率急剧下降，并在 1964 年向世界宣布基本消灭了梅毒。1978 年后，随着我国改革开放，国际交往增多，人口流动频繁，加之人们性观念和性态度的改变，性病在我国重新出现和流行，8 种监测性病（艾滋病、淋病、梅毒、软下疳、性病淋巴肉芽肿、非淋菌性尿道炎、尖锐湿疣、生殖器疱疹）的报告数逐年增加（图 10-1-5）。由于各地均存在着大量性病漏诊和漏报，实际性病患者要比报告数多得多，据专家估计，实际患病人数应是报告数的 6～8 倍或以上。列入我国法定甲、乙类传染病疫情报告系统的三种性病（艾滋病、淋病、梅毒）中，淋病、梅毒均是报告发病数居前 5 位的病种。2021 年我国数据显示，淋病发病数为 127803 人，梅毒发病数为 480020 人，艾滋病发病数为 60154 人。

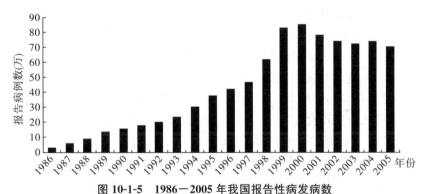

图 10-1-5　1986－2005 年我国报告性病发病数

性病感染者主要为性活跃人群，20～49 岁的青壮年占全部性病病例数的 90% 以上。各地性病发病均呈上升趋势，病例主要集中在经济发达的城市。高危人群为性工作者、同性恋者与嫖娼者。目前性病的传播正逐渐由高危人群向一般人群、由经济发达地区向不发达地区、从城市向农村扩散。性病的流行不仅造成经济上的损失和医药卫生方面的严重负担，还会引起家庭和社会的不稳定，而且患有性病可使感染艾滋病的风险增高。性病在我国的重新流行有很复杂的社会因素，包括改革开放后外来经济文化的冲击、地区与人群间贫富差距的扩大、人口流动的增加、我国性健康教育方面及疾病诊疗市场管理方面的缺陷等。

3. 疟疾　疟疾是一种媒介传播的热带寄生虫病，在全球 91 个国家均有发现。疟疾仍然是全世界热带和亚热带地区的主要公共卫生威胁。尽管只有不到 1‰ 的疟疾感染是致命的，但这导致每年约有 43 万人死亡，主要死亡者是撒哈拉以南非洲的幼儿。近年来全球疟疾防控形势不容乐观。2021 年全球约有疟疾病例 2.47 亿例，其中死亡病例 61.9 万例。非洲区域在全球疟疾负担中所占比例很高。2021 年，该区域占疟疾病例人数的 95% 以及疟疾死亡人数的 96%。5 岁以下儿童占该地区疟疾总死亡人数的大约 80%。恶性疟原虫和间日疟原虫是全球主要的疟原虫种,2017 年的发病人数估计分别为 1.93 亿和 1430 万例。绝大多数恶性疟疾发生在撒哈拉以南非洲(约 1.9 亿病例),在亚洲和大洋洲,疟疾病例数普遍较低,虽然国家内和国家间的发病率存在相当大的差异,但疟疾在许多地区传播仍然很强烈。

中国作为最大的发展中国家,疟疾曾经高度流行。新中国成立初期,疟疾的病例数达 3000 万人,死亡人数约 300 万人。1970 年达 2961/10 万,以后逐年下降,到 2000 年为 2.02/10 万。经过近 70 年的不懈努力,我国于 2017 年首次实现了本地感染疟疾零报告。但是随着全球一体化进程的加快及国家"一带一路"倡议的深入开展,外出务工、旅游及参与其他国际交流活动的人员日益增多,致使全国输入性疟疾病例数量一直居高不下。据统计,2010—2018 年,我国共报告疟疾病例 33729 例,其中输入性病例数量逐年升高,共报告 27719 例(82.2%),给我国的疟疾消除工作带来严重挑战。

由于感染后不能形成有效免疫、全球气候变暖和生态环境改变、人口流动频繁、疟原虫及其媒介昆虫广泛耐药性的产生、贫穷等,目前及未来几十年时间内疟疾仍是对人类健康的一大挑战。

再发传染病种类远远不止上述数种,一些长期未能控制的传染病如流感、病毒性肝炎等也仍保持着其流行趋势,因此,对人类传染病的控制已再次成为传染病防治所面临的一个严峻问题。

(二)新发传染病的流行状况

目前所说的新发传染病实际上包括人类新发现的传染病和新出现的传染病。新发现的传染病是指一些疾病或综合征早已在人间存在,但未被人们所认识或未被认为是传染病,如军团病、丙型肝炎、消化性溃疡、T 细胞淋巴瘤白血病等,这主要得益于现代医学科学技术的进步,使人类发现和确认传染病及其病原体的能力有很大提高。新出现的传染病是指一些病原体在人群中过去可能不存在,确实是新出现的,并引起相应的传染病,如艾滋病、O_{139} 霍乱、SARS 等,这些新出现的病原体主要有两个来源:一种是人类原有传染病病原微生物或环境非病原微生物发生变异,使得其致传染病能力增强或产生致传染病的能力;另一种是原来在自然环境野生动物之间流行的病原体,由于人类对自然的过度开采或生态环境的变化,使得其传入人群并造成广泛传播。

20 世纪 60 年代后期以来,全球范围内人类发现和确认了 40 多种新发传染病(表 10-1-1)。新发传染病的特点是:①在疫情发生初期,临床医生不认识,不知应该采取何种治疗方案,病死率常常高居不下;②病因不确定,不知应该采取何种特异性的预防和控制措施;③政府得不到专业人员的明确意见,无法及时作出决策;④大众得不到有效的宣传和教育,恐慌心理严重,容易造成社会不稳定。当前先进的交通工具、现代国际贸易和交流,可以迅速把传染病从一个国家或地区向全球播散,造成世界性大流行。新发传染病具有不确定性。依靠目前的科技水平,不能预测何时何地会发生何种新发传染病,无法做好特异性的准备。新发传染病已经成为全球性的重大公共卫生问题。

表 10-1-1　1967 年以来人类发现的新发传染病

年份	病原体	所致传染病	年份	病原体	所致传染病
1967	马尔堡病毒	马尔堡出血热	1989	戊型肝炎病毒	戊型肝炎
1969	拉沙病毒	拉沙热	1989	丙型肝炎病毒	丙型肝炎
1972	空肠弯曲菌	空肠弯曲菌肠炎	1989	瓜纳里托病毒	委内瑞拉出血热
1973	轮状病毒	婴儿秋季腹泻	1991	贺伦脑胞内原虫	结膜炎
1975	微小病毒 B19	传染性红斑	1991	巴贝虫	巴贝虫病
1975	伯氏疏螺旋体	莱姆病	1992	O_{139} 群霍乱弧菌	O_{139} 霍乱
1976	隐孢子虫	隐孢子病	1992	巴尔通体	巴尔通体病
1976	埃博拉病毒	埃博拉出血热	1993	汉坦病毒的一种	汉坦病毒肺综合征
1976	嗜肺军团杆菌	军团病	1993	*Encephalitozoon cuniculi*	弥漫性疾病
1977	汉坦病毒	肾综合征出血热	1994	萨比亚病毒	巴西出血热
1980	人类 T 淋巴病毒 1 型	T 淋巴细胞白血病	1994	亨德拉病毒	脑炎、脑膜炎
1981	人类免疫缺陷病毒	艾滋病	1995	庚型肝炎病毒	庚型肝炎
1981	产毒素型葡萄球菌	中毒性休克	1995	人类疱疹病毒 8 型	卡波西肉瘤
1982	出血性大肠杆菌 $O_{157}:H_7$	$O_{157}:H_7$ 肠炎	1996	朊病毒	新型克-雅病
1982	人类 T 淋巴病毒 2 型	多毛细胞白血病	1997	禽流感病毒（甲型 H_5N_1）	禽流感
1983	幽门螺杆菌	消化性溃疡	1999	西尼罗病毒	西尼罗病毒性脑炎
1984	丁型肝炎病毒	丁型肝炎	1999	尼帕病毒	脑炎、脑膜炎
1984	日本斑点热立克次体	东方斑点热	2001	人偏肺病毒	人偏肺病毒感染
1985	寄生虫	顽固性腹泻	2002	冠状病毒	SARS
1986	寄生虫	顽固性水样腹泻	2003	猴痘病毒	猴痘
1986	肺炎衣原体	肺炎衣原体感染	2009	甲型流感病毒（H_1N_1）	甲型流感
1986	人类疱疹病毒 6 型	幼儿急疹	2013	甲型流感病毒（H_7N_9）	甲型 H_7N_9 禽流感
1987	查菲埃利希体	人埃利希体病	2019	2019 新型冠状病毒	新型冠状病毒感染

1. 人感染高致病性禽流感　禽流感（avian influenza）是一种由甲（A）型流感病毒引起的禽类烈性传染病。自 1878 年意大利首次报道以来，禽流感在世界范围内出现过多次暴发和流行。1997 年，我国香港首次报道暴发高致病性禽流感 H_5N_1 疫情，引起世界各国广泛关注。之后，禽流感呈暴发性发展趋势，在世界多个国家和地区发生流行。2003 年以来，全球 62 个国家均有家禽和（或）野生鸟类感染高致病性禽流感 H_5N_1 亚型病毒的报道。到 2011 年 1 月，全球 15 个国家出现人感染禽流感病例，横跨亚非大陆，确诊病例 534 例，死亡 312 例，病死率 58.4%，其病死率在急性传染病中居于前列。

甲（A）型流感病毒有 15 种血凝素（hemagglutinin，HA）亚型（$H_1 \sim H_{15}$）和 9 种神经氨酸酶（neuraminidase，NA）亚型（$N_1 \sim N_9$）。感染人类的主要有 H_5N_1、H_9N_2、H_7N_7 型，以感染 H_5N_1 型者病情较重。病禽的流感病毒向人体传播的具体方式主要为经呼吸道飞沫与空气传播，亦可通过密切接触病禽及其分泌物、排泄物和受病禽污染的水等经口传播，皮肤损伤处和眼结膜亦可成为入侵部位。虽然目前尚无人传染人的证据，但由于禽流感病毒的高度变异性,不排除有人际间传播的可能性,2007 年 WHO、美国等研究发现,一些地区的禽流感发病很难排除人与人之间传播的可能。

　　人类历史上发生的 4 次流感大流行中有 3 次与禽流感密切相关,如 1918 年大流行的西班牙流感病毒(H_1N_1)就可能包含鸟类来源的基因片段。发生流感大流行需要满足三个条件:①出现新的流感病毒亚型;②病毒能够感染人类,导致严重疾病;③在人与人之间出现有效而持续的传播。H_5N_1 病毒显然满足了前两个条件,而最后一个条件一旦满足,人类又将面临一场灾难。

　　2. 埃博拉出血热(Ebola hemorrhagic fever,EHF)　　EHF 是由埃博拉病毒(Ebola virus,EBV)引起的急性出血性传染病,病死率平均约为 50%,在过去的疫情中,病死率从 25% 到 90% 不等,仅次于狂犬病。EHF 最先于 1976 年在非洲一个村落(扎伊尔)发生暴发流行,并造成数百人死亡。EBV 的疫源地主要是非洲大陆,但美国、英国、加拿大、泰国均已发现流行的血清学证据。1989 年 10 月,自菲律宾运往美国的 100 只猕猴发生 EBV 感染,在泰国雨林的猿猴中亦有 EBV 感染的证据,这提示东南亚也可能是疫源地。人主要通过接触污染的血液、分泌物和体液感染发病。从 1976 年 6 月至 2007 年 9 月,在非洲苏丹、刚果(金)、加蓬、乌干达四国中曾发生过 10 余次 EHF 大流行,造成 1850 例发病,1200 例死亡。研究者还发现在几内亚、刚果、苏丹等的雨林草原地区,隐性感染者占 10%,当地医务人员中的隐性感染率为 1.99%。2013 年以前,大多数 EHF 疫情都起源于中非的刚果(金)、加蓬和刚果(布)。从 2013 年末到 2016 年初,埃博拉病毒引发了迄今为止最大规模的疫情,疫情从几内亚蔓延到西非其他国家,导致 2.8 万余人感染,1.1 万余人死亡,疫情的病例和死亡人数超过所有其他疫情的总和。我国目前未见发病报道。

　　EHF 的潜伏期为 2～21 天,发病初期表现为突然发生的发热、乏力、肌肉痛、头痛和咽喉痛,随后出现呕吐、腹泻、皮疹、肝功能和肾功能受损以及体表和内脏大范围出血,重症患者多在 6～9 天内死于急性休克或多脏器功能衰竭。EHF 的临床症状很难与其他病毒性出血热区别,必须从病人血样中检测到特异性抗原(或抗体)和/或分离到病毒才能确诊。目前该病无特异性治疗方法。

　　3. 出血性大肠杆菌 $O_{157}:H_7$ 感染　　肠出血性大肠杆菌 $O_{157}:H_7$ 于 1975 年被首次分离,它对酸耐受性强,在 pH 3～5 的条件下,可长期生存,产生致死性志贺毒素,1982 年被确认为严重致病菌。人感染该菌后会出现腹泻、出血性结肠炎症状,还可引发溶血性尿毒综合征及血栓性血小板减少性紫癜等严重并发症,病死率达 5%～10%。抗生素治疗可促使 $O_{157}:H_7$ 菌释放致死性志贺毒素,使患者并发溶血性尿毒综合征的危险性增加。该菌的感染方式为食源性或水源性感染,人与人之间或人与家畜之间通过粪口途径传播。

　　肠出血性大肠杆菌 $O_{157}:H_7$ 感染在世界各地都有不同规模的暴发流行。美国自 1982 年以来,已有 40 个州发生过 100 多起 $O_{157}:H_7$ 暴发疫情,估计其国内每年发病约 1 万人,死亡 250 人。1996 年 5—8 月,日本发生 $O_{157}:H_7$ 暴发流行,波及 40 多个都府县,患者达 9000 余人,死亡 11 人。近年来,美国、日本、加拿大、英国等国家 $O_{157}:H_7$ 发病呈上升趋势,许多国家已将其列为法定报告传染病。我国江苏省和安徽省曾于 1999 年暴发流行大肠杆菌 $O_{157}:H_7$ 感染性腹泻,患者超过 2 万例,死亡 177 例,流行时间 7 个月。2000 年春夏两季上述地区又发生疫情,并且范围扩大到西部、中原地区,甚至在东北、华北及华东少数地区也发生散发病例。$O_{157}:H_7$ 菌长期驻留于牛、羊、猪、鸡等家畜家禽的肠道中,造成动物腹泻,并污染畜禽的肉奶蛋制品以及水源和农作物等,给农牧业生产造成巨大的损失,并对人们的健康构成巨大威胁。该菌感染已经成为一个全球性的公共卫生问题。

4.新型冠状病毒感染　新型冠状病毒感染(COVID-19)是 2019 新型冠状病毒感染导致的疾病。2020 年 3 月 11 日,WHO 认为当前新型冠状病毒感染疫情可被称为全球大流行。到 2023 年 2 月,全球累计新型冠状病毒感染病例达 6.7 亿例,累计死亡病例 416 万例。新型冠状病毒感染以发热、干咳、乏力等为主要表现,少数患者伴有鼻塞、流涕、腹泻等上呼吸道和消化道症状。重症病例多在 1 周后出现呼吸困难,严重者快速进展为急性呼吸窘迫综合征、脓毒症休克、难以纠正的代谢性酸中毒和出凝血功能障碍及多器官功能衰竭等。轻型患者仅表现为低热、轻微乏力等,无肺炎表现。多数患者预后良好,少数患者病情危重。老年人和有慢性基础疾病者预后较差。

新发传染病出现和暴发的因素包括人口增长、国际贸易和旅游业迅速发展、食物供应全球化、生态环境变化、生物入侵、抗生素的广泛使用、微生物变异、医学进步和现代分子生物学技术的发展与应用等。

综上所述,近几十年来全球范围内的各种传染病流行状况表明:人类与传染病的艰苦斗争远远没有结束,也不可能结束。一旦对传染病防治有所懈怠,就会遭受到其疯狂的反扑,人们已经从全球 20 世纪末开始的传染病再次肆虐中得到了教训。1996 年 WHO 就曾告诫:"我们正处于一场传染性疾病全球危机的边缘,没有哪一个国家可以免受其害,也没有哪一个国家可以对此高枕无忧。"

第二节　传染病流行环节与影响因素

一、传染病发生与传播的基本条件

病原体进入宿主机体,与机体相互作用后会产生不同的结局,不一定每个个体都会发生传染病。任何一种传染病的发生、发展和传播都是病原体、宿主、外环境三者之间相互联系、相互作用和相互斗争的结果。

(一)病原体

病原体侵入机体后能否发病,取决于病原体的数量、侵入门户及致病性等。

1.数量　病原体入侵的数量是重要的致病条件之一。侵入人体的病原体要有足够的数量,才能突破机体的防御功能引起感染。不同特性的病原体或同一病原体的侵入门户不同,引起机体感染所需的数量也不同。一般数量越多,发病的可能性越大,尤其是致病性较弱的病原体,需较多的数量才有可能致病。少数病原体的致病性相当强,少量感染即可致病,如鼠疫、天花、狂犬病等的病原体。

2.侵入门户　病原体的侵入门户与传染病的发病有密切关系。侵入门户适当,病原体才能在机体内定居、繁殖、引起病变并排出体外造成继续传播。如一些肠道传染病的病原体必须经口感染,一些经体液传播的病原体在皮肤和黏膜破损的情况下更易造成感染。一些病原体有多种侵入门户,在传播途径上表现为多途径传播,如流行性出血热病毒可通过呼吸道、消化道、皮肤黏膜伤口等入侵造成发病;人类免疫缺陷病毒可通过性接触及血液等途径感染。病原体的侵入门户是由其病原学特性如病原体结构、外界环境抵抗力、对人体某些组织有特殊亲和性等决定的。

3.致病性　病原体的致病性可用其对机体的传染力、致病力、毒力、变异性等来描述。病原体的致病性并不是固定不变的,在不同的流行特征下,病原体的传染力、致病力和毒力都可能发生变化。

(1)传染力。传染力指病原体引起易感宿主发生感染的能力。传染力大小可通过引发感染所需的最小病原微生物量来衡量。在人群中,可通过易感者在暴露于病原体后发生感染的比例(继发率)来测量病原体的传染力。有些传染病的病原体具有非常强的传染力,如天花;而有些则相对较弱,如麻风。

(2)致病力。致病力指病原体侵入宿主后引起临床疾病的能力。一般认为,致病力的大小取决于病原体在体内的繁殖速度、组织损伤的程度以及病原体能否产生特异性毒素。

(3)毒力。毒力指病原体感染机体后引起严重病变的能力。毒力和致病力的差别在于毒力强调的是疾病的严重程度,可用病死率和重症病例的比例来表示。

(4)变异性。病原体可因环境条件或遗传因素的变化而发生变异。对传染病发生有重要意义的变异包括耐药性变异、抗原变异和毒力变异等。病原体变异对传染病的流行、预防和治疗具有重要意义。

(二)宿主

宿主不仅能接受损害,也能抵御、中和外来侵入。机体的免疫应答对传染病能否发生及传播起着重要的作用。免疫应答可分为有利于机体抵抗病原体入侵与破坏的保护性免疫应答和促进病理过程与组织损伤的变态反应两大类。保护性免疫应答又可分为非特异性免疫应答和特异性免疫应答两类。变态反应则都是特异性免疫应答。

1.非特异性免疫应答　非特异性免疫应答是先天就有的,是机体对进入人体内异物的一种清除机制,非针对某一特定抗原物质的免疫应答反应。主要表现为天然屏障作用、吞噬作用、体液因子作用等方面的功能。

2.特异性免疫应答　特异性免疫应答又称获得性免疫,具有特异性,有抵抗同一种微生物重复感染的作用,不能遗传,分为体液免疫与细胞免疫两大类。

(1)体液免疫。B淋巴细胞通过产生针对外来抗原的免疫球蛋白抗体实现体液免疫。这些抗体包括IgM、IgD、IgG、IgE和IgA五种。一般来说,感染早期先产生IgM,然后出现IgG,这一时间顺序有助于区别3～6个月内的近期感染和既往感染。IgA可对黏膜表面的病原体产生中和作用,而IgE常常涉及过敏反应和对寄生虫感染的免疫。B淋巴细胞还通过黏膜分泌IgA产生局部免疫,呼吸道、消化道和泌尿生殖道局部黏膜表面分泌的IgA构成了防御病原微生物经这些系统侵入机体的第一道防线。

(2)细胞免疫。T淋巴细胞是免疫系统中不可或缺的调节细胞。细胞表面具有CD4[+]标记的T淋巴细胞可通过与细胞的直接结合,或分泌能促进细胞增殖的细胞素来激活B淋巴细胞、单核细胞和其他T细胞,从而促进免疫反应。表面具有CD8[+]的细胞毒性T细胞可溶解带有外来蛋白质的细胞或病毒,同样,这类细胞也能通过抑制效应细胞的活性来调控免疫。此外,自然杀伤细胞像淋巴细胞一样可以调节细胞免疫,同时还具有一些特异性功能,如表达IgG Fc蛋白的特异性受体,在一定条件下分泌干扰素,杀灭感染了病毒或发生癌变的细胞等。巨噬细胞可以帮助淋巴细胞识别病原体抗原,破坏被病毒感染的细胞,并响应由

T 细胞分泌的干扰素,产生杀灭病毒的效应。

(三)外环境

外界环境可通过改变病原体的特性、病原体在环境中的传播机制及机体的免疫力等来影响传染病的发生及传播流行,包括自然因素和社会因素两方面。自然因素主要影响病原体及其传播机制,如气候条件、地理环境、植被等对病原体及一些媒介昆虫和宿主动物在外界的生存、繁殖及数量有重要影响。社会因素对病原体、传播机制、机体的抵抗力均有很大的影响。社会因素包括政治经济因素、科技发展水平、经济水平、风俗习惯、人口流动、行为生活方式、公共卫生基础设施、医疗卫生保健的供给、环境污染等。

(四)感染过程和感染谱

感染过程是指病原体进入机体后,病原体与机体相互作用的过程,亦即感染发生、发展直至结束的整个过程。病原体进入宿主后,病原体、机体及外环境三者之间相互作用,在人群中可呈现出程度不同的感染表现,其范围可从病原体被清除直至疾病致死,这种人群感染病原体后出现的不同轻重程度的感染表现称为感染谱。感染谱常有以下几种形式:

1.病原体被清除 病原体被清除指病原体被消灭或排出体外。病原体侵入人体后,可通过机体的非特异性免疫屏障或特异性免疫应答在入侵部位被阻止或消灭,如皮肤黏膜的屏障作用、胃酸的杀菌作用、组织细胞的吞噬作用及体液的溶菌作用等,不出现病理损害和疾病的临床表现。

2.隐性感染 隐性感染又称亚临床感染,是指病原体侵入人体后,仅仅引起机体的特异性免疫应答,而不引起或仅引起轻微的组织损伤,在临床上无明显症状和体征及生化改变,只能通过免疫学检查才能发现。在大多数传染病中,隐性感染是最常见的表现形式,如脊髓灰质炎、乙脑、流脑等,隐性感染者在人群中的数量远远超过显性感染者。隐性感染后,大多数感染者能将病原体排出体外并获得不同程度的特异性免疫。少数人可转变为病原携带状态,成为健康带菌者。

3.病原携带状态 病原携带状态是指宿主感染病原体后,机体不出现临床症状和体征,而病原体持续存在于体内并被排出体外的状态或阶段。按其发生于显性感染还是隐性感染之后,可分为恢复期病原携带者和无症状病原携带者;按携带病原体的持续时间(以 3 个月为界)可分为急性病原携带者和慢性病原携带者。由于病原携带者能向外排出病原体,在许多传染病中,如伤寒、痢疾、乙肝、流脑等,其病原携带者都是重要传染源。但并非所有的传染病都有病原携带者,如麻疹、流感等的病原携带者非常罕见。

4.潜伏性感染 潜伏性感染是指病原体侵入人体后,机体的免疫能力难以将病原体清除,而只能将其局限于某一部位,不引起发病,病原体也不被排出体外。待机体免疫功能下降时,可引起显性感染,并向体外排出病原体。一些传染病存在潜伏性感染现象,这些传染病包括单纯疱疹、带状疱疹、疟疾、结核等。

5.显性感染 显性感染又称临床感染,是指病原体侵入人体后,不但引起机体的免疫应答,而且通过病原体本身的作用或机体的变态反应导致组织损伤,引起病理改变和临床表现。在大多数传染病中,显性感染者只占全部感染者的一小部分。而在少数传染病中,如麻疹、天花、水痘等,大多数感染者表现为显性感染。有的传染病,当显性感染过后,其病原体被清除,机体能够获得巩固免疫,极少发生第二次感染。有些传染病显性感染后免疫并不巩固,容易发生再次感染。还有一小部分显性感染者可转为病原携带者。

6.以死亡为结局　以死亡为结局实际上是显性感染的一种极端表现。少数病死率高的传染病大部分感染者以死亡为结局,如狂犬病,其病死率接近100%。

上述机体感染病原体后不同的表现形式在不同的传染病中各有侧重。从发现传染源角度来说,显性感染往往只凭临床表现就可以发现,而对隐性感染、病原携带状态等必须借助实验室方法才能发现。从预防措施的实施而言,隔离传染源对隐性感染及病原携带为主的传染病作用甚微。对疫情监测来说,即使监测系统非常灵敏和准确,也很难反映以隐性感染为主的传染病在人群中的流行全貌,必须借助血清流行病学调查等方法才能达到目的。

二、传染病的流行过程

传染病在人群中的流行过程,是指病原体从已受感染者排出,经过一定的传播途径,侵入易感者机体而形成新的感染,并不断发生、发展的过程。流行过程的三个基本条件(即流行过程三环节)为传染源、传播途径和易感人群。这三个环节相互依赖、相互联系,缺少其中任何一个环节,传染病的流行就不会发生。

(一)传染源

传染源是指体内有病原体生长、繁殖并且能排出病原体的人和动物,包括病人、病原携带者和受感染的动物。

1.病人　病人体内通常存在大量病原体,又具有利于病原体排出的临床症状,如咳嗽、腹泻等,因此,病人是最重要的传染源。对于一些极少病原携带状态的传染病,如麻疹、天花等,病人是唯一的传染源。在传染病的不同时期,病人作为传染源的意义有所不同,取决于各时期能否排出病原体及排出病原体的数量和频度。

2.病原携带者　病原携带者是指没有任何临床症状而能排出病原体的人。带菌者、带毒者和带虫者统称为病原携带者。病原携带者按其携带状态和临床分期,分为潜伏期病原携带者、恢复期病原携带者和健康病原携带者。

病原携带者作为传染源的意义大小,不仅取决于携带者的类型、排出病原体的数量、持续时间,还取决于携带者的职业、生活行为、活动范围以及环境卫生状况、生活条件和卫生防疫措施等。

3.受感染的动物　受感染的动物作为传染源主要见于自然疫源性传染病和人兽共患传染病。动物作为传染源的意义主要取决于人与受感染的动物接触的机会和密切程度、动物传染源的种类和密度,以及环境中是否有适宜该疾病传播的条件等。

(二)传播途径

传播途径是指病原体从传染源排出后,侵入新的易感宿主前,在外环境中所经历的全部过程。病原体传播有直接传播和间接传播两种基本方式。直接传播是指受感染的人或动物直接把病原体传递给易感者,如经触摸传播、接吻传播、性交传播、垂直传播、近距离的飞沫传播等。间接传播是指病原体通过环境中的媒介传递给易感者,包括媒介物体传播、生物媒介传播、空气传播等三种机制。

1.直接传播

(1)直接接触传播。直接接触传播是指传染源通过与易感者接触,直接将病原体传递给易感者的一种传播途径,包括经接吻、性交、咬伤等途径进行的传播,一些传染病如性病、狂犬病等可通过直接接触传播。

（2）较大飞沫传播。较大飞沫传播是指有传染性的分泌液由传染源呼气、咳嗽等排出后形成较大的液状飞沫,直接抵至易感者造成感染。液状飞沫在接触易感者前只能移动几米距离,只会引起近距离的密切接触人群感染。这种传播在一些人群比较密集的公共场所如车站、临时工棚、监狱等较易发生。对环境抵抗力较弱的流感病毒、百日咳杆菌、冠状病毒和脑膜炎双球菌等常经此方式传播。

（3）围生期传播。在围生期病原体通过母体传给子代称为围生期传播,也称垂直传播或母婴传播。围生期传播的主要方式包括经胎盘传播、上行感染、分娩时传播等。母亲患风疹、艾滋病、梅毒和乙型肝炎等传染病常可经胎盘传给胎儿;单纯疱疹病毒、白色念珠球菌等传染病的病原体常可由孕妇阴道到达绒毛膜或胎盘引起胎儿宫内上行感染;在分娩过程中,胎儿在通过严重感染的孕产道时可被淋球菌、疱疹病毒等感染。

2.间接传播

（1）媒介物体传播。媒介物体传播是指传染源在将病原体传给易感者时,通过污染的非生命体作为中间媒介来完成传播,包括间接接触传播、经食物或饮用水传播、经疫水传播、经土壤传播、医源性传播等。

①间接接触传播:是指易感者接触了被病原体污染的日常生活用品所造成的传播。被污染的手在此传播中起重要作用。许多肠道传染病、体表传染病及某些人畜共患病均可通过这种途径进行传播。

②经食物或饮用水传播:也称粪-口传播,是指易感者进食了被病原体污染的食物或水而引起感染,包括许多肠道传染病和一些寄生虫病。

③经疫水传播:人体在接触被病原体污染的水时,病原体经过皮肤、黏膜侵入机体。如血吸虫病、钩端螺旋体病等传染病。

④经土壤传播:有些传染病可通过被污染的土壤传播。一些能形成芽孢的病原体（如炭疽杆菌、破伤风梭菌）等污染土壤后可保持传染性达数十年之久。有些寄生虫卵从宿主排出后,需在土壤中发育一段时间,才具有感染新易感者的能力。

⑤医源性传播:在医疗卫生工作实践中,由于未能严格执行规章制度和操作规程,医疗卫生场所、医疗器械、生物制品、血液制品等受到病原体的污染,从而使易感者在就医、工作等过程中被感染。有许多传染病曾被报道医源性传播,如艾滋病、丙型肝炎、SARS、埃博拉出血热等。

（2）生物媒介传播。生物媒介传播也称虫媒传播,病原体通过节肢动物、昆虫等媒介生物的携带或叮咬传至易感者,包括机械性携带和生物性传播两种机制。

①机械性携带:指病原体污染媒介生物后,仅经简单、机械的携带传至易感者,如肠道传染病通过苍蝇、蟑螂等的携带造成传播。

②生物性传播:指病原体进入节肢动物的体内（或体表）后经过发育、繁殖,经过一段时间的增殖或完成其生活周期中的某阶段后,才能感染易感者,病原体与节肢动物间存在依存关系。如乙脑、疟疾等虫媒传染病的传播。

（3）空气传播。传染源排出的病原体形成气溶胶持续悬浮在空气中,易感者通过吸入含病原体的气溶胶被感染,称为空气传播,包括经飞沫核传播和经尘埃传播等。

①经飞沫核传播：飞沫在空气悬浮过程中由于失去水分而剩下的蛋白质和病原体组成的核称为飞沫核。飞沫核可以气溶胶的形式飘移至远处。结核分枝杆菌等耐干燥的病原体可经飞沫核传播。

②经尘埃传播：含有病原体的飞沫或分泌物落在地面，干燥后形成尘埃，易感者吸入后即可感染。对外界抵抗力较强的病原体如结核分枝杆菌和炭疽杆菌芽孢均可通过尘埃传播。

许多传染病可通过一种以上途径传播，以哪一种途径传播取决于病原体所处环境的流行病学特征和病原体自身的流行病学特征。

(三)人群易感性

人群作为一个整体对传染病的易感程度称为人群易感性。人群易感性的高低取决于该人群中易感个体所占的比例。与之相对应的是群体免疫力，即人群对于传染病的侵入和传播的抵抗力，可以通过群体中有免疫力的人口占全人口的比例来反映。当人群中的免疫个体足够多时，尽管此时尚有相当比例的易感者存在，但易感个体"接触"具有传染性的已感染个体，进而获得感染的概率下降至非常低，从而阻断了传染病的流行。群体免疫的获得受到病原体特征和人工免疫方案及其覆盖程度的影响。那些传播易于实现的疾病通常要求较高的群体免疫水平来阻断其流行。

1. 影响人群易感性升高的主要因素

(1)新生儿增加。出生后 6 个月以上的婴儿，其源自母体的抗体逐渐消失，而获得性免疫尚未形成，缺乏特异性免疫，因此对许多传染病易感。

(2)易感人口迁入。流行区的居民因隐性感染或显性感染而获得免疫力。但一旦大量缺乏相应免疫力的非流行区居民进入，则会使流行区人群的易感性增高。

(3)免疫人口免疫力自然消退。当人群的病后免疫或人工免疫水平随时间逐渐消退时，人群的易感性升高。

(4)免疫人口死亡。免疫人口死亡可相对地使人群易感性增高。

2. 影响人群易感性降低的主要因素

(1)计划免疫。计划免疫通常应用预防接种的方式，预防接种可提高人群对传染病的特异性免疫力，是降低人群易感性的重要措施。预防接种必须按程序规范实施。

(2)传染病流行。一次传染病流行后，总有相当部分人因发病或隐性感染而获得免疫，这种免疫力可以是持续较短时间的，也可以是终身免疫，因具体病种而定。

(四)疫源地

在一定条件下，传染源及其排出的病原体向四周播散所能波及的范围称为疫源地，即可能发生新病例或新感染的范围。形成疫源地的条件包括两方面：传染源的存在和病原体能够继续传播。一般将范围较小的或单个传染源所构成的疫源地称为疫点，较大范围的疫源地或若干疫源地连成片时称为疫区，如一个或几个村、社区或街道。

疫源地范围大小因病种和时间而异，取决于传染源的活动范围、传播途径特点和周围人群的免疫状况。例如，一个卧床的传染病患者和一个可以自由活动的病原携带者，两者所形成的疫源地范围完全不同。就传播途径来说，麻疹与疟疾的疫源地范围相差很大，前者属于飞沫传播，故疫源地的范围只限于患者周围很近的范围内；后者通过蚊媒传播，疫源地的范围取决于蚊虫的活动半径或飞程。如日常生活接触在家中引起的伤寒疫源地,其疫源地的范围可能仅限于病家,反之如为伤寒水型暴发,则疫源地可能包括整个供水区。此外,疫源地范围与传染源周围接触者的免疫状况也有很大关系,如果传染源的周围都是易感者,则疫源地范围会波及传播途径所及的整个范围。因此,不同传染病的疫源地范围大小不同,同种传染病在不同条件下,其疫源地范围也不相同。

自然疫源地是指在自然界某些野生动物中长期保存某种传染性病原体的地区。在自然疫源地内,某种传染病的病原体可以通过特殊媒介感染宿主动物,长期在自然界循环,不用依赖于人延续其后代,并在一定条件下传染给人造成人间流行。自然疫源地一般可分为自然疫源地带、独立自然疫源地和基础疫源地等类型。自然疫源地带是指某自然疫源性疾病呈不连续的链状分布,如流行性乙型脑炎自然疫源地带,大致分布在南纬 8° 至北纬 46° 和东经 87° ~ 145° 之间,包括热带、亚热带和温带。独立自然疫源地是指由于地理的或生态系的天然屏障而隔开的自然疫源地,如里海西北部鼠疫区被乌拉尔河、伏尔加河和里海隔开成为若干个独立自然疫源地。基础疫源地常是宿主最喜欢栖息、病原体被固定而长期保存下来的一小块地区,有时把鼠洞也归属于基础疫源地。在自然疫源地流行的传染病即自然疫源性传染病。

疫源地是构成传染病流行过程的基本单位。每个传染源可单独构成一个疫源地,但在一个疫源地内可同时存在着一个以上的传染源。每个疫源地都是由它前面的疫源地发生的,它又是其后发生的新疫源地的基础。从这个意义上说,传染病的流行过程就是一系列相互联系、相继发生的新旧疫源地交替的过程。

消灭疫源地必须具备三个条件:①传染源已被移走(住院、隔离或死亡)或不再排出病原体(治愈);②传染源排于外环境中的病原体被彻底清除(消毒、杀虫);③在采取一定防制措施后,疫源地波及范围内的易感者在经过该病最长潜伏期后未出现新病例或被证明未受感染。

三、影响传染病流行过程的因素

传染病的流行依赖于传染源、传播途径和易感人群三个环节的连接和延续,任何一个环节的变化都可能影响传染病的流行和消长。这三个环节的连接往往受到自然因素和社会因素的影响和制约。

(一)自然因素

气候、地理因素是影响传染病流行过程的最主要的自然因素。全球气候变化将直接或间接影响许多传染病,尤其是虫媒传染病如疟疾、血吸虫病、病毒性脑炎和登革热等的传播过程。如可通过改变虫媒的地区分布,增加虫媒繁殖速度与侵袭力和缩短病原体的外潜伏期等,使一些虫媒传染病的流行强度和分布发生改变。全球趋暖还将使海平面和海表面温度上升,从而增加经水传播疾病的发病率。研究发现,海洋浮游植物为霍乱弧菌提供了栖息场所,海水温度上升或呈富营养化时,海洋浮游植物大量繁殖,将会促进霍乱大流行。全球趋暖也使食物中的微生物繁殖加快,可能增加经食物传播传染病的发生风险。

媒介昆虫和宿主动物的特异性栖息习性也影响到相应传染病的流行。如野鼠鼠疫的传染源旱獭只栖息在高山和草原;而肾综合征出血热的传染源黑线姬鼠则栖息在潮湿、多草地区。

森林面积、植被覆盖情况、生态环境平衡的破坏、自然灾害等也会影响传染病的流行过程。

(二)社会因素

社会因素包括政治、经济、文化、科技、风俗习惯、宗教信仰、行为生活方式、生产劳动及居住生活条件、医疗卫生状况、人口密度与流动等人类活动所形成的一切条件。社会因素作用于传染病流行的三个环节而影响流行过程。社会因素对流行过程既有促进作用也有阻碍作用。

不同生产环境和生产方式对传染病有明显影响。农民因田间作业而感染血吸虫病;菜农在用未经处理的新鲜人粪施肥的菜地里赤脚、光手劳动可感染钩虫病;牧民接产患布鲁氏菌病的母羊所产出的羊羔而感染布鲁氏菌病;我国南方冬季兴修水利,民工在野外简易工棚中留夜而感染流行性出血热;我国东北地区伐木工人在林区劳动而感染森林脑炎;医务人员在防护条件不佳、制度不严的医院工作往往容易发生院内感染等。

居住条件、营养水平、饮食卫生、卫生习惯等因素是生活条件的主要构成部分。居住拥挤、卫生设施缺乏均可导致呼吸道及肠道传染病的传播。

生活行为方式、风俗习惯、宗教信仰、文化素养等因素也可影响流行过程。如我国有些地区居民喜欢吃生的或半生的水产食品,如蝲蛄、鱼、蟹、毛蚶等,会引起肺吸虫病、华支睾吸虫病、绦虫病、甲型肝炎等疾病发生。缺少饭前便后洗手的卫生习惯者易发肠道传染病。艾滋病易在吸毒、同性恋、性乱者人群中流行等。

医疗卫生条件的恶化或改善,特别是卫生防疫措施对促进或抑制传染病传播起着重要作用。战争或内乱、人口膨胀及人口大量流动等因素均可导致传染病流行。

经济发展与科技进步一方面使得人类防治传染病的能力大大增强,如对传染病病原体及致病机制的研究更加深入,防治传染病的手段更多,提供给人们更卫生合理的生产生活条件、基础公共卫生设施、医疗保健服务更加完善等。另一方面,则增加了一些传染病流行的危险因素,如使得国际贸易和人口流动增加、人口老龄化严重、滥用抗生素现象增多、地球自然生态环境遭到破坏、环境污染、人们生活行为方式改变、通过生物技术在实验室合成新的致病性微生物成为可能等,这些都能很大程度地促进传染病在全球范围的流行和蔓延。

第三节   传染病的预防与控制

传染病的预防可采取全人群策略或者高危人群策略。全人群策略是针对整个人群采取预防措施,降低全人群发生传染病的风险,如儿童常规预防接种;高危人群策略是针对高风险的个体采取预防措施,降低其发病风险,如重点人群预防接种。多数情况下采取双向策略,即联合采取针对全人群的普遍预防措施和针对高危人群的重点预防措施。

传染病的预防措施是指在传染病未发病或暴发、流行前采取的经常性的措施,通过落实这些措施,使传染病不发生或少发生。传染病的控制措施是指传染病疫情发生后,为防止疫情扩散,或尽快平息疫情所采取的措施。传染病的预防与控制措施包括针对流行过程的三个基本环节,即传染源、传播途径和易感人群而采取的以某一环节为主的综合性措施。

一、针对传染源的措施

(一)传染病监测

传染病监测是发现传染源的重要手段,通过灵敏、准确的传染病监测系统能及时发现传染源和危险因素,及时采取各项控制措施,以防止传染病进一步蔓延。

(二)传染源的管理

1.病人　应做到早发现、早诊断、早报告、早隔离、早治疗。病人一经诊断为患有传染病或可疑传染病,就应按传染病防治法规定进行隔离治疗,并实行分级管理。只有尽快管理传染源,才能防止传染病在人群中的传播蔓延。传染病疑似病人必须接受医学检查、随访和隔离措施,不得拒绝。

2.病原携带者　对病原携带者应做好登记、管理和随访,直至其病原体检查 2～3 次阴性后。一些传染病,如乙肝、痢疾、伤寒、活动性肺结核等的病原携带者不得从事餐饮、公共场所服务,食品、化妆品、药品生产,托幼等行业工作。艾滋病、乙型和丙型病毒性肝炎、疟疾的病原携带者等严禁做献血员。

3.密切接触者　凡与传染源有过接触并有受感染可能者都应接受检疫。检疫期为最后接触日至该病的最长潜伏期。

(1)留验,即隔离观察。甲类传染病接触者应留验,即在指定场所进行观察,限制活动范围,实施诊察、检验和治疗。

(2)医学观察。乙类和丙类传染病接触者可正常工作、学习,但需接受体检、体温测量、病原学检查和必要的卫生处理等。

(3)应急接种和药物预防。对潜伏期较长的传染病如麻疹,可对接触者施行预防接种。此外,还可采用药物预防,如服用青霉素预防猩红热,服乙胺嘧啶或氯喹预防疟疾,服用敏感抗生素预防流脑等。

4.动物传染源　对危害大的病畜或野生动物应予以捕杀、焚烧或深埋。对危害不大且有经济价值的病畜可予以隔离治疗。此外,还要做好家畜和宠物的预防接种和检疫工作。

二、针对传播途径的措施

对被病原体污染的环境,必须采取有效的措施进行消杀。根据传染病的传播途径不同,应采取不同的防控措施。如对肠道传染病做好床边隔离、吐泻物消毒,加强饮食及个人卫生,做好水源及粪便管理。对呼吸道传染病,应经常室内开窗通风,使空气流通,做好空气消毒。对虫媒传染病,应有防虫设备,并采用药物杀虫、防虫、驱虫。对经接触传播的传染病,强调建立良好的个人卫生习惯和健康的行为方式。对医源性传播的传染病,做好医院环境、医疗器械的消毒,生物制品及其他药品的管理等。

1.消毒　消毒(disinfection)是为了杀灭和清除存留在各种传播因素上的病原体,以控制传染病传播的有效措施。消毒有疫源地消毒和预防性消毒两大类。

(1)疫源地消毒(disinfection of epidemic focus)。疫源地消毒包括随时消毒(concomitant disinfection)和终末消毒(terminal disinfection)。随时消毒是指当传染源还存在于疫源地时,对其排泄物、分泌物(如肺结核病人的痰、痢疾病人的大便等)及其他污染物品、环境等所进行的消毒。终末消毒是指当传染源离开疫源地后,如传染源痊愈、死亡或被转移,对其居留场所环境及被污染的物品所做的一次性彻底消毒,从而完全清除传染源所播散、留下的病原微生物。只有对外界抵抗力较强的病原微生物才需要进行终末消毒,如霍乱、鼠疫、伤寒、病毒性肝炎、结核、炭疽、白喉等的病原体。对外界抵抗力较弱的病原体如水痘、流感、麻疹等的病原体一般不需要进行终末消毒。

(2)预防性消毒(preventive disinfection)。预防性消毒是指对无明显传染源存在但有可能遭到病原体污染的场所和物品进行消毒,以防止传染病发生,如饮水消毒、医疗器械的消毒以及公共场所的餐饮具消毒和环境消毒等。医疗机构对本单位内被传染病病原体污染的场所、物品以及医疗废物,必须依照法律、法规的规定实施消毒和无害化处置。

2.防虫、杀虫　对于一些经生物媒介传播的传染病,有效的防虫、杀虫措施是非常有效的预防控制措施,而对一些传染源众多、缺乏有效易感人群保护手段的虫媒传染病和自然疫源性传染病,防虫、杀虫往往是唯一可行和有效的措施。如目前WHO在非洲对疟疾的防治中,主要干预措施便是对高危人群提供经长效杀虫剂处理的蚊帐和室内喷洒长效杀虫剂,这些措施已取得明显的干预效果。消灭钉螺是血吸虫病最重要的预防控制措施之一。

3.改善居民生活、生产的卫生条件　改善居民生活、生产条件,完善基础公共卫生设施,能有效减少一些呼吸道传染病、肠道传染病、虫媒传染病等发生和流行的风险。管理水源、管理粪便、管理饮食和消灭苍蝇的“三管一灭”是我国提倡多年的,且被实践证明非常有效的感染性腹泻预防措施。

4.清理环境,开展爱国卫生运动　一些环境卫生死角常常是一些病原体、媒介生物、宿主动物生存繁殖的乐土。通过大力开展爱国卫生运动,使全社会参与到净化生活环境、消灭媒介昆虫和老鼠、改水改厕、卫生创建等工作当中,从而得以比较全方位地阻断传染病的传播途径。

三、针对易感人群的措施

1.开展健康教育　通过开展健康教育,使群众了解传染病的防治知识,提高其传染病自我防护的能力,并采取健康的生活行为方式。

2.进行预防接种　传染病的免疫预防包括主动免疫和被动免疫。主动免疫是将含抗原的生物制剂注入机体后,使自身的免疫系统产生抗体,对机体起到保护作用,从而不会感染相应传染病,或即使再感染,症状也会减轻。被动免疫是将含抗体的生物制剂注入机体,使机体立即获得抗体而受到保护,但维持时间不长。对人群开展预防接种是预防控制传染病的最有效、易行的措施。在传染病控制的历史上,免疫预防作出了巨大贡献。

3.药物预防　药物预防常常作为一种应急措施来预防传染病的传播。但药物预防作用时间短、效果不巩固,易产生耐药性,因此其应用具有较大的局限性。

4.个人防护　接触传染病的医务人员和实验室工作人员应严格遵守操作规程,配置和使用必要的个人防护用品。有可能暴露于传染病生物传播媒介的个人需穿戴防护用品,如口罩、手套、护腿、鞋套等。疟疾流行区可使用个人防护蚊帐。安全的性生活应使用安全套等。

四、传染病暴发、流行的紧急措施

根据《中华人民共和国传染病防治法》规定,在有传染病暴发、流行时,县级以上地方人民政府应立即组织力量,按照预防、控制预案进行防治,切断传染病的传播途径,必要时报经上一级政府决定后,可采取下列紧急措施并予以公告:①限制或者停止集市、影剧院演出或者其他人群聚集的活动;②停工、停业、停课;③封闭或者封存被传染病病原体污染的公共饮用水源、食品以及相关物品;④控制或者扑杀染疫野生动物、家畜家禽;⑤封闭可能造成传染病扩散的场所。

在采用紧急措施防止传染病传播的同时,政府卫生部门、科研院所的流行病学、传染病学、微生物学专家,各级卫生防疫机构的防疫检疫人员、各级医院的临床医务人员和社会各相关部门应立即组织开展传染病暴发调查,并实施有效的措施控制疫情,包括隔离传染源、治疗病人尤其是抢救危重病人、检验和分离病原体、采取措施消除在暴发调查过程中发现的传播途径和危险因素,如封闭可疑水源、饮水消毒、禁食可疑食物、扑杀动物传染源和应急接种等。

五、传染病监测

传染病监测是公共卫生监测的一种,主要针对传染病的发生、流行及影响因素等进行监测,是预防和控制传染病的重要举措。WHO 设立了一些传染病的全球监测网络,如 1952 年建立全球流感监测网,由来自 99 个国家的 128 个国家流感中心以及流感参比和研究合作中心组成。我国流感中心成立于 1957 年,1981 年加入 WHO 全球流感监测网络,2010 年通过了 WHO 的评估,成为第 5 个 WHO 全球流感参比和研究合作中心,使我国成为首个进入全球流感监测网络"核心圈"的发展中国家。国际监测网的工作过程首先从医生给病人看病开始,从患有流感的病人身上取得标本,如果分离到流感病毒,就把这些数据传送给各个国家的流感中心实验室进行鉴定。这些国家实验室的数据首先报给流感研究协作中心,通过他们把数据进行总结、收集、分析,然后报给 WHO。WHO 每年在日内瓦召开两次会议,流感专家首先要追踪病毒在全球各个国家一年中是如何变化的,预测有可能发生的变化趋势,进而确定下一年的流感流行株。最近 20 多年来的流感疫情预报基本准确,用 WHO 推荐的流感疫苗株接种的人群基本都得到了有效的保护。

1. 传染病监测的分类和指标

(1)被动监测与主动监测。下级单位常规向上级单位报告监测数据和资料,而上级单位被动接受,称为被动监测(passive surveillance)。各国常规法定传染病报告属于被动监测。这种常规监测有一个严重的缺陷,即不能包括未到医疗机构就诊的病人,对于诊断的疾病可能会错误分类,特别是发生了某种异常的疾病时更是如此。根据特殊需要,上级单位亲自调查收集资料,或者要求下级单位尽力去收集某方面的资料,称为主动监测(active surveillance)。我国疾病预防控制中心开展的传染病漏报调查,以及按照统一要求对某些传染病和非传染病进行重点监测,努力提高报告率和报告质量,均属于主动监测。

(2)监测的直接指标与间接指标。监测病例的统计数字,如发病数、死亡数、发病率、死亡率等称为监测的直接指标。有时监测的直接指标不易获得,如流行性感冒(流感)死亡与肺炎死亡有时难以分清,则可用"流感和肺炎的死亡数"作为监测流感疫情的间接指标。

2. 传染病报告系统　每个国家都建立了自己的传染病监测系统,如美国的国家传染病中心设有 21 个传染病监测系统,通过不断搜集、分析数据,对特定传染病进行监测,发布信息;我国也有法定传染病报告系统、艾滋病哨点监测系统等,这些监测系统在传染病的防控中发挥了至关重要的作用。

我国法定传染病的监测信息系统成立于 20 世纪 50 年代,迄今经历过几次重要的改革。

1950—1985 年,系统是以县为基础的纸质邮件月报;1985—2004 年,系统是以县为基础的电子月报,实现了由纸质上报方式转为电子文件上报方式;2004 年开始,系统是以医院为基础的实时网络直报;2008 年基于四川发生的特大地震,又发展了移动电话上报方式。

(1)传染病报告病种。根据《中华人民共和国传染病防治法》相关规定,我国法定报告传染病分为甲类、乙类和丙类。目前,法定传染病包括:①甲类传染病(2 种):即鼠疫、霍乱;②乙类传染病(27 种):即新型冠状病毒感染、人感染 H_7N_9 禽流感(2013 年 11 月纳入)、传染性非典型肺炎、艾滋病、病毒性肝炎、脊髓灰质炎、人感染高致病性禽流感、麻疹、流行性出血热、狂犬病、流行性乙型脑炎、登革热、炭疽、细菌性和阿米巴性痢疾、肺结核、伤寒和副伤寒、流行性脑脊髓膜炎、百日咳、白喉、新生儿破伤风、猩红热、布鲁氏菌病、淋病、梅毒、钩端螺旋体病、血吸虫病、疟疾;③丙类传染病(11 种):即手足口病(2008 年 5 月纳入)、流行性感冒、流行性腮腺炎、风疹、急性出血性结膜炎、麻风病、流行性和地方性斑疹伤寒、黑热病、包虫病、丝虫病,除霍乱、细菌性和阿米巴性痢疾、伤寒和副伤寒以外的感染性腹泻病。

2013 年 11 月发布的《国家卫生计生委关于调整部分法定传染病病种管理工作的通知》显示,国务院卫生行政部门根据传染病暴发、流行情况和危害程度,可以决定增加、减少或者调整乙类、丙类传染病病种并予以公布;需要解除依照前款规定采取的甲类传染病预防、控制措施的,由国务院卫生行政部门报经国务院批准后予以公布。

(2)责任报告单位和责任疫情报告人。各级各类医疗机构、疾病预防控制机构、采供血机构均为责任报告单位;执行职务的医护人员和检疫人员、疾病预防控制人员、乡村医生、个体开业医生均为责任疫情报告人。责任疫情报告人在执行职务的过程中发现有法定传染病病人、疑似病人或病原携带者,必须按传染病防治法的规定进行疫情报告,履行法律规定的义务。

(3)报告时限。责任报告单位和责任疫情报告人发现甲类传染病和乙类传染病中的肺炭疽、传染性非典型肺炎、脊髓灰质炎、人感染高致病性禽流感、人感染 H_7N_9 禽流感病人、病原携带者或疑似病人时,或发现其他传染病和不明原因疾病暴发时,应于 2 小时内将传染病报告卡通过网络报告;未实行网络直报的责任报告单位应于 2 小时内以最快的通讯方式(电话、传真)向当地县级疾病预防控制机构报告,并于 2 小时内寄送出传染病报告卡。对其他乙、丙类传染病病人、疑似病人和规定报告的传染病病原携带者在诊断后,实行网络直报的责任报告单位应于 24 小时内进行网络报告;未实行网络直报的责任报告单位应于 24 小时内寄送出传染病报告卡。县级疾病预防控制机构收到无网络直报条件的责任报告单位报送的传染病报告卡后,应于 2 小时内通过网络进行直报。

(张志华)

扫码查看练习题

第十一章　慢性非传染性疾病的预防与控制

慢性非传染性疾病是严重威胁我国居民健康的一类疾病,已成为影响国家经济社会发展的重大公共卫生问题。慢性非传染性疾病的发生和流行与经济、社会、人口、行为、环境等因素密切相关。随着我国工业化、城镇化、人口老龄化进程不断加快,居民生活方式、生态环境、食品安全状况等对健康的影响逐步显现,发病、患病和死亡人数不断增多,疾病负担日益沉重。预防和控制慢性非传染性疾病成为 21 世纪全球发展的当务之急。

第一节　慢性非传染性疾病流行现状

一、概念

慢性非传染性疾病(chronic non-communicable disease,CNCD)是指一类起病隐匿,病程长,病情迁延不愈,也很难治愈,缺乏确切的传染性生物病因证据,病因复杂或病因尚未完全确认的疾病的概括性总称。慢性非传染性疾病是相对于传染病和急性疾病提出的,以心脑血管疾病、恶性肿瘤、慢性呼吸系统疾病、糖尿病为代表的一组疾病的总称,通常简称慢性病或慢病,WHO 称之为非传染性疾病(non-communicable disease,NCD)。慢性病主要包括以下几大类疾病:①心脑血管疾病:如高血压、冠心病、脑卒中等;②癌症:如胃癌、肺癌、乳腺癌等;③营养代谢性疾病:如肥胖、糖尿病、痛风等;④神经精神性疾病:如精神分裂症、抑郁症、阿尔茨海默病等;⑤遗传性疾病;⑥职业病:如硅沉着病等;⑦慢性气管炎、肺气肿和慢性阻塞性肺疾病;⑧其他:如慢性胃炎等消化系统疾病、骨关节病等肌肉骨骼系统疾病。由于不同国家对慢性病的概念理解有所不同,其分类方法也不同,故目前还没有统一的慢性病分类。

与传染性疾病不同的是,慢性病主要由环境因素、行为和生活方式等引起,但有些非传染性疾病是突然发生的,病程很短,如车祸、自杀等,这些则不属于慢性病的范畴。伤害虽然不属于慢性病,但同慢性病相似,其发生一般与生活行为相关,防治措施也与慢性病防治存在诸多共同之处,可以纳入广义上的慢性病范畴来认识。

二、疾病负担

与非传染性疾病和伤害相比,归因于传染病的死亡人数迅速减少,导致总体人口老龄化,越来越多的人活到老年,非传染性疾病成为主要的健康风险。全球非传染性疾病死亡人数占比从 2000 年的 60.8% 增加到 2019 年的 73.6%。

近年来,全球范围内采取的预防和控制慢性病策略取得了一定成效。2000—2019 年,慢性呼吸系统疾病的死亡率下降幅度最大,年龄标准化死亡率下降了 37%;其次是心血管疾病和癌症,分别下降了 27% 和 16%;糖尿病的年龄标准化死亡率没有下降,反而增加了 3%。全球非传染性疾病过早死亡率(以 30～70 岁人群的四种主要慢性病的死亡率评估)从 2000 年的22.9%下降到 2019 年的 17.8%,但 2015 年以来改善缓慢。尽管四种主要慢性病的整体死亡率正在下降,但由于人口增长和老龄化,总死亡人数仍在增加,仅这四大类疾病 2019 年就夺走了 3320 万人的生命,比 2000 年增加了 28%。低收入和中低收入国家的疾病负担最重,78%的非传染性疾病死亡和 85%的非传染性疾病过早死亡发生在这些国家。按照低收入和中等收入国家目前情况继续发展估算,2011—2025 年慢性病导致的累计经济损失将达 7 万亿美元,不采取行动的巨大代价远远超出实施一整套干预措施以减少慢性病负担所需的费用(每年 112 亿美元)。据估计,到 2030 年,慢性病将导致全球累计经济损失 47 万亿美元,约占 2010 年全球 GDP 的 75%。

尽管非传染性疾病导致的过早死亡风险有所降低,但进展不足以实现相应的可持续发展目标。新型冠状病毒感染(COVID-19)大流行再次敲响了加强非传染性疾病干预的警钟,患有非传染性疾病和合并症的患者因 COVID-19 患重病和死亡的风险增加。改善人口健康,包括预防和控制非传染性疾病,是确保经济增长、社会公平和环境保护三大支柱取得进展的必要条件,其最终目标是实现可持续发展。许多联合国宣言、决议和国际协议表明,政府已经认识到健康、非传染性疾病和可持续发展之间的相互联系。2012 年联合国预防和控制非传染性疾病政治宣言承认,非传染性疾病的全球负担"破坏了全世界的社会和经济发展"。非传染性疾病对经济增长的影响表明,健康是经济发展的重要因素。

2015—2019 年,国家卫生健康委组织中国疾病预防控制中心、国家癌症中心、国家心血管病中心开展了新一轮的中国居民慢性病与营养监测,覆盖全国 31 个省(自治区、直辖市)近 6 亿人口,现场调查人数超过 60 万,形成了《中国居民营养与慢性病状况报告(2020 年)》。报告结果显示,我国成年居民超重肥胖率超过 50%,6～17 岁的儿童青少年超重肥胖率接近 20%,6 岁以下的儿童达到 10%。高血压、糖尿病、高胆固醇血症、慢性阻塞性肺疾病患病率和癌症发病率与 2015 年相比有所上升。2019 年,我国因慢性病导致的死亡占总死亡的 88.5%,其中心脑血管疾病、癌症、慢性呼吸系统疾病死亡比例为 80.7%,防控工作仍面临巨大的挑战。同时,我国营养改善和慢性病防控工作也取得了一些积极进展和明显成效。报告显示,我国重大慢性病过早死亡率逐年下降,因慢性病导致的劳动力损失明显减少。2019 年,我国居民因心脑血管疾病、癌症、慢性呼吸系统疾病和糖尿病等四类重大慢性病导致的过早死亡率为 16.5%,与 2015 年的18.5%相比下降了 2 个百分点,降幅达 10.8%,提前实现 2020 年国家规划目标。

三、病因模式

生物医学模式下,所谓"健康"就是指没有疾病。疾病是生物学因素(如细菌、病毒等病原体)作用的结果,或者是由机体的生物功能失常而导致的。通过医学措施如药物和手术可以恢复机体健康。在医治过程中,医务人员处于权威地位,病人处于被动状态,治疗的是疾病而不是病人。卫生服务的发展方向以治疗疾病和伤残为主。在生物医学模式下,人们对机体的了解有了极大的改变,很多过去是致命的疾病得以治疗,人们的期望寿命也大大提高。

生物-心理-社会医学模式下,"健康"是一个积极的概念,涵盖生理、心理、精神和社会 4个层次。影响健康的因素不只是个体生物学因素,还包括生活方式因素及环境因素,健康是多种因素综合作用的结果。在此认识的基础上,疾病的预防、管理和康复及促进健康要比疾病治疗更为重要。单纯依靠医学措施远不足以实现这样的目标,政策、经济和环境工程措施等可能发挥更大作用。实际上,在抗生素和疫苗出现之前,人类的死亡水平已经有了显著下降,其中相当一部分归功于社会经济水平、卫生条件和个体营养状况的改善。

四、流行现状

慢性病是 21 世纪的主要卫生和发展挑战之一,它既导致患者承受痛苦,也危害各国社会经济发展,特别是低收入和中等收入国家。没有哪国政府能够负担得起忽视慢性病的后果。如果不采取循证行动,慢性病的人力、社会和经济成本将会继续上升,并远远超出各国处理该问题的能力。

(一)全球慢性病流行概况

慢性病带来的沉重负担是全球面临的一项重要公共卫生挑战,严重制约了全球社会和经济的发展。2000 年,全球慢性病死亡人数约为 3100 万,此后慢性病死亡人数在全球呈增加趋势。WHO 发布的《全球非传染性疾病国家概况 2018》显示,2016 年,全球共死亡 5700 万人,其中估计有 4100 万人(72%)死于慢性病,包括心血管疾病(1790 万,44%)、癌症(900 万,22%)、慢性呼吸系统疾病(380 万,9%)和糖尿病(160 万,4%)和其他非传染性疾病(21%)。从 2000 年至 2016 年,按照 WHO 划分的东南亚区域,慢性病死亡人数从 670 万增至 840 万;在西太平洋区域,慢性病死亡人数从 890 万增至 1120 万。按照这一趋势,预计全球年度慢性病死亡人数在 2030 年将增至 5200 万。

过早死亡是慢性病对特定人群健康影响的一个主要评估指标。2000 年,全球慢性病死亡发生在 70 岁以前的过早死亡人数为 1460 万,2016 年增加至 1700 万,其中 30 岁前过早死亡人数为 170 万(4%),30~70 岁过早死亡人数为 1520 万(38%),70 岁以前的慢性病死亡人数占总死亡人数的 42%。据估计,164 个国家的女性(占所有国家的 88%)和 165 个国家的男性(占所有国家的 89%)在 70 岁之前过早死于慢性病的可能性高于感染性疾病、寄生虫病、产妇和围产期疾病以及营养缺乏的总和。由慢性病引起的成人过早死亡在 30~70 岁的人群中比例较高,表明慢性病不仅仅是老年人的问题,尤其是在东南亚地区和非洲地区(图 11-1-1)。值得鼓舞的是,30~70 岁人群死于四种主要慢性病中的任何一种的比例从 2000 年的 22% 下降到 2016 年的 18%。

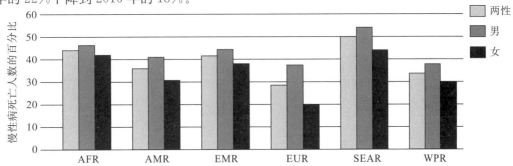

AFR:非洲区域;AMR:美洲区域;EMR:东地中海区域;EUR:欧洲区域;SEAR:东南亚区域;
WPR:西太平洋区域

图 11-1-1　2016 年按 WHO 地区分类的 30~70 岁慢性病的死亡比例

慢性病过早死亡与国家收入水平之间存在明显的关系。2016 年,85%的成人慢性病过早死亡发生在低收入和中等收入国家。在高收入国家,慢性病过早死亡的比例(25%)几乎是低收入国家(43%)和中低收入国家(47%)的一半(图 11-1-2)。

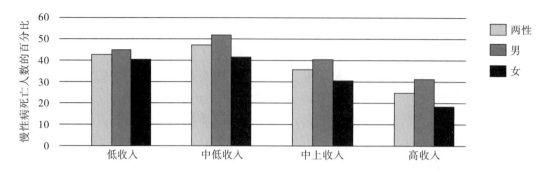

图 11-1-2　2016 年 30~70 岁慢性病死亡比例(按收入组别)

慢性病的年龄标准化死亡率所反映的死亡风险与总体人群数量或平均年龄大小无关。2012 年,全球慢性病的年龄标准化死亡率为 539/10 万,以高收入国家最低(397/10 万),低收入国家(625/10 万)和中低收入国家相对较高(673/10 万)。不同收入水平国家的慢性病年龄标准化死亡率相差较大,见表 11-1-1。按照 WHO 地区分类,美洲区域的慢性病年龄标准化死亡率为 438/10 万,低于非洲、东南亚和东地中海区域人群的 650/10 万(图 11-1-3)。

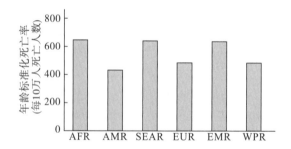

AFR:非洲区域;AMR:美洲区域;SEAR:东南亚区域;EUR:欧洲区域;EMR:东地中海区域;
WPR:西太平洋区域

图 11-1-3　2012 年不同地区慢性病年龄标准化死亡率估计

表 11-1-1　2012 年不同收入水平国家慢性病年龄标准化死亡率

国别	性别	慢性病年龄标准化死亡率(1/10 万)				
		慢性病	癌症	慢性呼吸系统疾病	心血管疾病	糖尿病
澳大利亚	男	359.9	135.9	27.8	110.6	11.6
	女	253.0	90.6	18.0	75.6	7.7
中国	男	650.6	193.3	89.6	313.8	11.9
	女	508.5	98.0	66.7	286.1	17.7
印度	男	785.0	79.0	188.5	318.9	36.2
	女	586.6	66.3	124.9	261.6	32.7

续表

国别	性别	慢性病年龄标准化死亡率(1/10 万)				
		慢性病	癌症	慢性呼吸系统疾病	心血管疾病	糖尿病
巴西	男	617.7	142.9	49.2	258.9	39.0
	女	429.4	100.2	29.9	177.7	38.9
日本	男	333.3	144.9	26.2	108.6	5.4
	女	173.5	73.2	8.9	58.9	2.5
美国	男	488.9	143.6	43.1	169.5	16.3
	女	350.1	104.2	32.8	107.8	10.9
英国	男	425.9	153.9	37.2	140.6	5.0
	女	302.2	112.5	25.7	86.7	3.6
俄罗斯	男	1155.6	223.1	36.6	760.9	3.9
	女	573.8	105.7	7.1	394.7	4.7
挪威	男	103.6	145.5	30.0	139.2	9.2
	女	281.8	104.9	21.5	87.2	5.1
法国	男	412.7	179.8	18.7	111.8	9.0
	女	234.8	95.5	8.1	65.0	5.6
尼日利亚	男	712.8	120.9	40.1	258.9	41.9
	女	638.4	97.0	34.0	271.8	51.4
埃塞俄比亚	男	556.1	63.5	103.0	183.9	24.7
	女	404.2	107.2	11.6	141.1	24.2
南非	男	902.8	143.0	84.9	354.2	98.5
	女	587.4	89.6	33.1	259.8	91.0

（二）我国慢性病流行概况

伴随工业化、城镇化、老龄化进程的加快,心脑血管病、癌症、慢性呼吸系统疾病、糖尿病、骨质疏松等慢性病的发病率快速上升且呈"年轻化"的趋势。2018 年全国第六次国家卫生服务统计调查结果显示,所调查的 31 个省(自治区、直辖市)、156 个县(市、区)、752 个乡镇(街道)、94076 户、256304 居民中,15 岁及以上人群慢性病患病率为 35.1%(城市 34.2%,农村 36%),与 2013 年患病率 25.7%(城市 27%,农村 23.3%)相比,近 5 年城乡居民慢性病患病率快速上升,且农村增速超过城市,城市地区与农村地区慢性病患病率差距缩小。2008 年这一数字为 18.9%(城市 23.2%,农村 17.3%)。城乡居民患病率排名前 5 位的慢性病分别为高血压、糖尿病、椎间盘疾病、脑血管病和慢性胃肠炎,城乡居民的疾病谱趋向一致。

慢性病不仅是影响我国居民生活和健康的重要疾病,也是城乡居民死亡的主要原因。调查数据显示,我国城市和农村因慢性病死亡人数占总死亡人数的比例分别达 85.3% 和79.5%。2017 年导致我国人群死亡最多的前 5 位疾病分别为脑血管疾病(死亡率为 149.4/10 万,占总死亡人数的 20.2%)、缺血性心脏病(死亡率为 123.9/10 万,占总死亡人数的16.7%)、慢性阻塞性肺疾病(死亡率为 68.4/10 万,占总死亡人数的 9.2%)、肺癌(死亡率为49.0/10 万,占总死亡人数的6.6%)和阿尔茨海默病(死亡率为 34.7/10 万,占总死亡人数的4.7%)。从 2005 年到 2017 年的 13 年间,从死亡人数变化来看,高血压性心脏病、阿尔茨海默病及缺血性心脏病等的死亡人数增幅较大,分别增长 94.46%、62.44%和 54.53%,而慢性阻塞性肺疾病、下呼吸道感染、道路交通伤害和食管癌等的死亡人数减少,分别减少14.48%、17.93%、16.20%和7.65%;从死因顺位变化来看,阿尔茨海默病和高血压性心脏病的死因顺位有所上升,而胃癌、道路交通伤害、食管癌、下呼吸道感染和自杀等的死因顺位则出现了下降(图11-1-4)。

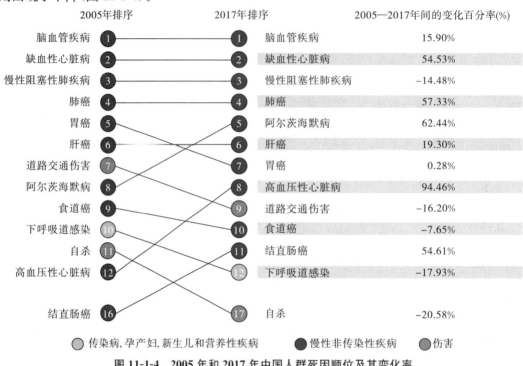

图 11-1-4 2005 年和 2017 年中国人群死因顺位及其变化率

第二节 慢性非传染性疾病的危险因素

进入 21 世纪,随着新研究方法的涌现和学科之间的交叉融合,现代流行病学取得了长足的发展和进步。传统流行病学认为,疾病的发生与遗传因素和后天的生活环境因素有关,其中,生活环境方面主要关注成人时期不良生活方式的暴露。然而研究表明,一些慢性病的发生和发展难以完全用成年期的暴露状态来解释。实际上,慢性病是长期的、多影响因素的一类疾病。近期研究显示,慢性病的发生与个体生命早期的暴露有关,如孕前期、孕期、围生期等一系列重要的早期生命历程事件。上述综合的、动态的生命历程研究框架的提出,为探索疾病(尤其是慢性疾病)的病因提供了一个新的研究平台。生命历程流行病学(life course epidemiology)整合了成人生活方式模型与胎生起源学说,并将其扩展到生物学、社会心理学和社会学等领域中,以促进个人和群体的远期健康水平。因此,从生命历程流行病学视角来解读慢性病的起源及其影响因素,对预防慢性病有着至关重要的公共卫生与预防医学意义。

一、生命早期慢性病危险因素

近 2 个世纪,随着自然环境与行为生活方式的巨大变化,人类自身也受到相应的影响,例如物质生活水平的提高使得营养素缺乏发生率大大下降,而营养过剩带来的健康问题日益凸显;医疗技术的进步有效提高了既往恶性疾病患者的生存率,但是也带来了诸如抗生素滥用、剖宫产率上升等新问题;生活水平和社会结构的改变影响了人们的工作和生活方式,体力活动缺乏比例增加,心理健康问题加重;环境污染加剧,人类更容易暴露于各种有害物质($PM_{2.5}$、环境内分泌干扰物、重金属、农药等)中。这些危险因素如果发生在生命早期,对孕妇和后代均会产生不同的近期和远期健康效应,甚至会产生代际效应。对于这些因素,应在生命的早期予以干预与控制。

1.孕期营养相关因素与慢性病　孕妇饮食影响着胎儿的生长发育,是子代未来健康的先决条件。我国正处于经济发展转型期,地域经济差异明显,目前,营养缺乏、营养过剩、营养不均衡等问题同时存在,迫切需要关注和解决。

(1)营养不良。20世纪80年代,David Baker教授等通过一系列研究发现,婴儿出生体重与成年期冠心病死亡率呈正相关。在此基础之上,他于1993年提出,妊娠期营养不良是低出生体重、成年期心血管疾病和代谢性疾病早期起源的重要病因,可能源于营养不良应答性的胎儿期编程效应。2003年,国际上正式提出了"健康与疾病的发育起源"(developmental origins of health and disease,DOHaD)假说,这标志着人类对健康与疾病的认识进入了一个全新的层面。从David Baker教授的研究开始,越来越多针对慢性病的病因及预防研究将关注点提前至生命早期。David Baker等认为,宫内营养不良使胎儿自身发生适应性调节,如果营养不良等问题得不到及时纠正,这种适应性调节就会导致组织器官在结构和功能方面发生永久性改变,即所谓的"宫内编程效应",进而影响成人期疾病的发生和发展,这一过程又可被后天的不良环境因素放大。

目前,大多数研究结果均支持DOHaD假说。动物实验发现,孕晚期因母鼠处于缺氧环境和营养受限制而生长受限的仔鼠会在4~7个月龄诱导心脏重构,并且对缺血再灌注损伤的修复作用减弱,说明仔鼠在孕期遭遇缺氧和营养不良环境后会导致成年期病理性心脏重构、舒张功能受限、对缺血损伤的敏感性增加。另有研究指出,低出生体重会增加后期精神分裂症和男性成年后期抑郁症的发生风险。1976年,美国护士健康研究发现,低出生体重婴儿在成年后罹患冠心病、中风和糖尿病的风险增加;流行病学研究证明,低出生体重婴儿出现胰岛素抵抗、胰岛素释放减少和胰岛素敏感性降低等的风险高于正常出生体重婴儿。有研究认为,低出生体重可能影响胎儿大脑的血供,胎儿为适应营养不良的宫内环境而减少躯体其他器官的血供,以保证大脑的血供,这种血液的重新分配可能导致颈动脉的结构改变,增加成年后中风发生的风险。这些研究发现提示,在孕期为母体提供充足的营养是预防子代成年后心脑血管疾病、代谢性疾病及精神疾病等慢性病的一项重要手段。

(2)孕期增重过度。营养不良会导致后代成年后某些慢性病发病率升高,但是孕妇过度补充营养可能导致营养过剩,使得孕期增重过度,也会增加后代成年后慢性病的发生风险。研究发现,母亲孕期增重过度对孕妇和胎儿都会造成不利影响。一方面,孕期增重过度往往显著增加婴儿平均出生体重,导致难产和死产,孕期增重过度同时与胎儿出生缺陷的发生有正向关联,一些严重的先天畸形甚至将持续终生,更加容易引起成年期慢性病;另一方面,孕期增重过度会影响母亲自身健康,过度增重的孕妇平均产程相对更长,容易造成难产,增加剖宫产率和产后死亡率,并且会增加并发症的发生风险。孕期增重过度的孕妇患妊娠糖尿病的风险更高,同时,母亲将来超重和肥胖的风险成倍上升,这些本可以在孕期就进行营养干预的因素一旦错过窗口期,将来或需付出更大的代价来逆转其远期不良影响。

(3)营养不均衡。碳水化合物、蛋白质和脂肪三大营养物质在日常饮食中需要按一定比例摄入。碳水化合物是主要的能量来源,孕期饮食中应保持合理的碳水化合物比例,对于糖尿病的高危人群,选择摄入较低升糖指数的碳水化合物可能有助于控制自身体重增长和胎儿出生体重。David Baker 等研究发现,母鼠每日摄入小于 50 g 蛋白质、高碳水化合物会增加子代高血压风险,而母鼠每日摄入大于 50 g 蛋白质,子代的高血压发生风险则与低碳水化合物摄入有关。也有研究提示,孕期高蛋白质摄入会增加小于胎龄儿的风险。不饱和脂肪酸对胎儿健康有着十分重要的作用,动物研究发现,饮食中过多的饱和脂肪酸摄入会增加子代患高血压、糖尿病、高胰岛素血症和高瘦素血症的风险。铁、锌和叶酸等微量营养素参与胎儿的正常生长发育过程,这些物质的缺乏往往会阻碍正常的生理、生化过程。即使胎儿能够分娩,其机体生理功能也可能会不完善,为将来慢性病的发生埋下隐患。由此可见,孕期三大宏量营养素和微量营养素的失衡或缺乏都会影响子代成年后对慢性病的易感性,导致慢性病的发病风险增加,因此,对孕妇进行营养干预是预防慢性病的重中之重。

2.围孕期有害物质暴露与慢性病　除营养因素之外,孕期母亲暴露于一些有害物质(如重金属、环境内分泌干扰物等)同样会对子代造成不良影响。这些有害物质可以通过胎盘屏障进入胎儿体内,或者引起母亲胎盘氧化损伤,在胎儿发育关键期影响其相应组织器官结构和功能的正常发育,从而为成年期慢性病的发生埋下隐患。

(1)重金属。随着电子行业的兴起,当前重金属污染呈现多样化趋势,人群暴露于各种有害重金属的情况愈发增多。上海市一项研究发现,被动吸烟、汽车尾气、燃煤发电和家庭燃煤是孕期铅暴露的主要途径,铅对胎儿有胚胎毒性。人群研究发现,孕妇血铅水平越高,早产的发生率越高,婴儿出生体重和身长均比一般婴儿明显较低。孕期铅暴露会损害婴儿神经系统发育,可能会影响远期的生长发育。国内外研究显示,通过孕期补充钙、铁、锌、硒、B 族维生素和维生素 C,可以对孕期血铅有遏制作用。近年来,"镉米事件"对人群造成的危害受到多方面的关注。除此以外,被动吸烟、不洁饮水、使用化妆品也是镉暴露的重要途径,新生儿脐血镉水平与母亲血镉水平呈正相关,而与头围、出生体重、身长呈负相关。孕期镉暴露能够影响胎儿神经系统正常发育,导致神经行为异常。动物实验发现,母鼠孕期镉暴露会导致仔鼠产生低水平焦虑,同时还会影响其认知功能。

(2)环境内分泌干扰物。近年来,环境内分泌干扰物(environmental endocrine disruptor,EED)对健康方面的影响得到广泛关注。EED 广泛存在于多种生产生活用品中,人群几乎每时每刻都在接触这些会对健康产生损害的物质。人群研究发现,孕期暴露于双酚 A 会影响儿童行为及执行功能,同时,还会增加儿童超重和肥胖的发生风险;孕期邻苯二甲酸酯暴露可能与儿童注意缺陷多动症的发生有关。这些 EED 同时会影响成年后的生殖功能,导致不良出生结局。减少围孕期有害物质的暴露是尽早预防慢性病的重要的可及性手段。

3.孕期心理因素与慢性病　目前大量研究发现,母亲在孕期的心理健康状况也能影响子代的健康。动物实验表明,孕期母鼠心理应激可使仔鼠头骨发育异常,海马神经受损,神经内分泌异常,从而损害行为与认知功能,增加焦虑水平。人群研究发现,孕期心理应激可导致流产、早产、妊娠并发症等,对新生儿体格和神经发育产生一定的不良影响,还会增加成年期高血压、糖尿病和心肌缺血性心脏病的易感性;孕早期心理高度应激的母亲,其子代存在更多的问题行为,成年后的代谢障碍性疾病、神经内分泌失调等的发生风险也会增加。母亲孕期焦虑会影响学龄期儿童行为问题,对其心理健康产生不良影响,这一影响甚至会持续到成年期。孕期焦虑同时还是儿童孤独症的一项危险因素。因此,关注孕期心理健康,积极开展孕期心理干预,不仅会给母亲带来健康收益,还会减少子代在儿童期的心理行为问题及成年期慢性病的发生。

4. 分娩方式与慢性病　WHO 推荐人群剖宫产率为 $10\%\sim15\%$。近年来,由于手术技术进步、医生自我保护、孕妇主观要求等,我国剖宫产率持续上升,已处于世界最高水平,多个省市剖宫产率在 50% 以上,其中,非医学指征的剖宫产约占 30%。对比阴道分娩与剖宫产分娩发现,胎儿环境暴露和生理应激有明显差异。人群研究表明,剖宫产分娩的子代超重及肥胖的发生风险高于阴道分娩的子代,卫生假说(hygiene hypothesis)提示,可能是 2 种不同分娩方式影响了肠道微生物的定植,进而影响子代今后超重及肥胖的发生率。Meta 分析认为,剖宫产分娩是子代成年后超重及肥胖发生的危险因素。Barros F.C. 等基于出生队列研究发现,经剖宫产分娩的子代发生肥胖的风险比经阴道分娩的子代高 $6\%\sim31\%$。芬兰对儿童哮喘的出生队列研究结果提示,剖宫产是 7 岁儿童哮喘发作的危险因素。出生队列研究还发现剖宫产是 1 型糖尿病的危险因素。因此,对于我国剖宫产率居高不下的情况,应积极开展大规模队列研究,全面深入地评价剖宫产对子代的影响,这将对公共卫生实践有重要的指导意义;同时从健康教育、法律政策等多方面入手,积极减少非手术指征的剖宫产,在保护母婴健康的同时节约医疗资源。

二、儿童青少年期慢性病危险因素

生命早期胎儿的健康受母亲的影响最大,进入童年期后,儿童还会受到自然环境和社会环境的影响,童年期的超重和肥胖是成年期慢性病的主要危险因素之一。童年期的一些不良经历,如虐待、忽视等也会对儿童身心发展造成长期影响。青少年时期,大脑认知控制能力不如成年期完善,而皮质下中枢活跃,容易导致冒险行为和健康危害行为,这些不良行为往往会导致残疾、心理疾病等高发。

1. 童年期超重肥胖与慢性病　近 30 年来,儿童肥胖在全球范围内正以惊人的速度增长,已成为一个日趋严重的公共卫生问题。随着社会经济的快速发展和居民生活方式的巨大转变,我国儿童超重肥胖率也呈现快速增长的趋势。

20 世纪 90 年代开始,我国儿童肥胖和超重呈现不断增长趋势。进入 21 世纪后,我国儿童超重率和肥胖率增长速度加快。2015—2019 年全国最新患病率数据估计,我国 $6\sim17$ 岁儿童和青少年的超重率为 11.1%、肥胖率为 7.9%。

肥胖的流行受遗传、环境和社会文化等多种因素的共同影响,儿童肥胖及相关慢性病是遗传、环境和饮食行为等因素共同作用的结果。行为和生活方式、食物供应和消费以及身体活动的改变是我国儿童肥胖检出率快速增长的主要原因。调查显示,西式快餐的引入及快速发展,学校附近快餐店激增,高糖饮料和零食大量消费等都是儿童青少年超重肥胖的主要原因,同时,也是增加成年期慢性病发生风险的主要原因。儿童青少年肥胖的日益增加导致了慢性病低龄化趋势。

2. 童年期不良经历与慢性病　童年期是个体成长的关键期,此期儿童的身心健康处在敏感时期,容易受到外界因素的影响,童年期不良经历会对儿童身心造成严重影响,进而增加远期慢性病发生风险。随着社会经济的快速发展，不少农村地区年轻父母进城务工，儿童与父母长期分离。长期与父母分离的经历是否会导致儿童出现一系列心理问题并且影响其远期心理健康问题已引起广泛关注。

2019 年中国儿童营养健康状况分析报告指出，焦虑症和抑郁症是 10～19 岁群体中最为常见的心理健康问题，2015 年焦虑症和抑郁症分别是造成中国 10～19 岁群体疾病负担的第 5 位和第 7 位原因，50％以上的抑郁等精神障碍形成于 14 岁以前。

国内外多项研究表明，青少年超重和肥胖受童年期不良经历的影响。1958 年英国出生队列研究发现，童年期忽视与青春期发动延迟呈正相关，童年期不良经历与成年后较高的适应负荷密切相关，童年期心理应激可通过对成年后 BMI、健康相关行为、社会经济状况等方面产生影响，从而间接持续地损害成年期生理功能，导致慢性病高发。全社会应加强多部门相互协作，努力为儿童创造一个健康的生活环境。

3. 青少年健康危险行为与慢性病　20 世纪 90 年代开始，15～19 岁青少年死亡率超过 5 岁以下儿童，主要是由于青少年人群伤害所致死亡率随年龄增加而上升，青少年的主要死因转变为社会因素，交通伤害、自伤行为等是青少年死亡的主因。青春期生长发育突增，激素水平的迅速变化使得 1 型糖尿病更易在青春发育早期发生，自身免疫性甲状腺疾病、幼年类风湿性关节炎等慢性病的发病率随着青春期发动而上升。

青春期大脑结构和功能发生着重要变化，冒险行为增加是青春期的重要特征，如吸烟、酗酒、物质滥用等，而这些行为又会在这一时期损害边缘系统的正常发育，这些危害健康的行为往往与精神疾病共存。有研究表明，吸烟的青少年发生抑郁的风险是不吸烟者的 6 倍。青春期发动时相提前现象已发生在全球多个国家，这种生物发育与社会心理成熟之间的失匹配会对青少年心理发育产生严重影响。冒险行为冲动与认知控制发育之间的不平衡越来越明显，从而更易产生行为问题。吸烟、酗酒等不良行为习惯常常在青少年时期养成。过早地发生这些行为对成年后慢性病的发生起到明显的推动作用。因此，针对青春期儿童的健康促进及健康保护是预防成年期慢性病的一项重要工作，包括针对青春期发动提前现象进行深入研究，从教育、社会服务和法律层面对青少年健康进行更多的投资，建立青少年健康服务机构，加强学校卫生服务，完善青少年健康监测系统等。

三、成年期慢性病危险因素

成年期慢性病危险因素主要包括生物学因素、行为生活方式因素、环境因素（包括物质环境与社会环境）和卫生服务因素，这些因素以多层面上交互作用的社会生态学模式影响着个体和群体的健康。从人群健康的角度出发，社会经济与环境因素是起着决定性作用的上游因素，这些因素又间接影响着中游（心理和行为生活方式）和下游（生物和生理）因素，成为"原因背后的原因"。

大量的研究表明，不良的行为生活方式，如吸烟、酗酒、不合理营养等往往与所处的不利社会经济环境有着密切的关系。多数研究显示，过量饮酒、吸烟、饮食偏咸、身体活动不足等一些不良行为生活方式会增加高血压以及肥胖等成年期慢性病的发病率。随着我国经济的飞速发展和社会的进步，国民生活条件得到大幅度提高，对肉类、奶制品的食用量也明显增加，而吸烟、过量饮酒、超重、肥胖、身体活动不足、肉类食用较多、饮食偏咸等现象也普遍存在，这些均增加了慢性病发生的风险。既往调查结果也显示，居民的年龄、职业、婚姻状况、是否食用泡菜、是否食用奶制品、是否食用动物内脏、是否食用腐乳、是否缺乏新鲜蔬菜水果、食品污染、运动情况以及家族史等因素均会对慢性病发病率产生显著的影响。越来越多的证据表明,室内和室外空气污染与慢性病之间存在关联性。在许多城市,车辆造成的污染比例很高。设计不佳的街道和拥挤的交通也会阻碍步行和骑自行车,导致身体活动减少和肥胖程度增加。

慢性病及其风险因素还与卫生系统和全民健康覆盖、健康的环境、职业和社会决定因素、传染病、孕产妇健康、儿童和青少年健康、生殖健康、老龄化和姑息治疗等有战略联系。多发病是一个关键挑战。

综上所述,生命历程理论为慢性病病因的研究提供了新的思路,慢性病的发病危险因素包含行为习惯、生活方式、社会服务等方面,在成年期之前的各个重要时期,一些健康相关因素会先一步决定成年期慢性病的发生发展,并且这些关键时期的健康风险因素与成年期的一般慢性病危险因素的协同作用会进一步增加慢性病的发生。因此,对慢性病的预防工作不仅要从成年期的病因入手,更应从生命早期就及时开展,在青少年时期重点关注,从而尽可能更早、更大程度地降低成年期慢性病的发生,提高个人生命质量,减轻全社会的疾病负担。

第三节 慢性非传染性疾病的预防与控制

慢性病给全球带来的负担和威胁是一项重大公共卫生挑战,影响世界各地的社会和经济发展。现已明确,不良生活方式与行为习惯,特别是吸烟、过量饮酒、不健康膳食、缺乏身体活动、长期精神压力、空气污染等是慢性病的主要危险因素。《"健康中国 2030"规划纲要》《"十三五"卫生与健康规划》等均将慢性病防控作为重要工作目标和战略任务。同时,国务院颁布的《中国防治慢性病中长期规划(2017—2025 年)》中,强调健康中国的重中之重在于慢性病的有效防控,慢性病有效防控的重中之重在于慢性病健康管理。开展慢性病健康管理是有效防控慢性病、减轻疾病负担、实现健康中国的重大举措和途径。

一、WHO 慢性病防控新策略

2018 年 9 月,联合国第三次慢性病防控高级别会议召开,会议围绕"行动起来,兑现承诺"(Time to Deliver)的主题开展一系列活动,并通过了 2018 年政治宣言。该宣言明确提出慢性病防控新的"5×5"策略(即五大非传染性疾病风险和五大健康威胁),并分析了阻碍慢性病防控进展的七大挑战,重申各级政府在应对慢性病挑战方面承担的主要作用和责任,并提出了明确要求。

此前 WHO 已通过多项决定并采取行动防控慢性病,这些决定列出了行之有效的干预措施,包括《预防和控制非传染性疾病全球行动计划(2013—2020 年)》、WHO 烟草控制框架公约、饮食身体活动与健康全球战略、减少有害使用酒精全球战略、终止儿童肥胖的建议和各种指南。尽管如此,由于现有投入不足、采取行动不充分、进展太慢,难以如期实现联合国可持续发展目标(SDGs)中的一些具体目标,也就是无法"到 2030 年通过预防、治疗及促进身心健康,将慢性病导致的过早死亡减少 1/3"。比如作出的承诺尚未转化为立法和监管措施;需要将健康融入所有政策、整个政府、整个社会和跨部门的方法应用于应对慢性病的行动;需要必要的技术专长、资源、研究能力和数据来应对慢性病挑战。实现全民健康覆盖对于慢性病议程至关重要。薄弱的卫生系统、可及性不足、缺乏预防和健康促进服务以及循证干预措施和药物是每个国家根据其国情和优先事项实现全民健康覆盖时要面临的挑战。

尽管存在许多行之有效的慢性病干预措施,但许多国家在措施实施方面仍然落后。造成这种情况的原因有很多,主要障碍包括:①政府层面缺乏强烈的政治意愿和承诺;②缺乏慢性病防控的政策和行之有效的计划;③难以明确防控重点和优先领域;④容易受到经济、商业和市场因素的干扰;⑤技术能力和实施能力欠缺;⑥(国内和国际)财政支持力度不足,难以推广国家慢性病防控行动;⑦缺乏问责机制。

全球慢性病的防控格局正在进入关键时期,尽管在实施方面面临挑战,但各国政府再接再厉,作出了政治承诺并积极行动。为了更有效地应对慢性病,会议对各国慢性病防控也提出了明确要求。主要包括:重申各级政府在应对慢性病挑战方面承担的主要作用和责任;酌情建立或加强国家多方对话机制;酌情制定国家有关慢性病防控的投资;加强并调整卫生系统发展方向,努力实现全民健康保障;在防控慢性病方面建立或加强更透明的问责机制;强化私营部门在实施国家预防、控制和治疗慢性病应对措施中也作出承诺并积极作为;促进民间组织的切实参与,构建多方伙伴关系等。

二、我国慢性病预防与控制面临的问题

1. 我国慢性病防控面临的挑战与机遇　慢性病是严重威胁我国居民健康的一类疾病,并成为影响国家经济社会发展的重大公共卫生问题。为加强慢性病防治工作,降低疾病负担,提高居民健康期望寿命,努力全方位、全周期保障人民健康,国家制定了《"健康中国2030"规划纲要》《中国防治慢性病中长期规划(2017—2025年)》,其中慢性病防控目标是重大慢性病造成的过早死亡率2030年比2015年降低30%,并要求以人为本、以健康为核心进行全周期管理,为人均预期寿命增加到79.0岁做贡献。要实现这一系列目标,任务非常艰巨。我国慢性病死亡人数占总死亡人数的88%,糖尿病患病率超过10.9%,40岁及以上慢性阻塞性肺疾病患病率为13.6%,高于全球平均水平;我国正处在快速社会转型过程中,工业化、城镇化、人口老龄化进程不断加快,居民生活方式、生态环境、食品安全状况等对健康的影响逐步显现,慢性病发病、患病和死亡人数不断增多,更增加了我国慢性病防控的难度。但从最新的全球慢性病防控策略来看,慢性病防控越来越强调政府责任、强调部门动员和社会群防群控、强调发挥公共卫生的作用。这些方面我们有优秀的制度优势、动员优势和组织优势。近年来,我国各地区、各有关部门认真贯彻落实国家决策部署,深化医药卫生体制改革,着力推进环境整治、烟草控制、体育健身、营养改善等工作,已初步形成了慢性病综合防治工作机制和防治服务网络。慢性病防治工作也引起社会各界高度关注,健康支持性环境持续改善,群众健康素养逐步提升,为贯彻实施慢性病防治中长期规划奠定了重要基础。我们有理由相信我国可以更好地应对这一挑战。

2. 加强和发挥专业公共卫生机构群体防控的作用　联合国慢性病防控高峰会议多次强调,慢性病不仅是一个卫生问题,而且是关系到国家经济和社会发展的公共问题,必须由政府主导,寓健康于万策。慢性病的解决不是卫生健康部门单独能完成的事情,需要在卫生健康部门牵头下由多部门合作推进。我国目前慢性病患者已超过3亿人,这只是冰山一角,还

有众多的高危人群,必须充分利用现有的队伍优势和组织优势,加强和发挥专业公共卫生机构群体防控的作用。芬兰北卡社区慢性病防控、新加坡糖尿病防控等国际成功经验表明,慢性病防控一定要强调和强化关口前移和预防为主。目前中国疾病预防控制中心与省、地市、县区疾控中心一起构成四级疾控体系。这支队伍多年来在传染病防控和应急处置等任务中发挥着重要作用,充分显示出组织能力和执行能力,这也是我们有信心应对新形势下慢性病防控任务的力量源泉。目前我国疾控工作人员还偏少,亟须加大疾控工作人员的招募与培养。

3. 全社会人群慢性病相关的健康素养低　慢性病的主要危险因素包括不良行为生活方式和环境因素,因此,可以通过改善行为生活方式和环境因素来控制慢性病。据 WHO 估计,如果消除主要的慢性病危险行为因素,80％的心脏病、中风和 2 型糖尿病以及 40％的癌症可以被预防。据世界银行估算,2010—2040 年,我国仅通过将心脑血管疾病的死亡率降低 1％,即可产生 10.7 万亿美元的经济获益。但是,我国城乡居民对心血管疾病、糖尿病、恶性肿瘤、慢性呼吸系统疾病等慢性病的知晓率仅为 46.01％,其中,高血压病的知晓率为 30.6％,治疗率为 24.7％,控制率仅为 6.1％;糖尿病的知晓率为 36.1％,控制率为 34.7％。2013 年中国居民健康素养监测报告显示,我国居民健康素养水平仅为 9.48％,而 2018 年中国居民健康素养监测报告显示,我国居民健康素养水平上升到 17.06％,比 2017 年增长2.88个百分点,继续呈现稳步提升态势。全民健康素养水平还需进一步提高。

4. 健康检查与干预"脱节",居民健康档案管理和利用率有待提高　目前,慢性病防控机构对慢性病的预防重视不够,未能将工作重心放在对一般人群和高危人群的干预以及病例的筛查上,而是侧重于对数量庞大的现患病人进行登记与简单管理。由于防控机构缺乏为患者提供医疗服务的能力,因此这种管理有时只能流于形式。许多社区的居民健康档案不能完全做到电子化管理,对于慢性病患者的随访存在缺漏现象。此外,我国目前虽然加大了对慢性病的筛查力度,但是存在"只检查、不干预"或"重检查、轻干预"现象,使筛查结果异常的人群没有得到及时的后续治疗和疾病健康教育。

5. 慢性病监测系统不完善,数据的分析和利用不足　我国慢性病监测系统正在构建中,覆盖面不够广,尤其是中西部农村地区常留有监测空白;各地机构缺乏数据分析能力和评价数据质量的方法,导致数据不能被有效总结和利用。在全国逐步构建一个包括慢性病行为危险因素、发病、死亡等在内的综合信息监测系统,收集和整合有关信息,有效利用数据,同时将信息集中管理,使各层次、各项目可以容易地利用现有数据,避免工作重复,才能为我国慢性病防治提供有力保障。

三、我国慢性病预防与控制策略

基于健康生态观,采用生物-心理-社会医学模式,转变疾病的防治方法、预防保健策略和卫生发展战略,由单纯生物学防治转向包括生物、社会、心理在内的综合防治,采取群体可干预策略,关注行为方式引起的健康问题。按照疾病三级预防的原则,我国慢性病的防控策略强调突出重点、分类指导,即对全人群开展各种形式的健康教育和健康促进;对高危人群进行风险评估和筛查识别,实现早期干预;对患者提供有效救治与健康管理服务。为此,应利用卫生系统改革的机遇,将慢性病防治纳入社会系统工程,与区域卫生规划、社区卫生服务、初级卫生保健、医疗保险制度改革等相结合,实现慢性病防治与社会经济协调发展。

1. 全人群和高危人群综合控制策略　全人群策略以减少发病为目的,以控制主要危险因素为主要内容,以健康教育和健康促进为主要手段。高危人群策略面向高风险人群和病人,对高风险人群以促进转归和早期发现为目的,实施危险因素的干预和监测;对病人则以减少并发症和伤残为目的,进行规范化治疗和康复指导。对慢性病的干预可以采取全人群策略和高危人群策略相结合的综合干预措施。

2. 三级预防策略　慢性病防控要强调以社区、家庭、病人为主的三级预防,即疾病尚未发生时的第一级预防、社区筛查的第二级预防和病发后及时规范治疗的第三级预防。在疾病尚未发生时,社区卫生服务机构要有组织、有计划地进行健康生活方式和健康促进的教育宣传,鼓励人们选择健康绿色的生活方式,减少发病危险因素,防患病于未然。以社区为单位,加强普查、筛查,定期身体检查,尽量做到慢性病的早发现。第三级预防就是对患者根据实际情况进行相关的规范化治疗和康复训练,减少并发症和致残的发生,提高患者的生活质量。

3. 健康促进策略　20世纪80年代以来,WHO为实现《阿拉木图宣言》中"人人享有卫生保健"的目标,于1986年在加拿大渥太华召开了第一届健康促进国际会议,发表了著名的《渥太华宪章》,并确定了健康促进的五点策略:制定公共卫生政策、创造支持性环境、强化社区行动、发展个人技能和调整卫生服务方向。第三次公共卫生革命就是以社会生态学模式的综合干预措施来提高人群健康和生活质量的健康促进,又称为新公共卫生(New Public Health)运动。它注重部门合作、社会参与和个体健康生活方式的促进。"健康促进"是一个全新的概念,促使人们为了增进健康而选择健康行为和改善生活条件。更重要的是,它强调社会的责任,协调人与环境的关系,重视政策和社会支持环境对健康的影响。健康促进使居民从对健康的传统理解转向对健康的生命质量的关注,同时提高整个社会对健康活动的参与意识。健康促进策略也被认为是慢性病防治最有效的策略。

4. 心理健康促进策略　慢性病是一种病程长、治愈率低、致残率和死亡率高的疾病,患者需要积极乐观的心理态度,改变既往怨天尤人、自暴自弃的扭曲心理,积极地参与治疗,克服困难,以期达到最佳治疗效果。在增加患者积极心理方面,社区、家庭要积极参与改变患者的生活环境,开展针对慢性病患者的有意义活动。在思想上多与患者交流沟通,缓解其精神紧张、心理抑郁等负面情绪。

5. 慢性病防控法律法规策略　强调政府的行为,即制定慢性病预防和控制相关政策,积极引入竞争机制,促进全社会参与慢性病控制,多模式发展和完善国家对慢性病的控制机制。相关部门制定相应的法规,为各卫生机构和组织参与慢性病防控工作提供强有力的法律保障;同时建立可持续发展的筹资机制,为慢性病防控工作提供经费支撑。

2017年发布的《中国防治慢性病中长期规划(2017—2025年)》对慢性病防治工作作出总体部署,提出了以提高人民健康水平为核心,以深化医药卫生体制改革为动力,以控制慢性病危险因素、建设健康支持性环境为重点,以健康促进和健康管理为手段,提升全民健康素质,降低高危人群发病风险,提高患者生存质量,减少可预防的慢性病发病、死亡和残疾,实现由以治病为中心向以健康为中心转变,促进全生命周期健康,提高居民健康期望寿命的总方针。该规划强调了坚持统筹协调、坚持共建共享、坚持预防为主、坚持分类指导的基本原则,健全政府主导、部门协作、动员社会、全民参与的慢性病综合防治机制,构建自我为主、人际互助、社会支持、政府指导的健康管理模式,强化慢性病早期筛查和早期发现,推动由疾病治疗向健康管理转变,为居民提供预防、治疗、康复、健康促进等一体化的慢性病防治服务。

四、慢性病预防与控制措施

慢性病的预防是根据目前对疾病病因的认识、对机体的调节功能和代偿状况以及疾病自然史的了解来进行的。因此,慢性病的预防可根据疾病自然史的不同阶段采取不同的措施,来阻止疾病的发生、发展或恶化,即疾病的三级预防措施。

(一)第一级预防措施

第一级预防(primary prevention)又称病因预防,是以减少发病为目的,以控制主要危险因素为主要内容,以健康教育和健康促进为主要手段的预防措施。世界各国都有很多人群干预成功的经验。第一级预防主要包括两方面内容。

1. 健康促进 健康促进是指通过创造促进健康的环境使人们避免或减少对致病因子的暴露,改变机体的易感性,保护健康人免于发病。健康促进形式多样,主要可以通过以下方法进行。

(1)健康教育。健康教育是指通过有计划、有组织、有系统的社会活动和教育活动,促使人们自觉地采纳有益于健康的行为和生活方式,消除或减轻影响健康的危险因素,预防疾病、促进健康和提高生活质量。大量资料证明,心脑血管疾病、恶性肿瘤和呼吸道感染等,都与行为和生活方式密切相关,据此可以通过健康教育来改变人们的行为和生活方式,达到预防慢性病的目的。1969—1971 年,我国对 10450 名首钢职工进行调查,其高血压患病率为 8%～12%,年发病率为 1.2%;脑卒中年发病率为 137.4/10 万,死亡率为 93/10 万。后来对该人群进行健康教育和健康指导,内容包括饮食限盐(每人每天<6 g)、戒烟、降低体重、对高血压病人系统管理。1990 年后,首钢职工高血压发病率降为 0.65%,平均血压水平并未随这些年来生活水平的提高而上升,反而略有下降(同期全国 10 个监测点多数为上升);脑卒中标准化死亡率下降了 40%～50%。该健康促进模式被称为"首钢模式"。1994 年,WHO 向全球推广了中国的"首钢模式"。《中国防治慢性病中长期规划(2017—2025)》倡导建立健康教育体系,普及健康科学知识,引导群众树立正确健康观。卫生行政部门组织专家编制科学实用的慢性病防治知识和信息指南,广泛宣传合理膳食、适量运动、戒烟限酒、心理平衡等健康科普知识,规范慢性病防治健康科普管理。

(2)自我保健。自我保健是指个体在发病前就进行干预以促进健康,增强机体的生理、心理素质和社会适应能力。一般来说,自我保健是个人为其本人或家庭利益所采取的大量有利于健康的行为。1994 年美国疾病控制中心报告显示,仅通过减少吸烟这一项措施,每年就可减少 40 万人死于癌症、心脏病、中风和呼吸系统疾病,而健康的饮食和体育锻炼每年可防止 30 万人死于心脏病、中风、糖尿病和癌症等。《中国防治慢性病中长期规划(2017—2025)》指出,要贯彻零级预防理念,全面加强幼儿园、中小学营养均衡、口腔保健、视力保护等健康知识和行为方式教育,实现预防工作的关口前移。鼓励工作单位开展工间健身和职工运动会、健步走、健康知识竞赛等活动;依托村(居)委会组织志愿者、相关工作者,科学指导大众开展自我健康管理,大力推广传统养生健身法。开展"三减三健"(减盐、减油、减糖、健康口腔、健康体重、健康骨骼)等专项健康行动,增强群众维护和促进自身健康的能力。

(3)控制危险因素,营造健康支持性环境。环境保护是健康促进的重要措施,旨在保证人们生活和生产环境的空气、水、土壤不受工业"三废"、生活"三废"和农业生产中农药、化肥的污染,避免环境污染和职业暴露对健康造成危害。具体措施有推动绿色清洁生产,改善作业环境,严格控制尘毒危害,强化职业病防治,整洁城乡卫生,优化人居环境,加强文化、科教、休闲、健身等公共服务设施建设,建设健康的生产生活环境。

同时,还要进一步完善政策环境。如履行《世界卫生组织烟草控制框架公约》,推动国家层面公共场所控制吸烟条例出台,加快各地区控烟立法进程。研究完善烟草与酒类税收政策,减少居民有害饮酒。加强食品安全和饮用水安全保障工作,推动营养立法,调整和优化食物结构,倡导膳食多样化,推行营养标签,引导企业生产销售、消费者科学选择营养健康食品。

2.健康保护　健康保护是对有明确病因(危险因素)或具备特异预防手段的疾病所采取的措施,在预防和消除病因上起着主要的作用。如通过食盐加碘预防地方性甲状腺肿;改进工艺流程,保护环境不受有害粉尘的侵袭,以减少肺癌和尘肺的发生;通过孕妇保健咨询及禁止近亲婚配来预防先天性畸形及部分遗传性疾病等。

(二)第二级预防措施

第二级预防(secondary prevention)又称"三早"预防,即早发现、早诊断、早治疗,是指在疾病的亚临床期,症状体征尚未表现出来或难以觉察,为阻止或减缓疾病的发展而采取的措施,属于高危人群策略。鉴于慢性病的发生和发展过程较长,做到早发现、早诊断和早治疗是可行的,并可以明显改善预后。

1.促进慢性病早期发现　早发现的措施包括筛查、定期的健康检查、自我检查及设立专门的防治机构。普查是早期、全面发现疾病的方法,但普查工作会耗费大量人力、物力,不适合广泛应用。筛检是早期发现疾病的主要方法,如全面实施35岁以上人群首诊测血压,发现高血压患者和高危人群。在胃肠道癌症的高发区,进行大便隐血等筛查试验,早期检出癌症病人。通过产前检查染色体异常和隐性致病基因携带,做到早诊断早终止妊娠,避免有遗传病的患儿出生。某些肿瘤可通过个人的自我检查达到早期发现的目的,例如,通过乳房自检早期发现乳腺癌。

2.开展健康干预　如依托专业公共卫生机构和医疗机构,开设戒烟咨询热线,提供戒烟门诊服务;开设运动指导门诊,提供运动健康服务。依托社区卫生服务中心和乡镇卫生院开展超重肥胖、血压异常、血糖异常、血脂异常等慢性病高危人群的患病风险评估和干预指导,提供平衡膳食、身体活动、养生保健、体质辨识等方面的咨询服务。

(三)第三级预防措施

第三级预防(tertiary prevention)又称临床预防,是针对已明确诊断的患者,采取适时、有效的处置,以防止病情恶化、促使功能恢复、预防并发症和伤残;对已丧失劳动能力者则通过康复医疗措施,尽量恢复或保留功能,使其能参加社会活动并延长寿命。第三级预防的主要目标是防止伤残和促进功能恢复,提高生存质量,延长寿命,降低病死率。第三级预防的主要措施是对症治疗和康复治疗。

对症治疗可以改善症状、减少疾病的不良反应,防止复发、转移,预防并发症和伤残等。康复治疗是指对已丧失劳动力或伤残者通过系列康复手段,促进身心早日康复,使其恢复劳动力,争取病而不残或残而不废,保存创造经济价值和社会价值的能力。在对慢性病患者进行及时有效的治疗时,应配合心理和躯体的康复措施,减少并发症与致残,提高生活质量,延长寿命。上海在社区中对慢性病患者开展过"慢性病自我管理(chronic disease self-management)项目"的实践活动,使患慢性病的人群增加自我管理知识,培养健康行为,改善疾病症状和情绪,提高生活质量,对其加强自我管理具有一定的示范作用。

《中国防治慢性病中长期规划(2017—2025)》指出,要强化规范诊疗,提高治疗效果。优先将慢性病患者纳入家庭医生签约服务范围,积极推进高血压、糖尿病、心脑血管疾病、肿瘤、慢性呼吸系统疾病等慢性病患者的分级诊疗,形成基层首诊、双向转诊、上下联动、急慢分治的合理就医秩序,健全治疗—康复—长期护理服务链。近年来,建设医疗质量管理与控制信息化平台得到关注和重视,相关机构正通过平台加强慢性病诊疗服务实时管理与控制,持续改进医疗质量和医疗安全。

除了三级预防措施,还要加强慢性病防治机构和队伍能力建设,慢性病防治结合工作机制建设,以实现全流程健康管理;不断完善医保和救助政策,切实减轻群众就医负担;促进慢性病全程防治管理服务与居家、社区、机构养老紧密结合,促进互联网与健康产业融合,发展智慧健康产业,探索慢性病健康管理服务新模式。

五、慢性病监测

疾病监测(disease surveillance),又称流行病学监测(epidemiological surveillance),是指长期、连续、系统地收集、核对、分析疾病动态分布和影响因素的资料,并将信息及时上报和反馈,以便采取相应的干预措施并评价其效果。20世纪40年代末,美国疾病控制中心系统地开展了疾病监测工作,20世纪70年代监测工作扩展到非传染性疾病,并评价预防措施和防制效果,而且逐渐从单纯的生物医学角度监测发展为向生物-心理-社会方面进行监测。

通过对慢性病进行监测,了解慢性病的流行现状及其影响因素情况,为制定和评价干预策略和综合防治措施提供科学依据。监测方法主要有常规报告、哨点监测、主动监测、被动监测和症状监测。每种监测方法的侧重点有所不同,应依据监测目的结合具体疾病选择合适的监测方法。慢性病预防和控制的目标主要是降低人群慢性病的发病率和死亡率。考虑到慢性病的发生和发展是一个长期的过程,影响因素很多,监测工作应围绕慢性病的患病情况、死亡情况、危险因素和环境影响因素等展开。

(一)患病监测

慢性病的监测不同于传染病,传染病报告是国家法律规定的,任何一个医务工作者发现这些病例后,都有责任和义务向相关部门报告,但慢性病监测没有法律的强制规定。由于缺少这样的优势,加上慢性病的诊断比较复杂,因此,在诊断技术落后的地区能否开展慢性病监测都是需要考虑的现实问题,而有条件的地区可以结合实际开展一些慢性病监测。

在综合考虑了某种疾病在该地是否有较高的发病率或患病率,是否为当地的主要死亡原因,对经济和社会发展是否具有较大的破坏性,其医疗和护理费用是否已成为社会负担等情况后,首先确定该病是否作为监测的病种;在确定监测的病种后,进一步确定该病监测的主要内容,一般应包括人口统计学资料和疾病相关资料。人口统计学资料包括姓名、性别、出生日期、职业、民族、受教育程度、家庭地址以及通信方式等;疾病相关资料包括发病或患病的名称、疾病类型、首诊日期和诊断依据等。

目前,我国慢性病监测尚无统一的模式。但从获得的经验来看,根据地理位置、地方经济水平以及慢性病医疗诊断水平,选择有代表性的地区作为监测点,开展相应的慢性病监测是一种花费少、效益高的方式。具体的实施方案是:国家疾病预防控制中心根据实际需要,通过全国抽样建立监测点的方式,收集慢性病的信息;抽到的省市由省级疾病预防控制中心根据自身实际情况,决定本地监测规模和信息搜集的方式,有条件建立日常信息监测网络的省可以以县为单位,抽取几个或全部县作为监测点,建立以医疗单位为基本信息收集单位、各级疾病预防控制中心为主干的慢性病监测网络。

当前慢性病监测的最大缺陷是缺少法律保障,医疗单位的临床医生可以上报病例,也可以不报,因此,要使整个监测系统有效运行,还需要卫生行政部门出台相关的法律法规,并且在具体的实施过程中,做好医疗单位和疾病预防控制中心的协调工作。目前,我国慢性病的患病监测主要有肿瘤监测、心脑血管疾病监测、呼吸系统疾病监测、消化道疾病监测和糖尿病监测等。

(二)死因监测

死因监测即居民医学死亡原因监测统计,是指连续地收集人群死亡率和死亡原因,并对其变化规律进行分析统计的过程。死因监测能较好地反映居民死亡率和死亡原因,反映居民健康状况和社会卫生水平。

死因监测依据国家卫生健康委员会规定的《居民死亡医学证明(推断)书》作为登记和统计凭证,其内容包括死者的年龄、性别、职业、死亡地点、死亡原因(包括直接原因、中介原因和根本原因)、诊断级别、诊断医院等 17 项指标。各级医疗机构负责医院死亡个案《居民死亡医学证明(推断)书》的填写和上报工作,居民在家中死亡的,由所在地村医上报到乡镇医疗机构,由乡镇医疗机构负责《居民死亡医学证明(推断)书》的填写和上报。负责死因监测的地区医疗机构,每月应将规范填写的《居民死亡医学证明(推断)书》上报至当地疾病预防控制机构。当地疾病预防控制机构对定期上报的死因监测资料进行审核、汇总和录入,并上报至上一级疾病预防控制机构。

由于死因监测工作涉及部门多、工作量较大,因此仍存在一些问题。例如,死因监测报告涉及公安、医院和疾病预防控制中心等部门,部门之间的协调问题可能会影响死亡资料收集的准确性;医疗机构缺乏有效的监督管理制度,医生填写《居民死亡医学证明(推断)书》不规范、漏报现象较严重;居民在家中死亡的,由于缺乏有效诊断依据,故《居民死亡医学证明(推断)书》的准确性受到影响,同时,漏报现象比较严重;新生儿死亡漏报比例较高,尤其是在经济落后和观念封建地区;慢性病监测信息化程度较低。

(三)行为危险因素监测

在慢性病的发生、发展过程中,个人的健康危险行为的作用很大。例如,缺乏身体活动,高盐、高脂和低蛋白质等不合理膳食,以及缺乏职业防护措施等都是行为危险因素,对其进行监测是慢性病监测的一部分。通过了解人群中不健康生活方式与危险行为的流行水平,掌握变化趋势,可为筛查高危人群及制定干预策略和措施、评价干预效果提供依据。WHO于 2001 年推出了慢性病危险因素监测框架,并针对危险因素的监测制定了 4 条原则:对慢性病的发病和死亡影响最大;通过有效的第一级预防可以改变;具备有效的测量方法;测量满足适当的伦理学标准。WHO还选择 8 个主要的危险因素开展监测,即吸烟、饮酒、营养、体育锻炼、肥胖及升高的血压、血糖和血脂;同时,建议监测的周期从每 5 年 1 次缩短到每 1～2 年 1 次。

监测对象包括健康人群和患病人群;监测内容主要涉及人口统计学特征、健康状况和医疗服务,吸烟、饮酒、膳食、体育活动、高血压、高血脂、高血糖、肥胖和健康意识等。在影响慢性病的因素中,行为危险因素是干预后改变最早、也较容易发生改变的指标,但是因为这种改变往往容易反复,所以行为危险因素监测一般间隔2～3年做一次现况调查。国家级行为危险因素监测每2年1次,常使用国家疾病预防控制中心制定的核心问卷,各监测地区可以根据本地区慢性病患病情况和行为危险因素流行情况增加一些相关的题目。

除了上述的慢性病监测系统,我国还开展了周期性的大规模专项流行病学调查,如在1958年、1979年、1991年、2002年和2012年我国进行了5次全国高血压现患率的抽样调查;1979—1980年开展了全国糖尿病调查;1994年,中日友好医院对全国19个省市25岁以上的22万余人进行了糖尿病调查。

随着我国慢性病防治工作的深入发展,慢性病监测工作将越来越重要。以发展城市社区卫生服务为基础,建立健全社区慢性病监测和综合防治信息系统,实行微机化、网络化管理,将社区卫生服务站、医疗机构、疾病预防控制中心的慢性病发病、死亡等数据连成一体,实现数据共享,将是慢性病监测的最终方向和目标。同时,还应制定相应的法律法规,保障足够的经费和人员投入,使我国慢性病监测能够有条不紊地进行,为慢性病综合防治工作打下坚实的基础。

（谢　虹）

扫码查看练习题

第十二章　突发公共卫生事件应急管理

第一节　突发公共卫生事件概述

一、突发公共卫生事件的定义

突发公共卫生事件（emergency public health event）是指突然发生的，造成或者可能造成社会公众健康严重损害的重大传染病疫情、群体性不明原因疾病、重大食物和职业中毒以及其他严重影响公众健康的事件。

突发公共卫生事件根据其成因和性质，可以划分为四类。第一类是重大传染病疫情，如新型冠状病毒感染、传染性非典型肺炎、人感染高致病性禽流感、甲型 H_1N_1 流感等《中华人民共和国传染病防治法》规定的法定传染病或依法增加的传染病暴发流行造成的重大疫情。第二类是群体性不明原因疾病，是指一定时间内（通常是指 2 周内），在某个相对集中的区域（如同一个医疗机构、自然村、社区、建筑工地、学校等集体单位）内同时或者相继出现 3 例及以上相同临床表现，经县级及以上医院组织专家会诊，不能诊断或解释病因，有重症病例或死亡病例发生的疾病。如新发传染病的暴发初期，人们对于病原体尚无法得出清晰的判定；再如食物中毒初期，大量具有相同症状的病人涌入医院就诊，但对于病因尚不明确。群体性不明原因疾病是对上述各类情况的一个过渡性称谓，确定这种分类是为了在定性不明的情况下及时采取应对措施，以免错失时机，影响处置效果。一般情况下，造成事件的原因得以确定后，该事件可被明确划分入其他几个分类中去，从而成为定性明确的事件。第三类是重大食物和职业中毒，主要指急性群体性的中毒事件。第四类是其他严重影响公众健康的事件，包括地震、核泄漏和辐射、社会恐怖事件等自然灾害、事故灾难、社会安全事件中所引发和次生的突发公共卫生事件等。

突发公共卫生事件的内涵和外延随着人们认识和实践的深入而逐步扩展。随着我国经济社会的进步，突发事件逐年增加，很多公共事件的处置需要卫生部门的参与，事件的应对也逐步被纳入卫生应急管理的范畴。

二、突发公共卫生事件的分级

按照《国家突发公共卫生事件应急预案》，根据突发公共卫生事件的性质、危害程度、涉及范围，我国将突发公共卫生事件划分为特别重大（Ⅰ级）、重大（Ⅱ级）、较大（Ⅲ级）和一般（Ⅳ级）四级。

（一）特别重大突发公共卫生事件

特别重大突发公共卫生事件主要包括：①肺鼠疫、肺炭疽在大、中城市发生并有扩散趋势,或肺鼠疫、肺炭疽疫情波及 2 个以上的省份,并有进一步扩散趋势;②发生传染性非典型肺炎、人感染高致病性禽流感病例,并有扩散趋势;③涉及多个省份的群体性不明原因疾病,并有扩散趋势;④发生新传染病或我国尚未发现的传染病发生或传入,并有扩散趋势,或发现我国已消灭的传染病重新流行;⑤发生烈性病菌株、毒株、致病因子等丢失事件;⑥周边以及与我国通航的国家和地区发生特大传染病疫情,并出现输入性病例,严重危及我国公共卫生安全的事件;⑦国务院卫生行政部门认定的其他特别重大突发公共卫生事件。

(二)重大突发公共卫生事件

重大突发公共卫生事件主要包括:①在一个县(市)行政区域内,一个平均潜伏期内(6天)发生 5 例以上肺鼠疫、肺炭疽病例,或者相关联的疫情波及 2 个以上的县(市);②发生传染性非典型肺炎、人感染高致病性禽流感疑似病例;③腺鼠疫发生流行,在一个市(地)行政区域内,一个平均潜伏期内多点连续发病 20 例以上,或流行范围波及 2 个以上市(地);④霍乱在一个市(地)行政区域内流行,1 周内发病 30 例以上,或波及 2 个以上市(地),有扩散趋势;⑤乙类、丙类传染病波及 2 个以上县(市),1 周内发病水平超过前 5 年同期平均发病水平 2 倍以上;⑥我国尚未发现的传染病发生或传入,尚未造成扩散;⑦发生群体性不明原因疾病,扩散到县(市)以外的地区;⑧发生重大医源性感染事件;⑨预防接种或群体预防性服药出现人员死亡;⑩一次食物中毒人数超过 100 人并出现死亡病例,或出现 10 例以上死亡病例;⑪一次发生急性职业中毒 50 人以上,或死亡 5 人以上;⑫境内外隐匿运输、邮寄烈性生物病原体、生物毒素造成我境内人员感染或死亡;⑬省级以上人民政府卫生行政部门认定的其他重大突发公共卫生事件。

(三)较大突发公共卫生事件

较大突发公共卫生事件主要包括:①发生肺鼠疫、肺炭疽病例,一个平均潜伏期内病例数未超过 5 例,流行范围在一个县(市)行政区域内;②腺鼠疫发生流行,在一个县(市)行政区域内,一个平均潜伏期内连续发病 10 例以上,或波及 2 个以上县(市);③霍乱在一个县(市)行政区域内发生,1 周内发病 10～29 例,或波及 2 个以上县(市),或市(地)级以上城市的市区首次发生;④1 周内在一个县(市)行政区域内,乙类、丙类传染病发病水平超过前 5 年同期平均发病水平 1 倍以上;⑤在一个县(市)行政区域内发现群体性不明原因疾病;⑥一次食物中毒人数超过 100 人,或出现死亡病例;⑦预防接种或群体预防性服药出现群体心因性反应或不良反应;⑧一次发生急性职业中毒 10～49 人,或死亡 4 人以下;⑨市(地)级以上人民政府卫生行政部门认定的其他较大突发公共卫生事件。

(四)一般突发公共卫生事件

一般突发公共卫生事件主要包括:①腺鼠疫在一个县(市)行政区域内发生,一个平均潜伏期内病例数未超过 10 例;②霍乱在一个县(市)行政区域内发生,1 周内发病 9 例以下;③一次食物中毒人数 30～99 人,未出现死亡病例;④一次发生急性职业中毒 9 人以下,未出现死亡病例;⑤县级以上人民政府卫生行政部门认定的其他一般突发公共卫生事件。

2020 年 1 月 20 日,国家卫健委发布 1 号公告,将新型冠状病毒肺炎①纳入《中华人民共和国传染病防治法》规定的乙类传染病,并采取甲类传染病的预防、控制措施。随后各省、自

---

① 现已更名为"新型冠状病毒感染"。

治区、直辖市启动重大突发公共卫生事件一级响应,成立新型冠状病毒肺炎防控指挥部,各级政府及相关部门出台各种措施对疫情进行防控。

三、突发公共卫生事件的特征

突发公共卫生事件具备以下几个特征。

(一)突发性

突发公共卫生事件虽然存在着发生征兆和预警的可能,但往往很难对其真实发生的时间、地点作出准确预测和及时识别,如各种恐怖事件、自然灾害引起的重大疫情、重大食物中毒等。此外,突发公共卫生事件的形成常常需要一个过程,刚开始它的危害程度和范围可能很小,对其蔓延范围、发展速度、趋势和结局很难预测或不能引起足够的重视。

(二)群体性

突发公共卫生事件在公共卫生领域发生,具有公共卫生属性,发生时常常同时波及多人甚至他们整个工作或生活的群体和社区。其危害对象不是特定的个体,而是不特定的群体。

(三)紧急性

突发公共卫生事件发生突然、情况紧急、危害严重,有效应对和现场救治的机会稍纵即逝,要在尽可能短的时间内作出果断决策。需通过及时有效的处置来减少或消除事发的可能性。

(四)多样性

突发公共卫生事件的种类呈多样化,主要包括细菌、病毒、不明原因引起的群体性疾病、有毒有害因素污染环境造成的群体中毒、急性职业中毒以及生物、化学、核辐射事件等。许多公共卫生事件与自然灾害也有关,如地震、水灾、火灾等;公共卫生事件与事故灾害也密切相关,如环境污染、生态破坏、交通事故等;此外,社会安全事件也是形成公共卫生事件的一个重要原因,如生物恐怖袭击等。

(五)频发性

从我国来看,突发公共卫生事件呈现频发性。我国处于社会转型的过程之中,应对突发公共卫生事件的能力相对薄弱。同时,我国也是世界上自然灾害多发、生态环境破坏严重的国家,新发传染病、再发传染病及不明原因疾病和人畜共患病频繁发生。此外,有毒有害物质滥用和管理不善导致化学污染、中毒和放射事故等时有发生。

(六)危害性

突发公共卫生事件涉及范围广,影响范围大。首先,事件会造成人员伤害和财产损失,还可能对人们的心理健康产生长时间伤害;其次,一些突发公共卫生事件涉及社会不同利益群体,敏感性、连带性很强,处理不好可能严重影响人民群众身体健康并造成社会混乱,以致影响社会的稳定和经济的发展;另外,部分事件会造成环境、水源、食品的污染,生态环境受到破坏,引起相关疾病的流行。

(七)广泛性

伴随着全球化进程的加快,突发公共卫生事件的发生具有一定的国际互动性,经济全球化在人员物资大流通的同时,也带来了疫情传播的全球化。例如,新型冠状病毒感染可能通过交通、旅游和物流等各种渠道,造成全球性传播。

(八)综合性

突发公共卫生事件从原因调查到善后处理,从现场抢救到疫情控制,涉及多系统、多部门,必须在政府领导下分工合作、协调处理,甚至需要协调国内外相关资源通力合作。只有通过综合治理,才能使公共卫生事件得到有效处置。

第二节 突发公共卫生事件的卫生应急管理体系

严重急性呼吸综合征(severe acute respiratory syndrome,SARS)疫情发生以后,中国政府和社会重点强化了以"一案三制"为核心的突发公共卫生事件应急管理体系建设。新型冠状病毒感染疫情也加快了我国各级突发公共卫生事件应急管理体系的完善。目前,已逐步形成包括国家专项预案、部门预案、单位预案的应急预案体系;建立了涵盖卫生应急法律、行政法规、规章、地方性法规、技术规范和标准等内容的应急法律体系;此外,还逐步建立了以政府为核心,由专业机构、企业、社会组织和社区、公民等共同参与的组织机构体系和管理体制,明确了不同组织、机构和部门的责权和相互之间的关系,并通过具体的应急实践活动,不断建立和完善应急组织管理和应急处置关键环节的各项应对机制。

一、卫生应急管理

(一)卫生应急

卫生应急是指为预防和减少突发公共卫生事件的发生,控制、减轻和消除突发公共卫生事件引起的严重社会危害而采取的全过程的应急管理和技术活动总称;同时,也是控制和消除其他突发公共事件所引发的严重公共卫生和社会危害而采取紧急医学救援和卫生学处理的行为。其主要活动包括监测预警、风险评估、现场调查与处置、紧急医疗救援、危机沟通、心理援助、恢复和重建等。

卫生应急有狭义和广义之分。狭义的卫生应急主要是指突发公共卫生事件发生后,人们所采取的紧急响应、处置和控制措施。而广义上的卫生应急不仅包括突发公共卫生事件发生后的应对行为,还包括对突发公共卫生事件以及由其他自然灾难、事故灾难、社会安全事件所引发的公共卫生和健康危害事件所采取的事前、事中和事后预防、响应处置、恢复重建等全部活动。

(二)卫生应急管理

卫生应急管理是对突发公共卫生事件从预防与准备、响应与处置到恢复重建过程所实施的计划、组织、领导、协调、控制、评估等活动的总称。卫生应急管理是一个全过程、全方位的管理活动,包括对突发公共卫生事件演变周期的全程管理活动,以及突发公共卫生事件应对组织体系结构、功能,人、财、物、信息、技术等构成要素以及卫生应急的制度、体制、机制管理、关键要素和环节管理等众多内容。其目标是最大限度地预防、消减和控制突发公共卫生事件危害和影响。

二、"一案三制"应急管理体系

中国突发公共卫生事件应急管理体系围绕"一案三制"而构建,主要由预案、法制、体制和机制组成。预案是指预先的应对行动计划,规定不同应急反应主体应遵循的反应程序和反应规则等;法制解决的是强制性实施问题;体制解决的是主体及其职能、权限及管理规范问题;机制解决的是具体管理运行规程之间的有机互动和关联问题。其中,预案是前提,法制是保障,体制是基础,机制是关键。

(一)卫生应急预案建设

预案是指根据评估分析或经验,对潜在的或可能发生的突发公共卫生事件的类别和影响程度事先制定的应急处置方案。预案的制定是突发公共卫生事件处置中"预防为主"方针的具体体现之一,通过事先将可能出现的突发公共卫生事件处理流程和具体措施进行归纳并使之成文,从而达到突发公共卫生事件真实发生时能通过迅速启动预案达到及时高效启动应对程序的目的。

我国突发公共事件应急预案体系已经初步形成,按照不同的责任主体,应急预案体系设计为国家总体应急预案、专项应急预案、部门应急预案、地方应急预案、企事业单位应急预案5个层次。《国家突发公共事件总体应急预案》是全国应急预案体系的总纲,是国务院应对特别重大突发公共事件的规范性文件。国家突发公共事件"专项应急预案"是国务院及其有关部门为应对某一种或几种类型突发事件而制定的预案。国家突发公共事件"部门应急预案"是国务院有关部门根据总体应急预案、专项应急预案及部门职责为应对突发事件而制定的预案。突发公共事件"地方应急预案"是省级以下人民政府根据当地实际情况制定的突发公共事件本地总体应急预案、专项应急预案及部门应急预案。突发公共事件"企事业单位应急预案"是企事业单位根据相关法律、法规及单位实际情况制定的应急预案。另外,举办大型会议、展览和文化体育等重大活动的主办单位制定的应急预案也属于这一层次。

《突发公共卫生事件应急条例》对全国突发公共卫生事件应急预案的具体内容作出了明确规定,规定其应当包括以下主要内容:①突发公共卫生事件应急处理指挥部的组成和相关部门的职责;②突发公共卫生事件的监测与预警;③突发公共卫生事件信息的收集、分析、报告、通报制度;④突发公共卫生事件应急处理技术和监测机构及其任务;⑤突发公共卫生事件的分级和应急处理工作方案;⑥突发公共卫生事件预防、现场控制,应急设施、设备、救治药品和医疗器械以及其他物资和技术的储备与调度;⑦突发公共卫生事件应急处理专业队伍的建设和培训。

《突发公共卫生事件应急条例》对于如何动态管理预案也提出了要求,规定突发事件应急预案应当根据突发事件的变化和实施中发现的问题及时进行修订、补充。

(二)卫生应急法制体系建设

2003年5月国务院颁布出台的《突发公共卫生事件应急条例》成为我国首个专门针对突发公共卫生事件的法规。2007年11月正式实施的《中华人民共和国突发事件应对法》标志着我国规范应对各类突发事件共同行为的基本法律制度也已确立,为有效实施应急管理提供了更加完备的法律依据和法制保障。此外,根据SARS疫情应对过程中出现的不足,相关部门相继对《中华人民共和国传染病防治法》《中华人民共和国国境卫生检疫法》等突发公共卫生事件相关法律及其实施细则和条例进行了修订。这些法律法规的修订促进了卫生应急法制体系的建设。目前,我国已经建成以《中华人民共和国宪法》为根本,《中华人民共和国突发事件应对法》等法律为基石,《突发公共卫生事件应急条例》等行政法规,《突发公共卫生事件与传染病疫情监测信息报告管理办法》和《突发公共卫生事件交通应急规定》等部门规章和技术标准等具体专门法规文件构成的卫生应急法制体系。

1.《突发公共卫生事件应急条例》　针对 SARS 早期防治工作中暴露出的突出问题，2003 年国务院依照《中华人民共和国传染病防治法》制定并颁布了《突发公共卫生事件应急条例》，2011 年 1 月颁布《突发公共卫生事件应急条例》修正版。该条例以法规形式明确了我国应对突发公共卫生事件应当遵循的方针和原则，明确规定各级政府、有关部门、医疗卫生机构、社会公众在应对突发公共卫生事件中的权力、责任和义务。

《突发公共卫生事件应急条例》（后简称《条例》）修正版共有六章五十四条，六章分别为总则、预防与应急准备、报告与信息发布、应急处理、法律责任、附则。《条例》以对突发公共卫生事件的预防与处置过程为逻辑顺序安排章节，就事件发生前的预防与准备、事件发生时的报告与信息发布以及事件发生后的处置行动作出明确规定，同时《条例》在法律责任一章中对违反突发公共卫生事件预防与处置法律规范的行为，明确了承担法律后果的形式和内容。《条例》的内容构建起我国突发公共卫生事件应对工作的基本架构，明确了"预防为主、平战结合"的突发事件应对方针，对卫生应急工作所涉及的"突发公共卫生事件"等核心概念予以清晰界定，确立了组织指挥、信息报告、信息发布、联防联控等应对制度，是建设和完善突发公共卫生事件应急处置体系的重要法律依据。

《条例》的实施在有效预防、及时控制和消除突发公共卫生事件的危害，保障公众身体健康与生命安全，维护正常的社会秩序等方面起到关键性作用。此外，各地方根据属地情况也颁布了地方性的条例规定，例如 2020 年 9 月 25 日，北京市政府发布了《北京市突发公共卫生事件应急条例》，以更有效预防、控制和应对突发公共卫生事件。

2.《中华人民共和国突发事件应对法》　《中华人民共和国突发事件应对法》于 2007 年 8 月 30 日第十届全国人大常委会第二十九次会议上获得通过，并于 2007 年 11 月 1 日开始实施。这部法律的颁布和实施标志着我国突发事件应对工作全面进入了法治化轨道，也标志着我国依法行政进入了更宽广的领域。

《中华人民共和国突发事件应对法》确立了"突发事件"的核心概念，其意指"突发公共事件"，是指突然发生的，造成或者可能造成严重社会危害，需要采取应急处置措施予以应对的自然灾害、事故灾难、公共卫生事件和社会安全事件。"突发事件"是"突发公共卫生事件"的上位概念，"突发公共卫生事件"是四类"突发事件"中的一类。《中华人民共和国突发事件应对法》明确了应急管理体制的基本原则，即国家建立统一领导、综合协调、分类管理、分级负责、属地管理为主的应急管理体制。该法指出突发事件应对工作实行预防为主、预防与应急相结合的原则；同时，国家应建立重大突发事件风险评估体系，对可能发生的突发事件进行综合性评估，减少重大突发事件的发生，最大限度地减轻重大突发事件的影响；国家还应建立有效的社会动员机制，增强全民的公共安全和防范风险的意识，提高全社会的避险救助能力。

这部法律的颁布与实施对我国预防和控制突发事件的发生以及减轻突发事件给人民群众生命健康和财产造成的各种危害和损失具有非常重要的意义。

（三）卫生应急体制建设

SARS 事件后，依据卫生应急管理体制构建原则，组建并明确了全国卫生应急管理组织体系。我国的卫生应急组织体系是由政府、专业机构、企业、非政府组织及社会公众等多元主体组成的。

政府及卫生应急相关机构包括卫生应急指挥机构、日常管理和工作机构、专家咨询委员会及专业技术机构。国务院成立全国突发公共卫生事件应急指挥部,县级以上地方各级人民政府设立突发公共卫生事件应急指挥机构。2004年3月,卫生部正式设立卫生应急办公室(突发公共卫生事件应急指挥中心),并初步建立了国家、省、地市三级卫生应急日常管理机构组织体系,负责辖区范围内的突发公共卫生事件应急处理的日常管理工作。国务院卫生行政部门和省级卫生行政部门组建突发公共卫生事件专家咨询委员会。目前,全国已建立了由医疗、公共卫生、法律、管理等多专业组成的专家库、委员会等卫生应急的技术咨询和学术机构,制定了专家咨询委员会管理办法。突发公共卫生事件应急处理的专业技术机构主要包括疾病预防控制机构、医疗机构、卫生监督机构、出入境检验检疫机构。2021年5月13日,国家疾病预防控制局正式成立,意味着疾病预防控制机构的职能从单纯预防控制疾病向全面维护和促进全人群健康转变,这不仅能更好地应对突发性公共卫生事件,组织并调动力量进行防控,还能顺应健康发展新趋势,积极应对人民健康发展新需求。

除了政府和卫生应急相关机构,企业和非政府组织在应对重大突发公共卫生事件中,通过各种方式积极提供资金、物资、技术设备、人员等方面的帮助。例如,2009年应对甲型H_1N_1流感中,10家疫苗企业的积极参与,使中国成为“世界上第一个可以应用甲型H_1N_1流感疫苗的国家”;SARS疫情防控期间,全国接收社会捐赠款物约39.4亿元,非政府组织在其中发挥了重要作用;截至2021年6月,中国在新型冠状病毒感染疫情防控中获批上市或紧急使用的新型冠状病毒疫苗达7款,同时还有8款疫苗在国外获批开展Ⅲ期临床试验,1款mRNA疫苗在国外获伦理批准,为全球的疫情防控作出重大贡献。公众个体的参与程度和国际社会合作亦是卫生应急管理组织体系的重要组成部分。

(四)卫生应急机制建设

突发公共卫生事件应急机制是指突发事件全过程中各种制度化、程序化的应急管理方法与措施,建立应急管理机制的基本要求是统一指挥、反应灵敏、协调有序、运转高效。按照职能划分,将突发公共卫生事件应急机制分为管理和运行两部分。应急管理机制包括指挥决策机制、预防与应急准备机制、保障支持机制、事后评估机制、激励奖惩机制和国际合作机制等。应急运行机制包括预警与信息发布机制、风险评估机制、响应与处置机制、联防联控机制和社会动员机制(图12-2-1)。

通过指挥决策机制的构建,解决首脑和中枢系统的快速反应和决策问题,有利于协调和整合系统内外部资源,为组织运行创造必要的条件和环境。预防与应急准备机制是建立和完善突发公共卫生事件应急机制的基础,而应急保障支持机制是卫生应急工作顺利开展的重要前提。预警监测机制可以帮助解决系统的风险识别和预测问题,而建立健全风险沟通机制可以控制和消除突发事件的不良影响,创造必要的信息与舆论环境,维护和塑造良好的政府形象。

风险评估机制的建立可以对特定类别的风险进行了解、监测和控制,从而有效地杜绝和减少该类风险出现的危害。应急响应与处置机制是确保科学有效处置突发公共卫生事件的关键因素。通过联防联控机制,可以解决地区之间、部门之间的协调和联动问题,社会动员机制有助于解决社会各种资源的有效调动问题,并形成政府与社会公众协调互动的良性关系。

对事件处置过程各个环节和效果进行评估、查找问题、分析原因、总结经验和教训、研究对策,是不断提高突发公共卫生事件应急处置能力的保证。激励与奖惩机制的建立,提高了卫生应急相关人员的积极性和责任感,为卫生应急各项工作的顺利开展提供保障。良好国际合作机制的建立,实现了国与国之间的信息互通、联合应对和经验共享。

卫生应急机制建设以卫生应急法律法规为依据、以卫生应急体制为基础,针对卫生应急工作所遇到的各种问题,并在解决这些问题的过程中逐步建设、逐步发展和逐步完善。卫生应急机制一旦形成,就成为相关组织和个人在应急工作中的制度规范,相关组织和个人必须按照规范开展相关的工作。

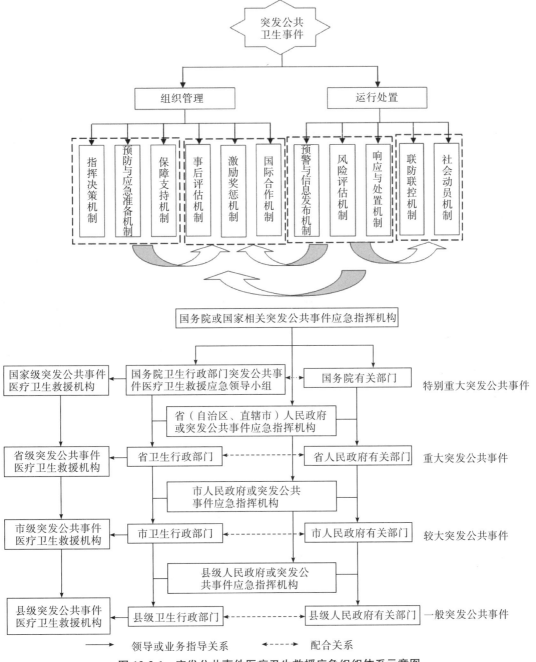

图 12-2-1　突发公共事件医疗卫生救援应急组织体系示意图

第三节 突发公共卫生事件的卫生应急

卫生应急可分为预防与应急准备、监测与预警、应急处置、恢复重建和事后评估等多个阶段,每个阶段的工作内容不同,涉及的单位和人员也不一样,需要对每个阶段的工作原则、内容、程序和责任进行详细的规定,针对性地提供应急保障,以提高卫生应急的效果。

一、预防与应急准备

(一)预防阶段

"预防为主"是卫生应急的基础,日常工作中应强化危机管理意识,查明环境中潜在的危险因素和风险,对可能引起突发事件的诱因、征兆、隐患及其危险程度进行全面的判断和识别,评估事件发生的可能性和后果,采取有效的预防措施,防止事件的发生。地方各级人民政府应当依照法律和行政法规的要求,做好传染病预防和其他公共卫生工作,防范突发事件的发生。县级以上各级人民政府卫生行政主管部门和其他有关部门,应当对公众开展突发事件应急知识的专门教育,增强全社会对突发事件的防范意识和应对能力。

(二)应急准备

卫生应急的效果主要取决于是否进行了充分而有效的准备,包括卫生应急预案、各种资源的储备及资金准备、应急队伍的建设及培训等。这些准备活动都需要在事件发生前进行,通过建立准备机制,对各项准备活动进行制度规定,明确准备过程中的责任和要求,使准备活动按计划、有步骤地开展。国务院有关部门和县级以上地方人民政府及其有关部门,应保证应急设施、设备、救治药品和医疗器械等物资的储备。县级以上各级人民政府应当加强急救医疗服务网络的建设,配备相应的医疗救治药物、技术、设备和人员,提高医疗卫生机构应对各类突发事件的救治能力。卫生行政主管部门应当定期对医疗卫生机构和人员开展突发事件应急处理相关知识和技能的培训,定期组织医疗卫生机构进行突发事件应急演练,推广最新的知识和先进技术。

二、监测、预警与信息发布

《突发公共卫生事件应急条例》要求县级以上地方人民政府应当建立和完善突发公共卫生事件监测与预警系统。县级以上各级人民政府卫生行政主管部门应当指定机构负责开展突发公共卫生事件的日常监测,并确保监测与预警系统的正常运行。监测与预警工作应当根据突发公共卫生事件的类别,制定监测计划,科学分析、综合评价监测数据。对早期发现的潜在隐患以及可能发生的突发公共卫生事件,应当依照《突发公共卫生事件应急条例》中规定的报告程序和时限及时进行报告。

(一)监测

突发公共卫生事件监测是指长期、连续、系统地收集事件相关的临床、流行病学和其他因素的资料,经过分析将信息及时反馈,以便采取预防措施并评价其效果。一旦发生突发事件,常常需要通过主动监测的方式,开展病因学和预防控制措施效果的研究。

突发公共卫生事件的监测包括以下几个方面的内容:①通过长期、连续、系统地收集事件的相关资料,发现突发公共卫生事件的发生规律和发展趋势,从而评估突发事件发生、疾病暴发或流行的可能性;②调查和跟踪可疑病例并进行辨认分析,评估疾病对公众健康的影响及其发展趋势,监测治疗效果,监测传染病病原体的变化等;③通过对原始资料进行整理和分析,将收集的资料转化为有价值的信息,包括提出并评估预防和控制措施;④将信息及时向有关部门和人员反馈,使这些信息在疾病预防控制中发挥作用。

突发公共卫生风险监测是卫生应急工作的一个关键环节,监测是及时发现风险、评估风险和管理风险的必要手段。SARS 事件之前,我国有关公共卫生事件和风险监测仅针对传染病、出生缺陷等几项数量极为有限的监测,不具备针对可能具有极大社会危害性的突发公共卫生事件进行广泛监测的意识和条件。因此,《突发公共卫生事件应急条例》特别强调监测工作在卫生应急中的重要意义和作用,为突发事件监测的开展制定了相关规定。

国家建立统一的突发公共卫生事件监测、预警与报告网络体系。各级医疗机构、疾病预防控制机构、卫生监督机构和出入境检疫机构负责开展突发公共卫生事件的日常监测工作。省级人民政府卫生行政部门要按照国家统一规定和要求,结合实际,组织开展重点传染病和突发公共卫生事件的主动监测。国务院卫生行政部门和地方各级人民政府卫生行政部门要加强对监测工作的管理和监督,保证监测质量。

(二)预警

各级人民政府卫生行政部门根据医疗机构、疾病预防控制机构和卫生监督机构提供的监测信息,按照公共卫生事件的发生、发展规律和特点,及时分析其对公众身心健康的危害程度和可能的发展趋势,及时作出预警,包括预警分级指标、预警发布或解除的程序和预警响应措施等。

按照突发公共事件的严重性和紧急程度,突发事件普遍分为一般(Ⅳ级)、较大(Ⅲ级)、重大(Ⅱ级)和特别重大(Ⅰ级)四级预警,颜色依次为蓝色、黄色、橙色和红色。

明确预警方式方法、渠道以及监督检查措施,信息交流与通报程序,新闻和公众信息发布程序等。建立相关技术支持平台,做到信息传递及时,信息反馈高效、快捷。

(三)报告与信息发布

1. 报告　《突发公共卫生事件应急条例》规定,国家建立突发公共卫生事件应急报告制度,明确了需报告突发公共卫生事件的具体情形、报告程序和时限。任何单位和个人对突发公共卫生事件不得隐瞒、缓报、谎报或者授意他人隐瞒、缓报、谎报。

(1)需报告的具体情形。《突发公共卫生事件应急条例》规定了需要报告的具体情形,主要包括:①发生或者可能发生传染病暴发、流行的;②发生或者发现不明原因的群体性疾病的;③发生传染病菌种、毒株丢失的;④发生或者可能发生重大食物和职业中毒事件的。

(2)报告的程序和时限。突发事件监测机构、医疗卫生机构和有关单位发现有需报告的具体情形之一的,应当在2小时内向所在地县级人民政府卫生行政主管部门报告;接到报告的卫生行政主管部门应当在2小时内向本级人民政府报告,并同时向上级人民政府卫生行政主管部门和国务院卫生行政主管部门报告,具体为:①县级人民政府应当在接到报告后2小时内向设区的市级人民政府或者上一级人民政府报告;②设区的市级人民政府应当在接到报告后2小时内向省、自治区、直辖市人民政府报告;③省、自治区、直辖市人民政府应当在接到报告 1 小时内向国务院卫生行政主管部门报告;④国务院卫生行政主管部门对可能造成重大社会影响的突发事件,应当立即向国务院报告。

任何单位和个人有权向人民政府及有关部门报告突发事件隐患,也有权向上级人民政府及其有关部门举报地方人民政府及其有关部门不履行或者不按照规定履行职责的情况。接到报告的地方人民政府及其有关部门依照该条例规定报告的同时,应当立即对不履行或者不按照规定履行突发事件应急处理职责的情况进行调查处理。

2.信息发布   由于突发公共卫生事件相关信息关系到人民群众的重大公共利益,因此公民对该信息享有知情权,政府应当充分保障公众的知情权,及时准确地将有关事件的信息、影响、救援工作的进展等情况向媒体和公众进行统一发布,以消除公众的恐慌心理,控制谣言,避免公众的猜疑和不满。

国家建立突发事件的信息发布制度。国务院卫生行政主管部门负责向社会发布突发事件的信息。必要时,可以授权省、自治区、直辖市人民政府卫生行政主管部门向社会发布本行政区域内突发事件的信息。信息发布应当及时、准确、全面。

三、应急处置

应急处置是突发公共卫生事件防控的核心,《突发公共卫生事件应急条例》主要从五个方面对应急处置作出规定:①国务院和国务院卫生行政主管部门对新发现的突发传染病,根据危害程度、流行强度及时依法宣布为法定传染病;②突发公共卫生事件应急处理专业技术机构负责对突发事件的技术调查、确证、处置、控制和评价工作;③国务院有关部门和县级以上地方人民政府及其有关部门,应当保证突发公共卫生事件应急处理所需的医疗救护设备、救治药品、医疗器械等物资的生产、供应,铁路、交通、民用航空行政主管部门应当保证及时运送;④突发事件应急处理指挥部有权紧急调集人员、储备的物资、交通工具以及相关设施、设备,必要时对人员进行疏散或者隔离,依法对传染病疫区实行封锁;⑤突发公共卫生事件应急处理指挥部可以根据突发事件应急处理的需要,对食物和水源采取控制措施,卫生行政主管部门应当对突发事件现场采取控制措施,对易受感染的人群和其他易受损害的人群采取应急接种、预防性投药、群体防护等措施。

(一)各级人民政府

1.组织协调有关部门参与突发公共卫生事件的处理。

2.根据突发公共卫生事件处理需要,调集本行政区域内各类人员、物资、交通工具和相关设施、设备参加应急处理工作。涉及危险化学品管理和运输安全的,有关部门要严格执行相关规定,防止事故发生。

3.划定控制区域   甲类、乙类传染病暴发、流行时,县级以上地方人民政府报经上一级地方人民政府决定,可以宣布疫区范围;经省、自治区、直辖市人民政府决定,可以对本行政区域内甲类传染病疫区实施封锁;封锁大、中城市的疫区或者封锁跨省(自治区、直辖市)的疫区,以及封锁疫区导致中断干线交通或者封锁国境的,由国务院决定。对重大食物中毒和职业中毒事故,根据污染食品扩散和职业危害因素波及的范围,划定控制区域。

4.疫情控制措施   当地人民政府可以在本行政区域内采取限制或者停止集市、集会、影剧院演出,以及其他人群聚集的活动,停工、停业、停课,封闭或者封存被传染病病原体污染的公共饮用水源、食品以及相关物品等紧急措施;临时征用房屋、交通工具以及相关设施和设备。

5.流动人口管理　对流动人口采取预防工作,落实控制措施,对传染病病人、疑似病人采取就地隔离、就地观察、就地治疗的措施,对密切接触者根据情况采取集中或居家医学观察。

6.实施交通卫生检疫　组织铁路、交通、民航、质检等部门在交通站点和出入境口岸设置临时交通卫生检疫站,对出入境、进出疫区和运行中的交通工具及其乘运人员和物资、宿主动物进行检疫查验,对病人、疑似病人及其密切接触者实施临时隔离、留验和向地方卫生行政部门指定的机构移交。

7.信息发布　突发公共卫生事件发生后,有关部门要按照有关规定做好信息发布工作,信息发布要及时主动、准确把握、实事求是,正确引导舆论,注重社会效果。

8.开展群防群治　街道、乡(镇)以及居委会、村委会协助卫生行政部门和其他部门、医疗机构,做好疫情信息的收集、报告、人员分散隔离及公共卫生措施的实施工作。

9.维护社会稳定　组织有关部门保障商品供应,平抑物价,防止哄抢;严厉打击造谣传谣、哄抬物价、囤积居奇、制假售假等违法犯罪和扰乱社会治安的行为。

(二)卫生行政部门

1.组织医疗机构、疾病预防控制机构和卫生监督机构开展突发公共卫生事件的调查与处理。

2.组织突发公共卫生事件专家咨询委员会对突发公共卫生事件进行评估,决定启动突发公共卫生事件应急处理的级别。

3.应急控制措施　根据需要,组织开展应急疫苗接种、预防服药。

4.督导检查　国务院卫生行政部门组织对全国或重点地区的突发公共卫生事件应急处理工作进行督导和检查。省、市(地)级以及县级卫生行政部门负责对本行政区域内的应急处理工作进行督察和指导。

5.发布信息与通报　国务院卫生行政部门或经授权的省、自治区、直辖市人民政府卫生行政部门及时向社会发布突发公共卫生事件的信息或公告。国务院卫生行政部门及时向国务院各有关部门和各省、自治区、直辖市卫生行政部门以及军队有关部门通报突发公共卫生事件情况。对涉及跨境的疫情线索,由国务院卫生行政部门向有关国家和地区通报情况。

6.制定技术标准和规范　国务院卫生行政部门对新发现的突发传染病、不明原因的群体性疾病、重大中毒事件,组织力量制定技术标准和规范,及时组织全国培训。地方各级卫生行政部门开展相应的培训工作。

7.普及卫生知识　针对事件性质,有针对性地开展卫生知识宣教,提高公众健康意识和自我防护能力,消除公众心理障碍,开展心理危机干预工作。

8.进行事件评估　组织专家对突发公共卫生事件的处理情况进行综合评估,包括事件概况、现场调查处理概况、病人救治情况、所采取的措施、效果评价等。

(三)医疗机构

1.开展病人接诊、收治和转运工作,实行重症病人和普通病人分开管理,对疑似病人及时排除或确诊。

2.协助疾病预防控制机构人员开展标本的采集、流行病学调查工作。

3.做好医院内现场控制、消毒隔离、个人防护、医疗垃圾和污水处理工作,防止院内交叉感染和污染。

4. 做好传染病和中毒病人的报告工作。对因突发公共卫生事件而引起身体伤害的病人，任何医疗机构不得拒绝接诊。

5. 对群体性不明原因疾病和新发传染病做好病例分析与总结，积累诊断治疗的经验。对重大中毒事件按照现场救援、病人转运、后续治疗相结合的原则进行处置。

6. 开展科研与国际交流。开展与突发事件相关的诊断试剂、药品、防护用品等方面的研究。开展国际合作，加快病源查寻和病因诊断。

(四)疾病预防控制机构

1. 突发公共卫生事件信息报告　国家、省、市(地)、县级疾病预防控制机构做好突发公共卫生事件的信息收集、报告与分析工作。

2. 开展流行病学调查　疾病预防控制机构人员到达现场后，尽快制订流行病学调查计划和方案，地方专业技术人员按照计划和方案，对突发事件累及人群的发病情况、分布特点进行调查分析，提出并实施有针对性的预防控制措施；对传染病病人、疑似病人、病原携带者及其密切接触者进行追踪调查，查明传播链，并向相关地方疾病预防控制机构通报情况。

3. 实验室检测　中国疾病预防控制中心和省级疾病预防控制机构指定的专业技术机构在地方专业机构的配合下，按有关技术规范采集足量的标本，分送省级和国家应急处理功能网络实验室检测，查找致病原因。

4. 开展科研与国际交流　开展与突发事件相关的诊断试剂、疫苗、消毒方法、医疗卫生防护用品等方面的研究。开展国际合作，加快病源查寻和病因诊断。

5. 制定技术标准和规范　中国疾病预防控制中心协助卫生行政部门制定全国新发现的突发传染病、不明原因的群体性疾病、重大中毒事件的技术标准和规范。

6. 开展技术培训　中国疾病预防控制中心具体负责全国省级疾病预防控制中心突发公共卫生事件应急处理专业技术人员的应急培训工作。各省级疾病预防控制中心负责县级以上疾病预防控制机构专业技术人员的培训工作。

(五)卫生监督机构

1. 在卫生行政部门的领导下，开展对医疗机构、疾病预防控制机构突发公共卫生事件应急处理各项措施落实情况的督导和检查。

2. 围绕突发公共卫生事件应急处理工作，开展食品卫生、环境卫生、职业卫生等方面的卫生监督和执法稽查。

3. 协助卫生行政部门依据《突发公共卫生事件应急条例》和有关法律法规，调查处理突发公共卫生事件应急工作中的违法行为。

(六)出入境检验检疫机构

1. 突发公共卫生事件发生时，调动出入境检验检疫机构技术力量，配合当地卫生行政部门做好口岸的应急处理工作。

2. 及时上报口岸突发公共卫生事件信息和情况变化。

(七)非事件发生地区的应急反应措施

未发生突发公共卫生事件的地区应根据其他地区发生事件的性质、特点、发生区域和发展趋势，分析本地区受波及的可能性和程度，重点做好以下工作：①密切保持与事件发生地区的联系,及时获取相关信息;②组织做好本行政区域应急处理所需的人员与物资准备;③加强相关疾病与健康监测和报告工作,必要时,建立专门报告制度;④开展重点人群、重点场所和重点环节的监测和预防控制工作,防患于未然;⑤开展防治知识宣传和健康教育,提高公众自我保护意识和能力;⑥根据上级人民政府及其有关部门的决定,开展交通卫生检疫等。

四、恢复重建与事后评估

《中华人民共和国突发事件应对法》中有关事后恢复与重建的内容可以划分为四个方面。

1. 应急终止　突发事件的危害得到控制和消除后,履行统一领导职责或者组织处置突发事件的人民政府的首要职责是,停止依照本法规定采取的应急处置措施并采取必要措施防止发生自然灾害、事故灾害、公共卫生事件的次生和衍生事件或者重新引发社会安全事件。

2. 恢复重建　履行统一领导职责的人民政府应当立即对突发事件造成的损失进行评估,制订恢复重建计划,尽快恢复遭事件破坏的交通、通信、供水等公共设施。

3. 人员奖励及追责　政府应当履行有关人员救助、补偿、抚慰、抚恤、安置、表彰、奖励和追责等方面的工作。

4. 事后评估　履行统一领导职责的人民政府应当及时查明突发事件的发生经过和原因,总结突发事件应急处置工作的经验教训,完善相关预案、规范,也为完善体制和机制等提供依据,并向上一级人民政府提出报告。

五、应急保障

应急保障包括人力资源保障、财力保障、物资保障、医疗卫生保障、交通运输保障、治安维护、通信保障、科技支撑等。

1. 人力资源保障　明确各类应急响应的人力资源,包括政府、军队、武警、企事业单位和志愿者队伍等。明确先期处置队伍、第二处置队伍、增援队伍的组织与保障方案,以及应急能力保持方案等。

2. 财力保障　明确应急经费来源、使用范围、数量和管理监督措施,提供应急状态时政府经费的保障措施。

3. 物资保障　物资保障包括物资调拨和组织生产方案。根据具体情况和需要,明确具体的物资储备、生产及加工能力储备、生产流程的技术方案储备。

4. 医疗卫生保障　医疗卫生保障包括医疗救治资源分布,救治能力与专长,卫生疾控机构能力与分布,及其各单位的应急准备保障措施、被调用方案等。必要时,列出可用的急救资源表,如急救中心、救护车和现场急救人员的数量;医院及专科医院的列表,如数量、分布、可用病床、治疗能力等;抢救药品、医疗器械、消毒、解毒药品等的城市内、外来源和供给。

5. 交通运输保障　交通运输保障包括各类交通运输工具数量、分布、功能、使用状态等信息,驾驶员的应急准备措施,征用单位的启用方案,交通管制方案和线路规划。

6. 治安维护　防止与救援无关人员进入现场,保障救援队伍、物资运输和人群疏散等的交通畅通,并避免发生不必要的伤亡。明确应急状态下治安秩序的各项准备方案,包括警力培训、布局、调度和工作方案等。

7.通信保障　通信是应急指挥、协调和与外界联系的重要保障。在现场指挥部、应急中心、各应急救援组织、新闻媒体、上级政府和外部救援机构等之间,必须建立畅通的应急通信网络。明确参与应急活动的所有部门通信方式和分级联系方式,并充分考虑紧急状态下的通信能力和保障,建立备用的通信系统。

8.科技支撑　成立相应的专家组,提供多种联系方式,并依托相应的科研机构,建立相应的技术信息系统。组织有关机构和单位开展突发公共事件预警、预测、预防和应急处置技术研究,加强技术储备。

（万宇辉）

扫码查看练习题

第五篇 特定人群保健

第十三章 儿童保健服务

2021年第七次全国人口普查显示,我国0～14岁儿童占总人口的17.95%。儿童是世界的未来,儿童的健康状况关系到整个民族的人口素质,关系到未来社会的发展,"儿童优先,母亲安全"已成为国际社会公认的准则,也是社会文明进步的标志。我国儿童的生存、保护和发展已经取得了历史性的进步和举世瞩目的成就,其中,儿童保健服务作出了重要贡献。我国儿童保健服务的主要对象是7岁以下儿童,重点是3岁以下儿童。不同年龄阶段儿童的保健重点不同,要以动态和完整的观点来组织妇幼保健措施的实施。

第一节 儿童生长发育评价与监测

儿童完全需要或部分需要成人照顾,生长发育是其基本特征。在儿童保健服务过程中不仅要评价儿童"目前"的生长发育现状,发现儿童的生长发育偏离,给予及时纠正;也要监测评估儿童的生长发育趋势,以便及时改善。

一、儿童生长发育评价指标

儿童生长发育评价指标有体格指标(如身高、体重、上臂围、皮下脂肪厚度等)、体能指标(如心率、脉搏、肺活量、力量、速度、耐力等)、心理行为指标(如智能、短时记忆、焦虑、抑郁等)和社会适应能力指标(如社交能力、处事能力等)。这些指标中常用的监测指标是体格指标。体格指标(body build index)是用以反映人体外部形态、身体比例和体型等方面的指标,属于人体测量学范畴,大体可归为3类,即纵向测量指标、横向测量指标和重量测量指标。

1.纵向测量指标 纵向测量指标主要包括身长(3岁以前)、身高(3岁以后)、顶臀长(3岁以前)、坐高(3岁以后)、上肢长、下肢长、手长、足长等。儿童生长发育监测中常用的纵向测量指标为身高和身长。

3岁以内的婴幼儿,由于不能站立或站立时不能保持足跟、骶骨和胸椎与身高坐高计接触(以使婴幼儿维持身体直立位),需卧位测量头顶点至足底距离,这段距离称为身长。3岁以后儿童站立时头、颈、躯干和下肢的总高度,称为身高。身高(身长)主要由骨骼长度决定,骨骼受遗传因素的控制较强,不易受外界短期生活条件的影响,身高的明显变化是外界环境或内在环境长年累月作用的结果。身高不呈双向变化,只有升高而没有降低。年龄别身高通常用来反映慢性营养不良或因过去有营养不良而造成的生长迟缓。

新生儿出生时身长约为50 cm,是人的快速发育时期,其中50%以上在妊娠中期完成。出生后第一年增加25 cm(女)到26 cm(男),前半年每月增长约2.5 cm,后半年每月增长约1.2 cm。第二年增长约10 cm,2岁儿童的身长约85 cm。2岁至青春发育期前(女童在9～10

岁,男童在 11~12 岁)每年增长 6~9 cm,平均约 7 cm,即

$$2～10 岁身长/身高(cm)=85+(年龄-2)×7$$

2.横向测量指标　横向测量指标包括围度测量指标和径长测量指标。常用的围度测量指标有头围、胸围、腹围、上臂围、大腿围和小腿围等。常用的径长测量指标有肩宽、骨盆宽、胸廓前后径和左右径、头前后径和左右径。儿童期常用的横向测量指标有头围、胸围、上臂围等。

(1)头围。头围表示头颅的围长,反映颅内容量和颅骨的发育情况。新生儿头围大于胸围,随着月龄增长,胸围超过头围。佝偻病、脑积水、地方性甲状腺功能低下等均可影响儿童的头围发育。新生儿出生时头围约为 34 cm,出生后第一年的前半年增长 9 cm,后半年增长 3 cm。第二年增长 2 cm,达 48 cm。第三年增长 1~2 cm,3 岁时头围约为 49 cm。5 岁为 50 cm,10 岁为 52 cm,15~16 岁为 54~58 cm。

(2)胸围。胸围是胸廓的围长,反映胸廓与肺的发育情况。出生时胸围小于头围 1~2 cm,1 周岁时胸围与头围大致相等,以后胸围超过头围。在 1 岁至青春期前(约 10 岁),胸围超头围的数值(cm)约等于儿童年龄(周龄)减去 1。

(3)上臂围。上臂围是指上臂正中位的肌肉、脂肪和骨骼的围度。在儿童期,肌肉、骨骼围度上的差异相对稳定,脂肪多少影响上臂围变化。因此,可以用上臂围间接反映脂肪变化来估计营养状况。一般认为,1~5 岁儿童上臂围变化不大,如我国 1~5 岁男童上臂围为 (15.5±1.0) cm,女童为(15.3±1.0) cm,可初步以 13 cm 作为界值,低于 13 cm 作为 1~5 岁儿童营养不良的判定标准。

3.重量测量指标　体重是儿童生长发育最为重要的指标之一。体重反映了身体各部分、各种组织重量的总和,其中骨骼、肌肉、内脏、体脂和水分占主要成分。在构成体重的各成分中,骨骼发育受遗传因素影响大,发育趋于稳定,儿童肌肉、内脏变化居中,而水分和体脂变化最为活跃。因此,体重可呈双向变化,体重受环境因素影响大,常作为生长监测的指标。个体体重下降可由远期或近期营养不良造成。群体体重下降可预示群体中死亡率有上升的趋势以及有阻碍生长发育的危险因素存在。新生儿和婴儿体重的测量误差比身长小,在儿童生长发育监测中,可以利用体重指标短期的变化情况有效地反应儿童近期的营养状况。

新生儿出生体重达 3 kg 左右,其中 70% 以上是在妊娠期最后 3 个月完成的。新生儿体重有生理性下降,多在出生后的 3~4 日降至最低点(不超出出生体重的 7%),至 7~10 日,又达到出生时的体重,早产儿体重达到出生体重的速度较慢。

新生儿出生后头 3 个月每月平均增加 700~1000 g,4~6 月每月平均增加 600~800 g,出生后前半年平均每月增加约 800 g,即

$$出生后 1～6 个月体重(kg)=出生体重+月龄×0.8$$

7~12 个月每月平均体重增长约 350 g,即

$$7～12 个月体重(kg)=出生体重+6×0.8+(月龄-6)×0.35$$

1~10 岁,每年体重增加约 2 kg,即

$$1～10 岁体重(kg)=8+年龄×2$$

通常,4~5 个月婴儿的体重约为出生体重的 2 倍,1 周岁的体重约为出生体重的 3 倍,2 周岁的体重约为出生体重的 4 倍。

将两项或几项发育指标通过数学式表达而形成的新的评价指标,称为派生指标,又称身

体指数,如体重指数、肺活量指数等。儿童生长发育监测中常用的派生指标为体重指数。体重指数(body mass index,BMI)适合各个年龄阶段的儿童青少年和成人,BMI 表示人体单位面积的体重(kg/m²),能较敏感地反映人体的匀称程度和胖瘦程度,与皮脂厚度相关性较好。BMI 计算公式如下:

$$BMI = \frac{W}{H^2}$$

式中,W 为体重(单位为 kg);H 为身高(单位为 m)。

二、儿童生长发育评价方法

在儿童生长发育监测中,测量结果需要进行评价,没有评价的测量是没有任何意义的。儿童生长发育评价是将个体测量值与相同特征的群体进行比较,评价个体在群体中的位置,通过个体在群体中的位置来评价个体的生长发育情况。

(一)评价方法

儿童生长发育指标在群体中通常呈正态分布,因此可以从统计学原理出发评价儿童的生长发育状况,通常将统计学中处于小概率事件范围的人群评价为"异常"人群。2006 年世界卫生组织推荐的儿童生长发育标准(WHO Child Growth Standards)给出了不同年龄、不同性别儿童体格发育指标(身高、体重、头围、上臂围、肩胛下角皮褶厚度、三角肌皮褶厚度、BMI 等)的百分位数、中位数、均值和标准差等,利用以上参考值可使用以下几种方法进行评价。

1.百分位数法　百分位数(percentile)代表了个体在总体为 100 的分布序列中的某一位置。第 50 百分位(P_{50})即表示样本人群测量值中间的位置,称为中位数(M)。一般而言,个体在 P_3 以下评价为下等,在 $P_3 \sim P_{20}$ 之间为中下等,在 $P_{20} \sim P_{80}$ 之间为中等,在 $P_{80} \sim P_{97}$ 之间为中上等,在 P_{97} 以上为上等。

2.中位数百分比法　中位数百分比法(median percentage method)是以参考人群某项指标的中位数(median,M)为 100%,计算个体儿童相应指标测量值相当于中位数的百分比。例如,某男孩身高为 118.3 cm、体重为 23.2 kg,查 WHO 身高别体重参考值(以身高别体重中位数为身高标准体重),身高为 118.0~118.5 cm 的男童的体重 M 为 21.4,该儿童体重相当于参考人群中位数的 108.4%。在评价营养状况时,采用身高别体重,个体身高别体重在参考人群中位数的 90%~110% 之间评价为正常;在 110%~120% 之间评价为超重;>120% 评价为肥胖;在 80%~90% 之间评价为轻度消瘦,<80% 为中重度消瘦。

3.均值离差法　均值离差法(mean deviation method)用于评价受试者生长发育指标的实测值偏离参考标准的中位数[或均值($\bar{x}$)]多少个标准差(s)。通常用均值离差法将儿童的生长发育指标划分为 5 个等级,即上等($>\bar{x}+2s$)、中上等($\bar{x}+s \sim \bar{x}+2s$)、中等($\bar{x}-s \sim \bar{x}+s$)、中下等($\bar{x}-2s \sim \bar{x}-s$)、下等($<\bar{x}-2s$)。

4.标准差分法　标准差分(standard deviation score)简称 Z 分,公式如下:

$$Z = \frac{实测值 - 参考人群中位数(或均值)}{标准差}$$

通常以 Z 分为 -2 或 $+2$ 作为划定异常的界值。在评价营养不良时,将 Z 分为 -2 作为中重度营养不良的划界值。用标准差分法、均值离差法和百分位数法评价体格发育等级及各等级所占比例见表 13-1-1,由此可见,不同评价方法评价儿童生长发育等级的比例存在一定差异,因此在描述儿童生长发育所处的发育等级时需指明所采用的评价方法。

表 13-1-1　儿童生长发育五等级评价表

发育等级	均值离差法和 Z 分法			百分位数法	
	均值离差法	Z 分法	占总体百分比/%	百分位数法	占总体百分比/%
上等	$>\bar{x}+2s$	>2	2.3	$>P_{97}$	3
中上等	$\bar{x}+s\sim\bar{x}+2s$	$1\sim2$	13.55	$P_{75}\sim P_{97}$	22
中等	$\bar{x}-s\sim\bar{x}+s$	$-1\sim1$	68.3	$P_{25}\sim P_{75}$	50
中下等	$\bar{x}-2s\sim\bar{x}-s$	$-2\sim-1$	13.55	$P_3\sim P_{25}$	22
下等	$<\bar{x}-2s$	<-2	2.3	$<P_3$	3

儿童生长发育指标因不同年龄、不同性别的参考标准而存在差异,因此,不同人口特征个体的测量值不能直接进行比较。为了便于不同人口特征个体间能够相互比较,需要将个体的测量值进行标准差分转化(Z 分转化)。图 13-1-1 为 WHO 男女童年龄别体重的 Z 分曲线图。

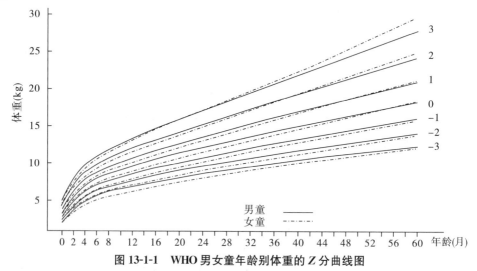

图 13-1-1　WHO 男女童年龄别体重的 Z 分曲线图

(二)儿童常见生长发育偏离的评价

WHO、美国疾病预防控制中心(CDC)等研究认为,中位数(M)比均值的代表性好。联合国儿童基金会(United Nations International Children's Emergency Fund,UNICEF)在推荐应用 WHO 标准时,建议以 $M-2s$ 作为发育迟缓、消瘦、低体重和慢性严重营养不良的划界值,全面反映儿童营养不良。

1. 低体重　低体重(low body weight)是指年龄别体重低于某划界值(通常低于 $\bar{x}-2s$ 或低于第 3 百分位数),但 WHO 专家委员会推荐使用个体体重实测值低于相应年龄别体重(W/A)参考值的中位数(M)的 $2s$ 以下作为低体重的评价标准。值得注意的是,WHO 推荐使用中位数(M),而不是均值($\bar{x}$)。

2. 超重与肥胖　超重(overweight)和肥胖(obesity)的评价通常用身高别标准体重法和 BMI。采用身高别体重(W/H)评价超重和肥胖时,个体身高别体重在参考人群中位数(身高标准体重)的 110%~120% 之间为超重;在 120% 以上为肥胖。目前国内外多采用 BMI 取代身高别标准体重法评价儿童的营养状况。一些国家已经制定了儿童青少年 BMI 的百分位数,以第 85 百分位数以上为超重,以第 95 百分位数以上为肥胖。

3. 生长迟缓　个体儿童身高别体重(W/H)正常,但年龄别身高(H/A)小于参考人群的 $M-2s$,评定为生长迟缓(growth retardation)。

4. 消瘦　消瘦(marasmus)也称为急性近期营养不良,是儿童保健中的重点管理对象。当个体儿童年龄别身高(H/A)为正常时,身高别体重(W/H)低于参考人群 $M-2s$,评定为消瘦。

5. 慢性严重营养不良　慢性严重营养不良(chronic severe malnutrition)表示目前和过去均存在营养不良,是儿童保健中的重点管理对象。当个体儿童年龄别身高(H/A)和身高别体重(W/H)均低于参考人群 $M-2s$ 时,评定为慢性严重营养不良。

儿童常见生长发育偏离的评价方法、评价指标和具体判定标准见表 13-1-2。

表 13-1-2　儿童常见生长发育偏离评价

生长发育偏离类型	评价方法	评价指标	判定标准
低体重	百分位数法	W/A	$<P_3$
	均值离差法	W/A	$<M-2s$
	Z 分法	W/A	<-2
超重与肥胖	中位数百分比法	W/H	超重:110%~120% 肥胖:>120%
	体重指数法	BMI	超重:85%~95%参考标准 肥胖:>95%参考标准
生长迟缓	均值离差法	H/A、W/H	$H/A<M-2s$;$W/H \geqslant M-2s$
	Z 分法	H/A、W/H	$H/A<-2$;$W/H \geqslant -2$
消瘦	均值离差法	H/A、W/H	$H/A \geqslant M-2s$;$W/H<M-2s$
	Z 分法	H/A、W/H	$H/A \geqslant -2$;$W/H<-2$
慢性严重营养不良	均值离差法	H/A、W/H	$H/A<M-2s$;$W/H<M-2s$
	Z 分法	H/A、W/H	$H/A<-2$;$W/H<-2$

三、儿童生长发育监测

生长监测(growth monitoring)是把多次单纯的、孤立的测量和评价变成动态的观测与评价,以便评估儿童生长发育趋势,在早期发现生长发育偏离,为进一步检查和治疗提供参考依据。

(一)儿童生长发育监测评价

儿童生长发育监测主要是对体格发育水平(现状)和发育速度的监测。儿童体格发育水平(现状)评价主要包括对儿童各项体格发育指标的发育等级评价,以及对儿童常见发育偏离的评价;儿童体格发育速度评价是评价儿童某体格发育指标在一定时期(如 1 年)内增长的数量,是反映儿童发育和健康状况最敏感的指标之一,可敏感地反映生长发育的动态变化。常用于评价生长速度的指标有身高、体重和头围等,尤以身高最常用。对个体而言,用于评价生长速度的数据需根据追踪资料获得。年增加值(以身高为例)是通过对个体身高的连续测量,把前后两个不同时期测量的身高值相减,除以时间而得。因不同年龄的个体基础身高不同,故身高增加值必然受身高基数的影响。身高基数不同的儿童,尽管增长值相同,其含义却不一样;身高基数越小,生长速度越快。因此,需将年增加值除以身高基数,使绝对数变为相对数,得出年增加率(V_t,%)进行比较。

$$V_t(\%) = \frac{H_{t+1} - H_t}{H_t} \times 100\%$$

式中$V_t(\%)$为年增加率;H_t为第一次身高测量值,即身高基数;H_{t+1}为相隔1年后第二次身高测量值。

使用年增加值或年增加率来评价个体的生长速度,只是在一定程度上反映其趋势,而判断该个体的生长速度是否异常需要特别慎重。对于集体儿童,也可通过横断面资料,将发育指标前后两个年龄组的均值当作H_t和H_{t+1},利用上述公式计算其逐年增加值和增加率。由此进行个体与群体、群体与群体间发育速度的比较,了解儿童少年该指标的增长速度及其变动规律。目前儿童保健中多采用生长监测图,可更为直观地监测儿童生长发育状况及其趋势。

(二)生长监测图

将儿童连续测得的生长发育测量值在生长发育监测图中标记出来,可以清晰、简单明了地呈现儿童生长过程中每个时期的发育状况和发育趋势。

1.儿童生长发育监测图的制定　利用参考标准中不同年龄、不同性别儿童身高/身长、体重、头围、BMI等指标的百分位数(如P_3、P_{15}、P_{50}、P_{85}、P_{97})或均值与标准差(如$\bar{x}-3s$、$\bar{x}-2s$、$\bar{x}-s$、$\bar{x}$、$\bar{x}+s$、$\bar{x}+2s$、$\bar{x}+3s$)或Z分(如-3、-2、-1、0、$+1$、$+2$、$+3$)制作生长监测图。具体采用哪种体格发育指标,采用哪些参考曲线,需根据监测的目的、使用的对象等进行选择。如1978年WHO制定的国际儿童家庭用生长发育监测图,仅有两条体重曲线(男、女童共用),上线为男童体重P_{50},下线为女童体重P_3,其目的是便于家长发现营养不良儿童。而1978年WHO制定的国际儿童生长发育保健用生长监测图,男、女童的身高和体重分别有$M-4s$、$M-3s$、P_3、P_{50}、P_{95}五条曲线,评价相对复杂,其目的主要也是早期发现营养不良和发育落后儿童。2006年WHO制定的儿童生长发育监测图有男、女童身体、体重、头围、BMI等指标的百分位数(P_3、P_{15}、P_{50}、P_{85}、P_{97})和Z分(-3、-2、-1、0、1、2、3)分别制定的两个生长发育监测图,其目的不仅是早期发现营养不良儿童,也是早期发现超重肥胖儿童,以及神经系统发育异常儿童。目前我国儿童保健系统多采用男、女童身高、体重的P_3、P_{10}、P_{50}、P_{97}四条曲线制作的儿童生长发育监测图,其目的是早期发现营养不良和发育落后儿童,以及肥胖儿童。

目前多数儿童生长发育监测图将儿童体格生长监测和心理发育监测合为一体。1986—1990年,上海新华医院郭迪教授等与WHO合作,编制了儿童生长发育保健卡(图13-1-2),可用于0~6岁儿童。保健卡中将体格生长监测和心理发育监测合为一体,自上而下分为5个区,第1区为体重在$\bar{x}+3s$以上;第2区为体重在第97白分位数全$\bar{x}+3s$;第3区为体重在第3百分位数至第97百分位数;第4区为体重在第3百分位数至$\bar{x}-3s$;第5区为体重在$\bar{x}-3s$以下。第2区和第4区为警告区,提示有肥胖或营养不良的危险;第1区和第5区为严重警告区,提示已有肥胖和严重营养不良。在图的下方为评定儿童心理发育常用项目,每个项目从左至右有4条竖线,第1线(短划线)为50%儿童通过的年龄,第2线为75%儿童通过的年龄,第3线为90%儿童通过的年龄。如"俯卧抬头稳",50%儿童通过的月龄约为3个月,75%儿童通过的月龄近4个月,90%儿童通过的月龄约为4.5个月。进行发育评价时,在实足年龄的年龄点上画一条垂直线,检查通过年龄线上的项目和年龄线左侧的项目,在年龄线左侧的项目均应通过。如果年龄线上的项目有2项在第2线与第3线之间不通过或1项在第3线右侧不通过,则转到上级保健单位或医疗单位进一步检查。在年龄线上的项目有1项在第2线和第3线之间不通过,下次再进行检查。在国际专业会议上,这份来自中国的儿童生长发育保健卡得到了国际权威专家的高度评价。

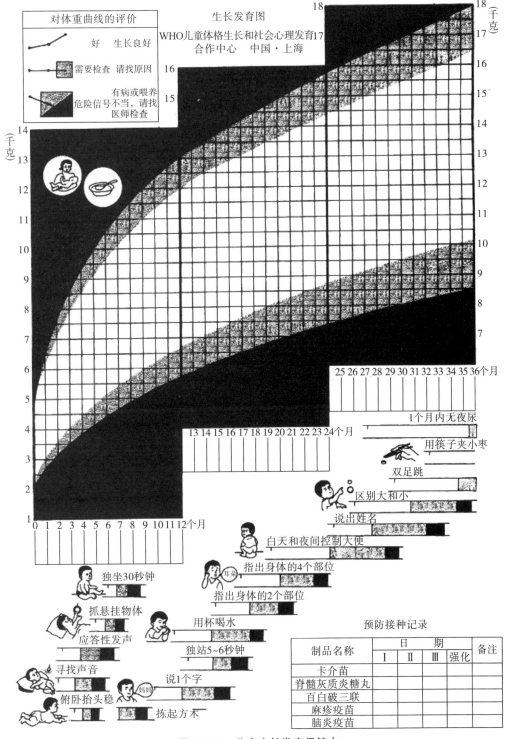

图 13-1-2　儿童生长发育保健卡

2.儿童生长发育监测图的使用　体重作为监测指标的意义最为重大。现以体重指标为例介绍儿童生长发育监测图的使用。

(1)定期、连续测量体重。新生儿出生时、出生后14天、28天分别测量一次体重,以后1～6月,每月测量一次;7～12月,每2个月测量一次,1～3岁,每3个月测量一次;3～6岁,每半年测量一次。

(2)标记儿童体重并描记曲线。每次测量体重后,在生长监测图的横坐标上找出测量时的月龄点,在纵坐标上找出体重测量值,在两线相交点标记一圆点。每次标记后,将前次标记点相连成线。

(3)评估儿童体重曲线走向。体重曲线走向有5种,以下列出的5种形式中的第2种至第5种形式均为体重曲线偏离。①曲线轨迹正常:曲线向上,与生长监测图曲线走向一致,说明儿童发育轨迹与一般儿童一致;②曲线明显上扬:曲线向上偏离发育轨迹,提示儿童体重增长过快,监测儿童是否为肥胖或有肥胖趋势;③曲线低偏:曲线向下偏离发育轨迹,两次体检体重增加达不到正常儿童水平,说明儿童体重增加速度减慢,预示着可能存在一些不利于儿童发育的因素,家长应积极寻找并及时纠正;④曲线平坦:体重曲线与横坐标平行,提示两次体检体重没有增加,说明存在一些危害儿童发育的不利因素,应征求保健医生意见,必要时寻求临床医生帮助,积极改善;⑤曲线下斜:第二次体重测量值低于前次,体重曲线下斜,说明存在一些严重影响儿童发育的不利因素,应立即与保健医生和临床医生一道寻找问题所在,并立即处理与改善。

(4)保健指导。根据儿童体重曲线类型,及时讲解曲线意义,分析可能的原因,采取相应的措施。对体重低偏的儿童,指导家长利用现有的条件和当地食物制作营养价值高的食品,指导合理喂养;对体重曲线平坦或下斜的儿童,除指导合理喂养外,还应检查病因(如慢性腹泻);对体重曲线上扬的儿童,评价是否有肥胖或超重,控制热能摄入,改变家庭食物结构,增加活动量。

(苏普玉)

第二节　儿童疾病综合管理

儿童疾病综合管理(integrated management of childhood illness,IMCI)是由WHO、UNICEF、世界银行等机构联合制定的儿童疾病综合管理规程,旨在通过综合病例管理措施改善发展中国家儿童的生存状况,降低5岁以下儿童的发病率和死亡率。目前儿童疾病综合管理已在全球110多个国家实施。

一、儿童疾病综合管理内容和程序

(一)儿童疾病综合管理概述

儿童疾病综合管理是一项针对发展中国家5岁以下儿童常见疾病(肺炎、腹泻、疟疾、麻疹、耳部疾病和营养不良)的适宜技术,通过标准化的培训和随访提高初级卫生保健机构人员诊治儿童常见病的能力。儿童疾病综合管理技术规程形成于1993年,当时发展中国家每年有1200万5岁以下儿童死亡,其中约70%的儿童死亡可归于5个主要原因,即急性呼吸道感染(主要为肺炎)、腹泻、麻疹、疟疾和营养不良。各种疾病之间又有密切的联系,如麻疹经常伴发肺炎,反复腹泻会导致营养不良等,许多病儿可能同时患有几种疾病。另外,基层卫生工作者业务不熟悉,不知道如何将各单一疾病的诊疗规程进行综合,不知道首先处理哪些临床问题,从而可能发生误诊和漏诊。因此,WHO 和 UNICEF 共同制定了儿童疾病综合管理规程,以取代以前的单一疾病管理规程。医疗保健工作者通过儿童疾病综合管理规程培训,可以全面地对儿童的疾病进行评估和分类,确定治疗方案及是否需要转诊,并对母亲进行必要的指导,这样可以有效地避免漏诊和误诊。我国于 1998 年由卫生部引进了儿童疾病综合管理策略和规程。

(二)儿童疾病综合管理的流程

儿童疾病综合管理流程描述了如何管理因病就诊或复诊的患儿,涵盖的因素包括评估患儿、疾病分类、及时处理及随访,同时使用一系列有步骤的标准化表格记录患儿的诊治情况(图13-2-1)。

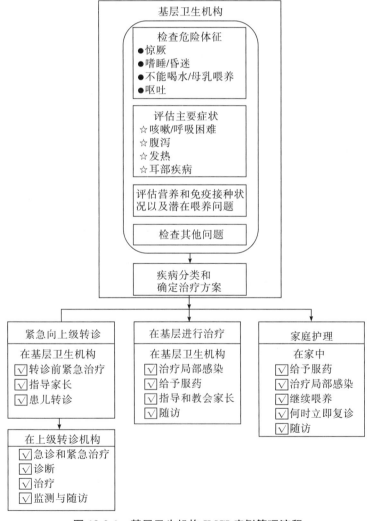

图 13-2-1 基层卫生机构 IMCI 病例管理流程

(三)儿童疾病综合管理的内容

1.评估患儿 主要内容包括:①采集病史,详细询问儿童的家长;②对危险征象进行检查;

③评估主要症状;④评估营养状态;⑤评估喂养情况;⑥评估免疫接种状况;⑦查看其他问题。

2.使用颜色编码分类方法对患儿的疾病进行分类　由于许多患儿的疾病不止一种,每种疾病都按照是否需要进行下列处置来进行分类:①转诊前紧急治疗和转诊(红色);②具体的治疗和指导(黄色);③简单的家庭护理指导(绿色)。

3.确定具体的治疗方案　若患儿需要紧急转诊,转诊前需给予必要的治疗;若患儿需要在家中治疗,则为患儿制定一个完整的治疗方案并在医疗机构给予首剂药物;若患儿应该接种疫苗,应给予接种。

4.给予实用的治疗指导　包括教会母亲如何给予口服药,如何在生病期间喂养和给予液体,以及如何在家中治疗局部感染;告知母亲回来复诊的具体日期,并教会她如何识别需要立即回来复诊的体征。

5.评估喂养情况　包括母乳喂养情况的评估和帮助解决任何喂养问题,然后询问母亲自身健康状况。

6.复诊评估　复诊患儿到医疗机构复诊时,若有必要,重新评估患儿出现的新问题。

二、1 天至 2 个月患儿的病例综合管理

评估患病小婴儿的主要内容为:①检查极重症和局部细菌感染;②检查黄疸;③询问有无腹泻;④检查有无喂养问题或低体重;⑤检查免疫接种和维生素 A、维生素 D 补充情况;⑥评估其他问题。

(一)检查极重症和局部细菌感染

1.小婴儿极重症和局部细菌感染的评估　这是对每一个患病小婴儿都应进行评估的步骤。具体包括:①询问母亲小婴儿是否有喂养困难;②询问母亲小婴儿是否发生过惊厥;③数1分钟呼吸次数;④观察有无严重的胸凹陷;⑤测量体温;⑥观察脐部有无发红或脓性分泌物;⑦观察有无皮肤脓疱;⑧观察小婴儿的活动,若正在睡觉,让母亲将其唤醒,观察其能否自己活动,若小婴儿不活动,轻轻地进行刺激,观察是否仅在刺激时活动,刺激消失后停止。

2.小婴儿极重症和局部细菌感染的分类与处理　依照相应体征分为极重症、局部细菌感染和不可能为极重症或局部细菌感染三大类,其分类和处理方法见表 13-2-1。

表 13-2-1　极重症和局部细菌感染的分类与处理

分类	体征	治疗方案
极重症	具有下列任何 1 项或以上: (1)喂养困难 (2)惊厥 (3)呼吸增快(60 次/分或以上) (4)严重胸凹陷 (5)发热(37.5 ℃或以上) (6)低体温(35.5 ℃以下) (7)只在刺激时活动或根本没有活动	(1)给予首剂肌注抗生素治疗 (2)治疗和预防低血糖 (3)立即紧急转诊 (4)指导母亲转诊途中注意给小婴儿保暖
局部细菌感染	具有下列任何 1 项或以上: (1)脐部发红或有脓性分泌物 (2)皮肤脓疱	(1)给予适宜的口服抗生素 (2)教会小儿监护人在家治疗局部感染 (3)指导小儿监护人如何在家护理小婴儿 (4)2 日后复诊
不可能为极重症或局部细菌感染	无极重症或局部细菌感染的体征	指导小儿监护人在家中护理小婴儿

(二)检查黄疸

观察小婴儿有无黄疸,如有黄疸,要询问是从什么时候开始出现的;进一步观察眼睛、皮肤是否发黄,检查小婴儿的四肢远端皮肤是否发黄,由此对黄疸进行分类和处理(表13-2-2)。

表13-2-2　黄疸的分类与处理

分类	体征	治疗方案
严重黄疸	出生后24小时内出现任何部位的皮肤发黄或四肢远端皮肤发黄	(1)立即治疗以防治低血糖 (2)立刻紧急转诊 (3)指导小儿监护人在转诊途中注意给小婴儿保暖
黄疸	皮肤发黄出现在出生24小时以后且四肢远端皮肤不发黄	(1)指导小儿监护人在家中护理小婴儿 (2)指导小儿监护人若四肢远端出现黄疸,立刻回来复诊 (3)若小婴儿大于3周,转诊评估 (4)1日后复诊
无黄疸	无皮肤发黄	指导小儿监护人在家中护理小婴儿

(三)询问有无腹泻

若小儿监护人说小婴儿有腹泻,则评估脱水情况并进行分类。腹泻的定义是大便与平常不同,量多且出现水样便。母乳喂养的小婴儿正常的排便次数较多或大便呈半固体状则不属于腹泻。将小婴儿的体征与所列的体征进行比较,对其脱水进行分类和处理(表13-2-3)。

表13-2-3　脱水分类与处理

分类	体征	治疗方案
重度脱水	具有下列2项或以上: (1)仅在刺激时活动或根本没活动 (2)眼窝凹陷 (3)皮肤恢复原状非常缓慢	(1)若患儿无其他严重的分类,按重度脱水补液 (2)若患儿有其他严重的分类,立即紧急转院,并嘱小儿监护人在途中对患儿进行口服补液,并继续给予母乳喂养
轻度脱水	具有下列2项或以上: (1)烦躁或易激惹 (2)眼窝凹陷 (3)皮肤恢复原状缓慢	(1)按轻度脱水补液并继续母乳喂养 (2)若患儿有其他严重分类,立即紧急转院,并嘱小儿监护人在途中给予口服补液,继续给予母乳喂养,指导小儿监护人何时立刻复诊,若无好转,2日后复诊
无脱水	无足够的体征分类为轻度或重度脱水	(1)在家中补液并继续母乳喂养 (2)告知小儿监护人需立刻复诊的情况 (3)若无好转,2日后复诊

(四)检查有无喂养问题或低体重

喂养小婴儿的最好方法是纯母乳喂养,若小婴儿无紧急转诊的体征,则应检查有无喂养问题或低体重,这样必要时可以对喂养进行适当的调整。

1.评估步骤　评估分为2个部分,第一部分是向小儿监护人提问喂养方式和喂养的次数,以确定小婴儿有无喂养问题,并确定小婴儿的年龄、体重,检查有无鹅口疮或口腔溃疡;第二部分,若小婴儿有任何母乳喂养问题或低年龄别体重,则对小婴儿的母乳喂养情况进行评估。

2.喂养问题或低体重分类与处理　有2种可能的分类:有喂养问题或低体重;无喂养问题且无低体重(表13-2-4)。

表 13-2-4 喂养问题或低体重分类与处理

分类	体征	治疗方案
有喂养问题或低体重	具有下列任何 1 项或以上： (1)乳头含接不当 (2)吸吮无效 (3)24 小时喂乳少于 8 次 (4)喂养其他食物或饮料 (5)低年龄别体重 (6)鹅口疮和口腔溃疡	(1)如乳头含接不当或吸吮无效,教会母亲正确的哺乳姿势和含接乳头 (2)若 24 小时母乳喂养次数小于 8 次,指导母亲增加哺乳次数 (3)若喂其他食物或饮料,指导增加母乳喂养 (4)若有鹅口疮,教会小儿监护人在家中治疗鹅口疮 (5)指导小儿监护人在家中对小婴儿进行护理 (6)任何喂养问题或鹅口疮于 2 日后复诊 (7)低年龄别体重于 14 日后复诊
无喂养问题且无低体重	无低体重且无其他喂养不当的指征	(1)指导小儿监护人在家中对小婴儿进行护理 (2)表扬母亲对婴儿喂养得好

(五)检查免疫接种和维生素 A、维生素 D 补充情况

小婴儿在出生时应接种卡介苗和第一针乙肝疫苗,1 月龄时接种第二针乙肝疫苗,2 月龄时服用脊髓灰质炎糖丸。若婴儿未接种任何疫苗,应给予相应疫苗接种。出生 15 天的小婴儿常规补充维生素 A、维生素 D,其中,维生素 A 每天 1 次,每次 1200～2400 IU;维生素 D 每天 1 次,每次 400～800 IU。

(六)评估其他问题

评估其他任何由小儿监护人提及或医生观察到的问题,若认为小婴儿的问题比较严重或无法处理,应将小婴儿转院治疗。

三、2 个月至 5 岁患儿的病例综合管理

评估 2 个月至 5 岁患儿时须完成的一系列重要步骤为:①询问病史并与家长交谈患儿的有关问题;②检查一般危险症状;③检查主要症状(咳嗽或呼吸困难、腹泻、发热、耳部疾病);④检查营养状况和贫血情况;⑤评估患儿的喂养情况;⑥检查免疫接种和维生素 A、维生素 D 补充情况;⑦评估其他问题。

(一)检查一般危险症状

所有的患儿都应该常规检查是否存在下列一般危险症状:惊厥、嗜睡或昏迷、不能喝水或喂母乳、呕吐、不能进食。具有一般危险症状的患儿多患有严重的疾病,大多数需要紧急转诊到医院,应立即完成其他的评估,并给予患儿转诊前的紧急治疗。

(二)检查主要症状

1. 询问患儿有无咳嗽或呼吸困难

(1)咳嗽或呼吸困难的评估。评估内容主要包括:①数 1 分钟呼吸次数;②观察有无胸凹陷;③望和听有无喉喘鸣;④望和听有无喘息。如有喘息并有呼吸增快或胸凹陷,先给予速效吸入性支气管扩张剂,再次计数呼吸次数,并观察有无胸凹陷,然后分类。

(2)咳嗽或呼吸困难的分类与处理。分类可以确定患儿疾病的严重程度,咳嗽或呼吸困难的患儿可以分为重度肺炎或极重症、肺炎及咳嗽或感冒三大类,其体征与相应的治疗方案见表 13-2-5。

表 13-2-5　呼吸困难或咳嗽分类与处理

分类	体征	治疗方案
重度肺炎或极重症	具有下列任何 1 项或以上： (1)一般危险症状 (2)胸凹陷 (3)喉喘鸣	(1)给予首剂适宜的抗生素 (2)立即紧急转诊
肺炎	呼吸增快	(1)给予 3 日适宜的口服抗生素 (2)如有喘息,给予 5 日吸入性支气管舒张剂 (3)给予适宜的制剂,减轻咽痛和缓解咳嗽 (4)若咳嗽超过 2 周或喘息反复发作,转诊评估肺结核或哮喘 (5)指导小儿监护人何时需立即复诊 (6)3 日后复诊
咳嗽或感冒	无肺炎或其他极重症的体征	(1)如有喘息,给予 5 日吸入性支气管舒张剂 (2)给予适宜的制剂,减轻咽痛和缓解咳嗽 (3)若咳嗽超过 2 周或喘息反复发作,转诊评估肺结核或哮喘 (4)告知小儿监护人需立刻复诊的情况 (5)若无缓解,3 日后复诊

2.询问患儿有无腹泻　当大便中水分含量较正常多时,则出现腹泻。腹泻也称为稀便或水样便,在儿童中较多见,特别是 6 个月至 2 岁的儿童。

(1)腹泻患儿的评估。若有腹泻,询问腹泻的时间、有无脓血便;观察患儿一般状况,有无嗜睡或昏迷、烦躁或易激惹体征;给患儿喝水,观察有无不能喝水或喝水差,有无喝水很急现象;检查皮肤弹性,观察皮肤恢复原状时间。

(2)腹泻的分类与处理。对患儿的腹泻进行分类时,要对脱水程度、迁延性腹泻及痢疾进行分类。所有腹泻患儿均进行脱水程度分类,通常分为重度脱水、轻度脱水和无脱水 3 类(表 13-2-6)。

表 13-2-6　脱水分类与处理

分类	体征	治疗方案
重度脱水	具有下列任何 2 项或以上： (1)嗜睡或昏迷 (2)眼窝凹陷 (3)不能喝水或喝水差 (4)皮肤恢复原状非常缓慢	(1)若患儿无其他严重的分类,按重度脱水补液 (2)若患儿有其他严重的分类,应立即紧急转院,并嘱小儿监护人在途中给予口服补液,继续给予母乳喂养
轻度脱水	具有下列任何 2 项或以上： (1)烦躁或易激惹 (2)眼窝凹陷 (3)喝水很急,烦渴 (4)皮肤恢复原状缓慢	(1)在家中进行补液、补锌、进食治疗 (2)若患儿有其他严重分类,应立即紧急转院,并嘱小儿监护人在途中给予口服补液,继续给予母乳喂养 (3)告知小儿监护人需立即复诊的情况 (4)若无好转,5 日后复诊
无脱水	无轻度脱水或重度脱水的足够体征	(1)在家中进行补液、补锌、进食治疗 (2)告知小儿监护人需立即复诊的情况 (3)若无好转,5 日后复诊

若患儿腹泻已经持续 14 日以上,则可将患儿分类为迁延性腹泻。重度迁延性腹泻为腹泻已经持续 14 日以上,同时伴有脱水,除非患儿有其他严重分类症状,转诊前需治疗患儿脱水并转诊治疗。如持续 14 日以上但无脱水,应指导母亲喂养,给予 14 日多种维生素和微量

元素,告知小儿监护人需立即复诊的情况,5 日后复诊。

如大便中带有脓血,则分类为痢疾,给予 5 日适宜的口服抗生素,告知小儿监护人需立即复诊的情况,2 日后复诊。

3.询问患儿有无发热

(1)发热患儿的评估。若患儿有发热,询问发热的时间,若持续 5 日以上,询问是否每天发热,并检查颈项强直;询问最近 3 个月内是否患过麻疹,若现患麻疹或最近 3 个月患过麻疹,观察有无麻疹体征;检查有无肺炎体征;检查有无口腔溃疡;检查眼睛有无脓性分泌物;检查角膜有无浑浊。

(2)发热的分类与处理。若患儿仅有发热,而无麻疹的体征,仅对发热进行分类。若患儿有发热和皮疹,且确诊为麻疹,或在最近 3 个月内患过麻疹,则先对发热进行分类,再对麻疹进行分类。发热有 3 种分类(表 13-2-7)。

表 13-2-7　发热分类与处理

分类	体征	治疗方案
严重的发热性疾病	具有下列任何 1 项或以上: (1)一般危险症状 (2)颈项强直	(1)给予首剂适宜的抗生素 (2)治疗患儿,预防低血糖 (3)在门诊给予一剂退热剂(38.5 ℃或以上) (4)立刻紧急转诊
发热	发热少于 5 日	(1)在门诊给予一剂退热剂(38.5 ℃或以上) (2)告知小儿监护人需立刻复诊的情况 (3)若发热持续不退,2 日后复诊
持续发热	发热持续 5 日或以上	若每天发热且持续 5 日以上,转诊

(3)麻疹的分类和处理。麻疹可分为麻疹伴重度并发症、麻疹合并眼睛或口腔并发症以及麻疹无并发症三大类(表 13-2-8)。

表 13-2-8　麻疹分类与处理

分类	体征	治疗方案
麻疹伴重度并发症	具有下列任何 1 项或以上: (1)一般危险症状 (2)肺炎体征 (3)角膜浑浊 (4)深或广泛的口腔溃疡	(1)给予维生素 A (2)给予首剂适宜的抗生素 (3)若有角膜浑浊或眼睛脓性分泌物,给予抗生素眼膏 (4)立刻紧急转诊
麻疹合并眼睛或口腔并发症	眼睛脓性分泌物或口腔溃疡	(1)给予维生素 A (2)若有眼睛脓性分泌物,给予抗生素眼膏 (3)若有口腔溃疡,给予相应的中药制剂 (4)告知小儿监护人需立刻复诊的情况 (5)2 日后复诊
麻疹无并发症	现患麻疹或最近 3 个月内患过麻疹	(1)给予维生素 A (2)告知小儿监护人需立刻复诊的情况

4.询问患儿有无耳部疾病

对所有就诊的患儿都应检查是否存在耳部疾病,因为有耳部疾病的患儿可能患有耳部感染,可以引起患儿听力减退,甚至导致听力丧失。

(1)耳部疾病的评估。询问耳部是否疼痛,是否有分泌物,若有疼痛和分泌物,询问持续的时间;观察耳部有无脓性分泌物,触摸耳后有无压痛和肿胀。

(2)耳部疾病的分类与处理。耳部疾病可分为以下 4 种:①乳突炎:患儿耳后有压痛和肿胀,应给予首剂适宜的抗生素和止痛药,立刻紧急转诊;②急性耳部感染:耳部有脓性分泌物不到 14 日或有耳痛,给予 5 日适宜的抗生素和止痛药,如有脓性分泌物,用无菌棉签擦拭,保持耳道干燥,告知小儿监护人需立刻复诊的情况,5 日后复诊;③慢性耳部感染:耳部有脓性分泌物且持续 14 日或以上,用无菌棉签擦拭,保持耳道干燥,给予喹诺酮类滴耳剂治疗 2 周,告知小儿监护人需立刻复诊的情况,5 日后复诊;④无耳部感染:耳部无疼痛且无脓性分泌物,无须治疗。

(三)检查营养状况和贫血情况

完成一般危险症状和 4 个主要症状的评估后,所有患儿都应该评估营养状况和贫血情况。

1.营养状况和贫血的评估　确定年龄别体重,询问近期是否检测过血红蛋白,如检测过,查看结果;如没有检测过,检测血红蛋白,并检查有无手掌苍白。

2.营养状况和贫血的分类与处理　依照年龄别体重进行分类,分为低体重和无低体重两大类。如为低体重,应评估其喂养情况并给予喂养指导,30 日后复诊。

若血红蛋白<70 g/L 或有严重手掌苍白,则为重度贫血,应立即转诊;若血红蛋白为 70~110 g/L 或有手掌苍白,则为贫血,应评估患儿的喂养情况,给予喂养指导,并给予铁剂。若患儿 1 岁或以上,且前 6 个月内未给驱虫药,给予阿苯达唑,告知小儿监护人需立刻复诊的情况,14 日后复诊。若血红蛋白≥110 g/L 或无手掌苍白,则属于无贫血状况,可评估喂养情况并给予母亲喂养指导。

(四)检查免疫接种和维生素 A、维生素 D 补充情况

来就诊的每个患儿都应检查免疫接种情况。患病不是免疫接种的禁忌证,一般来说,患儿免疫接种的禁忌证仅有以下 4 种情况:①紧急转诊的患儿不需要进行免疫接种;②免疫缺陷、使用免疫抑制剂以及接受放疗的患儿不需要接种活疫苗,但 HIV 感染或怀疑 HIV 感染但未出现症状的患儿可以接种活疫苗;③最近接种百白破混合疫苗后 3 日内出现惊厥或休克的患儿,不要接种第 2 针或第 3 针;④反复出现惊厥或有其他中枢神经系统疾病的患儿,不能接种百白破混合疫苗。15 天~2 岁的儿童按常规每天补充维生素 A 1200~2400 IU、维生素 D 400~800 IU。

(五)评估其他问题

儿童疾病综合管理流程也应评估其他任何由小儿监护人提及或医生观察到的问题。如果能够正确应用该流程,患有这些疾病的儿童可以得到相应的治疗或紧急转诊。

(苏普玉　曹秀菁)

第三节　儿童伤害预防与控制

伤害(injury)严重威胁着儿童生命安全和健康,2021 年 WHO 报告显示,每年伤害可导致约 440 万人口死亡,无论是发展中国家还是发达国家,伤害已成为 1~14 岁儿童的第一位

死因。在 5~29 岁人群中,伤害(如道路交通伤害、自杀和谋杀)导致的死亡占全死因的60%。要实现联合国可持续发展目标(2015—2030 年)中几个有关儿童生存与发展的目标,就必须采取行动消除导致儿童伤害的因素。

一、伤害的定义

国内学者将"伤害"定义为:因能量(机械能、电能、热能等)的传递或干扰超过人体的耐受性造成机体组织损伤,或窒息导致缺氧以及由于刺激引起的心理创伤。

目前,多根据伤害发生的意图将伤害分为非故意伤害和故意伤害两大类。早期人们通常将非故意事件导致的伤害称为"意外伤害",近年来,越来越多的学者建议使用"非故意伤害"来代替"意外伤害",因为"意外"具有一种潜在有害的、无意识的和意料之外的突发事件之意,"意外"这个名词常被人误认为伤害的发生纯属偶然,原因不可知,也不可预测,因而无法进行预防与控制。但实际上,"意外伤害"这一名词中的"意外"只是区别于"故意伤害"名词中的"故意"一词。因此,从人们理解的角度和从伤害预防控制的角度来说,使用"非故意伤害"一词更为恰当。

二、儿童非故意伤害的预防与控制

非故意伤害(unintentional injury)是指外来的、突发的、非本意的、非疾病的事件导致身体受到的伤害,如道路交通伤、溺水、烧(烫)伤、跌落伤、中毒、窒息、切割伤、动物咬伤、医疗事故等。非故意伤害是 9 岁以上儿童的首位致死因素,即使在高收入国家,非故意伤害导致的死亡也占到全部儿童死亡人数的 40%。非故意伤害也是我国儿童的首位死因。

(一)儿童常见非故意伤害的类型

1. 道路交通伤(road traffic injury)　道路交通伤是指发生在公共道路上、至少涉及一辆移动车辆的碰撞或事故而引起的致命性或非致命性的伤害。无论是发达国家还是发展中国家,道路交通伤均是导致儿童非故意伤害死亡的第一位诱因。

2. 溺水(drowning)　溺水是指呼吸道中浸入液体,导致呼吸损伤的事故。事故后果可能致命也可能不致命,但有些非致命溺水可以导致严重的神经系统损害。5 岁以下儿童和15~19 岁青春期儿童是溺水高发年龄阶段,溺水是我国农村地区特别是水网地区儿童伤害死亡的第一位原因,城市青少年溺水发生率也较高。

3. 烧(烫)伤(burn/scald)　烧(烫)伤是一类由于热辐射导致的对皮肤或其他机体组织的损伤。烧(烫)伤主要包括由热的液体或蒸汽导致的烫伤,由热的固体(热水袋、保暖瓶、取暖器)或烫的熨斗、厨房用具、燃着的烟草等物体所致的接触性烧伤,由燃着的烟草、蜡烛、灯具等引发火灾导致的烧伤,由接触化学反应性物质(如强酸或强碱)而引起的烧伤,由电流经过机体而导致的电烧伤。烧(烫)伤是小儿经常遇到的伤害,多发生于 5 岁以下儿童,婴幼儿约占半数以上。

4. 跌落伤(fall injury)　跌落伤是指由于重力作用,人体不慎跌倒、坠落,撞击在同一平面或较低水平面而导致的伤害。跌落伤是导致 5~9 岁和 15~19 岁两个年龄段儿童死亡的第 12 位原因。家庭、幼儿园、学校及公共设施均是儿童跌落伤的高发场所。

5. 中毒(poisoning)　中毒是指因吸入、摄入、注射或吸收有毒物质而导致的细胞损伤,扰乱或破坏机体正常的生理功能,或导致死亡。儿童中毒多发生在家庭中,1~2 岁幼儿是中毒的高危人群。

6.窒息(asphyxia) 窒息是指由于呼吸道内部或外部障碍引起的血液缺氧状态。窒息最常发生在婴儿时期,年龄越小,窒息导致死亡的比例越高。窒息是导致我国5岁以下儿童意外死亡的第一位死因,占婴儿意外死亡的47%～90%。

(二)儿童非故意伤害的预防与控制

1.Haddon模型 Haddon开创了伤害的预防研究,建立了著名的"三阶段三因素矩阵模型",即将非故意伤害事件的发生划分为发生前、发生时和发生后三个阶段,每个阶段均从宿主、媒介物、环境三个因素角度实施预防。以三级预防的策略预防非故意伤害的发生,降低死亡率和伤残率。第一级预防是最重要和优先的策略,它的目标是避免车祸、中毒、溺水、跌落伤等非故意伤害的发生;第二级预防是保护发生非故意伤害的儿童,如使用儿童座椅和安全带,在车祸发生时保护儿童,在儿童运动场所设置保护性的设施等;第三级预防是非故意伤害事件发生后及时提供治疗和康复措施,以最大程度降低非故意伤害导致的死亡率与伤残率。

2.主动干预与被动干预 主动干预(active intervention)是个体自身选择一定的安全设备或采取某些行为方式,以达到避免伤害的目的。如骑自行车佩戴头盔,减少头部损伤。主动干预针对的是全人群,无论是否会发生事故,都常规使用某些安全装备,或采取某些安全行为方式。

被动干预(positive intervention)是通过环境因素的改造,减少伤害的风险。"四E干预"是常用的被动干预方法,即:①教育干预(educational intervention):通过对家长和儿童的安全教育,减少环境中的危险因素,改变危险的行为方式,增加安全行为;②技术干预或工程干预(engineering intervention):通过设备与产品的设计与革新,使伤害风险减少,如家具无角,汽车配安全气囊,药品和日用品采用儿童无法开启的包装等;③强制干预(enforcement intervention):如通过立法手段,禁止酒后驾驶,规定驾驶汽车和骑摩托车的最小年龄等;④紧急救护(emergency care and first aid):通过完善急救系统,开通医院急救绿色通道,提高医院急诊处理和护理水平,使受伤儿童在最短时间内得到最好的医疗服务,减少伤害死亡率和功能损伤。研究表明,最成功的预防非故意伤害的策略是技术干预或工程干预,其次是教育干预。在技术干预中,产品改良(如汽车中使用安全气囊、防止儿童开启的药瓶盖)的效果优于环境改变(如道路设计、抽屉上锁等)。

多年来,预防儿童非故意伤害集中在试图发现伤害多发倾向儿童的内在特征,虽然在追踪研究中发现多动、冲动与伤害高发之间有联系,但有些危险特征的敏感性和特异性极低;过分强调儿童非故意伤害的倾向性,容易使人们忽视对更容易改变的外部环境的重视。因此,儿童非故意伤害的预防控制更应该重视儿童生存的外部环境的改善,儿童保健工作者应加强安全教育,指导父母和儿童监护人减少家庭环境中非故意伤害危险因素的暴露;整个社会应从儿童的角度对儿童生活关系密切的环境进行改造,制定有效的法律法规和安全标准,为儿童创造更加适宜生存和发展的环境。

三、儿童故意伤害的预防与控制

故意伤害(intentional injury)是指有目的的、有意的自我伤害行为或他人加害行为,故意伤害又统称为暴力(violence)。故意伤害可分为故意自伤行为和他人加害行为。故意自伤行为包括自杀、自残、自伤等;他人加害行为(assault)包括他杀、被虐待/忽视、被遗弃、家庭/社会暴力、强奸等。当前儿童故意伤害中的虐待与忽视越来越引起人们的重视。

儿童虐待与忽视是普遍存在于人类社会、又长期被人们忽视的一个涉及公共卫生、人权、法律和社会等方面的严重问题。儿童虐待(child abuse)是指成人(在有能力情况下)未承担相应的法律责任和社会义务,蓄意或非蓄意对儿童施加的各种身心虐待、忽视和剥削行为(包括躯体虐待、情感虐待、性虐待、忽视、商业性或其他形式的剥夺等),对儿童健康、生存、发育或自尊心造成实际或潜在危害的一类伤害的总称。儿童忽视(child neglect)是指成人未能尽责提供保证儿童情感和身体健康以及一般良好状态所需的照顾和养育,这种情况的发生可能是有意的或无意的。

(一)儿童常见虐待与忽视类型

1. 躯体虐待(physical abuse)　躯体虐待是指父母或其他人员(如其他监护人、教师、医护人员、朋友等)故意对儿童施以导致伤害或生命危险的暴力行为,是最常见的一种虐待形式。具体方式有用手击打、脚踢、用器械打、粗暴推搡、咬/抓/掐/捏、针刺、捆绑/悬吊、烧烫、致使窒息等。此类虐待在发达国家或发展中国家都很常见,父母和照料者的目的可能并不是故意伤害儿童,而是体罚,但其行为本身构成了虐待。

2. 情感(精神)虐待(emotional/psychological abuse)　情感(精神)虐待是指所有可能对儿童的身体或心理健康造成损害,或者妨碍儿童身体、心理、精神、道德或社会发展的行为。精神虐待的方式包括限制(如限制活动,限制儿童自由与权力等)、冷漠与疏远、贬低与轻视、责骂、威胁、恐吓、歧视或嘲笑等,让儿童目睹暴力事件也是情感(精神)虐待的一种重要表现形式。情感(精神)虐待分为主动情感(精神)虐待与被动情感(精神)虐待,主动虐待主要来自家庭和教育机构,其表现形式是对儿童进行污辱、威胁、贬损、过度惩罚、戏弄刁难等;而被动虐待则是没有满足儿童的情感需求、对儿童漠不关心。现实生活中父母和教育工作者对儿童学习过分的苛求,对儿童不择手段地驱使,以及日常生活中过分限制儿童活动自由,对儿童的生理、心理和行为产生不良的影响,也是一种情感(精神)虐待。

3. 性虐待(sexual abuse)　性虐待是指让发育尚未成熟的儿童参与他们不完全理解、无法表达知情同意,或违反法律、触犯社会公德的性活动。童年期性虐待包括身体接触性性虐待和非身体接触性性虐待。身体接触性性虐待包括施虐者触摸或抚弄儿童身体敏感部位(如女孩的乳房或会阴部,男孩的外生殖器),迫使儿童对其进行性挑逗和性挑逗式地触摸其身体,在儿童身上故意磨擦其性器官,试图与儿童性交和强行与儿童性交(包括口交、阴道性交和肛交)等;非身体接触性性虐待包括施虐者向儿童暴露自己的生殖器,在儿童面前手淫,对儿童进行性挑逗,逼迫儿童录制色情录像,强迫儿童观看色情图片、视频或成年人性活动等。试图与儿童性交和强行与儿童性交属于最严重的性虐待。施虐者可能是成人,也可能是年龄较大或相对比较成熟的其他儿童青少年,他们相对于受虐者在责任、义务或能力方面处于明显的优势地位。性虐待并不是仅在女童中发生,男童也可能被性侵犯;也并不是仅为男性对女性的性暴力,亦有一定数量的男童在童年期遭受到性虐待。

4. 忽视(neglect)　忽视是指父母或监护人本应该但却未能在儿童健康、教育、情感发育、营养、保护与安全的生活环境等方面创造有利于儿童健康成长的条件,以致危害或损害了儿童的健康或发展,或在本来可以避免的情况下使儿童面对极大的威胁。目前国内将忽视分为以下 6 类:①身体忽视(physical neglect):指不能为儿童发育提供必要的衣着、食物、住所、环境、卫生等;也包括忽略对儿童正常发育的保护,如让儿童暴露于有毒有害的污染环境。身体忽视可发生在儿童出生后,也可发生在儿童出生前(如孕妇酗酒、吸烟、吸毒等)。②情感忽视(emotional neglect):指父母或其他监护人故意或无意不提供有利于儿童健康发育所必要的言语和行为活动,最常见的是没有给儿童应有的爱(缺乏亲子依恋),忽略对儿童心理、精神、感情的关心和交流,缺少对儿童情感需求的满足。当前我国留守儿童的父母多数只能给孩子提供基本的物质生活条件,而与孩子之间缺乏情感交流与沟通,留守儿童常常因缺乏心理慰藉而产生较强的孤独感,这种现象属于父母对儿童的情感忽视。③医疗忽视(medical neglect):指忽略或拖延儿童对医疗和卫生保健的需求。④教育忽视(educational neglect):指剥夺或没有尽可能为正常儿童或特殊教育儿童提供各种接受教育的机会,从而忽略了儿童智能开发和知识与技能的学习。教育忽视是性质最严重的违法行为之一。⑤安全忽视(safety neglect):指由于疏忽孩子生长和生活环境存在的安全隐患,从而使儿童有可能发生健康危害与生命危险。当前我国留守儿童的父母多数将孩子留给祖父辈代养,祖父辈对儿童的安全意识、保护能力等均相对不足,导致留守儿童非故意伤害、疾病等的发生率更高,这种现象应属于父母对儿童的安全忽视。⑥社会忽视(social neglect):由于社会发展限制或管理部门对儿童权益的保护关注不足,社会生活环境中产生了一些不良现象,可能对儿童健康造成损害,例如:离婚、单亲家庭、未婚妈妈、环境污染;不健康的音像制品及儿童读物;假冒劣质儿童食品和用品;应试教育给儿童带来的巨大压力;贫困对儿童教育和医疗保健机会的影响等。

5. 监护人虚夸综合征(Munchausen syndrome by proxy)　监护人虚夸综合征也称代理性伴病症或代理性孟乔森综合征,是一种特殊类型的儿童虐待,该名称来源于童话中的爱吹牛的 Munchausen 男爵。监护人虚夸综合征首次于 1977 年由英国的儿科医生 Meadow R. 提出,指父母一方(通常是母亲)模拟、夸大或编造孩子有病的症状或体征,导致不必要的医学检查、住院或治疗。监护人并不直接施虐,而是通过捏造病史,或反复地使儿童遭受毒物、药物、感染因素或身体损伤而引起症状;或涂改实验室检查结果,或改变体温测量结果,或调换检查的标本等,以使得这些监护人可以模拟出各种各样的疾病,从而通过医疗机构的检查、处置、手术等医疗行为对儿童产生伤害。但儿童住院后,监护人否认有故意伤害、投毒、窒息等行为,从而使儿童遭受巨大的痛苦。医务工作者应密切注意患儿父母或其他监护人与儿童之间的关系,父母或其他监护人在医生面前的虚夸现象,分析儿童的症状、体征与治疗反应是否一致等,以便及时发现这种罕见的儿童虐待现象。有监护人虚夸综合征的儿童常因腹泻与呕吐而导致脱水,或因注入污染物导致败血症或中毒等。

(二)儿童虐待与忽视的预防

目前,已有足够的证据证明儿童虐待与忽视是可以预防的,但大部分国家仍将重点放在发生虐待时的干预上,缺乏预防儿童虐待的保护体系,因此无法从根本上降低儿童虐待与忽视的发生率。预防儿童虐待与忽视的策略旨在减少潜在的原因和危险因素,以及增加保护因素,以此来防止儿童虐待的新发案例。WHO 建议采取以人类发展阶段和社会生态学模型为基础的预防策略(表 13-3-1)。

表 13-3-1 不同发展阶段、不同干预层面预防儿童虐待的策略

干预层面	发展阶段			
	婴儿期 （<3 岁）	童年期 （3～11 岁）	青春期 （12～17 岁）	成年期 （≥18 岁）
社会和社区	改革法律和尊重人权： • 将儿童权利公约落实到国家法律中去 • 加强公安和司法制度 • 促进社会、经济和文化权力			
	实施有益的社会、经济政策： • 提供童年早期教育和保健 • 确保普及小学和中学教育 • 采取措施来减少失业以及减轻其负面影响 • 投资良好的社会保护制度			
	转变社会文化规范： • 改变支持对儿童和成人暴力的社会文化规范			
	缩小经济不平等： • 解决贫穷 • 缩小收入差距和性别不平等			
	减少环境危险因素： • 降低酒精的可获得性 • 监测铅水平和消除环境有毒物质			
				• 为被施暴的妇女及其子女设立避难所和危机中心 • 培训卫生保健专业人员，识别儿童期有虐待经历的受害者，并为其安排健康服务
人际关系	• 开展家访 • 养育技巧的培训	• 养育技巧的培训		
个体	• 减少意外妊娠 • 增加对出生前和出生后服务的利用	• 培训儿童识别和远离可能的虐待环境		

（三）儿童虐待与忽视的干预

每个儿童都有拥有健康的权利，一旦发现儿童遭受虐待与忽视，就应积极采取综合的干预措施，阻止虐待与忽视继续产生，降低虐待与忽视对儿童近期和远期身心健康产生的不良影响。

1. 躯体虐待的干预 有外科指征者按外科规范处理，减少后遗症和残疾的发生。对所有受虐儿童都应给予更多的心理支持和关怀，降低不良事件对儿童心理产生的负面影响，避免其不良心理行为的形成与恶化。对施虐者进行教育，触犯法律者应给予制裁。

2. 情感（精神）虐待的干预 针对遭受情感（精神）虐待的儿童，通过多种有效途径（如游戏、角色扮演等）与受害儿童直接接触与交流，并给予直接的指导，使儿童从中得到锻炼和学习，提高儿童的社会能力，增加儿童的自尊心和自信心。针对施虐者，要通过积极有效的交流和健康教育，提高其养育知识和技能；接纳成长中儿童的好奇心和探索行为；重视童年期情感环境对儿童发展的影响。

3.性虐待的干预　对性虐待受虐儿童的干预是一个复杂的问题,不仅涉及受害者,也包括其他家庭成员。对受虐儿童提供保护,避免虐待事件的重演;提供足够的心理支持,避免不良心理行为的形成;保护受虐儿童的隐私。同时,对施虐者进行控制、教育甚至法律制裁,有必要者需进行医学治疗,以增加他们停止虐待儿童的可能性。

4.忽视的干预　针对被忽视儿童,首先要对儿童忽视状况进行评估,了解儿童忽视的程度以及潜在的危险因素,为针对性干预提供前提条件;其次采取相关措施(如通知有关儿童虐待处理组织、实施家庭干预等),针对儿童监护人采取积极、有效的干预等,以保证该儿童不再被忽视;同时应对受忽视儿童的发展和恢复开展群体咨询服务、技能发展训练,以及提供临时庇护所,对年幼儿童进行日间照管等。密切注意所采取的干预行动对儿童情感发育的影响,保证其绝对有益。

5.监护人虚夸综合征的干预　应首先考虑儿童的身心安全及健康成长,必要时须将监护人与儿童强制隔离。医疗机构工作人员,特别是儿科医生,在遇到不自然症状(监护人的态度与儿童的症状矛盾)时应想到本综合征的可能,此时应与处理儿童虐待的专门机构取得联系,并赢得母子、父亲等家人的信任,努力重建和谐的家庭氛围。

对受虐儿童的任何一项治疗绝不能用单纯的生物医学的观点来实施,在做任何一项治疗时都需要辅以心理护理、行为关怀和循循善诱的劝慰,使受害者接受治疗、坚持治疗、配合治疗,同时坚定人生的信念。社会服务者进行的任何评估和干预都应代表儿童的利益,在保证儿童安全的前提下,采用对儿童伤害最小、对家庭侵扰最小的干预方案。

第四节　儿童神经心理行为发育障碍

儿童神经心理行为发育是儿童期的重要任务之一,儿童期是神经系统发育的关键时期,而且神经系统的发育只有一个关键期,主要在 6 岁以前,特别是 3 岁以前。因此,在为儿童体格发育保健服务的同时,亦要采取积极措施促进儿童神经心理发育,早期筛查和识别神经心理行为发育异常的儿童,以便及时给予干预和治疗。

一、儿童心理卫生问题与神经心理发育障碍

儿童心理行为发育偏离正常儿童的发育轨迹,违背心理健康的基本原则,常表示儿童出现了心理(精神)卫生问题。

1.儿童一般心理卫生问题　儿童一般心理卫生问题是发育过程中一过性的问题或特定的情景中出现的问题,也可能是单一的症状,如不适当的吸吮行为、咬指(趾)甲、厌食、偏食、口吃、违拗、攻击、注意力集中困难、恐惧、过度依赖、暴怒发作、退缩和交往困难等。

2.儿童精神及行为障碍　儿童精神及行为发育障碍是指儿童心理发育和行为严重偏离一般儿童发育轨迹和社会文化准则的各类心理症状、外显行为及其综合征,临床表现为持续时间长,严重影响儿童的生活、学习及社会适应的各类综合征,符合疾病的分类与诊断系统。这些精神障碍是精神医学工作者所关注的重点。2018 年 6 月 18 日发布的世界卫生组织《国际疾病分类(第 11 版)》(ICD-11)尝试按照发育观点对精神、行为及神经发育障碍诊断分组进行排序,其 21 种疾病分别是:神经发育障碍[包括智力发育障碍、发育性言语或语言障碍、

孤独症谱系障碍、发育性学习障碍、发育性运动协调障碍（如注意缺陷多动障碍、抽动障碍等）]、精神分裂症与其他原发性精神病性障碍、紧张症、心境障碍、焦虑及恐惧相关障碍、强迫及相关障碍、应激相关障碍、分离障碍、喂食及进食障碍、排泄障碍、躯体痛苦和躯体体验障碍、物使用和成瘾行为所致障碍、冲动控制障碍、破坏性行为和反社会障碍、人格障碍及相关人格特质、性欲倒错障碍、做作障碍、神经认知障碍、未在他处归类的妊娠、分娩及产褥期伴发精神及行为障碍、在他处归类的心理或行为因素影响的障碍或疾病、与归类于他处疾病相关的继发性精神和行为综合征。

儿童保健工作者要不断丰富自己的儿童精神医学相关知识，提高早期识别严重的精神障碍的技能。

二、孤独症谱系障碍

孤独症谱系障碍（autism spectrum disorder，ASD）是一种常见的神经发育障碍，据报道，在美国每 59 名儿童中就有 1 名孤独症患儿（患病率约 1.7%）。ASD 核心缺陷可分为两个方面：社会沟通/互动，以及限制性、重复性行为模式。由于 ASD 已较为常见，可在 18 月龄时诊断，并且有证据支持的干预措施可以改善其功能，因此需要继续推荐在初级保健（或其他卫生服务）中对 18 月龄和 24 月龄的 ASD 儿童进行标准化的发育监测。初级保健从业人员应熟悉 ASD 的诊断标准，越来越多的证据表明，行为和其他干预措施可以改善 ASD 儿童某些技能和症状。评估病情和选择干预措施时需要与家长共同商讨决策。

(一)病因及发病机制

目前 ASD 病因未明，遗传因素和环境因素在其中均被认为起着重要作用。研究发现，74%～93% 的 ASD 风险是可遗传的。一胎孩子被诊断为 ASD 时，后续孩子患 ASD 的风险为 7%～20%。基因测序数据表明，与 ASD 相关的基因有数百种，既包括常见变异又包括罕见变异（遗传变异和新发变异）。重金属（铅、汞等）、空气污染（PM_{10}，$PM_{2.5}$ 等）和环境内分泌干扰物（双酚 A、邻苯二甲酸酯类、有机磷农药等）也被认为可能在 ASD 发病机制中起着重要作用。产前和围产期一些因素也会影响胎儿 ASD 的发生风险，包括母亲的饮食、生活方式和怀孕期间压力。产妇高龄、妊娠间隔较短（<24 个月）会增加子代 ASD 发生风险，孕期代谢性疾病（如肥胖、糖尿病）、高血压、孕期细菌/病毒感染等也会轻微增加子代 ASD 的发生风险。ASD 的发生风险增加还与早产（小于 32 周）、出生体重过低（小于 1500 g）等因素有关。

(二)临床表现

ASD 患者症状的严重程度各不相同，但有两个核心特征，即社会互动和沟通缺陷与刻板重复性行为、兴趣或活动。ASD 患者并经常伴有严重的合并症，特别是智力残疾、癫痫、焦虑、睡眠障碍和胃肠道疾病。

1. 核心症状

(1)社会互动和沟通缺陷。患儿不能正确理解他人意图、互动性眼神接触减少、无法正常使用和理解手势预示着社会交流和想象游戏以及对其他孩子的兴趣的非正常发展。主要表现为患儿自幼对人缺乏兴趣和关注，不理会也不理解他人的情感表现，无视周边人的存在，不会与其他小朋友交往和沟通，不会玩想象性游戏，也不能理解游戏规则，缺乏与他人目光对视,对父母的离开和返回无动于衷,不会对父母微笑,缺乏对父母的依恋与亲情,母亲拥抱时不会贴近身体,6～7个月时还分不清亲人和陌生人,饥饿、疼痛或不舒服时不会向父母寻求食物或安慰,不会用言语或姿势来表示需求,自幼缺乏模仿行为。

(2)刻板重复性行为、兴趣或活动。重复性行为和刻板可能是主要的强迫性表现,但也可能与感觉信息的异常处理有关。主要表现为对一般儿童所喜爱的玩具和游戏缺乏兴趣,尤其不会玩有想象力的游戏,通常对一些不作为玩具的物品特别感兴趣,如车轮、瓶盖等可旋转的东西。多数患儿对电视广告、天气预报等敏感且感兴趣,并且很快记住和复述。对各类电器及电器开关等有执着的兴趣和偏好。有些患儿还对塑料袋、门锁、某些水果等产生依恋行为。患儿对有生命的东西很少产生依恋,对物体的非主要特性感兴趣,如喜欢反复摸光滑的地面、看物品旋转等。对环境、日常生活要求一成不变,如只吃固定的食物,吃饭时要求坐固定位置,固定偏好一两件衣服或鞋子,拒绝更换衣裤鞋袜等。有的还喜欢把玩具或物品排列成行,如被搞乱,就显得痛苦或大发脾气。几乎所有的孤独症儿童都拒绝学习或从事新的活动。ASD儿童常有仪式性或强迫性动作,如扭转手指或弹弄手指、拍手;沉湎于记忆天气预报、一些国家的首都、家庭成员的生日等。稍大患儿常反复问同一个问题,不可克制地触弄或嗅闻一些物体,如妈妈的手、衣服或袜子等。

2.合并症　ASD患儿常常有各种合并症,包括各类发育障碍、躯体疾病以及心理行为障碍。ASD儿童常见的发育障碍有智力障碍、言语和语言发育障碍、注意缺陷多动障碍等;常见的躯体问题有营养问题、饮食行为问题、胃肠道问题、睡眠障碍和癫痫发作等;常见的心理行为障碍有易激惹、自伤、攻击行为和焦虑障碍等。合并症对儿童和家庭以及临床治疗和干预有很大影响,需要将识别合并症纳入ASD儿童的诊疗常规中。

(三)诊断

由于没有可靠的生物标记,因此ASD须根据行为作出诊断。常用诊断标准包括社会交往质的障碍、语言和非语言交流质的障碍、活动和兴趣范围显著狭窄、刻板僵硬,起病于36个月内。《精神障碍诊断与统计手册(第4版)》(*The Diagnostic and Statistical Manual of Mental Disorders* Ⅳ,DSM-4)将ASD的症状分为社交互惠的实质性损害、沟通的实质性损害、限制性和重复性行为3个方面。在《精神障碍诊断与统计手册(第5版)》(DSM-5)中,核心症状被分为社会沟通和社会互动以及限制性、重复性行为模式2个领域,见表13-4-1。在DSM-5中,阿斯伯格综合征、广泛发育障碍等亚类取消独立分类,一并归入孤独症谱系障碍。DSM-5根据患儿的表现对其严重性进行了评级(见表13-4-2)。此外,DSM-5认为ASD可以伴随其他疾病,包括遗传疾病(如脆性X染色体综合征)和精神疾病(如注意缺陷多动障碍)。

表 13-4-1 孤独症谱系障碍 DSM-5 标准

领域	标准:缺陷	举例
A:目前或过去情况显示社会交往和社交互动方面持续存在缺陷;具有 3 种症状	(1)缺乏社交-情感互动	不正常的社交方式和无法正常反反复复对话;兴趣、情感分享减少;对社交互动的发起或回应失败
	(2)社交互动中缺乏非语言交流	语言和非语言沟通整合不良;眼神和肢体语言异常或理解和使用手势有缺陷;完全缺乏面部表情和非语言沟通
	(3)缺乏发展并维持适当的人际关系	难以调整行为以适应不同的社会环境;难以分享富有想象力的游戏或交朋友;对同龄人缺乏兴趣
B:目前或过去情况显示限制性的、重复的行为、兴趣或活动模式;有至少 2 种症状	(1)动作行为、物体使用或说话刻板或重复	简单的刻板动作,排列玩具或翻转物体,模仿语言或特殊短语
	(2)坚持单调、固执地遵守日常生活习惯,或仪式化的语言或非语言性的行为模式	小变化会导致极度痛苦,改变有困难,僵化的思维模式、问候仪式,每天都需要走同样的路线或吃同样的东西
	(3)高度受限的、固定的兴趣,在强度或注意力上是异常的	对异常物体的强烈依恋或沉迷,过度限制或持久的兴趣
	(4)对感觉的高反应性或低反应性,或对环境感官方面的兴趣异常	对疼痛或温度的明显漠不关心,对特定声音或质地的不良反应,对物体的过度嗅闻或触摸,对光线或运动的视觉迷恋

表 13-4-2 ASD 症状严重程度分级

严重程度	社会情感	限制性和重复性行为
等级 1:需要支持	如果没有适当的支持,社交沟通的缺陷会导致明显的障碍。难以主动进行社会互动以及对他人的社会性暗示作出非典型或不成功反应。可能对社交活动的兴趣降低	行为不灵活导致对一个或多个环境中的功能的显著干扰。在多个活动之间切换存在困难。组织能力和计划能力的缺陷妨碍了其个人的独立性
等级 2:需要实质性的支持	语言和非语言交际能力明显不足。即使有充足的支持,也明显存在社会障碍。主动进行社交互动次数有限,对他人的社交暗示反应减少或异常	不灵活的行为,难以处理变化,或其他限制性和重复性行为出现频繁,足以让偶然观察的人员发现,且影响在各种环境下的功能。改变注意力或行动出现困难或苦恼
等级 3:需要高度实质性的支持	语言和非语言交际技能的严重缺陷会导致功能严重受损,主动进行社交互动次数非常有限,对他人的社交暗示反应甚微	行为不灵活,应对变化极度困难,或其他限制性和重复性行为显著干扰所有领域的功能。在改变注意力或行动时非常苦恼或困难

ASD 可由不同专业人士(儿科医生、精神科医生或心理学家)诊断,但最好由多个领域的专家共同进行诊断。诊断应用多种标准化诊断工具,包括幼儿和儿童孤独症筛查工具(screening tool for autism in toddlers and young children,STAT;对就诊儿童进行 20 分钟的观察记录)和孤独症诊断观察量表(autism diagnostic observation schedule,ADOS;由熟练的专业人员进行 45 分钟的观察,适用于 12 个月至成年不同语言水平和年龄的人)。

对于就诊患儿的发育史,可以让抚养者填写孤独症诊断访谈检查表(autism diagnostic interview-revised,ADI-R)、社交和沟通障碍诊断访谈量表(diagnostic interview for social and communication disorder,DISCO),以及发育、维度和诊断访谈量表(developmental,dimensional and diagnostic interview,3Di)。儿童症状评估可以从各种量表中获得,如儿童

孤 独 症 评 定 量 表（childhood autism rating scale，CARS）、社 会 反 应 量 表（social responsiveness scale，SRS）和社会交往问卷（social communication questionnaire，SCQ）。

在标准诊断过程中，还应评估患儿语言理解与表达水平、一般行为困难程度和运动技能，以及认知功能或智力水平。结合医生观察与抚养者问卷能得出更加可靠的诊断，因此，综合诊断在 ASD 的诊断中尤为重要。

（四）干预治疗

孤独症目前尚无明确的治疗方法，主要采取教育训练、行为和心理矫治、药物治疗等综合措施。

1.教育训练　孤独症儿童的教育属于特殊教育，其目的在于教会他们有用的社会技能，如日常生活的自助能力、与人交往的方式和技巧、与周围环境协调配合及行为规范、公共设施的利用等最基本的生存技能。教育训练特别要注意个体化训练，按照每个儿童的具体症状、程度，分别制订出详细的计划和步骤。教育训练开始的年龄越小，获得后的技能越容易固定下来。在教育的过程中要特别注意父母的作用，首先要让父母接受现实，并让父母学会训练的方法。看起来非常简单的生活基本技能和习惯，对于孤独症儿童却需要很长时间才能领会和掌握，因此，教育和训练需要耐心和持之以恒。

2.行为和心理矫治　行为和心理矫治的重点是促进孤独症儿童的社会化和语言发育。尽量减少那些干扰患儿功能、与学习不协调的病态行为，如刻板、自伤、侵犯性行为。语言训练的重点是促进患儿的自发语言，同时最大限度地扩大其交往范围和能力。可通过听觉统合训练，削弱特定声音频率，减轻患儿的情绪反应，促进其适应性行为的发生。在行为矫治中，对患儿行为的塑造应分步骤进行，并强化每一步设定的行为，从易到难，逐渐至更复杂和更抽象的技能学习。

3.药物治疗　药物治疗不是主要的治疗方式，而是与其他治疗结合在一起，改善患儿活动过度、攻击行为、自我伤害、焦虑和刻板动作等。常用的药物有氟哌啶醇、哌甲酯、纳曲酮、利培酮等。儿童保健医师只有熟悉和掌握用药指征，才宜使用药物治疗，否则应由精神科医师进行药物治疗。

（五）早期识别和筛查

1.早期识别　ASD 儿童的早期识别和筛查对于 ASD 的早发现、早诊断、早干预具有重要意义。家长和医生应注意识别 ASD 的早期行为标志，主要为"五不"行为：①不（少）看：ASD 患儿早期对人尤其是人眼部的注视减少；②不（少）应：幼儿对父母的呼唤声充耳不闻，叫他们的名字缺乏反应；③不（少）指：幼儿无法用他们的肢体语言对感兴趣的东西提出请求，比如不会点头表示需要，不会有目的地指向某个人或物体等；④不（少）语：多数孤独症儿童存在语言出现延迟情况，但语言发育延迟并不是孤独症诊断的必要条件；⑤不当：孤独症儿童从 1 岁左右可能会出现对物品的不恰当使用情况，比如不停地旋转物品，把玩具排成一排并且持续注视等。

还应该关注儿童的行为发育轨迹，早期发育轨迹异常可能是 ASD 的危险指标。早期语言和非语言技能的异常发展轨迹为第一年相对正常，第二年新技能习得变慢。ASD 早期社会沟通技能的异常轨迹包括 6～18 月龄之间社交凝视、社交反应性微笑和发声频率下降。此外，发育倒退现象也需引起重视。部分 ASD 患儿在生后 1～2 年发育轨迹正常，但随后出现已获得技能的丧失,可涉及语言、社交、运动等多个领域,发育倒退可能忽然出现,也可能逐渐发生。

此外,有患 ASD 的兄弟姐妹和存在精神分裂、情绪障碍或其他精神及行为问题家族史为 ASD 的高危因素,具有以上两个因素的儿童需要给予特别重视。值得注意的是,孩子出现这些行为只能算疑似孤独症,并不能就此简单确诊为孤独症,家长或医师需要进行全面的观察并转诊到有条件的医院进一步评估是否患有孤独症。

2. 早期筛查　目前推荐在 9、18、24 个月龄婴幼儿中开展常规 ASD 早期筛查,推荐使用儿童行为发育预警征象、修订的婴幼儿孤独症量表 A 部分(CHAT-23-A)和改良版婴幼儿孤独症筛查量表(M-CHAT-R)进行筛查,对于相应年龄段出现任何一条预警征阳性、CHAT-23-A 筛查阳性、M-CHAT-R 筛查结果为中等风险者,应转诊至县区级妇幼保健机构进行 ASD 复筛,而符合下列任一情况的儿童应立即转诊至具有 ASD 评估资质的机构进行相关评估及诊断:①任何年龄阶段出现语言功能倒退或社交技能倒退;②M-CHAT-R 量表筛查结果为高风险;③医师、家长或老师等怀疑为 ASD。

目前推荐使用与初筛量表对应的工具进行复筛,推荐采用修订的婴幼儿孤独症量表 B 部分(CHAT-23-B)和改良版婴幼儿孤独症筛查量表的随访版(M-CHAT-R/F)。符合以下任一情况即为阳性:①CHAT-23-B 量表筛查阳性;②M-CHAT-R/F 访谈筛查结果阳性;③医师、家长或老师等怀疑为 ASD。应该注意,有相当一部分复筛结果为阳性的儿童不一定会被诊断为 ASD,但这些儿童仍有较高的患其他发育障碍或发育迟缓疾病的风险。因此,任何复筛结果为阳性的儿童都应该转诊至具有 ASD 评估资质的机构接受评估,进一步明确诊断,从而采取早期干预和治疗。

三、注意缺陷多动障碍

注意缺陷多动障碍(attention deficit and hyperactive disorder,ADHD)又称儿童多动症,以与患儿年龄不相称的注意力不集中、活动过度、情绪冲动、认知障碍和学习困难为主要临床特征,是最常见的儿童期神经精神疾病之一。其预后与病情的轻重、是否及时有效治疗、有无家族史以及是否共患其他精神障碍等有关。15%～20% 的 ADHD 儿童症状在儿童期或青少年期消失;一部分儿童只残留一些较轻的症状,而且没有太多的功能损害;大约 1/3 的儿童将终身患 ADHD。研究发现,几乎所有国家和地区均有 ADHD 发生,患病率为 1.7%～17.8%,目前我国 ADHD 患病率为 3%～10%。按《精神疾病诊断与统计手册(第 4 版)》的诊断标准,ADHD 在学龄儿童中的患病率是 3%～5%,男童发病率明显高于女童,且约 50% 的 ADHD 儿童共患另一种精神障碍。

(一)病因及发病机制

ADHD 的病因和发病机制至今仍未明了。目前,大多数学者认为该病是多种生物-心理-社会因素共同作用导致的一种综合征。

1. 遗传因素　学者对 ADHD 的病因进行了众多的分析,发现遗传因素在 ADHD 的发病中起重要作用。研究发现,ADHD 成人和儿童的一级亲属患病率高于正常对照组;领养研究发现,ADHD 患者的血缘亲戚中,有较高的比率具有相同的 ADHD 症状;分子遗传学研究发现,多巴胺 D_4 受体、多巴胺转运体可能与 ADHD 有关。

2. 神经生物因素　包括脑结构改变、神经生化异常、神经电生理功能异常、神经心理缺陷和神经系统发育异常。

3.社会心理因素　包括家庭因素和环境因素,如家庭关系不和睦、管教不当等,均可能导致 ADHD。

(二)临床表现

1.注意障碍　ADHD 的核心缺陷是注意障碍,并由此造成患儿不能有效学习。ADHD 儿童的注意力集中时间短暂,注意力范围狭窄,不善于分配注意。表现在玩玩具或游戏时很不专心,因为没有认真听游戏的规则,而不知如何进行游戏。在做需要花费精力的事情时,注意力集中更困难,易被无关的刺激所吸引,以至于经常没有留意课堂上所讲授的内容和遗漏老师所布置的作业,做作业经常粗心大意、不认真审题,出现不应有的低级错误。有些儿童对某些特别感兴趣的事物可产生较强的动机,使得注意力集中的时间可能会长些。

2.过多的活动　表现为与年龄不相称的活动过多,且不分场合、无明确目的性。部分儿童的过度活动在婴儿期就出现,以"气质难养育型"居多。进入学校后,上课时小动作多,在座位上不停地扭动,下课后好奔跑、攀爬、冒险、大喊大叫、惹人注意、一刻不停、不知疲倦。因喜招惹人,常与同学发生争吵或打架。在家亦精力旺盛,常常不能静下心写作业,看电视时也会扭动不停,常常有很多话,喜欢插嘴和干扰大人的活动。

3.情绪不稳、冲动任性　ADHD 儿童自控能力差,情绪变化剧烈,容易兴奋,对挫折的耐受能力低,常对不愉快刺激作出过分反应,因此常常做事欠考虑、行为冲动、不顾后果,甚至伤害他人。患儿可能在课堂上忽然大喊大叫、来回走动,在教室外常有冒险行为,经常做出同龄儿童不敢做的事情。

4.学习困难　ADHD 儿童出现学习困难主要与他们注意力分散、不能集中精力有关。ADHD 儿童的学习困难常有波动性,成绩很不稳定。常随着年级的增高,学习困难逐渐明显。

5.社交问题　约一半以上的 ADHD 儿童有社交问题,表现为不受同龄人欢迎,在学校没有朋友。这可能与他们以自我为中心、喜欢对别人发号施令、干扰别人的游戏以及他们冲动任性的行为特征有关,也可能与他们的社交技能不足以及语言表达能力较差有关。

6.其他　有一部分 ADHD 儿童存在知觉活动障碍、手指精细协调运动障碍,翻掌、对指运动不灵活,扣纽扣、绑鞋带动作笨拙。另外,ADHD 儿童常常自我评价过低、无自尊心、自信心差。

(三)诊断

根据《精神疾病诊断与统计手册(第 5 版)》,诊断注意缺陷多动障碍须同时包括下列1~4。

1.注意缺陷多动障碍是一种持续的注意缺陷和/或多动-冲动状态,干扰了机体功能或发育,以下列(1)或者(2)为特征。

(1)注意障碍。至少有下列症状中的 6 项(或更多),持续至少 6 个月,且达到了与发育水平不相符的程度,并直接负性地影响了社会和学业/职业活动:①经常不能密切关注细节或在作业、工作或其他活动中犯粗心大意的错误(例如,忽视或遗漏细节,工作不精确);②在任务或游戏活动中经常难以维持注意力(例如,在听课、对话或长时间的阅读中难以维持注意力);③当别人对其直接讲话时,经常看起来没有在听(例如,即使在没有任何明显干扰的情况下,也会显得心不在焉);④经常不遵循指示以致无法完成作业、家务或工作中的职责

（例如，可以开始任务但很快就失去注意力，容易分神）；⑤经常难以组织任务和活动（例如，难以管理有条理的任务；难以把材料和物品放得整整齐齐；凌乱、工作没头绪；不良的时间管理；不能遵守截止日期）；⑥经常回避、厌恶或不情愿从事那些需要精神上持续努力的任务（例如，学校作业或家庭作业；对于年龄较大的青少年和成人，则为准备报告、完成表格或阅读冗长的文章）；⑦经常丢失任务或活动所需的物品（例如，学校的资料、铅笔、书、工具、钱包、钥匙、文件、眼镜、手机等）；⑧经常容易被外界的刺激分神（对于年龄较大的青少年和成人，可能包括不相关的想法）；⑨经常在日常活动中忘记事情（例如，做家务、外出办事；对于年龄较大的青少年和成人，则为回电话、付账单、约会等）。

（2）多动和冲动。至少有下列症状中的 6 项（或更多），持续至少 6 个月，且达到了与发育水平不相符的程度，并直接负性地影响了社会和学业/职业活动：①经常手脚动个不停或在座位上扭动；②当被期待坐在座位上时却经常离座（例如，离开他/她在教室、办公室或其他工作的场所，或在其他情况下需要保持原地的位置）；③经常在不适当的场合跑来跑去或爬上爬下（对于青少年或成人，可以仅限于感到坐立不安）；④经常无法安静地玩耍或从事休闲活动；⑤经常"忙个不停"，好像"被发动机驱动着"（例如，在餐厅、会议中无法长时间保持不动或觉得不舒服；可能被他人感受为坐立不安或难以跟上）；⑥经常讲话过多；⑦经常在提问还没有讲完之前就把答案脱口而出（例如，接别人的话；不能等待交谈的顺序）；⑧经常难以等待轮到他/她（例如，当排队等待时）；⑨经常打断或侵扰他人（例如，插入别人的对话、游戏或活动；没有询问或未经允许就开始使用他人的东西；对于青少年和成人，可能是侵扰或接管他人正在做的事情）。

2. 注意障碍或多动-冲动的症状在 12 岁之前就已存在。

3. 注意障碍或多动-冲动的症状存在于 2 个或更多的场合（例如，在家里、学校或工作中；与朋友或亲属互动中；在其他活动中）。

4. 有明确的证据显示这些症状干扰或降低了社交、学业或职业功能的质量。

5. 排除精神分裂症或其他精神病性障碍，也不能用其他精神障碍来更好地解释（如心境障碍、焦虑障碍、分离障碍、人格障碍、物质中毒或戒断）。

ADHD 根据严重程度可分为：①轻度：存在非常少的超出诊断所需的症状，且症状导致社交或职业功能方面的轻微损伤；②中度：症状或功能损害介于"轻度"和"重度"之间；③重度：存在非常多的超出诊断所需的症状，或存在若干特别严重的症状，或症状导致明显的社交或职业功能方面的损害。

（四）治疗

ADHD 的治疗主要包括药物治疗和非药物治疗。

1. 药物治疗

（1）中枢兴奋剂。能够减少 ADHD 儿童多动、冲动性和攻击行为，并改善注意缺陷，如哌甲酯和苯丙胺。

（2）三环类抗抑郁药。常用的有丙米嗪和阿米替林。

（3）α受体阻滞剂。一般使用可乐定。

（4）其他药物。如神经阻滞剂（抗精神病药物如氟哌啶醇、氯丙嗪等）和利培酮。

2. 非药物治疗

（1）行为矫正。对于儿童的行为问题，目前最有效的依然是行为矫正治疗，主要包括正强化、惩罚、负强化和消退 4 种方法。当适当行为出现时,给予奖励,以求保持并继续改进;当不适当行为出现时,就加以漠视,或暂时剥夺一些权利,以表示惩罚。此类训练由家庭、儿童门诊以及学校三方面结合进行,且行为矫正与药物治疗结合进行效果更佳。

(2)认知行为训练。认知行为训练是指对 ADHA 儿童的自我控制、自我约束、多加思考和提高解决问题的能力进行训练。

(3)感觉统合训练。感觉统合训练是指同时给予儿童前庭、肌肉、关节、皮肤触摸、视、听、嗅等多种刺激,并将这些刺激与运动相结合,从而改善注意缺陷障碍症状。

(4)家长培训和学校干预。通过循序渐进的步骤教会父母如何管理孩子的行为,比如组织小型家长学习班。这种方式也可以移用到学校,培训对象为患儿的老师,以获得老师的理解与配合。

(五)预防

ADHD 的预防主要是避免各种危险因素及对有高危因素者进行早期干预治疗。对于有高危因素的儿童,应定期追踪观察,对在婴幼儿早期和学龄前期就有好哭、少睡、注意力分散、活动过多、冲动任性等症状的儿童,同时进行行为矫正及提高注意力的训练。

四、品行障碍

品行障碍(conduct disorder,CD)是指 18 岁以下的青少年出现持久性反社会型行为、攻击性行为和对立违抗行为,是与社会规范和社会基本准则相背离的一种问题行为,也是个体社会化不良的结果,且个体社会化的程度和水平是品行障碍的主要诊断标准。

英国调查显示,10～11 岁儿童中品行障碍患病率约为 4%。美国 18 岁以下人群中男性患病率为 6%～16%,女性患病率为 2%～9%,城市患病率高于农村。国内调查发现,品行障碍患病率为 1.45%～7.35%,男性高于女性。目前已获得公认的是,品行障碍常与多动症同时存在。

(一)病因及发病机制

1.生物学因素　生物学因素包括遗传因素、躯体因素、中枢神经的改变、激素作用、生化改变等。

2.家庭环境因素　不良的家庭环境因素是品行障碍的重要病因,如父母与子女之间缺乏亲密的感情联系,父母对待孩子冷漠或忽视、挑剔、粗暴,对孩子过度放纵。

3.社会因素　社会因素包括学校环境因素和社会文化因素,如经常接触暴力或黄色媒体宣传,接受周围人不正确的道德观和价值观影响。

(二)临床表现

1.攻击行为　攻击行为是指基于愤怒、敌意、憎恨和不满等情绪,对他人、自身或其他目标所采取的破坏性行为,如伤害、殴打、威胁、恐吓他人,虐待小动物或比他小的儿童或残疾儿童。

2.反社会行为　这类行为不符合道德规范及社会准则,如说谎、违拗与不服从、逃学、离家出走、偷窃、纵火、性攻击行为等。

3.对立违抗性行为　对立违抗性行为是指对成人,特别是家长所采取的明显的不服从违抗或挑衅行为,如偷窃、逃学、易暴怒和发脾气,常怨恨他人,怀恨在心或存心报复,破坏公共设施；常因自己的过失或不当行为而责怪他人；常与人争吵；经常故意干扰别人；常违反集体纪律，不接受批评。

(三)诊断

诊断为品行障碍须具备下列 3 条：(1)发生于儿童少年期，持续半年以上。(2)至少有下列行为中的一项：①经常挑起或参与斗殴；②经常故意伤害他人或虐待动物；③经常故意破坏家里的东西或公共财物；④经常故意纵火；⑤经常偷窃；⑥瞒着家长全天逃学，一学期 3 次以上；⑦无明显原因离家出走，彻夜不归，至少 2 次；⑧经常撒谎，并非为了逃避惩罚；⑨其他触犯刑律的行为。(3)不是由其他精神障碍所引起的。

(四)治疗

1.家庭治疗　协调家庭成员尤其是亲子之间的关系，强调父母角色的重要性，端正家庭成员对品行障碍儿童的态度，纠正不良的家庭教育方式和方法，进而改变患儿的行为，包括家庭功能治疗和父母管理训练。

2.认知疗法　重点在于帮助患者发现自己的问题、分析原因、考虑后果，并找到解决问题的方法。

3.行为治疗　根据患者的年龄和临床表现，可选用强化法、消退法和游戏疗法等。治疗目的是逐渐消除不良行为，建立正常的行为模式，促进社会适应行为的发展。

4.药物治疗　药物治疗只是一种辅助的治疗手段，须配合家庭、心理及行为指导等多种方法综合干预方能起到较好的治疗效果。冲动、攻击性行为严重者选用小剂量氯丙嗪、氟哌啶醇、卡马西平等药物。合并注意缺陷障碍者可选用哌甲酯、托莫西汀等药物。对伴有抑郁焦虑者，可服用抗抑郁药与抗焦虑药物。

(五)预防

品行障碍是一个复杂的涉及广泛内容的社会历史问题，并非单纯的医疗问题，预防品行障碍的发生、发展十分必要。戒除不良家庭环境因素，远离容易导致或加重品行障碍的社会因素是关键。

（苏普玉）

第五节　儿童保健服务与管理

儿童的生命历程从生命形成的最初阶段(受精卵形式)就已开始，但不同阶段儿童生长发育的特点和发育的主要任务不同，因此，不同阶段儿童保健服务的重点不同。对儿童保健服务进行系统、有效的管理是儿童保健服务的内容之一，也是提高儿童保健服务质量的重要举措。儿童保健管理包括社区(散居)儿童保健管理和集体儿童保健管理。

一、不同年龄段儿童保健服务重点内容

儿童在不断生长发育过程中，每个年龄阶段的生理、心理及社会能力等都不尽相同。根据不同阶段的特点进行针对性的保健工作，可促进儿童的健康成长。

(一)新生儿期保健

新生儿期是指婴儿从出生断脐到生后 28 天内，婴儿在该期内要经历身体各系统解剖和

生理功能上的巨大变化,该期是一生中最脆弱的时期,发病率和死亡率较高。帮助新生儿成功过渡和适应这个时期是新生儿期保健的主要目的。新生儿期儿童保健主要内容如下:

1.注意保暖　新生儿室应阳光充足,通风良好,温湿度适宜,一般室温宜保持在 22~24 ℃,保持新生儿体温为 36.5 ℃,空气湿度维持在 50%~60%。

2.合理喂养　母乳是新生儿的最佳食品,提倡母乳喂养,按需喂奶。正常足月儿出生后半小时即可哺乳,一天可多达 10 次,每次喂奶 15~30 分钟。母乳不足或无条件进行母乳喂养者,指导母亲替代喂养,替代喂养可每 2~3 小时一次,每日喂养 7~8 次。纯母乳喂养的新生儿 2 周后应补充维生素 D;乳母应适当补充维生素 K,多吃蔬菜水果,避免新生儿出现维生素 K 缺乏性出血性疾病。

3.预防感染　接触新生儿之前要仔细洗刷双手,预防感染;有感染者应与新生儿隔离;保持新生儿脐部、皮肤清洁干燥;新生儿的用具应每日煮沸消毒;出生后 24 小时内注射乙肝疫苗和卡介苗。

4.新生儿家庭访视　正常新生儿出院后,在生后 28 天内进行家庭访视,一般为 2~3次,至少 2 次,高危新生儿应增加访视次数。每次访视时医护人员填写访视记录,建立新生儿访视卡,并反馈给新生儿父母。

5.新生儿疾病筛查　筛查内容主要有新生儿听力筛查,遗传代谢、内分泌疾病筛查等。如筛查异常,应尽早诊治,减少发育中的后遗症。

6.日常护理指导　家长观察新生儿的精神状态、面色、呼吸、体温、哭声、大小便等情况。新生儿皮肤娇嫩且新陈代谢旺盛,应每日洗澡,保持清洁,特别注意保持脐带残端清洁和干燥;选用柔软、浅色、吸水性强的棉布制作衣服;衣服样式应简单,易于穿脱,宽松且不妨碍肢体活动。尿布以白色为宜,便于观察大小便的颜色,且应勤换勤洗,保持臀部皮肤清洁干燥。

(二)婴儿期保健

婴儿期是指出生后至未满 1 周岁的阶段。此期的儿童体格生长十分迅速,体重、身长增长最快,系第一个生长高峰期,需大量的各种营养素满足其生长的需要;此期也是感知觉和行为发育最快的时期;此期的儿童抵抗力不强,仍要进行传染病的预防。此期儿童保健的重点是促进儿童早期综合发展,包括营养和卫生保健、情感关爱、生活技能培养及智力开发。婴儿期儿童保健主要内容如下:

1.合理喂养　婴儿期的营养状况与儿童期及成年后的健康状况密切相关,此期特别要满足热量和蛋白质的需要。出生后 6 个月内应以纯母乳喂养,4~6 个月开始引入辅食,从第 6 个月开始要合理添加辅食,逐渐为断乳做准备。

2.定期健康检查　婴儿年龄越小,生长发育越迅速。定期健康检查可以了解婴儿的生长发育与健康状况,早期发现问题,早期干预。针对 6 月龄以内的婴儿提倡每 1~2 个月检查一次;6 月龄以上婴儿则每 2~3 个月检查一次。

3.疾病防治　合理喂养,预防营养缺乏性疾病的发生;指导父母和养育人对婴儿的护理,包括保持居室通风,给予适当的户外阳光照射;不去人多嘈杂的环境,以预防和减少呼吸道感染;注意食品卫生,预防消化不良和消化道感染。

4.免疫接种　依照计划免疫程序按期完成卡介苗、脊髓灰质炎疫苗、百白破三联疫苗、麻疹减毒活疫苗、乙型肝炎疫苗的接种。

5.促进感知觉、语言、运动和社会情绪发展　指导父母及抚养人了解婴儿各年龄阶段的发育特点,按月龄结合婴儿的实际情况进行训练,促进感知觉、语言、运动和社会情绪发展。父母或抚养人及时满足婴儿需要,给婴儿提供安全的、可以自由探索和尝试的环境,使婴儿的感知觉、语言、运动和社会情绪得到最优的发展。

6.口腔保健 注意婴儿用奶瓶的正确使用姿势,避免将乳头抵压上颌,影响颌骨发育;婴儿乳牙萌出后不宜含乳头入睡,以免发生"奶瓶龋齿"。

(三)幼儿期保健

幼儿期是指满1周岁至未满3周岁的阶段。此期儿童体格生长速度较婴儿期缓慢,食物已转换为固体,如果不注意均衡膳食,仍易发生体重增长缓慢,甚至营养不良的情况。此期内神经精神发育较迅速,语言、动作能力和情绪行为明显发展,出现第一个违拗期;活动范围扩大,应注意预防传染病和意外伤害。随着自我意识的发展,幼儿对周围环境产生好奇心,喜欢模仿。幼儿期儿童保健主要内容如下:

1.促进语言发育与大运动能力发展 重视与幼儿的语言交流,通过游戏、讲故事、唱歌等可促进幼儿的语言发育;多选择促进小肌肉动作协调发育的玩具及发展幼儿想象和思维能力的玩具。

2.培养自我生活能力 安排规律生活,培养幼儿独立生活能力和养成良好的生活习惯,为适应幼儿园生活做准备。

3.定期健康检查 每3～6个月应进行一次体格检查,预防营养不良、超重/肥胖、贫血等营养性疾病;筛查贫血、视力异常、尿路感染和寄生虫感染等常见病。

4.预防疾病和意外伤害 完成加强免疫,可根据具体情况进行其他疫苗接种;预防异物吸入引起窒息;监护人不宜让幼儿单独外出或单独留在家中;注意避免幼儿活动环境与设施中的不安全因素。

5.合理营养 供给丰富的平衡营养素,食物种类、质地接近成人,每日5～6餐,其中乳类供能仍不应低于1/3(约30 kcal/kg);发展自我进食行为。

6.口腔保健 家长用小牙刷帮助幼儿刷牙,每晚1次,预防龋齿;1岁后应断离奶瓶,逐渐增加幼儿食物的固体性有利于咀嚼、吞咽与乳牙发育。

(四)学龄前期儿童保健

学龄前期是指满3周岁至6～7岁的阶段。此期儿童的体格仍持续生长,速度较稳定;神经精神发育迅速,是性格形成的关键时期;动作发育协调,语言、思维、想象力成熟;情绪开始符合社会规范;理性意识萌芽,个性形成,性格内、外向及情绪稳定性进一步分化;注意力保持较幼儿时间长。在5～6岁时,乳牙开始松动脱落,恒牙依次萌出;若不重视口腔卫生,易发生龋齿。学龄前期儿童保健主要内容如下:

1.保证充足营养和平衡膳食 为保证充分营养,应予以平衡膳食,包括谷类食物、鱼、禽、蛋、瘦肉、蔬菜水果和乳类、豆制品等;指导膳食清淡少盐,正确选择零食,少饮用含糖量高的饮料。在家庭中与成人共进主餐,膳食每日4～5餐(3餐主食,1～2餐点心),以适应学龄前期儿童的生长发育需要和消化系统功能。

2.入学前期教育 培养学习习惯,注意发展儿童想象与思维能力,通过游戏、体育活动增强体质,在游戏中学习遵守规则和与人交往。

3.定期体格检查 了解儿童的营养状况和生长速度;注意筛查缺铁性贫血、尿路感染、肾脏疾病、寄生虫感染及发育行为异常等。

4.预防接种和疾病防治　加强免疫接种和传染病、常见病防治;教育儿童正确坐、走姿势,预防脊柱畸形;教育儿童建立合理的生活制度,培养良好的卫生习惯,坚持定时进食,不随意吃零食、不暴饮暴食,不吃腐烂变质的食物。

5.预防意外事故　学龄前期儿童缺乏对危险事物的认识,易发生意外事故。因此,要结合日常生活对学龄前期儿童进行安全教育,如要遵守交通规则,不要在马路上玩耍,不玩弄电器和电器开关,避免到河边或池塘边玩等;同时,做好室内和户外活动的安全防护,如尖锐器具、热水瓶等的安全放置,对操场活动用具进行定期安全检查。

6.视力和口腔保健　儿童应每年接受一次全面的视力筛查和眼检查,培养良好的用眼习惯;每年检查口腔 1～2 次,以便及早发现龋齿,及时治疗,指导儿童保护牙齿,培养早晚刷牙、饭后漱口的良好口腔卫生习惯。

(五)学龄期儿童保健

学龄期是指 6～7 岁至青春期前的阶段。此期儿童体格稳定增长,心理发育成熟,认知和逻辑思维能力发育更加成熟。学龄期儿童保健主要内容如下:

1.合理营养和平衡膳食　该期儿童体格增长平稳,骨骼处于成长发育阶段,因此仍应注意合理营养和平衡膳食,每日摄入的优质蛋白质应占总蛋白质的 1/2;多食富含钙的食物。

2.开展体育锻炼　学校及家长应根据不同年龄学生的体格发育情况,组织学生参加适当的体育锻炼,并结合卫生保健进行科学的指导,做到循序渐进、持之以恒,以预防骨骼发育畸形,增加儿童体质。

3.定期体格检查　每年体格检查 1 次,及时发现体格生长偏离和异常并及早干预;注意检查脊柱、眼、口腔,发现异常应及时转专科诊治。

4.学习能力的培养和素质教育　学习是学龄期儿童的主要活动,应为儿童提供适宜的学习条件,培养良好的学习兴趣和习惯,以正面积极教育为主,加强素质教育,培养其德、智、体、美、劳全面发展。

5.预防感染和意外伤害　继续重视传染病管理和常见疾病的防治,防止学校传染病的传播和流行;学校加强对各类意外伤害的防范措施,组织学生学习交通安全规则和意外伤害的防范知识,学习灾难发生时的紧急应对和自救措施,减少伤残发生。

二、儿童保健服务管理

(一)儿童保健的组织机构

在中国,大多数的儿童保健专业机构与妇女保健专业机构合并设置为妇幼卫生机构,由妇幼卫生行政管理部门和妇幼卫生专业管理机构组成。

1.儿童保健行政管理组织与专业管理组织　我国各级卫生行政机构中均设立了妇幼卫生管理部门。各级儿童保健行政管理组织体系如图 13-5-1 所示,各级儿童保健专业管理组织体系如图 13-5-2 所示。

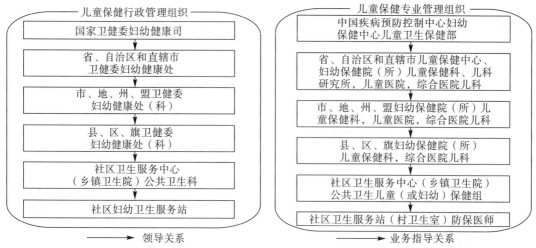

图 13-5-1　儿童保健行政管理组织体系　　　图 13-5-2　儿童保健专业管理组织体系

2.儿童保健网　儿童保健网是指为了保护儿童的身心健康,由妇幼保健专业机构和有关部门结合而成的一种组织系统。它设置在妇幼"三级保健网"中,由省、市、县(区)级儿童保健(或妇幼)机构与基层卫生保健部门相结合,构成覆盖该区域儿童保健的网络组织。

(1)各级儿童保健网的构成及职能。

①三级网:三级网由省、自治区和直辖市妇幼保健院(所)的儿童保健科和儿童医院组成,农村由县市级妇幼保健院的儿童保健科和综合医院儿科组成,为三级保健网最高级,主要负责指导辖区内儿童保健系统管理工作,包括负责辖区内儿童保健系统管理技术指导、培训和督导检查工作;开展辖区内儿童保健服务及新技术和新业务的推广、应用;掌握辖区内儿童健康状况及其变化;负责儿童保健信息的收集、统计、上报、分析、反馈和指导工作;接受基层儿童保健中疑难或危重患儿转诊。

②二级网:二级网由城市的区级妇幼保健院(所)和区医院儿科,工矿、企业、学校医院的保健科,或农村的乡镇卫生院妇幼保健科组成,是三级保健网的枢纽和关键环节。二级网的保健工作接受上级专业机构指导,同时,也指导下级保健人员开展工作。

③一级网:一级网由城市街道社区卫生服务中心和各医疗机构内设的公共卫生科妇幼保健组,或工矿、企业、学校医务室,或农村的村卫生室组成,是三级保健网的基础。一级网主要承担新生儿访视、儿童系统保健服务和管理等工作;按要求参加上级专业机构召集的工作例会;大力开展健康教育工作。

(2)儿童保健网中各级关系。二级保健网在城市以街道为基础、区为枢纽、市为中心,在农村则以村为基础、乡为关键、县为中心;各负其责、分级指导、相互联系,共同形成一个完整的体系,上级机构负责对下级机构的业务指导、承担下级机构的人员技术培训等,下级机构对上级机构负责各项任务的执行和服务质量的保证。

(二)散居儿童保健管理

散居儿童是指长期(3个月以上)在所辖范围内居住、未进入托儿所或幼儿园等集体儿童保健机构而散居在各个家庭中的 7 岁以下儿童(包括非辖区户籍的儿童),重点是 3 岁以下的儿童。散居儿童保健内容包括建立儿童健康手册或档案,开展新生儿疾病筛查与访视、定期的儿童健康检查(child health check-up)、生长监测(growth monitoring)与指导、营养与喂养指导、心理行为发育监测与指导、免疫规划实施与指导、常见疾病的防治、高危儿管理和健康教育等。目前,散居儿童保健系统管理主要采取建立儿童保健区域化管理和在各级儿童(或妇幼)保健机构开设儿童保健门诊2种形式。

1.儿童保健区域化管理

(1)确定儿童保健管理区域。儿童保健管理区域分城市和农村。在城市,主要以街道或居委会为单位,实行社区保健负责制;也可以市、区儿童(或妇幼)保健机构为中心,联合所辖范围内的医疗保健机构,采取就近划片包干管理。在农村,以村为单位,建立乡村医师保健责任制,采取县、乡、村分级管理。

(2)管理区域的工作任务。包括调查基础资料、建立管理常规、定期进行统计工作等。

2.儿童保健门诊　儿童保健门诊(child health care service)是各级医疗保健机构为健康儿童的保健和咨询所开设的门诊,它不同于医疗机构的儿科疾病门诊。

(1)儿童保健门诊的工作内容。①健康检查:对散居儿童(从新生儿到学龄前期儿童)进行生长发育监测、健康体检及评价、疾病筛查,在体检中发现问题时,及时矫治;②预防接种:按照儿童免疫规划要求和程序,为所管辖范围内儿童实施预防接种;③保健咨询指导:通过对儿童的保健咨询,了解儿童的基本情况,向儿童和抚养人提供针对性的卫生保健信息,并对其进行健康教育和健康促进;④儿童保健专科门诊:根据当地的条件和保健服务需求开设相应的专科门诊,并配备有专长的医师。

(2)儿童保健门诊的人员配置。根据儿童保健门诊的工作性质和工作量决定人员配置情况。儿童保健医师应取得相应的执业资格,接受儿童保健专业知识和技术培训,并具有一定的临床知识和经验。

(3)儿童保健门诊的基本设施。业务用房包括预诊室、挂号收费室、候诊室、体格测量室、智力测定室、口腔检查室、视力或听力检查室、预防接种室、健康教育室、治疗室和相关的辅助科室;配备相关的医疗设备和健康教育所需设备,如体格测量需要体重计、量床、身高计、压舌板、儿童诊查床、儿童血压计、软尺等。

(三)集体儿童保健管理

集体儿童是指在托儿所、幼儿园(简称托幼机构)集体生活、学习或活动的儿童,多数为3岁以上的学龄前期儿童。保健内容包括预防控制传染病,降低常见病的发病率,培养良好的生活习惯,通过创造良好的生活环境来促进儿童身心健康发展。

1.托幼机构卫生保健工作任务　托幼机构应当按照2010年颁布的《托儿所幼儿园卫生保健管理办法》第十五条要求,严格按照《托儿所幼儿园卫生保健工作规范》开展卫生保健工作。工作任务主要包括:①根据儿童不同年龄特点,建立科学、合理的一日生活制度,培养儿童良好的卫生习惯;②为儿童提供合理的营养膳食,科学制定食谱,保证膳食平衡;③制订与儿童生理特点相适应的体格锻炼计划,根据儿童年龄特点开展游戏及体育活动,并保证儿童户外活动时间,增进儿童身心健康;④建立健康检查制度,开展儿童定期健康检查工作,建立健康档案,坚持晨检及全日健康观察,做好常见病的预防,发现问题及时处理;⑤严格执行卫生消毒制度,做好室内外环境及个人卫生,加强饮食卫生管理,保证食品安全;⑥协助落实国家免疫规划,在儿童入托时应当查验其预防接种证,未按规定接种的儿童要告知其监护人,督促监护人带儿童到当地规定的接种单位补种;⑦加强日常保育护理工作,对体弱儿进行专案管理,配合妇幼保健机构定期开展儿童眼、耳、口腔保健,以及儿童心理卫生保健;⑧建立卫生安全管理制度,落实各项卫生安全防护工作,预防伤害事故的发生;⑨制订健康教育计划,对儿童及其家长开展多种形式的健康教育活动;⑩做好各项卫生保健工作信息的收集、汇总和报告工作。

2.托幼机构卫生保健工作内容　托幼机构卫生保健工作应针对儿童集居的特点,以促进儿童体格发育及心理发展为中心,加强科学管理,认真做好卫生保健与集体教养工作。

(1)儿童健康检查。托幼机构应按照国家卫生、教育行政部门颁布的《托儿所幼儿园卫生保健管理办法》有关管理规定,做好儿童健康检查工作。

1)儿童入园(所)前健康检查。儿童入园(所)前,应经具有合法资质的医疗卫生机构进行健康检查,并填写健康检查表。入园(所)体检率应达100%,凡患有急性或慢性传染病和近期内有传染病接触史者不能入园(所);对体检中发现疑似传染病者应暂缓入园(所)。儿童入园(所)时,托幼机构应查验儿童入园(所)健康检查表、儿童保健手册和预防接种证。对于未按规定接种的儿童,需要告知其监护人及时补种。托幼机构不应拒绝乙肝表面抗原阳性但肝功能正常的幼儿入园(所)。

2)定期健康检查。通过对儿童的定期体格检查,全面了解在园(所)儿童的生长发育及健康情况,发现问题后及时告知家长并加以干预;对体弱儿建立专案加强管理,定期健康检查率大于95%。健康检查次数应根据儿童年龄的大小而定,一般1岁以内每3个月体检1次;1~3岁每6个月体检1次;3岁以上儿童每年体检1次。

3)全日健康观察。①晨间检查(morning inspection):托幼机构应做好每日晨间检查工作,晨检内容包括询问儿童在家有无异常情况,观察精神状况、有无发热和皮肤异常,检查有无携带不安全物品等,发现问题及时处理;②全日健康观察:保教人员应对儿童进行全日健康观察,内容包括饮食、睡眠、大小便、精神状况、情绪行为等,并做好观察及处理记录工作,发现患病儿童应尽快与家长联系,及时到医院诊治;③掌握儿童缺勤情况:及时了解儿童缺勤原因,如系患传染病,应对接触者及时采取预防措施,接触物要进行彻底消毒处理。

(2)卫生与消毒。①环境卫生:托幼机构应建立健全室内外环境消毒清扫制度,每日清扫室内外环境,定时开窗通风换气,定期熏蚊,随时灭蝇、鼠、蟑螂,保持玩具、图书表面的清洁卫生。②个人卫生:儿童专用的茶杯、毛巾、餐巾应按时消毒,不交叉使用,培养儿童良好的卫生习惯。工作人员应保持仪表整洁,注意个人卫生,饭前便后和护理儿童前应用肥皂、流动水洗手。

(3)常见病预防与管理。托幼机构卫生保健人员应把常见病、多发病患儿作为重点管理对象,建立专门档案,加强日常健康观察和保育护理工作,并督促家长及时带患儿进行诊治,对体弱儿给予必要的照顾;培养全园儿童良好的卫生行为习惯,合理膳食,加强体格锻炼,增强儿童体质,提高儿童的免疫力。

(4)传染病预防与控制。传染病易在集体儿童中传播及流行,托幼机构应加强传染病的预防与管理,对传染病应采取早预防、早发现、早诊断、早隔离、早上报、早治疗等综合保健措施。具体措施包括:①督促家长按免疫程序和要求完成儿童预防接种;②建立传染病管理制度,每天记录儿童出勤情况,对疑似传染病患儿及时设立临时隔离室,并采取有效的隔离控制措施,及时向当地疾病控制机构报告;③定期开展预防接种和传染病防治知识的健康教育,提高家长或儿童的防护能力和意识;④加强发生传染病后的管理,消除或切断流行过程中的传染源、传染途径,及时保护易感儿童。

（5）一日生活安排。合理安排儿童睡眠、进餐、活动、游戏等各个生活环节的时间、顺序和次数,注意动静结合,集体活动与自由活动结合,室内活动与室外活动结合,不同形式交替进行。

（6）儿童膳食营养。儿童营养管理是托幼机构卫生保健工作的重要内容。营养是保证儿童正常生长发育和身心健康的重要因素,良好的营养可促进儿童体格生长和智力发育,而营养不足则可导致儿童生长迟缓、体重不增甚至发生营养障碍和缺乏。因此,托幼机构应根据儿童对营养素的生理需要,合理安排儿童的营养膳食。

（7）体格锻炼。卫生保健人员应根据儿童的不同特点制订出合适的体格锻炼计划,每天都要有组织地进行各种形式的体格锻炼,提高儿童身体素质。

（8）伤害的预防与控制。托幼机构有保护儿童安全的责任,其中的各项活动应以儿童安全为前提,建立安全及检查制度,落实预防儿童伤害的各项措施,防止各种伤害事故的发生;托幼机构的房屋、场地、家具、玩教具、生活设施等应符合国家相关安全标准和规定,设立门卫,严格管理,避免儿童走失。保教人员应接受预防儿童伤害相关知识的培训,做好儿童安全工作,消除伤害隐患,预防意外伤害的发生。托幼机构应提前准备发生儿童外伤、食物中毒、暴力、火灾、地震等自然灾害或突发事件的应急预案,发生意外事故或自然灾害造成重大伤害时,应立即采取有效处理措施,及时向上级有关部门报告。

（9）健康教育。卫生保健人员根据不同季节、疾病流行等情况制订全年健康教育工作计划,并组织实施。

（10）卫生保健信息的收集。托幼机构的健康档案包括托幼机构儿童入园（所）健康检查表、儿童转园健康证明、儿童定期健康检查手册等。常规资料记录包括儿童出勤、晨午间检查及全日健康观察、营养性疾病、常见病、传染病、预防接种、卫生消毒、体弱儿管理、体格检查、体格锻炼、智力测定、膳食管理、健康教育、意外伤害及死亡登记等。每年对儿童体格发育、膳食营养、常见病、传染病、伤害等进行统计分析,掌握儿童健康状况。

3.托幼机构卫生保健人员配备　托幼机构需要根据招收儿童的数量来配备卫生保健人员。一般收托 150 名儿童至少配备 1 名专职卫生保健人员,收托少于 150 名儿童可配备兼职卫生保健人员。另外,托幼机构的卫生保健人员在上岗前,应接受当地妇幼保健机构的卫生保健专业知识培训,通过考核后才能上岗。

（苏普玉　曹秀菁）

扫码查看练习题

第十四章　妇女保健服务

　　妇女保健服务是针对妇女一生中不同时期的生理、心理及社会特点,以女性生理、心理和社会适应的变化规律为理论基础,以保健为中心,运用预防医学、临床医学、心理学、社会学、管理学等多学科的知识和技术,提供综合性保健服务,以保护和促进妇女的健康。根据女性生殖生理变化特点,可将女性的一生分为女童期(见第十三章儿童保健服务)、青春期、围婚期、围生期、节育期、围绝经期和老年期(见第十五章老年保健服务)。处于不同时期的女性具有不同的生理、心理和社会特点,保健需求也各不相同。

第一节　女性青少年生殖健康

　　青春期(adolescence/puberty)是儿童到成人的过渡时期,女性青春期是指从生长突增、第二性征发育开始,经月经初潮直至具有较稳定的排卵、生殖功能成熟为止,是人体的形态、功能和心理行为等方面全面发育和发展的时期。WHO把青春期的年龄定义为10～19岁,并提出青少年(young people)的年龄范围为10～24岁。青春期是个体身心发育急骤变化的人生阶段,这一时期的身心健康对于个体终生健康及其子代健康具有重要意义。

一、女性青春期生理与社会心理特点

(一)女性青春期生理特点

　　1.生长突增　生长突增是女性青春期发育最突出的特征之一,不仅表现在身体形态方面,而且表现在生理功能、运动素质和身体成分等诸多方面。

　　(1)身高增长。女性进入青春期生长突增前,身高以每年4～5 cm的速度增长。女性比男性早2年进入青春期身高生长突增阶段,在10～14岁期间,女性身高高于同龄男性(图14-1-1)。整个生长突增期平均约需5年,增长总量达25 cm左右。18岁时,女性身高达成人身高的99%以上。

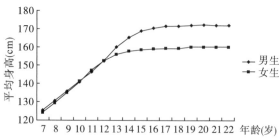

图 14-1-1　2010 年中国 7～22 岁男女学生平均身高值

(2)体重增长。青春期前,平均每年体重增长 2～3 kg,进入青春期后,女性体重增长加快,生长高峰值达 7～9 kg/年,5 年增长总量接近 20 kg。

(3)其他体格发育指标的变化。青春期前男女肩宽与骨盆宽差异较小,青春期末,女性肩宽不及男性,但骨盆宽与男性接近。胸围在青春期增加约 20 cm,增加幅度低于男性。女性大腿围始终大于男性。女性在青春早期体脂迅速增加,晚期停止增长,到成人期进一步蓄积。

2.性发育 性发育是青春期最重要的表现之一。青春期前生殖系统一直处于幼稚状态,功能也处于静止状态。生长突增开始后,通常女性第二性征出现,生殖器官发育,逐渐获得生殖能力直至生殖功能发育成熟。

(1)卵巢及输卵管发育。青春期卵巢发育较缓慢,大约在月经初潮前 2 年中迅速增大,初潮出现时卵巢仅为成熟时重量的 30%,通常无排卵,经过若干月经周期后才开始出现排卵。卵巢的外形从纺锤体形逐渐发育成圆形,性功能也从静止状态开始发育。初潮时,多数卵泡有不同程度的发育,其中大部分逐渐萎缩。与此同时,输卵管口径增大,管腔黏膜上皮出现皱襞并逐渐纤毛化。

(2)子宫发育。6～10 岁时子宫的平均重量和平均长度分别约为 2.35 g 和 4.0 cm,10 岁以后迅速增长,16～20 岁时,分别增长到 22.97 g 和 5.5 cm。在青春发育早期主要是子宫肌层发育,在初潮出现前,宫颈管开始增大,腺体分泌开始活跃,宫颈上皮细胞开始产生大量清亮的黏液分泌物。宫体与宫颈长度在 10 岁时大致相等,此后宫体长度增长 1 倍,宫颈相对变小,接近成人型的子宫形态。

(3)阴道发育。新生儿阴道长度约为 4.0 cm,到 10 岁时增长 1 倍,初潮时可达 11.0 cm。青春期阴道变长变宽、黏膜增厚,出现皱襞,颜色灰暗并有多量分泌物,在初潮出现前 1 年左右,阴道分泌物呈酸性。

(4)外生殖器发育。从出生至 7 岁前,外生殖器呈幼稚型;8～9 岁后阴唇因脂肪沉积而隆起。外阴黏膜变厚、变软,出现色素沉着,同时前庭腺分泌增加。

(5)乳房发育。乳房发育是青春期女性第二性征发育的主要表现之一。乳房发育一般开始于 8～13 岁,12～18 岁时发育成熟。根据乳房发育特征,Tanner 等人将乳房发育过程分为Ⅰ～Ⅴ期(图 14-1-2)。

(6)阴毛和腋毛发育。阴毛出现一般始于阴唇,继而向阴阜延伸,最后形成倒三角形,其底边两侧达大腿内侧。一般认为阴毛出现开始于 9.5～13.0 岁,12～17 岁达成人型。腋毛多数在阴毛出现半年至 1 年以后或初潮后出现。阴毛和腋毛发育也分为Ⅰ～Ⅴ期(图 14-1-2,表 14-1-1)。

表 14-1-1 女性阴毛和腋毛发育分期

分期	阴毛分期表现	腋毛分期表现
Ⅰ	无阴毛	无腋毛
Ⅱ	阴毛色浅稀疏,可见于大阴唇和阴阜	腋窝外侧出现细软、短而稀疏的腋毛
Ⅲ	阴毛增多、变粗,颜色变深,开始卷曲,向耻骨联合处生长	腋毛外侧毛较密,色较深,开始卷曲,向中心部延伸
Ⅳ	类似成年型,范围较小且稀疏	类似成年型,范围较小且稀疏
Ⅴ	阴毛呈倒三角形分布,呈现成年型	腋毛密而长,见于腋窝中心与后部

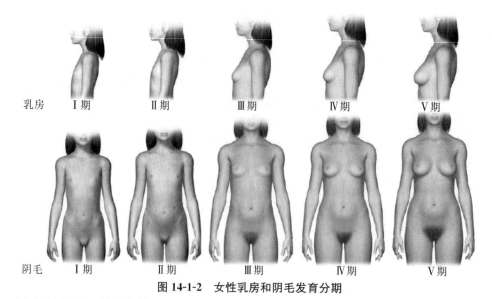

图 14-1-2 女性乳房和阴毛发育分期

（7）月经初潮。月经初潮（menarche）是指女性在发育过程中，子宫内膜增生到一定程度时第一次发生脱落，表现为阴道流血。月经初潮具有明确的时间和表现，是综合反映女性青春期发育程度的一种生理现象。月经初潮年龄受种族、社会经济状况和气候等因素的影响。研究发现，月经初潮年龄呈现下降趋势（图 14-1-3）。

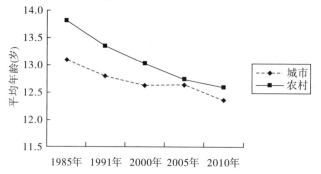

图 14-1-3 1985—2010 年中国汉族女生月经初潮平均年龄

（8）性发育程序。女性青春期最早的性征发育是卵巢增大，而第二性征发育最早的是乳房，相继出现子宫和阴道的发育加速；在乳房发育Ⅲ～Ⅳ期，发生月经初潮；阴毛在乳房发育Ⅱ期后的半年至 1 年出现；腋毛常在乳房发育Ⅲ～Ⅳ期出现，阴毛和腋毛基本同时发育达到成年型。

3.青春期内分泌变化 青春期生长突增及生殖系统发育与内分泌变化密切关联。一方面，内分泌腺如垂体、性腺及肾上腺等的重量与容积在青春期明显增长；另一方面，各种激素水平如促卵泡激素（follicle-stimulating hormone，FSH）、促黄体生成素（luteinizing hormone，LH）、雌二醇（estradiol，E_2）等较青春期前明显上升。

（1）促黄体生成素。青春期呈周期性分泌，与 FSH 共同调节月经周期；如无受精卵着床，LH 分泌减少，子宫内膜脱落，形成月经。青春期女性在有排卵的月经周期中，LH 达成人水平。

（2）促卵泡激素。进入青春期，FSH 比 LH 上升明显，初潮时即达到成人水平。FSH 促进卵泡的发育与成熟，并与 LH 协同作用，促进卵泡分泌雌激素。

（3）雌激素。女性在青春期前,血中 E_2 浓度处于低水平,进入青春期,在 $10\sim11$ 岁或乳房Ⅱ~Ⅲ期开始上升,平均 $14\sim15$ 岁时达到成人水平。在月经开始后,雌激素呈周期性变化,在排卵期及黄体期中段有两个高峰。

（4）孕激素。人体内主要的孕激素是孕酮,孕酮主要由黄体分泌,青春期前处于极低水平,月经初潮后,孕酮含量持续上升。在青春期孕酮与雌激素协同作用,促进乳房、子宫的发育,使子宫便于受精卵着床和生长。

（5）雄激素。青春期女性雄激素主要来源于肾上腺皮质,主要包括脱氢表雄酮和雄烯二酮等。雄激素与雌激素配合作用,调节和控制阴毛及体毛的生长与分布,促进骨骼生长发育。

（二）女性青春期社会心理特点

1.性意识发育　性意识是指个人对性存在的感受、作用和价值等主观感知过程的体验与认识,包括性别意识和性欲意识。青春期随着第二性征的发育,男女青少年开始显现不同的性征,逐渐产生性别意识;由于青春期性器官及其功能发育,机体的性激素水平升高,从而逐渐出现性的欲望和冲动,性欲的出现和对性欲的体验,促进性欲意识的发展。

2.对性知识的探索　随着第二性征发育和月经初潮的出现,青春期女性逐渐关注男女间的变化和差异,并渴望探索产生这种变化与差异的原因,从而驱使其学习与性有关的生理知识和心理知识。

3.性观念的发育　性观念是指社会大众对性的认识和性作用的感受,是在社会、经济、文化发展过程中逐渐形成的系统性、传统性和群体性的性意识。青春期是理解和适应社会性观念的时期。

4.性行为的尝试　青春期性行为主要分为非性交性行为和自身性行为。非性交性行为是指为满足性欲而进行的相互触摸、口刺激及手刺激等爱抚行为;自身性行为是指发源于自身的性兴奋并通过自己的行为满足性欲。青春期常见的自身性行为包括性幻想、性梦和自慰行为。

5.其他　青春期少女自我意识的发展经历从低级到高级、从不稳定到稳定的过程。青春期少女还具有谋求独立和集群倾向等特点。

二、女性青少年生殖健康服务

青春期女性生殖健康不但影响个体的终生健康,而且对其子代的健康可能具有深远的影响。因此,及时有效地开展女性青少年生殖健康服务显得尤为重要。女性青少年生殖健康服务的重点是开展青春期性教育和生殖卫生指导,解决其对性发育的困惑与不安,促使其形成正确的认知,树立良好的观念,培养健康的行为,为全面提高该人群的生殖健康水平奠定基础。

（一）青春期性教育

随着女性青少年性发育年龄的不断提前,其巨大的性生理冲动与相对贫乏的生理知识及薄弱的伦理-道德观念之间的矛盾越显突出。适时开展青春期性教育应成为学校教育的一个方面,同时也应成为家庭和社会教育的一项重要内容。

1.性教育概念　性教育（sex education）是指性知识和性道德的教育。青少年性知识教育内容涉及性生理和性心理知识、性保健知识、与性发育有关的常见健康问题的预防与控制;性道德教育主要包括性道德规范和性道德情感教育。

2.性教育目的 青少年性教育旨在打破性的神秘感,让青少年获得有益的性生理和性心理知识,帮助青少年树立正确的性观念,提高异性间交往能力,预防和控制青少年性行为和少女妊娠,促进人类的生殖健康。

3.性教育内容 青春期女性的性教育内容主要包括:①生殖器官的解剖生理学知识;②青春期性发育知识;③有关生命的形成和发育过程的知识;④青春期与性有关的健康问题;⑤性道德教育。

4.性教育原则 性教育原则是积极稳妥、循序渐进地在青少年中开展适时、适度和适当的性教育。性生理知识教育应稍前于性生理发育;性心理知识、性道德教育应与性生理发育同步。性教育的关键期:5 岁前是性角色培养的关键期;13 岁前是性知识教育的关键期。

(二)青春期性欲调适的咨询与指导

青春期少女随着性器官的发育与成熟、第二性征的出现和月经来潮,开始体验到性的兴奋与冲动,同时,要求宣泄这种兴奋和冲动的愿望在逐渐加深。性冲动的体验是不以人的意志为转移的客观事实,且进入青春发育后期变得更为强烈。在性欲和性意识的驱动下,部分少女在青春发育中期后会形成对男性的爱恋,甚至发生性行为或意外妊娠等严重的生殖健康问题。此外,由于性爱需求与社会伦理准则在内心形成矛盾冲突,部分少女可能出现一些严重的心理或行为问题。因此,在做好青春期少女性教育的同时,需要有针对性地开展青春期少女性欲调适的咨询与指导服务。

心理咨询(psychological counseling)是运用心理学方法,通过咨询的方式使来访者对自己和环境有一个正确认识,自主地矫正心理上的不平衡并改变其态度和行为,从而能够良好地适应社会生活。由于发育的不平衡性及青少年行为具有不稳定的特征,青少年不能全面了解自我或可能遇到的危害健康的因素,为此,可采用心理咨询这种指示性成分少的方式来帮助青少年提高自我认识,达到自我教育、自我帮助目的,树立自立自强的信念。通过开展青春期少女性欲调适的咨询与指导服务,可以帮助学生了解性知识,识别自身存在的问题,并培养积极的应对方式,以减少不良行为的发生;同时给予青少年心理支持,排除青春期性发育带来的心理困扰,缓解心理压力,以促进青少年的健康成长。

(三)青春期生殖健康相关卫生指导

1.一般卫生 少女应注意保持外阴部的清洁,备有用于清洗外阴的个人专用毛巾和盆,并养成每日用温开水清洗外阴的习惯,毛巾应保持清洁,并常放在阳光下晾晒。要经常换洗内衣裤,以减少生殖道感染的风险。

2.经期卫生 月经期间,一些少女因对有关生理知识了解不够,会出现害怕、紧张甚至恐惧等情绪变化,再加上宫颈微张,阴道内酸性分泌物被经血冲淡等生理变化,易引起感染。有些少女还伴有痛经、功能性子宫出血等月经不调现象。因此,在月经期间应做到:①保持会阴部清洁,不宜坐浴,以避免污水进入阴道;②选用合格、清洁的月经用品,勤换内衣裤和月经用品;③避免受凉;④防止因过度运动或不适当的体育锻炼而致盆腔充血,甚至造成子宫位置的改变;⑤保持正常和规律的生活,保持乐观、开朗的情绪;⑥注意饮食卫生及合理营养。此外,可建立月经卡,记录月经的周期、血量及白带的变化,以便及时发现异常。

3.乳房保健

(1)适时佩戴尺寸合适的乳罩。青春期女性在乳房发育后不宜束胸,而要适时穿戴尺寸适合乳房大小的乳罩。一般认为,在乳房发育到Ⅳ～Ⅴ期的时候佩戴乳罩,也有认为从乳房上底经乳头至乳房下底的弧形长度达12～13 cm时为适宜的佩戴时间。过早或过迟佩戴乳罩均不利于乳房发育。在睡眠时应将乳罩解下,以免影响血液循环和呼吸。

(2)定期乳房检查。乳房自我检查能帮助青少年及时发现异常情况,使其乳房疾病能得到有效的诊治。

①乳房自我检查应在每次月经干净后进行,每月1次,可在洗澡或睡觉时进行检查。具体方法如下:可取站立体位和仰卧位。取站立体位进行检查时,将被检查侧的手臂先向外侧伸展,再向上举过头,最后放在髋部,同时将胸肌拉紧;取仰卧体位进行检查时,将被检查侧的手臂枕在头的下面。与此同时,用对侧的手进行乳房触诊,乳房触诊的手法是用中间3指指腹部适当用力按压乳房,可按图14-1-4所示的方式进行全面自检。

②发现下列情况均应及时就医:乳房有感染症状如红肿、疼痛者;乳头有液体分泌;乳房肿块持续时间超过1个月。

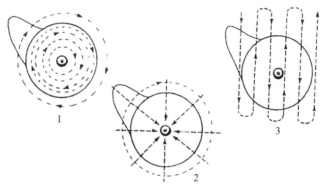

1.同心圆法 2.辐射式手法 3.垂直条幅式手法

图 14-1-4 乳房触诊手法示意图

三、女性青少年主要生殖健康问题

青春期女性经历的生长突增,特别是性器官发育和性功能的成熟,对其生理、心理和行为均会产生不同程度的影响,甚至导致某些生殖健康问题和疾病。WHO指出,生殖健康(reproductive health)是指人类在生命各个阶段生殖系统及其功能和生殖过程有关的所有方面处于身体的、心理的和社会适应的完好状态,而不仅仅是没有疾病和病症。因此,正确认识和预防青春期女性的主要生殖健康问题,对保障其健康成长、维持社会和家庭的稳定具有特殊的意义。

1.少女妊娠 少女妊娠(teenage pregnancy)一般指13～17岁少女的妊娠,又称青春期妊娠(adolescent pregnancy)。鉴于少女的性器官和生理功能尚未完全发育成熟,心理和社会支持资源不足,此时怀孕会给少女的身心健康带来很大损害。①过早性生活易造成生殖器官的损伤、感染,且增加性传播疾病感染的风险,严重者可造成婚后不孕或终生疾患。②少女妊娠的主要结局分为流产和分娩,流产可增加以后妊娠分娩的危险和不孕等问题,分娩则可能给婴儿带来危害,如易出现早产和低出生体重等问题。③心理健康的危害:由于社会道德规范反对婚前性行为,少女在发生性行为或妊娠后往往产生担心和自责心理,甚至自杀;此外,少女妊娠后可能面临辍学、家庭破裂、弃婴、生活贫困等一系列社会问题。2014 年 WHO 报道,全球每年约 1600 万 15~19 岁的少女和约 100 万 15 岁以下的少女分娩,约 300 万 15~19 岁的少女进行不安全堕胎,妊娠和分娩期间的并发症是 15~19 岁少女死亡的第二大原因。

为防制少女妊娠,首先,应加强青春期少女的性教育,尽量避免青春期少女婚前性行为及不安全性行为的发生。其次,预防早孕和减少不良生育结果。2011 年,WHO 与联合国人口基金(United Nations Population Fund,UNFPA)共同发布预防早孕和减少不良生育结果的指南。该指南提出了 6 个方面建议:①减少 18 岁前结婚的现象;②减少 20 岁前怀孕的现象;③增加有意外怀孕风险的青少年对避孕措施的使用;④减少青少年中强迫发生的性行为;⑤减少青少年中不安全堕胎的行为;⑥增加青少年对产前、分娩和产后护理服务的熟练利用。

2.痛经 少女在月经前或月经期间或多或少地感到腰酸、下腹坠胀、乳房发胀、精神倦怠、情绪不稳等不适,有的甚至出现轻度浮肿和痉挛性疼痛,只要不影响正常的生活、工作和学习,一般都视为正常的生理现象。但如疼痛难以忍受,并影响到正常的生活、学习和工作,则称为痛经。青春期少女的痛经大多数是原发性的,目前认为与社会心理因素、子宫发育不良及前列腺素等因素有关。

防治痛经的措施包括:首先要加强少女对月经生理与卫生知识的了解,消除焦虑、紧张及恐惧心理。其次要注意经期卫生,鼓励痛经少女继续上学及适度活动,分散对痛经的注意力。适当加强营养,注意劳逸结合,保证睡眠充足,进行体育锻炼,以增强体质。但对少数痛经严重、难以缓解的少女,疼痛发作时可采用镇痛治疗。

3.经前期紧张综合征 经前期紧张综合征是青春期女性常见的一种心身障碍,可表现为月经前烦躁、易怒、乏力、失眠、头痛、思想不易集中、乳房胀痛、腹部有膨满感及浮肿等,症状严重者对学习和生活有一定影响。症状一般在月经来潮前一周出现,经前两三天症状加重,行经后症状消失或明显减轻。经前期紧张综合征的发生可能与性激素变化及心理等因素有关。

轻微的经前期不适,一般无须特殊治疗。经前期紧张综合征的防治可从两方面开展:一方面要着眼于青春期心理卫生的教育,使患者排除不良诱因的刺激,正确对待月经来潮;多参加有益的文体活动,保持愉快的心情。另一方面可对症治疗,以水肿为主的经前期不适可于经期前减少食盐的摄入,降低钠的潴留;精神症状严重时可在医生指导下服用止痛或镇静药剂。

4.手淫 手淫(masturbation)是指通过抚弄、刺激生殖器获得性快感,满足性冲动的行为。手淫在青少年中较常见。手淫的危害主要在于该行为形成习惯后所造成的心理创伤和消极体验,此外还可导致生殖器官充血,引起月经不调。

防制措施包括:首先进行青春期性教育,让其了解青春期的性冲动和对性快感的追求是正常的生理需求,即便有此行为,也不应追悔太深或过度担心手淫的不良后果。其次,不宜将注意力集中在手淫事件上,可采用积极的方式加以调节,如将注意力转移到学习和锻炼等活动中去,以使自己从焦虑的情绪中解脱出来。

5.性早熟 女性性早熟是指女孩在 8 岁以前出现乳房发育或 10 岁以前出现月经初潮。

性早熟可分为真性性早熟和假性性早熟两类。真性性早熟是指丘脑-垂体-性腺轴活动被过早启动,身体生长发育过程中提前出现青春期全部特征,并有排卵性月经,且有生育能力。假性性早熟是指副性器官和第二性征过早发育,而性腺不提前发育,不伴有性功能的成熟,无排卵,不具有生殖能力。

性早熟儿童的生理发育速度常与其社会心理发育速度不协调,因此可带来种种问题。由于体型及第二性征的过早发育,部分性早熟少女在感到神秘和震惊的同时,常伴随害羞和自卑心理,甚至出现严重的情绪障碍和行为问题。应适时加强青春期教育及性教育,帮助她们解除思想顾虑,建立正确的认知。

6.青春期乳房疼痛　青春期女孩的乳房疼痛可发生于9~13岁。这时女孩乳房开始发育,先是乳头隆起,乳头下的乳房组织出现约豌豆到蚕豆大的圆丘形硬结,有轻微的胀痛。此类胀痛通常在初潮后,随青春期乳房发育的成熟会自行消失。此外,部分青春期少女可出现经前乳房疼痛并可伴有乳房肿胀,主要表现为乳房变得丰满而结实,触之有结节感,乳头勃起,有触痛。经前乳房疼痛可能与性激素周期波动有关,疼痛一般在月经干净后可自行消失。防治措施主要包括乳房定期自检、乳罩支托及减少盐摄入,疼痛严重者建议就医诊治。

第二节　婚前医学检查与保健指导

婚前保健(premarital health care)是指对准备结婚的男女双方,在结婚登记前所进行的婚前医学检查、婚前卫生指导和婚前卫生咨询服务。婚前保健旨在通过婚前医学检查,检出与婚育有关的疾病并进行指导,同时为婚配双方提供婚育健康教育与咨询指导,以保障婚配双方及其子代的健康。

一、女性围婚期生理与社会心理特点

(一)生殖生理特点

围婚期女性已经完成性器官和第二性征发育,具有生育能力。发育成熟的生殖功能为婚姻奠定了生理基础。美满和谐的婚姻生活尚需婚后正常的性生理活动,性生理活动过程是在性器官发育正常的基础上,在某种性的感官刺激的诱导下,协调完成的一系列性生理反应过程。

1.性反应周期　人的性生理反应是一个连续的生理和心理活动过程,根据其特点,性学家把一次健康完整的性生理反应过程称为一个性反应周期。性反应周期可分为兴奋期、持续期、高潮期和消退期4个阶段,性反应周期的各个阶段是人为划定的,相互间并没有明确的区分界限,个体之间以及同一个体不同时期之间也会存在差别。

(1)兴奋期。性兴奋期(excitement phase)是性冲动的萌发和性功能全面发挥的准备阶段。女性的性兴奋特征是出现阴道润滑作用,是由于阴道壁的血管充血并滤出稀薄黏性液体的结果。女性兴奋期阴道内2/3出现扩张,子宫颈和子宫体提升、大阴唇伸展,阴蒂因血管充血而增大(图14-2-1)。乳头竖起是女性兴奋期的另一特征,同时伴有颜面红润、心率加快、呼吸急促、血压上升、肌肉紧张等全身反应。一般来说,女性的性兴奋常需一定的准备时间才能被激起。

（2）持续期。从阴茎开始插入阴道起，双方相继进入持续期（plateau phase）。女性则在性兴奋期各种变化的基础上继续发展，尤其阴道外 1/3 发生显著血管充血，形成"高潮平台"，结果导致阴道外 1/3 缩窄，加强了对阴茎的围裹，阴道内 2/3 略呈扩张状态，子宫相应提升，阴蒂向耻骨联合靠近（图 14-2-2）。持续期的长短与性欲的强烈程度有关。

（3）高潮期。由于持续期中性器官的持续摩擦，性刺激强度逐渐增加，当性刺激积累到一定程度时，男女双方可相继达到性满足的高潮期（orgasm phase）。射精活动是男性性高潮的明确标志，而女性则以阴部肌肉包括阴道外 1/3、子宫和肛门括约肌的同时节律收缩为特征，在此期间，性快感最为明显，时间常为几秒钟，伴有全身肌肉不自主地轻微颤抖（图14-2-3）。随着身心两方面的极度兴奋，心跳、呼吸次数和血压都升达高峰。

（4）消退期。性高潮后，各种生理变化迅速复原而进入消退期（resolution phase），随着出汗反应的出现，双方性器官的充血逐渐消退，全身感到放松舒适，情绪渐趋平静，男性阴茎迅即软缩，女性则缓缓消退（图 14-2-4）。

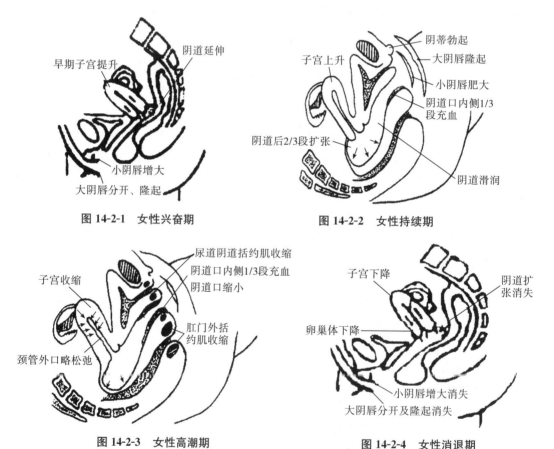

图 14-2-1 女性兴奋期

图 14-2-2 女性持续期

图 14-2-3 女性高潮期

图 14-2-4 女性消退期

2.女性的性生理反应过程特点 女性在性生理活动的过程中具有不同于男性的特点，这些特点对于进行婚后性保健的咨询与指导具有重要作用。

（1）女性的性反应特征。在性生理反应的整个过程，女性性反应的强烈程度低于男性，从兴奋期到消退期，女性在各期的进展速度也不及男性进展快（图 14-2-5）。因此，男强女弱、男快女慢成为男女性在性活动过程中的基本差异。

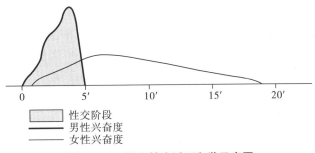

图 14-2-5　男女性生活不和谐示意图

（2）女性对各种性刺激的敏感性。对于女性来说，除了对性想象的反应和男子基本相同，对与性有关的触觉和听觉的刺激比男性敏感；而视觉刺激通常男性更为敏感。

（3）女性的动情部位特征。女性的性感区分布较广泛，阴蒂、阴唇、阴道及其外口周围、大腿内侧以及臀部、乳房、唇、舌、脸颊甚至耳朵、颈项、腋下等，都可成为动情地带，其中以阴蒂最为敏感。男性最敏感的部位则集中在外生殖器及其附近，尤其以阴茎头部最为敏感。

（4）性反应的差异。女性在各个性反应周期之间无明显的不应期，即女性可以在一个性活动过程的消退期后，接着进入下一个性活动过程的兴奋期。女性在性活动过程中，可能无性高潮体验，尤其在初次性生活中更为多见，也可能体验连续多次的性高潮。对于男性来说，一次性活动过程中，只可能有一次性高潮体验，而在性反应周期之间，存在明显的对性刺激的不应期。

（二）社会心理特点

1.爱情心理　随着生殖生理的发育成熟，男女双方在共同的学习、工作和社会活动中互相吸引，彼此情趣、爱好相投时就会建立起感情，随着感情的进一步发展，在彼此间产生思念、渴望、吸引、互相拥有的愿望，这便是爱情，在爱情的驱动下，双方要求结婚，组成家庭，爱情是建立家庭的基础。

2.性心理　性心理是围绕性征、性欲和性行为而展开的心理活动，由性意识、性观念、性知识、性经验、性情感等构成。性心理是驱动性生理活动的条件。围婚期性心理活动主要是围绕性行为而展开的一系列心理活动，通过性行为来表达对彼此的情感，从而逐渐建立起夫妻间和谐的性生活。

3.婚后心理调适　随着家庭新生活的建立，夫妻双方会经历彼此再认识的过程，也是互相调节、适应的过程，一般需 2~5 年的时间。在这期间会出现一些矛盾，顺利度过这一时期主要看彼此的调节适应能力和感情基础。

4.围婚期社会特点　围婚期女性一般都具有独立生活的能力，大多数围婚期女性拥有职业及可供维持生活的经济来源。夫妻生活能力的强弱、经济收入的多少及其文化修养、心理气质等因素会直接影响其家庭生活。另外，其他社会因素如社会伦理道德、社会文化基础和社会经济状况及家庭环境等也会影响围婚期女性的生活。

二、婚前医学检查

婚前医学检查是对准备结婚的男女双方可能患影响结婚和生育的疾病进行的医学检查，以便保证婚配双方和子代健康。1994 年民政部颁布的《婚姻登记管理条例》规定，婚配双方必须向婚姻登记管理机关提交婚前医学检查证明；1995 年颁布的《中华人民共和国母婴保健法》第12条明确规定,男女双方在结婚登记时,应当持有婚前医学检查证明或者医学鉴定证明;2002年卫生部发布的《婚前保健工作规范》提出,在保护婚检双方隐私权的同时应保障知情选择权;2003年修订的《婚姻登记条例》将婚检由"强制和必须"改为"倡导和自愿",婚检率出现下滑趋势;随后各地陆续出台免费婚检政策。近20年来,在妇幼保健工作者的努力下,婚检率逐步回升,同时衍生出婚前保健的延续服务——孕前保健。

1.婚前医学检查主要内容

(1)病史询问。通过询问了解双方有关血缘关系,并应重点询问和婚育有密切关系的性病、麻风病、精神病、各种传染病、遗传病、重要脏器和泌尿生殖系统疾病以及智力障碍等。应详细询问女方月经史,有助于发现某些影响婚育的妇科疾病。同时还应了解双方家族史及婚育史,重点询问与遗传有关的病史、近亲婚配史及其他与家系内传播有关的疾病。

(2)体格检查。全身体格检查除一般常规体检项目外,对身材特殊者应测其身高,有助于对某些遗传病或内分泌异常进行诊断,同时应注意受检者的智力表现和精神状态。

头面部检查应重点观察与某些遗传病有关的特殊头面部表现,如头部过小或过大,容貌愚钝,满月脸及狮面、眼距增宽、虹膜缺损、唇腭裂等异常情况。

四肢皮肤的某些特征也有助于发现某些遗传疾病,如毛发分布、色素异常、皮疹性质等。四肢活动情况检查有助于发现某些不宜生育的严重遗传性疾病,如强直性肌营养不良、遗传性痉挛等疾病。

生殖器检查及第二性征检查的重点在于发现影响婚育的生殖器疾病。女性检查时应常规进行腹部肛门双合诊,如发现异常需作阴道检查时,必须征得本人或家属同意后方可进行。处女膜除因先天性发育异常足以影响婚育外,对其完整性一律不予记录和鉴定,并应对其隐私保密。在婚检中可发现对婚育影响较大的生殖器疾病,如处女膜闭锁、阴道缺如或闭锁、子宫缺如等。此外,尚需注意外阴皮肤和黏膜有无炎症、破损或溃疡等,以免将性病漏诊。

第二性征检查包括乳房及阴毛检查。如发现难以鉴别性别时,可作性染色体检查、染色体核型分析、激素测定或性腺活检等,以鉴别性别及畸形类型。

(3)实验室检查。实验室检查包括胸透、血常规、尿常规、阴道分泌物滴虫和霉菌检查、梅毒筛查、肝功能和乙肝表面抗原检测等。根据需要还可以选择某些特殊检查,如染色体核型分析及其他性病、精液常规、超声、乳腺、智商测定等。

2.婚前医学检查主要疾病

(1)严重遗传性疾病。由遗传因素先天形成,患者全部或部分丧失自主生活能力,子代再现风险高,医学上认为不宜生育的疾病有21-三体综合征、强直性肌营养不良等。

(2)指定传染病。如艾滋病、淋病、梅毒以及医学上认为影响结婚和生育的其他传染病。

(3)有关精神病。如精神分裂症、躁狂抑郁型精神病以及其他重型精神病。

(4)其他与婚育有关的疾病。如重要脏器疾病和生殖系统疾病等,如先天性心脏病、严重的肝脏或肾脏疾病、先天性子宫缺如和先天性无阴道等。

3.婚前医学检查转诊　婚前医学检查实行逐级转诊制度。对不能确诊的疑难病症,应由原婚前医学检查单位填写统一的转诊单,转至设区的市级以上人民政府卫生行政部门指定的医疗保健机构进行确诊。该机构应将确诊结果和检测报告反馈给原婚前医学检查单位。原婚前医学检查单位应根据确诊结果填写《婚前医学检查证明》,并保留原始资料。对婚前医学检查结果有异议的,可申请母婴保健技术鉴定。

4.医学意见 婚前医学检查单位应向接受婚前医学检查的当事人出具《婚前医学检查证明》,并在"医学意见"栏内注明以下意见。在出具任何一种医学意见时,婚检医师应向当事人说明情况,并给予相应指导。

(1)建议不宜结婚。双方为直系血亲、三代以内旁系血亲关系,以及患有医学上认为不宜结婚的疾病,如发现一方或双方患有重度、极重度智力低下,不具有婚姻意识能力;患有重型精神病,在病情发作期有攻击危害行为的,注明"建议不宜结婚"。

(2)建议暂缓结婚。发现指定传染病在传染期内、有关精神病在发病期内或其他医学上认为应暂缓结婚的疾病时,注明"建议暂缓结婚"。列举如下:

①指定传染病在传染期内:指定传染病是指《中华人民共和国传染病防治法》中规定的艾滋病、性病、梅毒等影响结婚和生育的传染病。这些传染病在传染期内不仅易将疾病传给配偶,也可能危害下一代健康。

②有关精神病在发病期内:有关精神病是指精神分裂症、躁狂抑郁型精神病以及其他重型精神病。精神病人即使病情已经缓解,在婚恋中也往往由于精神紧张或体力劳累而引起复发,尤其女性患者,常在妊娠、分娩或产褥期发病,应慎重对待。建议病情至少稳定 2 年后再行婚恋。

③其他传染病需要隔离治疗者:患有各种需作传染病报告的法定传染病,如霍乱、鼠疫、伤寒、白喉、乙型脑炎、脊髓灰质炎、狂犬病、病毒性肝炎等,在规定隔离期间内,应暂缓结婚。

(3)建议不宜生育。发现医学上认为不宜生育的严重遗传性疾病或其他重要脏器疾病,及医学上认为不宜生育的疾病时,注明"建议不宜生育"。列举如下:

①男女任何一方患有某种严重的常染色体显性遗传病:如强直性肌营养不良、软骨发育不全、成骨发育不全及严重的遗传性致盲性眼病等,子女发病机会多,且不能作产前诊断,故不宜生育。

②婚配双方均患有相同、严重的常染色体隐性遗传病:如先天性聋哑,因其子女发病概率大大增加,故不宜生育。据调查,先天性聋哑中,属遗传性者约占 80% 以上,主要为常染色体隐性遗传。

③男女任何一方患有某些严重的多基因疾病:如精神分裂症、躁狂抑郁型精神病等,并属高发家系者,即使病情稳定,亦不宜生育。

④遗传性智力低下:夫妻双方均为遗传性智力低下者,其子女智力低下患病率为63.6%,故需说明情况,并经男女双方同意采取有效避孕措施或行绝育手术后,可以结婚。

⑤可以结婚,但生育时需控制下一代性别:X 连锁隐性遗传病的传递规律为女性携带者可将致病基因传给儿子,患者多为男性,但男性患者不直接传给儿子。对已知女方为严重 X 连锁隐性遗传病,如血友病、假性肥大型肌营养不良的基因携带者,若与正常男性婚配,应作产前诊断判定胎儿性别,控制生女而不生男。

(4)建议采取医学措施,尊重受检者意愿。对婚检发现的可能会终生传染的不在发病期的传染病患者或病原体携带者,在出具婚前检查医学意见时,应向受检者说明情况,提出预防、治疗及采取其他医学措施的意见。若受检者坚持结婚,应充分尊重受检双方的意愿,注明"建议采取医学措施,尊重受检者意愿"。

(5)未发现医学上不宜结婚的情形。未发现上述 4 类情况者,为婚检时法定允许结婚的情形,注明"未发现医学上不宜结婚的情形"。

三、婚前卫生指导

婚前卫生指导是对准备结婚的男女双方进行的以生殖健康为核心,与结婚和生育有关的保健知识的宣传教育。婚前卫生指导的主要内容包括有关性保健和性教育、新婚避孕知识及计划生育指导(见本章第四节避孕与节育)、受孕前的准备、环境和疾病对后代的影响等孕前保健知识,以及遗传病基本知识(见本章第三节孕产妇保健服务与管理)、影响婚育有关疾病的基本知识和其他生殖健康知识。

性生活安全与和谐是家庭幸福生活的基础,安全和谐的性生活需经夫妻双方共同努力。有关性保健和性教育方面的知识包括以下方面内容。

1. 和谐性生活保健指导 和谐性生活是指夫妻双方在性生活过程中配合协调,同步进入持续期和高潮期,都能获得性生活的满足。建立和谐的性生活需婚配双方做到如下几点基本要求。

(1)婚前性生理和心理准备。婚前健康检查为婚配双方提供生理上的准备,性心理准备依靠对性生活知识的掌握,婚前健康教育则可提供有关这方面的知识。

(2)坚实的爱情基础和良好的精神状态。婚姻及性生活是建立在感情基础上的,没有坚实的爱情则很难建立起和谐的性生活。良好的精神状态有利于性功能的发挥,为性生活的和谐提供可能。

(3)顺利度过首次性生活。新婚妇女多表现为紧张、恐惧、羞涩而又疑虑的心理状态,故应主动迎合男方的性要求,消除紧张感,积极驱动性欲,与男方共同享受性生活的乐趣,可采取两腿弯曲分开的姿势,使阴道口得以充分扩展,便于阴茎插入,防止意外损伤。

(4)性知识与性技巧的应用。男女双方在性生活过程中应注意采取相应措施,弥补两性存在的性反应生理差异,男方兴奋期需主动控制性反应进程,而女方则应积极配合,以加快兴奋期的进展速度,争取同步进入持续期;进入消退期后,男方应给予女方以抚慰和关爱。同时,在性生活进程中,男女双方逐步了解对方的特点,探讨性生活的规律,可尝试变换性交姿势,相互取悦,保持良好的情感交流,逐步达到性生活的默契与和谐。

2. 性卫生保健 为维护夫妻双方的生殖健康,双方均应重视性卫生保健,并养成良好的性卫生习惯,探索适合双方的性生活时间和频率,坚持健康与安全的性行为。

(1)养成良好的性卫生习惯。男女双方除定期洗澡外,还要经常注意外阴部的清洁,每次性生活前后需将生殖器清洗干净,并养成性交后立即排尿的习惯,以减少尿道感染。

(2)性生活频率。在一段时间内的性生活次数即性生活频率,性生活频率与个体的年龄、体质、性格、婚姻状况、经验和习惯,以及不同环境、生理条件或精神状态等有关。一般情况下,21~30岁男性的性生活次数每周约3次,31~40岁者,每周2次,40岁以上者每周约1次。这些数字仅为参照,个人应根据自己的综合状况来选择适合自己的性生活频率,通常以性生活后次日双方无疲乏、倦怠、精神不振等症状为宜。

(3)女性特殊时期的性生活。月经期由于子宫颈口较松,内膜剥脱后子宫内膜又有创面,易被细菌侵入而增加生殖器官受感染的概率。月经期间性交,经血沾污也会影响双方兴致,影响性生活的情趣。因此,不应在女性月经期开展性生活。

(4)性交时间与性交环境。性交时间一般选择在晚上入睡以前,以便有充分的休息时间,此外,夜间隐秘性好且有安全感。但性交时间总是固定不是最佳选择,因为性欲的激起难以事先拟定或预告,所以最佳的性交时间应是双方都有要求的时刻。

性交环境是影响性生活质量的重要方面,性交环境应安静且安全,同时应比较暖和,以裸体时无不适感为宜,室内的布置可通过色调和灯光营造出浪漫情调,并可选择音乐渲染气氛。性生活的场所通常为卧室,但如果偶尔移到其他房间如浴室,也可增加新奇感和兴奋性。

(5)坚持健康与安全的性行为。有利于健康的性行为应为自愿的、无伤害的且性生活后无悔恨等不良反应;安全性行为是指可避免性传播疾病及意外妊娠的性行为。拥有健康与安全的性生活是夫妻间性生活和谐的基础。

第三节　孕产妇保健服务与管理

孕产期是指从准备妊娠至产后 42 天,孕产期妇女由于处于妊娠和分娩的特殊阶段,生理上随着妊娠和分娩会发生一系列变化,也会对心理产生很大影响,女性在此时期需要完成母亲角色的转变。因此,做好孕产妇保健服务与管理工作对提高母婴的健康水平起着关键作用。

一、孕产期生理与社会心理特点

(一)孕产期妇女的生理特点

孕产期妇女在妊娠期、分娩期和产褥期有着完全不同的生理变化,这些变化涉及机体的各个系统,其中生殖系统的变化最大。

1. 妊娠期女性生理特点　自精子与卵细胞结合形成受精卵并在宫内着床开始,至胎儿及其附属物发育成熟排出母体之前这一段时间,称为妊娠期。妊娠期一般为 280 天左右,根据妊娠期不同阶段的特点又可分为妊娠早期(妊娠开始至妊娠 12 周)、妊娠中期(妊娠 13～27 周)和妊娠晚期(妊娠 28 周及以上)。

(1)生殖系统。妊娠期子宫重量由 70 g 增至妊娠足月时 1000 g 左右,宫腔内容积增大 500～1000 倍,子宫长度从 7.5 cm 增长到 35 cm 左右,妊娠期子宫有不规则无痛性收缩,随着妊娠月份增加,收缩次数增多。宫颈、阴道及外阴的组织充血、水肿、增生,因而变得柔软、松弛、扩张性好。

(2)血液系统。血细胞总量在妊娠 40 周时增加约 33%,白细胞轻度增加,血容量增加约 48%。妊娠晚期红细胞压积下降 7%;凝血因子 Ⅱ、Ⅶ、Ⅷ、Ⅸ、Ⅹ 均在妊娠期增加;纤维蛋白原增加约 50%;凝血因子 Ⅺ、Ⅷ 因血液相对稀释而减少,血液呈高凝状态。

(3)心血管系统。心率在妊娠 8～10 周时开始增加,至妊娠 34～36 周时达到高峰,之后逐渐下降。心排血量从妊娠 12 周开始至 30 周增加约 30%,此后保持稳定。在妊娠早期及中期,因周边血管阻力下降,舒张压在妊娠 16～20 周时可降低 15 mmHg,之后逐渐上升,至妊娠末期回到正常水平。心脏随着妊娠进展向左上方移位,并扩大 10%～15%,妊娠期的高动力循环使心音增强。

(4)呼吸系统。妊娠期子宫增大,挤压横膈上升,最高可提高 4 cm,胸廓周径增加 5～

10 cm,呼吸频率每分钟增加 2～4 次,换气量每分钟增加约 40%。

(5)消化系统。妊娠期子宫增大,使胃向上移位,阑尾向右上方移位。受孕激素影响,胃肠蠕动减少,排空时间减慢。

(6)泌尿系统。从妊娠早期开始,肾脏体积有较大增加,肾脏的改变与血容量及心排血量增加成平行增加趋势。肾脏的血容量到妊娠 24 周增加约 50%,滤过率在妊娠期也有所上升,肾小管重吸收增加 35%～50%,妊娠期可呈现轻度糖尿。

(7)内分泌系统。妊娠期妇女的内分泌功能发生明显变化,妊娠期妇女体内的内分泌腺功能活动增强,胎儿与胎盘在发育期间逐渐发展自身的内分泌系统与功能。妊娠期妇女的脑下垂体、甲状腺、甲状旁腺、肾上腺均有不同程度的增大,所分泌的催乳素、甲状腺素、甲状旁腺素、肾上腺皮质激素均增加。

(8)代谢。妊娠期妇女餐后血糖水平较高,易通过胎盘到达胎儿。蛋白质代谢在妊娠期为正氮平衡,于妊娠 28 周时达顶峰。妊娠期妇女血中总脂质与胆固醇均高于妊娠前;体重较孕前增加约 25%。

2.分娩对产妇的生理影响

(1)生理负担加重。分娩过程中全身各系统负担增加,特别是心血管和血液动力的变化最大,心脏的负担增加。第一产程,每当子宫收缩时,回心血量增加,血压可上升 5～10 mmHg。第二产程,除子宫收缩外,腹肌收缩使周围阻力增加更多,同时产妇用力屏气时,肺循环压力及中心静脉压增高。由于腹压增加,内脏血涌向心脏,宫缩时血压上升明显,可上升 25～30 mmHg。第三产程,子宫突然缩小,胎盘血循环停止,腹内压骤然下降,血压下降至原来水平甚至更低。

(2)体力消耗大。第一产程初产妇需 11～12 小时,经产妇需 6～8 小时,由于子宫阵缩,产妇可有阵痛感,影响睡眠、休息和饮食。第二产程,除子宫收缩力外,胎儿娩出还依靠产妇用腹压配合,产妇常表现为心率加快、呼吸急促、大量出汗。

(3)受创伤和感染的机会增多。胎儿娩出时软产道可能发生撕裂,常见的有会阴裂伤,亦可能出现子宫颈撕裂。产道撕裂的出血,胎盘剥离面的出血,特别是剖宫产手术中的出血,均会使产妇机体的抵抗能力下降。若接生时消毒不严格,这些创面的存在会增加局部和全身感染的概率。

3.产褥期的生理特点

(1)生殖系统。胎儿胎盘娩出后,子宫底缩至脐下 1～2 横指,此后每天下降 1～2 cm,分娩后 2 周在腹部不能扪及。由于子宫阵发性收缩,可出现痉挛性疼痛,持续 2～3 日可自然消失。产后 6 周宫体恢复正常大小。

胎盘和胎膜从子宫壁剥离后,残留的子宫内膜进行再生修复,分娩后第 6 周左右,子宫腔表面均被新生的内膜覆盖。产褥期的恶露量逐渐减少,颜色逐渐变淡,一般于分娩后 3～4 周排干净。

子宫颈于分娩后 4 周完全恢复正常形态,初产妇的圆形宫颈外口会变为横形。产褥期阴道壁和盆底肌肉张力逐渐恢复,会阴部水肿和缝合伤口一般在分娩后 3～5 天逐渐消除、愈合。

(2)乳房。分娩后垂体催乳素增加及婴儿吸吮可促使乳汁分泌。初乳含较多蛋白质、矿物质以及免疫抗体等,而脂肪及糖类较少,极易消化,是新生儿早期的理想食物。

(3)血液及循环系统。分娩后血容量增加15%～25%，心脏负担加重。有心脏病的产妇在此时，特别是分娩后24小时内极易发生心力衰竭。分娩后血液仍处于高凝状态，有利于减少产后出血，但易形成静脉栓塞，应注意适当活动。

(4)泌尿及消化系统。产褥早期尿量增加，但由于分娩过程中膀胱受压及产后会阴伤口疼痛等，易发生排尿困难、尿潴留和尿路感染。胃肠道张力及蠕动力较弱，常伴有肠胀气、食欲不佳、便秘等情况发生，约需2周可恢复正常。

(5)内分泌系统。分娩后雌激素和孕激素水平急剧下降，胎盘生乳素在分娩后3～6小时内不能测出，垂体生乳素的下降程度与是否哺乳有关。不哺乳产妇一般在分娩后6～8周时月经周期恢复，在分娩后10周左右恢复排卵。哺乳产妇月经复潮延迟，但哺乳妇女有在恢复月经之前受孕的可能。

(二)孕产期女性社会心理特点

1.妊娠早期　妊娠早期妊娠妇女的情绪可表现为不稳定，易受暗示，依赖性增高。多数妊娠期妇女表现为高兴和担心情绪并存，一方面为怀孕而高兴，另一方面为胎儿的健康状况而担心。

2.妊娠中期　妊娠中期的妊娠妇女在心理方面对妊娠渐趋适应，妊娠反应逐渐减轻或消失，情绪相对稳定，妊娠妇女的感知觉能力、智力及反应能力在妊娠中期略有下降。

3.妊娠晚期　胎儿在妊娠晚期迅速发育，使妊娠妇女的生理负担进一步增加，行动不便，可导致妊娠妇女产生心理冲突。随着预产期的临近，妊娠妇女可产生烦躁不安与焦虑，尤其是高危妊娠孕妇。

4.分娩期　临产的阵痛及进入待产室后所感到的陌生和孤独，可增加产妇的恐惧感，特别是渴望医护人员的关注未得到满足，或看到其他产妇比自己先分娩，或知道其他产妇难产时，会加剧这种恐惧心理，严重的心理不安可导致分娩异常。

5.产褥期　产褥期妇女进入一个新的身心转变时期，这种转变使其对各种社会因素、心理因素的易感性增加，尤其在产后2周内特别敏感，易出现激动或低落情绪。如新生儿喂养、健康状况及经济状况等因素均可影响其心理健康。

二、孕产妇保健服务

孕产妇保健(maternity care)是指医疗保健机构及人员对准备妊娠到产后42天的妇女、孕产妇及胎婴儿提供的系列保健服务，包括系统检查、监护和保健指导。

(一)孕前保健

孕前保健是指为准备怀孕的夫妇提供以健康教育与咨询、孕前医学检查、健康状况评估和健康指导为主要内容的系列保健服务。孕前保健是婚前保健的延续，是孕产期保健的前移，一般在计划受孕前6个月进行。

1.健康教育与咨询　讲解孕前保健的重要性，介绍孕前保健服务内容及流程(图14-3-1)。通过询问、讲座及健康资料的发放等，为准备怀孕的夫妇提供健康教育服务。主要内容包括：相关生理和心理保健知识；有关生育的基本知识；生活方式、孕前及孕期运动方式、饮食营养和环境因素等对生育的影响；出生缺陷及遗传性疾病的防治等。

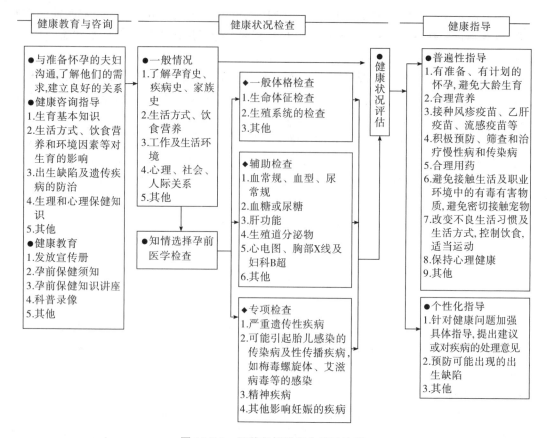

图 14-3-1 孕前保健服务内容及流程

2. 健康状况检查 通过咨询和孕前医学检查,对准备怀孕夫妇的健康状况作出初步评估。针对存在的可能影响生育的健康问题提出建议。孕前医学检查应在知情选择的基础上进行,同时应保护服务对象的隐私。

(1)一般情况。了解准备怀孕夫妇和双方家庭成员的健康状况,重点询问与生育有关的孕育史、疾病史、家族史、生活方式、饮食营养、职业状况及工作环境、运动情况、社会心理和人际关系等。

(2)孕前医学检查。在健康教育、咨询及了解一般情况的基础上,征得夫妻双方同意,通过医学检查,掌握准备怀孕夫妇的基本健康状况。同时,对可能影响生育的疾病进行专项检查。

①体格检查:按常规操作进行,包括对男女双方生殖系统的专业妇科检查及男科检查。

②辅助检查:包括血常规、血型、尿常规、血糖和尿糖、肝功能、生殖道分泌物、心电图、胸部 X 线及妇科 B 超等。必要时进行激素检查和精液检查。

③专项检查:包括严重遗传性疾病、可能引起胎儿感染的传染病及性传播疾病、精神疾病以及其他影响妊娠的疾病。

3. 健康指导 根据一般情况和孕前医学检查结果对孕前保健对象的健康状况进行综合评估。遵循普遍性指导和个性化指导相结合的原则,对计划怀孕的夫妇进行怀孕前、孕早期及预防出生缺陷的指导等。主要包括以下内容:

(1)有准备、有计划的怀孕,避免大龄生育。

(2)合理营养,控制饮食,增补叶酸、碘、铁和钙等营养素。

(3)接种风疹疫苗、乙肝疫苗、流感疫苗等,及时对病毒及传染性疾病采取措施。

(4)积极预防、筛查和治疗慢性病和传染病。

(5)合理用药,避免使用可能影响胎儿正常发育的药物。

(6)避免接触生活及职业环境中的有毒有害物质(如放射线、铅、汞、苯和农药等),避免密切接触宠物。

(7)改变不良生活习惯(如吸烟、饮酒、吸毒等)及生活方式。

(8)保持心理健康,解除精神压力,预防孕期及产后心理问题的发生。

(9)合理选择运动方式。

(10)对于有高遗传风险的夫妇,指导其做好相关准备,告知孕期检查及产前检查中可能发生的情况。

(二)孕期保健

孕期保健是指自确定妊娠之日开始至临产前为孕妇及胎儿提供的系列保健服务,包括健康教育与咨询指导、孕期定期检查。对妊娠应做到早诊断、早检查、早保健;尽早发现妊娠合并症及其并发症,尽早干预;开展出生缺陷产前筛查和产前诊断。孕期至少检查5次,其中孕早期至少1次,孕中期至少2次,孕晚期至少2次,发现异常者应当酌情增加检查次数。

1.初诊

(1)确定妊娠和孕周,计算预产期,为每位孕妇建立孕产期保健卡(册),将孕妇纳入孕产期保健系统管理。

(2)详细询问孕妇基本情况、现病史、既往史、月经史、生育史、避孕史、个人史、夫妇双方家族史和遗传病史等。

(3)测量身高、体重及血压,进行全身体格检查。

(4)孕早期进行盆腔检查。孕中期或孕晚期初诊者,应当进行阴道检查,同时进行产科检查。

(5)辅助检查。基本检查项目包括血常规、血型、尿常规、阴道分泌物、肝功能、肾功能、乙肝表面抗原、梅毒血清学检测、艾滋病病毒抗体检测等。建议检查项目有血糖测定、宫颈脱落细胞学检查、沙眼衣原体及淋球菌检测、心电图等。根据病情需要适当增加辅助检查项目。

2.复诊

(1)询问孕妇健康状况,查阅孕期检查记录及辅助检查结果。

(2)进行体格检查(体重、血压等)和产科检查(宫高、胎心和胎位等)。

(3)进行辅助检查(血常规、尿常规等),根据病情需要适当增加检查项目。

(4)进行相应时期的孕期保健,并诊治妊娠合并症和并发症。

3.妊娠各期保健要点

(1)妊娠早期。按照初诊要求进行问诊和检查。提供保健指导,包括讲解孕期检查的内容和意义,给予健康生活方式、心理、卫生、孕期营养、避免致畸因素等方面的指导,提供疾病预防知识,告知出生缺陷产前筛查及产前诊断的意义和最佳时间等(图14-3-2)。筛查高危因素,对发现的高危孕妇需进行专案管理,对有合并症和并发症的孕妇应及时诊治或转诊。

必要时请专科医生会诊,评估是否适合继续妊娠。

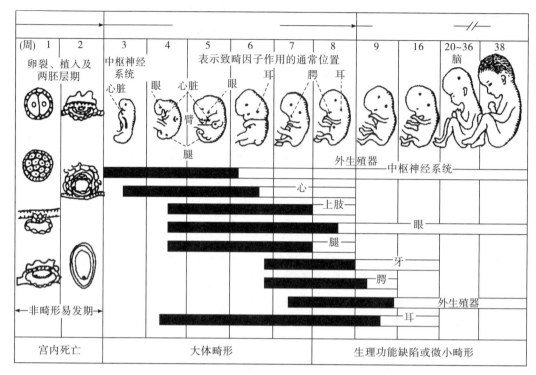

图 14-3-2　致畸因子作用于胎儿的敏感时期

(2)妊娠中期。按照初诊或复诊要求进行相应检查。了解胎动出现时间,绘制妊娠图。妊娠 16～24 周时通过超声筛查胎儿畸形,必要时于妊娠 16～20 周进行唐氏综合征筛查、妊娠 24～28 周进行妊娠糖尿病筛查。提供保健指导,包括营养、心理及卫生指导,告知产前筛查及产前诊断的重要性等。提倡适量运动,预防及纠正贫血。筛查危险因素,对发现的高危孕妇及高危胎儿应当专案管理,监测并治疗妊娠合并症及并发症,必要时转诊。

(3)妊娠晚期。按照初诊或复诊要求进行相应检查。继续绘制妊娠图;妊娠 36 周前后估计胎儿体重,进行骨盆测量,预测分娩方式,指导其选择分娩医疗保健机构。基本检查项目包括肝、肾功能复查;必要时于妊娠 36 周后进行胎心电子监护及超声检查等。提供保健指导,包括孕妇自我监测胎动、纠正贫血、营养、分娩前心理准备、临产先兆症状、提倡住院分娩和自然分娩、婴儿喂养及新生儿护理等方面的指导。筛查危险因素,对发现的高危孕妇应当专案管理,监测并治疗妊娠合并症及并发症,必要时转诊。

(三)分娩期保健

分娩期应当对孕产妇的健康情况进行全面了解和动态评估,加强对孕产妇与胎儿的全产程监护,积极预防和处理分娩期并发症,及时诊治妊娠合并症。

1.全面了解孕产妇情况

(1)接诊时详细询问孕期情况、既往史和生育史,进行全面体格检查。

(2)进行胎位、胎先露、胎心率和骨盆检查,绘制产程图,了解宫缩、宫口开大及胎先露下降情况。

（3）辅助检查。基本检查项目包括血常规、尿常规和凝血功能。孕期未进行血型、肝肾功能、乙肝表面抗原、梅毒血清学检测者，应进行相应检查。孕期未进行艾滋病病毒检测者，入院后应进行检测，并根据病情需要适当增加其他检查项目。

（4）快速评估孕妇健康、胎儿生长发育及宫内安危情况；筛查有无妊娠合并症与并发症，以及有无胎儿宫内窘迫；综合判断是否存在影响阴道分娩的因素。

（5）及早识别和诊治妊娠合并症及并发症，加强对高危产妇的监护，密切监护产妇生命体征，必要时会诊或转诊。

2. 保健指导

（1）产程中应当以产妇及胎儿为中心，提供全程生理及心理支持、陪伴分娩等人性化服务。

（2）鼓励阴道分娩，减少不必要的人为干预。

3. 对孕产妇和胎婴儿进行全产程监护

（1）及时识别和处理难产。严密观察产程进展，正确绘制和应用产程图，尽早发现产程异常并及时处理。在胎儿娩出前严格掌握缩宫素应用指征，并正确使用。正确掌握剖宫产医学指征，严格限制非医学指征的剖宫产术。

（2）积极预防产后出血。对有产后出血危险因素的孕产妇，应当做好防治产后出血的准备，必要时及早转诊。胎儿娩出后应当立即使用缩宫素，并准确测量出血量。正确、积极处理胎盘娩出，仔细检查胎盘、胎膜和产道，严密观察子宫收缩情况。产妇需在分娩室内观察2小时，由专人监测生命体征、宫缩及阴道出血情况。

（3）积极预防产褥感染。助产过程中须严格无菌操作。对产包、产妇外阴、接生者手和手臂、新生儿脐带进行消毒。对有可能发生产褥感染的产妇要合理应用抗生素，做好产褥期卫生指导。

（4）积极预防新生儿窒息。产程中密切监护胎儿，及时发现胎儿窘迫，并及时处理。胎头娩出后及时清理呼吸道。及早发现新生儿窒息，并及时复苏。

（5）积极预防产道裂伤和新生儿产伤。正确掌握手术助产的指征，规范实施助产技术。认真检查软产道，及早发现损伤，及时修补。对新生儿认真查体，及早发现产伤，及时处理。

（四）产褥期保健

1. 住院期间保健　正常分娩的产妇至少住院观察24小时，以保证出现产后出血可被及时发现。加强对孕产期合并症和并发症的产后病情监测。创造良好的休养环境，加强营养、心理及卫生指导，注意产妇心理健康。做好婴儿喂养及营养指导，提供母乳喂养的条件，提供母乳喂养知识和技能、产褥期保健、新生儿保健及产后避孕等方面的指导。产妇出院时，进行全面健康评估，对有合并症及并发症者，应当转交产妇住地的医疗保健机构继续实施高危管理。

2. 产后访视　产后3～7天、第28天分别进行家庭访视1次，出现母婴异常情况时应当适当增加访视次数或指导及时就医。了解产妇分娩情况、孕产期有无异常以及诊治过程；询问一般情况，观察精神状态、面色和恶露情况；监测体温、血压、脉搏，检查子宫复旧、伤口愈合情况及乳房有无异常；提供喂养、营养、心理、卫生及避孕方法等方面的指导；关注产后抑郁等心理问题；督促产后42天进行母婴健康检查。

3. 产后42天健康检查　了解产褥期产妇的基本情况；测量体重、血压，进行盆腔检查，了解子宫复旧及伤口愈合情况;对孕产期有合并症和并发症者,应当进行相关检查,提出诊疗意见;提供喂养、营养、心理、卫生及避孕方法等方面的指导。

三、孕产妇保健管理

(一)孕产期保健系统管理

目前我国孕产期保健系统管理由卫健委负责制定相关的工作规范和技术指南,建立孕产期保健工作信息系统,对全国孕产期保健工作进行监督管理;县级以上地方人民政府卫生行政部门负责本辖区孕产期保健工作的监督管理;各级妇幼保健机构受辖区卫生行政部门委托,负责孕产期保健技术管理的具体组织和信息处理工作;各级各类医疗保健机构应当根据卫生行政部门登记的诊疗科目范围,按照《孕产期保健工作规范》以及相关诊疗指南、技术规范,提供孕产期保健技术服务,按要求配合做好孕产妇死亡、围产儿死亡评审工作,定期收集孕产期保健信息,并报送辖区妇幼保健机构。

孕产妇保健服务主要依托妇幼保健三级网络来实现。农村地区一级机构为乡镇卫生院和医院,二级机构为县级保健院或医院,三级机构为地区级妇幼保健院或医院。目前,城市地区的妇幼保健三级网络并不十分清晰,根据原卫生部妇幼保健机构管理办法,妇幼保健机构只在省、市、县(区)三级设立,按照国家加强城市社区卫生服务工作的规划,城市的妇幼保健一级机构为社区卫生服务中心(站),二级机构为区县级妇幼保健院或综合医院,三级机构为省市级妇幼保健院、省市三级综合医院及大学附属医院。

(二)高危妊娠管理

高危妊娠(high risk pregnancy)因素包括可能影响妊娠结局而产生不良后果的各种危险因素,包括生物、环境、社会文化、行为、卫生保健等各种因素。具有高危妊娠因素的孕妇称为高危孕妇。为早期识别和预防高危妊娠因素的发生和发展,在产前检查时对孕妇进行高危评分,比较每次评分结果,可以看出妊娠过程发展动向。评分≥20分表示高度危险,10～15分为中度危险,5分为轻度危险。高危妊娠产前评分标准见表14-3-1。

筛查出的高危孕妇要专册登记,根据高危妊娠的程度进行分级管理,密切随访,重点监护,及时处理,积极做好将高危向中、低危转化的工作。高危妊娠管理要求如下:

1. 在妊娠各期均应当对孕产妇进行危险因素筛查,发现高危孕产妇后要及时纳入高危孕产妇管理系统。

2. 对每例高危孕产妇均要进行专册登记、管理和随访。

3. 对本级不能处埋的高危孕产妇,应当转至上级医疗保健机构作进一步检查和确诊。对转回的孕产妇应当按照上级医疗保健机构的处理意见进行观察、治疗与随访。

4. 危重孕产妇转诊前,转诊医疗机构应当与接诊医疗保健机构联系,同时进行转诊前的初步处理,指派具备急救能力的医师护送孕产妇,并携带相关的病情资料。

5. 县(市、区)级以上医疗保健机构应当开设高危门诊,指派具有较丰富临床经验的医生承担会诊、转诊工作,并做好记录。及时将转诊评价及治疗结果反馈至转诊单位。成立多学科专家组成的抢救组,负责危重孕产妇的抢救工作。

6. 各级妇幼保健机构应当全面掌握辖区内高危孕产妇的诊治及抢救情况,对高危孕产妇的追踪、转诊工作进行监督管理,按照要求逐级上报。

表 14-3-1　高危妊娠产前评分标准

	异常情况	评分		异常情况	评分
一般情况	年龄<18 岁或年龄≥35 岁	10	本次妊娠异常情况	骶耻外径<18 cm	10
	身高≤1.45 m	10		坐骨结节间径≤8 cm	10
	体重<40 kg 或体重>80 kg	5		畸形骨盆	15
	胸廓脊柱畸形	15		臀位、横位(30 周后)	15
异常产史	自然流产史≥2 次	5		先兆早产<34 周	15
	人工流产史≥2 次	5		先兆早产 34~36 周	10
	早产史≥2 次	5		骨盆肿瘤	10
	新生儿死亡史 1 次	5		羊水过多或过少	10
	死胎、死产史≥2 次	10		妊娠期高血压、轻度子痫前期	5
	先天异常儿史 1 次	5		重度子痫前期	15
	先天异常儿史≥2 次	10		子痫	20
	难产史	10		妊娠晚期阴道出血	10
	巨大儿分娩史	5		胎心持续≥160 次/分	10
	产后出血史	10		胎心<120 次/分,但>100 次/分	10
严重内科合并症	贫血(血红蛋白<100 g/L)	5		胎心≤100 次/分	15
	贫血(血红蛋白<60 g/L)	10		胎动<20 次/12 小时	10
	活动性肺结核	15		胎动<10 次/12 小时	15
	心脏病心功能Ⅰ—Ⅱ级	15		多胎	10
	心脏病心功能Ⅲ—Ⅳ级	20		胎膜早破	10
	糖尿病	15		估计巨大儿或胎儿宫内发育迟缓	10
	乙肝病毒携带者	10		妊娠 41 周至不足 42 周	5
	活动性病毒性肝炎	15		妊娠≥42 周	10
	肺心病	15		母儿 ABO 血型不合	10
	甲状腺功能亢进或低下	15		母儿 Rh 血型不合	20
	高血压	15	致畸因素	孕妇及一级亲属有遗传病史	5
	慢性肾炎	15		妊娠早期接触可疑致畸药物	5
妊娠合并性病	淋病	10		妊娠早期接触理化因素及病毒感染等	5
	梅毒	10	社会因素	家庭贫穷	5
	艾滋病	10		孕妇或丈夫为文盲或半文盲	5
	尖锐湿疣	10		丈夫长期不在家	5
	沙眼衣原体感染	10		由居住地到医疗保健机构需要 1 小时以上	5

注:同时占两项以上者,其分数累加。

(三)孕产妇死亡监测与评审

孕产妇死亡率(maternal mortality rate,MMR)是指一年内孕产妇死亡数与活产数之比,常用 10 万分率表示。孕产妇死亡率是反映妇女保健和产科质量的重要指标。按照 WHO 定义,孕产妇死亡是指从妊娠开始至妊娠终止后 42 天内,所有与妊娠有关的死亡或因妊娠加重或处理不当而造成的包括异位妊娠在内的死亡,但不包括意外或偶然原因造成的死亡。

1.孕产妇死亡监测　监测孕产妇的死亡率和死亡原因,死亡原因包括直接原因和间接原因。直接原因是指由于妊娠状态下的产科并发症或医疗的操作干预、疏忽遗漏、处理不当或由于上述的任何一个情况而引起的一系列事件导致的死亡。间接原因是指由于以前已存在的疾病或在妊娠期新发生的疾病,这些疾病虽非由直接产科原因所引起,却由于妊娠的生理影响而加重,从而导致的死亡。

2.孕产妇死亡评审 监测点的孕产妇死亡个案都要经过区县、地市、省和国家级四级评审,评审工作分别由县级以上地方人民政府卫生行政主管部门妇幼(妇社)处(防保科)主持,各级妇幼保健机构负责组织实施,原则上,区县、地市和省级1年进行2次孕产妇死亡评审,国家级1年评审1次。

孕产妇死亡评审是指客观地、科学地分析孕产妇死亡的全过程,明确病因诊断,找出围生期保健和产科处理上的薄弱环节,针对存在的问题提出合理的改进意见。采用WHO的十二格表评审方法,从3个环节、4个方面,全面分析每例孕产妇死亡过程中存在的各种问题,并找出其中存在的主要问题(表14-3-2)。

表 14-3-2 十二格表评审的内容与形式

	知识技能	态度	资源	管理系统
个人、家庭及居民团体				
医疗保健系统				
社会其他相关部门				

孕产妇死亡评审结果包括:①可避免死亡:根据本地区医疗保健设施条件和技术水平及孕产妇个人身心状况,是可以避免死亡的,但因某一环节处理不当或失误造成死亡,或由于本地区医疗保健设施条件、技术尚未达到应有的水平,或因个人和家庭经济困难、缺乏基本卫生知识而未能及时寻求帮助造成死亡;②不可避免死亡:由于本地区特别是省级医疗保健技术水平所限,尚无法避免的死亡。

(四)出生缺陷监测

出生缺陷(birth defect)是指出生时就存在的结构和功能(代谢)方面的异常,该异常往往是导致流产、死胎、死产、新生儿死亡和婴幼儿夭折的重要原因。

目前我国出生缺陷监测方案包括以医院为基础的监测方案和以人群为基础的监测方案。以医院为基础的监测对象是在监测医院内出生的妊娠满28周至出生后7天的围产儿,包括活产儿、死胎死产儿。以人群为基础的监测对象是居住在监测地区的产妇(包括本地户籍以及非本地户籍在监测地区居住1年以上的产妇)所分娩的胎婴儿,监测期限为妊娠满28周(如孕周不清楚,可参考出生体重达1kg及以上)至生后42天。

出生缺陷的临床表现多种多样,部分缺陷在出生时通过临床观察即可诊断,有些则必须借助实验室检测才能确诊。因此,按正确的步骤,采用正确的筛查和诊断方法有助于降低漏诊率,提高诊断水平和监测的灵敏度。出生缺陷筛查和诊断流程如图14-3-3所示。

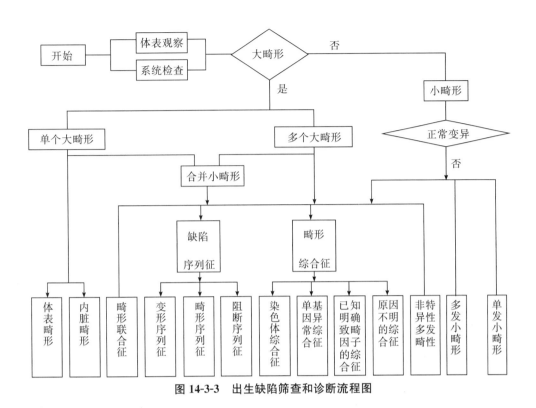

图 14-3-3　出生缺陷筛查和诊断流程图

我国出生缺陷监测病种包括：无脑畸形、脊柱裂、脑膨出、先天性脑积水、腭裂、唇裂、唇裂合并腭裂、小耳(包括无耳)、外耳其他畸形(小耳、无耳除外)、食管闭锁或狭窄、直肠肛门闭锁或狭窄(包括无肛)、尿道下裂、膀胱外翻、马蹄内翻足、多指(趾)、并指(趾)、肢体短缩[包括缺指(趾)、裂手(足)]、先天性膈疝、脐膨出、腹裂、联体双胎、唐氏综合征(21-三体综合征)、先天性心脏病等。

第四节　避孕与节育

节育期是指妇女在有生育能力期间进行节制生育的一段时期。节育期保健是指使用现代的科学知识和技术为节育期妇女提供的旨在保护和促进节育期妇女生殖健康的一系列保健服务,包括普及节育知识、开展节育技术咨询、提供节育技术服务、防治节育并发症等。节育期保健旨在促进女性的生殖健康水平,有利于合理调节人口出生水平和提高人口出生质量。

一、女性节育期生理与社会心理特点

1.节育期妇女性活动旺盛　节育期妇女家庭生活相对稳定,夫妻性活动逐渐和谐,正处在精力旺盛时期,因而性活动相对频繁,故计划外妊娠的危险性大。

2.生殖系统疾病发病率增加　不健康的性生活可导致生殖系统感染、出血、疼痛、月经不调等；由于各种避孕方法在安全性和有效性方面存在缺陷，如果选择和使用不当，可引起各种并发症，甚至引起避孕失败。常见的女性生殖道感染和性传播疾病主要有滴虫性阴道炎、淋病、霉菌性阴道炎、细菌性阴道炎等。

3. 非意愿妊娠与人工流产损害健康　非意愿妊娠及终止妊娠手术可使节育期妇女的身心健康受到损害。

4. 妇女是节育措施的主要承受者　目前已有节育方法绝大部分是以妇女为对象的，加之传统观念的影响，使妇女在节育措施的实施过程中扮演主要角色。在我国，妇女采取节育方法的比例占所有节育方法人群的 85%，而且避孕失败造成的妊娠及终止妊娠手术的后果均由妇女去承受。

5. 节育的心理影响　妇女由于担心节育措施的可靠性，会在性活动过程中产生心理压力，分散注意力，从而影响性生活的满意度，严重者可降低对性生活的兴趣。节育措施的某些副作用同样可影响性心理反应，如体外排精，由于减少了对高潮期性器官的刺激，会降低性生活的愉悦体验。

6. 节育期妇女社会特点　节育期妇女处于社会活动活跃时期，是社会工作的重要组成部分，同时又是家务劳动和抚养、教育孩子工作的主要承担者，因此，节育期妇女的健康与社会安定、家庭幸福和子代的成长紧密地联系在一起。

二、常用避孕方法与节育技术

1. 宫内节育器　宫内节育器（intrauterine device，IUD）是一种常用的可逆性避孕方法，在发展中国家的妇女中使用率较高，我国有 1/3～1/2 需要节育的妇女采用宫内节育器节育，它是一种安全、有效、经济、简便的避孕工具。一次放置宫内节育器能长期避孕，取出后可很快恢复生育能力。

（1）宫内节育器的种类和作用。宫内节育器主要分为惰性宫内节育器、活性带铜宫内节育器和活性带药宫内节育器。惰性宫内节育器的避孕效果不理想，现已被淘汰。活性宫内节育器利用宫内节育器为载体，若通过绕铜丝或铜套使铜离子缓慢释放即为活性带铜宫内节育器；若通过医用高分子材料的管壁使孕激素类药物以恒定速度缓慢释放进入宫腔，即为活性带药宫内节育器，铜离子和孕激素可作用于子宫内膜影响受精卵的正常着床，从而提高避孕效果。

（2）适应证和禁忌证。凡已婚育龄妇女自愿放置宫内节育器而无禁忌证者，均可放置。但如有严重的全身急性或慢性疾病、心功能Ⅲ级或以上、宫颈过松或中度撕裂、生殖器官急性或慢性炎症、肿瘤及畸形、月经过多、严重贫血以及术前两次体温在 37.5℃以上者均不宜放置。

（3）放置时间。可根据情况分别选择在月经干净后 7 天内、人工流产或钳刮术后、经阴道分娩后 3 个月、剖宫产半年后、自然流产转经后放置宫内节育器。有月经延期或哺乳期闭经者，应排除早孕可能后才可放置。如无特殊反应，金属宫内节育器可放置 20 年，塑料宫内节育器可放置 5 年。

（4）术后注意事项。保持外阴清洁，术后 1 周内避免重体力劳动并注意休息，术后 2 周内禁止性交和盆浴。如放置后出现少量阴道流血、腰酸、小腹部坠胀、第一次月经量较前稍增多等情况，均属正常现象，轻者可不予处理。如症状严重，出血量超过正常月经量，可用止血药与消炎药物治疗。行经期间应注意有无节育器脱落。

(5)取出宫内节育器的适应证及时间。凡放置节育器时间已到,需要更换或放置后有不规则阴道出血超过 2 周、炎症等治疗无效以及带器妊娠、计划再生育、绝经半年以上者,可取出宫内节育器。但在全身状况不佳或生殖道急性炎症时,应暂缓取器,待情况好转或抗感染治疗后再取,取器时间以月经干净后 7 天内为宜。带器妊娠者可在人工流产术的同时取出宫内节育器。如因子宫不规则出血而需取出者,则随时可取,并同时做诊断性刮宫,刮出物尽可能送病理检查。

(6)放器后的副反应。①月经异常:月经异常是放置节育器的主要副反应,发生率为 5%～10%,经量可为放器前的2～3 倍,一般能自愈或治愈,约 10%的妇女因此取出宫内节育器;②腰酸、腹痛、白带增多;③避孕失败。

2.女用避孕药　女用避孕药以其安全、有效、经济和实用等优点,成为妇女常采用的避孕措施。现有避孕药的种类有口服短效避孕药、口服探亲避孕药、口服长效避孕药、长效避孕针、缓慢释放的硅橡胶阴道药环、Norplant 皮下埋植等。在药物剂型方面也在不断改进,有糖衣片、滴丸、纸膜片等。此处主要介绍短效避孕药。

(1)短效避孕药的种类和作用。国内常用女性短效避孕药多为雌激素和孕激素合剂,品种有口服避孕片 1 号(复方炔诺酮片)、口服避孕片 2 号(复方甲地孕酮片)、口服避孕片 0 号、复方 10-甲基炔诺酮片等。短效避孕药所含甾体激素的剂量较小,代谢及排泄较快,故须每月连服 22 天,漏服会造成避孕失败。

(2)适应证、禁忌证和停药指征。一般健康的育龄妇女皆可服用,有以下情况者禁用:①乳腺或生殖器官肿瘤;②肝功能异常及具有肝炎病史;③深部静脉血栓及具有其他心血管疾病的病史或征象;④先天性高血脂及不明原因的异常子宫出血。

停药指征:①剧烈的不明原因的头痛或偏头痛;②出现高血压、视觉障碍、黄疸、癫痫病加重及与激素有关的抑郁;③怀疑妊娠;④年龄达到 40 岁。

(3)使用方法。月经来潮第 5 天开始服药,每晚服 1 片,连服 22 天。哺乳期妇女应在分娩 6～8 个月后开始服药,以免影响乳汁质量及分泌量。哺乳期月经未转经需服药者,可任选一日开始服药,也可待下次转经再服药。如果漏服,应在 12 小时内补服 1 片,每天服药时间最好相对固定。

(4)副作用及处理。

①类早孕反应:部分妇女于开始服药时出现恶心、食欲减退、困倦、头昏等类早孕反应,个别发生呕吐,一般反应不重,坚持服药常自行减轻。个别反应重者可服维生素 B_6,也可服抗副反应片。

②不规则阴道出血:可出现少量的点滴出血和多量的突破性出血。出血多发生于服药的第 1～2 个周期内。

③月经变化:部分服药者有经量减少、经期缩短的情况。如停药后 7 天仍未来月经,可开始服用下一周期药物,但应注意排除妊娠可能。如连续 3 个月均如此,宜暂停服药,改用其他避孕措施。

④神经系统症状:有时出现轻度头昏、头痛、嗜睡、乏力等症状,一般发生于服药早期。随着服药时间的延长,这些反应的发生率逐渐降低。

3.外用避孕药具　外用避孕药具包括外用避孕药和外用避孕工具两大类。外用避孕药包括两种成分：一种是惰性基质，放入阴道后利用其物理作用，阻碍精子活动，以消耗精子的能量，在子宫颈外口形成油层或薄膜，以阻止精子进入子宫；另一种是化学杀精子剂，起杀精子作用。外用避孕药可以单独应用，也可以与外用避孕工具联合应用。常用的外用避孕药有避孕药膏、避孕栓剂、避孕药膜等。常用的外用避孕工具有安全套、阴道隔膜、宫颈帽、阴道海绵塞等，避孕作用是通过屏障的作用使精液无法进入宫内，从而实现避孕效果。

4. 自然避孕法　世界卫生组织称之为"周期性禁欲"或"易受孕期知晓法"。由于妇女的正常月经周期具有易受孕和不易受孕两个阶段，如避开易受孕阶段，选择不易受孕阶段性交，可达到避孕目的。准确测定和掌握排卵期是自然避孕法成败的关键。一般可通过推算月经周期、观察宫颈黏液性状和测量基础体温等三种方法的有机结合来推测排卵期。

5. 女性绝育术　使用人工的方法使育龄妇女达到永久性避孕的目的称为女性绝育术。女性绝育术安全、有效，对性生活无不良影响，且有可逆性，必要时可恢复生育功能。绝育方法主要包括外科手术经腹输卵管绝育或经阴道输卵管绝育、腹腔镜输卵管绝育术、经宫腔绝育术等。

三、避孕失败后的补救措施

1. 紧急避孕

(1)宫内节育器。经医生检查无放置宫内节育器禁忌证的情况下，无保护性生活后 5 天内放置宫内节育器可防止受精卵种植，达到避孕目的，其妊娠率小于 1%。

(2)激素避孕。①53 号避孕药片 8 粒法：无保护性生活后即刻或次日清晨，最晚不超过48 小时口服 1 片，再连续服 3 晚，继之隔日晚连续服 4 次，共 8 片；②雌孕激素法：无保护性生活后 72 小时内服炔雌醇 0.1 mg，左旋 18-甲基炔诺酮 0.5 mg，12 小时重复服 1 次；③单纯孕激素法：无保护性生活后 72 小时内服左旋炔诺酮 0.75 mg，12 小时重复服 1 次，共 2 次。紧急避孕法对预防意外妊娠效果良好，但只能偶尔采用，不宜作为常规避孕方法，以免影响健康。

2. 人工流产

(1)人工流产负压吸引术。用于妊娠 10 周以内者。

(2)人工流产钳刮术。用于妊娠 11～14 周者，需做钳刮及吸宫终止妊娠，因胚胎较大，手术难度大，出血多。

人工流产手术可导致诸多并发症，只能作为避孕失败的补救措施，不能作为节育方法。

3. 药物流产　目前我国临床普遍使用的是米非司酮(Ru486)。

(1)应用指征。停经≤49 天，妊娠试验呈阳性，或 B 超看到宫腔内孕囊直径≤3 cm。医疗单位有急救条件，在专业医师指导下方可使用。

(2)禁忌证。有心血管、血液、呼吸系统、神经系统、内分泌和肝肾等方面疾病，特别是高血压、心脏病、哮喘、青光眼、严重吸烟(每天>10 支)、近 3 个月内用过甾体避孕药、子宫内有宫内节育器等。

(3)用法。米非司酮 25 mg/次，一般每日服 2 次，共 3 天，于第四日上午配伍米索前列醇0.4～0.6 mg，一次服完。

(4)观察及监护。大部分胚胎于用米索前列醇后 6 小时内排出，总完全流产率>90%。在服药期间要加强监护，必须在医生监视下使用前列腺素，严格观察绒毛排出和流血情况，以及心血管系统反应和过敏反应。应事先告诉服务对象,如流产后出血量多于月经期出血量、出血时间超过 2 周或严重腹痛、发烧等,应及时到医院就诊。对药物流产后未见绒毛排出者应高度警惕异位妊娠,应适时进行 B 超或血、尿 HCG 测定,以协助诊断和处理。

四、避孕方法知情选择

避孕方法知情选择是指通过提供全面准确的避孕方法知识和信息,使需要采取避孕措施的育龄群众在充分知情的基础上,根据自身的年龄、生育情况、避孕现状、健康状况和性生活特征,自主、自愿地作出决定,选择适合自身的、安全有效的避孕方法。避孕方法知情选择的咨询服务过程中,卫生服务人员需遵循的基本原则主要包括:①服务对象自己做决定;②服务人员帮助服务对象思考并作出最适宜的选择;③充分尊重服务对象的个人意愿;④服务人员对服务对象的叙述、问题和需求应给予回应;⑤服务人员需耐心倾听服务对象的叙述,以便明确下一步的咨询与指导工作。

(一)各种避孕方法的效果比较与选择

《避孕方法知情选择咨询服务台式指南》介绍了不同需求状况下的避孕方法选择(图14-4-1)、不同避孕方法的使用特点及其效果比较(图 14-4-2)。

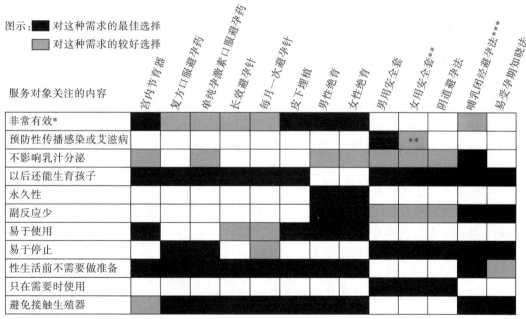

*见效果图。
**女用安全套对性传播感染的预防效果不明。
***只能用于产后6个月内的哺乳。

图 14-4-1 不同需求状况下的避孕方法选择

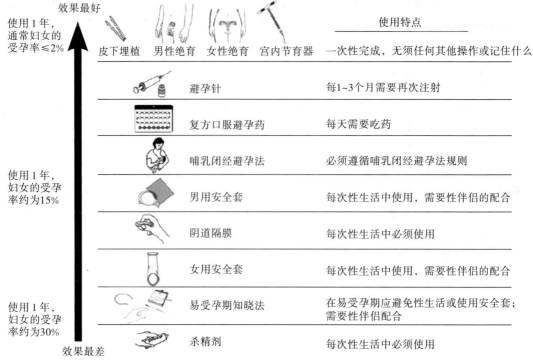

图 14-4-2 不同避孕方法的使用特点及其效果比较

(二)不同人群避孕方法选择

1.青少年 已婚想推迟生育或加大生育间隔的青少年可采用长效避孕针;未婚、性活跃青少年可选用避孕套或短期口服避孕药;短期准备生育的,不宜使用长效避孕针。

2.新婚夫妇 新婚期间可首选短期口服避孕药,待双方适应后再改用其他方法;新婚期不宜使用宫内节育器、长效避孕药,但对想要推迟生育时期较长者可选用宫内节育器;新婚期不能掌握排卵情况的,不宜使用安全期避孕法。

3.产后妇女 ①纯母乳喂养产妇:可采用哺乳闭经避孕法,或注射单纯孕激素避孕针,不宜口服雌激素和孕激素配伍的避孕药;当月经恢复或为孩子添加配方奶或辅食时,可选用屏障避孕法或放置宫内节育器。②非纯母乳喂养产妇:可选择宫内节育器避孕和屏障避孕法,不宜采用安全期避孕法。

4.中年以后妇女 以屏障避孕为主,可同时应用避孕药膏或避孕栓;若已放置宫内节育器尚未到期,且无明显月经紊乱或其他不适症状,可继续放置,到闭经半年后取出;慎用口服短效避孕药。

5.计划长期避孕夫妇 可选用长效、高效的避孕方法,如皮下埋植剂、宫内节育器。决定永久不再生育的夫妇可选择女性或男性绝育术。

6.患病期间的避孕 一些疾病在患病期间或治疗期间不宜使用避孕药,如肺结核、心脏病、肝肾疾病、糖尿病及精神类疾病等,可酌情选择屏障避孕法,慎用宫内节育器;生殖道感染及性传播疾病不宜放置宫内节育器和使用避孕药栓、避孕药膜等杀精剂,建议使用避孕套并增加另一种避孕方法;过敏体质者,不宜使用屏障避孕法,可酌情使用口服避孕药和宫内节育器等。

第五节　围绝经期保健服务

围绝经期(perimenopausal period)是指从出现绝经的内分泌学、生物学和临床特征起至停经后 12 个月的一段时期。既往研究表明,自然绝经年龄在 45～55 岁之间,平均年龄为 51 岁。美国的一项随访研究发现,从月经发生紊乱到绝经需要 3.8 年,以此推断,围绝经期经历的时间约为 5 年。

一、围绝经期女性生理和社会心理特点

(一)围绝经期女性生理特点

1.生殖系统及第二性征的变化　卵泡数目明显减少,卵泡对垂体促性腺激素的感应性降低,卵巢功能进一步衰退,导致卵泡分泌的性激素进一步减少,以至于不能使子宫内膜增生、脱落、出血,从而绝经。绝经后卵巢进一步萎缩并纤维化,体积减小,质硬,内分泌功能进一步衰退。

围绝经期女性月经变化主要表现为月经周期长短不一,经量或多或少无规律性,直至月经完全停止。外阴逐渐萎缩,前庭大腺分泌物减少;绝经后,阴道上皮细胞萎缩,渗出液减少,阴道液的酸碱度呈中性,阴道杆菌消失,故易受损或感染。乳房随着雌激素的减少而渐进性萎缩,第二性征渐渐消失,喉音变哑。

2.尿道变化　随着雌激素水平降低,尿道黏膜萎缩,尿道口周围的上皮变薄,微血管呈一圈红色,尿道上皮也萎缩变薄,尿道周围的横纹肌张力消失,易出现尿频和尿失禁等问题。

3.自主神经功能紊乱　雌激素水平下降影响自主神经稳定性,表现为血管舒缩障碍,如潮热,夜间出汗及头、颈、上部躯干皮肤红斑。其他症状有头痛、眩晕、感觉缺失、寒战、心悸、乏力等。

4.代谢的变化　骨代谢表现为骨质重吸收增加,骨基质合成减少,血钙、尿钙水平增加,导致负钙平衡,而出现骨质疏松;雌激素减少,削弱葡萄糖刺激胰岛素分泌的反应,使胰岛素分泌减少,糖耐量降低,使得围绝经期女性糖尿病的发生率增加;雌激素减少使胆固醇的降解和排泄降低,从而使血浆总胆固醇和 β 脂蛋白浓度增加,从而导致心血管疾病发生率上升。

(二)围绝经期女性心理特点

1.焦虑　围绝经期妇女情绪波动大,易激动,注意力不集中,焦虑多表现为敌对、爱生气和不合作的情绪,同时表现为易激惹。

2.抑郁与疑病状态　围绝经期妇女一旦发现自身出现月经紊乱,便会与衰老联想在一起,从而产生悲观心理,情绪消沉、低落、抑郁,继而易回忆一些不愉快的往事,这样又反过来加重抑郁情绪。随着围绝经期其他症状的出现,围绝经期妇女常为自己的健康状况担忧,加之对健康知识的缺乏,会产生疑病心理反应。

3.个性及行为的改变　围绝经期妇女常有个性改变和情感不稳定,出现无端的心烦意乱,有时过度兴奋,有时极度伤感、绝望,易走极端,人际关系协调能力差。

(三)围绝经期女性社会特点

围绝经期妇女多经历各种生活事件,如婚姻变化、丧偶、亲人病故或子女独立生活而离开自己等,这些生活事件均对其有较大影响。

二、围绝经期保健

围绝经期保健是指为保护和促进围绝经期妇女的健康而进行的一系列保健服务,包括健康教育、保健指导及常见健康问题的预防与控制。

(一)围绝经期健康教育

1.围绝经期生理知识　通过围绝经期生理知识教育,使围绝经期妇女了解自身生理变化的知识,认识正常的生理变化过程。

2.围绝经期心理调适　通过心理健康教育,让围绝经期妇女认识此阶段的心理特点,主动进行心理上的调整,以减少心理压力,并运用良好的应对方式,降低负性生活事件所带来的不良影响,维护心理健康状况。

3.围绝经期保健知识　通过健康教育,传播营养知识、常见健康问题和疾病的预防与控制知识以及健康行为知识,提高自我保健意识,培养健康的生活习惯和有利于健康的行为。

(二)围绝经期保健指导

1.合理营养和良好的饮食习惯　围绝经期妇女应选择奶、鱼、虾、豆制品等富含蛋白质和钙的食物,应注意多吃蔬菜和水果,少食动物脂肪。另外,形成定时定量的饮食习惯对自身健康也非常重要。

2.适当运动　围绝经期妇女应适当进行锻炼,如散步、慢跑、太极拳等运动,有利于提高各系统功能,改善健康状况,提高生活质量。

3.和谐性生活　围绝经期妇女由于生殖系统发生萎缩性改变,常给性生活带来困难,还可能引起性交疼痛、出血、损伤等,这种不适又在心理上引起对性生活的厌恶和反感,从而拒绝和抵制性生活。因此,首先指导围绝经期妇女正视所面临的性生活问题,消除心理上的压力,同时,可采取相应措施如外用雌激素霜或使用雌激素阴道栓剂,以改善性生活。

4.维持心理平衡　指导围绝经期妇女正确认识此期的各种生理和心理变化特点,主动调整自己的情绪,保持良好的精神状态,积极参与一些社会活动,充实和丰富生活,并培养兴趣与爱好,以转移对生理变化的注意。

(三)围绝经期综合征预防与控制

围绝经期综合征是指在绝经前后出现的一系列以自主神经系统功能紊乱为主,伴精神心理障碍的一组症候群。在这一过渡时期,大约有 1/3 的妇女能通过神经内分泌的自我调节达到新的平衡,无自觉症状,另外约 2/3 的妇女则可能出现一系列或轻或重的症状。

1.围绝经期综合征的表现

(1)血管舒缩失调症状。①潮红、潮热和出汗:这些是围绝经期最突出的症状。发作时常突然感到胸部、颈部、面部有阵阵热浪上涌,这种现象称为潮热;与此同时,前述部位的皮肤有弥漫性或片状发红,称为潮红;有些人可同时伴有出汗,出汗后由于热量从皮肤蒸发,因此会有畏寒感。这些症状有些人可能同时出现,有些人可能仅出现一种或两种。潮热多发作于午后、黄昏或夜间,应激状态下易被诱发。症状轻者每日发作数次,重者每日发作十余次或更多,每次持续数秒或数分钟,但都能自行缓解,有些人可能还伴有头晕、耳鸣、心悸等症状。症状可发生在绝经前后。②血压波动:围绝经期的血压特点是以收缩压升高为主,且具有明显的波动性,波动时常伴有潮热发作。③心血管症状:如假性心绞痛,主要表现为心前区有闷压感或整个胸部出现不适感,类似心绞痛发作,但与体力活动无关,服用硝酸甘油仍不能缓解;自觉心慌但心电图显示心律正常。

(2)神经精神症状。包括易疲倦、头痛、头晕、易激动、心慌、抑郁、失眠、精神紧张及注意力不集中等。严重者不能控制自己的情绪,哭笑无常,类似精神病发作。这些症状可单独出现,也可同时出现,常见于有较严重潮热和出汗的妇女。症状的发生及程度与过去精神状态不稳定有关,亦可能与社会、家庭、经济等因素有关。

(3)新陈代谢性障碍。①肥胖:随着年龄的增长,体内水分减少,脂肪增加,许多妇女在围绝经期体重会增加;由于雌激素的减少使胆固醇的降解和排泄降低,发生心血管疾病的危险性增加。②关节痛:进入围绝经期的妇女往往有关节痛的表现,一般多累积在膝关节。③骨质疏松:骨质吸收速度较骨的生长速度快,易造成骨质疏松发生。

围绝经期症状多种多样,为客观评价其严重程度,在临床中常常使用症状评分法,目前国际上多采用改良的 Kupperman 评分法,见表 14-5-1。评分方法是所有症状系数乘以对应的症状程度评分的和,根据该值将围绝经期综合征分为轻度、中度和重度,15～20 分为轻度,21～35 分为中度,>35 分为重度。

表 14-5-1　Kupperman 症状法

症状	症状系数	症状程度评分		
潮热出汗	4	0	1	2	3
感觉异常	2	0	1	2	3
失眠	2	0	1	2	3
易激动	2	0	1	2	3
抑郁	1	0	1	2	3
眩晕	1	0	1	2	3
疲乏	1	0	1	2	3
骨关节痛	1	0	1	2	3
心痛	1	0	1	2	3
心悸	1	0	1	2	3
皮肤蚁行感	1	0	1	2	3
性交痛	2	0	1	2	3
泌尿系统症状	2	0	1	2	3

注:症状程度评分:0 为无症状;1 为症状轻或偶有症状;2 为症状中度或经常有;3 为症状经常有且症状严重,影响工作和生活。

2.围绝经期综合征的防治

(1)正确认识围绝经期。通过多种途径向进入围绝经期的妇女宣传有关围绝经期的知识,使其认识到围绝经期症状的出现是人体生理变化的一种自然过渡。应以平静的心态、愉快的心情迎接这一时期出现的各种生理和心理上的变化。

(2)加强体质锻炼和合理膳食。适度体育锻炼可降低血浆中胆固醇和三酰甘油的含量，调节神经和呼吸系统功能，促进机体代谢和血液循环，使脑细胞营养供给更加充足，减缓衰老。合理膳食结构是预防围绝经期症状的有效措施之一，保证每天摄入足够的碳水化合物、蛋白质和维生素等，并限制盐和油脂的摄入量。

(3)精神心理咨询。通过精神心理咨询，让咨询者尽量宣泄自己的情绪；医务人员应用解释、鼓励、说服等方法使咨询者了解围绝经期是一个正常的生理阶段，同时还要鼓励其科学地安排每日生活、坚持力所能及的体力劳动和脑力劳动、注意性格的陶冶，使精神有所寄托，促进心理健康。

(4)定期健康检查。围绝经期是女性的一个正常生理过渡期，但也是一个疾病高发的时期。进入围绝经期的妇女应该更加积极、主动地关心自身的健康，可每半年至1年定期进行体格检查。妇科检查包括防癌检查，有选择地作内分泌检查包括阴道涂片及有关实验室检查。

(四)围绝经期妇女"两癌"筛查

1.乳腺癌筛查 乳腺癌是女性最常见的一种恶性肿瘤。乳腺癌筛查在国际上被认为是能够早期发现乳腺癌，间接提高乳腺癌生存率和降低死亡率的有效方法。各国根据各自乳腺癌的发病特点，筛查对象的年龄不一，中国为 35～69 岁的当地妇女，无乳腺恶性肿瘤史，自愿参加。筛查方法主要包括乳腺临床体检、乳腺 X 线检查及乳腺超声检查等，筛查出可疑的乳腺癌后需进一步活检确诊。

2.子宫颈癌筛查 子宫颈癌是女性最常见的生殖道恶性肿瘤。2000 年 WHO 建议子宫颈癌筛查的理想起始年龄为 30 岁。子宫颈癌筛查方法主要包括妇科检查、宫颈刮片细胞学检查、碘试验及阴道镜检查等，筛查结果可疑或呈阳性者需行宫颈组织活检确诊。

（王　君）

扫码查看练习题

第十五章 老年保健服务

老年人的划分常根据一个国家的人均期望寿命和经济发展水平等指标综合考虑。发达国家一般以 65 岁以上为老年人,而发展中国家则以 60 岁以上为老年人。我国目前法定的老年人划分标准为 60 岁(依据《中华人民共和国老年人权益保障法》)。但《国家基本公共卫生服务规范(第 3 版)》中的老年人健康管理服务规范和卫生行业标准《老年人健康管理技术规范》(WS/T 484—2015)规定的服务对象则为年满 65 岁的老年人。

第一节 衰老的生理特征及其影响因素

衰老(aging)是指机体发育成熟后,随着年龄的增加,生理功能和组织内环境的稳定能力进行性下降、结构退行性变化的现象。就人类来说,衰老可表现为皮肤皱褶、头发花白、行动迟缓、相关激素分泌减少、记忆功能减退以及多种脏器退行性变化等多种现象。在正常人体中,衰老要经过数十年的漫长时间,是缓慢出现的、必然发生的生物学过程。

一、衰老的生理特征

人体衰老过程具有 5 个方面的特征,又称为衰老的丘比特(Cupid)标准。

1. 累积性(cumulative) 衰老是一个漫长的过程,是一些轻度或微量变化长期累积的结果。

2. 普遍性(universal) 衰老是生物学中的一种基本自然规律,衰老期机体各脏器、组织和细胞普遍存在衰老改变,但衰老程度不一致,也无恒定不变的衰老顺序。

3. 渐进性(progressive) 衰老是一个持续渐进的演变过程,且逐步加重,虽然在一定程度上可以延缓,但最终不可逆转。

4. 内生性(intrinsic) 影响衰老的开始与发展的决定性因素是内因,外因对机体衰老的影响必须通过内因而起作用。

5. 危害性(deleterious) 衰老的过程对生存不利,导致机体功能下降乃至丧失,机体越来越容易感染疾病,终致死亡。

二、衰老的影响因素

中年以后,机体必然会在身高、姿态、面容、体重、皮下脂肪、毛发等外观方面,以及各个系统、脏器的结构和形态等方面随着年龄增加缓慢地发生一些改变,也必然发生一系列由自然衰老引起的功能改变。哺乳动物的自然寿命相当于"生长期"的 5～7 倍,或相当于性成熟期的 8～10 倍,而人类的寿命与哺乳动物的寿命存在某些共同的规律性,据此推算人类的自然寿命应为100～175岁。当今世界上少数人的实际寿命已达到了百岁以上,接近自然寿命,但绝大多数人则达不到。其原因是多方面的,可归纳为机体因素和环境因素两大类。

1.机体因素

(1)遗传因素。先天遗传因素是指生物本身与生俱来的基因,它从根本上控制着衰老的发生、速度和进程,对衰老的影响起决定性作用。研究表明,长寿者多有长寿的家族史,女性寿命长于男性;同卵双胞胎的寿命差距比异卵双胞胎的寿命差距小,原因是同卵双胞胎是由一个受精卵分裂而成的,携带的遗传基因相同。

(2)心理因素。现代研究表明,人的心理、情绪与健康长寿之间关系密切。人的心理活动与生理活动功能状态相互依存、相互影响。当人体进入衰老期后,在发生一系列生理变化的同时,心理方面也会产生相应的变化,而心理方面的变化反过来又会对生理变化产生重要影响。积极的情绪和良好的心理状态是影响健康长寿的重要因素。

2.环境因素　不良环境因素对衰老的发生和发展会产生一定的影响,进而影响人类的寿命。

(1)社会因素。人生活在社会环境中,各种社会政治经济因素、老年人社会角色的变化、家庭关系的变化、意外事件的发生等,都可使老年人得不到更好的社会支持,社会适应性下降,这必然会影响老年人的身心健康,加速衰老。

(2)生物和非生物因素。生物和非生物因素包括生活环境、工作环境中的各种化学因素、物理因素和生物性因素。这些因素在一定强度范围内不会影响人体健康,超过某一限值就必然会通过各种机制对健康产生不良影响。

三、老年保健的目标

老年保健(health care in elderly)是指在平等享用卫生资源的基础上,充分利用现有的人力、物力,以维护和促进老年人健康为目的,发展老年保健事业,使老年人得到基本的医疗、护理、康复、保健等服务。老年保健的理想目标是实现老年人健康生活。《中国健康老年人标准》(WS/T 802—2022)中要求中国健康老年人应满足:生活自理或基本自理;重要脏器的增龄性改变未导致明显的功能异常;影响健康的危险因素控制在与其年龄相适应的范围内;营养状况良好;认知功能基本正常;乐观积极,自我满意;具有一定的健康素养,保持良好生活方式;积极参与家庭和社会活动;社会适应能力良好。2015年WHO在《关于老龄化和健康的全球报告》中将健康老龄化(healthy aging)定义为"发展和维护老年人健康生活所需的功能发挥的过程",其强调从老年人功能轨迹的角度去考虑健康问题,并指出相比于单个疾病和共患疾病的严重程度,对功能发挥进行综合评估是预测老年人健康结局的较佳指标。显然,老年保健还应以促进和维护老年人健康生活的功能发挥为目标。

第二节　老年人心理保健

老年期的心理功能伴随生理功能的减退而出现老化,某些心理功能或其某些方面逐渐出现下降、衰退,而另一些方面则仍趋于稳定,甚至产生新的适应代偿功能,从而使老年人从整体上能适应良好。依据老年人的心理特征,可从科学角度合理安排老年人的工作、学习和生活,为制定老年人综合保健措施提供理论依据。

一、老年人的心理特点

进入老年后,随着机体各器官、各系统的逐渐老化以及社会地位和生活环境的改变,老年人的心理会出现一系列不同于青壮年时期的特点,主要表现在以下几个方面。

1.感知觉　随着年龄的增加,老年人的感觉器官逐渐衰退,出现视物模糊、听力下降、味觉减退等,这些都会给老年人的生活和社交活动带来诸多不便。知觉一般尚能保持,只是易发生定向力障碍,影响其对时间、地点、人物的辨别。

2.注意和记忆　老年人大脑皮质兴奋性逐渐减弱,注意力难以长时间集中,且转移较迟缓。同时神经递质乙酰胆碱影响着人的学习记忆,老年人可能由于中枢胆碱能递质系统的功能减退而使记忆能力减退。随着脑组织的老化,老年人的记忆能力也随之变化,老年人的记忆变化特点为:①远期记忆保存效果好,近期记忆保存效果较差。老年人的临时性遗忘出现率明显升高,这种临时性的遗忘是脑神经的临时性抑制,它与永久性遗忘不同,经过追忆和片刻休息,又会回忆起来。②机械记忆力明显下降,如不易记住无意义的人名、地名、日期、电话号码等。

记忆与人的生理因素、健康精神状况、记忆的训练、社会环境等相关。老年人的记忆能力虽然有所减退,但总的来看,其记忆能力下降并不明显。这是由于除机械记忆之外,还有大量的意义记忆,而老年人由于知识经验丰富,理解力强,所以意义记忆并未下降多少。因此,老年人仍具有较好的学习能力,只要通过经常学习,科学用脑,就会延缓记忆的衰退。

3.思维与想象　老年人思维的特点之一是思维的广泛性和深刻性都较强,主要源于阅历和经验的积累。从另一方面看,老年人思维的敏捷性和灵活性较差,有两方面原因:一是老年人的感知觉、注意力和记忆力衰退,对新信息的反应不够灵敏;二是老年人因既往的经验而形成了某种较稳定的思维定式。老年人心理活动容易表现出难以接受新事物、建立新习惯,思想僵化、保守,思维黏滞,固执己见等消极心理。因此,老年人随着年龄增加,创造性思维能力与创造性想象能力都随之下降。

4.情感　老年人的情感和意志过程因社会地位、生活环境、文化素质的不同而存在较大差异。老化过程中情感活动是相对稳定的,即使有变化也是生活条件、社会地位变化所造成的,并非年龄本身所决定的。老年人与中青年人在情绪的体验、表现和控制方面都没有什么本质的差别,只是在关切自身健康状况方面的情绪活动强于中青年人。因此,如果老年人的需要得到满足,多数人的情绪还是积极乐观的,但老年人一旦脱离社会工作,对社会发展的现状较生疏,发表的见解不被人重视,以及出现经济情况变差、家庭变故等,就会产生消极情绪,如不安、焦虑、怨恨、悲哀、恼怒等。由此可见,老年人是否会情感淡漠、贫乏,倾向于忧郁、悲伤、孤独等消极情绪,主要取决于其所处的生活环境的状况和需要的满足情况,以及本人的文化素养和个人修养等。因此,随着社会经济的发展,如果社会和家庭能够关注和改善老年人晚年生活条件,采取措施提高其个人修养,那么老年人和中青年人的情感活动差别将会缩小。

5.性格　一个人的性格是在生理素质基础上,在家庭、学校和社会环境的长期影响下形成的,对自己、他人、周围事物和整个生活环境所抱的态度和行为方式,是相当稳定的心理特征。一个人进入老年后,若无特殊原因,其性格类型基本上和中青年时期保持一致。有些老年人的顽固保守、孤独、退缩等性格是由于老年人与青年人的出生时代、文化背景、价值观不同所致的。在现代信息社会,只要老年人能充满信心地生活,不断吸收新知识和接受新事物,就不会成为顽固保守和孤独的老人。

人的性格形成后虽然具有稳定性,但也具有可变性。老年人由于多方面因素的变化,性格也会有不同程度的变化。若老年人的身体状况、经济条件、文化生活等各方面较优越,则性格可由原来的内向型变为外向型;反之,性格则易由原来的外向型变为内向型,表现为暴躁、易怒、情绪低沉、忧郁、孤僻,甚至不近人情、厌恶与人来往等。最终朝什么方向转化,不仅取决于上述社会环境因素,还取决于老年人自身的主观修养。另外,遗传因素也与老年人的性格有关。

综上所述,人到老年,由于年龄的增长、生理功能的逐渐老化,加上周围环境的变化,心理逐渐老化,故常表现出一些特有的心理变化。但老年人对此不能抱消极态度,只要加强身体锻炼、注意心理健康,就会延缓生理和心理的衰老过程。因此,从积极方面看,老年期就是和衰老作斗争的时期。

二、老年人心理健康标准

1. 认知正常　认知正常是人正常生活最基本的心理条件,是心理健康的首要标准。健康老年人应该感觉、知觉正常,判断事物基本准确,不发生错觉;记忆清晰,不发生大的遗忘;思路清楚,不出现逻辑混乱;具有一般的生活能力。

2. 情绪健康　情绪是人对客观事物的态度体验,是人的需要得到满足与否的反映。愉快而稳定的情绪是情绪健康的重要标志。心理健康的老年人能经常保持愉快、乐观、开朗而又稳定的情绪,并能适度宣泄不愉快的情绪,通过正确评价自身及客观事物而较快地稳定情绪。

3. 关系融洽　人际关系的融洽与否对人的心理健康影响较大。融洽和谐的人际关系表现为乐于与人交往,能与家人保持情感上的融洽并得到家人发自内心的理解和尊重,又有知心的朋友;在交往中保持独立而完整的人格,有自知之明,不卑不亢;能客观评价他人,取人之长补己之短,宽以待人,友好相处;既乐于帮助他人,也乐于接受他人的帮助。

4. 环境适应　老年人能与外界环境保持接触,既使退休在家,也能不脱离社会,通过与他人的接触交流、电视广播网络等媒体了解社会变革信息,并能坚持学习,从而锻炼记忆和思维能力,丰富精神生活,正确认识社会现状,及时调整自己的行为,使心理行为能顺应社会改革的进步趋势,更好地适应环境,适应新的生活方式。

5. 行为正常　能坚持正常的生活、工作、学习、娱乐等活动,其一切行为符合自己年龄特征及在各种场合的身份和角色。

6. 人格健全　主要表现为:①以积极进取的人生观为人格的核心,积极的情绪多于消极的情绪;②能够正确评价自己和外界事物,能够听取别人意见,不固执己见,能够控制自己的行为,办事盲目性和冲动性较少;③意志坚强,能经得起外界事物的强烈刺激,在悲痛时能找到发泄的方法,而不至于被悲痛所压倒;在欢乐时能有节制地欢欣鼓舞,而不是得意忘形和过分激动;遇到困难时,能沉着地运用自己的意志和经验去加以克服,而不是一味地唉声叹气或怨天尤人;④能力、兴趣、性格与气质等各个心理特征和谐而统一。

三、老年人常见的心理反应

(一)更年期心理变化

更年期是男性或女性由中年向老年过渡的生理转折阶段。据统计,大多数妇女更年期发生在 45~55 岁,男性更年期一般在 50~60 岁。

更年期女性可出现较明显的心理改变,如感到自己衰老而产生忧郁、消极情绪;怕自己绝经后性欲减退遭丈夫冷落;子女长大后离开自己又有失落感和不平衡感等。上述变化常导致性格和行为发生变化,如精神情绪不稳定、易激动、记忆力减退、思维能力减退、注意力和集中能力减退。常感到疲倦,精力不集中,有恐惧感,孤独感,无端自觉委屈,心烦意乱,多疑,好斗,常表现为自私、不近人情、唠叨、抑郁、易纠缠琐事、失眠、耳鸣和眼花等。

男性更年期所表现出来的心理改变与女性更年期大致相似,但一般比女性更年期的症状表现得轻微一些,大多数男性能平稳地渡过此期而不发生明显的症状。

更年期的这些心理改变和表现很少同时出现或集中出现在一个人身上,且这些心理变化只是暂时现象,待机体内分泌功能稳定后,心理状态自然会趋于平衡。

(二)离退休引起的心理变化

离退休综合征是指老年人由于离退休后不能适应新的社会角色及生活环境和生活方式的变化而出现焦虑、抑郁、悲哀、恐惧等消极情绪,或因此产生偏离常态行为的一种适应性心理障碍,这种心理障碍往往还会引发其他生理疾病,影响身体健康。离退休是人生中的一次重大变动,老年人的生活内容、生活节奏、社会地位和人际交往等各个方面都会发生较大变化。因此,离退休综合征多发生于平时工作繁忙、事业心强、争强好胜和毫无心理准备而突然离退休的老年人。平时活动范围大且爱好广泛的老年人则较少发生。女性适应较快,发生率较低。离退休综合征经过心理疏导或自我心理调适大部分在 1 年内可以逐渐恢复正常,个别需较长时间才能适应,少数患者可能转化为严重的抑郁症,直接影响老年人的身心健康,加速老化过程。

引起离退休综合征的原因有离退休前缺乏足够的心理准备,离退休前后生活境遇反差过大,适应能力差或个体缺陷以及社会支持缺乏,失去价值感等。老年离退休综合征的主要表现有精神无所寄托,坐卧不安,做事犹豫不决,常会出现因注意力不集中而做错事的现象;容易急躁和发脾气,对任何事情都不满意,每当听到别人议论工作时会感到烦躁不安,并且猜疑他人是有意刺激自己;有些平素有修养的人,也会一反常态而不能客观评价外界事物,甚至产生偏见;有些人出现情绪忧郁、失眠、多梦、心悸、阵发性全身燥热等。

(三)与现代生活方式有关的心理变化

现代社会是一个生活节奏快、竞争激烈的社会。这种快节奏、高度紧张的生活会影响老年人的心理情绪。由于现代科学技术的高速发展,工业化、都市化、家用电器化、居住与交通现代化也会引起所谓的"现代生活方式病症",常见的有以下两种。

1.空巢综合征　"空巢"是指无子女或子女成年后相继离开家庭,形成中老年人独守老巢,特别是单身老人家庭,西方国家称之为"空巢"。传统的中国文化重视天伦之乐,认为有儿孙跟随左右,是人生莫大的幸福,可是随着中国的社会文化变迁,大家庭解体,社会结构以核心家庭为主。人们的家庭观念淡薄及工作调动、人口流动、住房紧张、年轻人追求自己的自由与生活方式等,都造成不能或不愿与父母住在一起的情况。老年人晚年盼望的理想生活落空,会出现孤独、空虚、寂寞、伤感等情绪,精神萎靡,常偷偷哭泣,顾影自怜。若老年人体弱多病、行动不便,上述消极感更会加重。久而久之,身体免疫功能会降低,为疾病敞开大门。

2.高楼住宅综合征　高楼住宅综合征是指长期居住在城市的高层闭合式住宅里,与外界很少交往,也很少到户外活动,所引起的一系列生理和心理上的异常反应。高楼住宅综合征多发生于长期居住于高楼而深居简出的高龄老年人,常表现为四肢无力、脸色苍白、体质虚弱、消化不良、难与人相处等。高楼住宅综合征还容易引发老年肥胖症、糖尿病、骨质疏松症、高血压病及冠心病等。

四、老年人的心理变化与疾病的关系

人体是精神与机体的统一体,是受社会、心理因素制约的生命过程。辩证唯物论人体观同机械唯物论人体观的显著差别之一,在于它承认人体与动物体有本质的差别,其中最主要的差别是人的生命活动受社会生活意识、心理、思想、感情因素的影响和制约。因此,研究老年人的机体变化以及疾病发生、发展的规律,必须坚持辩证唯物论的人体观,应该十分重视精神与机体之间的相互作用,深刻分析社会-心理-机体之间的相互影响,正确认识精神因素与疾病发生、发展的关系。

近年来,老年医学越来越重视老年心理与疾病的关系。研究证明,许多疾病都和消极情绪密切相关。强烈的、持久的、不良的情绪因素可影响机体各个系统的正常生理功能,如果这种影响持续时间过长,这些生理功能障碍进一步加重和发展,就可出现病理变化,成为心身疾病。老年人常见的心身疾病主要有高血压、冠心病、溃疡病、糖尿病、哮喘等。而乐观豁达、心胸开朗可增强机体的免疫功能,从而增强抗病能力。此外,心理、精神因素与肿瘤的发生、发展以及老年精神疾病的发生、发展都有着密切的关系。精神紧张和情绪紧张不仅影响脑功能,还会引起内分泌系统功能、心血管系统功能、代谢功能和免疫功能的变化。例如,长期的情感压抑、亲人丧失的悲哀对癌症的发生、发展有一定影响,早期是通过体内激素分泌失调,后期是通过自然免疫力的削弱,从而加速癌症病理过程的发展。精神紧张和情绪不安等心理因素还可以削弱机体对致病因素的抵抗力。当人在生活中遇到不幸事件,或迁移到陌生环境时,躯体疾病和精神疾病的发生率都比正常时明显增多。

当然,并非一切疾病都由精神因素引起,而是由精神因素引起的疾病比较多,即便疾病的主要原因不是精神因素,但精神因素对病情的发展变化也有很大的影响。因此,不论是预防疾病还是治疗疾病,都不能忽视精神因素的影响。

疾病本身对老年人的心理健康亦有影响,如脑动脉硬化、严重的高血压,轻则会削弱老年人的记忆力,使其劳动能力降低,重则可引起智力减退甚至痴呆;长期因病而卧床不起、生活不能自理的老年人,更容易产生孤独、焦虑、抑郁等消极的心理。

由上述可见,心理变化与疾病的发生、发展密切相关,而身体反过来会对心理产生影响。因此,进入老年后,要争取身心两方面的改善,才能保证健康、长寿。

五、老年人心理卫生

影响老年人心理健康的因素涉及多方面,有生理的,也有心理的、社会的和个人的。重视老年人心理卫生的重要性不言而喻。要维护老年人的心理健康,一方面,老年人要重视自身的心理保健;另一方面,需要社会各方面的密切配合,共同努力。老年人心理保健应注意以下几个问题。

1.加强社会联系,建立良好的人际关系　人不能脱离社会而独立生活,人际关系必然对一个人的心理产生作用,建立广泛而良好的人际关系有益于身心健康。老年人的社会人际关系包括和老朋友、老同学、老同事、老上下级、老同乡以及新伙伴、新朋友等之间的关系。积极参加集体活动,主动与人交往,与朋友正常友好交往,能使人消除孤独感。

社会交往是人的一种需要,社会交往能传递信息、交流思想、表达感情。良好的人际关系是在社会交往中产生的。社会交往的方式很多,如参加学术讨论会、科技咨询服务、老年大学,与新知旧友通信,与邻居、熟人闲谈家常等。

老年人在社会交往中要保持长者风度,宽厚待人,助人为乐,从而建立和谐的人际关系。

2.坚持锻炼身体,保持健康　运动是延缓体力衰老的有效手段,做到起居有常、饮食有节、劳逸结合,尤其是脑力劳动与体力劳动相结合,人到老年更要坚持运动。在体力允许的情况下,适当进行经常性的体力劳动和体育锻炼对老年人是非常有益的。但老年人不宜做剧烈的运动,可结合自己的身体状况,选择1~2项运动,如散步、慢跑、打太极拳等。运动贵在坚持,每天定时、定量运动。多进行户外活动,充分利用大自然的阳光和新鲜空气,促进全身血液循环和新陈代谢,增强各组织器官的功能和机体对外界的适应力,提高健康水平,延缓衰老的过程。

3.培养广泛的兴趣爱好,丰富生活内容　老年人离退休后,开始新的生活,要想办法充实生活内容,自寻乐趣。例如:①积极参加有益的文体活动,积极调整心态,保持乐观情绪;②发挥自己专长,继续工作,这样可以克服失落感,满足自我实现的需要;③参加力所能及的社会活动;④适当地做一些家务劳动,参与教育孙子女等,克服孤独感、失落感等不良体验。

4.保持良好的生活习惯　保持生活规律和习惯是维持身心健康的重要因素。老年人曾在长年累月的职业工作中周而复始地、规律地生活着,形成了一定的规律程序,但在退休后这种严格的程序没有了。如果没有适当的生活安排,就会陷入松散、无聊和空虚的状态,对身心健康不利。因此,老年人必须重建生活规律,有计划地安排学习、锻炼、娱乐和休息,按时作息,早睡早起,一日三餐要定时、定量,戒酒戒烟、不暴饮暴食。

第三节　老年人自我保健

老年人自我保健是指健康或罹患某些疾病的老年人,利用自己所掌握的医学知识、科学的养生保健方法和简单易行的康复治疗手段,依靠自己和家庭或周围的力量对身体进行自我观察、诊断、预防、治疗和护理等活动。通过不断调适恢复生理与心理的平衡,逐步养成良好的生活习惯,建立起一套适合自身健康状况的养生方法,达到增进健康、防病治病、提高生活质量、延缓衰老和延年益寿的目标。《中国老年人健康指南》是老年人保持身体健康的行为规范和准则,内容包括36条。该指南从健康生活习惯、合理膳食规律、适量体育运动、良好心理状态、疾病自我控制和加强健康管理6个方面,全面指导老年人健康生活。

一、自我保健内容

自我保健的实施原则是"自我观察、自我判断、自我治疗、自我护理和自我预防",其内容和方法如下。

1. 自我观察　自我观察就是通过看、听、嗅、摸的方法观察自己的健康情况,目的在于了解自己身体的健康状况和薄弱环节,及时发现异常或危险信号,能够早期发现疾病、及时治疗。

自觉症状与病情的轻重常有一定的联系,但自觉症状与疾病的关系及与病情的发展并不完全一致。因此,自我观察时主要应注意以下方面:

(1)日常起居方面。如食欲和食量变化、睡眠情况、正常活动后有无疲劳感、性生活的变化等,如果观察到异常症状,就应判断一下是否由目前所患疾病或所服药物的副作用引起,如无联系,则应提高警惕。

(2)面部。注意面部的颜色,面部或眼睑是否浮肿,眼内有无分泌物,视野大小,清晰度是否发生变化;是否有耳痛、耳鸣或耳聋等。

(3)颈项部。经常用手摸颌下、颈部锁骨上、腋下等部位,检查有无肿块或肿大的淋巴结;检查甲状腺部位有无结节。

(4)乳房。老年妇女要注意观察乳房是否有异常,如疼痛、结节等,即使是老年男性,也要注意是否有男性乳房女性化。

(5)体温、脉搏、呼吸(有条件时测血压)。特别要注意脉搏的频率和节律的变化,并随时观察有无胸痛、气短、咳嗽、咯痰或发热等心血管或呼吸道方面的症状。

(6)腹部。注意是否有腹痛、恶心、呕吐、腹泻或便秘、腹胀或腹部触到包块等。

(7)骨关节。注意肩、肘、腕关节和髋关节、膝关节、踝关节是否有肿胀、疼痛或畸形以及活动的灵活性有无改变;注意手指、足趾和掌指关节有无红肿热痛。

(8)生殖系统。老年妇女要注意停经后有无异常的阴道出血或异常分泌物,老年男性要注意观察外生殖器有无疼痛或肿块。

(9)体重。应观察动态变化,有条件时最好每1~2周测量1次。

(10)分泌物。主要观察尿、粪便、痰等分泌物的次数、数量、颜色和气味。

老年人应学会体温、脉搏、呼吸、血压的自我测量方法,掌握相应的正常值;糖尿病患者还要学会用尿糖试纸检查尿糖,用小型血糖检测仪检查血糖的动态变化等,为自我诊断和自我治疗提供重要依据。

2. 自我判断　根据自我观察所记录的症状和体征,并结合化验单等资料,对自己的疾病能够作出初步的判断,可能有以下3种情况:

(1)自己能够初步判断是正常还是异常,并根据自己所掌握的医学常识作出初步诊断和自行处理。

(2)自己发现的症状或体征对判断为正常或异常尚无把握,应向医务人员进行咨询,来帮助自己进行判断。

(3)有的症状或体征一旦出现就可判断为不正常,需要去医院检查明确诊断。

应当指出的是,有时根据典型的症状或体征就可以作出正确的判断,有时因症状或体征不典型,或者以前从未见过,则难以作出准确判断。但就疾病的症状或体征而言,有的可以允许继续观续一段时间,而有的则不允许延误。因此,应该很好地掌握自我判断的尺度,否则将影响疾病的诊断和治疗。

3. 自我治疗　自我治疗是指对于病情比较单纯、症状轻微的疾病或小外伤,无须到医院就诊,只需利用家中所能提供的药品、器械,或采用饮食、运动锻炼、生活调理等手段即可进行的治疗。这样做既能省时、省事、省钱,又能使小伤小病得到及时治疗,或者为医生下一步治疗创造一个良好的条件。

自我治疗根据病情和自我判断情况而定。首先应根据自己的健康或患病情况,家中备有一定量治疗常见病的药品或家庭保健常用的器材。还应经常学习和阅读老年保健和老年病防治的科普读物,并在生活或患病的实践中不断积累经验,提高自我治疗的能力和水平。

4. 自我护理　自我护理是指根据自己的病情,运用护理知识所采取的自我保护、自我照料、自我调节和自我参与的方法。其目的是增强生活自理能力、促进疾病早日康复、预防疾病的发生和传播、保护身体健康。自我护理的内容主要包括:调试好心理状态,适应健康的需要;安排好日常生活起居,做到生活规律,睡眠充足,起居有常;经常开窗通风,保持室内空气新鲜、阳光充足、温湿度适宜;适当去户外活动和晒太阳,尤其在冬季;注意个人卫生,养成早晚刷牙的习惯,定时洗澡,勤换衣服,注意保持口腔和皮肤卫生;做好安全防护,活动时动作宜慢,特别是体位变动时要注意,防止跌倒。

5. 自我预防　以"预防为主"为原则是自我保健的特点。自我预防可减少或延缓疾病的发生,对于存在高危因素的老年人来说,自我预防更为重要。自我预防通常采用的手段有:建立良好的生活方式,不吸烟,少饮酒,注意心理卫生,合理膳食与营养,坚持体育锻炼,保持健康体重,定期进行健康检查。

6. 老年人自我保健注意事项　对老年人来讲,自我保健的重点应放在自我观察和自我判断上,这是早期发现疾病的重要方法之一。老年人自己处理疾病的能力有限,当身体出现急症或严重疾病的早期信号时,应到医院进行检查和治疗。

应按急诊处理的急症主要有:体温达 39 ℃的突然高烧;心绞痛频繁发作,并经休息、舌下含硝酸甘油后胸痛不缓解;一过性说话困难,视力模糊,有眩晕或站立不稳、一侧脸部或手脚突然感到麻木、软弱无力、嘴角歪斜、流口水等中风预兆;出现咯血、呕血或便血等大出血;较剧烈的急性腹痛;急性心力衰竭;外伤骨折。

应去医院就诊的症状体征主要有:长期低热;脉搏节律失常;痰中带有血丝、大便表面附有鲜血、血尿等少量出血表现;鼻、牙出血或皮下有出血点,或有片状淤斑等;下肢或眼皮水肿;尿频、尿急、排尿痛等尿道刺激症状;短期内体重明显改变;慢性腹泻或便秘;巩膜或皮肤发黄;视物模糊等视力障碍;头晕。

鉴于老年病的临床表现错综复杂,常可出现一症多病或一病多症,应定期测量体重、血压,主动参加体检。当老年人出现上述征象时,要及时到医院进行检查,明确诊断,早期治疗,有病治病,无病防病,贯彻预防为主的原则。

二、自我保健手段

老年人要进行自我保健,就必须学习有关医学知识,更重要的是要掌握一些常用的自我保健手段,这样才能有针对性地进行自我保健活动。常用的自我保健手段主要有以下几种:

1. 心理自我保健法　心理自我保健法主要是进行心理治疗和调节,常用的疗法有松弛疗法、认知疗法、自我暗示疗法、瑜伽疗法、转移疗法、行为疗法、音乐疗法等。心理自我保健法对调剂老年人的生活、治疗心身疾病和某些慢性病起到重要的作用。

2.营养自我保健法 营养与健康长寿有着重要的关系,合理膳食能增进健康,对预防和治疗某些疾病有重要的作用,主要有平衡膳食、食疗和药膳 3 个方面。同时,为保证老年人对食物营养的吸收,应挑选更易被肠胃吸收的食物。

3.运动自我保健法 运动锻炼被誉为最为廉价和最有效的预防疾病、延缓衰老的保健手段。运动健身主要有 3 种形式:①耐力运动项目,如散步、健身跑、游泳、骑自行车、打网球等;②医疗体育,如医疗体操等,是用适当的体育锻炼来治疗疾病的一种康复手段;③传统体育健身运动,是以肢体活动为主要形式的自我锻炼方法。无论何种锻炼项目,对增进健康、防治疾病、延年益寿都有益处。

4.物理自我保健法 物理自我保健法是利用自然界中和人工制造的各种物理因子作用于人体,用于防治疾病的一种手段。

5.生活调理自我保健法 生活调理自我保健法是通过日常生活调理来预防和治疗疾病,主要包括起居有常、饮食有节、按时就餐,经常做户外活动、晒太阳,戒烟、限酒,适当参加体力劳动、保证充足睡眠,保持大小便通畅,适度房事,适当参加社交活动和旅游,增加人际交往,陶冶情操等。

6.传统医学自我保健法 传统医学自我保健法主要有自我保健按摩、保健灸、拔火罐、足底按摩等,这些方法对预防和治疗某些疾病都有一定的作用。

7.药物自我保健法 药物自我保健法是指在医生指导下,自行用药进行治疗。

运用自我保健手段的原则是:①要根据自我保健的目的来选用适当的自我保健法;②自我保健中可采用非药物疗法和药物疗法相结合的方式,以非药物疗法为主;③体弱多病的老年人在自我保健中常需采用上述多种方法进行综合性保健,但要分清主次,合理调配,起到协同作用,提高自我保健效果;④使用药物自我保健法时应慎重,必须严格掌握适应证、剂量、用法和疗程,最好向医务人员咨询后再使用,以免发生不良反应。

三、老年人性生活保健

(一)老年人性功能的变化

1.老年男性的性衰减 男性进入老年期时发生的主要变化是性反应强度下降和持续时间缩短。老年男子完成阴茎勃起动作需要较长时间和较强的性刺激。阴茎勃起时的大小变化不明显,但其坚硬度较青壮年时期明显减低。而且,可能需要较强的性刺激才能射精,射精力量会减弱,精液量也会减少。随着年龄的增长,对射精的需求降低,射精后消退期的出现会更加迅速。性欲逐渐减退,不应期有时持续数天。

2.老年女性的性衰减 女性的性衰减更常见于更年期之后。大多数老年妇女因雌激素分泌不足,开始出现性功能变化。从生理上讲,阴道的润滑相当于男性的阴茎勃起。随着年龄的增加,分泌过程变慢,分泌量减少,使阴道润滑过程所需的时间延长。当阴道壁分泌不足时,性交时就会产生干涩不适感,易受损伤而疼痛。此外,阴道不再像青年时那样易于容纳勃起的阴茎和承受阴茎对其激烈的摩擦,可能出现阴道壁撕裂和出血。

人到老年虽然性器官逐渐老化,性功能也有所减退,但资料显示,70 岁以上的老人中仍有 70%的人可以过性生活。精神上的情欲或情爱得到一定的满足,也有利于健康。

(二)老年期性功能障碍

性功能障碍是指男女两性的性欲、"性唤起"能力、男性阴茎勃起、女性阴道对勃起阴茎的容受性、男性阴茎在性交过程中的勃起时间、女性是否出现性欲高潮、男性射精能力等在整个性生活过程中任何环节上出现的功能障碍。老年人最常见的男性性功能障碍是阳痿和早泄;女性性功能障碍是性欲低下、性高潮缺乏,以及性交疼痛与阴道痉挛。

(三)保持健康性生活的原则

1. 老年人必须革除旧观念,学习性知识,懂得健康性生活的具体内容及其在生命中的意义;懂得老年伴侣之间的相爱或者因丧偶而寻求正当、满意的性生活是正常的、健康的表现。

2. 老年人需要保持适度、和谐的性生活。所谓"和谐的性生活",不仅是指男女之间灵与肉的结合,而且包括伴侣之间要有思想的交流和感情的基础,有了这个基础才能更加促进相互爱慕、关心体贴照顾、温存和依赖。因此,需要彼此理解、谅解和合作,如果出现不和谐的性生活,需要双方共同努力,寻找原因,积极解决,必要时应向专科医生求助。

3. 必须在医生指导下正确使用药物与器械。性功能障碍患者如乱用或滥用壮阳药,可能害多利少;治疗阳痿的器械大多是针对器质性阳痿而设计的,需根据病情进行选择。这些方法是否必要和适宜,需在医生指导下进行判断。

总之,老年人的性生活保健虽然是老年心身保健的一个方面,但是它决不能与整体的身心保健截然分开。平时的饮食起居、体育锻炼、日常生活,包括精神生活的合理安排,保持愉快的心境,借以增进体力和提高抵抗力,对预防疾病、促进健康、延缓衰老仍然是非常重要的。

四、老年期常见病合理用药

老年人往往一人多病,用药种类较多,药物在老年人体内的动力学过程不仅与青壮年不同,所引起的药物不良反应也较青壮年多2~3倍,而且一旦出现药物不良反应,病情往往急转直下,造成不良结局。老年人合理用药已成为现代老年医学中的一个重要组成部分。

(一)老年人用药基本原则

1. 严格掌握用药指征,合理选择药物　老年人用药一定要掌握少而精的原则,选择药物时要考虑既往疾病及各器官的功能情况。对有些病症可以不用药物治疗的就不要滥用药物。如失眠、多梦,病人可通过减少晚间紧张的脑力劳动和节制烟、茶使用等得到良好效果。老年人精神情绪抑郁,可进行心理治疗,其效果常比用药更好。

2. 掌握好最佳的用药剂量　老年人对药物的耐受能力降低,个体差异增大,半衰期延长。因此,确定老年人的用药剂量必须十分慎重。我国对老年人的用药剂量通常根据年龄、体重和体质情况而定。对年龄较大、体重较轻、一般情况较差的老年病人,刚开始应选择最小剂量,然后通过密切观察病人的疗效和不良反应结果来调整用药剂量,最好能将血药浓度监测结果与临床观察结合起来考虑,可更准确地根据个体差异调整用药剂量。

3. 掌握好用药的最佳时间　用药时间掌握恰当,可以提高疗效,减少不良反应。如洋地黄、胰岛素在凌晨4点的敏感度比其他时间大几倍甚至几十倍。应用皮质激素时,目前多主张对长期用药者在病情控制后采取隔日1次给药法,即把2日的总量于隔日上午6~8时1次给予,这是根据皮质激素昼夜分泌的节律性而定的。每日早晨皮质激素分泌达高峰,这时给予较大量皮质激素,下丘脑-垂体-肾上腺系统对外源性激素的负反馈最不敏感,因而对肾上腺皮质功能抑制较小,疗效较好,产生不良反应的可能性较小。多数口服药物可在饭后服用,尤其是对消化道有不良反应的药物,如铁剂、某些抗生素等。有些药物要求在空腹或半空腹时服用,如驱虫药、盐类泻药等。有些药物要求在饭前服用,如健胃药、收敛药、抗酸药、胃肠解痉药、利胆药等。

(二)老年人用药不良反应的预防

1.老年人发生药物不良反应的常见原因

(1)诊断、治疗不正确。如老年焦虑病人未能正确使用抗焦虑药,而是使用了抗精神病药物,从而引起老年人出现不同程度的椎体外系症状,如震颤、运动障碍、静坐不能、流涎等药物不良反应。此类由于诊断、治疗不正确所导致的药源性疾病,轻者可增加病人痛苦,重者可致终身残疾,甚至导致死亡。

(2)多重用药。多重用药时可由于药物间的相互作用而出现不良反应,而且用药品种越多,用药不合理现象及药物不良反应的发生率越高。据报道,若合并用药达8种以上,则肯定会产生药物之间的相互影响。

(3)医务人员盲目开药。许多老年人需长期用药,因而常出现开药医师见了病人不查体、不询问病情而盲目开药,或由保健护士代替医师开药,甚至不见病人而由家属代病人开药等情况,导致错误用药而出现药物不良反应。同时应当考虑药物的药理特点及药物吸收、分布、代谢等,合理用药。

(4)患者未按规定服药。老年人由于记忆力差而漏服、误服药物,有时不能明确药品的用法、用量,还有的不执行医生的用药医嘱,擅自增加药物用量,造成药物蓄积中毒和药物滥用;盲目相信偏方、保健品等是老年人未能严格遵从医嘱的常见原因之一。

2.预防药物不良反应的措施

(1)正确的诊断。正确的诊断是正确用药的前提,由于老年人衰老、一人多病,因而疾病的临床表现常常不典型,且具有多样性和复杂多变性,易相互混淆,相互掩盖,极易误诊,进而误治。因此,对于老年病人,医生要耐心询问病史,细心体检,精心诊断。

(2)最大限度地减少用药品种。给老年人开处方时,必须全面考虑老年患者的生理、病理及各种疾病情况,应掌握少而精的用药原则,尽可能避免用药不当产生的负面影响。若考虑不周,就可能出现用某种药治一种病而诱发或加重了另一种疾病的情况。

(3)用药从最小剂量开始。一般从成年人剂量的1/5开始,逐渐增大至1/4→1/3→1/2→2/3→3/4。但也有个别病例仅用成人剂量的1/10,甚至1/20,即可见明显效果。老年人用药特别强调个体差异,既不能仅凭文献,亦不能仅凭经验,只能具体病人具体对待。根据具体病情,细心观察,不断调整,摸索出适合病人个体情况的最佳剂量。

(4)注意药物矛盾反应。药物矛盾反应是指用药后出现与用药治疗目的相反的特殊不良反应。如应用激素抗过敏,反而引起过敏反应;用氢氯噻嗪等利尿剂,反而加重水肿等。这些都是由老年人特殊生理、病理变化所导致的。因此,要细心观察老年人用药后的反应,注意药物矛盾反应,一旦发现问题,应立即减量或停药。

(5)加强老年人及其家属的安全用药知识教育。对老年人进行健康指导的同时,还要重视对其家属进行有关安全用药知识的教育,使他们学会正确协助和督促老年人用药,防止发生用药不当。

第四节　老年人护理

一、老年人药疗护理

老年人药疗护理的关键问题是因老年人衰老和记忆力减退带来的用药安全问题和能否及时有效地用药。处置原则如下：

1. 从理解力、记忆力、视听能力、阅读能力、服药动手能力、判断药效和不良反应能力等方面对老年人自行服药能力作出评估。

2. 详细了解其既往服药史，重点是药物过敏和不良反应史，并做好完整记录。

3. 通过实验室检查评估老年患者各脏器系统的功能状况，尤其是肝肾功能情况。

4. 确定具体的护理措施：

(1)给药方式和用药时间。给药方式应尽量简单，疗效相近时尽量采用口服方式，让病人自己给药；可根据老年人的作息习惯协助其对用药时间作出规定。

(2)加强用药的健康指导。详细耐心地向老年患者解释用药种类、目的和方法，以取得患者的充分配合。必要时采取一些帮助记忆的方法或对老年人的自我服药能力进行训练。常用的帮助记忆的方法是给患者一张服药时间表和装有当日需服药物的容器(每种药一个容器)，表中列出所服药物种类、每种药物的标识(与药瓶上相同)和服用时间。按时服药后在每种药物的服药时间处打上"√"或通过查看容器来检查患者是否服药。训练老年患者自行服药能力，必须遵守循序渐进的原则，一般需要3天：第1天，看护人员在患者每次服药前指导其看每种药物的瓶贴，解释药物的作用和不良反应，并让患者复述；第2天，看护人员在旁边监督，由患者自己取药和服药，将每种药物的作用和不良反应解释给看护人员听；第3天，将药物留在患者那里，到服药时加以提醒即可。根据患者的自理能力，训练过程可进行调整。

二、老年人安全护理

老年人常见的安全问题有跌倒、坠床、烫伤和误服等，护理人员的任务是分析老年患者自身的行为能力，找出其生活环境中存在的各种危及安全的因素，以及了解已发生安全问题的原因，并提出和采取相应的预防措施。安全评估和护理的主要内容包括：①通过详细的病史和体格检查，对患者的视力、听力、心肺功能、肌肉骨骼、步态、智力、神经和心理状态等作出评估。②了解老年人的着装、床高、药物保管及周围设施是否妥当。③主要护理措施如下：第一，建立安全的生活环境和设施。如活动范围内的地面尽量平坦无障碍，设置夜间照明，床铺远离火源，在室内安装针对烟火和煤气的语音或闪灭式报警器，使用适当的拐杖或在较长距离行走途中放置供休息用的座椅，配置省力设计的开关把手，浴室里有扶手并采用外开式房门，家具的选择和摆设要利于方便安全使用等。第二，增强老年人自我防护意识和行为能力。如自觉佩戴适当的眼镜和助听器，睡前少饮水，以减少夜间起床次数，常规服用药物的标识要醒目并放在固定位置，控制取暖用品的温度，不在床上吸烟等。

三、老年病康复护理

老年病大多具有慢性、退行性、多重性和致残性等特点,不同种类老年性疾病的康复手段不同,在此难以逐一尽述,其基本原则主要有:

1.早期原则   康复手段应尽早开始实施,并贯彻于治疗的整个过程。在疾病的急性期,只要病情一稳定就可以开始四肢的被动活动,以减少肌肉萎缩、增强肌力和增加各关节的活动范围。活动次数和强度以不引起过劳和疼痛为原则,一般每天被动活动1~2次,每次5~10分钟,每个关节活动5~10次。恢复期要尽早下床,但要缓慢,逐步抬高头位,防止体位性低血压。

2.长期性和综合性原则   多数慢性疾病的恢复过程较缓慢,因而康复治疗往往需要较长的时间,康复治疗特别强调患者本人和家属的恒心。康复的综合性治疗是指除在医院里接受各种专门的康复手段治疗外,还应在院外做适当的体力活动,进行自我康复治疗。步行是最常用、最适合于老年人的体力活动,对保持骨盐含量和改善心肺功能有明显好处。同时,为了让老年人逐步实现生活自理,一般活动越多效果越好,但要避免过度劳累。

3.心理辅助治疗原则   老年人患重病或致残后心理上会存在不同程度的压抑,常常悲观厌世,因而心理治疗十分重要。医护人员和家属应密切配合,做好病情解释工作,使患者理解康复治疗的重要性,消除顾虑、树立信心,调动其求生和重返社会的欲望,从而能积极主动地配合康复训练。

4.安全第一原则   老年患者发生疾病之后,随时都有可能出现各种各样的危险,无论是来自生活环境的危险,还是来自疾病、并发症的威胁,都会影响老年患者的生命健康。在针对性的护理工作中,护理内容与程度都必须以安全为基本原则。

四、老年人运动护理

恰当的运动对提高老年人健康水平和慢性病康复是十分必要的,但如果运动方式或运动量选择不当,也会损害老年人健康。因此,对老年人的运动护理保健不容忽视,应充分考虑下列原则:

1.依据老年人心肺、肌肉骨骼及神经系统功能,对其现存的活动能力作出准确评估。

2.根据老人的体质条件、运动条件和兴趣,选择适合的运动项目,如散步、慢跑、跳舞及球类运动等。

3.机体对运动有一个逐步适应的过程,因此应循序渐进,运动量要由小到大,动作由简单到复杂,使机体功能得到逐步提高,切忌急躁冒进。

4.因为通过锻炼使体质增强是一个逐步累积的过程,一般要数周或更长时间才能显现效果,此后还必须坚持锻炼才能使效果得以巩固和加强,所以身体锻炼必须持之以恒。

5.老年人运动的时间和次数应视具体情况而定,一般每天1~2次,每次半小时左右。

6.因为运动锻炼要求达到足够而又安全的运动量,所以老年人应学会对运动强度作出自我判断。常规用来反映机体耐受程度的最佳指标是心率。最简单的方法是监测运动后心率,即运动后最适心率(次/分)=170-年龄(健康状况好的老年人可为180-年龄)。测定心率的方法是:运动停止后立即测定心率(心律正常者可测脉率)10秒,乘以6即可,而不应直接测定1分钟。

判断标准:①运动后的心率达到最佳心率。②运动后,心率在3～5分钟内恢复到运动前水平表明运动量适宜,小于3分钟恢复表明运动量太小,大于10分钟恢复则表明运动量太大。另外,还应结合自我感觉进行综合判断,一般运动量适宜时全身感到有热感或微微出汗,运动后感觉轻松愉快或略感疲劳,食欲增加,睡眠良好。

7.老年人运动锻炼时还应注意饭后不宜立即活动,否则将影响消化吸收;注意气候变化,防止中暑、冻伤和跌倒等意外事故的发生;体弱多病者应在医生指导下进行运动锻炼,以免发生意外。当患有急性疾病、精神受刺激、情绪异常时,应暂停运动锻炼。"体力劳动"和"运动锻炼"是两个不同的概念,前者不能完全代替后者。

第五节　社区老年保健服务

老年人社区保健服务属于国家基本公共卫生服务内容,服务对象为辖区内65岁及以上常住居民。

一、服务流程

《国家基本公共卫生服务规范(第3版)》中老年人健康管理服务规范和卫生行业标准《老年人健康管理服务规范》《老年人健康管理技术规范》(WS/T 484—2015),对社区老年人健康管理的流程和内容提出了基本要求(图15-5-1)。

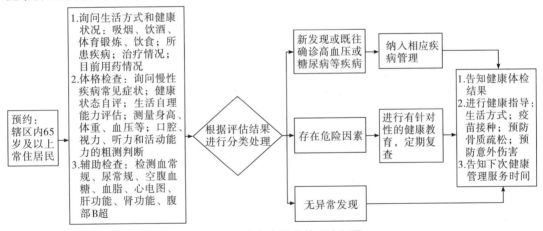

图15-5-1　老年人健康管理流程图

二、主要服务内容

(一)健康信息采集

1.基本信息采集　了解一般信息,填写《老年人健康管理技术规范》附录A个人基本信息表。

2.健康体检(以下内容均填入《老年人健康管理技术规范》附录B健康体检表的相应部分)

(1)了解生活方式(是否吸烟、饮酒,体育锻炼、饮食习惯等)。

(2)了解目前确诊的慢性疾病及用药情况。

(3)询问1个月内的症状(重点询问高血压病、冠心病、慢性阻塞性肺疾病、糖尿病、贫血、骨性关节炎和骨质疏松等老年人常见疾病的典型症状)。

(4)检查老年人体温、脉搏、呼吸、血压、身高、体重、腰围,计算体重指数等一般状况。

(5)粗筛认知功能(采用《老年人健康管理技术规范》附录C中表C.1简易智力状态检查量表)。

(6)粗筛情感状态(采用《老年人健康管理技术规范》附录C中表C.2老年抑郁量表)。

(7)老年人生活自理能力自我评估(采用《老年人健康管理技术规范》附录C中表C.3老年人生活自理能力评估表)。

(8)检查视力(戴眼镜者测矫正视力)、听力和运动功能。

(9)其他基本体格检查内容包括皮肤巩膜(黄染或苍白)、淋巴结(锁骨上或腋窝淋巴结)、肺(桶形态胸、呼吸音、啰音)、心脏(心率、节律、杂音)、腹部(压痛、包块、肝脏、脾脏、移动性浊音)、肛门指诊、足背动脉搏动、下肢水肿等。老年妇女除完成上述健康查体内容外,还需完成乳腺(异常泌乳、乳腺包块)及相关妇科检查内容。

3.辅助检查

(1)血常规、尿常规、肝功能(血清谷草转氨酶、血清谷丙转氨酶和总胆红素)、肾功能(血清肌酐和血尿素氮)、空腹血糖、血脂(总胆固醇、三酰甘油、低密度脂蛋白胆固醇、高密度脂蛋白胆固醇)、心电图和腹部B超(肝胆胰脾)检查。记录最近一次检查结果,填写《老年人健康管理技术规范》附录B中表B.1健康体检表的辅助检查部分。

(2)根据基层医疗卫生机构自身条件,建议老年人进行以下辅助检查:大便潜血、乙肝表面抗原、眼底和X线胸片。

(二)健康状态评估和健康指导

1.健康状态评估　评估结果分为以下几种情况:

(1)存在慢性疾病或损伤的危险因素。危险因素包括:吸烟;过量饮酒;超重或肥胖;不良饮食习惯(如嗜盐和高热量食物、奶制品摄入量少等);不良生活习惯(如运动少、生活不规律等);视力差、平衡能力差、步态不稳。

(2)新发现慢性疾病患者:本次被医生发现血压或血糖高于正常,或者通过评估发现有异常、需要进一步确诊的老年人。

(3)确诊的慢性疾病患者:既往已经被医生确诊为患有慢性疾病的老年人(如高血压、糖尿病等)。

(4)评估无异常发现者:无基础疾病及危险因素、健康查体无异常发现、生活习惯良好的老年人。

2.健康指导

(1)对存在慢性疾病或存在损伤危险因素的老年人,针对具体情况进行健康教育及疾病危险因素干预,包括对吸烟者协助戒烟,对过量饮酒者进行健康饮酒教育,对肥胖者协助控制体重,以及心血管疾病危险因素干预、骨质疏松危险因素干预、预防跌倒损伤的干预等。

(2)对需要确诊的老年人及时转诊,明确诊断。

(3)对已确诊的慢性疾病患者按照慢性疾病诊疗常规进行管理。

(4)对存在慢性阻塞性肺疾病、慢性心力衰竭、慢性肾功能不全、糖尿病、脾切除等高危因素的老年人,推荐并建议其每年进行流感疫苗接种;接种 23 价肺炎球菌疫苗,5 年及以上可加强接种。肿瘤患者或长期服用激素及免疫抑制剂者,需咨询肿瘤专科医生或免疫专科医生是否进行疫苗接种。

(5)对老年人开展防跌倒措施、意外伤害和自救等方面的健康指导。

(6)鼓励老年人保持良好的心理状态,促进心理健康。

(7)对生活自理能力明显下降(如出现从自理到依赖的转变,或依赖程度出现转变)的老年人,帮助其寻找原因,提出改善与辅助的建议和措施。

(8)通常每年为老年人提供 1 次健康管理服务,或依据检查结果确定下一次复查时间。

(三)老年人家庭与社区支持

家庭、亲属以及社区支持是老年人健康维护与促进的关键因素。建议在老年人知情同意的情况下,将老年人健康管理涉及的具体问题与老年人亲属、陪护人员乃至社区管理人员进行沟通;鼓励亲属、陪护人员参加老年人健康教育活动;努力改善老年人居住环境,提高预防保护与及时救助的认识和能力。

(四)双向转诊

1.转诊原则　①确保患者的安全和有效治疗;②尽量减轻患者的经济负担;③最大限度地发挥基层医生和专科医生各自的优势和协同作用。

2.转出原则　老年人健康评估中发现的问题超出基层医疗卫生服务机构的技术能力,或涉及慢性疾病的诊断、专科处理等情况,基层医生应给患者提出转诊建议。

3.转入原则　同时符合下列情况的患者应转回基层医疗卫生服务机构,由基层医生对患者进行长期监测、随访和管理:①诊断明确;②治疗方案确定;③临床情况已控制稳定;④在患者转回基层医院的同时,上级医院医生宜向基层医院提供详细的检查结果、诊断及管理要点。

三、服务要求与工作指标

(一)服务要求

开展老年人健康管理服务的乡镇卫生院和社区卫生服务中心,应当具备服务内容所需的基本设备和条件。加强与村(居)委会、派出所等相关部门的联系,掌握辖区内老年人口信息变化,加强宣传,告知服务内容,使更多的老年人愿意接受服务。每次健康检查后及时将相关信息记入健康档案。具体内容详见《居民健康档案管理服务规范》中的健康体检表。对于已纳入相应慢性病健康管理的老年人,本次健康管理服务可作为一次随访服务。积极应用中医药方法为老年人提供养生保健、疾病防治等方面的健康指导。

(二)工作指标

老年人健康管理率=年内接受健康管理人数/年内辖区内 65 岁及以上常住居民数×100%

注:接受健康管理是指建立了健康档案,接受了健康体检和健康指导,并且健康体检表填写完整。

第六节   临终关怀

临终是指疾病末期或意外事故导致人体主要器官生理功能衰竭,现代医学技术无法挽回,生命走向终结的过程。目前对临终的时限尚无统一标准,一般是指存活时间在 6 个月以内的患者。临终关怀(hospice care)是由医学、伦理学、心理学与行为科学等所组成的一门科学,为临终病人及其家属提供包括生理、心理、社会等在内的全方位的照顾。其目的在于提高临终病人的生命质量,维护临终病人的尊严,使临终病人能够无痛苦、舒适地走完人生最后阶段,并使其家属的身心健康得到维护。临终关怀服务形式多样,可以是独立的临终关怀机构,也可以是隶属于医院的临终关怀病房或居家临终关怀服务。

一、临终病人的生理变化

临终病人根据年龄和基础疾病的不同,生理变化存在差异,常见的表现如下:

1.肌肉张力改变   临终病人全身肌肉逐渐松弛,失去应激性,大小便失禁,吞咽困难;软弱、无力;脸部外观改变(嘴唇、面颊松弛);骨骼运动能力下降,无法维持良好、舒适的功能体位,不能进行自主的身体活动。

2.食欲减退和消失   由于身体内新陈代谢功能紊乱、胃肠活动能力下降,病人表现为恶心、呕吐、食欲差,摄入量日益减少,易发生肠梗阻、膀胱膨胀、尿潴留、大小便失禁等病症。

3.呼吸改变   病人的肺功能损害逐渐加重,致使呼吸功能不全。同时,呼吸道分泌物增加,引起咳嗽、咳痰,病人呼吸频率、节律、深浅度都发生改变,出现鼻翼扇动、张口呼吸、潮式呼吸、间歇呼吸等,最终会导致呼吸停止。

4.感觉、知觉改变   临终病人意识发生改变,最初表现为注意力和记忆力减退,意识有时朦胧、昏睡,定向感下降,以后逐渐发展为表情淡漠、反应迟钝,甚至呆滞;视觉改变最初为视觉模糊,之后发展为只有光感,最后视力消失,眼睛干燥,分泌物增多;听觉常最后消失。

5.疼痛   疼痛是癌症病人的主要症状。70%的晚期癌症病人会出现严重疼痛。40%的癌症病人发展到中期就可感到中等至剧烈疼痛。引起疼痛的原因比较复杂,多数是由癌症本身导致的,手术、放射治疗和社会、心理等方面的因素也会加重疼痛的发作程度和延长持续时间。

6.脏器功能衰竭   晚期肿瘤或各种不可治愈的疾病末期均会导致临终病人体内各个脏器(特别是心、脑、肾)的急性或慢性衰竭,出现一系列特殊的症状与体征。

二、临终关怀的原则

1.以临终病人为对象,家庭为中心   临终关怀应以所有的临终病人为对象,至于临终期从何时开始,每一个人是不同的。多数病人生活上难以自理,需要家庭亲人的关爱。因此,为临终病人创造一个家庭般的环境是临终关怀的一个重要特点。

2.以缓解疼痛为目的,全面照护为手段   疼痛及与其相伴而生的恐惧感缠绕着临终病人,因而影响着他们临终生活的质量,所以缓解疼痛和其他不适是临终关怀的目的。提供全面的照护手段,包括温馨、和谐的环境,及充分、全面的生活照料和心理护理,尽可能满足病人的需求。

3.服务形式多样化、本土化　临终关怀的服务形式具有多样化、本土化的特点。英国的临终关怀以住院照护的方式为主,即注重建立临终关怀院;美国则以家庭临终关怀服务的方式为主,即开展社区服务;我国的临终关怀主要是临终关怀病房模式,同时,在社区医疗的支持下,进行居家照料,使他们能感受到亲人的关心和体贴,减轻生理和心理上的痛苦。

4.以医护人员为主,社会志愿者共同参与　医护人员掌握医学知识和理论,能最大限度地减轻病人的疼痛和痛苦,评估并满足临终病人及家属的需求。社会志愿者通过与病人、家属的沟通交流、聆听以及为病人做一些基本的生活护理等方式,给予病人及家属精神和情感上的支持。

5.临终关怀淡化治疗,强调照护　一般情况下,治疗对于病人的意义有限,通常用关怀、照顾取代治疗、治愈。对于临终病人,应该注重照护和关怀,注重舒缓疗护,提高患者生命最后阶段的生活质量。

三、临终关怀的内容

老年病人的临终关怀内容包括日常生活照护、疼痛控制、心理社会支持及家属照护等。

1.临终老人的生活照护　大多数临终老年病人对死亡本身并不十分惧怕,而是对生理上的不适感到恐惧和烦恼。因此,医护人员及家属应帮助临终老年病人解决环境、饮食、卫生、睡眠和安全等方面的问题。

(1)环境。可为临终老人准备家庭式照护病床,配置电脑、电视等设施,室内环境要保持整洁、干净、安静,有适当的照明,灯光要柔和,定时通风换气,保持空气新鲜,保证舒适的温度和湿度。需要时还可以播放一些老人喜爱的音乐转移其注意力,使其身心得到最大程度的放松。

(2)饮食。临终老人一般病情危重,食欲下降、恶心、呕吐,伴有严重的消化不良。应给予高能量、高蛋白、易消化的食物,注意少食多餐。还可结合老人的食物偏好,为其创造条件增加食欲。吞咽困难者给予流质或半流质饮食,必要时采用鼻饲或胃肠外营养等方法,保证其对营养的需求,提高生命质量。

(3)卫生。做好临终老人的个人卫生护理,不仅可以提高其生活质量,也是对生命价值和个人尊严的维护。注意老年病人口腔、皮肤和大小便的护理,定时给老人洗浴或擦浴,定期更换床上用品,及时处理老人的呕吐物和排泄物,帮助老人洗脸、梳头、洗脚、剪指甲。

(4)睡眠。改善睡眠环境,可在某种程度上提高临终老人的睡眠质量。帮助老人建立良好的睡眠习惯,保证寝室的安静。尽量避免在老人熟睡时进行各种医疗护理操作。必要时可给予适量的催眠药或镇静药。

2.延长生命,减轻病痛　临终期的处理以对症治疗为主,以提高老人的生命质量为核心。根据病情采取不同体位和缓解症状的措施,对于疼痛不能耐受者给予止痛剂等。镇痛可分为药物镇痛和非药物镇痛两种。

(1)药物镇痛。正确使用WHO提出的"癌症三阶梯止痛",根据疼痛程度酌情应用镇痛药。给药应以预防为主,注意规律、足量应用。对无法口服用药者,可以使用皮肤贴片、舌下含服、静脉注射或肌内注射等方法。在用药过程中注意监测,减少药物不良反应。

(2)非药物镇痛。疼痛受心理和社会等多种因素影响,因此,可采用认知干预、转移注意力、调动积极情绪、暗示催眠等方法缓解疼痛,也可采用针灸、按摩等传统医学方法镇痛。

3.心理社会支持 要用真诚、关心的态度,仔细地听老人述说,以示理解。指导家属和照顾者尽量多陪在老人身边。当老人忧郁时及时疏导,尽可能满足老人的需要。临终病人经常会为一些未完成的事情焦虑,如果不能完成心愿,就不可能全然地放下,所以尽可能帮助病人了除心结,使其宁静安详地逝去。当老人愤怒时,正确看待老人的攻击行为和不满情绪,允许老人发泄愤怒、倾泻情感。医护人员应根据不同时期,有针对性地给予病人必要的心理社会支持。

4.临终病人家属的照护

(1)向家属解释临终者不同心理阶段的反应,使其理解临终者的情绪,指导家属在临终老人不同阶段的心理照料方法。

(2)鼓励家属表达感情。应正确理解家属、同情家属并与之建立情感联系。通过有效的沟通鼓励家属将其内心痛苦和真实想法诉说出来,必要时可提供适当的场所和机会,让家属宣泄心中悲伤并给予安慰。

(3)指导家属参与临终者的照料。在家属力所能及的范围内进行指导,解释和示范有关照护的方法,使家属在照料临终老人过程中获得心理慰藉。

(陶兴永)

扫码查看练习题

中英文名词对照索引

参考文献

[1] 朱启星,杨永坚.预防保健学[M].第3版.合肥:安徽大学出版社,2016.

[2] 朱启星.卫生学[M].第9版.北京:人民卫生出版社,2018.

[3] 凌文华,孙志伟.预防医学[M].北京:人民卫生出版社,2015.

[4] 陶芳标,李十月.公共卫生学概论[M].第2版.北京:科学出版社,2017.

[5] 詹思延.流行病学[M].第8版.北京:人民卫生出版社,2017.

[6] 李晓松.卫生统计学[M].第8版.北京:人民卫生出版社,2017.

[7] 杨克敌.环境卫生学[M].第8版.北京:人民卫生出版社,2017.

[8] 邬堂春.职业卫生与职业医学[M].第8版.北京:人民卫生出版社,2017.

[9] 孙长颢.营养与食品卫生学[M].第8版.北京:人民卫生出版社,2017.

[10] 梁万年.卫生事业管理学[M].第4版.北京:人民卫生出版社,2017.

[11] 李立明,叶冬青,毛宗福.公共卫生与预防医学导论[M].北京:人民卫生出版社,2017.

[12] 李鲁.社会医学[M].第5版.北京:人民卫生出版社,2017.

[13] 潘发明.医用统计方法及其SPSS软件实现[M].第3版.合肥:中国科学技术大学出版社,2018.

[14] 孙秀发,凌文华.临床营养学[M].第3版.北京:科学出版社,2016.

[15] 陶芳标.儿童少年卫生学[M].第8版.北京:人民卫生出版社,2017.

[16] 陶芳标.妇幼保健学[M].合肥:安徽大学出版社,2003.

[17] 中华人民共和国卫生部.国家突发公共卫生事件应急预案[EB/OL].(2006-02-26)[2023-03-02].http://www.gov.cn/yjgl/2006-02/26/content_211654.htm.

[18] 中共中央、国务院."健康中国2030"规划纲要[EB/OL].(2016-10-25)[2023-03-02].http://www.gov.cn/zhengce/2016-10/25/content_5124174.htm.

[19] 国务院办公厅.国务院办公厅关于印发中国防治慢性病中长期规划(2017—2025年)的通知:国办发〔2017〕12号[EB/OL].(2017-02-14)[2023-03-02].http://www.gov.cn/zhengce/content/2017-02/14/content_5167886.htm.